国家中医药管理局第一批100首
“古代经典名方”

古代经典名方研究与治验

主　　编　胡方林　刘仙菊
副 主 编　肖碧跃　李　花　曹　淼　杨艳红
编　　委（按姓氏笔画排序）
邓　娜　刘　娟　孙相如　吴若霞
邱　林　何宜荣　赵群菊　胡康丽
胡耀嘉　侯武波　郭　乐　唐冰镕
蒋诗倩　雷　霆　谭　婷　戴子凌
学术秘书　曹　淼

人民卫生出版社
·北　京·

图书在版编目(CIP)数据

古代经典名方研究与治验 / 胡方林，刘仙菊主编
.—北京：人民卫生出版社，2025. 11
ISBN 978-7-117-32668-1

Ⅰ. ①古… Ⅱ. ①胡… ②刘… Ⅲ. ①经方-研究-古代 Ⅳ. ①R289. 349

中国版本图书馆 CIP 数据核字(2021)第 272291 号

古代经典名方研究与治验

Gudai Jingdian Mingfang Yanjiu yu Zhiyan

主　　编：胡方林　刘仙菊
出版发行：人民卫生出版社（中继线 010-59780011）
地　　址：北京市朝阳区潘家园南里 19 号
邮　　编：100021
E - mail：pmph @ pmph.com
购书热线：010-59787592　010-59787584　010-65264830
印　　刷：北京市艺辉印刷有限公司
经　　销：新华书店
开　　本：787×1092　1/16　　印张：30
字　　数：749 千字
版　　次：2025 年 11 月第 1 版
印　　次：2025 年 11 月第 1 次印刷
标准书号：ISBN 978-7-117-32668-1
定　　价：92. 00 元
打击盗版举报电话：010-59787491　E-mail：WQ @ pmph. com
质量问题联系电话：010-59787234　E-mail：zhiliang @ pmph. com
数字融合服务电话：4001118166　E-mail：zengzhi @ pmph. com

前　言

运用中药方剂是中医诊治疾病的主要治疗手段之一。早在《黄帝内经》时期就提出了“七方”理论,并载有方剂13首。比《黄帝内经》成书可能更早的《五十二病方》中,载有非常丰富的治疗内科、外科、妇科、儿科、五官科疾病的方剂。到汉代张仲景《伤寒杂病论》,已经形成成熟的方剂体系,不仅配伍巧妙,剂型繁多,不同方剂煎服迥然不同,且其随证加减尤为精妙,公认其奠定了中医辨证论治的基础。由于所载方剂“药简效宏”,《伤寒杂病论》中的方剂被称为“经方”(经典之方),为中华民族防病治病作出了突出贡献。历代杰出医家在运用“经方”等已有方剂防病治疗的同时,根据自身临床实践总结创制了许多新的方剂,如清代吴鞠通创制的桑菊饮、桑杏汤。在这些汗牛充栋的中医方剂中(仅《中医方剂大辞典》就收载10万余首方剂),有一批方剂,因为配伍精当,选药合理,经历代医家反复运用,证明其疗效确凿,目前仍广泛运用,可称之为“古代经典名方”。可以说,这些古代经典名方是中医宝库中的明珠,时至今日仍有很大的医疗价值可以挖掘。国家中医药管理局为推动来源于古代经典名方的中药复方制剂稳步发展,为人民群众健康提供更好保障,经过一年多遴选,于2018年4月13日发布了《古代经典名方目录(第一批)》(以下简称《名方目录》),收载方剂100首。为更好地发掘《名方目录》中所载方剂的中医内涵,为其临床运用和药品开发提供参考,特编写《古代经典名方研究与治验》一书。

通过广泛搜集和整理文献,《古代经典名方研究与治验》对《名方目录》中收载的100首名方的功用、主治进行了深入挖掘,对其组方配伍原理作了解析;结合现代中医的临床实际,对其临床运用进行了一定总结,对处方可能适用的现代医学意义上的疾病作了一定说明;同时重点对所载方剂的现代药理研究进行系统梳理总结,对研究较为充分、结果较为可靠的药理作用进行了分列说明(部分方剂,由于现代药理研究不够,文献较为匮乏,则未列出药理作用);另外,选录了历代名医对所载方剂的论述,对于部分方剂因创制时间较短,选录部分国医大师、现代中医名家的论述作为补充;最后,为示读者以方剂使用之规矩,选录了部分验案,其中既有古代名医经验,又有现代相关研究,给读者提供参考。

本书在编写过程中,编委会尽心尽力,数易其稿,但因学术水平有限,加之部分方剂文献较少,故书中不足和疏漏之处在所难免,敬请专家和读者提出宝贵意见,以便再版时修正和完善。

编者

2024年10月

凡　例

一、本书所收方剂均来源于国家中医药管理局2018年4月13日发布的《古代经典名方目录(第一批)》(以下简称《名方目录》),排序与《名方目录》排序相同。

二、本书从【方源】【组成】【用法】【功用】【主治】【方解】【临床应用】【药理研究】【名医用方心得】【名医验案选录】等10个方面对所收方剂进行阐述。

三、本书中【方源】内容来源于《名方目录》中的“出处”;【组成】内容来源于《名方目录》中的“处方”,部分方剂在每味药后附有现代常用剂量以供参考(古今剂量换算的依据:《中华人民共和国药典》规定的各药常规用量和原方中各药用量的比例关系);【用法】内容来源于《名方目录》中的“制法及用法”(表示方位的“右”均改为“上”),并在其后括弧内附有现代用法以供参考。

四、本书中【药理研究】系检索文献整理而成,部分文献来源见相关方剂后的“参考文献”。

五、【名医用方心得】部分主要参考历代医家相关论著,并在方论起始部分标有医家的年代及姓名,在其后附有论著名称或来源。对于部分方剂,因古代医家论述较少,选录部分国医大师或现代中医名家的方论,并在其后附有论著名称或来源。

六、【名医验案选录】主要来源于历代名家医案及在专业期刊发表的有代表性的医案。除清代及之前医家的医案外,所有医案中的剂量有关数字均统一为阿拉伯数字,“克”统一改为“g”,文中不另行说明。

七、资源来源于书籍的,在相应位置注明书籍名称;来源于专业期刊的,统一标注文献来源。

目　录

1 桃核承气汤

【方源】“太阳病不解，热结膀胱，其人如狂，血自下，下者愈。其外不解者，尚未可攻，当先解其外；外解已，但少腹急结者，乃可攻之，宜桃核承气汤。”（汉·张仲景《伤寒论》）

【组成】桃仁五十个，去皮尖（12g）　大黄四两（12g）　桂枝二两，去皮（6g）　甘草二两，炙（6g）　芒硝二两（6g）

【用法】上五味，以水七升，煮取二升半，去渣，内芒硝，更上火，微沸下火，先食温服五合，日三服。（现代用法：水煎服，芒硝冲服）

【功用】逐瘀泄热。

【主治】下焦蓄血证。少腹急结，小便自利，至夜发热，其人如狂，甚则谵语烦躁；以及血瘀经闭，痛经，脉沉实而涩者。

【方解】本方由调胃承气汤减芒硝之量，加桃仁、桂枝组成。方中桃仁苦甘平，活血破瘀，大黄苦寒，下瘀泻热，二者合用，瘀热并治，共为君药；芒硝咸苦寒，泻热软坚，助大黄下瘀泻热；桂枝辛甘温，通行血脉，既助桃仁活血祛瘀，又防硝黄寒凉凝血之弊，共为臣药。桂枝与硝、黄同用，相反相成，桂枝得硝、黄则温通而不助热；硝、黄得桂枝则寒下而不凉遏。炙甘草护胃安中，并缓诸药之峻烈，为佐使药。诸药合用，共奏破血下瘀之功。

【临床应用】本方主治瘀热相结于下焦之蓄血证。症见如狂发狂、少腹急结，或伴随大便秘结、舌质暗夹瘀斑点、苔黄等。现代临床可用于治疗精神神经系统疾病如精神分裂症、脑外伤后遗症、中风等；循环系统疾病如流行性出血热；泌尿生殖系统疾病如急性盆腔炎、反复发作的慢性肾盂肾炎、产后阴道血肿、恶露不尽、胎盘残留、痛经、子宫肌瘤等；消化系统疾病如肠梗阻、阑尾炎等。

【药理研究】

1. 保护血管内皮　实验研究发现，加味桃核承气汤能够升高组织型纤维蛋白溶酶原活化物、氧化亚氮（NO）含量，降低纤维蛋白溶酶原活化物抑制剂-1、内皮素-1 和细胞间黏附分子-1 含量；能够有效降低糖尿病大鼠血管中致纤维化因子胶原蛋白Ⅰ、Ⅲ表达，增强 CD34 的表达。桃核承气改良方能有效促进血管内皮剥脱（PCI）术后内皮的修复，抑制增生，预防术后再狭窄。

2. 改善肝肾功能　实验研究发现，桃核承气汤能够明显改善大鼠肾脏病理，降低肾小球硬化指数，降低血肌酐（SCr）、尿素氮（BUN）水平；可通过提高血清超氧化物歧化酶（SOD）水平及机体清除自由基的能力、抑制 TGF-β_1 表达，调控肿瘤坏死因子（TNF）、白介素-6（IL-6）分泌水平、降低细胞外基质主要成分纤维连接蛋白水平等、减缓脂质过氧化过程，减轻肾损害等治疗肾小球硬化。加味桃核承气汤可增加肝脏中谷胱甘肽含量，抑制四氯化碳（CCl_4）引起的肝脂质过氧化、肝细胞坏死以及淋巴细胞浸润，从而降低肝损害；能明显增强血清高密度脂蛋白胆固醇（HDL）的合成、抑制内源性三酰甘油（TG）的合成、降低血清总胆固醇（TC）含量；促进血清低密度脂蛋白（LDL）的降解，降低肝组织丙二醛（MDA）含量及血清谷丙转氨酶(ALT)水平,升高肝组织SOD活性,调节脂质代谢,减轻肝脂肪变性程度,防治脂肪肝以及阻止向肝纤维化发展。

3. 提高免疫功能 实验研究发现,桃核承气汤能对抗内毒素,通过激活巨噬细胞和中性粒细胞所产生氧自由基,提升机体清除氧自由基的能力;能减低病理和超微结构改变及血清丙氨酸转移酶、血浆内毒素、二胺氧化酶、尿素氮含量;抑制促炎细胞因子IL-6、肿瘤坏死因子-α(TNF-α)、白介素-1(IL-1)的释放,促进抗炎因子白介素-4(IL-4)、白介素-10(IL-10)、白介素-2(IL-2)的释放,从而控制炎症扩散。加味桃核承气汤可以减少阿尔茨海默病大鼠$CD4^+$T淋巴细胞、降低$CD4^+/CD8^+$以及血清IL-6含量,发挥抗老年期痴呆的作用;同时又能够增加免疫功能低下鼠$CD4^+$T细胞数,促进$CD8^+$T细胞活化,增加免疫功能。

4. 调控血糖 临床及实验研究表明,加减桃核承气汤对糖尿病有改善“三多”症状、降糖、降脂、改善血液流变学及微循环等作用,其作用机制是多层次多环节的;可增加糖尿病合并高血压大鼠骨骼肌对葡萄糖的摄取和利用,控制血压,缓解小动脉痉挛,明显改善毛细血管的血流量。加味桃核承气汤能够改善链脲佐菌素(STZ)糖尿病鼠“三多一少”的典型症状,使血糖水平下降36%,胰岛素分泌较糖尿病对照组高82.7%,还可增加胰岛素受体亲和力;能够降低正常及糖尿病大鼠的空腹血糖,改善胰腺微循环,抑制胰及胰外组织分泌胰高血糖素,促进β细胞分泌内源性胰岛素,修复胰岛内分泌细胞,抑制肝糖原分解。

5. 抗凝作用 实验研究发现,桃核承气汤对于血小板聚集和血栓形成具有明显抑制作用;能改善血瘀证模型大鼠体征及舌质、眼球颜色,增加毛发光泽度;明显改善大鼠的全血黏度、血浆黏度、全血还原黏度和血细胞比容等。加味桃仁承气汤能显著减轻脂多糖(LPS)致伤大鼠弥散性血管内凝血(DIC)时血小板及白细胞计数降低,明显缩短延长的凝血酶原时间(PT)、部分凝血活酶时间(APTT),增加血浆抗凝血酶及活化蛋白C(APC)活性,纠正血浆纤维蛋白原水平,降低大鼠死亡率,其作用不亚于低分子肝素。

【名医用方心得】

明·许宏:太阳者,膀胱也。本经邪热不解,随经入腑,结于膀胱,热不得散,故作蓄血之症,其人如狂。经曰:血在上喜忘,血在下如狂,是也。若其久症不解,或脉带浮,或恶寒,或身痛等症,尚未可攻,且与葛根汤以解其外。外已解,但小腹急结者,乃可攻之。以桃仁为君,能破血结,而缓其急;以桂枝为臣,辛热之气,而温散下焦蓄血;以调胃承气汤中三味为佐为使,以缓其下者也。此方乃调胃承气汤中加桃仁、桂枝二味,以散其结血也。——(《金镜内台方议》)

明·吴崑:伤寒外证已解,小腹急,大便黑,小便利,其人如狂者,有蓄血也,此方主之。无头痛发热恶寒者,为外证已解;小腹急者,邪在下焦也;大便黑者,瘀血渍之也;小便利者,血病而气不病也。上焦主阳,下焦主阴,阳邪居上焦者,名曰重阳,重阳则狂。今瘀热客于下焦,下焦不行,则干上部清阳之分,而天君弗宁矣,故其证如狂。桃仁,润物也,能泽肠而滑血;大黄,行药也,能推陈而致新;芒硝,咸物也,能软坚而润燥;甘草,平剂也,能调胃而和中;桂枝,辛物也,能利血行滞。又曰:血寒则止,血热则行。桂枝之辛热,君以桃仁、硝、黄,则入血而助下行之性矣。斯其制方之意乎!——(《医方考》)

清·柯琴:若太阳病不解,热结膀胱,乃太阳随经之阳热瘀于里,致气留不行,是气先病也。气者血之用,气行则血濡,气结则血蓄,气壅不濡,是血亦病矣。小腹者膀胱所居也,外邻冲脉,内邻于肝。阳气结而不化,则阴血蓄而不行。故少腹急结;气血交并,则魂魄不藏,故其人如狂。治病必求其本,气留不行,故君大黄之走而不守者,以行其逆气,甘草之甘平者，以调和其正气；血结而不行，故用芒硝之咸以软之，桂枝之辛以散之，桃仁之苦以泄之。气行血濡，则小腹自舒，神气自安矣。此又承气之变剂也。此方治女子月事不调，先期作痛，与经闭不行者最佳。——（《伤寒来苏集·伤寒附翼》）

清·钱潢：此方自成氏以来即改桂为桂枝，其何故也？揣其臆见，是必因热结膀胱，迫血妄行，畏桂之辛热而不敢用，故易之以桂枝耳。不知血既瘀蓄，而以大黄之苦寒、芒硝之咸寒下之，非以桂之辛热佐之，安能流通其凝结，融化其瘀滞乎？况硝、黄得桂，则无苦寒之虑；桂得硝、黄，亦无辛热之虞矣。——（《伤寒溯源集》）

清·张锡驹：桃为肺之果，其核在肝，为厥阴血分之药，故能破瘀；大黄推陈致新而下血，芒硝上清气分之热，以推血分之瘀，甘草所以调中；桂枝辛能走气，血随气行也。——（《伤寒论直解》）

清·章楠：此即调胃承气汤加桂枝、桃仁，引入血脉以破瘀结也。硝、黄、桃仁咸苦下降，佐桂枝、甘草辛温甘缓载之，使徐行入于血脉，导瘀热邪由肠腑而去，故桂枝非为解太阳之外邪也。所以《论》言，其外不解者，未可攻；外解已，乃可攻之，宜桃核承气。而不以桂枝名汤，见得太阳表邪已解，直从阳明主治，借桂枝引入膀胱之脉以破瘀结也。良以大黄倍于桂枝，则桂枝不得不从大黄下行，而不能升散走表；大黄得桂枝之辛甘而不直下，庶使随入血脉以攻邪也。盖胃为脏腑之海，故各脏腑之邪皆能归胃，则各脏腑之病皆可从胃主治，但佐导引之药，如此方之用桂枝者，自可取效也。诸家多谓桂枝以解太阳外邪，恐非其义。若使桂枝走表，则调胃承气焉能入膀胱破瘀结，而仲景亦不言外已解乃可攻之也。——（《医门棒喝·伤寒论本旨》）

清·费伯雄：此方《准绳》以为当用桂，喻西江等以为当用枝。予则以为主治注中有“外症不解”一语，此四字最为着眼。有桃仁、大黄、芒硝、甘草以治里，必当用桂枝以解表。仲景立方，固无遗漏也。——（《医方论》）

清·唐宗海：桂枝禀肝经木火之气，肝气亢者，见之即炽；肝气结者，遇之即行。故血证有宜有忌。此方取其辛散，合硝、黄、桃仁，直入下焦，破利结血。瘀血去路不外二便，硝、黄引从大便出，而桂枝兼化小水，此又是一层意义。——（《血证论》）

清·张锡纯：此证乃外感之热，循三焦脂膜下降结于膀胱，膀胱上与脑室之脂膜相连，其热上蒸，以致脑室亦蕴有实热，血蓄而不行，且其热由任脉上窜，扰乱神明，是以其人如狂也。然病机之变化无穷，若其脑室之血蓄极而自下，其热即可随血而下，是以其病可愈。若其血蓄不能自下，且有欲下不下之势，此非攻之使下不可。惟其外表未解，或因下后而外感之热复内陷，故又宜先解其外表而后可攻下也。大黄味苦、气香、性凉，原能开气破血，为攻下之品，然无专入血分之药以引之，则其破血之力仍不专。方中用桃仁者，取其能引大黄之力专入血分以破血也。徐灵胎云，桃仁得三月春和之气以生，而花色鲜明似血，故凡血郁、血结之疾，不能自调和畅达者，桃仁能入其中而和之散之。然其生血之功少而去瘀之功多者何也？盖桃仁本非血类，故不能有所补益，若瘀血皆已败之血，非生气不能流通，桃之生气在于仁，而味苦又能开泄，故能逐旧而不伤新也。至方中又用桂枝者，亦因其善引诸药入血分，且能引诸药上行以清上焦血分之热，则神明自安，而如狂者可愈也。——（《医学衷中参西录》）

今·程门雪：蓄血症前人均以为血蓄膀胱，此误会也，若膀胱瘀塞，血蓄不行，又何能小便自利耶……按太阳之邪，随经入府，热虽结于膀胱，血实蓄于回肠，自来注家，只钱潢一人明其旨耳。小腹急结是蓄血现症，尤须验其小便，小便自利而少腹仍急者，方能确诊为蓄血证耳。此与五苓散证之小便不利，正相对待。伤寒四大法，发表、温里、清气、攻瘀是也，四法错综变化而成诸方。调胃承气乃大黄、芒硝、甘草三味，再增桃仁、桂枝，便是桃仁承气汤也。调胃缓下，桃仁去瘀，桂枝解表，因当先解表，故下不用峻，即原文刻不可攻之意耳。桂枝合芒硝、大黄同用，不致辛温助热，与单用桂枝汤者，不可同日语也。此证与此方极贴切，舍之另求他方，自趋歧路矣。——(《书种室歌诀二种》)

今・李飞：于桃仁、硝、黄破血泄热的同时，佐以少量辛散温通的桂枝，清热而无凝涩之弊，祛瘀亦无助热之虞，如此寒热相合，去性存用，而有相反相成之功。此外，桂枝辛温上行，若与活血祛瘀的桃仁，与泻热下行的硝、黄同用，不仅制其辛散之性，并随硝、黄泻下之势直入下焦，起到破血下瘀之作用。——(《中医历代方论精选》)

今・刘渡舟：本证的病机关键在于下焦蓄血，瘀血与邪热相结。从临床实际情况来看，多与妇女经血瘀阻有关，如瘀热闭经、少腹硬痛而心情烦躁或如狂者，服用本方多有疗效。另外，产后恶露不下，瘀血内阻而见喘胀欲死，或精神狂妄者，亦可使用本方。本方还可与桂枝茯苓丸交替使用，治疗妇女癥瘕瘤结。若与大柴胡汤合用，则应用范围更广，凡是胸腹胁肋疼痛，以两侧为主，每遇阴雨寒冷而痛势加剧，或有跌仆损伤病史者，是为瘀血久停于内，无论其部位在上在下，皆能获效。——(《伤寒名医验案精选》)

【名医验案选录】

案 1. 萧伯章治疗外感未愈并发狂案

李某，年二十余。

先患外感，诸医杂治，证屡变，医者却走，其人不远数十里踵门求诊。审视面色微黄，少腹满胀，身无寒热，坐片刻即怒目注人，手拳紧握，伸张如欲击人状，有倾即止，嗣复如初。脉沉涩，舌苔黄暗，底面露鲜红色。诊毕，主人促疏方，并询病因，答曰：病已入血，前医但知用气分药，宜其不效。《内经》言："血在上善忘，血在下如狂。"此证即《伤寒论》"热结膀胱，其人如狂也"，当用桃核承气汤，即疏方授之。一剂知，二剂已。嗣以逍遥散加丹、栀、生地调理而安。

按语：病起外感，但经诸医杂治，表证已罢，邪陷于里，故身无寒热，但见少腹满胀，其人如狂，舌暗红，脉觉沉，此下焦蓄血证俱备。遵大论"热结膀胱，其人如狂，血自下，下者愈"及"外解已，但少腹急结者，乃可攻之"之旨，当用桃核承气汤下之。本案辨证准确，用药果敢，故"一剂知，二剂已"。——(《遁园医案》)

案 2. 曹颖甫治疗过期不产案

丁卯新秋，无锡华宗海之母经停十月，腹不甚大而胀。始由丁医用疏气行血药，即不觉胀满，饮食如常人。经西医考验，则谓腹中有胎，为腐败之物压住，不得长大。欲攻而去之，势必伤胎。宗海邀余赴锡诊之，脉涩不滑，不类妊娠。当晚与丁医商进桃核承气汤，晨起下白物如胶痰。更进抵当汤，下白物更多。胀满悉除，而腹忽大。月余，生一女，母子俱安。孙子云：置之死地而后生，亶其然乎？——(《经方实验录》)

案 3. 刘渡舟治疗惊狂案

杜某，女，18 岁。

因遭受惊吓而精神失常，或哭或笑，惊狂不安。伴见少腹疼痛，月经愆期不至。舌质紫暗，脉弦滑。

此乃情志所伤，气机逆行，血瘀神乱。桃核承气汤主之。

桃仁 12g，桂枝 9g，大黄 9g，炙甘草 6g，柴胡 12g，丹皮 9g，赤芍 9g，水蛭 9g。2 剂。

药后经水下行，少腹痛止，精神随之而安。

按语:刘老指出,本证的病机关键在于下焦蓄血,瘀血与邪热相结。从临床实际情况来看,多与妇女经血瘀阻有关,如瘀热闭经、少腹硬痛而心情烦躁或如狂者,服用本方多有疗效。另外,产后恶露不下,瘀血内阻而见喘胀欲死,或精神狂妄者,亦可使用本方。本方还可与桂枝茯苓丸交替使用,治疗妇女癥瘕痼结。若与大柴胡场合用,则应用范围更广,凡是胸腹胁肋疼痛,以两侧为主,每遇阴雨寒冷而痛势加剧,或有跌仆损伤病史者,是为瘀血久停于内,无论其部位在上在下,皆能获效。——(《经方临证指南》1993:45)

案 4. 邓铁涛治疗腹胀案

邱某,产后六七日,午后发热,既而但热不寒,少腹感觉胀满。自恃体壮,不以为病。病数日胀益甚,其夫始来邀诊。

询之,产后三四日恶露即止。遂与桃仁承气汤,晚间进药,至夜半腹中痛不可忍。约两小时后,排下脓血极多,次日往诊,其病快然若失。

按语:产后恶露闭止过早,残败之血内留,瘀而化热,致发热、少腹胀满,下焦蓄血之证备矣,故用桃核承气汤下其瘀热,瘀热一尽,则"其病快然若失。"——(《经方应用》)

案 5. 胡希恕治疗癔病案

段某,女,14 岁。初诊日期:1965 年 9 月 29 日。

现病史:患者在 1964 年 3 月月经初潮,后未再潮,7 月曾有一次鼻衄。于 1965 年 4 月 23 日突发四肢抽搐及昏厥。近来发作频繁,每发病前厌食,右上腹疼,胸闷,口吐酸水,当有气自腹向上冲时即发肢抽动,四肢发凉,并见呼吸急迫,大声喧喊,口苦,便干,意识蒙眬,每针刺人中即清醒。平时恶喧嚷,看电影则头晕。近发作较频,常因饮食诱发。

舌脉:舌苔薄白,舌有瘀点,脉弦细稍数。

中医诊断:癔病。

中药处方:予大柴胡汤合桃核承气汤。柴胡 12g,半夏 9g,黄芩 9g,枳实 9g,白芍 9g,桂枝 9g,桃仁 9g,茯苓 9g,大黄 6g,生姜 9g,大枣四枚,丹皮 9g,芒硝 9g(分冲)。

结果:上药服 3 剂,抽搐及胃腹痛未作,吐酸水已,仍感头晕。改服小柴胡汤合当归芍药散:柴胡 12g,党参 9g,炙甘草 6g,当归 9g,白芍 9g,川芎 6g,半夏 9g,黄芩 9g,泽泻 9g,生姜 9g,大枣 4 枚,苍术 9g,茯苓 9g,吴茱萸 9g。先后加减服用 3 个月,诸症均已。

按:癔病属神经官能性疾病,西药无对证良药,中医辨证论治多有良效。值得一提的是,脏腑辨证多认为肝气郁结、或痰郁气结等。张志纯老中医多把该病称为"肝痫",擅用逍遥散加减治疗,偏于养血、利水、疏气、温补为主,与胡老主用祛瘀、理气、攻下以祛实为主显然不同。但在会诊讨论病案时,认为柴胡剂对脑病有良效,两老中医却有共识,值得进一步探讨。——(《胡希恕医案》)

案 6. 班秀文治产后大便难案

廖某,女,25 岁,公共汽车司机。

现病史:第一胎剖宫产术后 5 天,恶露量少色暗红,挟紫块,少、小腹硬痛,按之加剧,潮热,口渴,大便 3 天未解。

舌脉:苔薄黄干,脉沉实。

辨证:证属瘀血内停,邪热积滞。拟活血祛瘀、通便泄热之法。

中药处方:桃仁 10g,熟军(后下)5g,桂枝 5g,元明粉 5g,益母草 10g,延胡索 10g,炙甘草 5g。水煎服 1 剂。

结果:大便通,少、小腹疼痛减轻,防其滑脱,改用桃红四物汤活血化瘀治之。

按:《伤寒论·辨太阳病脉证并治》有:"太阳病……外解已,但少腹急结者,乃可攻之,宜桃核承气汤。"本例剖宫产后,少腹硬痛,且有潮热便秘,故仿太阳病邪热传腑之蓄血证而用桃核承气汤加益母草、延胡索治之。——(《班秀文妇科医论医案选》)

案7. 张琪治疗慢性肾小球肾炎案

崔某,男,59岁。初诊日期:1973年11月29日。

现病史:有慢性肾炎病史,经治疗症状缓解,但尿中仍有持续性微量蛋白。本月26日过劳后出现腰酸乏力、小腹痛、尿血色紫有块、尿道时有阻塞感(未发现结石),伴左下腹隐痛拒按,手足心热、口干,食少纳呆。

舌脉:舌质紫、无苔少津,脉沉滑有力。

辨证:证属瘀血夹热,内结伤络。治宜泄热逐瘀,凉血止血。

中药处方:桃仁20g,大黄10g,桂枝15g,赤芍20g,甘草10g,生地黄30g,白茅根50g,小蓟30g,侧柏叶20g。水煎,日1剂。

12月3日二诊:服上方3剂,肉眼血尿消失,尿道已无阻塞感。大便日行2次而不溏,手心热,左侧小腹微痛,舌质紫稍润,脉沉滑。尿检红细胞50个以上/HP,蛋白(+++)。前方去赤芍,大黄改为7.5g,加蒲黄炭15g。

12月7日三诊:服上方3剂,诸证全消,舌质红苔薄,脉沉稍滑。尿检:蛋白(++)、红细胞15~20个/HP。此为下焦瘀热已减,病人年老久病,阴津已亏,继以前方去桂枝,加枸杞20g,以滋补肾阴。

结果:服上药9剂,尿检尿蛋白(+),自觉症状良好,嘱停药观察。1年半后随访未复发。

按语:仲景《伤寒论》中桃核承气汤为治疗瘀热互结下焦的蓄血发狂证所设。伤寒之膀胱蓄血发狂与此之尿血虽有相异之处,然皆为瘀热互结于下焦所致,故用泄热逐瘀、凉血止血之桃核承气汤加减。待药中病机,瘀热得除,又加滋肾养阴之品,以善其后。——(《国医大师验案良方》)

案8. 郭子光治疗膀胱蓄血证案

胡某,男,33岁。1998年7月15日初诊。

自诉2年前突发尿频尿急,西医诊为"尿路感染",用抗生素注射而缓解。此后反复发作数次,均以抗生素加中药而好转,似未根治,常有轻度腰胀痛及小腹不适感。10天前再度复发,住市某医院诊治,尿常规、尿培养及B超检查均正常,并排除前列腺炎症。膀胱镜提示:膀胱三角区炎。曾用抗生素和中药石韦散、知柏地黄丸和金钱草等,效果不明显,前来求治。现小腹连及尿道有急胀烧灼之感,颇为痛苦。小便频急,尿色清,大便干结难解。口苦口干,但身无寒热。察其形体偏瘦,面色萎黄,痛苦病容。舌上有瘀点,苔薄黄而干,脉沉细。此为病久入络,瘀久化热,瘀热积于膀胱所形成之膀胱蓄血证。腑以通为用,以通下逐瘀法治之,用桃核承气汤加减。

处方:桃仁15g,大黄6g,桂枝12g,丹皮15g,车前仁5g,枳壳15g,生甘草6g,赤芍15g。1日1剂,服3剂。

7月19日二诊:自诉大便通畅,每日泻下3~4次,自觉舒畅。下腹及尿道胀、烧灼,尿频急及腰痛均已消失。尚有疲乏之感。舌干少津,瘀点色淡,脉沉弱,是瘀热去而气阴有亏。唯恐余邪残留,嘱上方再服2剂后,改以知柏地黄丸善后。随访至半年后,未复发。

按:据郭师经验,以少腹急结为主症的膀胱三角区病变,当多属《伤寒论》膀胱蓄血证范畴,且多瘀久化热为患。西药抗生素或中药清热利湿之剂,往往效果不佳。遵久病入络之义,用通下瘀热、凉血活血法,旨在祛除络中瘀热,则收效显著。郭师认为,膀胱蓄血与膀胱湿热之辨别在于小便清与黄。该患者虽有小便频急但尿色清白,若是膀胱湿热岂有尿不黄赤者,加之舌上瘀点,进一步证明有病久入络、血脉瘀滞之理。瘀久则化热,瘀热积于膀胱,气化不利,故见小腹连及尿道急结烧灼等症状。膀胱居下焦,下焦瘀热盛,故其大便干结。腑以通为用,自当以通下逐瘀为法。方中大黄苦寒泄热,通下逐瘀,为涤荡下焦瘀热之要药;桃仁辛润,破血逐瘀,擅解小腹急结;用桂枝之辛通而不在解外,因辛能行气,气行血行,以助桃仁破血以清除络中瘀滞之用;而枳壳行气,则是助大黄推荡之功;赤芍、丹皮凉血活血,擅清血中瘀热;车前仁擅利血中邪热;生甘草具渲火解毒之义。药味不多,针对性强,旨在抓住久病入络之病机,祛除络中瘀热,故收效显著。——[黄学宽.郭子光教授运用"久病入络"学说临证经验[J].中医教育,2000,19(1):59-60.]

案9. 梅国强治疗颅内出血案

某男性患者,63岁。1993年1月15日被电动轮车突然撞击,头部严重外伤,当即重度昏迷,送到武汉协和医院脑外科,经CT扫描示"左颞部大量血肿",急行开颅及气管切开术。术后5周,神志渐清,能识人,语言不甚流畅,右上下肢虽能轻度活动而肌力0级,且头痛又甚,经每日抗凝、脱水治疗,收效甚微,遂抽脑脊液而头痛缓解,然隔2~3日后痛发,连抽3~4次,患者无法忍受,求救于中医以存一线希望。询其饮食差,大便数日未解,腹略胀,小便尚可,舌红而苔少,脉虚弱无力。证属瘀血水饮阻滞于脑,且有化热之势,兼气虚气滞。治宜凉血活血,化瘀利水,补气行气。方以桃核承气汤加减。药用:桃仁、桂枝各10g,酒军8g,黄芪30g,生地10g,丹参30g,赤芍20g,沙参15g,红花、泽兰、全蝎、土鳖各10g,益母草30g,鸡内金10g,刘寄奴25g,当归10g。每日1剂。连服22剂后,神志清楚,语言流利,对答切题,记忆力恢复,头痛消失,右上肢活动略受限,双下肢功能基本恢复正常,能自行乘车、坐船及到家就诊;后以上方再加太子参10g、枸杞15g,每日1剂,连服5个月,随访其生活如常人。——[廖子君.梅国强治疗颅脑疾患心法[J].辽宁中医杂志,1995,22(11):495-497.]

参考文献

[1] 李赛美,凌家杰,王志高.加味桃核承气汤及其拆方对高糖诱导HUVEC损伤培养液中ET-1、NO及ICAM-1含量的影响[J].北京中医药大学学报,2007(8):535-553.

[2] 刘禹兵,时广容,张雨,等.桃核承气改良方对兔血管内皮剥脱术后一氧化氮和血管内皮生长因子的影响[J].实用中医内科杂志,2009,23(12):30-31.

[3] 丁志明,武海阔,王军.胶原蛋白Ⅰ、胶原蛋白Ⅲ在糖尿病大鼠血管病变中的表达及中药的干预[J].天津中医药,2012,29(6):573-575.

[4] 王刚,徐阳,王军,等.加味桃核承气汤对糖尿病大鼠皮肤微血管CD34表达的影响[J].中国中西医结合外科杂志,2013,19(3):283-286.

[5] 赵治友,邬亚军,林庚庭,等.加味桃核承气汤对四氯化碳所致肝纤维化模型大鼠TIMP-1蛋白表达的影响[J].中西医结合肝病杂志,2007(1):32-34.

[6] 赖东渊,翁宜君,郭薇雯,等.桃核承气汤改善四氯化碳诱导的大鼠肝损伤[J].中西医结合学报,2010,8(1):49-55.

[7] 赵艳明,纪宝华,符强.桃核承气汤对肾小球硬化大鼠肾功能的改善作用[J].中国中医急症,2012,21(3):390-391.

[8] 陈光晖,陈子,陈德兴.桃核承气汤及其拆方组对蓄血症大鼠模型"瘀热"相关指标的影响[J].中国实验方剂学杂志,2012,18(21):282-286.

[9] 王雅贤,孙洪,李建志,等.桃核承气汤对免疫低下模型鼠免疫调节作用的实验研究[J].中医药学报,2001(6):54-55.

[10] 孙霞,王兴华.经方在糖尿病及其并发症中的应用[J].长春中医药大学学报,2013,29(2):353-355.

[11] 李惠林,熊曼琪,邓尚平,等.加味桃核承气汤对实验性糖尿病大鼠胰岛素受体的影响[J].中国中西医结合杂志,1995(增刊):338-340.

[12] 熊曼琪,梁柳文,林安钟,等.加味桃核承气汤治疗Ⅱ型糖尿病的临床和实验研究[J].中国中西医结合杂志,1992,12(2):74-76,67.

[13] 谢华,马越鸣,张晓晨,等.桃核承气汤对动物血栓形成及血小板聚集的影响[J].中成药,2006(11):1631-1634.

[14] 王柏省,徐晓东.抵当汤与桃核承气汤对血瘀证大鼠血流变影响的比较研究[J].辽宁中医药大学学报,2009,11(10):182-183.

2 旋覆代赭汤

【方源】“伤寒发汗,若吐若下,解后,心下痞鞕,噫气不除者,属旋覆代赭石汤。”(汉·张仲景《伤寒论》)

【组成】旋覆花三两(9g)　人参二两(6g)　生姜五两(15g)　代赭一两(3g)　甘草三两,炙(9g)　半夏半升,洗(9g)　大枣十二枚,擘(4枚)

【用法】上七味,以水一斗,煮取六升,去滓,再煎取三升,温服一升,日三服。(现代用法:水煎服)

【功用】降逆化痰,益气和胃。

【主治】胃虚痰气逆阻证。心下痞硬,噫气不除,或见纳差、呃逆、恶心,甚或呕吐,舌苔白腻,脉缓或滑。

【方解】方中旋覆花苦辛咸温,其性主降,功擅下气消痰,降逆止噫,重用为君。代赭石重坠降逆,与君相伍,降逆下气化痰,为臣药。半夏祛痰散结,降逆和胃;生姜用量独重,一为和胃降逆增其止呕之功,二为宣散水气以助祛痰之力;人参、大枣、炙甘草甘温益气,健脾养胃,以治中虚气弱之本,俱为佐药。炙甘草调和药性,兼作使药。诸药相合,标本兼治,共奏降逆化痰、益气和胃之功,使逆气得降,痰浊得消,中虚得复。

【临床应用】本方为治疗胃虚痰阻气逆证之常用方。临床应用以心下痞硬,嗳气频作,或呕吐,呃逆,苔白腻,脉缓或滑为辨证要点。现代临床可用于治疗胆汁反流性胃炎、反流性食管炎、顽固性呃逆、糖尿病胃轻瘫、咽异感症、急性胰腺炎等。

【药理研究】

1. 抗炎作用　旋覆代赭汤可改善食管组织的炎症反应和舒缩功能。实验研究发现,旋覆代赭汤通过调节血浆及食管组织炎症细胞因子水平,干预炎症反应过程,通过影响血浆及食管组织神经递质合成酶活力,改善食管组织的舒缩功能,对反流性食管炎起到治疗作用。在采用“食管十二指肠端侧吻合术”动物模型实验表明,旋覆代赭汤原方倍用甘补组可明显升高混合性反流性食管炎大鼠延髓神经核团 c-Fos 蛋白表达,能更高程度地激活胆碱能抗炎通路,发挥其对食管炎大鼠积极的保护作用。

2. 对食管黏膜的改善作用　旋覆代赭汤能改善动物食管黏膜的损伤及病理形态。通过“食管十二指肠端侧吻合术”实验证实,该方可明显降低混合性反流性食管炎食管黏膜周期蛋白 D1 的表达,并可抑制细胞中的环氧合酶-2 表达,逆转模型大鼠食管黏膜组织形态学病变,在组织形态学水平上,可明显改善食管黏膜损伤及病理状况。通过不全幽门缝扎+食管下括约肌切开术大鼠酸性反流性食管炎动物模型实验发现,旋覆代赭汤能改善模型大鼠食管黏膜的病理状况,其作用机制可能为降低模型大鼠食管黏膜一氧化氮(NO)水平,减轻炎症反应,减轻下食管括约肌松弛。

3. 促胃动力作用　旋覆代赭汤具有明显促进胃动力的作用。采用血清药理学和制备游离的胃平滑肌细胞法,探讨该方含药血清对大鼠胃平滑肌细胞收缩的影响,发现药物作用于单个的胃平滑肌细胞后，可引起明显的收缩。通过观察旋覆代赭汤含药血清对大鼠胃窦平滑肌细胞（SMC）IP3 受体（IP3R）及钙离子（Ca^{2+}）水平的影响，发现本方含药血清可使胃窦 SMC 收缩，其机制可能是通过 IP3 通路作用于细胞，引起细胞内质网释放 Ca^{2+} 使胃窦 SMC Ca^{2+} 水平升高。旋覆代赭汤也可使胃动力低下大鼠兴奋性脑肠肽胃泌素（GAS）、P 物质（SP）在血液及组织中水平升高，使抑制性脑肠肽生长抑素（SST）在血液及组织中水平降低。本方可通过调节脑肠肽在血液及组织中的水平达到促胃动力的目的。该方促胃动力的作用机制可能是通过升高血液及组织中胃窦组织中胃动素（MTL）水平、增加组织中 GAS 水平、降低血液及组织中血管活性肠肽（VIP）水平而实现的。

4. 抑制胃酸分泌　旋覆代赭汤能减少胃液量，抑制胃酸的过度分泌。采用总酸排出量及胃蛋白酶活性法实验表明，旋覆代赭汤能减少 Wister 大鼠胃液量，抑制胃酸分泌，并降低胃蛋白酶的排出量。

5. 镇吐　旋覆代赭汤能防治动物因化疗药物所诱发的呕吐。实验研究发现，该方可有效地防治呕吐，其作用机制可能与抑制胃肠道黏膜细胞 5-羟色胺（5-HT）过量释放有关。

【名医用方心得】

明·许宏：汗吐下后，大邪虽解，胃气已弱而未和，虚气上逆，故心下痞硬，而噫气不除者。与旋覆花下气除痰为君，以代赭石为臣，而镇其虚气；以生姜、半夏之辛，而散逆气，除痞散硬为佐；人参、大枣、甘草之甘，而调缓其中，以补胃气而除噫也。——（《金镜内台方议》）

宋·朱肱：有旋覆花代赭石证，其人咳逆气虚者，先服四逆汤；胃寒者，先服理中丸，再服本方为良。——（《类证活人书》）

近·胡希恕：胃虚极，客气结于心下，大便不通，气逆不降者，不限于噫气一证，呕哕噎膈诸证本方亦有良效，但心下不痞硬者，用之则不验。——（《经方传真：胡希恕经方理论与实践》）

日·浅田宗伯：此方治生姜泻心汤证之更剧者……病解后，痞硬，噫气，不下利者用之。下利者，用生姜泻心汤……又下利不止者而呕吐，或吐宿水者亦有效。一宜秘结，一宜利下。其妙不可构有表里也。——（《勿误药室方函口诀》）

【名医验案选录】

案 1. 刘景祺治疗呃逆案

陈某，男，30 岁，1983 年 4 月 14 日初诊。呃逆频频发作已 3 个多月，每于饭后即呃逆，声短而频，有时呕吐。苔薄白，脉弦。辨证：胃虚肝乘，胃失和降。治则：镇肝降逆。处方：旋覆代赭汤 6 剂，呃逆消失。

按语：呃逆声频而短，胃气虚也；脉来见弦，肝气乘也。木横犯土，胃气上逆，故呃逆不止。用旋覆代赭汤以抑肝之盛气，降胃之逆气。肝平胃和，其呃自止。——（《经方验》）

案 2. 喻嘉言治疗噎膈反胃案

治一人膈气，粒食不入，始吐清水，次吐绿水，次吐黑水，次吐臭水，呼吸将绝。一昼夜，先服理中汤六剂，不令其绝，来早转方，一剂而安。《金匮要略》云：噫气不除者，旋覆代赭汤主之。吾于此病分别用之者有二道：一者以黑水为胃底之水，此水且出，则胃中之津久已不存,不敢于半夏以燥其胃也。一者以将绝之气,止存一丝,以代赭石坠之,恐其立断,必先以理中分理阴阳,使气易于降下,然后以代赭得以建奇奏绩,乃用旋覆花一味煎汤调代赭末二匙与之,才入口即觉气转入丹田矣。困倦之极,服补药二十剂,将息二月而愈。——(《寓意草》)

按语:治病之道,须明标本缓急。本案因胃虚之极而见呕吐反胃,故先予理中汤固其中气,待中气建立,再予旋覆代赭汤以降胃逆。前后两方,次第井然,丝丝入扣,终令危笃之疾得奏奇验。据报道,用本方加减治疗食管癌、胃癌而见上述诸症者有良效。

案 3. 陈松筠治疗脑膜炎后遗症案

夏某,女,15 岁。1958 年患脑膜炎后,眩晕、健忘未得根治,此次伤风诱发旧病,来势颇盛,头晕且痛,眼黑而昏,闭目不能视物,如坐舟中,动则眩而扑地,虽挟腋亦不能行走,时时作呕,由同学背负来诊。诊见两目微红,舌苔白滑,脉象弦细而迟。此为肝虚风动,脾湿生痰,风痰相结,蒙蔽清窍,虽兼外感,究系实少虚多。治以敛浮镇逆,育阴潜阳,运化痰浊,兼疏外感。方用旋覆代赭汤加芍药、钩藤、菊花。一昼夜进药 2 剂,次日午后即能起床,脉症显著好转。续予原方,一周获愈。后用滋养培补之剂,调理而愈。

按:本案咳喘日久,又见痰声辘辘,纳呆,脉细。究其病机乃病久不解,胃气大伤,中土不运,痰浊内生,上犯于肺所致。痰浊去,胃气降,则肺气肃,而咳喘自平。以旋覆代赭汤和胃化痰降逆,乃治本之法。——(《浙江中医杂志》1966 年第 7 期)

案 4. 王氏治疗噫气案

予素患噫气,凡体稍不适,其病即至,既响且多,势不可遏。戊子冬,发之最甚,苦不可言。孟英曰:“此阳气式微,而浊阴上逆也。”先服理中汤一剂,随以旋覆代赭汤投之,遂愈。嗣后每发,如法服之辄效。后来发亦减轻,今已不甚发矣。予闻孟英常云:“此仲圣妙方,药极平淡,奈世人畏不敢用,殊可陋也。”——(《王氏医案》)

案 5. 尤怡治疗痰凝气滞案

因气生痰,痰凝气滞,而中焦之道路塞矣。由是饮食不得下行,津液不得四布,不饥不食,口燥便坚,心悸头晕,经两月不愈。以法通调中气,庶无噎膈、腹满之虑。旋覆代赭汤加石菖蒲、枳实、陈皮。——(《增评柳选四家医案》)

案 6. 毛进军治疗胃炎案

赵某,女,71 岁,上腹部满闷不舒伴嗳气频作 2 个月余,2009 年 11 月 2 日初诊。

患者素体虚弱,有糖尿病、高血压、慢性胃炎病史。2 个月前,因生气而感脘腹胀满不适,继之嗳气连连,声音低沉,愈发加重,还伴咽喉部一阵阵憋阻难受,频清喉咙,在某医院诊为胃炎、神经症,多方治疗不效,几欲失去治疗信心。

刻诊:精神差,脘腹胀满,按之不痛,咽部不适伴梗塞感,乏力,焦虑不安,纳差,口不苦、不渴,二便调,舌质淡暗嫩,舌体胖大、边有齿痕,苔白腻水滑,脉沉缓。辨证为太阴病兼气郁,痰饮。方拟旋覆代赭汤合半夏厚朴汤加味。

旋覆花(包煎)、炙甘草各 18g,代赭石 10g,法半夏、厚朴各 30g,茯苓、生姜各 45g,人参、苏梗、苏叶各 12g,大枣 9 枚(擘)。4 剂,水煎,日 3 夜 1 服。

上方服后,患者脘腹胀满不适明显减轻,嗳气次数逐渐减少,咽干不适伴梗塞感基本消失,已现难得的笑容,治疗信心大增。后守方加减又服 8 剂,诸症基本消失,还不时有上腹部轻度痞满,又用附子理中丸续服 2 周。——(《100 首经方方证要点》)

参考文献

[1] 常燕磊,代二庆,袁红霞.旋覆代赭汤临床应用及实验研究进展[J].辽宁中医药大学学报,2013,15(3):86-88.

[2] 张保国,许卫锋.经方旋覆代赭汤当代研究与应用[J].中成药,2014,36(3):597-601.

3 竹叶石膏汤

【方源】“伤寒解后,虚羸少气,气逆欲吐,竹叶石膏汤主之。”(汉·张仲景《伤寒论》)

【组成】竹叶二把(6g) 石膏一斤(50g) 半夏半升,洗(9g) 麦门冬一升,去心(20g) 人参二两(6g) 甘草二两,炙(6g) 粳米半斤(10g)

【用法】上七味,以水一斗,煮取六升,去滓,内粳米,煮米熟,汤成去米,温服一升,日三服。(现代用法:水煎服)

【功用】清热生津,益气和胃。

【主治】伤寒、温病、暑病余热未清,气津两伤证。身热多汗,心胸烦闷,气逆欲呕,口干喜饮,或虚烦不寐,舌红苔少,脉虚数。

【方解】方以石膏为君,清热生津,除烦止渴。以人参、麦冬为臣,补气养阴生津。君臣相合,清补并行。半夏降逆和胃,其性虽温,但与清热生津之品相伍,则温燥之性去而降逆之用存,且有助于输转津液,使人参、麦冬补而不滞;竹叶清热除烦,粳米、甘草养胃和中,共为佐药。甘草调和诸药,兼为使药。诸药相伍,共奏清热生津、益气和胃之效。

【临床应用】现代临床可用于治疗外科各种术后发热患者(体温在37.5~39.5℃)或使用多种抗生素体温不降或反复发热者,退热作用明显;亦对流行性出血热,麻疹肺炎、猩红热后、上呼吸道感染后、沙门菌感染后、急性肾炎后及原因不明低热有一定治疗作用;能缓解牙痛患者局部红肿疼痛,使咀嚼功能好转,改善全身症状;亦对修复口腔溃疡,减轻化疗术后呕吐,改善梅尼埃综合征少气、心悸、血压不稳定等有疗效;同时本方加减治疗流行性脑脊髓膜炎、流行性乙型脑炎、流行性感冒、扁桃体炎、腹泻、胆道术后呕吐、偏头痛、脑震荡、小儿夏季厌食等,均有一定疗效。

【药理研究】实验研究发现,竹叶石膏汤可明显降低大鼠血糖、尿糖、总胆固醇、甘油三酯水平,显著下调糖化血红蛋白含量,从而具有较强的降糖降脂作用;可明显升高糖尿病大鼠血清超氧化物歧化酶(SOD)活性,降低丙二醛(MDA)含量,提示其具有一定的抗氧化作用;可防治氧自由基对机体的损害,保护胰岛和血管组织。

【名医用方心得】

金·成无己:辛甘发散而除热,竹叶、石膏、甘草之甘辛,以发散余热;甘缓脾而益气,麦冬、人参、粳米之甘,以补不足;辛者散也,气逆者,欲其散,半夏之辛,以散逆气。——(《注解伤寒论》)

明·许宏:伤寒解后,虚热不尽,则多逆气与吐也。故用竹叶为君,石膏为臣,以解虚邪内客也;以半夏为佐,以治逆气欲吐者;以人参、粳米、甘草、麦门冬四者之甘,以补不足而缓其中也。——(《金镜内台方议》)

明·吴崑:伤寒差后,虚羸少气,气逆欲吐者,此方主之。伤寒由汗、吐、下而差,必虚羸少气,虚则气逆而浮,故逆而欲吐。竹叶、石膏、门冬之寒,所以清余热;人参、甘草之甘,所以补不

足;半夏之辛,所以散逆气;用粳米者,恐石膏过寒损胃,用之以和中气。——(《医方考》)

清·费伯雄:治肺胃虚热,故加人参、麦冬,加竹叶者,恐虚阳内犯胞络也。——(《医方论》)

清·张璐:此汤即人参白虎去知母而益半夏、麦冬、竹叶也。病后虚烦少气为余热未尽,故加麦冬、竹叶于人参、甘草之温中益气药中,以清热生津;加半夏者,痰饮上逆欲呕故也。病后余热与伏气发温不同,故不用知母以伐少阴也。——(《伤寒缵论》)

清·吴谦:是方也,即白虎去知母加人参、麦冬、半夏、竹叶也。以大寒之剂,易为清补之方,此仲景白虎变方也。《经》曰:形不足者,温之以气;精不足者,补之以味。故用人参、粳米,补形气也;佐竹叶、石膏,清胃热也。加麦冬生津,半夏降逆,更逐痰饮,甘草补中,且以调和诸药也。——(《医宗金鉴·订正伤寒论注》)

清·尤怡:大邪虽解,元气未复,余邪未尽,气不足则因而生痰,热不除则因而上逆,是以虚羸少食,而气逆欲吐也。竹叶石膏汤乃白虎汤之变法,以其少气,故加参、麦之甘以益气;以其气逆有饮,故用半夏之辛以下气蠲饮;且去知母之咸寒,加竹叶之甘凉,尤以胃虚有热者为有当耳。——(《伤寒贯珠集·差后诸病七条》)

清·张秉成:夫热病之后,余邪尚未肃清,肺胃阴津早为枯槁,故见虚烦少气呕吐等证。即夏月暑伤肺胃,元气虚者亦有之。故方中以竹叶、石膏清肺胃之热。然热则生痰,恐留恋于中,痰不去热终不除,故以半夏辛温体滑之品,化痰逐湿而通阴阳,且其性善散逆气,故又为止呕之圣药,况生姜之辛散,以助半夏之不及。一散一清,邪自不能留恋。人参、甘草、粳米以养胃,麦冬以保肺。此方虽云清热,而却不用苦寒;虽养阴又仍能益气,不伤中和之意耳。——(《成方便读》)

清·张锡纯:竹叶石膏汤,原寒温大热退后,涤余热、复真阴之方。故其方不列于六经,而附载于六经之后。其所以能退余热者,不恃能用石膏,而恃石膏与参并用。盖寒温余热,在大热铄涸之余,其中必兼有虚热。石膏得人参,能使寒温后之真阴顿复,而余热自消,此仲景制方之妙也。又麦冬甘寒黏滞,虽能为滋阴之佐使,实能留邪不散,致成劳嗽。而惟与石膏、半夏并用,则无忌,诚以石膏能散邪,半夏能化滞也。——(《医学衷中参西录》)

清·徐大椿:暑伤三焦,热炽阳明,故大烦大渴,谓之中暍。竹叶疗膈上炎威,石膏清阳明暑热,人参扶元气以通脉,甘草和中州以泻热,半夏化湿除痰,麦冬清心润燥。俾暑热解而大烦可解、大渴可除,何中暍之足虑哉?此清热扶元化湿之剂,为中暍热伤元气之方。——(《医略六书·杂病证治》)

今·王邈达:方用竹叶清手、足厥阴之火,石膏清手、足太阴之热,以为君。更用半夏降胃,以平逆止吐,参、甘补其真气,粳、麦滋其真阴,得真阴生而宗气有根,真气足而津液周布矣。此即白虎加人参汤去知母,加竹叶、半夏、麦冬。夫白虎加参,为清胃滋肺之剂,则此汤之意更可知矣。——(《汉方简义》)

今·王付:竹叶石膏汤是由白虎汤去知母加竹叶、麦冬、人参、半夏而成。白虎汤是治疗阳明热盛证的基础代表方。白虎汤中知母清热泻火,竹叶石膏汤中竹叶清热泻火,即白虎汤与竹叶石膏汤均能治疗阳明热盛证,但竹叶石膏汤更用麦冬、人参、半夏,重点突出病变中又有津气两伤,浊气上逆,治当互相兼顾。本方所治之证乃阳明胃热,津气两伤所致。阳明胃热充斥于外,则身热;热迫津外泄,则汗出;热扰心胸,则心胸烦闷;热灼阴津,则口干喜饮;胃热伤气,则少气乏力;胃热气逆于上,则气逆欲吐;舌红,少苔或薄黄,脉虚数,皆为胃热津伤

气逆之征。治当清热生津，益气和胃。——(《方剂学》)

【名医验案选录】

案 1. 刘渡舟治疗发热案

张某，男，71 岁。初诊日期：1994 年 5 月 4 日。

现病史：因高血压心脏病，服进口扩张血管药过量，至午后低热不退，体温徘徊在 37.5~38℃，口中干渴，频频饮水不解，短气乏力，气逆欲吐，汗出，不思饮食，头之前额与两侧疼痛。

舌脉：舌红绛少苔，脉来细数。

辨证：属阳明气阴两虚，虚热上扰之证。治当补气阴，清虚热。

中药处方：予竹叶石膏汤加减。竹叶 12g，生石膏 40g，麦冬 30g，党参 15g，炙甘草 10g，半夏 12g，粳米 20g。

结果：服 5 剂则热退，体温正常，渴止而不呕，胃开而欲食。惟余心烦少寐未去，上方加黄连 8g，阿胶 10g，以滋阴降火。又服 7 剂，诸症得安。

按语：本案发热于午后，伴见口渴欲饮，短气乏力，不思饮食，舌红绛少苔，脉来细数，属于“阳明气津两伤”无疑。胃虚有热其气上逆，故见气逆欲吐。正与竹叶石膏汤证机相合，用之即效。——(《刘渡舟临证验案精选》)

案 2. 陈家俊治疗肝癌发热案

许某，男。

病史：原发性肝癌，行 B 超导引下肝癌内注射无水酒精治疗，当进行到第 3 次后，出现持续高热不退，检查无异常发现。用解热镇痛药等无效。证见面色晦暗无华，气弱倦怠，身热微汗。

舌脉：舌干燥、舌质暗红，苔根黄，脉虚数。

辨证：证属气阴亏虚，邪热未清。治拟养阴益气，清除邪热。

中药处方：予竹叶石膏汤加减。竹叶 12g，生石膏(先煎)60g，太子参、山药各 30g，半夏、银柴胡各 9g，麦冬 15g，甘草 6g，红枣 10 枚。

结果：3 剂后，周身焮热渐退，汗已止。又服 3 剂，热退，予平补之剂善后，直至疗程结束未再出现发热。

按语：癌症病程较长，缠绵不愈，每见气阴亏损，邪热不尽，与竹叶石膏汤证病机相切。据报道，本方治癌症发热，效果较佳，方中石膏用量可达 60~100g。——(《现代方剂学：药理与临床》)

案 3. 徐炳琅治疗呃逆案

陈某，男，26 岁。初诊日期：1977 年 8 月 23 日。

现病史：呃逆月余。两月前热病失治。二旬后热退，遂生呃逆，初服阿托品类药可暂安，后渐失效。诊见：呃声急促，频频发作，声音低沉。低热心烦，渴喜冷饮，嘈杂不食，气短难续，语言无力，怠惰嗜卧，呵欠作。形羸肉脱，面唇俱红。

舌脉：舌赤、无苔、中有裂纹，扪之无津，脉数无力。

辨证：此乃热病后期，津伤气损，胃失濡润，气失和降。

中药处方：予竹叶石膏汤加味。竹叶 6g，生石膏 100g，红参、法半夏、炙甘草、柿蒂各 10g，粳米 50g，麦冬、鲜石斛各 20g，玉竹 15g。

结果：5 剂后药尽呃止。

按语：热病后气阴两伤，胃气上逆，切合本方证机，数投即效。——［徐炳琅.竹叶石膏汤治验［J］.新中医，1987（10）：16-40.］

案4. 王琦治疗消渴（糖尿病）案

患者，女，56岁。

病史：患糖尿病多年，近来自觉神疲乏力，口渴引饮，溲多。身形消瘦。

舌脉：舌红少津，脉细数。

辨证：凭证参脉，系胃热内盛，气津俱损。宜清胃热，益气阴。

中药处方：予竹叶石膏汤加味。竹叶12g，生石膏30g，麦冬12g，法半夏6g，甘草3g，北沙参12g，天花粉12g，怀山药18g，粳米一撮。

结果：服3剂后，口渴显著减轻。续服3剂，后未再复诊。

按语：消渴证临床以气阴两虚者最为多见，故竹叶石膏汤为其常用方剂。《类聚方广义》明确指出本方"治消渴食饮木止，口舌干燥"。本案脉证所现，概为胃热灼津，气阴两伤。故以本方加天花粉、怀山药以清热生津，益气和胃。——（《经方应用》）

案5. 董廷瑶治疗急惊风案

杨某，女，10岁。初诊日期：1962年6月3日。

壮热不退，已有1周（39.5～40℃），神志昏迷，狂妄不安，便结5天，矢气频转，手足掣搐，汗少溲赤。舌苔黄腻，脉数实。中医诊断：急惊风。证属余热未清。属阳明经腑实热，拟通腑结，下实热。

中药处方：川朴3g，生枳实6g，元明粉6g，西锦纹9g，紫雪丹3g（化服）。1剂。

6月4日二诊：神志仍昏，大便未下，汗出较多，小溲赤涩，脉象同前而舌绛苔燥。为实热逗留肠胃，势已化火化燥。改用白虎加味以透邪清热，生津润燥。

中药处方：知母6g，鲜生地30g，陈粳米30g，包生草3g，鲜菖蒲6g，生石膏60g（先入），天花粉9g，鲜竹叶50片。另，紫雪丹3g，化服。1剂。

6月5日三诊：药后下大量宿粪，热和神清，津津有汗，舌转滋润，脉象平静。然余热未清，防其死灰复燃。拟竹叶石膏汤2剂。

结果：药后热清神安，调理而愈。

按语：本例急惊昏迷掣搐，是因阳明经腑实热所致。用大承气釜底抽薪，未见显效，大便不下。此时病邪化火化燥之势转甚，故改进白虎加味清透泄热、增液润燥。药后腑气得通，热势顿和，神识即清，惊搐就定。此亦吴鞠通增水行舟之变法也。——（《幼科刍言》）

参考文献

［1］党继红.竹叶石膏汤治疗流行性出血热［J］.河南中医，1983（3）：33-34.

［2］王树山，藤宣光.竹叶石膏汤加减治疗麻疹肺炎15例报告［J］.辽宁中医杂志，1980（3）：22.

［3］王明浩.竹叶石膏汤治疗外科术后发热［J］.云南中医杂志，1985（4）：20-22.

［4］王彦彬.竹叶石膏汤治疗低热17例［J］.人民军医，1981（3）：69-70.

［5］杨金风，沈鸿恩，刘红丽.竹叶石膏汤加减治疗牙痛96例的体会［J］.四川中医，1994（10）：52-53.

［6］李学声.竹叶石膏汤加减治疗小儿口疮120例［J］.湖北中医杂志，1985（3）：20-21.

［7］金普效.竹叶石膏汤治疗肝癌介入化疗后呕吐58例［J］.浙江中医杂志，1995，30（5）：200.

［8］刘中景.竹叶石膏汤加味治疗美尼尔氏综合征23例［J］.陕西中医，1993（8）：31.

［9］侯勇谋，罗伟，刘万洲，等.张仲景方剂临床应用［M］.2版.北京：中国医药科技出版社，2012.

[10] 敖保世.夏令小儿腹泻 513 例初步总结[J].江西中医药,1959(6):28-29.
[11] 毛晓农,周勇.竹叶石膏汤治疗胆道术后呕吐[J].新中医,1985(6):49.
[12] 于世良.竹叶石膏汤治疗偏头痛 1 例[J].中医杂志,1983(1):18.
[13] 陈华鹰.竹叶石膏汤临床运用体会[J].福建中医药,1966(2):29-30.
[14] 谢鸣.中医方剂现代研究[M].北京:学苑出版社,1997:267.

4 麻 黄 汤

【方源】“①太阳病，头痛发热，身疼腰痛，骨节疼痛，恶风无汗而喘者，麻黄汤主之。②太阳病，脉浮紧，无汗，发热，身疼痛，八九日不解，表证仍在，此当复发汗。服汤已，微除，其人发烦目瞑，剧者必衄，衄乃解。所以然者，阳气重故也，宜麻黄汤。③脉浮而紧，浮则为风，紧则为寒，风则伤卫，寒则伤荣，荣卫俱病，骨节烦疼，可发其汗，宜麻黄汤。”（汉·张仲景《伤寒论》）

【组成】麻黄三两，去节（9g）　桂枝二两，去皮（6g）　甘草一两，炙（3g）　杏仁七十个，去皮尖（9g）

【用法】上四味，以水九升，先煮麻黄，减二升，去上沫，内诸药，煮取二升半，去滓，温服八合，覆取微似汗，不须啜粥，余如桂枝汤法将息。（现代用法：水煎服，温覆取微汗）

【功用】发汗解表，宣肺平喘。

【主治】外感风寒表实证。恶寒发热，头身疼痛，无汗而喘，舌苔薄白，脉浮紧。

【方解】方中麻黄辛温，入肺与膀胱经，为发汗之主药。既开腠理，透毛窍，发汗祛在表之风寒；又开宣肺气，宣散肺经风寒而平喘，为君药。风寒外束，卫闭营郁，仅以麻黄开表散寒，恐难解营郁之滞，遂臣以桂枝解肌发表、通达营卫，助麻黄发汗散寒之力。麻黄、桂枝相须为用，发汗之力较强，可使风寒去而营卫和。肺主宣降，肺气郁闭，宣降失常，故又佐以杏仁利肺平喘，与麻黄相伍，一宣一降，既宣利肺气而平喘，且又复肺气宣降之权，使邪气去而肺气和。使以炙甘草，既调和药性，又缓麻、桂峻烈之性，使汗出不致耗伤正气。四药相伍，风寒得散，肺气得宣，诸症可愈。

【临床应用】本方是治疗外感风寒表实证的基础方。临床应用以恶寒发热，无汗而喘，脉浮紧为辨证要点。现代临床广泛用于感冒、肺炎、支气管炎见咳喘属风寒犯肺者；肾炎、前列腺炎见水肿属风寒犯肺、肺气不宣者，以及荨麻疹见皮肤瘙痒属寒闭肌表者。其他如中耳炎、三叉神经痛、肩周炎、失音等，亦可辨证应用。

【药理研究】

1. 发汗　麻黄汤是典型的发汗方。采用汗液定量测定装置，观察麻黄汤对大鼠的发汗作用，发现大鼠灌服相当于人用量30倍的麻黄汤后，2小时内足跖部的汗液蒸发量明显高于对照组。麻黄汤的发汗作用与方中麻黄、桂枝药对有关。麻黄汤对大鼠的发汗作用，呈显著的量-效相关性，测得其最低有效剂量为0.04g/kg（灌胃给药）；相当于临床等效剂量的效应，消退半衰期为2.54小时；效应维持时间为16.39小时；效应达峰时间为1.96小时。此外，麻黄汤还能促进小鼠泪腺和唾液腺的分泌。

2. 解热　家兔静脉注射麻黄汤粗制剂，对三联菌苗所致发热有明显对抗作用。但也有报道认为，家兔口服麻黄汤煎剂，对内毒素致热动物，不仅不能降温，反使发热动物体温进一步上升。以对新鲜酵母所致发热大鼠的解热效应为指标，研究麻黄汤解热作用的动力学参数，其最小起效量为0.189/kg，作用期6.4小时，体内生物相当药量的消除半衰期为1.11小时。关于麻黄汤解热作用各家报道的差异性，可能与给药途径、实验动物、致热原的不同有关。

3. 抗低体温　利用肺炎球菌复制大鼠“类表寒”模型，于动物皮下注射肺炎球菌活菌，在攻毒早期，动物出现寒战、耸毛、蜷卧等恶寒症状，同时伴有肛温下降；麻黄汤灌胃给药，对此有明显对抗作用，表现为动物恶寒症状减轻，肛温下降幅度减小。此外，麻黄汤对大鼠静脉注射安痛定所致体温下降，也有明显对抗作用。

4. 平喘　麻黄汤能缓解支气管平滑肌痉挛，其平喘的主药为麻黄（麻黄碱）。麻黄碱性质稳定，其平喘机制主要是促进肾上腺能神经和肾上腺髓质嗜铬细胞释放去甲肾上腺素和肾上腺素，以及直接兴奋支气管平滑肌细胞膜上的β肾上腺素受体，从而激活腺苷酸环化酶，使腺苷三磷酸（ATP）变为环腺苷酸（cAMP），而cAMP对平滑肌收缩有抑制作用。此外，麻黄的水提物能阻止过敏介质的释放，抑制抗体的产生，还能直接兴奋α肾上腺素受体，使末梢血管收缩，缓解支气管黏膜的肿胀，对哮喘的发作和预防有效。

5. 镇咳　氨水刺激法或机械刺激法等动物实验表明，麻黄汤及麻黄的水溶性提取物均有明显镇咳作用。研究麻黄汤的组成药味，发现单用麻黄、甘草、杏仁，或麻黄配甘草、甘草配杏仁，对二氧化硫所致小鼠咳嗽有明显镇咳作用。

6. 抗病毒　用呼吸道合胞病毒（RSV）培养过程中噬菌体噬斑数作为指标，观察麻黄汤对RSV增殖的抑制作用。结果发现，在RSV的噬菌体噬斑形成过程中，500μg/ml浓度的麻黄汤，能使RSV的噬菌体噬斑数减少50%，从而提示麻黄汤有抗小儿感冒病毒的呼吸道合胞病毒的作用。

7. 调节免疫功能　动物接受寒冷应激以后，出现免疫功能低下，具体表现为：白细胞总数及淋巴细胞数目下降；胸腺萎缩；单核细胞吞噬功能降低；T细胞转化率、白细胞吞噬功能及红细胞免疫功能均有所下降。麻黄汤对寒冷应激所致免疫功能降低有明显对抗作用。此外，麻黄汤还能明显提高正常动物抗内毒素抗体水平。

8. 协同抗肿瘤作用　麻黄汤与抗肿瘤药顺铂合用，能增强顺铂对肉瘤S180、Meth-A的抗癌效果。麻黄汤还有一定的减轻顺铂毒性作用，对抗顺铂所致大鼠肾损害，对接受致死剂量顺铂的小鼠亦有一定保护作用。

9. 其他　麻黄汤对大鼠蛋清性足跖部炎症有一定抑制作用。此外，麻黄汤对小鼠红细胞糖酵解能力有明显促进作用，表现为单位时间内红细胞酵解产生的乳酸量较对照组明显增加。进一步研究发现，除麻黄汤外，几个含麻黄的复方如小青龙汤、麻杏甘石汤等，亦有促进红细胞糖酵解的作用，其作用远较等剂量单味麻黄的作用为强，故认为合理的方剂配伍，能充分发挥药物的协同作用。

【名医用方心得】

清·柯琴：此为开表逐邪发汗之峻剂也。古人用药法象之义。麻黄中空外直，宛如毛窍骨节，故能祛骨节之风寒，从毛窍而出，为卫分发散风寒之品。桂枝之条纵横，宛如经脉系络，能入心化液，通经络而出汗，为营分散解风寒之品。杏仁为心果，温能助心散寒，苦能清肺下气，为上焦逐邪定喘之品。甘草甘平，外拒风寒，内和气血，为中宫安内攘外之品。此汤入胃，行气于玄府，输精于皮毛，斯毛脉合精而溱溱汗出，在表之邪，其尽去而不留，痛止喘平，寒热顿解，不烦啜粥而借汗于谷也。——（《伤寒来苏集·伤寒附翼》）

近·王合三：麻黄汤，破营方也。试观其立方大意，麻黄轻清入肺，杏仁重浊入心，仲景治太阳初病，必从心营肺卫入意也。分言其功能，麻黄开窍发汗，桂枝和阳解肌，杏仁下气定喘,甘草安内攘外,四者各擅其长,有非诸药之所能及。兼论其相制七法:桂枝外监麻黄之发表,不使其大汗亡阳;甘草内守麻黄之出汗,不使其劫阴脱营;去姜枣者,姜性上升,又恐碍麻黄发表;枣味缓中,又恐阻杏仁下气,辗转回顾,无非欲其神速,一剂奏绩。若喜功屡用,必不戢而召亡阳之祸矣。故服已又叮咛不须啜粥,亦恐有留恋麻黄之性也。——(《中国百年百名中医临床家丛书——王合三》)

今·陈景河:麻黄为辛温解表药,其味轻扬,可升可散。用麻黄发散解表,利在速达,用量宜适病情,重在用药后,一次已,勿再服。因麻黄性专发散,多服、久服伤元气,然善以汗法治病者,多取麻黄配伍为用,使之冲关破隘,一药而愈。寒邪重,当配桂枝,温通经脉,宣阳达表,调和营卫,助麻黄发散之力,一汗而解。——(《中国百年百名中医临床家丛书——陈景河》)

今·赵清理:麻黄汤原为寒邪束表,卫阳被遏之太阳伤寒证而设,用本方发汗,既可解除在表之寒邪,又可开泄闭郁之肺气,表邪解散,肺气宣通,则发热恶寒、无汗而喘等症自除。赵老认为,麻黄汤中麻黄虽为主药,但用其取汗时必得到桂枝和杏仁的辅助,尤其是杏仁的作用不可忽视。杏仁苦温入肺,功可宣降肺气。盖肺主一身之皮毛,寒邪束于肌表,易致肺气郁遏不畅。因此,杏仁宣降肺气之功,又可助麻黄泄卫畅荣,驱散外束之寒邪,是麻黄汤必不可少的药。——(《现代名医用方心得》)

【名医验案选录】

案 1. 胡希恕治疗太阳表实证案

陈某,男,24 岁。

初诊日期 1965 年 10 月 9 日:昨天打篮球后用凉水洗澡,今早感恶寒身热(38.6℃)、无汗、头痛、身酸痛、口不渴、舌苔薄白,脉浮紧。此属太阳表实证,治以发汗解表,与麻黄汤。

麻黄三钱,桂枝二钱,炙甘草二钱,杏仁三钱。

结果:上药急煎即服,并加盖棉被得微汗出,热渐退,未再服药,调养两天自愈。——(《经方传真:胡希恕经方理论与实践》)

案 2. 刘渡舟治疗伤寒表实案

刘某,男,50 岁。

隆冬季节,因工作需要出差外行,途中不慎感受风寒之邪,当晚即发高热,体温达 39.8℃,恶寒甚重,虽覆两床棉被,仍洒淅恶寒,发抖,周身关节无一不痛,无汗,皮肤滚烫而咳嗽不止。视其舌苔薄白,切其脉浮紧有力,此乃太阳伤寒表实之证。治宜辛温发汗,解表散寒。

方用麻黄汤:麻黄 9g,桂枝 6g,杏仁 12g,炙甘草 3g。1 剂。

服药后,温覆衣被,须臾,遍身汗出而解。

按:麻黄汤为发汗之峻剂,用之不当,易生他变,不少临床医生畏惧麻、桂,不敢投用。一见发热,便认为是温热之证,滥用寒凉之品,反令表寒闭郁,久久不解,或致久咳不已,或致低热不退,或致咽喉不利等,不一而足。盖表实证之发热,乃由卫阳闭郁,正邪交争所致,故发热必伴有恶寒。这与温热病的发热不恶寒,并伴有口渴伤津之候,有其本质的区别。风寒郁闭卫阳,故直须辛温发汗,寒随汗出,卫气一通,则发热自退,即《内经》所谓"体若燔炭,汗出而散"也。——(《刘渡舟验案精选》)

案 3. 姜春华治疗哮喘案

胡某,女,46 岁。咳喘已 7 年,近受风寒侵袭,胸闷窒塞,呼吸不利。咳喘多痰,喉间作水鸡声,苔白,脉软。以麻黄汤加味,处方:麻黄 6g,桂枝 9g,川朴 9g,枳实 9g,杏仁 9g,甘草 6g。2 剂。药后咳喘减轻,上方去川朴,加陈皮 3g,又服 2 剂,咳止喘平,呼吸通畅。

按语:本案为冷风哮喘。肺内素有痰饮内伏,受风寒外感引发。麻黄汤外解风寒,内宣肺气,又加枳实、厚朴以肃肺下气,药中其病,则其效如神。——(《现代名医用方心得》)

案 4. 陈华治疗水肿案

刘某,男,9 岁。1984 年冬因脸面突然浮肿,进某医院诊为"急性肾炎",经西药治疗半月,证情反复。近 2 日诸症加重,脸面浮肿,喘咳无痰,心烦不宁,小便不利,阵阵恶寒,舌淡胖,苔白腻,脉浮紧。辨为风水泛滥之肿,因冬季风寒当令,外邪束表,肺失宣降,水道不通,水泛肌肤所致。

处方:麻黄 6g,桂枝 6g,杏仁 6g,炙甘草 3g,茅根 10g,蝉衣 5g。

2 帖小便通利,诸症减轻。续服 3 帖,诸症若失。后用四君子汤加生黄芪调理周身收功。追访 1 年未见发作。——(《临床仲景方剂学》)

案 5. 王星田治疗呃逆案

丁某,男,26 岁,1986 年 4 月 28 日初诊。月余前外出淋雨,回家后即发热恶寒,头身疼痛,腹部胀满,恶心欲吐,呃逆。他医以感冒治疗,予复方乙酰水杨酸(APC)、桑菊感冒片等,除呃逆如故外,余症悉减。又治呃 1 个月,呃逆反有加剧之势。患者表情痛苦,面白神疲,呃逆频频,声音响亮,胃内食物常因呃逆而涌出,脘腹时痛,厚衣裹体,身困头昏,舌淡苔薄白,脉浮稍紧。此乃太阳表寒未解,郁闭肺卫,经输不利使然。治宜发汗解表,宣肺止呃。麻黄汤加味:麻黄 12g,桂枝 10g,杏仁 15g,炙甘草 6g,柿蒂 50g。1 剂,水煎服。药后周身出汗少许,厚衣尽去,呃逆有减。原方再进 1 剂,呃除,他症亦减。减麻黄量至 6g,坚持服完 3 剂,呃逆痊愈。——(《临床仲景方剂学》)

案 6. 李克绍治疗风瘾疹案

陈某,单身独居,1973 年春节前,清晨冒寒到邻村换取面粉,突然身痒,前后身及两上肢遍起斑块,高出皮肤,颜色不红,时抓时起,时起时消,用扑尔敏(马来酸氯苯那敏)及注射钙剂,均无效。四五日后改找中医治疗,余初用浮萍方,无效。后根据思考脉迟、肢冷,并有明显感寒外因,遂改用麻黄汤原方。共服 2 剂,块消痒止,后未复发。

按语:因感寒令卫闭营郁,见瘾疹身痒,肢冷,脉沉发散之,邪去则疹消。——(《临床仲景方剂学》)

案 7. 赵守真治疗寒闭失音案

汪某以养鸭为业,残冬寒风凛冽,雨雪交加,整日随鸭群蹀躞奔波,不胜其劳。某晚归时,感觉不适,饮冷茶一大钟,午夜恶寒发热,咳嗽声嘶,既而语言失音。曾煎服姜汤冲杉木炭末数钟,声亦不扬。晨间,其父伴来就诊,代述失音原委。因知寒袭肺金,闭塞空窍,故咳嗽声哑。按脉浮紧,舌上无苔,身疼无汗,乃太阳表实证。其声喑者,非金破不鸣,是金实不鸣也。《素问·咳论》云:"皮毛者,肺之合也。"又《灵枢·邪气脏腑病形》云:"形寒寒饮则伤肺。"由于贼风外袭,玄府阻闭,饮冷固邪,痰滞清道,治节失职之所致。治宜开毛窍、宣肺气,不必治其喑。表邪解,肺气和,声自扬也。疏麻黄汤与之:

麻黄 9g,桂枝、杏仁各 6g,甘草 3g。

服后,覆温取汗,换衣 2 次。翌日外邪解,声音略扬,咳仍有痰,胸微胀。又于前方去桂枝,减麻黄为 4.5g,加贝母、桔梗各 6g,白蔻 3g,细辛 1.5g,以温肺化痰。续进 2 帖,遂不咳,声音复常。——(《临床仲景方剂学》)

案8. 陈华治疗急性黄疸案

张某,男,62岁。时值隆冬兴修水利而汗出当风,复雨,适夜恶寒而栗,身痛,时作干咳,小便点滴,一夜之间全身皮肤黄染如橘,舌苔黄而薄腻,脉浮紧而弦。诊为伤寒表实之急性黄疸。因风寒湿邪束表,肺失宣降,水道不通,湿郁化热,交蒸于肌肤。方用:净麻黄12g,嫩桂枝12g,光杏仁12g,炙甘草6g,绵茵陈10g。服2帖表解,尿畅,黄疸消失。——(《临床仲景方剂学》)

案9. 吴光烈治疗癃闭案

吴某,男,36岁,1984年2月15日就诊。患者以捕捉鱼虾为生,经常涉水淋雨,3日前突然畏冷发热,无汗,咳嗽声重,痰白而稀,伴小便点滴不畅,小腹胀急疼痛不可按,痛苦难以言状,而延余诊治。脉浮,舌苔薄白。此乃风寒犯肺,肺气郁闭而致尿闭不畅。方用麻黄汤加味:麻黄15g,桂枝、杏仁各9g,牛膝30g,葱白3茎。水煎温服。1剂尽而小便通畅。

按:肺为水之上源,通调水道,下输膀胱。今风寒闭肺,上窍闭塞,致下窍不通,小便点滴不行。治以麻黄汤宣通肺气,启上闸而开支流,此先贤所谓"提壶揭盖"之法也。——(《临床仲景方剂学》)

案10. 韩天育治疗遗尿案

某女,32岁。1991年春因感受风寒而发热恶寒头痛,服用感冒胶囊等未愈。此后经常怕冷,微热,头痛身痛,体温常在37℃以上,住某院治疗,发热有所好转,但小便开始不利,数日后不禁,迭经医治,病无起色。刻诊:形体肥胖,两眼睑虚浮,下肢浮肿,尿意频急,小便后仍有尿意,时有自遗,咳嗽高声、大笑时尿液自出。有尿时需急入厕,动作稍迟则尿湿衣裤,痛苦不迭。发热微恶寒,肢节疼痛,体温在37~38℃之间波动,平时很少出汗,炎夏时亦是如此,查尿常规阴性。舌质淡润,苔白腻,脉浮微紧。查以前所服处方,皆温肾固涩、补肺健脾之法。鉴于此,另辟路径,以太阳表实证治之,投麻黄汤:麻黄10g,桂枝6g,杏仁10g,甘草15g。3剂。服药后,遍体津津汗出,发热解,小便正常,至今未有复发。

按:小便不禁或频数,责之于肾虚者众,每以温补收涩为治。本案为外感风寒之邪,虽迁延日久,但并未传变,太阳表实证俱在,治仍宜解表发汗之法。肺主皮毛,又通调水道,风寒外束,肺气不宣,则汗闭而小便失常。用麻黄汤宣通肺气,以开鬼门,则汗出小便畅也。本案与上案小便不通,皆肺通调水道失常之证,因于外寒闭阻者,皆宜麻黄汤治之。——(《临床仲景方剂学》)

案11. 彭艺丛治疗痛经案

李某,女,30岁,1990年2月15日初诊。痛经10余年,逐年加重,行经前1~3天,小腹呈阵发性剧痛或胀痛,难以忍受,直至经行2~3天排出膜样物后疼痛方减。伴有乳房及胁肋胀痛,西医诊断为膜样痛经。刻下经期将至,腹痛剧烈,患者以头撞壁,心情不佳,少腹胀,脉弦迟,舌暗苔白,尺肤欠温。检视前医之方,多是归、芍、桃、红之类以活血化瘀者;又有逍遥散之类疏肝解郁者。问知患者素小腹冷胀,肢冷畏寒,白带多而清稀,经色暗有块,经期感寒则腹痛增剧,少腹温熨则略减。此寒结太阳之府膀胱是也,宜麻黄汤加味治之:麻黄10g,桂枝12g,杏仁10g,炙甘草6g,水蛭4g(焙干,研末冲服)。3剂,水煎冷服。服药1剂,痛减经行。3剂服讫,经畅无痛。嘱常服附子理中丸,并于每次经行前服3剂麻黄汤,调理半年病愈,至今未见复发。——(《临床仲景方剂学》)

案12. 舒氏治疗难产案

偶医一产妇,发动六日,子已出胞,头已向下,而竟不产。医用催生诸方,又用催生之灵符，又求灵神炉丹，俱无效。延余视之，其身壮热，无汗，头项腰背强痛，此寒伤太阳之营也，法主麻黄汤，作一大剂投之，使温覆，少顷，得汗，热退身安，乃索食，食讫，豁然而生。此治其病，而产自顺，上工之法也。——(《临床仲景方剂学》)

案13. 许世瑞治疗暴发赤眼案

张某，女，47岁，1983年4月1日来诊。于2日前突患“急性结膜炎”而来诊治，到见双目红赤而暗，微痒不灼痛，脸浮而苍，微发寒热，口和不渴，头昏胀，二便自调。观其舌正苔滑，切其脉缓而滑。此风寒客于太阳目系之候，当发之，治以麻黄汤加味：生麻黄12g，桂枝35g，炙甘草6g，杏仁12g，细辛12，川芎10g。水煎服。2剂后，目赤退去大半，余症亦减，4剂后病瘳。——(《临床仲景方剂学》)

参考文献

[1] 万嘉洋，田彦芳，万海同，等.麻黄汤有效组分配伍在发热大鼠体内的药动学研究[J].中国中药杂志，2019，44(10)：2149-2155.

[2] 魏文扬，万海同，虞立，等.麻黄汤体外抗甲型H1N1流感病毒作用及机制研究[J].中国中药杂志，2018，43(3)：563-570.

[3] 范文娜，张卫华，刘舟，等.麻黄汤对变应性鼻炎大鼠炎症、AQP5及cAMP/PKA-CREB信号通路的影响[J].中医学报，2017，32(9)：1603-1608.

[4] 余新华，周虹，邵永生，等.基于指纹图谱评价麻黄汤中药物的成分分析研究[J].世界中医药，2017，12(7)：1656-1659.

[5] 刘林，葛金文，王国佐，等.麻黄汤含药血浆与血清蛋白质(肽)组学比较[J].中华中医药杂志，2016，31(5)：1606-1611.

[6] 杨真真，姜梦丽，张丽红，等.酸性染料涡旋比色法测定大鼠口服麻黄汤后血浆总生物碱[J].中草药，2015，46(2)：231-235.

[7] 曾勇，邱一行，李睿，等.基于路径分析数学模型的麻黄汤发汗作用的配伍关系研究[J].时珍国医国药，2014，25(7)：1747-1749.

[8] 李睿，曾岑，王平，等.基于GC-MS和UPLC-Q-TOF-MS的麻黄汤化学成分识别[J].中国中药杂志，2014，39(4)：704-709.

[9] 姚良忠，阮岩，孙奋勇.麻黄汤对体外肥大细胞脱颗粒影响的实验研究[J].中国中西医结合耳鼻咽喉科杂志，2011，19(3)：146-148.

[10] 潘伟，马张庆，许金红，等.两种方法测定麻黄汤体内过程的比较[J].中国实验方剂学杂志，2011，17(8)：234-237.

[11] 魏凤环，罗佳波.麻黄汤不同配伍对大鼠脑内Glu/GABA比值的影响[J].山东中医药大学学报，2008(3)：228-229.

[12] 张保国，刘庆芳.麻黄汤现代药效学研究与临床运用[J].中成药，2007(3)：415-422.

5 吴茱萸汤

【方源】“①食谷欲呕，属阳明也，吴茱萸汤主之。②干呕，吐涎沫，头痛者，吴茱萸汤主之。”（汉·张仲景《伤寒论》）

【组成】吴茱萸一升，洗（9g）　人参三两（9g）　生姜六两，切（18g）　大枣十二枚，擘（4枚）

【用法】上四味，以水七升，煮取二升，去滓，温服七合，日三服。（现代用法：水煎服）

【功用】温中补虚，降逆止呕。

【主治】食谷欲呕，或兼胃脘疼痛，吞酸嘈杂，舌淡，脉沉弦而迟之胃寒呕吐证，以及干呕吐涎沫，头痛，巅顶痛甚，舌淡，脉沉弦或呕吐下利，手足厥冷，烦躁欲死的肝肾寒逆之证。

【方解】方中吴茱萸辛苦性热，入肝、肾、脾、胃经，上可温胃散寒，下可温暖肝肾，又可降逆止呕，一药而三经并治，“能下三阴之逆气”（《金镜内台方义》），故以为君。重用辛温之生姜为臣，生姜乃呕家之圣药，温胃散寒，降逆止呕。吴茱萸与生姜配伍，相须为用，温降并行，针对阴寒、气逆之病机颇为恰当。《医方论》云：“吴茱萸辛烈善降，得姜之温通，用以破除阴气有余矣。”佐以甘温之人参，补益中焦脾胃之虚；佐使以甘平之大枣，益气补脾，调和诸药。人参、大枣并用，补益中气，与吴茱萸、生姜合用，使清阳得升，浊阴得降，实乃补虚降逆之最佳配伍。四药相伍，共奏温中补虚、降逆止呕之功。

【临床应用】本方用于肝胃虚寒，浊阴上逆证。临床应用以食后泛泛欲吐，或呕吐酸水，或吐清涎冷沫，畏寒肢冷，舌淡苔白滑，脉沉弦或迟为辨证要点。临床用于以呕吐清水、涎沫为主症的疾病，如神经性呕吐、妊娠恶阻、食管癌、急性胃炎、贲门痉挛、幽门痉挛、瘢痕性幽门梗阻、围绝经期顽固性呕吐等；以剧烈头痛为主症的疾病，如高血压脑病、颅内压增高性头痛、结核性脑膜炎、血管神经性头痛、习惯性头痛、颅内血肿、顽固性头痛等。以眩晕为特征表现的高血压、梅尼埃综合征也可参照使用。本方还用于其他方面，如厌食症、多寐、失眠、神经症、精神分裂症、癫痫、脏躁、急慢性肾炎、慢性肾衰竭、克山病、痛经、不孕症、腹疝、荨麻疹、过敏性紫癜、上肢震颤症、血小板减少性紫癜等疾病。

【药理研究】

1. 止呕　吴茱萸汤能明显抑制硫酸铜灌胃引起的家鸽呕吐，止呕作用以吴茱萸最为重要，配伍生姜则加强，最佳组成为原方四药同用。吴茱萸汤能明显提高小鼠胃残留率，抑制大鼠胃的自主活动。

2. 抗消化性溃疡　采用幽门结扎法复制大鼠慢性胃溃疡模型，研究表明，吴茱萸汤对幽门结扎型胃溃疡大鼠胃液量、总酸度及胃蛋白酶活性有明显抑制作用，能显著增加其胃液中一氧化氮含量，能使胃组织中超氧化物歧化酶活性明显升高。吴茱萸汤抗幽门结扎型胃溃疡的作用是通过抑制攻击因子与促进防御因子，即抑制胃液总酸度、胃蛋白酶活性，增加黏膜血流量，提高机体抗氧化能力实现的。采用醋酸涂抹法复制大鼠慢性胃溃疡模型，研究表明，吴茱萸汤对醋酸涂抹法所致的胃溃疡有明显促进愈合作用。

3. 改善心脏功能　吴茱萸汤水煎醇沉法制成的注射液，能显著加强离体蟾蜍心和在体兔心的心肌收缩力，增加蟾蜍心收缩量，升高麻醉狗和大鼠血压，对麻醉兔球结膜微动脉呈先短暂收缩，后持续扩张，迅速增快微血流流速，改善流态，离散聚集的红细胞，增加毛细血管网交点数；能显著提高晚期失血性休克兔的生存率，升高血压，增加尿量。研究提示，吴茱萸汤注射液对失血失液后气虚阳脱的厥证有一定回阳固脱功效。

4. 对免疫系统的影响　吴茱萸汤能改善脾虚症状，增加胸腺重量，提高小鼠单核巨噬细胞的吞噬指数，延长小鼠游泳时间，提示该方可增强小鼠的免疫功能，促进体力的恢复。吴茱萸汤水煎剂能提高小鼠单核巨噬细胞的吞噬指数，增加胸腺、脾的重量。

【名医用方心得】

金·成无己：食谷欲呕者，胃不受也，与吴茱萸汤，以温胃气。得汤反剧者，上焦不内也，以治上焦法治之。——（《注解伤寒论》）

清·汪琥：按吴茱萸汤之义，具略已见于阳明病食谷欲呕，及少阴病吐利，手足厥冷二条之中矣。然二条之证系借用，不若此条厥阴病，干呕，吐涎沫，头痛，为正治之方也。吴茱萸色绿，得震坤之气，性辛烈而味苦厚，入足厥阴风木之脏，善治痰涎上攻头痛，兼能温中，下逆冷气，止呕吐，故用之为君，以散泄阴寒之气。人参甘温，能补五脏诸虚不足者也，故用之为臣，以补中气，敛涎沫。生姜辛温，为呕家圣药，故用之为佐使。以大枣大能和茱萸之毒，合人参之甘，配生姜之辛，而能散发寒邪，补益中州，奠安胃气。盖头痛虽由厥阴经阴寒之气上攻，实系胃中虚寒之极所致，得温得补，则寒气散而呕吐止，头痛亦除矣。即吴茱萸汤一方，而用之得宜，神效如此。——（《伤寒论辩证广注》）

清·柯琴：要知欲死是不死之机，四逆是兼胫臂言，手足只指指掌言，稍甚微甚之别矣。岐伯曰：四末阴阳之会，气之大路也。四街者，气之经络也。络绝则经通，四末解则气合从。合在肘膝之间，即四街也，又谓之四关。夫四郊扰攘，而关中犹固，知少阴生气犹存。然五脏更相生，不生即死。少阴之生气注于肝，阴盛水寒，则肝气不舒而木郁，故烦躁；肝血不荣于四末，故厥冷；水欲出地而不得出，则中土不宁，故吐利耳。病本在肾而病机在肝，不得相生之机，故欲死。势必温补少阴之少火，以开厥阴之出路，生死关头，非用气味之雄猛者，不足以当绝处逢生之任也。吴茱萸辛苦大热，禀东方之气色，入通于肝，肝通则木得遂其生矣。苦以温肾，则水不寒；辛以散邪，则土不扰。佐人参固元气而安神明，助姜、枣调营卫以补四末。此拨乱反正之剂，与麻黄、附子之拔帜先登，附子、真武之固守社稷者，鼎足而立也。若命门火衰，不能腐熟水谷，故食谷欲呕。若干呕吐涎沫而头痛，是脾肾虚寒，阴寒上乘阳位也。用此方鼓动先天之少火，而后天之土自生；培植下焦之真阳，而上焦之寒自散。开少阴之关，而三阴得位者，此方是欤。——（《伤寒附翼》）

【名医验案选录】

案 1. 丁甘仁治疗湿温案

湿温匝月，身壮热，汗多畏寒，胸闷呕吐，纳食不进，烦躁懊侬，少腹胀痛拒按，溺时茎痛，小便不利，口干唇燥，渴喜热饮，舌苔白腻，脉象左弦迟而紧，右沉细无力。据述，病起于经行之后。阅前所服之方，栀豉、二陈、泻心、八珍、金铃子散等剂。推其病情，其邪始在太阴阳明，苦寒迭进，邪遂陷入少阴厥阴，清阳窒塞，蓄瘀积于下焦，膀胱宣化失司，烦躁似阳，实阴躁也，阴盛于下，格阳于上，若再投苦降，则邪愈陷愈深矣。今拟吴茱萸汤加味，温经逐湿，理气祛瘀，冀其转机为幸。

两进吴茱萸汤，呕吐烦躁，均已轻减，少腹胀痛亦松，反加大便溏泄，有七八次之多，寒滞有下行之机，中阳有来复之渐，佳象也。身热依然，口干唇燥，渴喜热饮，苔腻稍化，脉仍弦迟，勿可因口干唇燥，即改弦易辙，虽有身热，可毋庸虑，但使卫阳能入于阴，则身热自除矣。仍守原法，更进一筹。——(《丁甘仁医案》卷一《湿温案》)

案2. 叶天士治疗吐泻案

虞，面色痿黄，脉形弦迟，汤水食物，入咽吐出，神气恹恹，欲如昏寐。此胃阳大乏，风木来乘，渐延厥逆，俗称慢脾险症。幼稚弱质，病延半月有余，岂可再以疲药玩忽？宗仲景食谷欲呕者，吴茱萸汤主之。——(《临证指南医案》卷十《吐泻》)

案3. 刘渡舟治疗呃逆案

姜某，女，39岁。患呃逆，连声不断，声低无力。而且心下逆满，时时气窜作痛，纳呆，神疲乏力，面色萎黄。舌苔白润，脉弦无力。此属胃气虚弱，中焦运化无权，肝气挟寒饮冲逆所致。

吴茱萸9g，生姜15g，党参15g，大枣12枚，茯苓9g，桂枝9g，炙甘草9g，陈皮15g。

服药2剂，小便甚利，胃中觉宽，呃逆止而饮食增进。——(《刘渡舟医案集》)

案4. 刘渡舟治疗腹包游移案

杨某，女，42岁。所诉之证甚奇，每天将拂晓时，小腹部隆起一软包如鸡蛋大小，从下往上游移，抵胃脘则呕吐苦水黄涎，伴头目眩晕。每次发作2小时左右，然后自动消失，舌苔白而水滑，脉沉弦。此属厥阴寒气挟饮而上冲于胃，以致胃寒气逆。治当暖肝温胃，平冲降逆。

吴茱萸9g，生姜15g，党参6g，大枣7枚，桂枝9g，茯苓12g，白术6g，炙甘草6g，川椒炭6g，半夏9g，川楝9g，黄连2g。

共服6剂而愈。——(《刘渡舟医案集》)

案5. 赵守真治疗巅顶头痛案

刘翁镜人，年古稀，体矍铄，有卢同癖，时时吐清涎，每届天候转变，遂发头痛，而以巅顶为烈，服温药则愈。近因家务烦劳，头痛较增，咳剧涎多，不热不渴，畏寒特甚，杂服诸药罔效。昨来迎诊，切脉细滑，舌润无苔，口淡乏味，症同上述。若从其头痛、吐涎、畏寒等象观测，由于阳气不振，浊阴引动肝气上逆之所致。正如《伤寒论》所谓："干呕吐涎沫，头痛者，吴茱萸汤主之。"且其年高体胖，嗜茶增湿，胃寒失化。水泛成痰，外表虽健，而内则虚寒痰凝也。治以吴茱萸汤温中补虚，降逆行痰，颇为证情适合。党参八钱，吴茱萸二钱，生姜五钱.大枣五枚。连进三帖，头痛、吐涎渐减，而小便清长较昔为多，此缘阴寒下降，阳气上升，中焦得运，决渎复常耳。药既见效，原方再进四帖，诸症尽失。改用六君子汤加干姜、砂仁温脾益气，善后调理。——(《治验回忆录》)

案6. 冉雪峰治疗头痛案

周某室，38岁。体质素弱，曾患血崩，平日常至余处治疗。此次腹部不舒，就近请某医诊治。服药后腹泻，病即陡变，晕厥瞑若死。如是者半日许，其家已备后事，因族人以其身尚微温，拒入殓，且争执不休，周不获已，托其邻居来我处请往视以解纠纷，当偕往。病人目瞑齿露，死气沉沉，但以手触体，身冷未僵，扪其胸膈，心下微温，恍惚有跳动意，按其寸口，在若有若无间，此为心体未全静止，脉息未全绝之症。族人苦求处方，姑拟参附汤：人参3g，附子3g。煎浓汁，以小匙微微灌之，而嘱就榻上加被。越二时许，诊其寸口，脉虽极弱极微，亦较先时明晰。予曰：真怪事，此病可救乎？及予扶其手自肩部向上诊察时，见其欲以手扪头而不能。因问："病人未昏厥时曾云头痛否？"家人曰："痛甚。"因思仲景头痛欲绝者，吴茱萸汤主之。又思前曾患血崩，此次又腹泻，气血不能上达巅顶，宜温宣冲动，因拟吴茱萸汤一方：吴茱萸三钱，人参钱半，生姜三钱，大枣四枚。越日复诊，神识渐清，于前方减吴茱萸之半，加

人参至三钱。一周后病大减，合内补当归建中汤、炙甘草汤等收功。——(《冉雪峰医案》)

案7. 邓铁涛治疗呕吐案

某女，24岁，2000年12月5日初诊。每天清晨起床后呕吐清痰3年余。遇疲劳或受凉加重，甚则呕酸水，早上胃纳差，勉强可进食，有饥饿感。某医辨证为脾虚，服中药未效。中医认为脾主运化、胃主受纳，纳差、呕吐清痰非脾虚乃胃寒，脾虚宜升运，胃寒须温降，升降不明，故疗效不显。证属阳明寒呕，拟吴茱萸汤。处方如下：

党参、姜半夏各12g，茯苓30g，桂枝6g，白术10g，炙甘草5g，吴茱萸4g，生姜3片，大枣3枚。5剂，每天1剂，水煎服。

12月15日二诊：服药2剂，呕吐止，胃纳稍改善。守方加陈皮5g，略作调整以资巩固，又服7剂，嘱其坚持每天早上嚼生姜2片，温胃止呕。保持精神乐观，克服紧张情绪。再服香砂六君子丸善后。

按语：经方因其配伍严谨、方简效宏，受到历代医家的推崇，临床屡收奇效。邓老对经方素有研究，临床常以经方治疗难症，深有体会。有学者曾谈到中医不科学，其中一个论点就是，方法经不起重复。邓老认为这是一个误区，其误之处在于不理解中医是“证”的重复，是“病机”的重复，是一种更高层次上的重复，而不是一方一病的简单重复。此例呕吐病案，用吴茱萸汤合苓桂术甘汤。张仲景医学思想中早有这种理论，类似病例历代也颇多记载，证明这种辨证论治的思维是经得起重复的，也一直在被重复着。——(《国医大师经方临证实录》)

案8. 班秀文治疗月经案

韦某，女，40岁，家庭妇女。经行错后，量少色淡而质稀已3年，每逢月经将行或经中，眼睑及上肢微肿，时呕恶吐涎，大便溏薄，每日1~2次，脉虚细，苔薄白、舌质淡。证属脾肾阳虚，水饮内停，月经将行之时，相火内动，肝木横逆脾土，水饮溢于肌表苗窍。宜温阳补血，化饮止呕为治。具体处方如下：

党参20g，吴茱萸3g，制附子9g(先煎)，炒白术12g，当归身12g，川芎5g，白芍9g，炙甘草5g。

每天水煎服1剂，连服3剂，并嘱以后经将行时连服3~6剂。

按语：“太阴之为病，腹满而吐，食不下，自利益甚。”本例为脾肾阳虚，气血不足，水饮不化之变，故仿仲景温中补虚之人参汤、温中降逆之吴茱萸汤和补血之四物汤化裁而成，既能温中健脾、降逆化饮，又能收到养血扶正之功。(《国医大师经方临证实录》)

参考文献

[1] 李芳，鄢良春，李明懋，等.加味吴茱萸汤对自发性高血压大鼠血压及血管紧张素Ⅱ的影响[J].四川中医，2018，36(7)：59-61.

[2] 尹利顺，孙蓉.吴茱萸挥发油化学成分与药理毒理研究进展[J].中国药物警戒，2016，13(3)：162-164.

[3] 胡静娜，马卫成，徐锦龙.吴茱萸汤对小鼠行为绝望模型和利血平模型的影响[J].中药材，2015，38(8)：1718-1720.

[4] 李君，陈永灿.吴茱萸汤临床及实验研究进展[J].浙江中医杂志，2013，48(7)：537-539.

[5] 吴燕川，潘学强，龚慕辛，等.吴茱萸汤对虚寒型偏头痛小鼠单胺类神经递质及一氧化氮含量的调控作用[J].中医学报，2012，27(11)：1438-1442.

[6] 王玉刚，雷帆，王秀坤，等.吴茱萸汤及其各组分对TPH2启动子活性的影响[J].中国中药杂志，2009，34(17)：2261-2264.

[7] 龚慕辛,王雅琤,邹志东,等.吴茱萸汤现代临床应用证药规律分析[J].中国实验方剂学杂志,2009,15(4):84-87.

[8] 李冀,柴剑波,赵伟国.吴茱萸汤对醋酸涂抹型胃溃疡大鼠溃疡指数及血浆 6-Keto-PGF1α 含量的影响[J].辽宁中医杂志,2008,22(2):179-180.

[9] 李冀,柴剑波,赵伟国.吴茱萸汤抗大鼠幽门结扎型胃溃疡作用机理的实验研究[J].中医药信息,2007(6):53-54,83.

6 芍药甘草汤

【方源】"伤寒脉浮，自汗出，小便数，心烦，微恶寒，脚挛急。……若厥愈足温者，更作芍药甘草汤与之，其脚即伸。"(汉·张仲景《伤寒论》)

【组成】白芍药　甘草各四两，炙(各12g)

【用法】上二味，以水三升，煮取一升五合，去滓，分温再服。(现代用法：水煎服)

【功用】调和肝脾，缓急止痛。

【主治】本方主治津液受损，阴血不足，筋脉失濡所致诸证。伤寒伤阴，筋脉失濡，腿脚挛急，心烦，微恶寒，肝脾不和，脘腹疼痛。

【方解】方中芍药酸寒，养血敛阴，柔肝止痛；甘草甘温，健脾益气，缓急止痛。二药相伍，酸甘化阴，调和肝脾，有柔筋止痛之效。

【临床应用】本方用于血虚寒厥证，临床应用以手足厥寒，或腰、股、腿、足、肩臂疼痛，口不渴，舌淡苔白，脉沉细或细而欲绝为辨证要点。现用于血虚津伤所致的腓肠肌痉挛、肋间神经痛、胃痉挛、胃痛、腹痛、坐骨神经痛、妇科炎性腹痛、痛经，以及十二指肠溃疡、萎缩性胃炎、胃肠神经症、急性乳腺炎、颈椎综合征等属阴血亏虚、肝脾失调者。

【药理研究】

1. 解除胃肠平滑肌痉挛　当肠平滑肌处于痉挛状态时，芍药甘草汤有显著的解痉作用。甘草甜素没有平滑肌抑制作用，而甘草黄酮、异甘草黄酮对胃肠平滑肌有明显解痉作用。

2. 抑制肠收缩　生白芍、芍药甘草汤对离体兔肠自发性收缩略有减弱作用，对氯化钡引起的兔肠收缩加强有一定抑制作用。

3. 抑制中枢　大鼠脑室内注射芍药苷1mg/kg，可引起镇静、运动失调。若剂量增加5~10倍，则大鼠呈现睡眠状态，肌肉松弛，持续几小时后恢复。芍药苷具有镇痛作用，对腹腔注射冰醋酸诱发的扭体反应也有明显对抗作用。另外，芍药苷大剂量时能降低正常动物的体温，小剂量时能降低发热时的体温，还有中枢性镇咳作用。自甘草中用甲醇提得含异黄酮类的一个组分，也有中枢抑制作用。

4. 阻滞神经-肌肉　芍药苷与甘草甜素合用能阻断刺激膈神经诱发的膈肌收缩，也能阻断刺激坐骨神经诱发的腓痉挛收缩。有研究表明，当芍药苷与甘草甜素合用时，芍药苷：甘草甜素相当于1∶2时协同作用最强。而当分别单独给予时，都无神经-肌肉阻断作用。甘草甜素或芍甘汤对去极化神经-肌肉阻断药如琥珀酰胆碱，有增强作用。对竞争性神经-肌肉阻断药如筒箭毒碱的骨骼肌松弛作用，没有影响。

【名医用方心得】

金·成无己：芍药白补而赤泻，白收而赤散也。酸以收之，甘以缓之，酸甘相合，用补阴血。——(《注解伤寒论》)

清·汪昂：此足太阴、阳明药也，气血不和，故腹痛。白芍酸收而苦涩，能行营气；炙甘草

温散而甘缓，能和逆气；又痛为木盛克土，白芍能泻肝，甘草能缓肝和脾也。——（《医方集解》）

日·汤本求真：其腹证现腹直肌挛急，故认此腹证而处本方时，不仅主治下肢而已，即上肢之挛急，及其他因一般脏器组织之紧缩急剧而发诸证。此东洞翁所以谓本方以治拘挛急迫者为定义也。——（《皇汉医学》）

近·胡希恕：本方不只治脚挛急，即脚弱无力、行步困难者，用之亦验，古方中为去杖汤即由于此。——（《经方传真：胡希恕经方理论与实践》）

今·桑木崇秀：本方组成极为简单，仅芍药和甘草两味药。芍药具有缓解肌肉拘挛的作用，与甘草的缓和作用相得益彰，共同发挥镇痛、镇静之效果。两药皆有补性和润性，因此，可以讲本方对虚证、燥证者较适宜，但临床上可不管热证、寒证、实证和虚证，广泛用于镇痛和镇静的目的。——（《汉方诊疗便携》）

【名医验案选录】

案1. 徐迪华治疗小腿转筋案

王某，男，28岁，1958年1月4日初诊。自诉：3个月来小腿抽筋经常发作，轻工作轻发，重工作重发，休息后不发。发作后小腿酸痛数天不退。近4夜连续小腿抽筋，头昏少力，食欲正常。2年前有钩虫病史，服2次驱虫药后，5次大便检查，未见虫卵。检查：血压90/60mmHg。舌淡苔滑，脉软细。面色萎黄，心肺正常，腹平软，肝脾未触及。红细胞计数325万/mm^3，血红蛋白60%。

处方：芍药甘草汤60ml，为2天量。

1月6日复诊：服药1剂，小腿抽筋减轻，2剂即停。再服原方100ml，外添服黄芪9g，党参12g，当归9g，服5剂。3个月后随访，小腿抽筋未发过。

按语：小腿转筋，即《伤寒论》29条所谓“脚挛急”也，乃芍药甘草汤之主证，由肝之阴血亏虚、筋脉挛急所致。有是证用是方，有是方即获是效。诚信仲景之方，乃临床实践之总结，用之不殆，则历验不爽。——（《伤寒名医验案精选》）

案2. 王明如治疗不安腿案

朱某，女，45岁，1986年11月30日初诊。近4个月来两侧小腿有莫可名状的酸、麻、胀、似痛非痛之感，有时抽筋，有时有触电样感觉，静坐休息时反而加重，常须拍打，按捏稍能缓解。本院神经科诊断为不安腿综合征。经西药治疗无效而来余处求诊。两腿关节活动正常，按委中、承山穴有明显酸胀感。头晕乏力，夜寐不安，纳谷不佳，坐立不安。舌淡红中裂，苔薄白，脉弦。此乃肝血不足，筋脉失养所致。治以柔肝养血，缓急舒筋。

处方：生白芍60g，甘草5g。5剂。

服药以后，诸证明显改善，夜已能安睡，胃纳好转，共服上药30剂痊愈。［《浙江中医杂志》1988(6)：273］

按语：肝藏血，主筋。肝血不足，筋脉失养，可致四肢酸楚不适，或痛、或麻，或胀。作为缓急之剂，芍药用量宜大，一般无不良反应。——（《伤寒名医验案精选》）

案3. 刘持年治疗胃脘痛案

朱某，男，17岁。胃脘阵发性疼痛，近日加重，夜间尤甚，呈抽掣样发作，喜按，饮食无碍，二便正常。舌质淡红，苔薄黄，脉弦略数。诊为急性胃痉挛。

处方：白芍15g，甘草9g。3剂。

第1剂头煎服后痛减，3小时后煎渣再服，症状消失。仅服2剂，痛止而未复发。

按语：胃痛喜按，乃虚也；痛而抽掣，拘急也；以舌、脉之象，责之于肝也。故柔肝缓急，是为正治，当用芍药甘草汤。——(《伤寒名医验案精选》)

案4. 刘国普治疗偏头痛案

陈某，男，45岁，1974年6月29日诊。有偏头痛史已5年余。近3个月来，午后加剧抽掣疼痛，经颅骨摄片、脑电图、脑血流图及血脂等检查，均无异常。诊断为神经血管性头痛。先后服过川芎茶调散、杞菊地黄丸、血府逐瘀汤等，均无显效。面潮红，心烦，耳鸣，多梦，口干微苦，二便正常，舌尖边红、少苔，脉弦细略数。证属阴亏阳亢之候。

处方：白芍45g，甘草12g。

6剂后，痛减，续服12剂，头痛完全消失。2年后随访，未再发作。

按语：肝血不足，经脉失养，阳亢上扰而致头痛，心烦、多梦、舌红少苔、脉弦细，肝血不足之候也；面红、耳鸣、口苦，肝阳上亢之象也。用芍药甘草汤养肝血而潜肝阳，头窍得养，不被邪扰，则头痛可愈。——(《伤寒名医验案精选》)

案5. 刘渡舟治疗鼠蹊肿痛案

李某，男，25岁。右腿鼠蹊部生一肿物，形如鸡卵，表面不红，用针管抽不出内容物。右腿拘紧，伸而不能直，强伸则剧烈疼痛，足跟不能着地，每到夜晚，小腿经常抽筋，痛苦不堪。脉弦细而数，舌红而少苔。脉证合参，可知本证属阴血不濡，失养所致。为疏：

白芍24g，炙甘草12g。3剂。

仅服1剂，筋不抽痛，夜得安睡。进2剂，鼠蹊包块消退，服第3剂，足跟即能着地。又服1剂，而诸症皆除。

按语：肿物缘于筋聚，筋聚因于挛急，挛急本于血虚也。及察舌脉，则肝血不足之象昭然若揭。用芍药甘草汤以酸甘化阴，柔肝缓急，正切病本，原方未动，只四投即愈。——(《伤寒名医验案精选》)

案6. 陈汉雄治疗面痛案

罗某，女，64岁，1964年7月12日初诊。右侧面颊阵发性剧痛已3周，经某医院诊断为"三叉神经痛"。近来发作次数更加频繁，每因吞咽或说话而引起剧痛，痛时闭目流泪，翘嘴咬牙，历10余秒可得暂停，旋止旋作，日渐精神萎靡，头晕目眩，食饮皆废，脉象缓大，舌上无苔，中见裂纹。投以养血祛风方(四物汤加细辛、钩藤、姜虫等)2剂乏效，乃改用芍药甘草汤。

处方：芍药(酒炒)30g，甘草(蜜炙)12g。

服2剂后疼痛若失，唯感痛处稍有麻木感。守原方续服2剂，诸症悉除，7个月未曾复发。

按语：足见芍药、甘草缓急止痛之功甚著。——(《伤寒名医验案精选》)

案7. 刘定西治疗寒痹案

张某，男，56岁，1978年1月27日初诊。1年前因防震露宿，右腿关节疼痛，遇冷加剧，得热可减，诊为"风湿性关节炎"，转诊四川、甘肃等地，中西医多方治疗效果不佳，病情逐渐加重。现有腿强直冷痛，运动障碍，弯腰跛行，形寒肢冷，疲乏无力，面色苍白，口淡无味，食欲不佳，舌苔白腻，六脉濡弱。证属寒痹。处方：

赤白芍、甘草各30g，附子15g。3剂，水煎服。

服后诸证逐渐减轻，服药期间曾自觉右腿肌肉跳动掣痛，后自行缓解，原方附子量增至

30g，又服药10余剂，病愈八九，经善后调理痊愈。追访数年，未再复发。

按语：本案寒痹，乃营卫不和，阴寒凝滞所致，故用调和营卫、温经止痛之芍药甘草附子汤治之。钱潢云："芍药酸收，敛汗液而固营阴；附子辛热，补真阳以强卫气；甘草扶植中州，调和营卫。所谓温经复阳之治也。"——（《伤寒名医验案精选》）

案8. 张德超治疗吐血案

韩某，男，40余岁。宿患消化性溃疡已4年，脘痛时轻时重，因饮食过急和郁怒致胃络受伤，吐血盈碗，脘痛，脉弦。证属胃络受伤，肝旺上逆。治宜柔肝缓急，护胃止血。

处方：白芍15g，甘草9g，白及30g。浓煎，频频缓服。

服1剂后，吐血减少。连服2剂，吐血全止，脘痛消失。

按语：起于郁怒和饮食过急，肝气犯胃，胃络损伤而吐血，故用芍药甘草汤柔肝缓急以治本，加白及降逆止血以治标，标本同治，则气平而血止。——（《伤寒名医验案精选》）

参考文献

[1] 秦劭晨，王爱梅，李若瑜.芍药甘草汤加减对MPTP诱导的帕金森病模型小鼠的影响[J].中国实验方剂学杂志，2019，25(13)：15-21.

[2] 吴大伟，何坚.芍药甘草汤对急性期神经根型颈椎病大鼠炎症因子水平的影响[J].亚太传统医药，2018，14(12)：9-13.

[3] 黄勇，杨晓姣，申震，等.芍药甘草汤对脊髓抑制性神经递质及大鼠脊髓损伤后肌痉挛的影响[J].中华中医药杂志，2018，33(9)：4200-4203.

[4] 姜心禅，李坤寅，关永格，等.加味芍药甘草汤调控P53-273H对子宫腺肌细胞增殖的影响[J].北京中医药大学学报，2018，41(7)：547-552.

[5] 杨永菊，闵冬雨，张江，等.芍药甘草汤镇痛抗炎实验研究[J].辽宁中医药大学学报，2018，20(4)：42-44.

[6] 程瑶，邵云云，常壮鹏，等.加味芍药甘草汤对多囊卵巢综合征模型大鼠的干预作用[J].中国实验方剂学杂志，2018，24(6)：139-144.

[7] 曾玉燕，李坤寅，关永格.加味芍药甘草汤及含药血清对子宫腺肌病E_2、ER及芳香化酶P450的影响[J].北京中医药大学学报，2017，40(9)：722-728.

[8] 何飞，汝触会，沈晓强，等.芍药甘草汤对哮喘大鼠辅助性T细胞17及其细胞因子白细胞介素-17的影响[J].浙江中医药大学学报，2017，41(2)：112-116，135.

[9] 马跃，杨燕云，张振秋，等.芍药甘草汤不同极性部位对痛经模型大鼠MDA、SOD、GSH-Px、ROS、NO、PGE_2、$PGF_{2\alpha}$影响[J].辽宁中医药大学学报，2017，19(3)：32-34.

[10] 何飞，徐俭朴，杨明华，等.芍药甘草汤对哮喘大鼠Treg/Th17比例失衡的影响[J].中华中医药杂志，2016，31(11)：4477-4479.

[11] 程仕萍，周平生，赵宁，等.白芍-甘草药对治疗骨关节炎的疗效机制预测[J].中国实验方剂学杂志，2016，22(22)：180-185.

[12] 朱飞叶，谢冠群，徐珊.芍药甘草汤对慢传输型便秘大鼠SCF/c-kit信号途径的影响[J].中华中医药杂志，2016，31(6)：2331-2333.

[13] 王景霞，杨旭，张建军，等.芍药甘草汤对中枢性肌张力增高大鼠脑内氨基酸及其受体的影响[J].中国中药杂志，2016，41(6)：1100-1106.

[14] 张娟，马千，吕晨，等.芍药甘草汤对坐骨神经慢性压迫性损伤大鼠痛阈和脊髓SIRT1表达的影响[J].浙江中医药大学学报，2015，39(5)：329-334.

[15] 张颖，杨坚，刘罡一，等.芍药甘草汤对脑缺血再灌注偏瘫大鼠痉挛状态和氨基酸水平的影响[J].上海中医药杂志，2015，49(5)：85-89.

[16] 关永格，何昱雯，李坤寅，等.芍药甘草汤对子宫腺肌病细胞Ras、Raf、MEK-2的影响[J].辽宁中医杂

志,2014,41(7):1530-1532.
[17] 阮莉莎,谷勇,侯杰荣.芍药甘草汤对蟾蜍坐骨神经动作电位的影响[J].四川生理科学杂志,2015,37(1):13-14.
[18] 汪萌,闫永红,邹慧琴,等.芍药甘草汤功能与药效组分对应性研究[J].国际药学研究杂志,2015,42(1):101-106.

7 半夏泻心汤

【方源】“若心下满而鞕痛者，此为结胸也，大陷胸汤主之。但满而不痛者，此为痞，柴胡不中与之，宜半夏泻心汤。”（汉·张仲景《伤寒论》）

【组成】半夏半升，洗（12g） 黄芩 干姜 人参 甘草炙，各三两（各9g） 黄连一两（3g） 大枣十二枚，擘（4枚）

【用法】上七味，以水一斗，煮取六升，去滓，再煎取三升，温服一升，日三服。（现代用法：水煎服）

【功用】和胃降逆，开结除痞。

【主治】寒热互结之痞证。心下痞，但满而不痛，或呕吐，肠鸣下利，舌苔腻而微黄。

【方解】半夏散结消痞、降逆止呕，故为君药；干姜温中散邪，黄芩、黄连苦寒，泄热消痞，故为臣药；人参、大枣甘温益气，补脾气，为佐药；甘草调和诸药，为使药。

【临床应用】本方主治胃气不和，寒热互结之痞证。症见心下痞满不痛，干呕或呕吐，肠鸣下利，舌苔薄黄而腻，脉弦数。现代临床可用于治疗浅表性胃炎、萎缩性胃炎胃窦炎、糜烂性胃炎、幽门螺杆菌相关性胃炎、胆汁反流性胃炎、十二指肠壅积症、胃黏膜脱垂症、不全性幽门梗阻、细菌性痢疾、消化性溃疡、消化道出血、妊娠恶阻、小儿消化不良、婴幼儿腹泻、复发性口疮等。

【药理研究】

1. 抗胃溃疡　半夏泻心汤对大鼠幽门结扎型溃疡有保护作用；对醋酸性胃溃疡有明显治疗作用；但对胃液量、胃蛋白酶活性、总酸度、游离酸度、胃出血程度等无显著影响。其机制可能是本方加强胃黏膜的屏障作用，促进黏膜细胞的再生修复。

2. 对Ⅳ型变态反应的影响　半夏泻心汤对Ⅳ型变态反应所致的动物接触性皮炎和足垫反应均呈抑制作用或倾向；进一步实验证明，本方可抑制Ⅳ型变态反应效应期中淋巴因子的游离及其所致的炎症，特别是对后者，有强烈抑制作用。

3. 抗缺氧作用　本方对多种方法所致的缺氧动物模型有对抗作用，延长其存活时间，如对常压下小鼠整体缺氧，异丙肾上腺素所致的心肌缺氧，氰化钾的亚硝酸钠中毒所致的小鼠细胞缺氧及结扎双侧颈总动脉所致的小鼠脑缺氧，均有明显对抗作用。其作用机制可能是通过降低肾上腺素系统的功能所致，减少动物整体耗氧量，增加心肌细胞和组织细胞内耐缺氧的能力，提高脑对缺血的耐受力和降低脑组织的耗氧量，而产生明显抗缺氧作用，使急性缺氧的动物存活时间显著延长。

4. 镇痛作用　热板法实验表明，本方乙醇提取液10.0g/kg可显著提高小鼠痛阈值，提示本方可能有镇痛作用。

5. 肠蠕动抑制作用　小鼠吞墨实验表明，本方乙醇提取液10.0g/kg和20.0g/kg可显著减少肠中墨汁运行距离，提示本方有抑制肠蠕动作用。

【名医用方心得】

宋·庞安时:设下后津液入里,胃虚上逆,寒结在心下,故宜辛甘发散。半夏下气,苦能除湿,兼通心气。又甘草力大,故干姜、黄连不能相恶也。——(《伤寒总病论》)

金·成无己:凡陷胸汤,攻结也;泻心汤,攻痞也。气结而不散,壅而不通为结胸,陷胸汤为宣达之剂。塞而不通,否而不分为痞,泻心汤为发之剂,所以谓之泻心者,谓泻心下之邪也。痞与结胸有高下焉。结胸者,邪结在胸中,故治结胸曰陷胸汤。痞者,留邪在心下,故治痞曰泻心汤。黄连味苦寒,黄芩味苦寒,《内经》曰苦先入心、以苦泄之,泻心者必以苦为主,是以黄连为君,黄芩为臣,以降阳而升阴也。半夏味辛温,干姜味辛热,甘草味甘平,大枣味甘温,人参味甘温,阴阳不交曰痞,上下不通为满。欲通上下,交阴阳,必和其中。所谓中者,脾胃是也,脾不足者,以甘补之,故用人参、甘草、大枣为使,以补脾而和中。中气得和,上下得通,阴阳得位,水升火降,则痞消热已,而大汗解矣。——(《伤寒明理论》)

明·许宏:病在半表半里,本属柴胡汤,反以他药下之,虚其脾胃,邪气所归,故结于心下,重者成结胸,心下满而硬痛也;轻者为痞,满而不通,若此痞结不散,故以黄连为君,苦入心以泄之;黄芩为臣,降阳而升阴也;半夏、干姜之辛温为使,辛能散其结也;人参、甘草、大枣之甘,以缓其中,而益其脾胃之不足,使气得平,上下长降,阳阴得和,其邪之留结者,散而已矣。经曰:辛入肺而散气,苦入心而泄热,甘以缓之,三者是已。——(《金镜内台方议》)

明·吴崑:伤寒下之早,胸满而不痛者为痞,此方主之。伤寒自表入里,传至三阴,三阴亦有在经表证,如太阴有桂枝加芍药汤,少阴有麻黄附子细辛汤,厥阴有当归四逆汤之类。若不治其表,而用承气汤下之,则伤中气,而阴经之邪乘之矣。以既伤之中气而邪乘之,则不能升清降浊,痞塞于中,如天地不交而成否,故曰痞。泻心者,泻心下之邪也。姜、夏之辛,所以散痞气;芩、连之苦,所以泻痞热,已下之后,脾气必虚,人参、甘草、大枣所以补脾之虚。——(《医方考》)

清·徐彬:呕本属热,然而肠鸣则下寒,而虚痞者,阴邪搏饮结于心下,即《伤寒论》所谓胃中不和,腹中雷鸣也。故主半夏泻心汤,用参、甘、枣以补中,干姜以温胃泄满,半夏以开痰饮,而以芩、连清热,且苦寒亦能泄满也。——(《金匮要略论注》)

清·张璐:泻心汤诸方,皆治中风汗、下后表解里未和之证。其生姜、甘草、半夏三泻心是治痰湿结聚之痞。方中用半夏、生姜以涤痰饮,黄芩、黄连以除湿热,人参、甘草以助胃气,干姜炮黑以渗水湿。若但用苦寒治热,则拒格不入,必得辛热为之响导,是以干姜、半夏在所必需。若痞极硬满,暂去人参;气壅上升,生姜勿用;痞而不硬,仍用人参。此一方出入而有三治也。——(《伤寒缵论》)

清·柯琴:伤寒五六日,呕而发热,是柴胡汤证,而以他药下之,枢机废弛,变症见矣。少阳居半表半里之位,其症不全发阳,不全发阴,故下后变症偏于半表者,热入而成结;偏于半里者,热结心下而成痞也。结胸与痞,同为硬满之症,当以痛为辨。满而硬痛为结肠热实,大陷胸下之,则痛随利减;如满而不痛者为虚热痞闷,宜清火散寒而补虚。盖泻心汤方,即小柴胡去柴胡加黄连、干姜汤也。不往来寒热,是无半表证,故不用柴胡。痞因寒热之气互结而成,用黄连、干姜之大寒大热者,为之两解,且取其苦先入心,辛以散邪耳。此痞本欲呕,故君为半夏。生姜能散水气,干姜善散寒气,凡呕后痞硬,是上焦津液已干,寒气留滞可知,故去生姜而倍干姜。痛本于心火内郁,故仍用黄芩佐黄连以泻心也。干姜助半夏之辛,黄芩协黄连之苦,痞硬自散。用参、甘、大枣者,调既伤之脾胃,且以壮少阳之枢也。——(《伤寒来苏集·伤寒附翼》)

清・钱潢:半夏辛而散痞,滑能利膈,故以之为君。半夏之滑,见小陷胸汤言论中。干姜温中,除阴气而蠲痞,人参、炙甘草大补中气,以益误下之虚,三者补则气旺,热则流通,故以之为臣。黄芩、黄连,即前甘草泻心汤中之热因寒用、苦以开之之义,故黄连亦仅用三倍之一,以为之反佐。大枣和中濡润,以为倾否之助云。——(《伤寒溯源集》)

清・张锡驹:夫痞者否也。天气下降,地气上升,上下交,水火济,谓之泰。天气不降,地气不升,上下不交,水火不济,为之否。故用半夏以启一阴之气,黄芩、黄连助天气而下降,引水液以上升,干姜、人参、甘草、大枣助地气之上升,导火热而下降。交通天地,升降水火,以之治痞,谁曰不宜?——(《伤寒论直解》)

清・尤怡:痞者,满而不实之谓,夫客邪内陷,即不可从汗汇,而满而不实,又不可从下夺,故惟半夏、干姜之辛能散其结,黄连、黄芩之苦能泄其满,而其所以泄与散者,虽药之能,而实胃气之使也。用参、草、枣者,以下后中虚,故以之益气,而助其药之能也。——(《伤寒贯珠集》)

清・吴谦:呕而肠鸣,肠虚而寒也;呕而心下痞,胃实而热也,并见之,乃下寒上热,肠虚胃实之病也。故主之以半夏泻心汤,用参、草、大枣以补正虚,半夏以降客逆,干姜以胜中寒,芩、连以泻结热也。——(《医宗金鉴・订正金匮要略注》)

清・陈蔚:痞者否也,天气不降,地气不升之义也。芩、连大苦以降天气,姜、枣、人参甘以升地气,所以转否而为泰也。君以半夏者,因此证起于呕,取半夏之降逆止呕如神。亦即小柴胡汤去柴胡加黄连,以生姜易干姜是也。——(《伤寒论浅注补正》)

清・陈念祖:饮不除则痞不消,欲蠲饮必资中气。方中参、枣、草以培中气,借半夏之降逆,佐芩、连以消痞,复得干姜之温散,使痞者通,逆者降矣。妙在去滓再煎,取其轻清上浮,以成化痞降逆之用耳。——(《金匮方歌括》)

清・张秉成:夫痞之为病,皆由表邪乘虚陷里,与胸中素有之湿浊交相互结所致。表证既无,不必复用表药;里气又虚,又不得不兼顾其里。然邪既互结于胸次,必郁而为热,所以痞坚之处,必有伏阳,故以芩、连之苦以降之,寒以清之,且二味之性皆燥,凡湿热为病者,皆可用之。但湿浊黏腻之气,与外来之邪既相混合,又非苦降直泄之药所能去。故必以干姜之大辛大热以开散之。一开一降,一苦一辛,而以半夏通阴阳,行湿浊,散邪和胃,得建治痞之功。用甘草、人参、大枣者,病因里虚,又恐苦辛开泄之药过当,故当助其正气,协之使化耳。——(《成方便读》)

近・李畴人:方以芩、连之苦寒,而与干姜、半夏之辛温同用,佐以人参、甘草、大枣之甘温,使药留胃中不速下,则芩、连得以降逆和阴,姜、夏得以开痞通阳,使中焦否转为泰。名为泻心,实泻胃中寒,热不和之邪耳。此方若去干姜则可,效盖半夏之辛不敌芩连之苦,且人参、甘草反滞中气,故人参之用倘有斟酌,干姜则断不可去。——(《医方概要》)

【名医验案选录】

案 1. 刘渡舟治疗呕利痞案

张某,男,素嗜酒。1969 年发现呕吐、心下痞闷,大便每日两三次而不成形。经多方治疗,效不显。其脉弦滑,舌苔白,辨为酒湿伤胃,郁而生痰,痰浊为邪,胃气复虚,影响升降之机,则上见呕吐,中见痞满,下见腹泻。治以和胃降逆、去痰消痞为主。拟方:半夏 12g,干姜 6g,黄芩 6g,黄连 6g,党参 9g,炙甘草 9g,大枣 7 枚。服 1 剂,大便泻下白色胶涎甚多,呕吐十去其七。又服 1 剂,则痞利皆减。凡 4 剂痊愈。

按语:本案辨证时抓住心下痞而确定为泻心汤证;根据恶心呕吐及有嗜酒酿痰的病史而

确立为痰气痞，所以服用半夏泻心汤后从大便泻出许多白色痰涎而愈。可见古人所谓半夏泻心汤治疗“痰气痞”这一说法并非虚妄。——（《新编伤寒论类方》）

案 2. 岳美中治腹胀案

徐某，男，42 岁，1958 年 8 月起食欲不振，疲乏无力，大便日 2~4 次、呈稀糊状，腹胀多矢气，曾在长春某医院诊断为“慢性肝炎”，治疗 10 个月出院。此后因病情反复发作，5 年中先后 4 次住院，每次均有明显肠胃症状。1964 年元月入住本院，8 月 7 日会诊。

经治医师报告：病人肝功能正常，谷丙转氨酶略高，在 150~180U/L 之间。唯消化道症状明显，8 个月来多次应用表飞鸣（乳酶生）、胃舒平（复方氢氧化铝）、酵母片、黄连素……治疗，终未收效。现仍食欲不振，口微苦，食已胃脘满闷腹胀，干噫食臭，午后脘部胀甚，矢气不畅，甚则烦闷懒言，不欲室外活动，睡眠不佳，每夜 2~4 小时，肝区时痛。望其体形矮胖，舌苔白润微黄，脉沉而有力，右关略虚。为寒热夹杂，阴阳失调，升降失常的慢性胃肠功能失调病症。取用仲景半夏泻心汤，以调和之。党参 9g，清半夏 9g，干姜 4.5g，炙甘草 4.5g，黄芩 9g，黄连 3g，大枣 4 枚（擘）。以水 500ml 煎至 300ml，去渣再煎取 200ml，早晚分服，日 1 剂。药后诸症逐渐减轻，服至 40 余剂时，患者自作总结云：治疗月余在 5 个方面有明显改善。食欲增进，食已脘中胀闷未作，腹胀有时只轻微发作，此其一；精力较前充沛，喜欢散步及室外活动，时间略长也不感疲劳，此其二；大便基本上一日 1 次，大便时排出多量气体，消化较好，此其三；肝区疼痛基本消失，有时微作，少时即逝，此其四；睡眠增加，中午亦可睡半小时许，此其五。多年之病，功效明显，后因晚间入睡不快，转服养心安神之剂。

按语：病程既久，反复发作，脾胃虚弱于前；便溏腹胀，神疲懒言，口干微苦，舌苔微黄，寒热错杂于后。终至气机痞塞，升降失常，而见心下痞满，干噫食臭，矢气不畅。用半夏泻心汤补益脾胃，辛开苦降，调理寒热，毕数功于一役也。坚持服用，终使顽疾尽拔。——（《岳美中医案集》）

案 3. 李克绍治疗不寐案

李某，女，年约六旬。1970 年春，失眠症复发，屡治不愈，日渐严重，竟至烦躁不食，昼夜不眠，每日只得服安眠药片才能勉强略睡一时。当时我院在曲阜开门办学，应邀往诊。按其脉涩而不流利，舌苔黄厚黏腻，显系内蕴湿热。因问其胃脘满闷否？答曰，非常满闷。并云大便数日未行，腹部并无胀痛。我认为，这就是“胃不和则卧不安”。要使安眠，先要和胃。处方：半夏泻心汤原方加枳实。傍晚服下，当晚就酣睡了一整夜，满闷烦躁，都大见好转。接着又服了几剂，终至食欲恢复，大便畅行，一切基本正常。

按语：中者为四运之轴，阴阳之机。今湿热积滞壅遏胃脘，则阴阳不能交泰而失眠。用半夏泻心汤加枳实泄热导滞、舒畅气机，俾湿热去，气机畅，胃气和，则卧寐安。——（《伤寒解惑论》）

案 4. 郑玉兰治疗胃脘痛案

许某，女，45 岁，1987 年 2 月 14 日初诊。主证：近半年来，胃脘经常胀痛，伴有饥饿感，喜热食，进食痛减，饭后半小时胃痛加重，平日食量很小，常嗳气，夜晚胃痛影响睡眠。舌质淡红、舌体胖，舌尖红，苔薄白，脉濡数。钡餐透视为胃窦炎，心电图提示心肌炎。分析患者以上症状属寒热错杂，气机不畅，且寒重于热，并兼气血不足，故用半夏泻心汤，干姜加至 9g。处方 3 剂，嘱患者水煎服，每日 1 剂，分 2 次服。2 月 18 日二诊：患者述服前方后，胃脘痛减轻，但仍感心下痞闷，舌脉同前，前方干姜用量加至 12g，并加佛手 9g，以助调气，嘱其继服 5 剂。2 月 28 日三诊：患者食欲增，胃脘胀满痞闷已愈。虑患者素有心肌炎病史，现仍有虚象，故于前方去佛手,加黄芪 20g 补气生血,继服 5 剂以善后。半年后随访,胃脘痛未再复发。9 月 22 日钡餐透视结果:胃、十二指肠无异常。

按语:寒热错杂型胃脘痛,报道甚多,临床用半夏泻心汤确有良效。——[郑玉兰.半夏泻心汤治疗胃脘痛 30 例[J].山东中医杂志,1990(1):25.]

案 5. 周文祥治疗泄泻案

张某,男,27 岁,1986 年 2 月 5 日诊。患者因昨晚饮酒发热,喝凉水数杯,早晨腹痛腹泻,泻下如水色黄,腹中辘辘有声,恶心欲吐,胸中满闷不舒,口干欲冷饮,舌质红、苔白腻,脉沉细数。证属胃热肠寒,治宜寒热并调、除湿止泻。予半夏泻心汤:半夏 12g,黄芩、黄连、党参各 6g,干姜 9g,甘草 5g,大枣 4 枚。水煎温服,1 剂而愈。

按语:泄泻之法众多,解表和中有之,清热利湿有之,消食导滞有之,健脾益气有之,抑肝扶脾有之。而本案胃热肠寒,寒热错杂,则又当寒热并调而治之。其间奥义,难以尽言,贵在辨证而施治。——[周文祥.半夏泻心汤临证举隅[J].陕西中医,1992(1):35.]

案 6. 岳在文治疗口腔溃疡案

云某,男,28 岁。口腔溃疡半年余,时好时犯,服清热泻火之剂,不仅不效,反而更剧,西药维生素 B_2、维生素 C 长期服之不应。询其致病之因,外出工作,饥饱不均,寒热不调。自感胃脘痞满不适,腹中肠鸣辘辘,大便稀干不等,溲黄,饮食欠佳,晨起口苦咽干,舌质红,苔白腻,脉濡数。证属脾胃不调,寒热错杂,升降失宜,火邪炎于上,寒邪居于下。治法健脾和胃,清上温下。方拟半夏泻心汤加减:半夏 6g,干姜 6g,黄芩 10g,黄连 10g,党参 12g,白术 10g,茯苓 10g,陈皮 10g,山药 15g,炙甘草 6g。2 剂后,口腔溃疡应手而瘥,脾胃诸症随之而愈。

按语:脾开窍于口,寒热错杂于中焦脾胃,津不上润而阴火上行,致口腔溃疡反复发作。病属寒热错杂,单清其火或只温其寒,皆不能愈。唯寒热并投,升降气机,斡旋于中焦,方能使痞开结散,津布而火降,口糜自除。临床对口腔溃疡久不愈者,不妨用本方一试。——[岳在文.半夏泻心汤治验二则[J].内蒙古中医药,1989(2):32.]

案 7. 反胃

俞长荣医案:郑某,男,32 岁,1964 年 3 月 21 日就诊。2 年来不时发生朝食暮吐或暮食朝吐。近来发作更频,每一二日便呕吐 1 次。呕吐物除食物外,尚有多量酸水。平时口淡无味,食后胃脘胀满,郁闷不舒,心中嘈杂,腰痛,肢末欠温,大便尚可,小便清长,次数增多。唇色红赤,舌质红,舌苔薄白而滑,脉沉细弱。诊为土虚木乘,胃气上逆。治拟抑肝和胃。予半夏泻心汤合左金丸。

半夏、白皮参各 9g,黄连、黄芩、干姜、吴茱萸各 6g,炙草 3g,大枣 3 枚。服 4 剂。

4 月 9 日二诊:治疗以来,仅轻微呕吐 2 次。吐出物系清水、痰涎,夹少许食物,无酸味。心中嘈杂已除,但时时清涎自涌,肢末欠温,小便仍清长而频。唇色、舌质转正常,舌苔薄白而滑。予半夏泻心汤去芩、连,加附子、炒白术、补骨脂各 9g,煨肉蔻 6g,肉桂 1.2g(另冲),白皮参易为白晒参。嘱每 3 日服 1 剂,连服 10 剂,诸症基本消除。

按语:本案反胃已久,显系脾胃虚寒,运化无权,通降失度而致。口淡、脘胀、肢末不温、溲清,脉沉细弱,乃一派虚寒之象,治宜温中补阳。然唇舌红、心中嘈杂、吐酸,又系内有郁火之征。总缘脾胃虚寒,膈间有热,形成上热下寒、虚实并见之候。初诊以苦辛通胃之阳,苦寒以制肝之逆;次诊上热已除,倒逆之热渐缓,则宜专温其中下,故去苦寒之芩、连,加桂、附、术、骨脂、肉蔻以温中祛寒。——[《福建中医药》1981(3):31]

参考文献

[1] 李惠林,杜雨茂,吴禹鼎,等.半夏泻心汤对大鼠实验性胃溃疡防治作用的研究[J].陕西中医学院学报,1987(3):11-17.

[2] 张义明,丁德富,车平.半夏泻心汤近10年临床及实验研究概述[J].山东中医杂志,1992(6):62-64.

[3] 张翔.《金匮要略》之"和法"研究[D].长沙:湖南中医药大学,2016.

[4] 蒋锋利.半夏泻心汤调节胃肠平滑肌细胞Cx43介导的GJIC机制研究[D].北京:北京中医药大学,2015.

[5] 王宏凯,张丽丽.经方在ICU危重患者胃肠功能障碍中的应用探讨[J].内蒙古中医药,2012,31(15):72-73.

[6] 张金恩,李涛.经方治疗肛肠病术后并发症举隅[M]//田振国,韩宝.中国肛肠病研究心得集.北京:中医古籍出版社,2011.

[7] 钟月圆.《伤寒论》寒热并用方药配伍研究[D].济南:山东中医药大学,2011.

[8] 张兰蓉,魏丹蕾.经方在糖尿病神经病变治疗中的应用综述[J].广西中医学院学报,2011,14(1):58-60.

[9] 黄勤.半夏泻心汤临床新用[J].河南中医,2009,29(7):642-643.

[10] 李广彬.略论半夏泻心汤[J].中国中医药现代远程教育,2008(1):36.

[11] 雍子均,赵文莲.论仲景组方原则与脾为后天之本的关系[J].陕西中医学院学报,2006(3):9-10.

[12] 董明国,魏喜保.抗溃疡方药实验研究进展[J].中国医药学报,1993(2):49-52.

8 真 武 汤

【方源】"①太阳病发汗,汗出不解,其人仍发热,心下悸,头眩,身瞤动,振振欲擗地者,真武汤主之。②少阴病,二三日不已,至四五日,腹痛,小便不利,四肢沉重疼痛,自下利者,此为有水气。其人或咳,或小便利,或下利,或呕者,真武汤主之。"(汉·张仲景《伤寒论》)

【组成】茯苓　芍药　生姜切,各三两(各9g)　白术二两(6g)　附子一枚,炮,去皮,破八片(9g)

【用法】上五味,以水八升,煮取三升,去滓,温服七合,日三服。(现代用法:水煎服)。

【功用】温阳利水。

【主治】

1. 阳虚水泛证。小便不利,四肢沉重疼痛,浮肿,腰以下为甚,畏寒肢冷,腹痛,下利,或咳,或呕,舌淡胖,苔白滑,脉沉细。

2. 太阳病发汗太过,阳虚水泛证。汗出不解,其人仍发热,心下悸,头眩,身瞤动,振振欲擗地。

【方解】本方以大辛大热之附子为君,温肾助阳,化气行水。白术甘苦而温,健脾燥湿;茯苓甘淡而平,利水渗湿。二者合用,使脾气得复,湿从小便而去,共为臣药。佐以辛温之生姜,既助附子温阳散寒,又合苓、术宣散水湿,兼能和胃降逆止呕。配伍酸收之白芍,其意有四:一者利小便以行水气,《神农本草经》言其能"利小便",《名医别录》亦谓之"去水气,利膀胱";二者柔肝缓急以止腹痛;三者敛阴舒筋以解筋肉瞤动;四者防止附子燥热伤阴,亦为佐药。诸药合用,温脾肾以助阳气,利小便以祛水邪。

【临床应用】临床主用于治疗眩晕、水肿等辨证属虚寒者。现代临床用于治疗眩晕如椎-基底动脉缺血性眩晕、梅尼埃综合征引起的眩晕、内耳性眩晕,不同原因引起的水肿,及前列腺增生导致的急性尿潴留,自主神经功能紊乱及脑萎缩引起的发作性震颤,有一定疗效。此外,本方亦可用于皮肤病、带下病、眼科病、哮喘、泄泻、顽固性盗汗、口感异常等多种疾病的治疗。

【药理研究】

1. 强心　有研究表明,真武汤能显著提高心衰的心肌收缩力,改善缺血心肌的血氧供应,促进血液循环,而对心肌耗氧量和传导系统无明显影响。

2. 利尿作用　本方中的附子、白术、茯苓等均有利尿作用。附子的利尿作用与强心、扩张血管作用有关。茯苓的利尿作用可能与提高渗透压的调定点有关,通过对渗透压感受器、神经分泌细胞、口渴中枢神经原等的刺激以降低抗利尿激素分泌而起到利尿功效。白术利尿作用与电解质的排泄有关。

3. 降血脂和抗动脉粥样硬化　真武汤具有降低血压和防止动脉粥样硬化的作用。实验研究表明,本方能明显降低食饵性高脂血症动物的血清胆固醇(TC)、甘油三酯(TG)、低密度脂蛋白(LDL)水平,升高高密度脂蛋白(HDL)水平,显著降低动脉硬化指数,升高抗动脉粥样硬化比值(HDL/TC)。组织学观察显示,该方对动脉粥样硬化的形成有明显对抗作用,提示本方不仅能降低脂质含量,还能改变脂蛋白成分,从而对高脂血症及动脉粥样硬化有良好的防治作用。临床研究亦表明,真武汤能明显降低高脂血症、高血压患者的血脂、血浆比黏度、血细胞比容和纤维蛋白原含量。

4. 改善肾功能　实验研究发现,该方对改善实验动物的摄食量,增加尿量,降低血尿素氮(BUN)、肌酐(Cr),调节电解质和调节氨基酸代谢平衡方面,皆有明显作用。真武汤加味(原方加淫羊藿、胡芦巴)对慢性肾衰竭阳虚型尿中微量蛋白有影响,可明显改善和降低慢性肾功能不全所致的尿中微量蛋白增高的情况,说明该方药对肾单位损伤有明显改善作用,不仅体现在对肾小球、肾小管重吸收功能的改善,可能还通过促进残留肾单位的代偿功能而发挥作用。

5. 对肾上腺皮质醇的调节作用　以肾上腺皮质醇的分泌量与昼夜节律变异为小鼠阳虚模型指标。喂饲真武汤后,一般阳虚症状消失,血清皮质醇昼夜平均量、峰值量、振幅值3项指标均恢复正常,表明本方有确切的温补肾阳的作用。

6. 抗衰老作用　有人拟以自由基代谢等方面了解其药理效能,实验结果表明:本方能明显提高老龄小鼠红细胞超氧化物歧化酶(SOD)活性,显著降低老龄小鼠肝组织及血浆丙二醛(MDA)含量,提高机体抗疲劳和耐缺氧能力。提示本方可对抗自由基的氧化作用,促进自由基清除,减少脂质过氧化物(LPO)的形成,减少全身性耗氧,提高机体应激能力,有利于延缓机体衰老。

【名医用方心得】

金·成无己:真武,北方水神也,而属肾,用以治水焉。水气在心下,外带表而属阳,必应发散,故治以真武汤。青龙汤主太阳病,真武汤主少阴病。少阴,肾水也,此汤可以和之,真武之名得矣。茯苓味甘平,白术味甘温。脾恶湿,腹有水气,则脾不治。脾欲缓,急食甘以缓之。渗水缓脾,必以甘为主,故以茯苓为君,白术为臣。芍药味酸微寒,生姜味辛温。《内经》曰:湿淫所胜,佐以酸辛。除湿正气,是用芍药、生姜酸辛为佐也。附子味辛甘。《内经》曰:寒淫所胜,平以辛热。温经散寒,是以附子为使也。水气内渍,至于散,则所行不一,故有加减之方焉。若咳者,加五味子、细辛、干姜。咳者,水寒射肺也,肺气逆者,以酸收之,五味子酸而收也;肺恶寒,以辛润之,细辛、干姜辛而润也。若小便利者,去茯苓。茯苓专渗泄者也。若下利者,去芍药,加干姜。酸之性泄,去芍药以酸泄也;辛之性散,加干姜以散寒也。呕者,去附子加生姜。气上逆则呕,附子补气,生姜散气,两不相损,气则顺矣。增损之功,非大智孰能贯之。——(《伤寒明理论》)

明·许宏:少阴者,肾也。真武者,北方之正气也。肾气内虚,不能制水,故以此方主之。其病腹痛者,寒湿内胜也;四肢沉重疼痛者,寒湿外甚也;小便不利,又自下利者,湿胜而水谷不化也;或咳或呕者,水气在中也。故用茯苓为君,白术为臣,二者入脾走肾,逐水祛湿;以芍药为佐,而益脾气;以附子、生姜之辛为使,温经而散寒也。又,发汗,汗出不解,其人仍发热,邪气未解也;心下悸,头眩,身瞤动,振振欲擗地者,为真气内虚而亡其阳。亦用此汤,正气温经,而复其阳也。——(《金镜内台方议》)

明·吴崑:茯苓、白术,补土利水之物也,可以伐肾而疗心悸;生姜、附子,益卫回阳之物也,可以壮火而祛虚邪;芍药之酸,收阴气也,可以和荣而生津液。——(《医方考》)

清·费伯雄:北方曰幽都,乃阴寒湿浊之地,赖真武之神,运用水火以镇摄之,浊阴方渐得解散。此方取名真武,乃专治肾脏之剂。坎之为象,一阳居二阴之中。水中之火,是为真火，此火一衰，则肾水泛滥。停于下焦，则腹痛自利；水气犯中焦，则作呕，欲吐不吐；水气犯上焦，则咳嗽、心悸、头眩。方中姜、附以助真阳，用苓、术以制二阴，水气一收，则上中下三焦俱无病矣。——（《医方论》）

清·张璐：真武汤方，本治少阴病水饮内结，所以首推术、附兼茯苓、生姜之运脾渗水为务，此人所易明也。至用芍药之微旨，非圣人不能。盖此证虽曰少阴本病，而实缘水饮内结，所以腹痛自利，四肢疼重，而小便反不利也。若极虚极寒，则小便必清白无禁矣，安有反不利之理哉？则知其人不但真阳不足，真阴亦已素亏，或阴中伏有阳邪所致。若不用芍药固护其阴，岂能胜附子之雄烈乎？即如附子汤、桂枝加附子汤、芍药甘草附子汤，皆芍药与附子并用，其温经护营之法，与保阴回阳不殊。后世用药，能获仲景心法者，几人哉？——（《伤寒缵论》）

清·柯琴：真武，主北方水也。坎为水，而一阳居其中，柔中之刚，故名真武。是阳根于阴，静为动本之义。盖水体本静，动而不息者，火之用也，火失其位，则水逆行。君附子之辛温，以奠阴中之阳；佐芍药之酸寒，以收炎上之用。茯苓淡渗，以正润下之体；白术甘苦，以制水邪之溢。阴平阳秘，少阴之枢机有主，升阖得宜，小便自利，腹痛下利自止矣。生姜者，用以散四肢之水气与肤中之浮热也。——（《伤寒来苏集·伤寒论注》）

清·王子接：术、苓、芍、姜，脾胃药也。太阳、少阴，水脏也。用崇土法镇摄两经水邪，从气化而出，故名真武。茯苓淡以胜白术之苦，则苦从淡化，便能入肾胜湿；生姜辛以胜白芍之酸，则酸从辛化，便能入膀胱以摄阳。然命名虽因崇土，其出化之机，毕竟重在坎中无阳，假使肾关不利，不由膀胱气化，焉能出诸小便？故从上不宁之水，全赖附子直走下焦以启其阳，则少阴水邪必从阳部注于经而出矣，非但里镇少阴水泛，并可外御太阳亡阳。——（《绛雪园古方选注》）

清·程知：白通、通脉、真武，皆为少阴下利而设。白通四证，附子皆生用，惟真武一证熟用者，盖附子生用则温经散寒，炮熟则温中去饮。白通诸汤以通阳为重，真武汤以益阳为先，故用药有轻重之殊。干姜能佐生附以温经，生姜能资熟附以散饮也。——（《医宗金鉴·订正伤寒论注》）

清·吴谦：小青龙汤治表不解有水气，中外皆寒实之病也。真武汤治表已解有水气，中外皆寒虚之病也。真武者，北方司水之神也，以之名汤者，借以镇水之义也。夫人一身制水者脾也，主水者肾也，肾为胃关，聚水而从其类也。倘肾中无阳，则脾之枢机虽运，而肾之关门不开，水即欲行以无主制，故泛溢妄行而有是证也。用附子之辛热，壮肾之元阳，则水有所主矣；白术之苦燥，建立中土，则水有所制矣。生姜之辛散，佐附子以补阳，于主水中寓散水之意；茯苓之淡渗，佐白术以建土，于制水中寓利水之道焉。而尤妙在芍药之酸收，仲景之旨微矣。盖人之身阳根于阴，若徒以辛热补阳，不稍佐以酸收之品，恐真阳飞越矣。用芍药者，是亟收阳气归根于阴也。于此推之，则可知误服青龙致发汗亡阳者，所以于补阳药中之必需芍药也。——（《医宗金鉴·删补名医方论》）

今·王邈达：名真武者，全在镇定坎水以潜其龙也。故以茯苓之淡渗者，从上行下以降水；白术之甘辛温者，崇脾土以防水；芍药之酸苦寒者，助肝木以疏水；更以姜、附之辛热者，拨开阴霾以回真阳，方固以水神为名，而立方者，更神乎其技矣。——（《汉方简义》）

今·李飞：本方的配伍特点，是在附子、生姜、白术、茯苓温阳利水的同时，配伍一味芍药酸寒益阴。一则可制约附、姜、术辛烈温燥之性，使利水而不伤阴；二则酸敛护阴，既不损已伤之阴血，又有阴阳互根，阴中求阳之妙；三则借其“止痛，利小便”之功，治疗其兼证，并加强

本方的利水作用。——(《中医历代方论精选》)

今·左季云:为制壮元阳以消阴翳,逐留垢以清水源,兼镇摄之温方也。——(《伤寒论类方汇参》)

今·岳美中:仲景《伤寒论》真武汤,又名玄武汤,为回阳去水之重剂,是少阴经之主方。能壮元阳以消阴翳,逐留垢以清水道。方中茯苓白术补脾利水能伐肾邪,附子回阳以壮真火逐虚寒,生姜温散停水;尤妙在佐以白芍之酸收,亟敛阳气归根于阴,即所谓"补阳必须兼和阴"。——(《岳美中医案集》)

【名医验案选录】

案1. 毕明义治疗下肢痿软(癔病性瘫痪)案

田某,女,25岁。初诊日期:1984年12月2日。

现病史:时值隆冬时节,与其夫口角,遂独寐于寒处,翌晨起床双下肢酸软不能支持身体,勉强走一步,即突然摔倒在地。他人扶持上身行走时,则双下肢弛软不能抬起。做脑电图、血流图、化验血常规、血沉均正常。诊见患者神志清醒,语言流利,双上肢活动自如,手指握力正常,可以端坐,唯双下肢独自行走困难,软弱不能支撑上身,而他人扶持行走,双下肢不但不能抬步,反呈后拖状态,足掌呈下垂状,触其膝以下冰冷。

舌脉:舌质正常,苔白,尺脉沉紧。

辨证:属郁证,乃心火郁于上,水寒凝于下。法当温阳化湿,除痹通络。

中药处方:予方真武汤。附子30g,白术30g,赤芍45g,茯苓45g,生姜45g。

结果:药仅3剂而诸症悉除。

按语:因精神刺激而使心火内郁,致心阳不能下温肾水;又因卧于寒湿,致使寒凝于下,内外相合而发病。《素问·痿论》云:"心气热,则下脉厥而上,上则下脉虚,虚则生脉痿,枢折挈,胫纵而不任地也。"今患者既有心气郁,又有寒湿盛,但病之重心在于寒湿袭下。故予真武汤温开肾水,化湿通络。湿去络通,肾水上济心火,以达自身之阴阳平衡。——[毕明义.真武汤新用[J].山东中医杂志,1987(4):20-21.]

案2. 韩桂茹治疗崩漏(功能失调性子宫出血)案

于某,43岁。初诊日期:1981年12月29日。

现病史:阴道出血两月余,量多,曾于外院经多种止血剂均无效。行诊刮术,病理报告示增生期宫内膜,有轻度增殖。诊为功能失调性子宫出血。现症:阴道出血量多,呈黑褐色,未见血块,颜面四肢肿胀,小腹冷痛,小便不利,大便溏薄,面色㿠白,唇淡无华,舌淡胖、有齿痕,苔白,脉沉细无力。治以温肾助阳,益火制阴法。

中药处方:予方真武汤。炮附子、白术各10g,生姜6g,白芍、云苓各10g。

结果:服6剂,血止,阳气渐复,阴霾逐散,尿量遂增,颜面肢肿消,四肢转温,腹部冷痛好转,后以右归丸加减调治,于1982年1月22日、2月26日月经应期而至,其量适中,追访半年,月经正常。

按语:《素问·六节藏象论》云:"肾者主蛰,封藏之本。"肾阳虚衰,封藏失职,冲任不固,阴血泛滥则崩漏不止,畏寒肢冷、便溏、浮肿,乃真武汤之适应证,故用之效验,以其治病求本,故不止血而血自止矣。——[韩桂茹.真武汤在妇科临床的应用[J].辽宁中医杂志,1988(5):29-30.]

案3. 顾树华治疗心悸(病毒性心肌炎)案

倪某,女,42岁。初诊日期:1979年9月14日。

现病史：心悸近2个月，发热20余日。患者近来经常感冒，扁桃体发炎，心悸。上月经某医院诊断为病毒性心肌炎，住院治疗。心悸，气急，乏力，体温38.2℃。经用多种抗生素静脉点滴20多日，仍发热不退，心力衰竭已2次报病危。后经某医给服生脉散加清热解毒剂，体温不降，且心悸加重。患者要求出院，后延余诊治。症见患者卧床欲寐，无神懒言，语音低微，心悸甚，气急，眩晕，面浮足肿，汗出，体温38℃，不思饮食。

舌脉：舌淡苔薄白，脉细微而结。

辨证：诊为心肾阳虚，虚阳外浮，水气凌心。宜温阳镇水，引火归原。

中药处方：予真武汤原方。附片60g（久煎），茯苓、白术各15g，杭芍12g，生姜3片。2剂（嘱1日1剂）。

2日后复诊：体温降至36.8℃，精神好转，心悸减，汗少，已不眩晕，饮食渐进，脉沉细时结，舌淡苔薄白。

结果：以上方加肉桂、远志、砂仁，调理月余而痊愈。

按语：患者发热日久，系阳气内虚，虚阳外浮所致；心悸日甚，为心肾阳虚，水气凌心而致。故用真武汤温阳镇水，迎阳归舍。——［顾树华.真武汤的临床运用［J］.云南中医杂志，1990（6）：13-15.］

案4. 蒋明德治疗消渴案

李某，女，58岁。初诊日期：1990年4月5日。

病史：自述口渴引饮，大便干燥逾月，就医多用麻仁丸、增液承气辈治疗，服药后病可缓解，停药后病复如故。刻诊：口渴引饮，饮不解渴，每天需饮开水8磅（3.6kg）余，大便坚如羊屎。询知小便短少，小腹作胀，伴胸部窒闷，微咳，泛恶头眩，纳减，下肢略浮，舌胖嫩，苔水滑，脉沉细、尺部尤甚。化验：小便常规（-），尿糖（-）。

辨证：证属消渴症。乃脾肾阳虚，水饮为患。拟温阳化饮。予真武汤合五苓散。

中药处方：附片（先熬）、桂枝、白芍、猪苓、生姜各12g，茯苓、泽泻各15g，白术30g。水煎温服，日3次。

结果：服1剂后，小便增多，渴饮便坚减轻。又进2剂，病瘥。

按语：脾肾阳虚，水饮内停，气不化津，津失输布而口渴。治用真武温肾阳，启下闸以利水道，使饮邪外泄，用五苓实脾畅中，使脾运有权，则水津四布。重用白术者，以"除湿益气，补中补阳，消痰逐水，生津止渴"。——［蒋明德.真武汤治消渴［J］.四川中医，1991（11）：24.］

案5. 曹茂林治疗小儿高热案

秦某，女，1岁8月。

病史：1周前感冒，高热微咳，曾服阿司匹林、小儿克感敏冲剂，汗出热减，继而复热。又服中药辛凉解表剂1剂，初则似可，夜半热势骤起，体温达40.5℃。家长惶恐，邀余诊治。患儿气色不华，气息均匀，神倦纳呆，四肢不温，发热日轻夜重。

舌脉：舌淡体胖，苔中心至根部黑润。

余踌躇再三，勉为疏方：制附子、白芍各3g，茯苓、白术各6g，生姜2片。

结果：当晚服1煎后，体温徘徊在38℃左右，次日中午服完，体温正常且稳定。

按语：本案患者，素喜汗出，虽高热而四肢不温，面色不华，舌淡体胖，苔黑润。此阴盛于内，格阳于外之候。虽无水气泛滥之证，但有水气不化之表现，故可用真武汤温肾壮阳，抑阴利水。——［曹茂林.真武汤治小儿高热［J］.四川中医，1991（12）：18.］

案 6. 祝谌予治疗失音案

黄某,女,35 岁。

病史:3 个月前因感冒出现口燥咽干,喉头微痛,音哑不扬,咳嗽痰少。经五官科检查,咽部充血(+),双侧扁桃体Ⅰ度肿大,双侧声带充血,经多方治疗无效。近觉咽部肿痛,咽中如有物梗阻,音哑不扬加重,怯寒神疲,肢体困倦,溲短少清淡。复经五官科检查:右侧声带肥厚,边缘不整齐,前联合稍隆起,充血,活动较差。中医诊察:面色暗滞,形体略瘦,倦怠懒言,精神不振,声沙低沉无力。

舌脉:唇舌淡白,脉沉细。

辨证:辨证为阳虚水泛之失音症。治宜温阳利水,佐以健脾渗湿。

中药处方:予真武汤加味。熟附子 18g,桂枝 30g,白术 9g,白芍 9g,茯苓 30g,生姜 3 片,甘草 9g。

结果:服 2 剂后症状改善,声音好转。续服原方加减 4 剂,能大声说话和唱歌。五官科复查喉部声带充血、肥厚已消失。

按语:失音一证,有外感内伤、寒热虚实之不同。本案素体阳虚,复感外邪诱发,证属阳虚水湿上潮,沿足少阴经脉上侵于咽喉,以致声音之门户不利而失音,此病之根在肾,故用真武汤加味温肾利水而获效。——(《经方应用》)

案 7. 沈才栋治疗咳喘(慢性支气管炎)案

洪某,女,56 岁。初诊日期:1987 年 11 月 28 日。

病史:患咳喘五载,每遇气温转寒,而咳喘增剧,今值初冬,气温骤降,宿恙举发,昼夜咳喘,不能平卧,痰多稀薄,形寒背冷,面色㿠白,肢末欠温,溲短便溏。

舌脉:苔白滑润,脉沉细滑。

辨证:属脾肾阳虚,水气犯肺之候。

中药处方:予真武汤加味。茯苓 15g,生姜、干姜、白术、制附子、白芍各 10g,细辛、五味子各 3g。

结果:服 5 剂后咳喘大减,诸症亦趋缓解,守效方共服 20 余剂告瘥,后予香砂六君丸调治一冬,以资巩固。

按语:脾肾阳虚,水液泛滥,犯肺而咳。以真武汤温肾化水,加细辛、五味子以温肺化饮,止咳平喘。——[沈才栋.真武汤的临床运用[J].陕西中医,1992(3):130-131.]

案 8. 曾世庆治疗腰腿痛(坐骨神经痛)

邓某,男,75 岁。

病史:患者右侧腰臀腿部疼痛,反复发作数年,经多方诊为右侧坐骨神经痛,遍治不愈。自 2 个月前发作更剧,活动不便,不能行走转侧弯腰,疼痛难眠。8 月在某院住院,经中西医治疗月余,病情无明显好转而出院。1988 年 9 月 6 日上午来我院外科诊治,排除外科疾患,诊为右坐骨神经痛,建议中医治疗。刻诊:症如前述,饮食二便自如。

舌脉:舌暗红、边有齿痕、苔白润,脉沉细弦。

辨证:此为肾阳亏虚,肾不化气,筋脉失于温养,气血温运失常所致。

治以温肾化气以通经脉。

中药处方:予真武汤加桂枝。制附片、桂枝各 6g,白术、生姜、茯苓各 9g,白芍 12g。5 剂,水煎服。

结果:二诊时诉服药后痛减,活动较便,可一次性行走数十米。效不更方,原方继进。服药15剂后右侧腰腿疼痛不明显，一次能行走500m左右。进原方20余剂后诸症若失，活动自如。

按语：本案用真武汤，旨在通过温阳化气以畅通经脉，经脉畅通，气血调和，则其痛自止，活动自如。此即治病求本之意。况方中之白芍有柔肝舒筋，缓急止痛之功。更加桂枝以通阳化气，温通经脉，调和营卫，则其效更捷。——[曾世庆.真武汤治愈顽固性坐骨神经痛一例[J].新中医，1989(12)：37.]

参考文献

[1] 毕明义.真武汤治疗眩晕病162例[J].新中医，1991(9)：28-29.

[2] 仇增永.真武汤为主治疗椎-基底动脉缺血性眩晕疗效分析[J].中医药学报，2003(5)：49.

[3] 贾澜.真武汤治疗美尼尔氏综合征240例疗效分析[J].中医临床研究，2012，14(2)：45-46.

[4] 厉启松，李瑞梅，李兴德.苓桂术甘汤合真武汤加减治疗内耳眩晕60例[J].陕西中医，2004(3)：220-221.

[5] 张光翔.真武汤治疗心衰水肿73例疗效观察[J].中国误诊学杂志，2003(4)：548-549.

[6] 廖阳初.真武汤加味治疗高血压39例[J].实用中医药杂志，2001(10)：27.

[7] 李兴华，沈宏春.真武汤治疗60例老年性高血压肾阳虚证的疗效观察[J].中医临床研究，2012，4(6)：76-77.

[8] 陈晓峰，沈维增，谢峥伟，等.真武汤治疗慢性充血性心力衰竭25例[J].现代医院，2007(8)：81-82.

[9] 徐敏，史载祥.运用真武汤治疗发作性震颤[J].中医杂志，2014，55(18)：1605-1606.

[10] 尹玉姝，杨显成，尹玉荣.加味真武汤治疗支气管哮喘患者临床观察[J].中国社区医师，2006(12)：42-43.

[11] 王均宁，韩涛，姚明渝.真武汤对脂质代谢影响的实验研究[J].中国中医药科技，1996(3)：44.

[12] 孙秀英，李运伦.真武汤加减治疗老年人高血压30例[J].山东中医学院学报，1995(5)：317-320.

[13] 杜雨茂.真武汤为主治疗慢性肾衰的临床与实验研究[J].中国医药学报，1991(4)：10-12，64-65.

[14] 汪军，闫灿霞，赵彦红，等.真武汤加味对慢性肾功能不全阳虚型患者尿中微量蛋白的影响[J].中国中医药科技，1995(4)：46.

[15] 周仕明，张启明，王哲民.真武汤对阳虚小鼠肾上腺皮质醇昼夜节律的影响[J].山东中医学院学报，1996(1)：46-47.

9 猪苓汤

【方源】“①若脉浮发热，渴欲饮水，小便不利者，猪苓汤主之。②少阴病，下利六七日，咳而呕渴，心烦不得眠者，猪苓汤主之。”（汉·张仲景《伤寒论》）

【组成】猪苓去皮　茯苓　泽泻　阿胶　滑石碎，各一两（各10g）

【用法】上五味，以水四升，先煮四味，取二升，去滓，内阿胶烊消，温服七合，日三服。（现代用法：水煎服，阿胶烊化）

【功用】利水渗湿，养阴清热。

【主治】水热互结伤阴证。发热。口渴欲饮，小便不利，或心烦不寐，或咳嗽，或呕恶，或下利，舌红苔白或微黄，脉细数。亦治热淋、血淋等。

【方解】方中猪苓归肾与膀胱经，专以淡渗利水，乃方中诸利水药中“性之最利者”（《绛雪园古方选注》），为君药。泽泻、茯苓助君药利水渗湿，且泽泻兼可泄热，茯苓兼可健脾，同为臣药。滑石清热利水；阿胶滋阴止血，既益已伤之阴，又防诸药渗利重伤阴血，正如吴崑所言“四物皆渗利，则又有下多亡阴之惧，故用阿胶佐之，以存津液于决渎尔”（《医方考》），并止淋证出血，俱为佐药。诸药配伍，利水渗湿，兼养阴清热，俾水湿去，邪热清，阴津复，则诸症可痊。

【临床应用】现代临床可用于治疗急性膀胱炎、糖尿病神经源性膀胱、尿崩症、2型糖尿病合并泌尿系感染、慢性前列腺炎、肾功能不全（尿毒症期）、小便不利、血淋、中晚期膀胱癌、慢性肾病蛋白尿、肾移植后高度水肿、小便沥痛、肾盂积水、乳糜尿、单纯性尿路结石症、急性肾小球肾炎、慢性肾盂肾炎、系统性红斑狼疮性肾炎、紫癜性肾炎、老年性癃闭等证属水热互结、热伤阴分所致的泌尿系多种病证；消化系统疾病如小儿急性腹泻、肝癌癌性腹泻、再生障碍性贫血伴腹泻等，均有一定疗效。

【药理研究】

1. 利尿消肿　实验研究发现，猪苓汤能干预体内利水激素样的调节机制，与肾的生理密切相关，发挥利尿作用。如采用大鼠禁食18天，使其水负荷量为5ml或10ml，口饲猪苓汤，1~2小时排尿量最大，其后渐减，在用量低时初见利尿作用，在少量水负荷条件下难以呈现利尿作用，大剂量应用时则见排尿量减少，说明猪苓汤在水滞状态时服用效果较好，同时认为本方药量可能存在有效用量范围；本方加味能降低血管紧张肽原酶、血管紧张肽、醛固酮水平，从而发挥消肿作用。

2. 治疗肾炎　实验研究发现，猪苓汤能改善肾脏局部炎症，为一种有效治疗肾炎的方剂；猪苓汤能通过抑制细胞因子的基因表达、降低细胞因子的活性对原发性系膜增殖性肾炎起到治疗作用；猪苓汤具有对抗庆大霉素所致的急性药物间质性肾炎的作用，能减少实验动物SD大鼠尿N-乙酰-B-D-氨基葡萄糖苷酶（NAG），降低24小时尿蛋白、降低血肌酐，提高肌酐清除率，对肾脏病理有明显改善作用。

3. 保护肾功能　实验研究发现，猪苓汤能改善肾损伤血肌酐、尿素氮等指标，对庆大霉素诱导的急性肾小管损伤具有明显保护作用;明显修复肾小管上皮细胞损伤、促进再生、减少肾损伤,能有效地保护肾功能。

4. 抑制肾结石形成　实验研究发现,猪苓汤能通过基因水平的调控及抑制肾结石大鼠草酸钙结晶而抑制尿结石的形成。诱石剂可使大鼠尿钙及草酸明显增加,尿镁明显降低,肾脏骨桥蛋白 mRNA(OPNmRNA)的表达量明显增加;在给予诱石剂的同时给予注射猪苓汤试剂,则尿钙增加得到抑制的同时,其肾脏 OPNmRNA 的表达也得到抑制;猪苓汤对乙醛酸溶液诱发的肾结石形成有抑制作用。表明猪苓汤可抑制肾结石大鼠草酸钙结晶的形成。

5. 其他　相关研究发现,猪苓汤对易引起泌尿系感染的大肠杆菌和变形杆菌具有较强的抑菌作用,对膀胱致癌促进剂的亦有抑制效果。

【名医用方心得】

明·许宏:猪苓汤与五苓散二方,大同而异者也。但五苓散中有桂、术,兼治于表也;猪苓汤中有滑石,兼治于内也。今此脉浮发热,本为表;又渴欲饮水,小便不利,乃下焦热也。少阴下利不渴者为寒,今此下利渴,又咳又呕,心烦不得眠,知非虚寒,乃实热也。故用猪苓为君,茯苓为臣,轻淡之味,而理虚烦,行水道;泽泻为佐,而泄伏水;阿胶、滑石为使,镇下而利水道也。——(《金镜内台方议》)

明·吴崑:伤寒少阴下利而主此方者,分其小便而下利自止也。伤寒渴欲饮水,小便不利,而主此方者,导其阳邪由溺而泄,则津液运化,而渴自愈也。又曰:猪苓质枯,轻清之象也,能渗上焦之湿;茯苓味甘,中宫之性也,能渗中焦之湿;泽泻味咸,润下之性也,能渗下焦之湿;滑石性寒,清肃之令也,能渗湿中之热。四物皆渗利,则又有下多亡阴之惧,故用阿胶佐之,以存津液于决渎尔。——(《医方考》)

明·方有执:猪苓、茯苓从阳而淡渗,阿胶、滑石滑泽以滋润,泽泻咸寒走肾以行水。水行则热泄,滋润则渴除。——(《伤寒论条辨》)

清·费伯雄:五苓散治湿浊不化,故用术桂,以通阳而化浊;猪苓汤治阳邪入里,故用滑石、阿胶,以降热而存津。至于统治少阴下利,六七日,咳而呕渴,心烦不得眠,乃借泻膀胱以清肾脏,是活用之法,而非正治也。——(《医方论》)

清·柯琴:脉证全同五苓,彼以太阳寒水,利于发汗,汗出则膀胱气化而小便行,故利水之中仍兼发汗之味;此阳明燥土,最忌发汗,汗之则胃亡津液,而小便更不利,所以利水之中仍用滋之品。二方同为利水,太阳用五苓者,因寒水在心下,故有水逆之证,桂枝以散寒,白术以培土也;阳明用猪苓者,因热邪在胃中,故有自汗证,滑石以滋土,阿胶以生津也。散以散寒,汤以润燥,用意微矣。——(《伤寒来苏集·伤寒论注》)

清·汪昂:此足太阳、阳明药也。热上壅则下不通,下不通热益上壅。又湿郁则为热,热蒸更为湿,故以烦而呕渴,便秘而发黄也。淡能渗湿,寒能胜热,茯苓甘淡,渗脾肺之湿;猪苓甘淡,泽泻咸寒,泻肾与膀胱之湿;滑石甘淡而寒,体重降火,气轻解肌,通行上下表里之湿;阿胶甘平润滑,以疗烦渴不眠。要使水道通利,则热邪皆从小便下降,而三焦俱清矣。——(《医方集解》)

清·吴谦:赵羽皇曰:仲景制猪苓一汤,以行阳明、少阴二经水热。然其旨全在益阴,不专利水。盖伤寒表虚最忌亡阳,而里热又患亡阴。亡阴者,亡肾中之阴与胃家之津液也。故阴虚之人,不但大便不可轻动,即小水亦忌下通。盖阴虚过于渗利,则津液反致耗竭。方中阿胶质膏养阴而滋燥,滑石性滑去热而利水,佐以二苓之渗泻,既疏浊热而不留其瘀壅,亦润真阴而不苦其枯燥,是利水而不伤阴之善剂也。故太阳利水用五苓者,以太阳职司寒水,故加桂以温之，是暖肾以行水也。阳明、少阴之用猪苓，以二经两关津液，特用阿胶、滑石以润之，是滋养无形以行有形也。利水虽同，寒温迥别，惟明者知之。——(《删补名医方论》)

清·张秉承：治太阳病里热不解，热传阳明，渴欲饮水，小便不利，恐津液内亡，转成胃实之证，以及湿热伤阴，须补阴利湿，并用为治者。夫太阳、阳明，其位最近，且论传变之次第，亦皆太阳传入阳明。阳明者，胃也。胃者，土也，万物所归，无所复传。但阳明一经，最虑者亡津液，津液一伤，即成胃实不大便之证，故仲景治阳明，处处以存阴救阴为务。如此之证，热在膀胱，久而不解，则热伤津液，于是渴欲饮水；传胃之象已形，而小便仍不利，膀胱之邪，依然不化，若不先治其本，则热势终不得除。故以二苓、泽泻分消膀胱之水，使热势下趋；滑石甘寒，内清六腑之热，外彻肌表之邪，通行上下表里之湿。恐单治其湿，以致阴愈耗而热愈炽，故加阿胶养阴熄风，以存津液，又为治阴虚湿热之一法也。——(《成方便读》)

今·李彦师：少阴病，即少阴提纲之病也。下利，少阴里虚也，当与白通汤温之。若当用不用，至六七日，里寒化热，乘于肺则咳，干于胃则呕，熏蒸焦膈则渴，扰于心则烦不得眠，饮蓄于下则小便不利，故与猪苓汤以清热利水则愈也。——(《伤寒金匮条辨》)

今·岳美中：若湿热踞于下焦，灼伤阴络尿血者，苦寒清利之品非所宜，若勉为其用，必更损阴液。此时应以猪苓汤治之。二苓甘平，泽泻、滑石甘寒，清利湿热而不伤阴，阿胶养血止血，而不碍清利。猪苓汤能疏泄湿浊之气，而不留其瘀滞，亦能滋润其真阴，而不虑其枯燥。虽与五苓散同为利水之剂，一则用术、桂暖肾以行水；一则用滑石、阿胶以滋阴利水。日本医生更具体指出，淋病脓血，加车前子、大黄，更治尿血之重症。从脏器分之，五苓散证病在肾脏，虽小便不利，而小腹不满，决不见脓血；猪苓汤证病在膀胱、尿道，其小腹必满，又多带脓血。——(《岳美中医案集》)

今·许济群等：本方所治之脉浮发热，渴欲饮水，小便不利，与五苓散所主之证相似，但病因病机，迥然有别，其文虽同，其义各异。五苓散证系表邪未尽，水蓄膀胱，津失输布所致；本方证系邪已入里化热，水热互结，阴津已伤之象。水气内停，则小便不利；里热已成，则身热而不恶寒；热伤津液，加之水气不化，则渴欲饮水。此为水热互结，热伤阴津，故治宜利水清热养阴之法；方中二苓、泽泻渗利水湿，使水邪从小便而去；滑石清热利水，以祛湿中之热；阿胶滋阴润燥，以复热伤之阴。五药合方，利水与清热养阴并进，利水而不伤阴，滋阴而不敛邪，使水湿去，邪热清，阴津复，则诸症自解。至于《伤寒论》少阴病用此方者，亦系水热互结，热伤阴津之证。其下利者，乃水湿不从小便出，反渗于大肠之故；咳逆者，则系水气上犯于肺；呕者，则为水气中攻于胃；心烦不眠，则属阴虚邪热内扰所致。此虽见症不同，但病机则一，故均可以一方统治之。——(《方剂学》)

今·邱昭慎：猪苓汤用于阳明客热伤津或少阴阴虚受邪的水热互结之证。邪客膀胱，水热互结，气化失司，小便不利；津液上承，口渴欲饮，水热上逆肺胃，故咳呕；虚热上忧心神，心烦不眠；水渗大肠，故下利；余热未清，脉浮发热。乃以猪苓、茯苓健脾淡渗利水，泽泻、滑石清热利尿，阿胶滋养阴液。赵羽皇曰："倘阴虚过于渗利，则津液反致耗竭。方中阿胶质膏，养阴而润燥；滑石性滑，去热而利水；佐以二苓之渗泻，既疏浊热而不留其壅瘀，亦润其真阴而不苦其枯燥。"本方以平淡之品，清热利水而无伤阴之弊，甘平之物，滋阴润燥尚无助湿之碍，从而利尿清热，阴润燥除，湿化气行，三焦通调，诸证得消。——(《伤寒论方古今临床》)

【名医验案选录】

案1. 岳美中热淋(慢性肾盂肾炎)案

高某，女性。患慢性肾盂肾炎，因体质较弱，抗病功能减退，长期反复发作，经久治不愈。

发作时有高热、头痛、腰酸、腰痛、食欲不振、尿意窘迫、排尿少,有不快与疼痛感。尿检查:混有脓细胞,上皮细胞,红、白细胞等。尿培养:有大肠杆菌。中医诊断:属淋病范畴。此为湿热侵及下焦。治宜清利下焦湿热,选张仲景《伤寒论》猪苓汤。

中药处方:猪苓 12g,茯苓 12g,滑石 12g,泽泻 18g,阿胶 9g(烊化兑服)。

结果:水煎服 6 剂后,诸症即消失。

按语:本案"体质较弱",恐肾虚于先,"久治不愈",乃邪恋于内。综观诸症,而为肾阴虚膀胱湿热也,阴虚加湿热,胶柱琴瑟,故"长期反复发作",唯与猪苓汤滋清利湿热,两不相误,果六剂获愈。——(《岳美中医案集》)

案 2. 梁柳文尿血案

梁某,男 30 岁。

病史:病者于 1979 年 1 月间,忽觉小便次数及量均明显减少,尿如洗肉水样,身无浮肿、无黄染、无涩痛。检查小便常规,发现红细胞(++++),白细胞(+),蛋白(+),曾做 X 线腹部平片并用尿沉淀做直接涂片检查,均未发现异常。曾在当地治疗,共服中药百余剂无效,后经友人介绍来诊。小便仍见短少,肉眼血尿,如洗肉水样,伴咽干,气短乏力,动则汗出。

舌脉:舌质淡,苔白干,脉细弱。

辨证:诊为血尿,证属阴虚,气不摄血。拟滋阴补气,止血利尿。

中药处方:予猪苓汤加味。猪苓 12g,茯苓 12g,滑石 15g,泽泻 12g,阿胶 12g(烊化),女贞子 15g,旱莲草 20g,党参 15g,白术 12g。

结果:连服 4 剂后,尿色转淡,诸症减轻,尿检红细胞(+++),白细胞消失,蛋白(±),照上方连服 16 剂,症状消失,尿检正常而告愈。后嘱以六味地黄丸与补中益气丸交替早晚各服 1 次,每次 9g,共服 1 个月以巩固疗效,追踪 1 年余,未再复发。

按语:一般而言,尿血的部位在肾与膀胱,其病机主要责之于热伤脉络及脾肾不固。本案尿血虽经多次检查原因不明,辨证求因,乃为阴虚有热,夹有脾肾气虚之证,故治以猪苓汤,合二至丸滋阴清热,加党参、白术以益气摄血。——[梁柳文,杨高隆.血尿治验[J].新中医,1982(8):15-57.]

案 3. 聂惠民治疗血淋(尿血)案

于某,女,28 岁。初诊日期:1963 年 10 月。

患急性肾盂肾炎。1963 年秋,产后合并尿潴留,行留置导尿术 3 天,并配合针灸治疗而愈。1 个月之后,突然发热恶寒(体温 38~39℃),周身酸楚,腰酸且痛,恶心不欲食,小便稍频。舌脉:脉浮数,苔白。就诊于某院名医,因产后月余,形体消瘦,医者遵"产后宜温"之理,拟疏解外邪之剂,并重用黄芪、党参等品。服药两剂,自觉周身热甚,犹如有热气从肌腠中向外蒸发,烦热难忍,衣被难着,不得安卧,尿频尿急,尿量不多,便后尿道灼痛,脉浮数且细,苔淡黄。尿常规:蛋白(+),红、白细胞满视野。医者见温之不得,又现热淋之证,故改投清热利湿之剂,重用木通、车子、萹蓄等通利之品,服药 3 剂,诸症增剧,出现肉眼血尿,小便频数不减,以致入厕不欲起身。余诊之,见病不解,反致血淋,此乃通利过度,适得其反,导致疾病剧变,故更前法。

中药处方:改用猪苓汤加金银花、大蓟、小蓟、藕节、白茅根。

结果:服药数剂,病热始衰,继服前方取效。治疗月余而痊愈,未见复发。

按语:本案产后发病,屡经误治,热而反温,虚虚实实,使病情一波三起,终至血淋。湿热下注,损伤脉络,治不得不通;然产后一月,又两次温、通,损伤阴津,又不得不补。此虚中夹实,阴虚加于湿热之际,舍投猪苓汤而言他,必不得愈也。方中加大小蓟、藕节、白茅根等,以凉血止血也。——(《伤寒论与临证》)

案 4. 李鳌才治疗泄泻案

梁某,男,4 岁。初诊日期:1994 年 6 月 13 日。

病史:患儿泄泻清水样大便 7 天,曾在镇卫生院治疗,服藿香正气丸、保和丸、枳术导滞汤、土霉素、痢特灵以及静脉滴注氯化钠加庆大霉素等中西药,但泄泻难止,后其母带来本院门诊治疗。症见:泄泻如水状,日行 10 余次,纳呆,神疲倦怠,啼而无泪。查:血象正常,粪便无血液、黏液。

舌脉:舌光绛无苔,脉弦细数。

辨证:证属湿热泄泻伤阴。治宜清热利湿,育阴止泻。

中药处方:予猪苓汤加味。猪苓 15g,阿胶 15g(烊化),茯苓 12g,泽泻 12g,滑石 20g,牡蛎 20g。

结果:服 1 剂泻减,舌上津回。守方加麦冬 12g、五味子 3g、太子参 12g。连服 3 剂,诸症俱除。后改参麦加四君子汤善后。

按语:湿热作泻,见眼神困倦,啼而无泪,舌绛无苔,是伤阴之表现。阴虚肾气不充,关门失禁,水奔大肠则泻而不止。水偏渗大肠,故小便不利。故以猪苓汤育阴化气以利水,分清别浊。加牡蛎者,为摄纳阴气而为之,乃仿一甲煎之义也。——[李鳌才.猪苓汤新用[J].陕西中医,1995(12):558-559.]

案 5. 俞长荣治疗伤暑案

病史:黄某,男,40 余岁。某夏,因长途步行,受烈日暴晒,回家时,自觉头眩,口渴,短气,发热,但又怕风不敢揭衣,少腹急迫,小便短而频数,尿色如血,脉浮大。

中药处方:拟猪苓汤合六一散与服。茯苓 15g,泽泻 12g,猪苓 9g,京阿胶 9g(另炖),滑石 60g,甘草 4.5g,水煎。

结果:服后,所有症状全部消失。

按语:本案为伤暑所致。头眩、口渴、短气、发热、恶风,皆为暑热内侵,耗气伤津之表现,本应清解暑热。但又见少腹急迫,小便短赤而频,此为暑热深入下焦,伤及肾与膀胱。《素问·痿论》指出:"有所远行劳倦,逢大热而渴,渴则阳气内伐,内伐则热舍于肾……"就是指的这种情况。《伤寒论》第 223 条"脉浮发热,渴欲饮水,小便不利"的猪苓汤证,也可谓是对热入下焦的证候补充。故投猪苓汤清膀胱暑热和补肾阴并举。合六一散,以加强清利下焦邪热之力。需要注意的是,伤暑多有汗出不止,《素问·生气通天论》指出"因于暑"的第一症便是"汗",这是暑性开泄的结果。果真如此,那么猪苓汤就要谨慎使用,以防伤阴太重,故《伤寒论》第 224 条谆谆告诫曰:"阳明病,汗出多而渴者,不可与猪苓汤,以汗多胃中燥,猪苓汤复利其小便故也。"所幸本案无汗出之虑,故可径投猪苓汤,单刀直入,力擒暑寇之首级也。——(《伤寒论汇要分析》)

案 6. 刘俊士治疗梅核气案

刘某,女 37 岁。初诊日期:1985 年 5 月 14 日。

病史:主诉咽喉阻塞感已半年,口干舌燥,但手心不热,不盗汗,大便秘结,2~3 天 1 次。平素有胃痛,胃镜检查有慢性胃炎。HBsAg 阳性。

舌脉:舌红,脉细弦。

辨证:证属水热互结于咽喉,阴虚梅核气。治以清热利水。

中药处方：予猪苓汤加味。猪苓 15g，茯苓 15g，泽泻 12g，滑石 30g，阿胶 10g，甘草 9g，苏梗 3g，厚朴花 6g，乌药 9g，山药 15g，旱莲草 30g，乌梅 9g，半夏 3g，麦冬 9g。3 剂。

结果：二诊，因他病来诊，谓上次服上方 3 剂后，咽喉阻塞、胃病均已痊愈，半年来未见复发。

按语：水热互结，可随气攻窜三焦，如犯肺则咳，攻胃则呕，聚膀胱则小便不利。本案乃水热互结于咽喉，是病梅核气证，有是证便用是方，既属水热互结证，当用猪苓汤而无疑。——(《古妙方验案精选》)

案 7. 曹恩泽治疗臌胀(肝硬化腹水)案

孔某，男，36 岁。

病史：反复腹胀，纳差伴下肢浮肿 7 年，加重 1 个月而第 3 次住院，脘腹胀满，恶心厌油，大便稀溏，口干口苦不欲饮，腰酸耳鸣，午后低热，鼻衄牙宣，尿少浮肿，自服利尿剂无效。1978 年曾行“脾切除术”，肝脏活检提示“小结节性肝硬化”。体检：体温 37.7℃，神志清楚，面色晦暗，血缕红痣，皮肤及巩膜无黄染，心肺(-)。腹部膨隆，腹壁静脉暴露，腹围 88cm，肝肋下未触及，移动性浊音(+)，两下肢中度凹陷性水肿。肝功能：锌浊度 16U，A/G 为 2.8/4.6g。

舌脉：舌红少苔，脉沉细数。

辨证：证属臌胀，肝肾阴虚，水湿内停兼血瘀。治以补养肝肾，育阴利水，少佐活血化瘀。

中药处方：予猪苓汤加味。猪苓 10g，泽泻 10g，阿胶 10g，滑石 10g，云苓皮 20g，丹参 15g，鳖甲 15g，丹皮 10g，生熟地各 10g，赤白芍各 10g，当归 10g，山萸肉 15g。水煎服，每日 1 剂。配合静脉滴注新鲜血浆。

结果：治疗 2 个月，诸症消失，水肿、腹水消退，肝功能正常，A/G 为 4.3/2.0g，临床痊愈出院。

按语：臌胀乃临床大证，成因复杂，寒热杂错，虚实兼夹。本案病程延久，邪亦不去，必化热伤阴，由肝累及于肾，肾阴亏虚，“阳无阴以化”，则水气难行。故本案在腹胀、浮肿、小便不利反复发作的同时，伴有低热、鼻衄、腰酸耳鸣、口干、舌红少苔、脉沉细数等肝肾阴虚之象，符合猪苓汤证之发病机理，故以猪苓汤合六味地黄汤化裁，以补益肝肾，育阴利水。方证相对，虽为顽证，亦指日愈矣。——[曹恩泽，程钊.辨证为主治疗肝硬化腹水 41 例临床报告[J].安徽中医学院学报，1987(1)：28-29.]

案 8. 刘怀德治疗咳嗽案

王某，男，60 岁。

病史：素日体弱，嗜烟，因感冒咳嗽月余，前医以红霉素、鱼腥草治疗四五日无效，审其症见咳嗽白痰略黄，咳而不爽，口微渴，胸闷。

舌脉：舌红无苔而津多，脉细而濡。

辨证：吾始认为表邪入里化热，耗伤肺胃之阴，与沙参麦门冬汤加减治之。药后非但诸症不减，反见气短，咳痰黏腻稠白，不欲食，大便溏，细思良久，乃水热互结之咳嗽耳。《伤寒论》云：“少阴病下利六七日，咳而呕渴，心烦不得眠，猪苓汤主之。”乃与润燥清热利水。

中药处方：予方猪苓汤。阿胶 30g，猪苓 12g，茯苓 10g，泽泻 6g，滑石 24g。

结果：服上方 2 剂后，诸症大减，舌苔红润，脉细缓。再拟调理脾肺之剂而愈。

按语：本案患者咳嗽月余，见舌红无苔，有阴伤之象无疑，然用沙参麦冬胡为不效？在于忽视了邪实一面。殊不见咳嗽伴有黄痰，胸闷不开，有痰热内存也，故单润其燥，必有实实之弊,原证非但未痊,反增下利、不食、咳痰黏腻等新症。虽此,仍为阴虚加痰湿热为患,与猪苓汤滋、行并施,正为对法,投之果如所期。其实,《伤寒论》第319条猪苓汤证中就有咳嗽一候,于此益信仲景之方书,乃临床实践之总结,用之不殆,则历验不爽。——[刘怀德.猪苓汤治愈咳嗽一例[J].山西中医,1987(3):25-26.]

参考文献

[1] 刘守洪.猪苓汤治疗肾积水45例[J].山东中医杂志,1995(8):345-346.

[2] 王永超,相昌娥,张宪忠.猪苓汤治疗肾病综合征30例[J].现代中医药,2009,29(6):17-18.

[3] 桑岚.猪苓汤治疗糖尿病性肾病35例临床报道[J].河南中医药学刊,2000(3):34-35.

[4] 刘云,孙安兵.猪苓汤加减治疗泌尿系结石102例[J].现代中西医结合杂志,2009,18(19):2312-2313.

[5] 徐萍.猪苓汤加味结合41.8℃全身热疗治疗中晚期膀胱癌42例[J].河北中医,2007(8):720-721.

[6] 斯建中.猪苓汤加味治疗慢性肾小球疾病蛋白尿50例[J].浙江中医学院学报,1997(6):36.

[7] 方松青,林丽珍.猪苓汤加减治疗急性肾小球肾炎30例[J].实用中医药杂志,2009,25(9):608-609.

[8] 朱晓红,贾燕平.猪苓汤加味治疗慢性肾盂肾炎60例[J].中医研究,2003(4):27-28.

[9] 林德就,温伟平,邱仁斌,等.加味猪苓汤配合复方丹参注射液治疗系统性红斑狼疮性肾炎30例疗效观察[J].新中医,2003(7):26-27.

[10] 肖浪,鲁艳芳.鲁艳芳教授治疗小儿血尿经验[J].中医儿科杂志,2011,7(6):9-11.

[11] 吴益仙.猪苓汤治疗老年性癃闭60例[J].四川中医,1997(4):26.

[12] 段赟,李雪松,开金龙,等.夏小军教授辨治髓劳合并阳明津伤水热互结证验案[J].中医研究,2013,26(2):42-43.

[13] 徐文峰,何泽云,唐群,等.猪苓汤对阿霉素肾病大鼠血清AVP及肾脏γ-ENaC的影响[J].中国实验方剂学杂志,2013,19(15):280-284.

[14] 刘宝利.猪苓汤和真武汤调节肾小管间质损伤的实验研究[D].北京:北京中医药大学,2006.

[15] 耿小茵,赖真,石之嶙,等.猪苓汤及泽泻对肾结石大鼠草酸钙结晶形成的影响[J].中国中医药信息杂志,2004(6):497-498.

10 小承气汤

【方源】“①阳明病脉迟，虽汗出不恶寒者，其身必重，短气，腹满而喘，有潮热者，此外欲解，可攻里也。手足濈然而汗出者，此大便已鞕也，大承气汤主之。若汗多，微发热恶寒者，外未解也，其热不潮，未可与承气汤。若腹大满不通者，可与小承气汤，微和胃气，勿令至大泄下。②下利谵语者，有燥屎也，宜小承气汤。③若不大便六七日，恐有燥屎，欲知之法，少与小承气汤，汤入腹中，转矢气者，此有燥屎也，乃可攻之。若不转矢气者，此但初头鞕，后必溏，不可攻之，攻之必胀满，不能食也，欲饮水者，与水则哕。其后发热者，必大便复鞕而少也，以小承气汤和之。不转矢气者，慎不可攻也。”（汉·张仲景《伤寒论》）

【组成】大黄四两，酒洗（12g）　厚朴二两，炙，去皮（6g）　枳实三枚，大者，炙（9g）

【用法】上三味，以水四升，煮取一升二合，去滓，分温二服。初服汤当更衣，不尔者，尽饮之。若更衣者，勿服之。（现代用法：水煎分 2 次服，若便通，停服第 2 次）

【功用】轻下热结。

【主治】阳明腑实证。症见谵语，便秘，潮热，胸腹痞满，舌苔老黄，脉滑数；或痢疾初起，腹中胀痛，里急后重等。

【方解】方中大黄苦寒为君，寒以清热而润燥，苦以下气通结，荡涤肠胃，推陈致新。枳实为臣，理气消痞满，破积除壅滞，与大黄相用，以增行气导滞，通便泻热，润燥软坚。厚朴温通，为佐使，一助大黄泻热而不寒凝，二助枳实行气以温通，使气机得通，燥屎得下。诸药相伍，厚朴得大黄，枳实温通而不助热，大黄，枳实得厚朴寒下而不伤中气，相互为用，以奏泄热通便、除满消滞之功。

【临床应用】本方主治阳明腑实证。症见谵语，便秘，潮热，胸腹痞满，舌苔老黄，脉滑数；或痢疾初起，腹中胀痛，里急后重等。现代临床用于消化系统疾病如慢性胃炎、肝炎（病毒性肝炎、妊娠合并急性黄疸型肝炎等）、麻痹性肠梗阻等有明显疗效，亦对肠道清洁、术后胃肠功能恢复、减轻治癌痛药物胃肠副作用有一定疗效。

【药理研究】

1. 缓解胃肠道功能紊乱　现代药理研究表明，大黄能显著改善结肠带平滑肌细胞的收缩功能，提高其电兴奋性，并增加慢波和峰电位发放频率，从而恢复胃肠道的收缩运动功能；枳实不仅可以解除胃肠平滑肌的痉挛，降低其张力，缩短排气、排便时间。有研究表明，厚朴三物汤、厚朴大黄汤、小承气汤和组方的单味药中的钙、镁、铜、锌、铁与蒽醌类物质的协同作用，增加肠道蠕动和平滑肌的收缩运动，达到通便及消除腹胀的目的。三方所含锌量富集，并且三方“行气”作用的大小与它所含锌量的多少成正比，以厚朴三物汤含量最高，小承气汤次之，厚朴大黄汤更次之。

2. 降低血管通透性　本方可降低小鼠腹部血管通透性，但较大承气汤为弱。

3. 保肝　小承气汤对四氯化碳肝损伤大鼠肝脏有修复保护作用。小承气汤组与肝损伤组比较，肝小叶损伤区缩小，肝细胞脂肪滴减少，核糖核酸（RNA）增多，糖原增加，琥珀酸脱氢酶(SDH)等酶(琥珀酸脱氢酶、线粒体标志酶)活性增强。电镜观察,小承气汤组粗面内质网排列密集,线粒体结构恢复正常,数量增加。其作用机制,可能是通过阻止内质网线粒体的损伤,促进蛋白质合成及提高细胞有氧代谢,从而促进细胞的修复,恢复肝功能。

4. 抗菌　体外抗菌实验表明,本药煎剂对大肠杆菌、葡萄球菌具有显著抑制效果,比各单味药的作用强,而且小承气汤浓缩液对葡萄球菌抗菌作用尤为明显。

【名医用方心得】

元・王好古:小承气汤,治痞实而微满,状若其饥人食饱,腹中无转矢气,即大承气只去芒硝。心下痞,大便或通,热甚,宜此方。——(《医垒元戎》)

元・杜思敬:顺气散(即本方)消中者,热在胃而能饮食,小便赤黄,以此下之,不可多利,微微利,至不欲食而愈。——(《拔萃方》)

明・吴又可:热邪传里,但上焦痞满者,宜小承气汤。——(《温疫论》)

明・许宏:证属阳明者,皆为可下也,若大满、大实者,属大承气汤。今此大热,大便硬,未至于大实,只属小承气汤也。以大黄为君,而荡除邪热;以枳实为臣,而破坚实;以厚朴为佐使,而调中除结燥也。——(《金镜内台方议》)

明・吴崑:邪在上焦则作满,邪在中焦则作胀,胃中实则作潮热,阳乘于心则狂,热干胃口则喘,枳、朴去上焦之痞满,大黄荡胃中之实热。此其里证虽成,病未危急,痞、满、燥、实、坚犹未全俱,以是方主之,则气亦顺矣,故曰小承气。——(《医方考》)

清・费伯雄:此治邪在中、上两焦之正法也。注中但有谵语潮热、喘满等症,而无腹胀坚满之象,故减去芒硝,不使伐无病之地以劫阴。略一加减,必有精义,规矩方圆之至也。——(《医方论》)

清・柯琴:夫诸病皆因于气,秽物之不去,由于气之不顺,故攻积之剂,必用行气之药以主之。亢则害,承乃制,此承气之所由。又病去而元气不伤,此承气之义也。夫方分大小,有二义焉:厚朴倍大黄,是气药为君,名大承气;大黄倍厚朴,是气药为臣,名小承气。味多、性猛、制大,其服欲令泄下也,因名曰大;味少、性缓、制小,其服欲微和胃气也,故名曰小。二方煎法不同,更有妙义。大承气用水一斗,先煮枳、朴,煮取五升,内大黄,煮取三升,内硝者,以药之为性,生者锐而先行,熟者气钝而和缓。仲景欲使芒硝先化燥屎,大黄继通地道,而后枳、朴除其痞满。缓于制剂者,正以急于攻下也。若小承气汤则三物同煎,不分次第,而服之四合,此求地道之通,故不用芒硝之峻,且远于大黄之锐矣,故称为微和之剂。——(《伤寒来苏集》)

清・尤怡:谵语者,胃实之证,为有燥屎也,与心下坚,脉滑者大同。然煎大承气汤者,以因实而致利,去之惟恐不速也;此用小承气汤者,以病成而适实,攻之恐伤及其正电。——(《金匮要略心典》)

清・俞根初等:何秀山按:小肠火腑,非苦不通,故君以生军之苦寒,以涤小肠;臣以枳实之苦降,直达幽门;但苦非辛不通,故佐以厚朴之苦辛,助将军一战成功也。此为阳明实热蕴结小肠之良方。若热结旁流,加川连一钱尤妙。——(《重订通俗伤寒论》)

清・王子接:承气者,以下承上也,取法乎地,盖地以受制为资生之道,故胃以酸苦为涌泄之机,若阳明腑实,燥屎不行,地道失矣,乃用制法以去其实。大黄制厚朴,苦胜辛也,厚朴制枳实,辛胜酸也,酸以胜胃气之实,苦以化小肠之糟粕,辛以开大肠之秘结,燥屎去,地道通,阴气承,故曰承气。独治胃实,故曰小。——(《绛雪园古方选注》)

日・吉益东洞:治腹满大便不通者;汗多,大便硬,谵语者;发潮热,大便初头硬,后必溏

者;微烦,小便数,大便硬者;下利谵语者;大便不通,哕而谵语者。——(《方机》)

日·尾台榕堂:子炳曰大、小承气汤,本属同证。若去芒硝,则如钝刀,不可用矣。甚矣,子炳之不辨方法也!夫方有大小,以病有轻重缓急也,岂特大小之制哉?凡长沙之方,虽一味之去加乘除,即异其义,因而效用,亦无不异。是故医之临病也,见证时能审其轻重缓急,缜密处方,则能合长沙之矩度,而后可得其治期。若粗心武断,轻试漫投,侥幸其治,而不杀人者,罕矣!可不慎哉!——(《类聚方广义》)

今·钟小南:痞满,故用枳朴消痞泄满,以匪较大承气为轻,故减其药量;实则胃热便闭,故用大黄泄热通便;不燥则热未结,故去芒硝。——(《伤寒论便读》)

今·陈鼎三:受盛之官,化物出焉。上接胃腑,下接大肠。遗热则小水不清(宜导赤散、猪苓汤之类),与脾相连属土,虚则水谷不化(宜附子理中汤)。其部分上与胃接,故小肠燥屎,多借治胃药治之(宜小承气汤)。——(《医学探源》)

【名医验案选录】

案1. 闫云科治疗心胃痛案。

张某,男,年逾六十。

病史:素患心胃痛,泛酸嗳逆,时轻时重。因囊中乏金,服药一暴十寒,痛减便中断其治。近又疼痛七日,夜间尤甚,且胀满难耐,不得俯仰,蜷卧于床。口干口苦,水谷不思,大便干秘,二三日始一行。望其面色萎黄,舌质带青。触之心下拒压,腹不胀满。切知脉象沉弦。

辨证:心胃痛,有九种。分别辨识,本例当属血瘀为患。书谓:久痛入络。久病宿瘀。仲圣云:腹不满,但自称满者,血瘀也。治当宽中行气,逐瘀导滞。

中药处方:拟小承气汤加味。枳实10g,川朴6g,川军6g,桃仁10g,赤芍10g,郁金10g。2剂

结果:服后痛益剧,随之大便黑粪甚多,解后痛减乃至消失,胃纳大增。谓方药价廉功宏,遂信步来诊。思胃为水谷之海。脾乃生化之脏,今瘀滞已尽,则宜健脾强胃,中土得健,坤德厚载,病从何来?拟参苓白术散加三棱、莪术善后。

按语:胃溃疡,服碱性药、解痉药,疼痛一直不止,而活血化瘀得愈者何也?盖其胃内壁破裂,脉络损伤,溢血与食物凝集,宿占于内,痹塞不通,故而疼痛。血为阴,故夜间尤痛。本案针对痛位不移、拒压、夜甚、舌暗四症,遵久痛入络之说而予逐瘀导滞,非无的放矢也。用小承气汤加桃仁、赤芍、郁金者,以瘀宿上腹也。若瘀在下腹,则用桃仁承气汤以治,以下腹为至阴也。——(《临证实验录》)

案2. 蒲辅周治疗热结旁流(流行性乙型脑炎)案

梁某,男,28岁。

病史:住某医院,诊断为流行性乙型脑炎,病已6日,曾连服中药清热、解毒、养阴之剂,病势有增无减。会诊时,体温高40.3℃,脉象沉数有力,腹满微硬,哕声连续,目赤不闭,无汗,手足妄动,烦躁不宁,有欲狂之势,神昏谵语,四肢微厥,昨日下利纯青黑水。此虽病邪羁踞阳明,热结旁流之象,但未至大实满,而且舌苔秽腻,色不老黄,未可与大承气汤,乃用小承气汤法微和之。

结果:服药后,哕止便通,汗出厥回,神清热退,诸证豁然,再以养阴和胃之剂调理而愈。

原按:此患者症见腹满微硬,谵语欲狂,热结旁流,目赤肢厥,身热无汗,脉沉数有力,乃里闭表郁之征,虽屡用清热、解毒、养阴之剂而表不解,必须下之。下之则里通而表自和。若泥于温病忌下之禁,当下不下,里愈结而表愈闭,热结精伤,造成内闭外脱。说明脑炎治疗并

非绝对禁用下法，唯非下证而误下，酿成内陷则属非是。——(《蒲辅周医案》)

案3. 秦亮治疗宿食内停(急性肠胃炎)案

陆某，男，9岁。初诊日期：1987年5月28日。

现病史：患儿于2天前食肉圆5只，次日晨起呕吐饮食物2次，嗳吐酸腐，不思饮食，腹胀，大便稀水，日五六次，舌苔白腻，脉滑。体温36.8℃。血检：白细胞计数6 200/mm^3，中性71%，淋巴29%。粪检：脓细胞(+)，未消化食物(++)。

辨证："饮食自倍，肠胃乃伤。"病起于饮食不节，积滞内停，胃失和降，脾运失健。治宜通腑消积。

中药处方：予方小承气汤。厚朴5g，枳实10g，生大黄10g(后下)。

结果：药服1帖，解稀便3次，量多秽臭，呕吐已止，腹痛亦除，饮食见增，再予益气健脾剂1帖，以善其后。

按语：本证实为宿食停滞于胃，乃食积之重证，消导不及，便以攻下。然毕竟患者年少体弱，又没形成大实大满之证，故以小承气汤导泄积滞，中病后即止。遂予益气健脾之剂调善其后，治有章法，则病去疾速。——[秦亮.小承气汤儿科临床运用一得[J].国医论坛，1989(1)：38.]

案4. 刘和章治疗脱肛案

李某，女，8岁。初诊日期：1991年8月3日。

病史：其父代诉，患儿自1990年患痢疾后，大便经常不通畅，排便时直肠脱出肛外。近7天因感冒咳嗽而加重，行走时肛门亦脱出。微烦，小便数，午后潮热，口渴，大便秘，脘腹痞满。观其形体壮实，询知嗜食辛辣煎炒食物。面赤唇红，肛门脱出、红肿。

舌脉：舌红、苔黄，脉实有力。

辨证：证属气滞腑实型。治宜降气通便。

中药处方：予小承气汤加减。枳壳10g，槟榔、大黄(后下)各8g，厚朴5g。水煎服。

结果：3剂后，大便通畅，脱肛减轻，原方去大黄，再进10剂后，脱肛痊愈。嘱其忌食热性食物，保持大便通畅。随访半年，未见复发。

按语：脱肛见证，并非全为气虚下陷。因于腑实热壅，络伤气滞者，亦可见之。其证必有便秘而无泄泻，必形实而无神疲，必脘腹胀满而无小腹下坠，必舌红苔黄脉实而无舌淡苔薄脉虚弱。治宜通下腑实，方可使肠道气机通畅，而肛脱自回。——[刘和章.小承气汤新用[J].新中医，1993(2)：44.]

案5. 卢训灏治疗头痛案

卢某，男，33岁。初诊日期：1991年4月6日。

病史：1周前出现头痛，尤以左前额至眉棱骨痛甚，不可近手。曾经某乡卫生所西医治疗，未见痛减。证见：头痛，痛甚处有灼热感，大便秘结不通，不思饮食。

舌脉：舌苔黄燥，脉实。

辨证：证属阳明热结。法当清泄阳明，兼以止痛。

中药处方：予小承气汤加味。大黄、枳实各12g，厚朴10g，细辛3g。

结果：服1剂痛大减，2剂痊愈。

按语：足阳明胃经"循发际，至额颅"。本案头痛，甚于前额至眉棱骨处为甚，又见腹胀、大便秘结、苔黄燥、脉实等，显为燥热结聚阳明，循经上冲所致。故以小承气汤清泄燥热以治本，佐细辛止痛以治标。——[卢训灏.小承气汤治疗头痛[J].四川中医，1992(9)：33.]

案 6. 刘和章治疗哮喘案

王某，男，50 岁。初诊日期：1991 年 8 月 26 日。

病史：哮喘病史 3 年，初发病情较轻，每因寒温不调而突发胸闷气促，入冬更甚，缓解后如常人。这次因疲劳后淋雨受凉诱发。症见喘促气短，张口抬肩，倚息不得卧，胸脘痞闷，吸气困难，喉中有哮鸣音，动则喘促更甚，咳嗽有痰，痰多白稠，吐咳不尽，有时痰带血丝，口干欲饮，不思饮食，溲赤，大便 5 日 1 行。

舌脉：舌红、苔黄中心干黑、扪之无津，脉细数。

辨证：此乃大肠实热。治宜通腑泄热。

中药处方：方拟小承气汤加味。大黄（后下）20g，厚朴 5g，杏仁、枳实各 10g，麦冬 15g。水煎服。

结果：1 剂后，大便解出甚多，状如羊粪，咳嗽减轻。上方大黄减为 15g，再进 3 剂。药后大便通畅，日行 2 次，能平卧及下床活动，思食，黑苔已退。后以清润之品调理 1 周而愈，随访至今未复发。

按语：肺与大肠相表里，其病变亦互为因果。本案乃肺热移于大肠，津液消灼，肺体不润，大肠失滋，上下不通而见喘促气急，大便秘结。运用"上壅者疏其下"之法，以小承气汤轻下之剂，泻而平之，令火热之邪假阳明之道而去。——[刘和章.小承气汤新用[J].新中医，1993(2)：44.]

参考文献

[1] 陈泽民，翁行善，朱红杰，等.小承气汤加味治疗慢性胃炎 55 例[J].湖北中医杂志，1988(6)：8-9.

[2] 王伟，韦瑾.加味小承气汤直肠灌肠促进食管癌术后早期胃肠功能恢复临床观察[J].安徽中医药大学学报，2015，34(2)：30-32.

[3] 海崇熙.通里攻下法治疗妊娠合并急性黄疸型肝炎 13 例[J].江苏中医杂志，1983(6)：24.

[4] 张焜，李波，吴洁.小承气汤治疗病毒性肝炎[J].云南医药，1982(2)：102.

[5] 李乃民，张宏，王淑英，等.小承气汤加味促进老年人术后脾胃功能恢复的临床观察[J].北京中医，1991(5)：31-32.

[6] 何曙霞.小承气汤治疗腹部手术后胃肠功能紊乱 48 例[J].中西医结合杂志，1991(4)：241.

[7] 原建超.加味小承气汤促进剖宫产术后肠蠕动疗效观察[J].医学理论与实践，1992(6)：31-32.

[8] 徐济群.小承气汤加味治疗中毒性肠麻痹[J].中医杂志，1984(9)：42-43.

[9] 张红，陈孟溪.小承气汤治疗癌痛镇痛药胃肠副作用 40 例[J].新中医，1996(2)：52.

[10] 王劲松，赵铮，刘艳梅.小承气汤配合针灸治疗腹部手术后胃瘫综合征疗效及对胃肠道功能的影响[J].现代中西医结合杂志，2018，27(10)：1088-1091.

[11] 孙爱贞，王惠芳，郭瑞新，等.从大承气汤对血管通透性的影响看祛邪类药物的双向调节作用[J].中西医结合杂志，1984(11)：689-691，645.

11 甘草泻心汤

【方源】“伤寒中风,医反下之,其人下利日数十行,谷不化,腹中雷鸣,心下痞鞭而满,干呕心烦不得安,医见心下痞,谓病不尽,复下之,其痞益甚,此非结热,但以胃中虚,客气上逆,故使鞭也,属甘草泻心汤。”(汉·张仲景《伤寒论》)

【组成】甘草四两,炙(12g) 黄芩三两(9g) 干姜三两(9g) 大枣十二枚,擘(4枚) 半夏半升,洗(9g) 黄连一两(3g)

【用法】上六味,以水一斗,煮取六升,去滓,再煎取三升,温服一升,日三服。(现代用法:水煎服)

【功用】益气和胃,消痞止呕。

【主治】治伤寒中风,医反下之,以致胃气虚弱,其人下利日数十行,完谷不化,腹中雷鸣,心下痞硬而满,干呕,心烦不得安。

【方解】方中甘草以补中益脾胃,使脾胃之气复职,既生化气血,又主持其功能。黄连、黄芩清热燥湿,使脾胃不为湿热所肆虐。半夏、干姜以宣畅中焦气机,使湿热之邪无内居之机。人参、大枣以补中益气,与甘草相用,以治病扶正祛邪,正气得复,不为邪虐,然则诸症罢,诸药相合,以达苦寒泻邪而不峻,辛温温通而不散正气,甘药补而有序以和中固本。

【临床应用】本方主治胃气虚弱、腹中雷鸣下利,水谷不化,心下痞硬而满,干呕心烦不得安等。现代临床可用于治疗白塞综合征、复发性口腔溃疡、反流性食管炎、溃疡性结肠炎等。

【药理研究】

1. 调节胃黏液分泌　实验研究认为,甘草泻心汤能降低正常大鼠胃黏液分泌量,与胃黏液分泌量关联度最大的是方剂中的黄连,可以显著降低其分泌量,其次为半夏、大枣和甘草的交互项,可增加胃黏液分泌量。同时随半夏、黄芩、黄连剂量的增加,大鼠胃黏液分泌抑制作用增强;随党参、干姜剂量的增加,大鼠胃黏液分泌促进作用增强。可见每味药物在不同复方中的贡献是不同的,通过改变单味药物的剂量,可以促进和调节甘草泻心汤促胃黏液分泌作用的效应。

2. 抗反流性食管炎　临床及实验研究表明,甘草泻心汤可以明显改善治疗组大鼠食管黏膜损伤程度,显著提高食管局部抗氧化能力。组织学观察发现,治疗组大鼠食管炎性细胞浸润、鳞状上皮过度增生、固有层乳头延伸等组织病理改变有不同程度减轻。

3. 抗溃疡性结肠炎　实验研究发现,甘草泻心汤能够调整复发性溃疡性结肠炎的肠道菌群的失调状态、可减少血清中促炎因子白介素-6的水平,其作用皆与美沙拉秦组相似;能使血清中的抗炎因子白介素-10上升,其抗炎因子的提升作用比美沙拉秦更为明显($P<0.05$)。表明该方有调整肠道菌群、促进血清中促炎因子和抗炎因子向有益的方向变化的作用。

4. 抗口腔溃疡　实验研究发现,甘草泻心汤可改善大鼠复发性阿弗他溃疡模型T淋巴细胞亚群失衡，该方还可降低复发性阿弗他溃疡患者血清一氧化氮（NO）和一氧化氮合酶（NOS）水平，对复发性阿弗他溃疡治疗作用明显。

5. 对肝损伤的保护作用　实验表明，甘草泻心汤能缩短 CCl_4 致肝损小鼠戊巴比妥钠入睡时间，降低 CCl_4 和扑热息痛致肝损后的谷丙转氨酶、碱性磷酸酶活性和甘油三酯水平。其机制可能与激活或促进肝微粒药酶生成，增强肝脏转化毒物或药物的功能有关。

【名医用方心得】

清·王子接：甘草泻心，非泻结热，因胃虚不能调剂上下，致水寒上逆，火热不得下降，结为痞。故君以甘草、大枣和胃之阴，干姜、半夏启胃之阳，坐镇下焦客气，使不上逆；仍用芩、连，将已逆为痞之气轻轻泻却，而痞乃成泰矣。——（《古方选注》）

清·吴谦：方以甘草命名者，取和缓之意。用甘草、大枣之甘温，补中缓急，治痞之益甚；半夏之辛，破客逆之上从；芩、连泻阳陷之痞热，干姜散阴凝之痞寒。缓急破逆，泻痞寒热，备乎其治矣。——（《医宗金鉴》）

今·李今庸：湿热肝火生虫而为狐惑证，故宜清湿热，平肝火；由于虫交乱于胃中，又当保胃气，因人以胃气为本，故选用甘草泻心汤。君甘草以保胃气；连、芩泻心火，去湿热。虫疾之来也非一日，其脏必虚，卧起不安，知心神欠宁，故用人参补脏阴，安心神；大枣以和脾胃；用姜、夏者，虫得辛则伏也。——（《金匮要略释义》）

【名医验案选录】

案 1. 岳美中治疗大便燥结案

宋某，男，59 岁，1960 年 12 月 31 日初诊。便燥数月，每于饥饿时胃脘胀痛，吐酸，得按则痛减，得矢气则快然，唯矢气不多，亦不口渴。诊见面部虚浮，脉象濡缓。投甘草泻心汤加茯苓。3 剂后大便甚畅，矢气转多。改投防己黄芪汤加附子 4.5g。1 剂后大便甚畅，胃脘痛胀均减，面浮亦消，唯偶觉烧心。原方加茯苓服用 2 剂。3 个月后随访，诸症皆消。

按语：大便干燥，多责之于腑实热结，或津亏肠枯。然本案便燥，不见口渴等热炽津伤之象，但见胃痛、吐酸之证，知别有他因。观胃痛得按痛减，乃气虚也；痛而且胀，矢气快然，又气滞也。综合脉象分析，乃脾虚而气机阻滞之候。脾虚气塞，肠道不运，则致大便干燥。其治宜塞因塞用，斡旋气机。甘草泻心汤为脾胃虚甚之痞而设，补而兼通，寒热并投，辛开苦降，畅达气机，正与本证相宜，故取效甚捷。信非善读圣书之士不可为之也。——（《岳美中医案集》）

案 2. 刘渡舟治疗狐惑病案

郑某，女，32 岁。患病而有上、中、下三部的特点。在上有口腔经常糜烂作痛，而不易愈合；在下有前阴黏膜溃破，既痛且痒；中部则见心下痞满，饮食乏味。问其小便尚可，大便则每日 2 次犹能成形。切其脉弦而无力，舌苔薄白而润。三部之证由中州发起。辨为脾虚不运，失降失常，气痞于中，而挟有湿䘌之毒。治宜健脾调中，升清降浊，兼解虫毒之侵蚀。

处方：炙甘草 12g，黄芩 9g，人参 9g，干姜 9g，黄连 6g，半夏 10g，大枣 7 枚。共服 10 余剂，以上诸症逐渐获愈。

按语：本方治狐惑病，法见《金匮要略》。本案虽患狐惑而见上、中、下三部症状，但患者有心下痞满，饮食乏味，大便频行，此脾胃虚而不运之象。当治从脾胃，复其升降之职，则一身之水火既济，阴阳调和。又本方辛苦相掺而重用甘草，有杀虫解毒之功。有的医家于本方加生石膏，以清阳明胃热，亦有灼见卓识。——（《刘渡舟临证验案精选》）

案3. 张德超治疗噤口痢案

滕某,男,7岁。夏秋间患赤白痢。一医用逆流挽舟法,热虽减而下痢红白冻积依然。五日来,日夜下痢达一二十次之多,腹痛,下痢红多白少。一医见其不欲食,疑为停食,复下之,痢不减反增,呕吐频仍,不能饮食,举家惊惶,始来商治于余。察之两脉濡弱而右关独弱,舌苔白而质红。辨为胃气重虚,客气上逆,属噤口痢。治法:补中和胃,清化湿热。用仲景甘草泻心汤:甘草6g,黄芩6g,黄连3g,制半夏9g,党参9g,生姜6g,红枣3枚。连服2剂,呕吐下痢均减轻。以原方加减,续服3剂而安。

按语:大论用甘草泻心汤治"胃中虚,客气上逆"之心下痞硬。本案初为胃肠湿热互结,致成下痢,复因误下胃虚,客气乘虚上逆,致成噤口痢。故用甘草泻心汤补中和胃,清化湿热,其中以生姜易干姜,意在加强止呕作用。——(《经方应用》)

案4. 毕明义治疗呕利痞案

于某,女,36岁,1983年9月15日初诊。患者素体强健,1个月前因夜间睡时着凉,翌晨6时突然感到腹痛、肠鸣,随即腹泻,呈水样便,40~50分钟泻下1次,泻如暴注下迫状,频频呕吐水样物,继则住院治疗,诊为急性胃肠炎。治疗3天,病情好转出院。出院后2日,复吐泻不止,吐出为黄绿样水,泻下不化之物,又二次住市医院治疗6天,呕吐腹泻止。出院后复因食冷吐泻复作,呕吐食物,有时夹有血样物,泻下水粪夹杂,时有完谷不化,伴胃脘胀闷,食则甚,形体消瘦,面色萎黄,脱水状。舌尖红、边有齿印、苔白厚微黄稍腻,脉沉、关上弦滑。脉证合参,为中气虚,寒热不调,脾胃升降失职所致。治当缓急补中,和胃消痞止泻。以甘草泻心汤治疗。服1剂后呕吐即止,胀满减轻,又继服2剂,大便成形,日行3次,再服2剂而诸症皆除,未再复发。

按语:甘草泻心汤主证乃下利、呕吐、痞满。三证之中,以痞、利为主;痞、利之中,又以下利为主。本案下利日甚,又见脾胃大虚,寒热错杂之候,乃甘草泻心汤证无疑,果两剂而愈。——[毕明义.重剂甘草心汤治疗急性胃肠炎60例[J].山东中医杂志,1986(3):14.]

案5. 李秀华治疗不寐案

张某,女,58岁,1989年6月14日入院。患者四年来夜不能寐,每晚服用安定片或水合氯醛等西药维持才能入睡2~3小时,但稍闻声响便醒而不寐,屡治鲜效。近20天来彻夜不寐,虽加倍服用安定片亦目不能瞑,不得卧,心烦易躁,疲倦乏力,两目胀满仍突,胸脘痞满嘈杂,口干苦,纳呆不食。症见身体消瘦,面色不华,舌苔黄厚,脉沉细。乃脾胃虚弱,寒热内蕴中焦,上扰心神所致。治宜调理中焦,开结除痞。初用归脾汤、安神定志丸等方治疗不效。复以甘草泻心汤化裁:甘草18g,黄芩、半夏、内金、陈皮、干姜各10g,党参15g,黄连5g,大枣4枚。服药1剂,诸症皆除。

按语:《素问·逆调论》云:"胃不和则卧不安。"本案中气虚弱,寒热错杂于脾胃,心神受扰而不寐。故伴有胸脘痞满、不食等症,正与甘草泻心汤"心下痞硬而满,干呕,心烦不得安"之证机相合。病起于胃中不和,故加陈皮、内金以助和胃、健胃之功。——[李秀华.甘草泻心汤治不寐[J].四川中医,1990(5):32-33.]

案6. 刘景祺治疗舌皲裂案

岳某,女,23岁,1979年8月6日初诊。舌体皲裂疼痛已3年,曾大量服核黄素无效,反而日趋严重,检查发现舌的前2/3均布满横而深的裂纹,大裂纹中间布满浅而短的小纹,似桑椹皮,不能食酸辣刺激性食物,痛苦异常。胃脘经常懑闷,饭后易腹胀。脉左关上滑,右滑。辨证:心火亢盛,中焦痞塞。治则:泻心除烦。处方:炙甘草12g,黄连须6g,黄芩9g,半夏 9g，党参 15g，干姜 3g，大枣 3 个。服 9 剂后，舌体疼痛消失，小短纹减少，深长纹稍变浅。服 48 剂，小短纹完全消失，深长纹亦消失 2/3，剩余条纹变短变浅，食酸辣食物已无痛苦。

按语：中焦痞塞，阻塞阴阳水火升降之道路，心火隔于上，上灼其窍而见舌体皲裂疼痛。其辨证要点是伴见胃脘痞胀。故治从中焦，斡旋气机，待痞消气转，水升火降，则其病自愈。——(《经方验》)

案 7. 荆棘治疗淋证(急性尿道炎)案

李某，男，23 岁，初诊日期 1989 年 6 月 15 日。自述 5 天前感觉小便灼热，继则尿道口红肿，排出脓性分泌物，现排尿困难，曾服尿道消炎药效果不佳。诊其脉来滑数、舌苔薄黄边尖红。问诊得其半月前出差西北有不洁性交史，遂断为热毒外侵，湿热下注尿道之证。治宜清热解毒，燥湿和中。药用：黄连 9g，黄芩 12g，半夏 12g，党参 12g，干姜 9g，生甘草 15g，大枣 6 枚。5 剂后尿道红肿已消，疼痛已减，脓性分泌物已无，再服 5 剂加猪苓、茯苓、滑石、阿胶、白芍、甘草善后，病人遂告痊愈。

按语：热毒湿气起于中焦，客于下焦，气化失常，小便不利。用方清热解毒燥湿，执中治下，法承《金匮要略》。——[荆棘，孙瑞.男科应用甘草泻心汤体会[J].河南中医，1990，10(5)：11-12.]

案 8. 荆棘治疗不射精案

崔某，男，24 岁，初诊日期，1988 年 10 月 11 日。患者结婚 2 年余，从无射精现象，至今不育，现证头昏心烦，失眠多梦，精神紧张，口苦咽干，交不射精，却也痿软，梦遗频繁。舌淡红苔薄黄，脉象细数。此为心火亢盛，相火离位之证。治宜清心降火、交泰阴阳。药用：黄连 9g，黄芩 12g，党参 12g，干姜 9g，生甘草 15g，半夏 10g，大枣 6 枚。5 剂，并嘱以轻松情志，放下包袱。5 剂后患者云阴茎交后可软，但仍未射精，继服 5 剂，患者兴奋异常，云已射精 1 次。原方加元参 30g、麦冬 12g，继服 7 剂以善其后。

按语：心肾不交，离火虽存，而坎水不应，故交而不射。又见心烦不寐，舌红脉细数。治从中焦，乃交泰阴阳之特法也。盖水火不济之证，用交心肾法而不效者，多因脾土中不顺接也。用甘草泻心汤厚土健中，升水降火，令坎离相交，水火既济而愈。——[荆棘，孙瑞.男科应用甘草泻心汤体会[J].河南中医，1990，10(5)：11-12.]

案 9. 胃脘痛(慢性胃炎、十二指肠球部溃疡)

霍某，男，3 5 岁，1974 年 5 月 21 日初诊。患者胃脘部疼痛已有 4 年之久，曾被诊断为慢性胃炎及球部轻度溃疡，服药暂得缓解，终未痊愈。近 1 年来病情增重，疼痛时有灼热感，胸胁满闷，饮食减少，嗳气频频，腹中鸣响，形神疲乏，饥则痛甚，食热食甘则痛缓，舌质淡，尖边略红，苔薄腻而略黄，脉弦细无力。此为肝郁脾虚，湿滞热壅，寒热互见，升降失和。治用疏肝健脾，燥湿清热法，以甘草泻心汤加木香、佛手投服 5 剂。服后其病若失，唯有纳谷尚差，遇刺激时胸胁尚感饱闷，又加入鸡内金、谷芽、白芍、隔山撬等再服 5 剂。至今随访，未再复发。

按语：胃脘疼痛 4 年之久，寒热错杂，脾胃大虚，“谷不化，腹中雷鸣，心下痞硬而满，干呕，心烦不得安”诸症迭现，正中甘草泻心汤证之机。因见胁满、脉弦，故加木香、佛手以疏肝解郁。——[梁惠光.甘草泻心汤治案三则[J].浙江中医杂志，1982(5)：227.]

参考文献

[1] 杨文博，宋凤丽，李仝.李仝教授运用甘草泻心汤治疗卡培他滨所致腹泻的临床经验[J].世界中西医结

合杂志,2017,12(2):180-183.

[2] 张保国,刘庆芳.甘草泻心汤药理研究与临床应用[J].中成药,2014,36(5):1048-1050.

[3] 王付.学用干姜黄连黄芩人参汤及其衍生方的思考与探索[J].中医药通报,2013,12(6):14-15.

[4] 赵秋枫,王实,夏亮.甘草泻心汤治疗复发性溃疡性结肠炎临床观察及其对肠道菌群和血清白介素6、10的影响[J].中华中医药学刊,2013,31(4):944-946.

[5] 柴瑞震.《伤寒论》中汗、吐、下后变证证治[J].河南中医,2010,30(10):937-939.

[6] 刘可勋.《伤寒论》"据证而辨""审证求因"的病因学思想探讨[J].贵阳中医学院学报,2006(1):3-4.

[7] 宋小莉,牛欣,司银楚.基于BP神经网络的半夏、生姜、甘草三泻心汤配伍研究[J].中国临床药理学与治疗学,2005(5):527-531.

[8] 高艳青,司银楚,尚景盛,等.三种泻心汤及其类方不同配伍对正常大鼠胃粘液成分的影响[J].中成药,2005(1):73-78.

[9] 蒋雯娟,马晓萍.健康教育路径在护理肺结核手术患者中的应用[J].临床合理用药杂志,2015,8(29):126-127.

12 黄 连 汤

【方源】“伤寒胸中有热，胃中有邪气，腹中痛，欲呕吐者，黄连汤主之。”（汉·张仲景《伤寒论》）

【组成】黄连三两(9g)　甘草三两，炙(9g)　干姜三两(9g)　桂枝三两，去皮(9g)　人参二两(6g)　半夏半升，洗(9g)　大枣十二枚，擘(4枚)

【用法】上七味，以水一斗，煮取六升，去滓，温服，昼三服夜二服。（现代用法：水煎服）

【功用】平调寒热，和胃降逆。

【主治】胸中有热，胃中有寒。胸中烦闷，欲呕吐，腹中痛，或肠鸣泄泻，舌苔白滑，脉弦。

【方解】胸中烦热，欲呕吐，舌苔黄，乃胸中有热之见证；腹中痛，肠鸣泄泻，脉弦紧系胃中有寒之见证。此证因胸热胃寒而致升降失司，方中黄连苦寒以清胸中之热；干姜辛温以去胃中之寒，二药合奏清上温下，平调寒热之功而为君。半夏和胃降逆，桂枝温阳升清二药与共，使升降复司，胃肠安和而为臣。党参、大枣补中益气，共奏扶正以祛邪之功可为佐，甘草调和诸药而为使。本证伤寒，寒邪入里，其深入胸中者，传而为热，此即所谓“胸中有热”，症见胸中烦热：其深入胃脘者，传而不化，寒邪凝结中焦，故其人腹中痛。

【临床应用】本方主治胸中有热，胃中有寒。证见胸中烦闷，胸中烦闷，欲呕吐，腹中痛，或肠鸣泄泻，舌苔白滑，脉弦等。现代临床可用于治疗消化性胃溃疡、急慢性胃肠炎、胃痛等病症。

【药理研究】

1. 对胃黏膜损伤保护及抑制胃酸分泌的作用　实验结果表明，黄连汤对大鼠胃黏膜损伤均有明显保护作用，而且随剂量增加其保护作用增强，对乙醇胃黏膜损伤的抑制作用表现为良好的量效关系。黄连汤不但能增加胃黏膜的抵抗力，而且有抑制胃酸分泌的作用，二者作用强度相当。

2. 镇吐作用　实验结果显示黄连汤 2g/kg 有明显镇吐作用，表现为致吐的潜伏期延长，呕吐次数减少。但黄连汤一次给药未见明显镇吐作用。

【名医用方心得】

金·成无己：上热者，泄之以苦，黄连之苦以降阳；下寒者，散之以辛，桂、姜、半夏之辛以升阳；脾欲缓，急食甘以缓之，人参、甘草、大枣之甘益胃。——(《注解伤寒论》)

明·许宏：湿家下后，舌上加胎者，以丹田有热，胸中有寒，是邪气入里，而为下热上寒也。此伤寒邪气传里，而为下寒上热也。胃中有邪气，使阴阳不交，阴不得升为下寒，故腹中痛；阳不得降为上热，故欲呕吐也。故与半夏泻心汤中加桂枝升降阴阳之气也；为下寒，故去黄芩。经曰：上热者，泄之以苦；下寒者，散之以辛。故用黄连为君，以治上热；干姜、桂枝、半夏以散下寒为臣；人参、大枣、甘草之甘，以益胃而缓其中也。——(《金

镜内台方议》)

明·吴崑:伤寒胸中有热而欲呕,胃中有寒而作痛者,与此汤以升降阴阳。黄连之苦,以泄上热而降阳;姜、桂、半夏之辛,以散中寒而升阴;人参、甘草、大枣之甘,可缓中急而益胃。是方也,以黄连之寒,佐以姜、桂之辛,则寒者不滞。以姜、桂之热,君以黄连之苦,则热者不燥。寒热之相用,犹奇正之相倚耳。况夫人参、甘草之益胃,又所以宰中而建招摇矣乎。——(《医方考》)

清·柯琴:此亦柴胡加减方也。表无热,腹中痛,故不用柴、芩,君黄连以泻胸中积热,姜、桂以驱胃中寒邪,佐甘、枣以缓腹痛,半夏除呕,人参补虚。虽无寒热往来于外,而有寒热相持于中,仍不离少阳之治法耳。此与泻心汤大同,而不名泻心汤者,以胸中素有之热,而非寒热相结于心下也,看其君臣更换处,大有分寸。——(《伤寒来苏集·伤寒注》)

清·汪琥:夫病本太阳伤寒,邪传入里,胃中有寒邪之气,故于麻黄汤中止取桂枝、甘草二味,辛甘相合以散其寒也。邪之所凑,其气必虚,故用人参、大枣以益胃。用半夏者,以其能挟黄连清胸中热,止呕吐也。用干姜者,以其能挟桂枝散胃中寒,除腹中痛也。且也,药分寒热,甘草复有调和相协之义。要之,此汤病人涉虚者宜用之,否则勿轻投也。——(《伤寒论辩证广注》)

清·汪昂:伤寒分表里中三治,表里之邪俱盛,则从中而和之,故有小柴胡之和法。至于丹田胸中之邪,在上下而不在表里,即变柴胡为黄连汤,以桂枝代柴胡,以黄连代黄芩,以干姜代生姜,引入胃中,听胃气之上下敷布,故不问下寒上热,上寒下热,皆可治之也。夫表里之邪则用柴、芩,用生姜之辛以散之;上下之邪则用桂、连,用干姜之辣以开之,仲景圣法灼然矣。——(《医方集解》)

清·王子接:黄连汤,和剂也,即柴胡汤变法,以桂枝易柴胡,以黄连易黄芩,以干姜易生姜。胸中热,欲呕吐,腹中痛者,全因胃中有邪气阻遏阴阳升降之机,故用人参、大枣、干姜、半夏专和胃气,使饮入胃中,听胃气之上下敷布,交通阴阳,再用桂枝宣发太阳之气,载引黄连从上焦阳分泻热,不使其深入太阴,有在虚寒腹痛。——(《绛雪园古方选注》)

清·尤怡:此上、中、下三焦俱病,而其端实中。邪气即寒淫之气,胃中者,冲气所居,以为上下升降之用者也。胃受邪而失其和,则升降之机息,而上下之道塞矣。成氏所谓阴不得升而独治其下,为下寒腹中痛;阳不得降而独治于上,为胸中热欲呕吐者是也。故以黄连之苦寒以治上热,桂枝之甘温以去下寒,上下既平,升降乃复。然而中焦不治,则有升之而不得升,降之而不得降者矣,故必以人参、半夏、干姜、甘草、大枣,以助胃气而除邪气也。此盖痞证之属,多从寒药伤中后得之,本文虽不言及,而其为误治后证可知,故其药亦与泻心相拟,而多桂枝耳。——(《伤寒贯珠集》)

清·吴谦:伤寒邪气入里,因人脏气素有之寒热而化病。此则随胃中有寒,胸中有热而化,腹中痛欲呕吐,故以是方主之。君黄连以清胃中之热,臣干姜以温胃中之寒,半夏降逆,佐黄连呕吐可止,人参补中,佐干姜腹痛可除,桂枝所以安外,大枣所以培中也。然此汤寒温不一,甘苦并投,故必加甘草协和诸药。此为阴阳相格,寒热并施之治法也。——(《医宗金鉴·订正伤寒论注》)

清·章楠:小柴胡汤、黄连汤同为和剂,而柴胡汤专主少阳,黄连汤专主阳明。若少阳证之喜呕者,因木郁土中,胃气不顺,故以柴胡升少阳之气,以黄芩、半夏降胃逆也。黄连汤治胃中邪阻呕吐,病在中焦阴阳格拒,而营气起于中焦,故佐桂枝通营,君黄连之苦寒,干姜之辛热,通阴阳,分清浊,然后人参、大枣、甘草、半夏得以助正气而调和之。因其胸热腹痛,皆由中焦阴阳格拒使然,故为阳明主方。(《医门棒喝·伤寒论本旨》)

清·费伯雄:变姜、连泻心之法而为升降阴阳之法。寒热并用,补散兼行,和法之最佳者。——(《医方论》)

今·蔡陆仙:此不往来寒热,病不在半表,则柴胡不中与之,胸中为君主之宫城,故用半夏泻心汤加减。胸中之热不得降,故炎上而欲呕;胃因邪气之不散,故腹中痛也。用黄连泻心胸之热,姜、桂去胃中之寒,甘、枣缓胸中之痛,半夏除呕,人参补虚。虽无寒热往来于外,而有寒热相搏于中,所以寒热并用,攻补兼施,仍不离少阳和解之治法耳。此症在太阳、少阳之间,此方兼泻心、理中之剂。——(《中国医药汇海·方剂部》)

【名医验案选录】

案1. 刘渡舟治疗下利(慢性非特异性溃疡性结肠炎)案

林某,男,52岁,1994年4月18日就诊。患腹痛下利数年,某医院诊为"慢性非特异性溃疡性结肠炎"。迭用抗生素及中药治疗,收效不显。刻下:腹中冷痛,下利日数行,带少许黏液。两胁疼痛,口渴,欲呕吐。舌边尖红,苔白腻,脉沉弦。辨为上热下寒证。治以清上温下,升降阴阳。为疏加味黄连汤:黄连10g,桂枝10g,半夏15g,干姜10g,党参12g,炙甘草10g,大枣12枚,柴胡10g。服药7剂,腹痛、下利、呕吐明显减轻,但仍口苦、口渴、胁痛。又用柴胡桂枝干姜汤清胆热温脾寒,服7剂而病愈。——(《刘渡舟临证验案精选》)

按语:上有热,下有寒,寒热阻拒,阴阳不交,影响胃肠的消化、传导功能,而见腹痛、下利、呕吐、口渴、舌红之证。治以黄连汤清上热,温下寒,交通上下阴阳,实为正治之法尔。

案2. 赵守真治疗呕吐案

陈襄人,男,25岁。久泻愈后,又复呕吐,医进参、术、砂、半,复进竹茹、麦冬、芦根,诸药杂投无效。其证身微热,呕吐清水,水入则不纳,时有冲气上逆,胸略痞闷,口不知味,舌光红燥,苔腻不渴,脉阴沉迟而阳浮数,乃上热中虚之证,应用黄连汤。方中姜、桂、参、草温脾胃而降冲逆,黄连清胸热,伴半夏以止呕吐,为一寒一热错综之良方。服药呕吐渐止;再剂,证全除,能进稀粥。后用五味异功散加生姜温胃益气而安。——(《治验回忆录》)

按语:胸中有热,则胸脘痞满,舌光红燥,寸脉浮数;胃中有寒,呕吐清水,苔腻不渴,关脉沉迟。此上热下寒,黄连汤证也,是再剂而安。

案3. 丁荣川治疗胃痛呕吐案

王某,男,45岁,1965年8月30日就诊。患者于1965年8月29日晚间,突然胃脘疼痛,呕吐不已,呕吐物初为食物,后为痰沫,次晨呕出绿色胆液,饮水则呕。刻诊:按其痛处确在脐上部,脉象弦数,舌尖边赤,苔黄薄。证属胸中有热,胃中有寒,寒热不调,阴阳升降失常。法当和解,处方:黄连3g,淡干姜2.4g,法半夏9g,潞党参9g,川桂枝3g,甘草2.4g,大枣3枚。嘱服1帖,徐徐饮之,以防将药呕出。8月31日复诊:药后呕吐已止,唯脘部尚有微痛。仍宗原方,以巩固疗效。5个月后随访,并未复发。

按语:大论"伤寒,胸中有热,胃中有邪气,腹中痛,欲呕吐者,黄连汤主之"。联系本案,甚为贴切。——[丁荣川.介绍胃痛呕吐的验方——黄连汤[J].江苏中医,1966(6):

26-27.]

案 4. 闫云科治头痛案

张某，男，72 岁，胃痛、胃胀 10 余年，常求诊于余，或以大柴胡汤，或以半夏泻心汤，多可获效。近复头痛，痛剧时头面烘热，心烦懊侬。做 CT 检查，未发现异常，遂来门诊。述称偏右头痛，呈胀痛，食多、饮多其痛尤甚，饥饿则舒适。日日服去痛片以求缓减。胃纳可，口干苦，大便一二日一行，嗳逆泛酸，肠鸣腹胀。腹中气上冲逆，每欲以手按之。饭菜稍冷即腹痛。望其舌，质淡红，苔根厚腻。诊其脉，沉弦细。触其腹，腹皮薄弱，腹肌挛急，心下、当脐悸动。

《素问·通评虚实论》云："头痛耳鸣，九窍不利，肠胃之所生也。"患者脾胃久虚，升降失调，故而头痛。头痛与呕吐同，皆胃气上逆也。饮食稍多疼痛加剧、饥饿则舒适，喜手按压，足证中虚乏运、浊气上逆。故健脾胃，调寒热，理升降为本案之治法。半夏泻心汤一方数能，似可当之，然脉症显示寒多热少，且腹中上逆，如是，显然不及黄连汤更妥。拟：

黄连 10g，桂枝 15g，党参 15g，炙甘草 10g，半夏 15g，干姜 10g，红枣 10 枚。3 剂。

二诊：头痛大减，脘胀，嗳逆、泛酸皆轻，腹中仍冲逆。守方 5 剂。

三诊：头痛未发作，诸症次第减轻或消失。欲得长治久安，需健脾胃、复中气一至两月，以其脾胃久虚，非短期可愈也。上方加白术 15g、黄芪 30g，每 2 日 1 剂。

按语：饮食稍多便疼痛加剧，饥饿则症减，应辨为实证而非虚证之候，何不攻下反予补益？曰：需攻者腹诊拒压而非喜压，脉应沉滑有力而非细弱不足。本案病者年迈久病，中气虚损，运化乏力，是以饮食稍多便难以运化，浊气益盛而疼痛有加。若作实证泻之，其必含冤。——(《经方躬行录》)

案 5. 闫云科治脘痛案

孙某，男，55 岁，南高村人。脘腹疼痛，已历年余。痛时按之不减。起床睡觉，衣被稍冷便腹痛泄泻，杂治不效。查阅所服之方，皆有干姜、肉桂等温中之品。既属寒证，何以服之不效？再询之，知其干呕恶心，口苦思饮。视其舌，边尖红赤，苔黄厚腻。诊其脉，脉象弦滑。

证候分析：受冷则腹痛泄泻为肠寒之症，然口苦思饮、舌红苔黄则属胃热之象。由此观之，当系上热下寒、中脘痞塞之证，故屡投温药不效也，宜寒热并用，苦辛分消。拟黄连汤原方：

黄连 4.5g，党参 15g，肉桂 6g，干姜 6g，半夏 10g，炙草 4.5g，红枣 3 枚。3 剂。

二诊：脘痛大减，畏寒亦轻，纳运仍差，原方加神曲 10g，连服 5 剂而愈。

按语：脾胃居中州，为阴阳升降之枢纽，虚则阴阳升降失常。阳在上不能下承于阴，则下寒者自寒；阴在下难以上交于阳，则上热者自热。故寒热共用，辛苦同施，阴阳和顺，而痛失矣。——(《经方躬行录》)

参考文献

[1] 吴芳，杨舒淳，李龑，等.全国名老中医李玉贤妙用黄连汤医案举例[J].内蒙古中医药，2013，32(35)：128，116.

[2] 李垚，郑玉.加减黄连汤治疗反流性食管炎 38 例临床观察[J].中国实验方剂学杂志，2010，16(6)：262-263.

[3] 张霖.《伤寒论》寒热并用法及其配伍浅析[J].云南中医学院学报,2010,33(2):57-59.

[4] 李国臣,林存奇.黄连汤的临床应用及鉴别[J].辽宁中医药大学学报,2009,11(8):204-205.

[5] 冯奕斌,罗伟权,朱世清.从黄连及其复方古今临床应用,发掘现代临床新应用[J].中国中药杂志,2008(10):1221-1225.

[6] 陈桂敏.仲景《伤寒杂病论》苦辛法合剂应用探析[J].时珍国医国药,2005(10):1048-1049.

[7] 王棣洲.寒热并用规律初探[J].陕西中医,2002(7):670-671.

[8] 秦彩玲,刘君英,程志铭.黄连汤对实验性胃粘膜损伤的保护作用及镇吐作用的研究[J].中国中药杂志,1994,19(7):427-430,448.

[9] 傅元谋.关于《伤寒论》研究专著中的两大体系(节录)[J].成都中医学院学报,1982(1):11-15.

[10] 张津玮,孙熙罡.李永成教授临床应用“和法”经验探析[J].河北中医,2015,37(7):972-973.

13 当归四逆汤

【方源】“①手足厥寒，脉细欲绝者，当归四逆汤主之。②下利脉大者，虚也，以强下之故也。设脉浮革，因尔肠鸣者，属当归四逆汤。”（汉·张仲景《伤寒论》）

【组成】当归三两（9g）　桂枝三两，去皮（9g）　芍药三两（9g）　细辛三两（9g）　甘草二两，炙（6g）　通草二两（6g）　大枣二十五枚，擘（8枚）

【用法】上七味，以水八升，煮取三升，去滓，温服一升，日三服。（现代用法：水煎服）。

【功用】温经散寒，养血通脉。

【主治】血虚寒厥证，手足厥寒，或腰、股、腿、足、肩臂疼痛，口不渴，舌淡苔白，脉沉细或细而欲绝。

【方解】本方由桂枝汤去生姜，倍大枣，加当归、通草、细辛组成。方中当归甘温，养血和血以补虚；桂枝辛温，温经散寒以通脉，共为君药。细辛温经散寒，助桂枝温通血脉；白芍养血和营，助当归补益营血，均为臣药。通草通利经脉以畅血行；大枣、甘草，益气健脾，养血补虚，为佐药。重用大枣，既合归、芍以补营血，又防桂、辛燥烈太过，伤及阴血。甘草兼调药而为使药之用。全方共奏温经散寒，养血通脉之效。

【临床应用】本方用于血虚寒厥证，临床应用以手足厥寒，或腰、股、腿、足、肩臂疼痛，口不渴，舌淡苔白，脉沉细或细而欲绝为辨证要点。临床常用于治疗血栓闭塞性脉管炎、无脉症、雷诺病、小儿麻痹、冻疮、妇女痛经、肩周炎、风湿性关节炎等属血虚寒凝者。

【药理研究】

1. 降血压　研究表明，当归四逆汤可使正常狗的血压降低，而心率反射性加快，推测其有扩血管作用。

2. 改善心肌血氧供应　可增加离体兔心冠状动脉血流，增幅较药前达34.2%。同时使离体兔心率减慢，而心肌收缩幅度无增加，提示其能减少心肌耗氧量。

3. 改善肠系膜微循环　增加正常兔肠系膜微循环，血流速度及流量均增加，但细动脉扩张无统计学意义；显著改善微循环障碍兔和鼠的血液流态及单位面积毛细管交叉点数。

4. 镇痛　显著抑制酒石酸锑钾和电流对小鼠的致痛反应。

5. 抗炎　对巴豆油所致小鼠耳郭肿胀和角叉菜胶致大鼠足跖肿胀均有抗炎消肿作用。

6. 活血化瘀　显著延长小鼠凝血时间、凝血酶时间、血浆复钙时间，显著降低大鼠全血比黏度，抑制动静脉旁路血栓形成，降低大鼠血小板聚集性，并促进小鼠自身皮下血肿的吸收。

【名医用方心得】

明·许宏：阴血内虚，则不能荣于脉；阳气外虚，则不能温于四末，故手足厥寒、脉细欲绝也。故用当归为君，以补血；以芍药为臣，辅之而养营气；以桂枝、细辛之苦，以散寒温气为佐；以大枣、甘草之甘为使，而益其中，补其不足；以通草之淡，而通行其脉道与厥也。——（《金镜内台方议》）

明·方有执:当归、芍药,养血而收阴;通草、细辛,行脉而通闭;桂枝辛甘,助阳而固表;甘草、大枣,健脾以补胃。夫心主血,当归补其心,而芍药以收之;肝纳血,甘草缓其肝,而细辛以润之;脾统血,大枣益其脾,而甘草以和之。然血随气行,桂枝卫阳,气固则血和也。——(《伤寒论条辨》)

清·王子接:当归四逆不用姜、附者,阴血虚微,恐重劫其阴也,且四逆虽寒,而不至于冷,亦惟有调和厥阴,温经复营而已,故用酸甘以缓中,辛甘以温表,寓治肝四法,桂枝之辛以温肝阳,细辛之辛以通肝阴,当归之辛以补肝,甘、枣之甘以缓肝,白芍之酸以泻肝,复以通草利阴阳之气,开厥阴之络。——(《绛雪园古方选注》)

清·吴谦:此方取桂枝汤君以当归者,厥阴主肝为血室也;佐细辛味极辛,能达三阴,外温经而内温脏;通草其性极通,善开关节,内通窍而外通营;倍加大枣,即建中加饴用甘之法;减去生姜,恐辛过甚而迅散也。——(《医宗金鉴》)

清·张志聪:桂枝、细辛助君火之神气以养阳,当归、芍药资中焦之血气以养阴,大枣、甘草益其中土,通草通其脉络。阴阳血气通调,而脉体自和,寒厥可愈。——(《伤寒论集注》)

清·张璐:阳邪传入厥阴而厥寒,脉沉细欲绝,与直中阴寒之治截然两途。直中阴寒,用姜、附四逆以回阳,惟恐药之不力,而变虚阳发露。陷阴之邪用当归四逆以通阳,仍须桂枝汤,但去生姜,加当归助芍药以和营,细辛、通草助桂枝提出阳分,使阳邪仍从阳解。其去生姜者,恐其性暴,不待气味入阴,便从太阳开发也。——(《千金方衍义》)

今·秦伯未:本方主治厥阴伤寒,手足逆冷,脉细欲绝,系温肝祛寒、养血通脉之剂。如有久寒者,可加吴萸、生姜,名为当归四逆加吴茱萸生姜汤。一般对肝脏受寒或体用俱虚,惯常用此加减,成为温肝的主方。肝病中用温法,不论逐寒和回阳,不用附子、干姜,而用桂枝、细辛、吴萸、川椒,尤其虚证多用肉桂,因其入肝走血分,能助长生气。——(《谦斋医学讲稿》)

今·岳美中:当归四逆汤系仲景为厥阴病手足厥寒,脉细欲绝而设。冻僵与厥阴似无关系,但手足厥寒,脉细或无,究其机理,则同为寒邪所干,机能减退或消失,故可异病同治。本方以当归、细辛、木通入桂枝汤中,内能温通血脉,外可解肌散寒,投之于冻伤而寒邪尚未化热之前,既可促进机体自我恢复,又能直驱寒邪从表而出,药证相合。如因迁延时日,或治不如法,转为冻疮,仍可用本方调治。——(《岳美中医案集》)

【名医验案选录】

案1. 罗谦甫治疗脐腹冷痛案

罗谦甫治赵运使夫人,年近六十,三月间,病脐腹冷痛,相引胁下,痛不可忍,反复闷乱,不得安卧。乃先灸中庭穴,在膻中下寸六分陷者中,任脉气所发,灸五壮或二七三七壮次以当归四逆汤。归尾七分,桂、附、茴香、柴胡各五分,芍药四分,茯苓、延胡、川楝各三分,泽泻一分,数服愈。——(《古今医案按》)

案2. 岳美中治疗雷诺病案

钱某,男,38岁,1961年12月20日就诊。自诉1960年冬发病,就诊时面部青紫斑斑,鼻尖、耳轮几乎呈青黑色,两手青紫及腕际,指尖更甚,有麻冷感,拇指亦紫,体温35℃,脉象细微。遇火烤则转红。束臂试验阴性。血小板计数正常。诊断为早期雷诺病。处方:桂枝9g,当归9g,赤芍6g,北细辛2.4g,木通6g,吴茱萸6g,艾叶4.5g,桃仁9g,红花3g,炙草2.4g,红枣5枚,生姜3片。服30余剂而愈。至1963年未复发。——(《岳美中医案集》)

案3. 李克绍治疗小儿麻痹症案

杜某,男,20岁。患者幼年曾患小儿麻痹症,成年后两下肢较细,并软弱无力,行动吃力,走路要拄双拐。每至冬季,即四肢发凉,尤其两下肢极不耐冷,最易受冻伤。此乃气血虚弱,抵抗力太差,在冬季阳衰阴盛之际,气血更不能畅行于四末所致。今又值冬令,前证加重。仍宜益血通阳为治,方用当归四逆汤原方。连服数剂,即觉两下肢转为温暖,耐寒力亦有所增强。——(《难病奇方系列丛书:当归四逆汤》)

案4. 周可治疗寒痹案

田某,女,29岁,1965年5月25日初诊。手、肘疼痛麻木、沉重半月余。于产后10余日在凉水洗涤而起,新卧起时痛甚,活动1小时后即减轻,而麻木、沉重持续存在,近日来虽活动痛亦不减,以右侧为重,影响劳作。诊得面色乏华,舌苔薄白,脉象细迟,余无异常。证系新产血虚,寒湿侵袭肌肤经脉,阻碍营卫气血运行而致。治以疏散寒湿,温通经脉,养血和血。予当归四逆汤:当归、桂枝、酒炒白芍各9g,细辛1.8g,通草4.5g,甘草6g,大枣3枚,生姜3g。至5月31日服药4剂,疼痛明显好转,因故停药2天,痛又加重。续予原方,早晚各服1剂。服至6月4日疼痛基本消失,麻木、沉重减轻过半,脉象仍现细迟。原方加薏苡仁12g、黄芪9g(仿当归补血汤意),服法如上。至6月7日症状消失,色脉好转。续服4剂,健康状况一切如常。

按语:新产血虚,凉水洗面感寒,显为血虚受寒,经脉凝涩,而发痹证。此用当归四逆汤神效。——(《临床仲景方剂学》)

案5. 陆鸿滨治疗下肢麻痛案

某女,23岁,1978年11月9日就诊。患者于产后七八天右足趾感染,乃将右足露于被外数日,此后即感右下肢外侧自髋至外踝沿足少阴经脉如触电样麻痛,行动受限。舌质淡嫩,苔白,脉细。辨证:新产之人,“血弱气尽腠理开,邪气因入”,直犯少阴经脉。宜养血通经散寒。给予当归四逆汤,2剂而愈。

按语:产后血虚感寒,经脉凝滞,恰中当归四逆汤证之病机,果两投即愈。——(《临床仲景方剂学》)

案6. 万友生治疗附骨疽案

史某,女,21岁,1978年3月8日初诊。1973年曾患右胫腓骨骨髓炎,经治愈后,1976年又患左胫腓骨中段硬化性骨炎,至今已1年多,久治少效。诊见患处隆起,皮色不变,内感疼痛酸胀,日轻夜重,以致难以入寐,有时痛引左膝关节。形体消瘦,手足厥寒,舌苔灰白,脉细弦缓。投以当归四逆汤加味:当归15g,桂枝9g,赤白芍各30g,细辛3g,木通9g,炙甘草9g,大枣5枚,鹿茸末1.5g(分冲服)。连服40余剂,大得效验,左腿疼痛渐除,夜间已不觉痛,能够安睡通宵。食增神旺,肌肉渐丰,特别是左胫腓骨中段隆起处已平复如常。嘱守上方每隔一二日服1剂,以巩固疗效。随访至今,未见复发。

按语:凡证见肢冷脉细,舌淡苔白者,可予当归四逆汤治之。——(《临床仲景方剂学》)

案7. 史学茂治疗阳痿案

吕某,男,29岁,1980年8月20日就诊。患者婚后3年玉茎举而不坚,不能伺房。诉述房后冷浴为因。虽屡医迭药,用甲基睾丸素及肾气丸等甚多,然疗效不显,现健忘头晕,少寐多梦,体乏纳减,大便质稀,舌质淡,苔白腻,脉沉细。此非肾阳虚衰、命火不足之证,乃属血虚寒凝,宗筋失养所致,治拟养血散寒、助阳通脉。方用当归四逆汤加减:当归30g,桂枝15g,白芍15g,大枣15g,细辛6g,木通10g,甘草10g,露蜂房10g。黄酒引水煎服,日1剂,分

3次服。5剂后,阴茎微微勃起,他证大减,继用5剂,即能交合,再服5剂以资巩固。半年后随访,其妻已身孕。

按语:阳痿一证,求之于心肾而不愈者,应知常达变,着眼于肝,肝主筋,其经抵少腹,过阴器。寒中厥阴,肝寒不温,筋脉失养,宗筋弛缓而发阳痿。前服肾气丸等品,入气分有余而入血分不足,温经有余而益血不足。用当归四逆汤养血和营,温阳祛寒,故见殊功。——(《临床仲景方剂学》)

案8. 刘景祺治疗半身不遂案

余某,男,52岁,1979年10月21日初诊。左半身不遂1年。2年前已有左侧上下肢不能活动,左侧口眼㖞斜,流口水,曾在某医院诊断为脑血栓形成,住院治疗3个月,服中药,注低分子右旋糖酐及血管舒缓素,病情有所好转,但不能自己行走,左手不能握取物品,出院后1年多以来,继续服中西药物,效不著。手足经常发凉,病侧明显,行动仍需人搀扶,左侧口眼㖞斜已不明显,左眼已能闭合,左面肌收缩仍较无力,口角仍向右偏。舌苔白,舌质淡,两寸尺脉无力,关脉滑沉。血压160/100mmHg。印象:中风。辨证:寒客经脉,气滞血瘀。治则:温经散寒,活血通络。处方:当归9g,桂枝9g,细辛6g,白芍9g,通草6g,甘草6g,大枣3个,红花9g,地龙24g。服30剂后,症状好转,扶拐杖已能行走100m左右,左手已能屈伸。又服36剂,不扶拐杖已能行走,左手已能取物,左臂能高举过项。血压为140/90mmHg。

按语:阳虚血亏,邪气因入,经脉凝涩,而生偏枯。《诸病源候论》说:"偏枯者,由血气偏虚,则腠理开,受于风湿,风湿客于身半,在分腠之间,使血气凝涩,不能润养,久不瘥,真气去,邪气独留,则成偏枯。"故以当归四逆汤养血温阳,通利经脉,扶正祛邪,经通血行则愈。——(《临床仲景方剂学》)

案9. 赵守真治疗缩阴案

刘妇,年四旬余,邮亭圩北村人。体素虚弱,某日农作过劳,傍晚归途遇雨,衣履尽湿,归仅更衣,不甚介意。晚间又经房事,而风雨之夜,寒气砭骨,夜半时起入厕,未久,睡感寒甚,数被不温,少腹拘急绞痛,次第加剧,待至天将明时,阴户遽现紧缩,自觉向腹中牵引,冷汗阵出,手足厥冷,头晕神困,不能起立,服药鲜效。其夫来迎治,脉象微细,舌润不温,乃一阴寒证也。其夫且曰:"内子阴户收缩,成一杯大空洞形,时流清液,令人见而生畏。"吾曰:"病虽奇,治尚易,近村魏妇病与相若,曾一方即愈,毋用惊惧。"乃书与当归四逆加吴茱萸生姜汤,嘱一日服完两大剂,并用艾灸气海、关元十余炷,又锡壶盛开水时熨脐下。次日往视,已笑逐颜开,并作厨下,惟身觉略倦而已。

按语:缩阳是男性阴茎向腹内缩入,缩阴是女性阴户向腹内缩入,多由肝肾虚损,复为贼风所袭,或房事后感寒而作。《灵枢·经脉》曰:"肝足厥阴之脉……过阴器,抵少腹。"《素问·至真要大论》曰:"诸寒收引,皆属于肾。"该妇冒雨后又经房事,房事后复入厕,致使寒犯肝肾,阴户内缩。予当归四逆加吴茱萸生姜汤温暖肝肾,驱散寒邪,十分惬合,故有奇效。——(《临床仲景方剂学》)

案10. 丁世名治疗癫痫案

史某,男,8岁,1982年2月15日诊。1981年7月始,自觉疲困嗜睡,逐渐加重,昼夜昏睡,呼之则醒,但旋又复睡。经脑电图检查,诊断为"运动性癫痫"。诊时舌外伸、流涎,四肢不温,舌嫩、苔薄白,脉微细。证属阴盛阳微,阳被阴遏。治当温通经脉,散寒助阳:当归、白芍、党参、吴萸各10g,桂枝15g,细辛5g,通草3g,生姜3片,大枣3枚。6剂后,嗜睡瘥,流涎止,手足温,饮食精神好转,但性情烦躁,舌红,脉沉,继用仲景桂枝甘草龙骨牡蛎汤3剂,诸证消失。3 个月后随访,未见复发。

按语:阴主静,阳主动,阴气盛,故嗜睡。当归四逆加吴萸、生姜汤温经散寒,助阳通脉,阳气恢复,则嗜睡得除。——(《临床仲景方剂学》)

参考文献

[1] 程思宇,周晓晶,李欣,等.基于 NF-κB 信号通路探究当归四逆汤对糖尿病大鼠周围神经病变保护作用机制[J].长春中医药大学学报,2019,35(1):128-131.

[2] 周晓晶,李欣,柳烨惠,等.当归四逆汤对大鼠 DPN 抑制作用及 AGEs/RAGE 的调节[J].中国老年学杂志,2018,38(22):5522-5524.

[3] 樊凯芳,王丽婷,刘其,等.当归四逆汤对 ASO 寒凝血瘀型家兔血清 ANP 含量的影响[J].时珍国医国药,2018,29(9):2153-2155.

[4] 樊凯芳,王欢,刘其.当归四逆汤对血管平滑肌细胞增殖及迁移的影响[J].中华中医药杂志,2018,33(8):3375-3379.

[5] 向庆伟,谭子虎,刘进进,等.当归四逆汤对血瘀证糖尿病周围神经病变大鼠水通道蛋白 1 活性的影响[J].上海中医药大学学报,2018,32(1):78-81.

[6] 樊凯芳,王欢,郝平平.当归四逆汤对 ASO 寒凝血瘀型家兔下丘脑区功能及相关神经递质的影响[J].辽宁中医杂志,2018,45(1):179-182,225.

[7] 岳秀永,李国利,方应权,等.当归四逆汤对慢性盆腔炎模型大鼠的实验研究[J].中成药,2017,39(7):1483-1486.

[8] 朴勇洙,于洋洋.当归四逆汤对系统性硬化病患者抗核抗体及抗 Scl-70 抗体影响的研究[J].中医药导报,2017,23(13):93-95.

[9] 张戟风,刘秀丽,王永利.当归四逆汤对心肌缺血大鼠心电图及心肌酶谱的影响[J].中医药导报,2016,22(17):17-19,23.

[10] 郑文渊,李莹.当归四逆汤治疗慢性荨麻疹的疗效及对血清 CC 型趋化因子的影响[J].现代中西医结合杂志,2016,25(12):1338-1340.

14 附 子 汤

【方源】①“少阴病，得之一二日，口中和，其背恶寒者，当灸之，附子汤主之。”②“少阴病，身体痛，手足寒，骨节痛，脉沉者，附子汤主之。”（汉·张仲景《伤寒论》）

【组成】附子二枚，炮，去皮，破八片（15g） 茯苓三两（9g） 人参二两（6g） 白术四两（12g） 芍药三两（9g）

【用法】上五味，以水八升，煮取三升，去滓，温服一升，日三服。（现代用法：水煎服，附子先煎）

【功用】温经助阳，祛寒化湿。

【主治】阳虚寒湿内侵，身体骨节疼痛，恶寒肢冷，苔白滑，脉沉微。

【方解】本方以大辛大热之附子为君，温肾助阳，化气行水。白术甘苦而温，健脾燥湿；茯苓甘淡而平，利水渗湿。二者合用，使脾气得复，湿从小便而去，共为臣药。佐以辛温之生姜，既助附子温阳散寒，又合苓、术宣散水湿，兼能和胃降逆止呕。配伍酸收之白芍，其意有四：一者利小便以行水气，《神农本草经》言其能“利小便”，《名医别录》亦谓之“去水气，利膀胱”；二者柔肝缓急以止腹痛；三者敛阴舒筋以解筋肉瞤动；四者防止附子燥热伤阴，亦为佐药。诸药合用，温脾肾以助阳气，利小便以祛水邪。

【临床应用】本方主要用于心肾阳虚，寒湿阻滞之心悸、怔忡、胖大舌、眩晕、泄泻、头痛、遗尿、水肿、腰腿痛、腹痛、臂痛等症。现代临床可用于风湿性关节炎、类风湿关节炎、腰椎间盘突出症、脉管炎、雷诺病，循环系统疾病如心功能不全、病态窦房结综合征、冠心病、心肌梗死，消化系统疾病如慢性肾炎、胃下垂、溃疡病及糜烂性胃炎、胃肠炎等，以及妇产科之带下、月经不调、盆腔炎、子肿、习惯性流产、产后汗出、白带、阴痒、妊娠腹痛等。

【药理研究】

1. 抑制血小板聚集　实验研究发现，附子汤可通过降低 Swiss 小鼠血浆血栓素 B_2（TXB_2）的水平，而使对 6-酮-前列腺素 F1α（6-keto-PGF1α/TXB_2）的比值明显升高，表明该方具有抑制血小板聚集的作用。通过拆方发现，这一作用主要来自方中芍药。作为方中主药，单味附子对 6-keto-PGF1α、TXB_2 及其比值的影响不明显，配合后，作用才明显提高。

2. 提高红细胞膜流动性　通过实验研究发现，附子汤可以明显提高红细胞膜流动性，原方五味药的配伍效应显著优于其他拆方组。方中附子、人参、白芍的作用较为突出。以党参加量取代人参后，与原方无明显差异，提示配合后党参与人参对该指标具有相似的效应。

3. 防护次声损伤　有实验研究表明，在 8Hz、130dB 的次声暴露下，可以导致小鼠脑皮质脂质的过氧化，附子汤可以提升小鼠身体内部的谷胱甘肽过氧化物酶（GSH-Px）活力与超氧化物歧化酶（SOD）活力，使得丙二醛（MDA）含量减少，从而可以清除体内过量自由基，降低了机体的不良反应。

4. 改善心功能　有实验研究发现,附子汤可降低脑利钠肽(BNP)及白介素-6(IL-6)水平,能调节神经内分泌细胞因子水平,显著改善心功能,减轻心衰症状。另有研究发现,附子汤能通过下调B型脑钠肽前体(NT-pro BNP)、肾髓质水通道蛋白2(AQP2)表达水平,改善慢性心衰大鼠的心功能。此外,附子汤还能下调慢性心力衰竭大鼠肾素血管紧张素醛固酮系统活性,从而改善心室重构和心功能。

5. 镇痛消炎　经过研究发现,附子汤全方或其配伍组均能使热板小鼠痛阈延长,可升高血清SOD活力、降低血清MDA含量,从而提高机体抗氧化系统能力,减少自由基对机体的损伤,其中全方组药效最好,所以附子汤具有明显镇痛消炎的作用。

【名医用方心得】

明·吴崑:辛甘皆阳也,故用附、术、参、苓以养阳;辛温之药过多,则恐有偏阳之弊,故又用芍药以扶阴。《经》曰:火欲实,水当平之。此用芍药之意也。——《医方考》

清·徐灵胎:白虎加人参汤,亦有背微恶寒之症,乃彼用寒凉,此用温热,何也?盖恶寒既有微甚之不同,而其相反处,全在口中和与口燥渴之迥别。故欲知里症之寒热,全在渴不渴辨之,此伤寒之要诀也。附子汤主之。此乃病已向愈,正气虚,而余寒尚存之证也。——《伤寒论类方》

清·柯琴:此大温大补之方,乃正治伤寒之药,为少阴固本御邪之剂也。夫伤则宜补,寒则宜温,而近世治伤寒者,皆以寒凉克伐相为授受,其不讲于伤寒二字之名实久矣。少阴为阴中之阴,又为阴水之脏,故伤寒之重者,多入少阴。所以少阴一经,最多死证。如少阴病,身体痛,手足寒,骨节痛,口中和,恶寒脉沉者,是纯阴无阳之证。方中用生附(李注:生附当作炮附)二枚,取其力之锐,且以重其任也。盖少火之阳,鼓肾间动气以御外侵之阴翳。则守邪之神有权,而呼吸之门有锁钥,身体骨节之痛自除,手足自温,恶寒自罢矣。以人参固生气之原,令五脏六腑之有本,十二经脉之有根,肾脉不独沉矣。三阴以少阴为枢,设使扶阳而不益阴,阴虚而阳无所附,非治法之善也。故用白术以培太阴之土,芍药以滋厥阴之木,茯苓以利少阴之水。水利则精自藏,土安则水有所制,木润则火有所生矣。扶阳以救寒,益阴以固本,此万全之术。其畏而不敢用,束手待毙者,曷可胜计耶。

因病自内出,表里俱寒而上虚,故大温大补。然彼发热而用附子,此不热而用芍药,是又阴阳互根之理欤。此与真武汤似同而实异:此倍术、附去姜而用参,全是温补以壮元阳。彼用姜而不用参,尚是温散以逐水气。补散之分歧,只在一味之旋转欤。——(《伤寒来苏集·伤寒附翼》)

清·尤怡:气虚者,补之必以甘,气寒者,温之必以辛,甘辛合用,足以助正气而散阴邪,人参、白术、茯苓、附子是也,而病属阴经,故又须芍药以合阴气,且引附子入阴散寒,所谓向导之兵也。——(《伤寒贯珠集》)

日·矢数道明等:本方即真武汤去生姜加人参,以恶寒、手足寒冷为适应证,真武汤相同。但此方少用于腹泻,却用于身体疼痛、关节痛等。脉多沉。方中之人参,与白术、附子配合,有治疼痛之效。在神经痛、风湿病、急性热病经过中,有时用此方。——(《汉方诊疗医典》)

今·万友生:《伤寒论·少阴篇》对本方之论述,可见本方证是因伤寒邪犯少阴而外连太阳所致。但其病机重点在于少阴阳衰阴盛,故用附子汤温补少阴阳气以驱散太阳阴邪。有的注家推崇本方为"风寒湿身痛仙丹",当是根据仲景用以主治身体骨节痛而临床实践有得之言。我对风寒湿邪外犯太阳而内伤少阴的关节痛证,也常用此方获得疗效。——(《万友

生医案选》)

今·李培生:附子汤与真武汤药味略同,惟附子汤参附同用,且白术、附子的用量较大,是重在"温补以壮元阳"。真武汤则不用人参,而取生姜,是重在"温散以逐水气"。二者同属少阴阳虚,但因病势有所偏重,证候不同,故治法方药自有分别。——《柯氏伤寒附翼笺正》

今·黄煌:关于本方证,有的注家认为"口中和""背恶寒"足少阴寒化,但因寒化不重,起病才"一二日",所以不宜大辛大热之品温其阳。只外用灸法即可,而"附子汤主之"当是衍文(见《伤寒论归真》)。但编者却认为"口中和"当为"口中渴"。这从书中白术、茯苓、人参的配伍是可以看得出来的。而且"附子汤主之"一语,正说明本证的严重性。虽得之"一二日",但正因为阳虚很重,所以才内外合治,取效于初蒙。以免病实人虚,导致四逆或通脉四逆等证。从术附大量运用止痛,并结合桂枝新加汤中"身疼痛,脉沉迟"加人参的用药经验来看,也说明附子汤证身体和关节疼痛的程度是很严重的,要远远甚于真武汤证。

本方为治疗寒痛之方,因此,附子剂量要大。而大剂量运用附子则必须先煎、久煎。"背恶寒"要与太阳病和阳明病的相关方证作鉴别。《金匮要略》以本方治疗妊娠胎胀,要注意是用于妊娠晚期,而在胎儿处于分化阶段的妊娠初期是不应用本方的。对于顽痹,根据条文的提示,可以配合针灸等物理疗法来综合治疗。——《经方一百首》

【名医验案选录】

案 1. 顾兆农治阳虚滑胎

高某,26 岁。婚后 5 年妊 4 胎均流产。此次停经 2 个月,妊娠试验阳性,自述少腹怕冷时痛,阴部如有冷风外袭,又下肢逆冷,入夜更甚,腰疼便溏。观其舌质淡,苔薄白,脉沉弱无力,两尺尤甚。

基本方:熟附片 8g(先煎),黄芪、党参、白术、茯苓、枳壳、杜仲各 10g,砂仁、炙甘草各 10g,大枣 10 枚。

连服 3 剂后,腹冷痛及下肢逆冷大有好转,故守原方再进 2 剂,诸症消失。三诊守原方减熟附片为 5g,10 天 1 剂,连服 2 个月,足月顺产一女婴。世人治阳虚滑胎不敢妄用附子,因多虑附子有破坚堕胎之弊,殊不知真阳不足,阴寒内甚,胎元何以得养?故近人报道"附子汤治疗子肿",因附子有温壮元阳,健脾祛寒之功,使真阳振,脾湿化,阴寒自散,其胎自固,即是仲师温腹安胎之法。正如《黄帝内经》云:"女人身重,毒之何如?曰:有故无殒,亦无殒也。"

解读赏析:《金匮要略》指出:"妇人怀娠六七月,脉弦发热,其胎愈胀,腹痛恶寒者,少腹如扇……当以附子汤温其脏。"顾氏还以本方加减治疗妇人胎胀腹痛,尝谓:"此方为温阳峻剂,附子又为有毒之品,妊娠四月时要慎用。仲景在患者妊娠六七月时用附子是因为胎元已成,此时用附子则无坠胎之弊,何况胞宫虚寒,失于温煦,有是证则用是药,有故无殒也。其辨证需严格掌握,主要有腹痛发冷,入夜痛甚,喜按喜暖,小便清长,恶寒身倦,胎胀脉弦,舌淡苔白多津等症,方可以本方加减施治。附子乃扶阳止痛之佳品也。"本方能治妊娠腹痛,不限于少腹,对腹中痛、上腹部疼痛辨证属阳虚寒盛者,多能奏效。如西医诊为胃痉挛疼痛者加干姜;下利重用白芍;兼带红白夹杂者酌加黄连、黄柏;泄泻滑脱不止去芍药,加赤石脂。——(《国医圣手顾兆农经验良方赏析》)

案 2. 姜春华治寒痹

黄某，男，49 岁。患风湿性关节炎已 7 年，下肢浮肿，关节疼痛较剧，遇寒更甚，得暖则减，关节屈伸不利，心背后常有冷感，舌淡苔白，脉弦紧。辨证为寒痹，以附子汤加减：附子 9g，党参 9g，茯苓 12g，芍药 9g，白术 12g，桂枝 9g，黄芪 15g。处以上方 7 剂。

辨证为寒痹，病程已久，故以附子汤加黄芪温阳益气以扶正；人参、黄芪与茯苓、白术同用，益气利尿，可消肿；附子、桂枝同用，温通血脉，有强心作用，增加心排血量可改善心背冷感。药后，痛势减轻，浮肿及心背冷感均有好转。

解读赏析：明·方贤著的《奇效良方》中，本方治房室忽中风，恶风多汗、汗出黏衣、口干上渎、不能劳事，身体尽痛，名曰内风。《三因极一病证方论》说本方治五脏中风寒，手足不仁，口面㖞斜，昏晕失音，眼目瞤动，牙关紧急，不得转动。方中重用附子温经壮阳；人参补益元气；茯苓、白术健脾化湿；芍药和营止痛。诸药合用，共奏温经助阳、祛寒除湿之功。恽铁樵说："太阳病发热，形寒，头痛，项强，口中和，汗自出，始可用桂枝汤。口中和就是舌面润，舌质不绛，唇不干绛，不渴，如其口渴、舌干、唇绛，即是温病，桂枝是禁药。"用麻黄汤之标准，"除恶寒、发热，头痛、身痛等，更须注意两点：第一是无汗，第二是口中和。如其有汗，麻黄是禁药，如其口渴、舌干、唇绛，桂枝也是禁药。只要是真确无汗，口中和，此方是唯一无二的妙法，可以药到病除。"临床凡见脉细无力，二便可，舌淡白而滑，或有齿印者，多可用之。——（《国医圣手姜春华经验良方赏析》）

案 3. 班秀文治带下

黄某，女，48 岁。经行紊乱，前后不定，量多少不一，色淡质稀，平时带下绵绵，量多色白，质稀如清水，每天均须用卫生纸，精神困疲，腰酸肢楚，大便溏薄，小便频数，脉象细弱，舌质薄白、舌质淡嫩。此属脾肾阳虚、水津不化的病变，以温肾健脾、祛散寒湿论治，宗《伤寒论》附子汤加味。

药用：制附子（先煎）10g，党参 15g，炒白术 10g，白茯苓 10g，杭白芍药 10g，益智仁 10g，补骨脂 10g，桑螵蛸 10g。

每日清水煎服 1 剂。守本方出入，连服 12 剂而收功。

按语：妇女带下，其病因虽很复杂，但总的来说主要有湿热与寒湿二端，其治则为热则清化、寒则温开。如带下清冷、量多色白、质稀如水、终日淋漓不净、面色晦暗、大便溏薄、小便清长、小腹冷感、舌苔薄白、舌质淡嫩、脉象沉迟者，属脾肾阳虚、寒湿内停，常用附子汤加味温化为治。——（《国医大师经方临证实录》）

案 4：裘沛然治冷痛

陈某，男，61 岁。1975 年 11 月 17 日初诊。主诉：3 日来恶寒肢冷，周身骨节疼痛，腰部酸重，面色苍白，神志清明，头不痛，口不渴，略有腹痛，溲清便溏，舌苔薄润，脉沉细。此寒邪侵入少阴，阳气不布所致。径用附子汤原方：

熟附子块 15g，茯苓 12g，党参 9g，生白术 12g，生白芍药 12g。2 剂，每日 1 剂，水煎服。

11 月 19 日二诊：药后恶寒大减，腹痛，骨节疼痛均瘥，腰部酸重未减，脉转有力。上方白术改 15g，再服 2 剂而愈。

按语：本案患者年逾六旬，肾阳先亏，客寒乘虚直犯少阴而致病。患者畏寒身痛，虽似太阳表证，但无头痛、发热之象，而面色苍白、脉沉细、四肢逆冷，则是少阴虚寒证之确据。故裘老径投附子汤方，以温阳散寒。方中熟附子合党参以温壮元阳，白术强腰，茯苓渗湿，白芍药除寒凝痹阻，与附子同用，则相得益彰。二诊时加重白术剂量，因病者腰部酸重，所谓"湿胜则重”。《金匮要略》痹证凡兼“重”症者,多用白术,如治“肾着”腰以下冷痛沉重,用甘姜苓术汤温土以胜湿。金·张元素认为:“附子以白术为佐,乃除湿之圣药。”长期的临床证明,其疗效颇为显著。大师详辨证、遵经方,药简效佳,真乃国之圣手。——(《国医大师经方临证实录》)

案5. 颜德馨治冠心病(附子汤加减)

吴某,女,65岁。初诊:冠心病心绞痛10余年,胸闷心痛,痛势彻背,近日症情加剧,日发10余次,并见气促心悸,神疲恶寒,时汗自出,大便溏而不畅。迭投活血祛瘀之法,症状仍见反复,舌紫、苔薄,脉沉细。证属心阳不足,血行无力,脉络阻滞,心脉不通。治当温阳益气,附子汤加味。

熟附子6g,党参10g,白术10g,茯苓10g,葛根10g,丹参12g,赤芍药12g,甘草3g,参三七粉1.5g,血竭粉1.5g(吞服)。1日2次,7剂,水煎服。

二诊:药后颇能安受,胸闷已除,心痛亦缓。上方去参三七粉、血竭粉,继进。

连服3个月停药,随访1年,病情稳定。

按语:本例一派心胸之阳不展之候,活血祛瘀之品虽能畅通血脉,但亦易耗损阳气,遂致心阳愈虚,故心痛难愈也。初诊以附子汤温经散寒、益气活血,用附子者即是大辛热以驱下焦之阴而复上焦之阳,补天裕日。加参三七粉、血竭粉以冀其速效,二诊即去,为药随证转之故。

颜老主张急性发作,温阳运气。温运阳气是颜老治疗冠心病属阳气虚、寒盛而制定的治疗大法,对王好古《阴证略例》中治疗心肾阳虚、阴邪内闭用大剂辛温扶阳药以鼓动心阳,抑阴邪上乘之说十分推崇。《金匮要略·胸痹心痛短气病脉证治》云:“夫脉当取太过不及,阳微阴弦,即胸痹而痛,所以然者,责其极虚也。今阳虚知在上热,所以胸痹心痛者,以其阴弦故也。”仲景明确指出,病因是上焦阳虚,由于心是阳中之太阳,位于胸中,上焦阳虚就必然是心阳衰微,功能减弱,直接影响血液循环,致血脉不畅。《素问·痹论》也指出:“心痹者,脉不通。”不通则痛,故出现胸痹心痛症状。机体的营养需水谷精微来输布,靠心阳的鼓动来流通,心阳不足必然形成浊阴不化,五脏六腑代谢异常,日久脉管渐显病理改变,故中医认为“气不足便是寒”,心阳微弱,胸中必寒。正如《素问·调经论》所说:“血气者,喜温而恶寒,寒则泣不能流。”

基于以上理论,可以认为心阳虚,血不足,脉不通,胸中冷为冠心病的主要病理所在,阳虚阴凝是冠心病的主要病机。颜老经验,专事解凝,仅能取效于一时,必须以温运阳气为主。因此,温运心肾之阳即为冠心病急性发作(不论是心绞痛还是心肌梗死)的主要治疗法则。仲景《伤寒论》中通脉四逆汤、附子汤、桂枝附子汤等方均为温运心阳之剂。其中用人参、附子培元气以壮心阳,干姜散其寒,茯苓以利阴阳,桂枝、甘草辛甘化阳,取其温和血脉。是方全赖附子大力,以拨乱反正,犹如日丽当空,群阴消散。还有万年青、茶树根有振奋心气,提高心率之功,也常加入处方中。关于解凝之剂,颜老独到经验为参三七粉、血竭粉各1.5g,和匀吞服,治心绞痛速效,也即“气通血活,何患不除”之义。急性发作时,芳香开窍有速效止痛之功,也属温法范畴。颜老习以六神丸10粒含服或云南白药保险子2粒吞服,有“立竿见影”之功,均可供临床运用。——(《国医大师经方临证实录》)

参考文献

[1] 邱燕祥.附子汤对次声损伤的防护作用[J].中国医药指南,2012,10(5):222-223.

[2] 黄惠刚,朱奔奔,黄波.附子汤对慢性充血性心力衰竭模型大鼠 BNP、IL-6 水平的影响[J].陕西中医,2009,30(6):745-746.

[3] 李庆.附子汤对慢性心力衰竭大鼠 NT-pro BNP 及肾髓质 AQP2 表达的影响[J].东方食疗与保健,2015(5):1-2.

[4] 李庆.附子汤对慢性心力衰竭大鼠心室重构及肾素血管紧张素醛固酮系统的影响[J].新中医,2015,47(1):222-224.

[5] 唐林.附子汤及其配伍镇痛抗炎的实验研究[D].沈阳:辽宁中医药大学,2008.

15 桂枝芍药知母汤

【方源】“诸肢节疼痛，身体魁羸，脚肿如脱，头眩短气，温温欲吐，桂枝芍药知母汤主之。”（汉·张仲景《金匮要略》）

【组成】桂枝四两（12g）　芍药三两（9g）　甘草二两（6g）　麻黄二两（6g）　生姜五两（15g）　白术五两（15g）　知母四两（12g）　防风四两（12g）　附子二两，炮（9g）

【用法】上九味，以水七升，煮取二升，温服七合，日三服。（现代用法：水煎服）

【功用】通阳行痹，祛风逐湿，和营止痛。

【主治】诸肢节疼痛，身体魁羸，脚肿如脱，头眩短气，温温欲吐者。

【方解】本证为久痹历节之证，乃病久正虚，风寒湿侵入筋骨关节，营卫不利，气血凝涩所致，以身体瘦弱，关节肿大、变形、剧烈疼痛，头晕气短为特征。因风寒湿侵入日久，有渐次化热之象，故用桂枝芍药知母汤祛风除湿，温经散寒，滋阴清热。本方为麻黄汤、桂枝汤、甘草附子汤诸方化裁而成，方用麻黄、桂枝、防风温散寒湿于表；芍药、知母和阴行痹于里；附子、白术助阳除湿于内；甘草、生姜调和脾胃于中。合而用之，表里兼顾，阴阳并调，气血同治，实为治风湿历节反复发作之良方。

【临床应用】类风湿关节炎、风湿性关节炎、肩周炎、坐骨神经痛、痛风、骨质增生症等以关节疼痛、肿胀为主要表现时可用本方。其他方面如马尾神经炎、下肢静脉血栓、结节性红斑、关节型银屑病、内耳眩晕症、肺心病合并心衰等也有使用本方的机会。

【药理研究】

抗风湿作用　药效学研究发现，桂枝芍药知母汤能明显抑制醋酸所致小鼠扭体反应和大鼠棉球肉芽肿组织增生，降低小鼠腹腔毛细血管通透性，显著抑制 AA 大鼠原发性足肿胀及继发性关节炎。研究表明，桂枝芍药知母汤可明显降低 AA 大鼠炎性组织中 PGE_2 的含量，同时还显著抑制炎症反应时的白细胞游走。

桂枝芍药知母汤对类风湿关节炎的治疗作用机制：桂枝芍药知母汤可以降低 CIA 大鼠血清中异常增高的 TNF-α、IL-1β 浓度，从而抑制或控制类风湿关节炎（RA）病情发展；能明显抑制 RA 转基因小鼠 T 淋巴细胞增殖。研究认为，桂枝芍药知母汤有改善 RA 的病情和症状、抑制 T 淋巴细胞增殖作用，这可能是本方治疗类风湿关节炎取得良好疗效的机制之一。

【名医用方心得】

清·魏念庭：此方乃通治风寒湿散邪之法，非专为瘦人出治也。肥人平素阳虚于内者多，非扶助阳气，则邪之入筋骨间，难以转使之出，用附子于肥人尤所宜也，勿嫌其辛温，而云不可治血虚内热之证也。瘦人阴虚火旺之甚，加芍药减附子，又可临时善其化裁也。——（《金匮要略方论本义》）

清·徐忠可：桂枝行阳，母、芍养阴，方中药品颇多，独挚此三位以名方者，以此证阴阳俱痹也。又云：欲制其寒，则上之郁热已甚，欲制其热，则下之肝肾已痹，故桂芍知附寒热辛苦，并而各当也。——（《金匮要略论注》）

清·尤怡：诸肢节疼痛，即历节也；身体魁羸，脚肿如脱，形气不足，而湿热下甚也；头眩短气，温温欲吐，湿热且从下而上冲矣，与脚气冲心之候颇同。桂枝、麻黄、防风，散湿于表；芍药、知母、甘草，除热于中；白术、附子，驱湿热于下；而用生姜最多，以止呕降逆，为湿热外伤肢节，而复上冲心胃之治法也。——（《金匮要略心典》）

【名医验案选录】

案 1. 岳美中治疗风湿热痹案

陈某，女，50 岁，1960 年 11 月为风寒所袭，发热，左肩关节疼痛不能活动，左拇指第一指节红肿热痛，两膝关节不可屈伸，至 1961 年 3 月来诊已难自己行走，当时上午体温 38℃，脉象细弱而数，92 次/min，据自述午后每发寒热。投与桂枝芍药知母汤后，热通，3 剂后自己能行动，继服 10 余剂，诸症皆除。

按语：本案关节红肿热痛、发热，风寒湿化热之象，故用桂枝芍药知母汤祛风除湿，兼清里热。岳老常将此方用于热痹初起之关节红肿热痛、屈伸不利之治疗，每获良效。——（《岳美中医案集》）

案 2. 赵明锐治疗寒痹案

任某，男，54 岁。六七年来，两膝关节疼痛，初起轻微，逐渐加重，伸屈不便，虽扶杖行走，也是颠跛蹒跚，遇冷则甚。盛夏也需穿棉裤，继发两踝关节疼痛，局部不红肿，两腿脚冰凉，脉迟缓，舌淡苔白。曾服乌头汤 5 剂，症状毫无改善，改服桂枝芍药知母汤。桂枝 30g，白芍 10g，甘草 10g，知母 10g，防风 10g，麻黄 30g，淡附子 30g，白术 15g。上药为末。半个月内分次服完。服药疼痛大减，下肢松动轻健，行走已不需扶杖，两腿脚冷也较前减轻，并能挑两半桶水，唯屈伸时仍有中度疼痛。原方再服 3 周后，上述症状消失，至今未发，照常参加劳动。

按语：痹证日久，正气渐虚，治疗不可单攻邪气，而宜在祛邪同时施以扶正之品。桂枝芍药知母汤邪正兼顾，既可养阴气，又能助阳气，适于久痹正虚的治疗——（《经方发挥》）

案 3. 易华堂治疗鹤膝风案

周奠章，年二旬。因远行汗出，跌入水中，风湿遂袭筋骨而不觉。其证始则两足酸麻，继而足膝肿大，屈伸不能，兼之两手战掉，时而遗精，体亦羸瘦，疗治 3 年罔效，几成废人。诊脉左沉弱，右浮濡，脉证合参，此鹤膝风症也。由其汗出入水，汗为水所阻，聚而成湿，湿成则善流关节。关节者，骨之所凑，筋之所束，又招外风，入伤筋骨，风湿相搏，故脚膝肿大而成为鹤膝风。前医见病者手战遗精，误认为虚，徒用温补，势濒于危。岂知手战者，系风湿入于肝，肝主筋，而筋不为我用。遗精者，系风湿入于肾，肾藏精，而精不为我摄。溯其致病之由，要皆风湿之厉也。设非祛风去湿，其病终无已时。择用桂芍知母汤。桂、芍、甘草调和营卫，麻黄、防风祛风通阳，白术补土去湿，知母利溺消肿，附子通阳开痹，重用生姜以通脉络，间服芍药甘草汤补阴以柔筋，外用麻黄、松节、白芥子包患处，开毛窍以去风湿。

处方：桂枝 12g，生白芍 9g，知母 12g，白术 12g，附子 12g（先煎），麻黄 6g，防风 12g，炙甘草 6g，生姜 15g。

次方：生白芍 18g，炙甘草 9g。

外用方：麻黄、松节、芥子各 30g，研匀，用酒和调，布包患处。

服前方半日许，间服次方 1 剂，其脚稍伸，仍照前法再服，半月其脚能立，又服 1 个月，渐渐能行。后守服半月，手不战，精不遗，而足行走如常，今已 20 余年矣。

按语：本案当以足膝肿大、屈伸不能、肢体羸瘦等风湿侵入筋骨之症为主证，虽兼手战、遗精,不可误认为虚也,实为实证中见羸状也。对此,易氏有精辟之论:“手战者,系风湿入于肝,肝主筋,而筋不为我用。遗精者,系风湿入于肾,肾藏精,而精不为我摄。溯其致病之由,要皆风湿之厉也。”可谓认证准确,一语中的,其治用桂枝芍药知母汤原方,并合以次用、外用方,循皆有序,干净利落而无拖泥带水之嫌,临床值得效法。——(《重印全国名医验案类编》)

案 4. 傅春梅治疗肩凝症(肩周炎)案

周某,男,48 岁,干部。右肩疼痛,活动受限年余,起于肩部外伤,疼痛以夜间为重,夜间常痛醒,天气变化时尤甚。肩外展 80°、前屈 70°,患肢内旋后伸肘时拇指及骶部。舌淡胖,脉细弦。曾经推拿、理疗治疗,效不显,遂来求治。给予桂枝芍药知母汤加减:桂枝 10g,淡附片 9g,麻黄 3g,黄芪 10g,知母 12g,白术 10g,防风 10g,生姜 10g,赤白芍各 10g,甘草 9g,制川乌 8g。并配合手法治疗,每日 1 次。5 剂后疼痛减轻,夜寐转安,以原方随症加减,继进 30 剂,疼痛消失,肩活动功能明显改善,唯有时感觉酸楚。肩外展上举 140°,前屈上举 110°,内旋后伸肘时拇指达第 4 腰椎棘突。

按语:(原按)肩周炎,俗称“肩凝症”“五十肩”,属中医痹病范畴,多发于中老年人。气虚血弱,肝肾不足为其内因;寒湿凝聚,阳气郁遏为其外因。本病起病缓慢,病程绵长,疼痛多昼轻夜重,后期常出现肩部肌肉萎缩。《金匮》桂枝芍药知母汤,仲景以之治“诸肢节疼痛”之“历节病”,临床上,援引本方加减治疗肩周炎极合本病病机,疗效较佳。——[傅春梅.《金匮》通阳法在伤科临床的运用[J].江西中医药,1991(4):30-31.]

案 5. 张其昌治疗痿证(马尾神经炎)案

文某,男,38 岁。1977 年 12 月 2 日初诊。患者长期从事野外工作,素罹骨节疼痛。1 年前跋涉中突遇骤雨,翌晨寒战发热,腰痛如折,下肢软弱无力,不能站立,二便失禁,经某医学院神经科检查,诊断为“马尾神经炎”。住院治疗 45 天后,病情好转,唯双下肢仍麻木疼痛,软弱无力,须持杖而行,遂出院改用中药治疗。近 1 年来,服滋补肝肾之中药 300 余剂,疗效甚微。患者面色黧黑,形体消瘦,下肢肌肉萎缩。脉象浮滑而促,时有歇止,不能自还。舌苔黄白厚腻。自诉形寒畏冷双下肢间有灼热感。证属风寒湿邪久羁体内,有郁而化热之势。治宜祛风除湿,温经散寒,兼清郁热。方取桂枝芍药知母汤。处方:麻黄 15g,桂枝 20g,白术 20g,知母 20g,防风 20g,附片 20g(先煎),白芍 20g,甘草 15g,生姜 20g。17 剂。

二诊:每服药后,周身微微汗出,汗后全身轻舒,下肢疼痛已缓,可持杖行走。脉沉弦滑,已无间歇,舌苔黄白,滞腻已化。仍守原方加减。处方:麻黄 15g,桂枝 20g,白术 20g,白芍 20g,知母 20g,防风 20g,附片 15g,薏苡仁 20g,石斛 20g,甘草 15g,生姜 20g。10 剂,隔日 1 剂。嘱增加下肢运动,以促气血运行。

三诊:患者已可弃杖行走,双下肢已无麻木胀痛感,但行走尚难任远。脉象缓而无力,舌淡苔薄白。久羁之邪,业已驱尽,而气血未充,法当益气血,通经络,健筋骨。方取黄芪桂枝五物汤加味。处方:黄芪 20g,桂枝 15g,白芍 15g,当归 15g,牛膝 10g,木瓜 10g,炙甘草 10g,生姜 20g,大枣 10 枚。10 剂,隔日 1 剂。3 个月后随访,诸证悉除,未再复发。

按语:本例病人长期从事野外勘测,跋涉于山林湖泽之间,受水湿雾露浸淫,风寒湿邪羁留于肌肉筋骨之间,阻塞经隧,脉络不通,遂致下肢痿软不用。张老抓住脉滑数而促,舌苔黄白厚腻,形寒而下肢灼热等症,予桂枝芍药知母汤,守方 30 余剂而获全功。——[张其昌,张旭东.运用经方验案四则[J].中医杂志,1985(12):11-12.]

案6. 马继松治疗流注(深部组织炎)案

袁某,女,38岁,工人。素体胖壮,喜食甘肥。1周前感右腿弯部酸痛木胀,5日后局部漫肿,皮色如常,按之痛甚,微感寒热。西医诊为深部组织炎,予抗生素治疗2日,寒热虽退,他证如前,故转我院治疗。刻下舌淡紫,苔白浊腻,脉滑。漾漾欲恶,身懒肢沉。经色紫暗,白带如涕。系湿瘀与寒痰互阻客于经络,蕴久则酿脓。当急予温通消散:生麻黄、桂枝、赤芍、知母、防风、白术、白芥子、金银花、天花粉、当归、姜夏、云苓,连服5剂,诸证霍然。

按语:(原按)此证属中医"流注",病因不外暑湿、湿痰、余毒、瘀血等数种,总由外邪侵入。但邪内未能入于脏腑,外不得越于皮毛,行于营卫之间,阻于肌腠之内,在正气不足情况下而发病。揆脉度证,该患者实系脾虚痰湿挟瘀作祟,故单用抗生素少效,改投本方加活血化痰药后,使气血流通,痰消瘀化,肿块炎症即荡然无存。——[马继松.桂枝芍药知母汤的运用[J].陕西中医,1982(3):15-16.]

案7. 唐祖宣治疗下肢水肿(深静脉血栓形成)案

董某,男,27岁,于1977年元月25日入院治疗。腹部手术后不明原因,引起左下肢肿胀热痛,不能行走,经上级医院确诊为髂肢静脉血栓形成,服抗生素和中药活血化瘀及清热解毒药无效,介绍入我院治疗。证见:形体较胖,面色微黄,舌质淡,苔黄腻,左下肢全腿肿胀,色呈潮红,抬高患肢减轻,下垂严重,不能行走,凉痛,气候变化遇冷加重,身常觉恶寒,四肢无力,脉象滑数。此乃寒湿热内郁,治宜温阳除湿,清热祛风。方用:白芍、知母、防风各30g,白术、桂枝、防己、炮附子、黄柏各15g,麻黄、生姜、甘草各9g。上方服10剂后,疼痛减轻,温度好转,下肢肿胀减轻,但舌仍黄腻,脉滑数。此寒湿好转,热仍内郁,于上方加苍术15g、薏苡仁60g、金银花30g。服10剂后,舌苔退,脉变缓涩,腿肿全消,已能行走,寒湿俱减,改用活血化瘀。上方先后加桃仁、红花、苏木、刘寄奴、乳香、没药等药物调治而愈。现已参加工作,追访3年未复发。

按语:(原按)此病由于术后诱发,病由瘀血阻于络脉,营血受阻,水津外溢,聚而为湿,肿胀乃作。苔腻而黄,脉滑数者,湿热内郁,但肢肿而冷,身觉恶寒者,阳气衰也。尤以气候变冷加重是其辨证的关键,故用此方发散寒邪,温经散寒,表里之湿可去,知母、芍药清热和营,和黄柏、防己以清热利湿,使寒湿去而气血行,湿热除而肿胀消。寒湿热俱减,加活血祛瘀药物疏通经脉,故能取得较好的疗效。临床体会,脉搏的快慢是预卜其病进退的标准,脉搏快是阳热甚,慢则易使气血凝滞,快者重用清热解毒之剂,若脉搏慢者可重用附子、桂枝、麻黄。——[唐祖宣,许保华,黄永奇,等.桂枝芍药知母汤的临床运用[J].云南中医杂志,1984(5):45-47.]

案8. 唐祖宣治疗历节(类风湿关节炎)案

刘某,男,38岁,于1974年10月18日诊治。两手关节对称性肿胀、强直、疼痛已4年余。多处求治,均确诊为类风湿关节炎,久治无效,疼痛日渐加重,屈伸不利,不能工作,住我院治疗,初投燥湿祛风之剂无效,后改用清热化湿之品合西药激素类药物,病情时轻时重。停用激素病情如故,处方几经变化,病情仍无转机,于10月18日查房。证见:面色青黑,痛苦病容,舌质淡,苔白腻,四肢关节强直,肿胀疼痛,两手尤甚,得热痛减,遇寒加重,天阴疼痛更剧,脉沉细。此为风寒湿之邪流注经络,治当温阳散寒,祛风除湿。阅仲景《金匮·中风历节篇》中说:"诸肢节疼痛,身体魁羸,脚肿如脱,头眩短气,温温欲吐,桂枝芍药知母汤主之。"试投此方,以观动静。方用:桂枝、白芍、知母各18g,防风、苍术、黄柏、炮附子各15g,麻黄、甘草各9g,白术、生姜各12g,薏苡仁、黄芪各30g。上方服4剂后,疼痛减轻,病有转机。

守前方继服38剂,疼痛消失,关节屈伸自如,肿胀消除,临床治愈出院。5年来随访,没复发。

按语:(原按)风寒湿之邪侵袭,流注关节经络,气血运行不畅,故关节拘急疼痛。本方温阳散寒,祛风除湿,加苍术、黄柏、薏苡仁加强除湿之力,黄芪尤有妙用,既能助桂枝温阳化气,又能配附子温阳固表,寒重于湿,应加大桂枝、附子用量,共奏温阳散寒、祛风除湿之功。——[唐祖宣,许保华,黄永奇,等.桂枝芍药知母汤的临床运用[J].云南中医杂志,1984(5):45-47.]

参考文献

[1] 甘琳.寒热并用法治疗寒热错杂痹证之刍议[J].中医临床研究,2016,8(21):9-10.
[2] 武士杰.桂枝芍药知母汤治疗痛风的作用机制研究[D].太原:山西省中医药研究院,2014.
[3] 陈曦.汪悦用桂枝芍药知母汤加减治疗寒热错杂型类风湿性关节炎经验[J].河南中医,2013,33(12):2078-2079.
[4] 李雯燕,宋国平,曹丽霞,等.桂芍知母汤联合来氟米特治疗急性类风湿关节炎疗效观察[J].风湿病与关节炎,2013,2(7):12-14,18.
[5] 文天保,裴海泉.类风湿关节炎治疗经验[J].光明中医,2013,28(3):598-599.
[6] 周腊梅,陶娟.桂枝芍药知母汤方药分析[J].长春中医药大学学报,2012,28(6):1100-1101.
[7] 黎梓旺,马宝兰,刘中勇.《金匮要略》治络方剂浅探[J].江西中医学院学报,2011,23(5):18-20.
[8] 房莉萍.从桂枝芍药知母汤探析急性痛风性关节炎的治疗[J].中国中医急症,2011,20(8):1367,1376.
[9] 陈子昂.经方治疗痹证的方法和方药的探讨[J].中医杂志,2009,50(S1):9-10.
[10] 张维钧.桂枝芍药知母汤治疗类风湿关节炎疗效及对生存质量影响的研究[D].广州:广州中医药大学,2009.
[11] 陈文芳.《金匮要略》历节病脉因证治源流初探[D].广州:广州中医药大学,2008.
[12] 辛小红,张星平,巴哈尔,等.由桂枝芍药知母汤管窥张仲景对《素问·痹论》之发展[J].中华中医药杂志,2015,30(8):2725-2727.

16 黄芪桂枝五物汤

【方源】“血痹,阴阳俱微,寸口关上微,尺中小紧,外证身体不仁,如风痹状,黄芪桂枝五物汤主之。”(汉·张仲景《金匮要略》)

【组成】 黄芪三两(9g)　芍药三两(9g)　桂枝三两(9g)　生姜六两(18g)　大枣十二枚(4枚)

【用法】 上五味,以水六升,煮取二升,温服七合,日三服。(现代用法:水煎服)

【功用】 益气温经,和血通痹。

【主治】 血痹。肌肤麻木不仁,微恶风寒,舌淡,脉微涩而紧。

【方解】 方中黄芪甘温益气,补在表之卫气,为君药。桂枝散风寒而温经通痹,与黄芪配伍,益气温阳,和血通经。桂枝得黄芪益气而振奋卫阳;黄芪得桂枝,固表而不留邪。芍药养血和营,濡养肌肤以通血痹,与桂枝合用,调营卫而和表里,两者皆为臣药。生姜辛温,疏散风邪,以助桂枝之力;大枣甘温,益气养血,以资黄芪、芍药之功;与生姜为伍,又能和营卫,调诸药,为佐使之用。五味相合,配伍精当,共奏益气温经、和血通痹之效。

【临床应用】 本方是治疗血痹的常用方剂。临床应用以肌肤麻木不仁、乏力恶风、脉弱无力为辨证要点。现代临床常用于多发性神经炎、皮肌炎、股外侧皮神经炎、血栓闭塞性脉管炎、吉兰-巴雷综合征等营卫不足、邪客血脉者。

【药理研究】

1. 抗氧化　黄芪桂枝五物汤与黄芪桂枝五物汤加红参对活性氧应激引起的脑神经组织生物物质障碍,与抗氧化剂效果相同。

2. 调节免疫　研究发现,黄芪桂枝五物汤能够增加正常和免疫功能低下模型小鼠碳廓清吞噬功能,提高机体对有害刺激的防御作用。黄芪桂枝五物汤使环磷酰胺(CY)所致的免疫功能低下的迟发型超敏反应强度增加。

3. 扩张血管　现代药理分析结果表明,黄芪桂枝五物汤中的黄芪、桂枝、白芍均有扩张血管作用,且大多对末梢血管有显著作用,能调整、畅盛体表的血液循环,从而改善末梢神经的营养与代谢。

【名医用方心得】

清·周扬俊:邪有兼中,人之受者必有所偏,如多于风者,则其流行不常,淫于四末。盖血以养筋,血不通行,则筋节为之阻塞;且血藏于肝,肝为肾子,肾既受邪,则血无不壅滞。于是以黄芪固卫,芍药养荣,桂枝调和荣卫,托实表里,驱邪外出;佐以生姜宣胃,大枣益脾,岂非至当不易者乎?——(《金匮玉函经二注》)

清·魏念庭:黄芪桂枝五物汤,在风痹可治,在血痹也可治也。以黄芪为主固表补中,佐以大枣;以桂枝治卫升阳,佐以生姜;以芍药入营理血,共成厥美。五物而荣卫兼理,且表荣卫里,胃阳亦兼理矣,推之中风于皮肤、肌肉者,亦兼理矣,固不必多求他法也。——(《金匮要略方论本义》)

清·陈元犀:此即桂枝汤去甘草之缓,加黄芪之强有力者,于气分中调其血,更妙倍用生

姜以宣发其气,气行则血不滞痹除,此夫唱妇随之理也。——(《金匮方歌括》)

清·王泰林:此主以桂枝汤加重生姜,佐桂枝领黄芪行阳通痹,既以祛风,且以固表,庶几血中之风出,而血中之阳气不与之俱去。不用甘草者,欲诸药周卫于身,不欲留顿于中也。然《金匮·血痹虚劳篇》又别出一条云:宜针引阳气,令脉和紧去则愈。盖血中之邪,始以阳气伤而得入,终必得阳气通而后出;而痹之为证,血既以风入而痹于外,阳亦以血痹而止于中,故必针引阳气,令脉和紧去乃愈。以是知血分受痹,必以宣通阳气为首务矣。此五物汤和营之滞,助卫之行,亦针引阳气之意。以脉阴阳俱微,故不可针而可药,经所谓阴阳形气俱不足者,勿刺以针,而调以甘药也。——(《王旭高医书六种·退思集类方歌注》)

清·徐彬:此由全体风湿血相搏,痹其阳气,使之不仁。故以桂枝壮气行阳,芍药和阴,姜枣以和上焦荣卫,协力祛风,则病原拔,而所入微邪亦为强弩之末也。此即桂枝汤去草加芪也,立法之义,重在引阳,故嫌甘草之缓小,若黄芪之强有力耳。——(《金匮要略论注》)

清·尤怡:不仁者,肌体顽痹痛痒不觉。如风痹状,而实非风也。以脉阴阳俱微,故不可针而可药,经所谓阴阳形气俱不足者,勿刺以针,而调以甘药也。——(《金匮要略心典》)

清·陈灵石:《内经》云:"邪入于阴则痹。"然血中之邪,以阳气伤而得入,亦必以阳气通而后出……桂枝汤去甘草之缓,加黄芪之强有力者,于气分中调其血;更倍用生姜以宣发其气,气行则血不滞而痹除。——(《金匮要略方论》)

清·徐大椿:此即桂枝汤以黄芪易甘草,乃卫虚荣弱之方,固卫即以护荣。——(《金匮要略方论集注》)

清·雷少逸:黄芪五物汤治风痱,身无痛,半身不遂,手足无力,不能动履者,久久服之,自见其功。——(《时病论》)

今·岳美中:既是血痹,故不能从风痹治以表散,又不能从历节治以温通,惟宜从黄芪桂枝五物汤以补卫和营,增强体力,煦燠皮肤,自行祛除病邪。此方以黄芪补卫为主,恢复皮肤组织之功能;以桂、芍和营,帮助营血之生长为辅;佐大枣和大量生姜,斡旋脾胃之气以发挥药力,同治血痹,故能收效。——(《岳美中医案集》)

【名医验案选录】

案1. 邓铁涛治痿证

许某,男,52岁。初诊日期:2001年3月11日。

现病史:四肢麻木、乏力1个月。患者近1个月来出现四肢麻木,乏力,以夜间为甚,影响睡眠,伴口干,大便干结。有糖尿病病史10余年。一直服消渴丸,血糖控制不理想。体查:四肢呈手套、袜套样痛觉减退,空腹血糖9.6mmol/L。舌偏红、苔少,脉弦细数。

中医诊断:痿证。辨证为肝肾阴虚型。治宜滋肝肾,通经络。邓教授拟黄芪桂枝五物汤加味。处方:桂枝10g,黄芪、白芍、麦冬、女贞子、玉竹各15g,生姜3片,大枣5枚,山药、玉米须、五爪龙、肉苁蓉、太子参各30g。每天1剂,水煎服。继续服用消渴丸以控制血糖。配合针灸治疗,取穴:足三里、阴陵泉、三阴交、解溪、八风、曲池、手三里、外关、八邪,均针双侧,平补平泻手法,合梅花针叩打腕、踝关节(即十二原穴)。经治疗1个月后,四肢麻木、乏力症状消失,血糖恢复到正常水平,痊愈出院。

按语:本例邓教授取《金匮要略》治血痹之黄芪桂枝五物汤以益气通络;女贞子、肉苁蓉滋肝肾之阴,肉苁蓉又可以通便;山药、麦冬、玉米须益脾阴;五爪龙、太子参补气以缓和黄芪、桂枝之温热。遣方用药切证,疗效如鼓应桴。——[李艳慧.邓铁涛教授治痿验案3则[J].新中医,2001(11):20-21.]

案 2. 洪子云治冠心病

谢某,女,57 岁。初诊:1982 年 4 月 4 日。

现病史:体形肥胖,近年来常觉胸部憋闷,欲得一呼为快。有时隐痛,气短不续,心慌。最近有心绞痛典型发作,心电图示冠状动脉缺血,西医诊断为“冠心病”。脉涩,舌暗淡。

中医诊断:此属胸痹,以黄芪桂枝五物汤加减治之。北黄芪 15g,桂枝尖 6g,炙甘草 6g,赤芍药 10g,红丹参 15g,玫瑰花 10g,苏薤白 10g,全瓜蒌 10g,炒枣仁 10g。10 剂。

二诊(4 月 16 日):诸证改善,未见心绞痛发作,原方再服 20 剂。

按语:黄芪桂枝五物汤益气通阳行痹,除善治四肢肌肤之麻木、疼、痱等证属气虚血滞者外,尚可用治胸痹,盖胸痹多因胸阳不足、血行瘀阻所致。方用黄芪、桂枝、甘草益气通阳(如加人参即后世保元汤),加瓜蒌、薤白宣痹散结;用赤芍和营行痹,加丹参、玫瑰花之类助之,用酸枣仁乃养心安神之意。凡冠心病者,此方守服,一般可保无虞。——[戴玉.洪子云运用黄芪桂枝五物汤的经验[J].四川中医,1984(4):22-23.]

案 3. 胡仲翊治产后关节痛

孙某,25 岁。初诊:1958 年 1 月 11 日。

现病史:产后逾月,不慎受风,四肢关节疼痛,肩肘尤甚,手指麻凉欠温,项强头痛,腰背畏风,头昏乏力,面色少华,舌质偏淡、苔薄白腻,脉缓弱。

中医辨证:证属产后血虚,筋脉失养,复感外邪所致。治宜益气养血,祛风通络。拟黄芪桂枝五物汤加减。黄芪、葛根、鸡血藤、威灵仙、蚕沙各 15g,桂枝、白芍、秦艽、当归、羌活、生姜各 10g,大枣 5 枚。3 剂。药后关节疼痛缓减,诸症好转,唯乳汁近来不足,继前方去蚕沙、羌活,加山海螺 30g、地龙 12g。又 5 剂而安。

按语:产后气血两虚,复感外邪,风寒乘虚侵袭,留居经络、关节,筋脉失养,故关节疼痛,项强畏风。治宜益气以生血养血,祛风以温通经络。方中黄芪、当归、白芍、鸡血藤、大枣益气养血,以舒养筋脉;桂枝、生姜、秦艽、蚕沙、羌活、葛根、威灵仙祛风舒筋通络以止疼痛。加山海螺、地龙益气通络以增加乳汁。——[金雪明,胡之璟,胡金泳.胡仲翊运用桂枝汤及其类方治疗妇科病经验[J].浙江中医杂志,2006(10):577-579.]

案 4. 王希知治无脉症

周某,女,20 岁。初诊:1992 年 4 月 8 日。

现病史:患者因昏厥被送往某院医治,诊为“大动脉炎”,已住院半年。用青霉素、链霉素、双嘧达莫(潘生丁)、右旋糖酐-10(脉通)、右旋糖酐-40(低分子右旋糖酐)等药物治疗,病情无明显改善,双手一直无脉。遂请王老诊治。刻诊:患者由家人搀扶于坐,头偏目闭,面色㿠白无华,神疲懒言。舌质红、苔薄白,双手寸口无脉。

中医辨证:诊断为脉痹,证属气虚血弱,脉络瘀滞。治以益气养血活血通络。拟方黄芪桂枝汤加减。处方:黄芪 30g,桂枝、当归、砂仁各 10g,党参、白术各 20g,丹参 12g,白芍、地龙、大枣各 25g,生姜、桃仁、川芎、甘草各 9g。4 剂,水煎服。药后面颊始泛红晕,头抬睁眼,自诉头痛。初诊仍无脉。原方去生姜、白术、砂仁,加北细辛 4g、通草 8g、赤芍 15g、石斛 25g。服药 14 剂后,诸症减轻,右手隐约可触及细微弱搏动,拟黄芪桂枝五物汤、当归补血汤、当归四逆散、补阳还五汤合方化裁调治,脉渐出,精神食欲日佳。观察半年,病情稳定未发。

按语:王老认为,本证属中医“脉痹”“心痹”“伏脉”等范畴。《内经》云:“心痹者,脉不通。”“脉痹不已,复感于邪,内舍于心。”《医门法律》:“血结在内,手足脉相失。”《难经》云:“伏者,脉行筋之下也。”其因多由禀赋不足或久病正虚,致寒邪慢袭,营卫凝泣,气机伏郁,气血瘀结阻闭脉道所致。黄芪桂枝五物汤温阳通脉调营卫，当归四逆散养血活血通络，配川芎行气血、疏郁结，促进血液循环以化瘀通滞，故收良效。——[王永兵.王希知治疑难杂症经验举隅[J].新中医,1994(8):6-7.]

案5. 高洪春治冠心病

男,57岁。初诊:2000年10月17日。

现病史:主诉背寒怕冷,如负寒冰,秋冬季必处温室,身着厚衣。既往冠心病病史10余年。观其舌质暗淡,苔白灰,脉沉紧。心电图示Ⅱ、Ⅲ、aVF、$V_1 \sim V_6$导联ST段、T波普遍压低倒置。服成药、西药后,背寒无改善,求诊于吾师。

中医辨证:属胸阳痹阻,阴寒凝滞,给予黄芪桂枝五物汤加减。黄芪30g,桂枝10g,当归10g,川芎15g,赤芍、白芍各10g,制附子10g,薤白10g。水煎服,每日1剂。服药10剂,背寒逐渐消失,感觉如常。继服10剂,巩固疗效。

按语:黄芪桂枝五物汤为《金匮要略》治疗血痹之常用方,功用为益气温经、和血通痹。该病人虽非血痹之证,然其主要病机为寒客血脉、凝涩不通、胸阳痹阻,故适用于黄芪桂枝五物汤。高老师认为:黄芪为君,甘温益气,鼓舞阳气之运行;桂枝温经而通痹,与黄芪配伍,益气温阳,和血通经;当归、川芎、赤芍、白芍养血活血,化瘀通脉;加附子、薤白温中散寒,辛温通阳。治疗阴寒凝滞胸痹之证,单纯温阳药物有时不一定能达到温通心阳的目的,必须配合益气温经活血之法才能收到好的疗效。临床上合用黄芪桂枝五物汤与瓜蒌薤白白酒汤为高老师治疗胸阳痹阻之胸痹的常用法。——[李东晓,刘淑娟.高洪春治疗冠心病验案四则[J].山东中医药大学学报,2001(4):268-269.]

案6. 岳美中治血痹

郭某,女,33岁。

现病史:于1973年6月间,困难产使用产钳,女婴虽取下无恙,但大量出血达1 800ml之多,当时昏迷,在流血不止的情况下,产院用冰袋敷镇止血,6个小时,血始止住,极端贫血,血红蛋白39g/L,一时找不到同型的供血者,只输400ml。以后自觉周身麻痹不遂,医治未效,在弥月内于6月28日即勉强支持来求诊治。

中医辨证:患者脉现虚弱小紧,面色皖白,舌质淡,是产后重型血虚现象,中医诊为"血痹",以黄芪桂枝五物汤补卫和营以治之。生黄芪30g,桂枝尖9g,白芍9g,大枣4枚(擘),生姜18g。水煎温服。服3剂,脉虚小渐去,汗出,周身麻痹已去,唯余左胁及手仍麻,继用玉屏风散加白芍、大枣等调治月余而痊。

按语:妇人产后失血过多,营血亏虚,抵抗力下降,最易招致外邪入侵。本案风邪乘营血之虚而入,痹阻血脉,血行不畅,故患者自觉周身麻痹不遂。患者面色皖白,舌质淡,说明营血尚亏;脉虚弱小紧,虚弱为营血亏,紧则说明外邪仍然未解。周身麻痹不遂,结合脉症,乃《金匮要略》之血痹也。故选用黄芪桂枝五物汤,益气养血,和营通脉,兼以疏风。继用玉屏风散等加味以补养气血,恢复正气,至正胜邪去而安。——(《岳美中医案集》)

案7. 张民钦治肩痛(肩周炎)

金某,男,48岁。

现病史:1993年1月6日因车祸右肩关节脱位,经手法复位,2个月后右肩关节疼痛,右上肢不能抬举。X线片示:右肩关节及诸骨质未见异常。

中医辨证:诊断为外伤性右肩关节炎。处方:黄芪30g,白芍12g,桂枝12g,生姜10g,大枣5枚,鸡血藤12g,秦艽10g。每日1剂,水煎,早晚各1服。服药10剂后,右肩关节内旋及外旋、外展功能恢复，疼痛较前减轻。守法治疗2周而愈。随访1年，右肩关节功能正常。

按语：创伤性肩周炎临床较少见，但素体虚弱，复加肩部或上肢外伤史者容易诱发。《素问·痹论》曰："营气虚，则不仁。"人至中年，素体"骨弱肌肤盛"，劳而汗出，邪遂凝于血脉，再加外伤，而致经脉不通，不通则痛。采用黄芪桂枝五物汤加味治疗，方中黄芪益气，桂枝、芍药通阳行痹，生姜、大枣调和营卫，鸡血藤、秦艽通络止痛，共奏益气温阳除痹之功，用治创伤性肩周炎可谓方证相符，故收效颇佳。——［张民钦.经方治疗创伤性肩周炎26例［J］.国医论坛，1995(3)：11.］

案8. 刘殿青治低热

朱某，女，35岁。初诊：1982年10月5日。

现病史：低热2年余，体温常在37.5℃左右，偶尔达38℃。伴有怯风怕冷，自汗津津，声低气短，纳谷不香，大便溏薄，周身乏力等。舌苔薄白，舌质淡红而胖，脉细缓无力。

中医辨证：证属气虚身热。拟取甘温除热法，黄芪桂枝五物汤加味。处方：黄芪30g，桂枝10g，白芍10g，焦白术10g，炙甘草3g，生姜3g，大枣5枚。服上方12剂后，症状基本消失。改用补中益气丸调服半月以善其后，随访至今未发。

按语："甘温除热"大法，肇始于《内经》，自张仲景起，代有发挥，至金代东垣氏，其理论已臻成熟。所使用方剂，概为黄芪建中汤、小建中汤、黄芪桂枝五物汤、补中益气汤、四君子汤、升阳益胃汤之属。本案中气虚弱兼有营卫不调之候，故用黄芪桂枝五物汤治疗，加白术、炙甘草者，以增培补中气之功。——［刘殿青.黄芪桂枝五物汤的临床应用［J］.江苏中医杂志，1984(1)：37-38.］

案9. 刘殿青治盗汗

张某，男，36岁。初诊：1982年6月5日。

现病史：患者夜间盗汗2年余。近因工作繁劳，盗汗加重，每夜汗湿衬衣，伴头昏目眩，心悸气短，肢倦无力，纳谷减少，面黄神疲，舌苔薄白，舌质淡红，脉浮缓少力。

中医辨证：此乃劳倦伤气，卫阳不固，营失内守之故。拟益气温阳，敛营固卫，少佐敛汗之法，取黄芪桂枝五物汤加味。处方：黄芪30g，桂枝10g，白芍10g，炒党参15g，煅龙骨15g，煅牡蛎30g，生姜3g，大枣5枚。上方服8剂后，盗汗止，食纳增加，精神好转。继用黄芪30g、大枣5枚，煎汤代茶饮，巩固1周，随访至今未发。

按语：自古之论，自汗属阳虚，盗汗属阴虚。然于临床，并非绝对。张景岳指出："然以余观之，则自汗亦有阴虚，盗汗亦多阳虚也。……何以辨之？曰：但察其有火无火，则或阴或阳，自可见矣。盖火胜而汗出者，以火烁阴，阴虚可知也；无火而汗出者，以表气不固，阳虚可知也。"本案盗汗见头昏目眩，气短乏力，舌淡脉缓，显为阳气虚弱之证，故用黄芪桂枝五物汤加党参、煅龙牡以温阳益气，调和营卫，固表止汗。方证相对，是获佳效。——［刘殿青.黄芪桂枝五物汤的临床应用［J］.江苏中医杂志，1984(1)：37-38.］

案10. 钟强治癫痫

李某，女，45岁。初诊：1994年10月5日。

现病史：以左侧颜面及上肢阵发性抽搐3个月求治。左眼及口角阵发牵扯，继之左上肢阵挛抽搐，为时几秒至数十秒，且感左上肢酸麻无力，数分钟后复如常人，每日数次发作，甚为其恼。脑电图示：右额顶叶有少许棘尖波发放，中度异常脑电图。诊为"Jackson癫痫"。患者舌苔薄白，舌质有少许瘀点，脉来细缓。

中医辨证：此营卫虚弱，气血不畅，濡润无权，故作动风。当调和营卫，通阳活血。用黄芪桂枝五物汤：黄芪 20g，桂枝 15g，白芍 20g，大枣 10g，生姜 5 片，酸枣仁 15g。10 剂服后，迄今未发。

按语：四诊合参，一派营卫不足之象，故用黄芪桂枝五物汤治之。以其抽搐，血不养筋也，责之于肝，故加酸枣仁以养肝血。——[钟强.癫痫病经方治验三则[J].四川中医，1996(5)：33-34.]

案 11. 郭正杰治失眠（神经衰弱）

肖某，男，30 岁。初诊：1985 年 5 月 3 日。

现病史：头顶至脑后麻木伴疼痛半年，近 1 个月加剧，且增失眠、多梦、记忆力减退等症。经某市人民医院做脑电图检查，无异常发现，诊断为“神经衰弱”，服安定（地西泮）、谷维素、维生素 B_1、脑乐静等药，症无缓解，且头痛愈甚。诊见：形体稍胖，四肢不温，畏寒，舌淡苔白，脉沉细而涩。

中医辨证：证系阳气不足，复感风寒，浊邪上逆，痹阻清阳，营阴郁滞。治拟温阳散寒，通痹止痛之法。方用黄芪桂枝五物汤加味：黄芪 15g，酒白芍 20g，桂枝、藁本、羌活、远志、生姜各 10g，大枣 7 枚。服 5 剂后，诸症减轻，守原方继进 10 剂而愈，随访 2 年，未复发。

按语：头顶为诸阳之会，风寒入侵，寒凝巅顶，阳气痹阻，失之温养，故头部麻木而痛，四肢不温，阳气不行，则营阴郁滞，心失所养，故失眠多梦，记忆力减退。方用黄芪桂枝五物汤加藁本、羌活、远志温阳散寒，通痹止痛，和营活络。藁本善治巅顶头痛，尤能引诸药达病所。羌活长于治后脑痛。远志宁神益智。诸药相伍，标本同治，是以诸症得平。——[郭正杰.黄芪桂枝五物汤治神经衰弱[J].四川中医，1989(6)：34.]

案 12. 黄发盛治鼻鼽（慢性鼻炎）

李某，女，51 岁。

现病史：证见鼻塞流涕，时发时止，尤以秋冬为甚，舌淡红，苔薄白，脉缓。西医诊为慢性鼻炎。

中医辨证：盖肺主气，外合皮毛，鼻为肺之窍，卫表不固，风邪因袭，鼻窍为之不利。故以黄芪桂枝五物汤益气固表，调和营卫以治本，佐以苍耳子、辛夷花、白芷宣通鼻窍以治标，标本并治，数剂后，证见明显好转。

按语：肺主气，外合皮毛，开窍于鼻。肺气不足，外而侵之，从皮毛内合于肺，上干于鼻窍，而见鼻塞流涕时作时止。故以黄芪桂枝五物汤益肺固表，调和营卫，并佐以宣通鼻窍之品而获愈。由此益知本方补肺气之功。——[黄发盛.黄芪桂枝五物汤点滴应用[J].福建中医药，1982(4)：60.]

案 13. 赵克安治泄泻（慢性肠炎）

翟某，女，10 岁。初诊：1989 年 10 月 6 日。

现病史：腹痛、腹泻，时轻时重 3 年余，曾服多种抗生素和中药参苓白术散、四神丸等不愈。感寒即发，饮凉即重。近 1 个月来加重，脘腹隐痛，肠鸣泄泻，日三五次不等，便稀色黄，完谷不化。面色萎黄，食欲不振，四肢倦怠，气短懒言，动则自汗。舌质淡，苔白滑，脉弱无力。

中医辨证：证属气虚卫弱，中土虚寒，脾失健运。拟黄芪桂枝五物汤加味：黄芪 12g，桂枝 3g，白芍 6g，炮姜 3g，苍术 6g，白术 6g，罂粟壳 3g，大枣 3 枚。3 剂。

10 月 9 日二诊：腹痛止，大便日一二次，黄色软便，纳食增加，舌苔薄白，脉缓较前有力，仍自汗。中寒得温，卫阳尚弱。前方黄芪加至 15g，3 剂。

10月12日三诊：汗止神和，大便日1次，脉缓有力，食纳正常。上方改为3日1剂，巩固疗效。进10剂后，自行停药。半年后随访，未复发。

按语：张景岳谓："泄泻之本，无不由于脾胃，盖胃为水谷之海，而脾主运化，使脾健胃和，则水谷腐熟而化气生血，以行营卫。"本例病人腹泻反复发作达3年余，脾虚失运，化源不足，中土虚寒，气虚卫弱。参苓白术散虽健脾益气，和胃渗湿，但无温中祛寒之功；四神丸有温胃暖脾止泻之效，却无益气固表、调和营卫之力。治以黄芪桂枝五物汤，下温中补土、益气和营，加苍术、白术、罂粟壳燥湿健脾，涩肠止泻。药证吻合，故收效甚捷。——［赵克安.黄芪桂枝五物汤在儿科临床的运用［J］.山西中医，1994(6)：29-30.］

参考文献

［1］张颖，关皎，刘爽爽，等.黄芪桂枝五物汤的化学成分和药理作用研究进展［J］.吉林医药学院学报，2018，39(4)：295-298.

［2］刘伟伟，史丽强，万强，等.基于NLRP3炎性体探究黄芪桂枝五物汤对IgA肾病小鼠肾脏保护机制［J］.中华中医药杂志，2018，33(5)：1746-1751.

［3］陈国铭，钟晓莹，赵金龙，等.黄芪桂枝五物汤治疗糖尿病周围神经病变靶点预测与机制探讨［J］.中国实验方剂学杂志，2018，24(8)：214-222.

［4］张文娓，韩玉生，王超，等.黄芪桂枝五物汤对糖尿病大鼠周围神经组织Trx及Txnip表达的影响［J］.中医药学报，2017，45(4)：57-59.

［5］刘佳维，王永辉，李艳彦，等.黄芪桂枝五物汤对CIA模型大鼠关节滑膜细胞凋亡的影响［J］.中国实验方剂学杂志，2017，23(14)：171-176.

［6］熊德庆.黄芪桂枝五物汤对糖尿病周围神经痛大鼠的治疗作用［J］.海峡药学，2017，29(4)：38-40.

［7］孙章艳，肖天宝.黄芪桂枝五物汤对化疗后周围神经病变临床及机制的研究进展［J］.世界最新医学信息文摘，2017，17(24)：23-25，27.

［8］刘佳维，李艳彦，王永辉.黄芪桂枝五物汤对胶原诱导型关节炎大鼠的作用机制研究［J］.山西中医，2017，33(1)：52-54.

［9］赵乐，李艳彦，王永辉，等.黄芪桂枝五物汤对阳虚寒凝型骨关节炎大鼠免疫相关细胞因子的影响［J］.中国实验方剂学杂志，2017，23(7)：160-166.

［10］李艳彦，赵乐，王永辉，等.黄芪桂枝五物汤对阳虚寒凝型骨关节炎大鼠免疫及瘀血状态的影响［J］.中国实验方剂学杂志，2016，22(23)：149-154.

［11］李芊绵，王超，范越，等.黄芪桂枝五物汤对糖尿病周围神经病变大鼠NGF mRNA和VEGF mRNA表达的影响［J］.中医药信息，2016，33(5)：42-44.

［12］李万辉，位娜娜，王海龙.黄芪桂枝五物汤联合四物汤加减对外伤性周围神经损伤康复的影响［J］.中国实验方剂学杂志，2016，22(21)：162-166.

17 半夏厚朴汤

【方源】“妇人咽中如有炙脔，半夏厚朴汤主之。”（汉·张仲景《金匮要略》）

【组成】半夏一升（12g）　厚朴三两（9g）　茯苓四两（12g）　生姜五两（15g）　干苏叶二两（6g）

【用法】上五味，以水七升，煮取四升，分温四服，日三夜一服。（现代用法：水煎服）

【功用】行气散结，降逆化痰。

【主治】梅核气。咽中如有物阻，咳吐不出，吞咽不下，或咳或呕，舌苔白润或白滑，脉弦缓或弦滑。

【方解】方中半夏辛温入肺胃，化痰散结，降逆和胃，为君药；厚朴苦辛性温，下气除满，为臣药。二药相合，化痰结，降逆气，痰气并治。茯苓健脾渗湿，湿去则痰无由生；生姜辛温散结，和胃止呕，且制半夏之毒；苏叶芳香行气，理肺疏肝，助厚朴以行气宽胸、宣通郁结之气，共为佐药。诸药合用，共奏行气散结、降逆化痰之功。

【临床应用】本方为治梅核气的常用方，宜于气郁痰凝而偏寒者，临床以咽中如物梗阻，舌苔白腻，脉弦滑为应用要点。本方加减可用于治疗癔病、焦虑性神经症、抑郁症、慢性咽喉炎、慢性支气管炎、慢性胃炎、食管痉挛、顽固性失眠、反流性食管炎、新生儿幽门痉挛等属于气滞痰阻者。

【药理研究】

1. 镇呕止吐作用　半夏厚朴汤 400mg/kg 静脉注射，能显著抑制麻醉猫电刺激喉上神经的喉反射，作用维持 20～30 分钟。组成药味中，苏叶（120mg/kg）、厚朴（140mg/kg）也能抑制电刺激所致喉反射，其余 3 味则无此作用。

2. 镇静作用　半夏厚朴汤每日 4g/kg 灌胃，每天 1 次，连续 6 天，可显著抑制大鼠自发活动，尤其在暗活动时期更为明显，停药后其抑制作用可持续 2 天。在巴比妥盐强度试验中，给予 2g/kg 或 4g/kg 的药物，可明显延长环己烯巴比妥诱导的小鼠睡眠时间，表明本药具有显著的镇静作用，与厚朴中含厚朴箭毒碱、厚朴醇和紫苏提取物及其香精油主要成分紫苏醛具有中枢神经系统抑制作用有关。

3. 抗过敏作用　半夏厚朴汤 100mg/kg、200mg/kg 灌胃给予豚鼠，而小鼠为 50mg/kg、100mg/kg，对Ⅰ型及Ⅳ型过敏反应具有明显拮抗作用。组方中，苏叶及厚朴均有抗过敏活性。原方去苏叶后，对 PC 反应的抑制效果明显降低。苏叶中紫苏醛对 PCA 及 PC 反应均具有抑制作用，认为紫苏醛为其活性成分之一，在非免疫反应的醋酸伸展的抗炎及镇痛实验中，未见紫苏醛具有任何效果。这说明苏叶的功效之一，是对免疫参与的炎症有抑制作用。由此说明，在半夏厚朴汤处方的构成生药中，厚朴提取物具有抗过敏作用，但其有效成分不明。

4. 增强胃肠功能　半夏厚朴汤 200%、100%浓度，0.4ml/只灌胃，能改善水应激大鼠胃集合小静脉的血液循环。半夏厚朴汤对大鼠束缚水浸急性应激性胃溃疡有明显抑制作用。

5. 其他　半夏厚朴汤醇提物可增加慢性抑郁模型大鼠蔗糖摄入量；增加其脾脏自然杀伤细胞活性；升高血清中高密度脂蛋白（HDL-C）水平（$P<0.05$），降低甘油三酯水平（$P<0.001$）；降低血红细胞内超氧化物歧化酶活性及血清和肝组织中一氧化氮合酶活性；同时抑制组织中脂质过氧化程度，降低心肌组织中丙二醛含量。

【名医用方心得】

明·吴崑：三因者，内因、外因、不内外因也。七气者，寒气、热气、怒气、恚气、喜气、忧气、愁气也。以三因而郁，七气升降有妨，则攻冲而痛。是方也，紫苏之辛芳，可使散七气；厚朴之苦温，可使下七气；半夏之辛温，茯苓之淡渗，可使平水谷相干之七气。——（《医方考》）

明·徐彬：气为积寒所伤，不与血和，血中之气溢而浮于咽中，得水湿之气而凝结难移。妇人血分受寒，多积冷结气，最易得此病，而男子间有之。药用半夏厚朴汤，乃二陈汤去陈皮、甘草，加厚朴、紫苏、生姜也。半夏降逆气，厚朴兼散结，故主之；姜、苓宣至高之滞而下其湿；苏叶味辛气香，色紫性温，能入阴和血而兼归气于血，故诸失血以赤小豆和丸服，能使血不妄行，夏天暑伤心阴，能下暑郁，而炙脔者用之，则气与血和，不复上浮也。——（《金匮要略论注》）

清·尤怡：此凝痰结气，阻塞咽嗌之间。半夏、厚朴、生姜，辛以散结，苦以降逆。茯苓佐半夏利痰气。紫苏芳香，入肺以宣其气也。——（《金匮要略心典》）

清·吴谦：咽中如有炙脔，谓咽中有痰涎，如同脔肉，咯之不出，咽之不下者，即今之梅核气病也。此病得于七情郁气，凝涎而生。故用半夏、厚朴、生姜辛以散结，苦以降逆；茯苓佐半夏，以利饮行涎；紫苏芳香，以宣通郁气，俾气舒涎去，病自愈矣。此证男子亦有，不独妇人也。——（《医宗金鉴·订正金匮要略注》）

清·高学山：妇人心境逼窄，凡忧思愤闷，则气郁于胸分而不散。故咽中如有炙脔，咯之不得出，咽之不得不者，留气之上塞横据而不降不散之候也。故以降逆之半夏为君，佐以开郁之厚朴、宣郁之生姜。加渗湿之茯苓，以去郁气之依辅；散邪之苏叶，以去郁气之勾结。则下降旁散，而留气无所容矣。——（《高注金匮要略》）

清·陈元犀：盖妇人气服居多，或偶感客邪，依痰凝结，窒塞咽中，如有炙脔状，即《千金》所谓咽中贴贴状，吞之不下，吐之不出者，今人名曰梅核气是也。主以半夏厚朴汤者，方中以半夏降逆气，厚朴解结气，茯苓消痰。尤妙以生姜通神明，助正祛邪；以紫苏之辛香，散其郁气。郁散气调，而凝结焉有不化者哉？后人以此汤变其分两，治胸腹满闷呕逆等症，名七气汤，以治七情之病。——（《金匮方歌括》）

清·张秉成：半夏、茯苓化痰散结，厚朴入脾以行胸腹之气，紫苏达肺以行肌表之气，气顺则痰除。故陈无择《三因方》以此四味而治七情郁结之证。《金匮》加生姜者，亦取其散逆宣中，通彻表里，痰可行而郁可解也。——（《成方便读》）

清·曹颖甫：湿痰阻滞，咽中气机不利，如有物梗塞……即俗称梅核气也。方用姜、夏以去痰，厚朴以宽胸膈，苏叶以升肺，茯苓以泄湿。务令上膈气宽，湿浊下降，则咽中出纳地阻矣。——（《金匮发微》）

明·赵以德：上焦阳也，卫气所治，贵通利而恶闭郁，郁则津液不行，而积为痰涎。胆以咽为使，胆主决断，气属相火，遇七情至而不决，则火亦郁而不发，不发则焰不达，不达则气如咽，与痰涎结聚胸中，故若炙脔。《千金》之证虽异，然亦以此而致也，用半夏等药，散郁化痰而已。——（《金匮玉函经二注》）

近·谢观:此方以半夏降逆气,厚朴解结气,茯苓消痰,尤妙以生姜通神明,助正祛邪,以紫苏之辛香,散其郁气。郁散气调,而凝结自化。后人之七气汤,盖取法于此。——(《中国医学大辞典》)

【名医验案选录】

案1. 李延治慢性咽炎

赵某,男,39岁。初诊:2012年10月5日。

现病史:自觉喉中痰黏,咳之不出,咽之不下4年,吸烟史12年,平均每天3~5根。曾经咽喉科检查诊断为"慢性咽炎",并多次自行服用化痰药及清热解毒药,效果不甚理想。诊见:喉中有痰,吞咽时尤感明显,但不易咳出,刷牙及闻有油烟及刺激性气味时有恶心感,久之,纳食有所减少。咽部略红肿,有黏液附着。舌苔白润,脉弦滑。

中医辨证:诊断:慢性咽炎。证属:痰气郁结。方药:半夏厚朴汤加减。

处方:半夏25g,厚朴20g,茯苓25g,生姜20g,紫苏叶10g,山栀子15g。10剂,水煎服,日1剂,分2次服。

二诊:自觉吞咽时喉中阻碍减小,黏滞感减轻,呕恶感减少。望诊咽部红肿消退。但自述吸烟后加重,此燥热之邪灼津成痰之故,嘱戒烟以利病除。上方去山栀子。继服10剂,服法同前。

三诊:喉中痰消,吞咽顺畅,无呕恶感,食欲恢复。投以沙参、麦冬甘润之品,继服7剂,以巩固疗效。

按语:《本经》言半夏主"咽喉肿痛"。《药性论》亦言半夏可"消痰涎,开胃健脾,止呕吐"。可见半夏在治疗此类疾病中所居地位不容小觑。此案中患者所述之痰,实为无形之痰,其与气相搏结为患,气不行则郁难开,痰不化则结难散,痰凝可加重气滞,气滞又可促进痰结。故单纯应用化痰之品难以奏效,再加苦寒清热之类,使痰凝更甚。因此,本病宜宣畅气机,化痰散结并举,再根据"咽部略红肿"佐以适量山栀子以泻火利咽,见效则收,再予以甘润之品以防津伤,终使病除矣。——(《李延学术经验集》)

案2. 李延治神经症

全某,女,49岁。初诊:2010年9月15日。

现病史:焦虑、心烦1年余,且伴有喉中异物感,咳之不出,咽之不下,虽多次就诊于咽喉科,并做喉镜检查(未见明显异常),但仍未消除其疑虑,并常恐突发呼吸困难而危及生命,由此惶惶不可终日,无奈寻求中医治疗。诊见:烦躁、焦虑、多疑,自述发病严重时感觉喉中突发肿起累及舌根,随即心悸,汗出,甚至手抖。平素心下胀闷不舒,打嗝儿、排气后缓解。常因身体某一细微感觉而纠结担心,夜不能寐。苔白腻,脉弦滑数。

中医辨证:诊断:神经症。证属:肝气郁结,痰气交阻。方药:半夏厚朴汤加减。

处方:半夏20g,厚朴15g,茯苓15g,生姜10g,紫苏叶15g,淡竹叶10g。7剂,水煎服,日1剂,分2次服。

二诊:心烦有所减轻,喉中无突发肿起发作,虽仍有异物感,但"异物"减小,心下胀闷明显减轻,夜寐欠安。上方加郁金15g、夜交藤20g。继服7剂,水煎服,日1剂,分2次服。

三诊:心烦进一步减轻,喉中异物感渐消,心下得舒,精神转佳。逢经期,月经量少,小腹痛,此乃小腹血瘀阻滞,加桃仁15g、丹皮15g,以活血散瘀。

四诊:继服7剂后,月经改善,腹痛消失,余症渐失,病瘥。

按语:初见此案病证繁多复杂,集心悸、不寐、心下痞、郁证等多种病证于一身,似无从应对,难以定名,但去繁从简后,不难发现众多症状中有一经典病证也是患者反复纠结的,那就是梅核气。本病是因肝气郁结,肺胃失于宣降,致凝津成痰。痰气交结,搏于咽喉,故如有物阻,咳吐不消。郁气阻于中焦,则心下满闷。痰热扰心,则心烦不寐。故予以行气散结,降逆化痰,并在其基础上适当佐以淡竹叶清心除烦。一诊7剂后,症状得减,则证明药已中病,遂加大行气解郁之功。随证调理,服药月余,即告病除。——(《李延学术经验集》)

案3. 黄煌治冠状动脉综合征

患者,女,68岁。

现病史:因急性冠状动脉综合征曾多次住院。2003年因冠心病行经皮冠脉介入术(PCI),每日服用单硝酸异山梨酯、厄贝沙坦、阿司匹林、氟伐他汀等药物。患者自诉PCI后胃肠功能开始紊乱,现腹泻7~8次/d,进食后腹痛,吐酸水,嗳气,恶心,头痛。夜寐不安,夜半即醒。有晕车史。2008年11月3日初诊时见患者体胖,有带状疱疹后遗痛,鼻涕多,咽红,舌暗质嫩苔厚,脉沉,双手冰凉,下肢静脉曲张,上腹部压痛。

中医辨证:胸痹,气滞痰阻证。黄教授选半夏厚朴汤合四逆散加栀子、连翘、黄芩。具体药物:制半夏15g,川朴15g,苏梗15g,茯苓15g,干姜6g,柴胡15g,白芍15g,枳壳15g,栀子15g,连翘20g,黄芩10g,红枣15g,生甘草3g。14剂药后,多年来的腹泻稍缓解,无腹胀腹痛等症。原方去四逆散及栀子、连翘、黄芩,加竹茹及黄连,加强祛痰降脂。调理半年后复诊,消化道症状好转,夜寐稍安,乏力感改善,冠心病症状半年来未发作。

按语:患者为疾病所苦多年,情绪抑郁,肝气郁结,腹胀腹痛,双手冰凉,皆为气滞所致;吐酸水,嗳气,恶心,为脾胃运化失常,胃气上逆;体胖,易头痛,易晕车,是痰之征象。咽红为有郁火,下肢静脉曲张为瘀血。半夏厚朴汤中,半夏为君,镇静安神降逆,厚朴助其行气化痰解痉,茯苓健脾化痰宁神,生姜和胃止呕止痛,苏梗行气宽胸解郁。全方辛苦合用,共奏行气解郁、化痰降逆之效。现代药理实验证实,该方可镇静,增强吞咽神经的反射能力,改善吞咽功能,抗忧郁,改善腹胀。黄教授云:患者虽为疾病所苦,但观其目转灵活,表述病情极尽详致!此类人适宜较长期使用半夏类方剂,其郁火与瘀血皆痰作。半夏厚朴汤有很好的理气化痰作用,适合痰气交阻型腹痛腹泻;上腹压痛且连及胸胁,手冰凉,腹中痛或泻利伴抑郁为四逆散的适应证,故选用;加栀子、连翘、黄芩可加强清火解郁除烦。——[王昕.黄煌教授经方调理冠心病患者临证解析[J].中华中医药杂志,2010,25(8):1238-1240.]

案4. 蒲辅周治梅核气

杨某,男,65岁。初诊:1965年10月28日。

现病史:10年来,自觉咽中梗阻,胸闷,经4个月的治疗已缓解。在1963年曾复发1次,近日来又自觉咽间气堵,胸闷不畅,经检查无肿瘤。六脉沉滑,舌正苔黄腻。属痰湿阻滞,胸中气机不利,此谓梅核气。治宜开胸降逆,理气豁痰。处方:苏梗3g,厚朴3g,法半夏6g,陈皮3g,茯苓6g,大腹皮3g,白芥子(炒)3g,炒莱菔子3g,薤白6g,降香1.5g,路路通3g,白通草3g,竹茹3g。10剂。一剂两煎,共取160ml,分早晚食后温服。

11月8日二诊:服上药,自觉咽间堵塞减轻,但偶尔稍阻,食纳无味,晨起痰多色灰,失眠,夜间尿频量多,大便正常,有低热。脉转微滑,舌正苔秽腻。

中医辨证:湿痰见消,仍宜降气、和胃、化痰为治。原方去薤白、陈皮,加黄连1.5g、香橼皮3g,白芥子加1.5g。10剂,煎服法同前。

11月22日三诊:服药后,咽间梗阻消失,低热已退,食纳、睡眠、二便均正常。不再服药,避免精神刺激,饮食调理为宜。

按语:老年男子患梅核气,可见本证不唯女子独有,因证见舌苔黄腻,湿热象重,故蒲老加黄连、竹茹、白通草、白芥子等清化之品,体现出专方专药与辨证论治相结合的特点。——(《蒲辅周医疗经验》)

案 5. 丁德正治脏躁(癔病)

文某,女,27 岁。初诊:1978 年 1 月 14 日。

现病史:数年来,因家事不睦,患者多愁善郁。近年觉胸脘满闷,气急痰多,叹息不止。8 日前,偶谈起邻村某妇被扼死事,患者颇为之痛怜。是夜如神鬼所凭大作。始则神情忿郁而迷惘,自称"扼死妇",仿其语,泣诉其被害经过,继之,作被扼死状而面青目突,伸颈吐舌,喘促声粗,痰声辘辘,顷刻,憋闷昏绝。呼醒后,大叫"胸闷喉紧",以指探喉,吐出痰涎盏许方安。不发则一如常人,唯胸闷气急痰多而已。如是,入暮辄作。曾诊为脏躁服甘麦大枣汤罔效。诊之,肤胖,面滑多垢,目光呆凝而惶惑,舌质红,苔白浊腻,脉沉滑。

中医辨证:气郁痰阻。予半夏厚朴汤加郁金 20g,菖蒲、远志各 15g,琥珀 6g。并作劝解工作。服 3 剂,如神鬼所凭之发作得止;继服 12 剂,愁闷痰多等症亦释。后又予六君子汤以巩固之。随访至 1990 年 10 月 31 日,未再发作,精神状况良好。

按语:丁氏认为,癔病属痰凝气滞者为多,以半夏厚朴汤为基本方进行治疗,治愈 100 多例,疗效较冬眠灵等西药为优。——[丁德正.半夏厚朴汤治疗癔症痰郁型 104 例临床观察[J].河南中医,1991,11(3):20-21.]

案 6. 庄奕周治头痛

吴某,女,31 岁。

现病史:头痛呕吐 3 天。门诊为排除颅内占位性病变而收入住院观察。患者怀孕已 6 个月,平素性情急躁易怒。发病时,头痛裂,尔后腹部亦痛,每当腹痛发作时,头痛若失;头痛发作时,腹部随之不痛,此起彼伏,循环而作。头痛时,颜面潮红如妆,呕吐频繁,胸脘满闷。妇科会诊已排除早产之可能。神经科会诊排除颅内占位性病变。血压 130/80mmHg,其他检查也未见异常,西医诊为神经性头痛及妊娠 6 个月。中医诊得脉弦滑,苔腻黄,舌质红。

中医辨证:拟为肝郁化火,痰扰清窍。治宜清肝解郁,化痰降逆。半夏 9g,川朴 9g,苏梗 6g,茯苓 12g,柴胡 4.5g,竹茹 9g,勾陈 9g,甘草 3g。服首剂,头痛、腹痛等诸急未告再作。同日笔者曾与同仁语及此病用药。同仁认为柴胡有碍胎之嫌,劝我慎用之。承他好意,次日处方仍步前方,仅去柴胡一味,服 1 剂以观其效。复诊时,患者告知,头痛、腹痛、胸胁满闷、呕吐又作,面红状燥。笔者考虑前后两方,仅差柴胡一味,疗效竟殊,可知柴胡可增强本方疏理气机之作用。故仍处首剂之方 1 帖,患者服后,诸痛消失,呕吐亦止,故再处原方 3 剂,痊愈而出院。

按语:气郁痰阻之头痛,属内伤头痛,除了因肝郁生风引起头痛外,还因脾不运湿,痰湿内生上扰清窍而致头痛。《丹溪心法》指出:"头痛多主于痰,痛甚者火多。"故而在治疗内伤头痛时,除了要疏理气机外,还须注意化痰降逆之应用。用半夏厚朴汤加味,有一定疗效。——[庄奕周.半夏厚朴汤的临床运用[J].福建中医药,1987(4):43-44.]

案 7. 任亚轩治眩晕(梅尼埃病)

关某,女,47 岁。初诊:1993 年 10 月 3 日。

主诉:眩晕、呕吐、两耳鸣胀 2 年,加重 1 天。

病史:2 年前,因恚怒起病,每半年左右发作 1 次,天旋地转,水米难进,需卧床休息 1~2 天方逐渐好转。昨天因生气前症又作。某医院诊为梅尼埃病。治疗不效,求为诊治。

诊见：闭目卧床，不敢翻身，天旋地转，两耳嗡鸣听不清声音，胸闷胃满，恶心呕吐。大便2日未行，小便少。舌质淡苔白，脉弦滑。血压180/100mmHg。诊断：眩晕。辨证：痰气郁结浊阴上逆。治宜：行气散结，降逆化痰，和胃畅中。予半夏厚朴汤加味。

处方：半夏15g，茯苓18g，陈皮15g，白术15g，白蔻9g，厚朴20g，木香10g，生牡蛎40g，苏叶12g，生姜3g。水煎服。

连续6剂，诸症好转，随访1年多未见复发。

按语：古有“无痰不作眩”“脾为生痰之源”“血气冲和，万病不生，一有怫郁，诸病生焉”的论述。此案因肝气郁结，横逆乘脾犯胃。脾运失职，液聚为痰。痰气郁结。符合半夏厚朴汤证机，又加理气化痰之品，则其效更彰。——[庄奕周.半夏厚朴汤的临床运用[J].福建中医药，1987(4)：43-44.]

案8. 庄奕周治泄泻

王某，男，41岁。

现病史：夏季天热，过多进食生冷瓜果，午后又贪凉当风，醒来即感腹痛阵阵，肠鸣切痛，旋即下利清水，日达4~5次，脘胀呕恶，背微畏寒，脉弦滑，苔白腻。大便检查：脓细胞(+++)，黏液(+)。西医诊为急性胃肠炎。中医参合脉证，拟为寒湿泄泻，治宜散寒化浊。半夏9g，川朴9g，茯苓12g，苏叶梗各6g，神曲9g，生姜15g，陈皮6g，甘草6g。连服2剂，泄泻遂止。

按语：泄泻虽与湿邪关系密切，故有“无湿不成泻”之说，但湿邪常与寒邪或暑热之邪，侵袭机体，损伤脾胃，导致泄泻，总与气滞湿阻有关。故用半夏厚朴汤有效。——[庄奕周.半夏厚朴汤的临床运用[J].福建中医药，1987(4)：43-44.]

案9. 何任治瘿瘤(甲状腺肿)

俞某，女，29岁。初诊：1977年10月27日。

现病史：3年前发现颈部有块，触之较硬，纵横在3cm左右，多痰，音易哑，医院诊为甲状腺肿块，建议手术摘除。胃部有隐隐痛，近时腹泻，脉长苔白。

中医辨证：以疏理为进。苏梗6g，茯苓12g，姜半夏9g，川朴4.5g，沉香曲9g，夏枯草12g，炙甘草9g，苍术4.5g，藏青果6g，保和丸12g(包煎)。5剂。

复诊：11月21日。上方续服10剂，音哑已显见好转，胃痛腹泻已愈。颈部肿块缩小为1.3cm×2.5cm。效不更方，再进。前方去保和丸，苍术改白术6g。10剂。

三诊：1978年2月25日。服药后肿块逐渐缩小，只有1cm左右。后因工作忙，停药2个月，未能再缩小。苔白，有痰。以原方进治。

按语：临床证明，本方合消瘰丸(玄参、贝母、牡蛎)治疗瘿瘤，效果较好。——[金国梁，何若苹.何任运用半夏厚朴汤的经验[J].北京中医，1994(1)：3-4.]

案10. 刘殿青治闭经

王某，女，32岁。初诊：1979年3月。

现病史：月经闭止，二月未至。患者原有慢性肝炎病史，近两年来，身体渐胖，月经也先后不一，近两月月经未至。平素自觉胸脘闷胀不舒，泛恶少食，口淡无味，时有头眩心悸，肢倦无力，白带增多，苔薄白微腻，脉濡滑(妇检已排除妊娠)。

中医辨证：证属痰湿内闭，阻塞脑脉，气机失调。拟燥湿化痰，行气调经，半夏厚朴汤加减。制半夏10g，川厚朴10g，云茯苓10g，老苏梗10g，苍术10g，制香附10g，陈皮5g，藿木香各10g，玫瑰花5g。服上方5剂后，症状有所好转，胸闷胀满减轻，食欲增加，以上方加益母草15g、月季花5g，又服5剂，月经来潮。经后，嘱用苍术10g、川朴10g，煎汤送服妇科调经片，巩固两月，至今月经正常。

按语：经闭之因，不外血亏、血滞、气阻、痰结。此证乃痰湿内闭，胞脉被阻，气机郁滞，故选半夏厚朴汤化痰湿，宽胸理气，配苍术、陈皮、木香，取苍附导痰汤意加强理气宽中、燥湿化痰之功，更佐以藿香、玫瑰花以化湿健脾助运，故诸药合用，收效较速。经至再以苍术、川朴煎汤，送服妇科调经片以巩固两月，更有肃清余邪，启宫开闭之效。——[刘殿青.半夏厚朴汤临证应用[J].江苏中医杂志，1980(6)：32-33.]

参考文献

[1] 王丽岩，罗志宏，张玉兰.半夏厚朴汤对失眠症治疗作用的实验观察[J].中国处方药，2018，16(1)：33-34.

[2] 秦中朋.半夏厚朴汤对抑郁症型大鼠的治疗作用研究[J].中国中医药现代远程教育，2017，15(5)：131-133，145.

[3] 林昶，杨长福，杨红梅，等.半夏厚朴汤的现代药理研究进展[J].贵阳中医学院学报，2016，38(6)：92-95，99.

[4] 李宁宁，郭海，雷延飞.半夏厚朴汤加味对慢性萎缩性胃炎大鼠胃黏膜血流量及脂质过氧化损伤的影响研究[J].现代中西医结合杂志，2016，25(20)：2170-2172，2179.

[5] 沈淑洁，郭春华，刘少磊，等.基于^{1}H-NMR技术的半夏厚朴汤镇静催眠代谢组学研究[J].中国中药杂志，2016，41(8)：1511-1515.

[6] 李晶晶，林森，郭春华，等.半夏厚朴汤抗抑郁的代谢组学研究[J].科学技术与工程，2014，14(28)：22-26.

[7] 马占强，李瑞鹏，李月碧，等.半夏厚朴汤抗抑郁作用——改善脑内氧化应激水平[J].药学与临床研究，2014，22(3)：205-208.

[8] 胡雨峰，俞晶华，陈亮，等.加味半夏厚朴汤对RE模型大鼠血MTL、SOD、MDA含量变化的影响[J].南京中医药大学学报，2012，28(2)：156-159.

[9] 易立涛，王星，王钰，等.半夏厚朴汤君药配伍抗抑郁效应研究(英文)[J].中国天然药物，2010，8(5)：362-369.

[10] 田建超，陈建荣，季颖.半夏厚朴汤加味对抑郁模型小鼠碳廓清指数及胸腺淋巴细胞增殖活性的影响[J].吉林中医药，2010，30(1)：78-79.

[11] 黄仕文，袁冬平，吴颢昕，等.半夏厚朴汤对化疗呕吐家兔外周血中EGF及Gas的影响[J].浙江中医药大学学报，2010，34(1)：60-61.

[12] 程林江，兰敬昀，于涛，等.半夏厚朴汤对慢性应激抑郁模型大鼠下丘脑-垂体-肾上腺轴的影响[J].中医药信息，2009，26(4)：45-46.

18 瓜蒌薤白半夏汤

【方源】“胸痹不得卧，心痛彻背者，瓜蒌薤白半夏汤主之。”（汉·张仲景《金匮要略》）

【组成】瓜蒌实一枚（24g） 薤白三两（9g） 半夏半斤（12g） 白酒一斗（适量）

【用法】上四味，同煮，取四升，温服一升，日三服。（现代用法：用黄酒适量，加水煎，分3次温服）

【功用】通阳散结，祛痰宽胸。

【主治】胸痹而痰浊较甚，胸痛彻背，不能安卧者。

【方解】方中以瓜蒌为君，味甘性寒，清热化痰，宽胸散结。薤白辛温，散胸膈结气，燥湿化痰，温中通阳，为治疗寒痰痹阻之胸痹的重要中药；半夏辛温，燥湿化痰，降逆止呕，为治疗寒痰、湿痰常用药。二者同为臣药，辅助君药共奏理气宽胸、通阳散结之功。白酒性辛温，为佐使，既可载药上行，又可温阳散寒。吴谦在《医宗金鉴》中明确指出瓜蒌薤白半夏汤所治之证为“心痛彻背不得卧”，即“是痛甚而气上逆也”，故加用半夏以降逆。诸药合用，共奏通阳散结、祛痰宽胸之效。

【临床应用】本方主治痰盛瘀阻胸痹证。症见胸中满痛彻背，背痛彻胸，不能安卧者，短气，或痰多黏而白，舌质紫暗或有暗点，苔白或腻，脉迟。现代临床用于治疗循环系统疾病如冠心病，呼吸疾病如慢性阻塞性肺疾病，消化系统疾病如胃大部切除术后吻合口水肿，乳腺疾病如乳腺增生，疗效显著；本方加减亦对胆心综合征、背冷、胁痛、失眠、慢性胆囊炎等有一定疗效。

【药理研究】

1. 抑制心肌缺血　实验研究发现，本方有明显对抗ST段升高作用，从而对异丙肾上腺素所致大鼠心肌缺血损伤具有保护作用；瓜蒌薤白半夏汤可以纠正失衡的抗氧化物酶，使过氧化氢酶（CAT）、谷胱甘肽过氧化物酶（GSH-Px）明显升高，而脂质过氧化物（LPO）明显降低；瓜蒌薤白半夏汤能明显升高一氧化氮（NO）和降低血小板激活因子（PAF）的含量，使大鼠肺小动脉管壁增厚、管腔狭窄程度显著减轻。

2. 改善血液流变学　实验研究发现，瓜蒌薤白半夏汤加减对胶原或腺苷二磷酸（ADP）诱导的家兔体外血小板聚集有显著抑制作用，并呈量效关系；瓜蒌、薤白的水提液和醇提液均能显著延长小鼠凝血时间和常压耐缺氧时间，均有抗凝和耐缺氧作用；加味瓜蒌薤白半夏汤能降低全血黏度（高切、低切）、还原黏度（RNB）、血浆黏度、红细胞聚集指数（VAI）、血细胞比容值和硬化指数，对血液流变性有良好改善作用；瓜蒌与薤白均能显著降低血清甘油三酯（TG）、低密度脂蛋白胆固醇（LDL）和动脉硬化指数（AI）；加味瓜蒌莲白半夏汤的改善血液流变学作用，可能是其有效调节高脂血症大鼠血脂异常的作用机制之一。

3. 控制哮喘　实验研究表明，本方能抗菌、消炎、止咳、平喘、解痉、祛痰和改善肺通气功能。采用双抗体夹心ELISA法测定血清白介素-5（IL-5）含量，发现本方能降低小鼠血清IL-5的含量，可能发挥控制哮喘急性发作的作用，值得进一步研究。

4. 其他　实验研究发现,本方亦能提高机体免疫功能等。

【名医用方心得】

明·徐彬:此冠以胸痹,是喘息等证或亦有之也。加以不得卧,此支饮之兼证。又心痛彻背,支饮原不痛,饮由胸痹而痛,气应背。故即前方加半夏,以去饮下逆。——(《金匮要略论注》)

清·周扬俊:胸痹,痹在气。气在上焦,故即不言脉,而与上条无异,即证亦不甚相异也。所异者,止不得卧耳。经云:昼行于阳则寤,夜行于阴则寐。然则不得卧,以气之行于阳而不行于阴故也。经以小半夏汤,覆杯即卧,非半夏为得寐药也,特以草生于夏,夏半为一阴初生,由阳入阴,使气归于肝,而血亦入焉。故于本汤增此一味,而能事毕矣。可不谓神乎?——(《金匮玉函经二注》)

清·魏荔彤:用半夏之苦,以开郁行气。痛甚则结甚,故减薤白之湿,用半夏之躁,更能使胶腻之物,随汤而荡涤也。日三服,亦从上治者,应徐取频服也。——(《金匮要略方论本义》)

清·尤怡:胸痹不得卧,是肺气上而不下也;心痛彻背,是心气塞而不和也,其痹为尤甚矣。所以然者,有痰饮以为之援也。故于胸痹药中加半夏以逐痰饮。——(《金匮要略心典》)

清·王子接:胸痹三方皆用栝蒌实、薤白,按其治法却微分三焦。《内经》言:淫气喘息,痹聚在肺。盖谓妄行之气,随各脏之内因所主而入为痹,然而病变有不同,治法亦稍异。止就肺痹喘息咳唾、胸背痛短气者,君以薤白滑利通阳,臣以栝蒌实润下通阳,佐以白酒熟谷之气上行药性,助其通经活络,而痹自开。若转结中焦,而为心痛彻背者,但当加半夏一味和胃而通阴阳。若结于胸胁,更加逆气上抢于心,非但气结阳微,而阴气并上逆矣,薤白汤无足称也,须以枳实、厚朴先破其阴气,去白酒之醇,加桂枝之辛,助薤白、栝蒌行阳开痹,较前法之从急治标,又兼治本之意焉。——(《绛雪园古方选注》)

今·陆渊雷:栝蒌薤白半夏汤,即是前方加半夏一味,则前条之证,亦为此条所有。故知不得卧者,喘息咳唾短气之甚也;心痛彻背者,胸背痛之甚也。——(《金匮要略今释》)

今·段富津:本方即瓜蒌薤白白酒汤加半夏而成。半夏善能燥湿化痰,降逆散结,伍以瓜蒌、薤白,则豁痰散结,理气宽胸之功尤佳。故其所治之胸痹乃属痰浊壅盛,痹阻之甚为患也。——(《金匮要略方义》)

今·王付等:枳实薤白桂枝汤与瓜蒌薤白白酒汤、瓜蒌薤白半夏汤均能治疗胸痹,其中瓜蒌薤白半夏汤为瓜蒌薤白白酒汤加半夏而成,此二方均能治疗痰瘀胸痹证。瓜蒌薤白半夏汤主治痰邪较瓜蒌薤白白酒汤为重,故用半夏以醒脾燥湿化痰,临床表现以胸闷痛为主;枳实薤白桂枝汤既能化痰,又能化瘀,还能通阳行气,对于气郁痰阻胸痹证最为相宜。如《医宗金鉴》曰:"用枳实薤白桂枝汤主之,倍用枳朴者,是以破气降逆为主也。"——(《方剂学》)

【名医验案选录】

案 1. 赵锡武治疗胸痹(冠心病心绞痛)案

李某,女,57 岁,干部。

病史:冠心病心绞痛五六年,心前区疼痛每日二三次,伴胸闷气短,心中痞塞,疲乏。

舌脉:苔白质淡,边有齿痕,脉弦细。

辨证:此系胸痹之病,乃心阳虚,胃不和,遂致气机不畅,血脉闭阻。拟通阳宣痹,心胃同治。

中药处方：予栝蒌薤白半夏汤合橘枳姜汤化裁。栝蒌 30g，薤白 12g，半夏 15g，枳壳 10g，橘皮 15g，生姜 6g，党参 30g，生黄芪 30g，桂枝 12g，香附 12g。

结果：服上方 2 个月后，心前区痛偶见，胸闷气憋减轻，脉弦细，苔薄。心电图 T 波 $V_{4\sim6}$ 由倒置转低平，或双向，ST 段 $V_{4\sim6}$ 由下降 0.1mV 转前回升 0.05mV。

按语：气短、疲乏，舌淡苔白有齿痕，阳虚之征；胸闷、心中痞塞，乃胃气不和，影响及心，故以心胃同治之法。以栝蒌薤白半夏汤祛痰通阳宣痹，合橘枳姜汤温中下气和胃，又以参、芪、桂、附之品理气扶正。遣方用药，丝丝入扣，守方久服，而获佳效。——［赵锡武，张问渠.对《金匮·胸痹篇》的讲述与临床运用［J］.中医杂志，1981(3)：45-48.］

案 2. 纪立金治疗背冷案

郑某，男，35 岁。初诊日期：1990 年 10 月 10 日。

病史：患者背部怕冷月余。1 个月前乘船受凉，始觉周身怕冷，并未介意，次日周身怕冷减轻，背部怕冷较著，伴有四肢酸痛，胸部憋闷，经西医检查无异常发现。服中药 15 剂无效。现背冷持续不减，夜间胸闷，下午低热（37.4~37.7℃），四肢关节疼痛，不敢出门见风。

舌脉：舌质红苔黄腻，脉沉滑有力。

辨证：系外感湿邪，湿邪入里化热，湿热阻遏上焦，阳气不能外达所致。

中药处方：予栝蒌薤白半夏汤加减。栝蒌 30g，薤白 9g，半夏 9g，黄连 6g，木香 15g，郁金 9g，红花 6g，甘草 3g。3 剂，水煎服。

结果：服 1 剂后，背冷大减；服至 6 剂，舌苔尽退，诸症消失而愈。

按语：背冷一症，仲景早已论述：一则阳虚不能温煦之附子汤证；一则痰饮阻遏阳气之苓桂术甘汤证。可见背冷之机，一则阳虚，一则阳阻。背为阳，阳虚或阳阻，都可导致背失温煦而背冷。本证为湿热阻遏胸阳不能达背所致，故以栝蒌薤白半夏汤加黄连以宣通胸阳，清化湿热而愈。——［纪立金.瓜蒌薤白半夏汤临床应用举隅［J］.山东中医杂志，1992(4)：23.］

案 3. 亢海荣治疗胆胀（慢性胆囊炎）案

侯某，女，54 岁，干部。初诊日期：1978 年 4 月 3 日。

病史：主诉：6 年来每遇生气、受凉后经常右上腹痛，阵发加剧，肩背束困，气短胸闷，嗳气纳差。经胆囊超声、造影诊断为慢性胆囊炎。门诊医生始用柴胡疏肝饮 6 剂未效，又改用一贯煎 4 剂仍未见效。患者手按胁肋，苦闷不乐。

舌脉：舌质淡、苔薄白，脉象沉细。

辨证：阳虚气机阻滞，脾失温煦。

中药处方：栝蒌 60g，桂枝 3g，薤白 15g，半夏 10g，枳壳 15g，大腹皮 15g，葛根 30g，丹参 30g，鸡内金 15g，陈皮 12g。

结果：服上方 3 剂后，诸症好转。效不更方，继用 20 余剂后，诸症悉除。后经 B 型超声检查，胆囊炎症消失。5 年未见复发。

按语：中医文献中虽无胆囊炎的名称，但类似本病的症状却有丰富的记载。《灵枢·胀论》说："胆胀者，胁下胀疼，口苦善太息。"《伤寒论·辨太阳病脉证并治下》描述"结胸"证时，指出心下部坚硬胀满、疼痛、拒按、气短等，都与本病有近似之处。笔者通过实践，认为本病固然有各种证型的表现，但是阳气不运、气机阻痹是主要的因素。痹者，闭也。所以选用通阳法，而不用扶阳法；用散寒、理气、化痰通络的药物。因为不是急性发作，湿热现象不明显，更没有用清肝利胆的药物。总的目的在宣通痹阻，而不在止痛。临床证明，胸痹的病人，多因受寒、生气或饮食不节而发生，并伴有嗳噎、食呆、腹胀的证候。用薤白为主药，取其宣阳疏滞不伤胃气。方中栝蒌量较大,因栝蒌能开胸顺气。仲景治结胸有小陷胸汤,栝蒌与半夏并用。在此基础上,又加入了一些宣痹散结、活血通络、行气化痰的药物,即能随手奏效。——[亢海荣.瓜蒌薤白半夏汤加味治疗慢性胆囊炎有效[J].中医杂志,1984(3):57.]

案 4. 王秀玉治疗梅核气案

李某,女,38 岁。初诊日期:1985 年 3 月 5 日。

病史:2 年来屡因情志不畅,则见胸闷,咽部似有物,咽之不下,吐之不出,喜叹息,难眠。

舌脉:舌淡苔白腻,脉弦细。

辨证:为痰浊内聚,胸阳痹阻所致。治宜理气化痰,开郁宁心。

中药处方:栝蒌 20g,薤白、茯苓、枣仁、夜交藤各 15g,半夏、郁金、厚朴各 10g,桔梗 6g,煎服。每日 1 剂,连服 7 剂。

结果:3 月 12 日二诊,梅核气证候明显减轻,睡眠亦佳。照上方去枣仁,加牡蛎 30g,又服 10 剂;诸症若失,随访半年,梅核气未再发。

按语:痰气交阻,上梗于咽,发为梅核气。故以栝蒌薤白半夏汤以化痰通痹,加郁金、厚朴、桔梗以理气宽胸,又加茯苓、枣仁、夜交藤以宁心安神,属标本兼治之大法。——[王秀玉,张启良.栝蒌薤白半夏汤的临床应用举隅[J].福建中医药,1988(1):41.]

案 5. 王秀玉治疗乳癖案

陈某,女,34 岁,农民。初诊日期:1986 年 3 月 18 日。

病史:右侧乳房内有一肿物,近似橄榄大小,随月经周期而时大时小约 2 年。乳房肿物增大时,胸闷胀痛,触之移动,肤色正常,拟诊为右乳腺小叶增生。患者素有情志不畅史,易怒,难眠。

舌脉:舌质淡白,苔薄,脉弦细。

辨证:为肝郁伴痰浊阻滞所致,治宜疏肝理气、化痰散结。

中药处方:栝蒌 20g,薤白、夏枯草各 15g,柴胡、郁金各 10g,半夏 8g,王不留行 12g,牡蛎 30g(先煎),甘草 4g。煎服。

结果:连服 7 剂,局部肿物缩小,胸闷痛亦明显减轻。按上方加路路通 10g,连服 10 剂。至 4 月 17 日诊察,月经正常来潮,乳腺肿物消失,照上方去柴胡,加当归 10g,每日 1 剂,前后共服 40 剂,乳癖未再发作。——[王秀玉,张启良.栝蒌薤白半夏汤的临床应用举隅[J].福建中医药,1988(1):41.]

案 6. 冯世纶治疗冠心病心绞痛案

安某,女,74 岁。初诊日期:1965 年 6 月 14 日初诊。

病史:患心绞痛 1 年多,常胸前剧痛,每发作则不能平卧,呼吸困难,大汗出,经常服用硝酸甘油、氨茶碱,大便干,口干不思饮。

舌脉:苔白厚,脉弦细。

辨证:证属痰阻胸阳、瘀血阻络,治以化痰通阳、祛瘀通脉。

中药处方:予瓜蒌薤白半夏汤加味。瓜蒌 45g,薤白 27g,半夏 70g,白酒 60ml,桂枝 10g,枳实 10g,桃仁 10g,陈皮 30g,白芍 12g。以水煎服。

结果:上药服 3 剂,痛减,但小有劳则发心区痛,上方加茯苓 12g,继服 6 剂,胸痛时作时休,仍以上方稍加减,服 1 个月后胸痛不再发作。——(《经方传真:胡希恕经方理论与实践》)

案 7. 赖良蒲治疗胸痹案

王某,女,35 岁。

病史:胸中满闷,心痛彻背,上气喘急,呼吸困难,大便不利。

舌脉:舌苔白腻,脉象沉滑。

辨证:浊阴上逆,气壅上焦,胸阳阻滞,升降不利。主以通阳泄浊法。

中药处方:予瓜蒌薤白半夏汤加味。薤白 6g,法半夏 6g,枳实 4.5g,杏仁泥 6g,桂枝 4.5g,橘皮 5g,瓜蒌实 9g。水煎服。

结果:4 剂而愈。——(《蒲园医案》)

参考文献

[1] 邹碧云.加味栝蒌薤白半夏汤治疗冠心病 106 例[J].湖南中医杂志,1993(2):45.

[2] 严天顺.瓜蒌薤白半夏汤加减治疗胸痹[J].四川中医,1991(5):20-21.

[3] 柴峰,王玲玲.栝蒌薤白半夏汤加味治疗心肌梗塞 1 例[J].河南中医,1991,11(3):47.

[4] 康义民,赵凤书.瓜蒌薤白半夏汤加减治疗乳腺增生病 38 例疗效观察[J].中医药学报,1992(4):38-39.

[5] 奚肇庆,韩树人,曹世宏,等.栝蒌薤白半夏汤治疗慢性阻塞性肺病 40 例[J].陕西中医,1990(3):108-109.

[6] 龚伟,李景翔.中医治疗胃大部切除术后吻合口水肿 12 例[J].江苏中医,1991(4):37.

[7] 亢海荣.瓜蒌薤白半夏汤加味治疗慢性胆囊炎有效[J].中医杂志,1984(3):57.

[8] 张腾,曹洪欣,殷惠军.温心胶囊对异丙肾上腺素所致大鼠心肌缺血损伤保护作用的实验研究[J].中国中医药科技,2001(1):36-37.

[9] 刘建秋,郭淑文,李竹英,等.瓜蒌薤白半夏汤对肺动脉高压氧自由基的影响[J].中医药学报,1997(2):55-56.

[10] 郭书文,王国华.瓜蒌薤白半夏汤制剂对缺氧性肺动脉高压血 NO、PAF 的影响[J].北京中医药大学学报,2001(2):37-38,57.

[11] 刘贵京,张华云,吴力洪,等.加减瓜蒌薤白半夏汤对缺血心肌 NOS、SOD、MDA 含量的影响[J].中国全科医学,2004(8):543-545.

[12] 刘贵京,苏安英,张建敏,等.加减瓜蒌薤白半夏汤改善缺血心肌细胞钙超载的实验研究[J].中国全科医学,2004(8):539-541.

[13] 刘贵京,张禄其,马力国,等.加减瓜蒌薤白半夏汤抗缺血心肌再灌注损伤的实验研究[J].中国全科医学,2004(8):541-542.

[14] 杨亚琴.瓜蒌薤白半夏汤加味止咳祛痰作用的实验研究[J].中国中医基础医学杂志,1997,3(3):28.

19 苓桂术甘汤

【方源】“①心下有痰饮，胸胁支满，目眩，苓桂术甘汤主之。②夫短气有微饮，当从小便去之，苓桂术甘汤主之。”（汉·张仲景《金匮要略》）

【组成】茯苓四两（12g）　桂枝　白术各三两（各9g）　甘草二两（6g）

【用法】上四味，以水六升，煮取三升，分温三服。（现代用法：水煎服）

【功用】温阳化饮，健脾利水。

【主治】中阳不足之痰饮。胸胁支满，目眩心悸，或短气而咳，舌苔白滑，脉弦滑或沉紧。

【方解】本方以茯苓为君，健脾利湿，既消已聚之饮，又杜生痰之源。饮属阴邪，非温不化，“病痰饮者，当以温药和之”（《金匮要略》），遂以桂枝为臣，温阳以化饮。苓、桂相合，一利一温，共奏温化渗利之效。佐以白术健脾燥湿，助茯苓以培土制水。炙甘草甘平，配桂枝以辛甘化阳，合白术以益气补脾，又可调和药性，而兼佐使之用。药仅四味，温阳健脾以助化饮，淡渗利湿以平冲逆，使中阳得健，痰饮得化，津液得布，诸症得愈。

【临床应用】本方主治中阳不足之痰饮。症见胸胁支满，目眩心悸，或短气而咳，舌苔白滑，脉弦滑或沉紧。现代临床用于治疗心血管系统疾病如不稳定型心绞痛、慢性心功能不全、慢性充血性心力衰竭；呼吸系统疾病如小儿哮喘、慢性支气管炎、阻塞性睡眠呼吸暂停综合征、胸膜炎等，疗效颇佳；消化系统疾病如胃脘痛、腹泻型肠易激综合征脾虚证、术后胃瘫综合征等，具有一定调节作用；泌尿及生殖系统疾病如尿路结石、盆腔积液、急性羊水过多；神经系统疾病如内耳眩晕症、老年单纯收缩期高血压、低血压病、椎-基底动脉供血不足、梅尼埃综合征属水饮内停型，均有良好疗效。

【药理研究】

1. 对心血管的作用　实验研究发现，本方能缓解异丙肾上腺素所致的心肌缺血，降低心肌耗氧量，对氯仿所致的小鼠心室颤动有明显保护作用。本方20mg/kg腹腔注射可延长小鼠在缺氧条件下的存活时间；可拮抗戊巴比妥导致的心力衰竭，并可促进衰竭心脏心力的恢复。抗心肌缺血、抗心律失常及正性肌力作用，为本方治疗心血管疾病提供了依据。

2. 镇静作用　实验研究发现，本方加减能明显减少大鼠的自发活动，抑制大鼠离体子宫的自动收缩，从而能延长戊巴比妥致小鼠的睡眠时间。

3. 调节免疫　苓桂术甘汤能明显增加环磷酰胺（Cy）模型小鼠碳粒廓清指数，提高吞噬活性；能促进血清溶血素抗体生成和增加因Cy而降低的耳肿胀度，明显促进小鼠非特异性和特异性免疫（包括体液免疫、细胞免疫）功能，对Cy所致免疫功能低下模型小鼠的免疫功能具有显著改善作用。

【名医用方心得】

明·赵以德：心胞络循胁出胸下。《灵枢》曰：胞络是动，则胸胁支满，此痰饮积其处而为病也。目者心之使，心有痰水，精不上注于目，故眩。《本草》曰：茯苓能治痰水，伐肾邪；痰，水类也，治水必自小便出之，然其水淡渗手太阴，引入膀胱，故用为君。桂枝乃手少阴经药，能调阳气，开经络，况痰水得温则行，用之为臣。白术除风眩，燥痰水，除胀满，以佐茯苓。然中满勿食甘，用甘草何也？盖桂枝之辛，得甘则佐其发散，和其热而使不僭也；复益土以制水，甘草有茯苓则不支满而反渗泄。《本草》曰：甘草能下气，除烦满也。——(《金匮玉函经二注》)

明·许宏：大吐则伤阳，大下则伤阴。今此吐下后，阴阳之气内虚，则虚气上逆，心下逆满，气上冲胸，起则头眩。若脉浮紧者，可发汗。今此脉沉紧者，不可发汗，发汗则动经，身为振摇者，此阳气外内皆虚也。故用茯苓为君，白术为臣，以益其不足之阳。经曰：阳不足者，补之以甘。是也。以桂枝为佐，以散里之逆气。以甘草为使，而行阳气且缓中也。——(《金镜内台方议》)

清·柯琴：君以茯苓，以清胸中之肺气，则治节出而逆气自降。用桂枝以补心血，则营气复而经络自和。白术培既伤之元气，而胃气可复。甘草调和气血，而营卫以和，则头自不眩而身不振摇矣。——(《伤寒来苏集·伤寒附翼》)

清·张璐：微饮而短气，由肾虚水邪停蓄，致三焦之气升降呼吸不前也。二方各有所主。苓桂术甘汤主饮在阳，呼气之短；肾气丸主饮在阴，吸气之短。盖呼者出心肺，吸者入肾肝。茯苓入手太阴，桂枝入手少阴，皆轻清之剂，治其阳也；地黄入足少阴，山萸入足厥阴，皆重浊之剂，治其阴也。必视其人形体之偏阴偏阳而为施治。一证二方，岂无故哉。——(《张氏医通》)

清·尤怡：痰饮，阴邪也，为有形。以形碍虚则满；以阴冒阳则眩。苓桂术甘，温中祛湿，治痰饮之良剂，是即所谓有温药也。盖痰饮为结邪，温则易散，内属脾胃，温则能运耳。——(《金匮要略心典》)

清·魏荔彤：此痰饮之在胃，而痞塞阻碍及于胸胁，甚至支系亦苦满，而上下气行愈不能利，清阳之气不通，眩晕随之矣。此虽痰饮之邪未尝离胃，而病气所侵，已如斯矣。主以苓桂术甘汤，燥土升阳、导水补胃、化痰驱饮之第一法也。胃寒痰生，胃暖则痰消也。脾湿饮留，胃燥则饮祛也。可以得此方之大义，用之诸饮，亦无不行矣。——(《金匮要略方论本义》)

清·王子接：此太阳、太阴方也。膀胱气钝则水蓄，脾不行津液则饮聚。白术、甘草和脾以运津液，茯苓、桂枝利膀胱以布气化。崇土之法，非但治水寒上逆，并治饮邪留结，头身振摇。——(《绛雪园古方选注》)

清·唐宗海：甘草、白术，填中宫以塞水，茯苓以利之，桂枝以化之，水不停而饮自除。治水气凌心大效。盖桂枝补心火，使下交于肾；茯苓利肾水，使不上凌心。其实茯苓是脾药，土能治水，则水不克火也；桂枝是肝药，化水者，肝为肾之子，实则泻其子，而肝又主疏泄，故有化水气之功。补心火者，虚则补其母，肝为心火之母，而桂又色赤入心也。发汗亦用桂枝，借木气之温，以散布外达也。其降冲逆，亦用桂枝者，以冲脉下属于肝，内通于肾，桂枝温肝气以引之，化肾水以泄之，凡下焦寒水攻发，冲阳上浮者，往往佐苓、夏以收功。须知桂枝其色赤，其气温，纯得水火之气，助火化木，是其所长，如无寒水而用之，发热动血，阳盛则毙，仲景已有明戒，不可不凛。失血之家，尤宜慎用。或曰：仲景炙甘草汤是补血药，而亦未尝忌用桂枝，何也？曰：此正仲景慎于用桂枝处，方义以中焦取汁，变赤为血，不得不用桂枝，助心火以化赤。然即恐桂枝伤血，故用桂枝极少，而用麦冬、地黄极多，以柔济刚，用桂而能制桂，仲景如此之慎，可知失血家不可轻用桂也。——(《血证论》)

今·王邈达：用淡渗之茯苓为君，先通降其依附之水饮；辛温之桂枝，以补助其被残之阳气；更用气温味甘兼苦辛之白术，甘能补中，苦能降逆，辛能散寒，以扶正祛邪；甘平之甘草，更固守其中。因此四味皆辛甘温平之阳药，责于渗泄中已寓长阳消阴之功用矣，岂仅为吐、下后顾及中焦而已哉！——(《汉方简义》)

日·丹波元简：盖苓桂术甘治胃阳不足，不能行水，而微饮停于心下以短气；肾气丸治肾虚而不能收摄水，水泛于心下以短气。必察其人之形体脉状，而为施治，一证二方，各有所主，其别在于斯耶！——(《金匮玉函要略辑义》)

【名医验案选录】

案1. 刘渡舟治疗水心病(冠心病)案

陆某，男，42岁。

病史：形体肥胖，曾有冠心病心肌梗死而住院，抢治两月有余，未见功效。现证：心胸疼痛，心悸气短，多在夜晚发作。每当发作之时，自觉有气上冲咽喉，顿感气息窒塞，有时憋气而周身出冷汗，有死亡来临之感。颈旁之血脉又随气上冲，心悸而胀痛不休。

舌脉：视其舌水滑欲滴，切其脉沉弦，偶见结象。

辨证：辨为“水心病”之水气凌心，心阳受阻，血脉不利。

中药处方：茯苓30g，桂枝12g，白术10g，炙甘草10g。

结果：此方服3剂，气冲得平，心神得安，诸症明显减轻。但脉仍带结，犹显露出畏寒肢冷等阳虚见证。乃于上方加附子9g、肉桂6g，以复心肾之气。服3剂，手足转温，而不恶寒，然心悸气短犹未痊愈，再于上方中加党参、五味子各10g，以补心肺脉络之气。连服6剂，诸症皆瘥。

按语：本案冠心病由水气上冲所致，刘老名之为“水心病”。总由心、脾、肾阳虚，水不化气而内停，成痰成饮，上凌无制为患。心阳虚衰，坐镇无权，水气因之上冲，则见胸痛、心悸、短气等心病证候，用苓桂术甘汤治疗，效果优良。——(《刘渡舟临证验案精选》)

案2. 姜春华治疗眩晕(耳源性眩晕)案

魏某，女，55岁。初诊日期：1973年10月22日。

病史：患耳源性眩晕已7年，发作时视物转动，如坐凌空，素患支气管炎，咳嗽、痰多白沫，大便溏薄。

舌脉：苔白腻，脉滑大。

辨证：证属痰饮上泛。宜温化痰饮。

中药处方：予苓桂术甘汤加味。茯苓15g，桂枝9g，白术9g，甘草6g，五味子9g。

结果：连服14剂而愈，随访2年未发。

按语：姜春华教授擅用苓桂术甘汤治疗眩晕证之属于痰饮上泛者。如属耳源性眩晕，姜老常加五味子，并重用至9g。——[戴克敏.姜春华教授运用苓桂术甘汤的经验[J].广西中医药，1986(6)：12-13.]

案3. 钟育衡治疗留饮(神经症)案

成某，女，50岁。初诊日期：1975年7月5日。

病史：头晕目眩，心下满闷，泛恶，气短，善太息，背部寒冷，夏日酷暑亦不能离毛背心，病已7年之久，经西医检查诊断为“神经症”，曾用许多中西药物治疗，均无效果。诊见：精神尚好，体质肥胖，面色晦暗。脘腹平软，按之无痛，两下肢按之微陷不起。

舌脉：舌体胖大，舌边有齿痕，舌苔灰白而腻，脉沉缓无力。

辨证：诊为留饮。治以温阳化饮，健脾和胃。

中药处方：予方苓桂术甘汤。茯苓20g，桂枝15g，白术50g，甘草10g。水煎，分2次温服。

结果：服用3剂，病情明显好转，全身轻快。头目清爽，背冷大减。继服上方3剂，尿量增多，下肢浮肿消失，余症基本痊愈。因虑其病年深日久，劝其坚持每月服2剂，连服半年，以巩固疗效，追踪观察，疾病未再发作。

按语：钟育衡教授认为，《伤寒》《金匮》所载治痰饮病处方20余首，但从本治疗者，只有苓桂术甘汤与肾气丸2首。苓桂术甘汤是治疗脾胃阳虚所致饮证的主要方剂，临床以“满”和“眩”为辨证要点。——[崔振儒.钟育衡教授应用苓桂术甘汤治疗饮证经验[J].黑龙江中医药，1987(1)：5-6.]

案4. 范勇治疗肺痿案

刘某，女，19岁。初诊日期：1989年2月13日。

病史：15岁时曾患肺结核，经抗痨治疗后痊愈。但此后渐见口吐涎沫，纳谷不馨，历时4载，逐渐加重，乃来就诊。患者曾间断服用阿托品等，但药后口干异常，停药又复唾如故，且觉背部寒冷，小便短少。初辨为中焦虚寒，治拟理中汤加味，服药10剂未效。

舌脉：舌淡、苔白润，脉沉缓。

辨证：透思其故，此患者非脾胃虚寒，乃水湿困脾，当从饮论治。

中药处方：改用苓桂术甘汤加味。茯苓18g，桂枝、白术各10g，干姜、炙甘草各6g。

结果：服用1剂，尿较多，口纳转佳。3剂后吐唾止，背冷若失。减茯苓为9g，加入党参10g，再服。随访3年，未见复发。

按语：肺癌之后，肺气耗散，子病及母，脾阳难运，律液输布失常，积而为饮，致频频吐唾，用苓桂术甘汤加味，给饮邪以出路，饮去唾止。然久病必虚，饮去证缓之后，当减少茯苓之渗利，加入党参以补虚。——[范勇.苓桂术甘汤新用[J].新中医，1993(4)：43.]

案5. 孔庆武治疗咳喘案

姬某，男，15岁。

病史：咳嗽、气喘反复发作5年有余，每逢感冒加重，但近1年来，整天咳嗽不止，已停课休养月余。曾用中西医两法治疗，不但未见减轻，且逐渐出现胸痛、心悸、怔忡、咳喘不能平卧等症，于1980年11月20日来诊。刻见：咳吐大量涎沫，恶心呕吐，胸痛背胀，口渴不欲饮，小便黄。

舌脉：舌质稍红，苔白滑，脉弦滑。

辨证：此饮邪留积胃肠，而有化热之象。饮停膀胱，气化不利，水饮上凌心肺而致。

结果：孔老用苓桂术甘汤加味，14剂转危为安。仍以温阳利水之法，以善其后。历时半载随访，疗效巩固，未见复发。

按语：脾为生痰之源，肺为贮痰之器，饮邪停留中焦，上逆犯肺，每致咳喘。本案咳喘伴吐涎沫，渴不欲饮，呕恶，舌苔白滑，为饮停脾胃之眼目，故投苓桂术甘剂为治之得法，是获良效。——[俞天映.孔庆武老中医运用苓桂术甘汤验案举例[J].新疆中医药，1992(4)：31.]

案6. 邹维德治疗咳而遗尿

姜某，女，35岁。

病史：患者于1962年6月产第4胎，产后匝月，感受寒邪，引起咳嗽，月余而见咳嗽时小便滴出，夜间咳甚，小便淋漓尤多。中西医治疗皆不效。听诊两肺底部有稀疏湿啰音。就诊时病已逾16个月，咳痰不多而色白，纳食正常。

舌脉：舌苔薄白，脉象弦细。

中药处方：茯苓 15g，桂枝 6g，白术 9g，甘草 3g。

结果：服药 3 剂证大减，服 6 剂咳止，尿遗亦愈。

按语：脾阳不振，寒饮中生，上泛于肺，肺失宣降，通调水道不利，则咳而遗尿。治用苓桂术甘温脾化饮，是培土生金而制水饮也。——[邹维德.苓桂术甘汤治疗咳而遗尿症[J].上海中医药杂志，1963(9)：24.]

案 7. 岳美中治疗呕吐(幽门狭窄)案

卢老太太，1967 年 5—6 月间来诊。身体矮瘦，患心下水饮已数年。平日心下觉寒，稍胀满，西医确诊为幽门狭窄。积 5～6 日则头晕呕吐清水，吐尽方休。如此反复数年，愈演愈重，近又犯病而住院，服中西止呕药无效。余虑其胃寒积饮而吐，且心下有时逆满，颇与苓桂术甘汤证相近，此证非温阳涤饮莫治，因久病寒甚，稍加干姜。拟方如下：茯苓 30g，桂枝 10g，焦白术 24g，甘草 10g，干姜 5g。嘱服 3 剂，以观后效。时隔 10 余日，其夫告余：仅服 2 剂呕吐立止，近 2 日仅有泛酸感。拟前方量减半并加吴萸，水炒黄连少许，牡蛎 12g，常服。

按语：胃寒积饮，心下逆满，气上冲胸，呕吐清水不止，与苓桂术甘汤证病机相符，用之果获良验。——[岳美中.水饮呕吐一例[J].江苏医药(中医分册)，1979(1)：27.]

案 8. 张宏俊治疗泄泻(慢性肠炎)案

董某，女，42 岁。初诊日期：1984 年 10 月 12 日。

病史：泄泻反复发作 8 年，经某医院用纤维肠镜检查拟诊为“慢性肠炎”，迭更数医，均无建树。泄泻发作时，腹痛绵绵，继则肠鸣辘辘，泻下粪便初稀溏，后则水泻，无臭秽及灼热感，每日 2~3 次，多则 5 次，平素气短懒言，小便量少。观其舌淡体胖，苔灰白而腻，脉沉缓无力。粪检：除食物残渣(++)，余(-)。

辨证：脉证合参，乃久泻脾阳亏虚，饮邪内生，下注大肠。

中药处方：予苓桂术甘汤加味。茯苓、白术、葎草各 20g，桂枝、炙甘草各 10g。水煎服，每日 1 剂。

结果：服 9 剂，已无水泻，粪质稀溏，日 1~2 次，气短等症显著好转，方已奏效，予前方加党参、炒扁豆各 10g，以健脾益气助运，继服 12 剂后，大便已成形，诸症告愈。随访 1 年未复发。

按语：脾阳不足，水饮内停，直注大肠，则泄泻不止，以苓桂术甘温脾阳，复运化，水饮一化，则泄泻自止。——[张宏俊.苓桂术甘汤临床运用举隅[J].陕西中医，1989(1)：27-28.]

案 9. 马子知治疗白带案

刘某，女，35 岁。初诊日期：1985 年 8 月 25 日。

病史：白带量多，如脓如涕，淋漓不断 3 年。伴腰膝酸软，腹胀不适，腹内时常辘辘作响。

舌脉：舌苔薄白而腻，脉沉弦。

辨证：此属痰饮内阻，清浊不分。

中药处方：予苓桂术甘汤加味。茯苓 30g，白术 18g，桂枝 10g，炙甘草 10g，乌药 12g。

结果：初服白带反增，如崩如注，继而渐渐减少，共服 16 剂，白带尽，他症亦愈。追访 2 年未复发。

按语：本案带下乃脾虚水停。《妇科玉尺》云：“湿土下陷，脾精不受，不能输为营血，而白物下流。”故用苓桂术甘汤以健脾化饮，求本而治。——[马子知.苓桂术甘汤治验四则[J].河北中医，1989(4)：12.]

案10. 王维澎治疗目疾(视神经乳头水肿)案

陈某,男,38岁。

病史:昔日两眼视力均为1.2,半年来,视力骤减,左目0.6,右目0.1。某医院眼科诊为“视神经乳头水肿”,于1985年3月5日来诊。患者形体肥胖,行步不稳,头晕且重,倦怠无力,食少,便溏。

舌脉:舌淡苔白,脉沉弦。

辨证:脉证相参,乃脾失健运,饮邪上犯之证。治宜健脾利湿,升清降浊。

中药处方:予方苓桂术甘汤。茯苓30g,桂枝10g,白术45g,炙甘草6g。

结果:药进5剂,眩晕减轻,行步亦较前有力。于上方加减出入,服药2个月余,诸症若失,视力亦恢复至0.9。

按语:本案眼疾伴头晕倦怠,纳呆便溏,舌淡苔白,脉来沉弦,乃脾阳不足,痰饮内停,水湿泛滥所致,故投苓桂术甘汤以温脾阳,化痰饮而愈。——[王维澎.苓桂术甘汤治验两则[J].中医药学报,1986(4):42.]

案11. 蒲德甫治疗牛皮癣(银屑病)案

王某,男,13岁。初诊日期:1986年6月22日。

病史:其父述,吾儿月前发病,始见全身起红色疹子,发痒,逐渐扩大成片,表面有白屑,痒渐增剧。当地按“湿热”治疗一旬无效,访余诊治。察见全身有大小不等或融合的斑片,呈地图状,边界清楚,周围有炎性红晕,基底浸润明显,表面被覆多层银白色鳞屑,轻轻刮去鳞屑可见红色光亮的薄膜,刮去薄膜有露珠状小出血点。患儿体态肥胖,舌尖红,苔白腻,脉象滑数。西医诊断:银屑病。

中药处方:苓桂术甘汤加味。茯苓40g,桂枝、白术、炙甘草各10g,土茯苓20g。日1剂,水煎分温三服。

结果:服5剂,瘙痒已减,鳞屑变薄,基底浸润较轻,周围红晕变淡,脉滑苔白腻,原方去土茯苓,加地肤子15g。继服20剂后,痒微,基底淡红,鳞屑减少,皮疹缩小变平,脉滑,苔白津多。上方去地肤子。服20剂后,躯干及上肢皮损处鳞屑消除,无炎症浸润,遗留浅褐色斑,头部及下肢皮损被覆微薄鳞屑,微痒,脉滑,苔白润。上方加丹参10g。再服10剂后,头部及下肢皮损消失,留见浅褐色斑,躯干及上肢皮色如常。上方又进10剂,痊愈。次年头部复现原皮损,脱屑,发痒,以茯苓加首乌10g,15剂而愈。追访至今,未再复发。

按语:脾主运化水谷精微,长养肌肤。脾失健运,精微不与肌肤,反化为饮。本案内有水饮,外而肌肤津亏,久则生燥化风,发为痒癣,故虽舌尖红、脉滑数而苔白腻也。治病求本,选用苓桂术甘汤健脾化饮,加土茯苓以清热解毒。饮去津布,肌肤得养,痒癣自消。——[蒲德甫.以苓桂术甘汤探治银屑病[J].四川中医,1990(12):47.]

参考文献

[1] 赵鹏.苓桂术甘汤加减治疗心血管病合并慢性心功能不全96例[J].甘肃中医,2009,22(5):56-57.

[2] 叶建芳,张晓红,张赪辉.苓桂术甘汤加减治疗慢性心力衰竭60例[J].陕西中医,2005(7):613-614.

[3] 李景君,王琦,赵会中.苓桂术甘汤加味治疗慢性心力衰竭30例临床观察[J].中医药信息,2009,26(1):44-45.

[4] 谢卫红.苓桂术甘汤加味治疗不稳定型心绞痛60例疗效观察[J].中国中医急症,2009,18(7):1047,1049.

[5] 刘葵.苓桂术甘汤加味治疗慢性支气管炎疗效观察[J].医学信息,2009,22(10):2154.
[6] 庄卫生,杨志敏.杨志敏教授治疗阻塞性睡眠呼吸暂停综合征经验[J].河南中医,2008(1):21-22.
[7] 李洪功.苓桂术甘汤治疗胸膜炎后期 50 例[J].中华医学研究杂志,2004,4(4):362.
[8] 谢宏文.苓桂术甘汤加味治疗胃脘痛 92 例疗效观察[J].山东医药,2008,48(35):111.
[9] 江月斐,劳绍贤,邝枣园,等.加味苓桂术甘汤对腹泻型肠易激综合征肠道菌群的影响[J].福建中医学院学报,2006(6):7-9.
[10] 魏岳斌,陈绍斌.苓桂术甘汤合左金丸治疗胆汁反流性胃炎 36 例疗效观察[J].中国中西医结合消化杂志,2004(2):122.
[11] 何随奇.泽泻汤合苓桂术甘汤加味治疗内耳眩晕症 56 例[J].现代医药卫生,2007(20):3098.
[12] 王冬娜,康哲峰.苓桂术甘汤加味治疗美尼尔氏病 86 例[J].辽宁中医学院学报,2002(3):203.
[13] 陈洪利,宋锡民.生脉散合苓桂术甘汤治疗低血压病 68 例[J].新中医,2005(2):71-72.
[14] 张建文.苓桂术甘汤加味治疗椎-基底动脉供血不足疗效观察[J].中国中医药信息杂志,2006(7):76.
[15] 黄金玲,龙子江,吴华强,等.苓桂术甘汤对环磷酰胺模型小鼠免疫功能的影响[J].中国中医基础医学杂志,2002(5):31-33.

20 泽泻汤

【方源】“心下有支饮，其人苦冒眩，泽泻汤主之。”(汉·张仲景《金匮要略》)

【组成】泽泻五两(25g)　白术二两(10g)

【用法】上二味，以水二升，煮取一升，分温再服。(现代用法：按原方比例酌定用量，水煎服)

【功用】健脾利水。

【主治】支饮眩冒证。症见头目眩晕，可伴有恶心呕吐清水痰涎，小便不利，舌苔白滑，脉弦细等。

本方证冒眩与苓桂术甘汤证的目眩病机基本相同，均为中焦脾虚，饮停而上逆，而本方证除冒眩外，亦无苓桂术甘汤证的胸胁支满。

【方解】本方证为脾虚，饮停心下，水饮之邪上逆所致，治疗以健脾利水气为主，使水气下行，浊阴不再上冒清阳，则冒眩自止。方用泽泻汤，以泽泻利水消饮，白术补脾制水。

【临床应用】本方为利水健脾之常用方，临床以头目昏眩、舌苔白滑、脉沉弦为用方要点。现代常用于治疗耳源性眩晕、原发性高血压、脂肪肝、糖尿病、慢性胃炎等。

【药理研究】

1. 降血脂　泽泻汤有显著的降血脂效应，能降低高脂血症大鼠血清总胆固醇、甘油三酯、低密度脂蛋白、血浆黏度、血细胞比容，减轻大鼠肝细胞脂肪变性，治疗高脂血症，其水提取物能改善机体抗氧化能力，减小氧化应激性，对高脂血症小鼠有较好的降脂作用。有研究表明，泽泻汤能明显改善高脂血症大鼠肝组织脂变程度，表现为用药后肝细胞脂肪变程度减轻，脂肪空泡和脂滴数量显著减少；可以促进脂质转运和胆固醇代谢排泄，降低脂质在肝脏的沉积，从而起到防治高脂血症的作用；可以促进胆固醇向胆汁酸转化，加强胆固醇的代谢和排泄，从而改善血脂状况。泽泻汤能提高脑血流量，降低脑血管阻力，能有效改善实验动物的脑供血。另外，泽泻汤对心肌缺血再灌注损伤大鼠的心电图和血流动力学指标也有一定影响，可对其产生一定的保护作用。

2. 减轻淋巴积水　能减轻实验性内淋巴积水的程度，改善耳内淋巴积水所造成的听力损害；并认为其机制是改善耳蜗隔膜的膜通透性，降低血管纹细胞分泌功能和增加吸收功能。可通过直接抑制内耳血管纹、螺旋韧带的水通道蛋白-2(AQP-2)表达，抑制内耳中的血管加压素-V_2受体-环磷酸腺苷(AVP-V_2R-cAMP)途径，从而有利于减轻耳蜗积水。

3. 调节血流　对正常血压小鼠具有显著降压作用，并有一定减慢心率作用；能够有效改善心肌缺血再灌注损伤大鼠的心电图和血流动力学指标；能提高兔脑血流量，降低脑血管阻力，改善椎-基底动脉供血。

4. 抑制血管内皮平滑肌细胞非正常增殖　有学者通过划痕试验证实了泽泻汤可抑制平滑肌细胞的迁移，抑制血管平滑肌细胞金属蛋白酶组织抑制物-1(TIMP-1)、基质金属蛋白酶-2(MMP-2)、基质金属蛋白酶-9(MMP-9)的表达，从而维持MMPs/TIMPs体系的平衡。该机制可能影响着血管平滑肌细胞在动脉粥样硬化过程中的迁移效率。

【名医用方心得】

清·尤怡:水饮之邪,上乘清阳之位,则为冒眩。冒者,昏冒而神不清,如有物冒蔽之也。眩者,目眩转而乍见玄黑也。泽泻泻水气,白术补土气以胜水也。——(《金匮要略心典》)

清·陈修园:盖泽泻气味甘寒,生于水中,得水阴之气而能利水,一茎直上,能从下而上,同气相求,领水阴之气下走,然犹恐水气而复上,故用白术之甘温崇土制水者以堵之,犹治水者之必筑堤防也。——(《金匮方歌括》)

清·林礼丰:心者阳中之阳,头者诸阳之会,人之有阳气,犹天之有日也。天以日而光明,犹人之阳气会于头而目能明视也。夫心下有支饮则饮邪上蒙于心,心阳被遏不能上会于巅,故有头冒目眩之病。仲师特下一“苦”字,是水阴之气荡漾于内,而冒眩之苦有莫可言传者,故主以泽泻汤。泽泻气味甘寒,生于水中得水阴之气而能利水;一茎直上,能从下而上;同气相求,领水阴之气以下走。然犹恐水气下而复上,故用白术之甘温崇土制水者以堵之,犹治水者必筑堤防也,古圣用方之妙有如此者。——(《黄竹斋医书合集》)

清·程林:《内经》:清阳出上窍。支饮留于心膈,则上焦之气浊而不清,清阳不能走于头目,故其人苦眩冒也。白术之甘苦以补脾,则痰不生,泽泻之甘咸以入肾,则水不蓄,小剂以治支饮之轻者。——(《金匮要略直解》)

今·焦树德:泽泻从字义来讲,“泽”有润泽之意,“泻”有泻浊之意,本药能泻肾脾之湿浊而将精微润泽于身,而白术乃健脾燥湿之品,脾健湿去则痰湿焉从何生?眩晕之证必除。——(《古今名医临证实录丛书·高血压》)

今·谢观:心为阳中之阳,头为诸阳之会。心下支饮,上蒙于心,心阳被遏,不能上会于巅,故有头冒目眩之苦。方中以泽泻为君,以下堵之,犹治水者之必筑堤防也。——(《中国医学大辞典》)

【名医验案选录】

案1. 吴鞠通治支饮案

乙酉五月初十日,陈,五十一岁。人尚未老,阳痿多年。眩冒昏迷,胸中如伤油腻状,饮水多则胃不快,此伏饮眩冒症也。先与白术泽泻汤逐其饮,再议缓治湿热之阳痿。岂有六脉俱弦细,而恣用熟地久服六味之理哉!冬於术二两,泽泻二两。煮三杯,分三次服。十三日,已效而未尽除,再服原方十数贴而愈。——(《吴鞠通医案》)

案2. 曹颖甫治支饮案

管右,住南阳桥花场,九月一日。咳吐沫,业经多年,时眩冒,冒则呕吐,大便燥,小溲少,咳则胸满,此为支饮,宜泽泻汤。泽泻一两三钱,生白术六钱。

按语:本案病者管妇年三十余,其夫在上海大场卖花为业。妇素有痰饮病,自少已然。每届冬令必发,剧时头眩,不能平卧。师与本汤,妇服之一剂,既觉小溲畅行,而咳嗽大平。续服五剂,其冬竟得安度。明年春,天转寒,病又发。师仍与本方,泽泻加至二两,白术加至一两,又加苍术以助之,病愈。至其年冬,又发。宿疾之难除根,有如是者!以上自小青龙汤至泽泻汤凡五证,皆治痰饮。小青龙汤以心下有水气为主,射干麻黄汤以喉中水鸡声为主,苓桂五味加姜辛半夏杏仁汤以吐涎沫为主,皂荚丸以胶痰为主,泽泻汤以眩目为主,此其大较也。

《金匮要略方义》:此方所治之冒眩,乃水饮停于中焦,浊阴上冒,清阳被遏所致。治当利湿化饮,健脾和中。本方泽泻、白术两药相伍,一者重在祛湿,使已停之饮从小便而去;一者重在健脾,使水湿既化而不复聚。高学山称此为“泽泻利水而决之于沟渠,白术培土而防之于堤岸”,其意甚当。本案属饮停中焦、浊阴上犯所致,故“咳吐沫”,“时眩冒,冒则呕吐”,“咳则胸满”,予泽泻汤而愈。——(《曹颖甫经典医案赏析》)

案 3. 顾兆农治心悸案

某女,45 岁。心悸经年,加重 1 个月。

气短胸闷,面色青暗,神疲怯寒,四肢不温,头目昏重,时欲泛恶。舌淡胖,苔滑多津,脉沉细结代。心电图示频发室性期前收缩、心律不齐。前医给服重镇安神养血之剂及西药近 1 个月,均无建树。辨证为心脾阳虚,水饮上于阳位,胸阳不展所致。方用泽泻汤加桂枝、枳实。服药 10 剂,心悸感消失。复查心电图示室性期前收缩消失,大致正常。2 年后复发,仍以上方加红参 10g,服药 6 剂而瘥。

按语:本例虽无有形之痰可稽,然无形之痰饮却显见于各症之中,如头晕、泛恶等。其病机乃心阳不振,脾不制水,水邪上干阳位。治宜振奋心脾之阳,通阳制水。故以泽泻汤健脾制饮;桂枝、枳实通阳化饮,振奋心阳,桂枝之温且能制泽泻之寒淡之性,使之利水而无伤阳之弊。生姜辛温,宣散水气。各药合用,有振心阳、健脾气、制水饮之功。——(《国医圣手顾兆农经验良方赏析》)

案 4. 刘渡舟治冒眩案

朱某,男,50 岁,湖北潜江县人。

头目冒眩,终日昏昏沉沉,如在云雾之中。两眼懒睁,双手颤抖,不能握笔写字。迭经中西医治疗,病无起色,颇以为苦。视其舌肥大异常,苔白滑而根部略腻,切其脉弦软。疏《金匮》泽泻汤:泽泻 24g,白术 12g。服第一煎,未见任何反应。患者对其家属说:此方药仅两味,吾早已虑其无效,今果然矣。孰料第二煎后,覆杯未久,顿觉周身与前胸后背汗出,以手拭汗而黏,自觉头清目爽,身感轻快之至,又服 3 剂,继出微汗少许,久困之疾从此而愈。

按语:《内经》云:“阳气者,精则养神,柔则养筋。”心下有支饮,清阳被遏,不能养神,则头目冒眩,懒于睁眼;阳气不充于筋脉,则两手发颤。舌体胖大异常,为心脾气虚,水饮浸渍于上的一个证候。当急渗在上之水势,兼祟中州之土气,以泽泻汤单刀直入,使饮去阳达,药专力宏,其效力捷。——(《刘渡舟临证精选》)

案 5. 刘渡舟治湿病

黄姓妇人,32 岁。

患者头痛兼发重,如同铁箍裹勒于头上。病人患病 1 年有余,治疗无效。切其脉,脉沉缓;视其舌,舌体硕大,舌苔白腻。辨证为水饮夹湿,上冒清阳。正如《素问·生气通天论》所说“因于湿,首如裹”。所以采用渗湿利水之法治疗,应用泽泻汤加味:泽泻 18g,白术 10g,天麻 6g。共服药 4 剂,一年之病竟获痊愈。

按语:本例病人头痛、头重,屡治无效。刘老详审舌脉,其舌苔腻,脉沉缓,辨证为水湿内盛,上冒清阳而致。《内经》曰:“因于湿,首如裹。”是说湿邪内盛,困遏清阳,则见头沉重如裹。病人脉缓,提示为湿邪内盛。于是刘老予以张仲景的泽泻汤加天麻,渗湿利水,药仅 3 味,服 4 剂便愈。——(《每天学点中医脉诊》)

案 6. 吕坤荣治梅尼埃综合征案

赵某,女,45 岁,干部。

患眩晕证已数载,症状时轻时重,久治不愈。曾在某医院五官科住院治疗,仍未根治,出院诊断“梅尼埃综合征”。刻诊:头晕目眩,视物旋转,动则尤甚。伴耳鸣,恶心呕吐,胸闷,神疲纳差。查患者形体肥胖，舌苔白滑，脉弦滑。证属脾虚不运，痰浊上犯，清阳受阻。治宜健脾祛湿，化痰除饮。方宗《金匮》泽泻汤加味。处方：泽泻 30g，炒白术 15g，茯苓 15g，清半夏 15g，天麻 10g，甘草 6g。服药 6 剂，眩晕渐平，余症遂除，再以香砂六君子汤 4 剂善后。

按语：丹溪云："无痰不作眩。"本证眩晕，因脾虚不运，痰浊留恋，阻遏清阳所致。宗《金匮》心下"有支饮，其人苦冒眩，泽泻汤主之"，拟泽泻汤加味，健脾化痰，利水除饮。方中半夏辛温体燥，功能燥湿祛痰降逆；天麻为治风痰眩晕圣药；且方中重用泽泻配茯苓，使中焦痰浊之物从小便而出，痰浊下走，清阳上升，则眩晕自平也。——（《痰病古今名家验案全析》）

案 7. 赵清理治头痛案

沙某，女，19 岁，知青。

患者于 1974 年下乡，在新郑农村劳动期间，曾多次汗后用冷水洗头，以致头痛绵绵不休，久治不愈，于 1976 年 9 月回郑求治。主诉：自幼体弱，食欲欠佳，下乡期间，食欲尚无增进，然通过体力劳动，体力似有增加，仍瘦弱面黄，肢困乏力，舌淡苔白，脉弱无力，头痛如裹。证属脾虚湿遏所致之头痛。素体脾虚，又受外湿，欲用发散之品以止其痛，但湿尚存，加之脾虚不运，湿何能祛，痛焉能止？故法当健脾祛湿，拟泽泻汤加川芎、甘草以治之，症情单纯，不需多味。处以：泽泻 15g，白术 15g，川芎 9g，甘草 3g。3 剂，水煎服。

二诊：头痛已减，嘱其再进 3 剂。病愈。

按语：汗出受风寒，水湿内生，遏阻阳络。致头痛绵绵不休。若继用发散，则风去湿存，其病难愈，以泽泻汤渗利水湿，崇土健脾，以绝后患。——（《张仲景传世名方·金匮要略卷》）

参考文献

[1] 范颖，姜开运，张红梅.中药药对配方理论及应用[M].沈阳：辽宁科学技术出版社，2001：279.

[2] 李晨辉，尉中民，张秋菊.泽泻汤加味防治高脂血症及利胆作用的实验研究[J].北京中医，2001(6)：46-49.

[3] 徐小妹，林文津，张亚敏.泽泻汤对高脂血症大鼠肝脏线粒体蛋白质组的影响[J].福建医药杂志，2016，38(3)：53-57.

[4] 李莎莎，钟利群，夏梦幻.泽泻汤的相关研究概况[J].现代中医临床，2017，24(4)：56-60.

[5] 何英肖.基于 LXRs 信号转导途径探讨泽泻汤防治高脂血症的作用机制[D].石家庄：河北医科大学，2013.

[6] 吴勇飞.泽泻汤对动物脑血流影响的实验研究[C]//中国中西医结合学会神经科专业委员会.第四次全国中西医结合神经系统疾病学术研讨会论文集.北京：中国中西医结合学会，2002：1.

[7] 乐智勇，秦晓林，方念伯.泽泻汤对心肌缺血再灌注损伤大鼠血流动力学的影响[J].湖北中医药大学学报，2012，14(5)：3-5.

[8] 乐智勇.泽泻汤降血脂作用机理研究[D].武汉：湖北中医药大学，2012.

[9] 胡雪峰.金匮泽泻汤降血脂机理研究[D].武汉：湖北中医药大学，2011.

[10] 魏伟，陈彤，汪玉成.泽泻汤对 ox-LDL 诱导血管平滑肌细胞 MMPs/TIMPs 表达的影响[J].医学理论与实践，2017，30(21)：3140-3143.

21 百合地黄汤

【方源】“百合病，不经吐、下、发汗，病形如初者，百合地黄汤主之。”（汉·张仲景《金匮要略》）

【组成】百合七枚，擘（24g）　生地黄汁一升（24g）

【用法】上以水洗百合，渍一宿，当白沫出，去其水，更以泉水二升，煎取一升，去滓，内地黄汁，煎取一升五合，分温再服。中病，勿更服，大便当如漆。（现代用法：水煎服）

【功用】滋阴清热。

【主治】百合病。意欲饮食复不能食，时而欲食，时而恶食；沉默寡言，欲卧不能卧，欲行不能行，如有神灵；如寒无寒，如热无热，口苦，小便赤；舌红少苔，脉微数。

【方解】本方证乃因心肺阴虚内热，百脉失和，使心神不安及饮食行为失调所致。百合病多发于热病之后，为心肺阴液被热耗损，或余热未尽所致；或因情志不遂，日久郁结化火销铄阴液而成。阴虚内热，扰乱心神，故沉默寡言，欲卧不能卧，欲行不能行，如有神灵；情志不遂致脾失健运，故意欲饮食复不能食，时而欲食，时而恶食；阴虚生内热，故如寒无寒，如热无热，口苦，小便赤；舌脉亦为阴虚有热之象。治宜养心润肺，益阴清热。方中百合甘寒色白入肺，养肺阴而清气分之热；生地黄甘润色黑入肾，益心营而清血分之热，如同陈灵石所言“皆取阴柔之品，以化阳刚，为泄热救阴法也”。泉水清下热气，利小便，用以煎百合增强其清热之效。诸药合用，心肺同治，阴复热退，百脉因之调和，病自可愈。服药后“大便当如漆”，即大便呈漆黑色，为地黄汁本色。本方为甘润之法，使阴足热平，心神得安。

【临床应用】本方为治疗百合病之心肺阴虚内热证之常用方。临床主要用于治疗老年性皮肤瘙痒、抑郁症、失眠症、围绝经期综合征、焦虑症、慢性胃炎等病症。

【药理研究】

1. 提高免疫功能　实验研究发现，百合地黄汤可明显升高围绝经期综合征妇女 $CD3^+$、$CD4^+$ 及 $CD4^+/CD8^+$ 比例，而降低 $CD8^+$ 水平；百合地黄汤能够改善 T 淋巴细胞 CD 亚群，提高机体免疫功能。另，百合地黄汤能够将睾酮转化为 E_2，提高 E_2 水平，从而实现提高卵巢功能，延缓卵巢衰老。

2. 抗抑郁　实验研究发现，百合地黄汤活性成分主要分布在正丁醇部位，可显著缩短小鼠强迫游泳和悬尾不动时间；改善模型大鼠行为学变化，升高大脑皮质、下丘脑、海马和纹状体的 DA、5-HT 含量。与帕罗西汀相比，百合地黄汤能有效地改善抑郁障碍，加速患者神经功能与日常生活能力的康复。

3. 改善失眠　临床和实验研究发现，百合地黄汤联合酸枣仁汤可明显降低失眠大鼠的兴奋性，改善其毛色和精神状态，升高外周血象，从而延缓大鼠出现精神和行为障碍的时间。百合地黄汤联合酸枣仁汤可增加脑内 5-HT 并减少 NE 来促进睡眠。

4. 抑制肿瘤生长和转移　实验研究发现，百合地黄汤对肝癌 H22 荷瘤小鼠有抑瘤作用。百合地黄汤高剂量组对肝癌 H22 荷瘤小鼠有抑瘤作用，且百合地黄汤抑瘤作用呈剂量依赖关系。还有研究发现，加味百合地黄汤对路易斯（Lewis）肺癌有非常显著的抑制作用，其可抑制肿瘤细胞增殖，降低增殖细胞核抗原（PCNA）蛋白及周期蛋白 D1 蛋白的表达。揭示加味百合地黄汤有较好的抗肿瘤转移作用。

【名医用方心得】

元·赵以德：但佐之生地黄汁补血凉血。凉则热毒消，补则新血生，蕴积者，行而自大便出，如黑漆矣。——（《金匮方论衍义》）

清·张璐：百合病若不经发汗、吐、下，而血热自汗，用百合为君，安心补神，能去中热，利大小便，导涤痰积；但佐生地黄汁以凉血，血凉则热毒解而蕴结自行，故大便当去恶沫也。——（《千金方衍义》）

清·李彣：百合病，不经发汗吐下，未免热郁血脉中而不散，生地黄甘寒，入心经，能养脉凉血，所谓润经益血，复脉通心也。大便如漆，则瘀血行而积热解矣。——（《金匮要略广注》）

清·张志聪：夫脉发原于天乙所生之水，而一元之气，又由水中而生，是宜资补其水脏，而兼益其化原。盖肺属金，天主气而生水。肺为母，肾为子，肾为本，肺为末，上下子母之气，交相生旺者也。故宜用百合以补肺气，配生地以资水源。肾本肺末者，肺主气而发原于肾也。——（《金匮要略集注》）

清·魏荔彤：其不经吐、下、发汗，病形如初，用地黄者，助百合滋阴降火，阴阳平补也。盖气久郁则生热，气生热则耗阴，故治阳必顾其阴也。——（《金匮要略方论本义》）

清·尤怡：盖肺主行身之阳，肾主行身之阴。百合色白入肺，而清气中之热，地黄色黑入肾，而除血中之热，气血即治，百脉俱清，虽有邪气，亦必自下；服后大便如漆，则热除之验也。——（《金匮要略心典》）

清·王子接：通章言百合病，百脉一宗，不但主于营卫，而手足六经悉能致其病，汗吐下皆非所宜。本文云百脉一宗，明言病归于肺，君以百合，甘凉清肺，即可疗此疾，故名百合病。再佐以各经清解络热之药，治其病所从来。当用先后煎法，使不悖于手、足经各行之理。期以六十日，六经气复而自愈。若太阴、太阳无病，惟少阴、少阳、厥阴、阳明四经为病，期以四十日愈。若仅属厥阴、阳明二经为病，期以二十日愈。读第四章未经汗吐下者，治以百合地黄汤，中病勿更服。大便如漆，热邪已泄，再服恐变症也。论症以溺时头痛为辨，盖百脉之所重在少阴太阳，以太阳统六经之气，其经上循巅顶，下通水道，气化不行，乃下溺而上头痛，少阴为生水之源，开阖涩乃溺而淅然。若误汗伤太阳者，溺时头痛，以知母救肺之阴，使膀胱水藏知有母气，救肺即所以救膀胱，是阳病救阴之法也。误下伤少阴者，溺时淅然，以滑石上通肺、下通太阳之阳，恐滑石通腑利窍，仍蹈出汗之弊，乃复代赭石重镇心经之气，使无汗泄之虞，救膀胱之阳，即所以救肺之阳，是阴病救阳之法也。误吐伤阳明者，以鸡子黄救厥阴之阴，以安胃气，救厥阴即所以奠阳明，救肺之母气，是亦阳病救阴之法也。以百合一味，引伸诸方，总不外乎补阴补阳之理，举此可以类推，学者宜自得之。——（《绛雪园古方选注》）

清·黄元御：百合病，不经吐、下、发汗，病形如初者，瘀热淫蒸，败浊未泄。百合地黄汤，百合清金而除烦热，地黄泻胃而下瘀浊也。——（《金匮悬解》）

清·陶厚堂：此症行止坐卧皆不能安，自朱奉议以为伤寒之变证，后之注《金匮》者，或言属气，或言属血，论说纷纭，余窃以为皆未中肯。夫"百脉一宗，悉致其病"，乃本乎心神涣散也。心主脉，故心病而脉为之皆病矣。惟其心神涣散，故下文常默默，不能食，不能卧，不能行数句，无可奈何之态，皆所以形容百脉悉病之语。未经误治，病情如是者，乃为此病之正，故用百合而加生地黄汁，显为五志之火，消烁心阴，于是以此救之。《经》所云“津液相成，神乃自生”之意也。此外因误治之变，而随症治之，如《金匮》所立数方，亦不过略举其概，以令人隅反；设未用汗、吐、下三法，而曾或寒、或热、或补、或泻之药以误治者，治法亦宜权变，惟在法古者之引伸触类耳。赵以德《衍义》云：“病多从心主，或因情欲不随，或因离绝菀结，或忧惶煎迫，致二火郁之所成”，最为切当。惜其有见及此，而未明言心神涣散之故，注中反杂以热毒瘀血等解，殊为白璧之瑕。昔张路玉治孟端士太夫人此病，用生脉散加百合、茯神、龙齿，稍兼黄连而病愈，盖以百合摄神之法而推广之，洵为能读仲景书者矣。第安神之药不一，而专取乎百合者，因其形象心，瓣瓣合抱，取其凝合涣散之心神，由是而百脉皆利矣。尝阅《中吴纪闻》云：百合乃蚯蚓所化。张路玉亦曾亲见，于包山土罅中，有变化未全者，大略野生百合，蚓化有之。夫蚯蚓性动而专通经络，及至变而为百合，则由动而静，由散而合，用为主治，即此意耳。且百脉悉病，则病变百出，非经文数症之所能尽；设或症不尽合乎经文，而遇病态类此者，亦宜体会其意而推测之，不可泥定下文数症也。当明欲食不能食等句，乃无可形容之辞，病为神病，而难以形容，医者亦须神会，而非语言文字之所能罄者矣。景岳云：无形者，神也，变幻倏忽，换回非易，引《经》文“粗守形，上守神”二句，而叹安得有通神明而见无形者，与之共谈斯道哉。旨哉，是言也！向来注者，多以百合为消瘀血，然消瘀血者，乃赤花之山丹，非百合也。苏颂以病名百合，而用百合，不识其义。李士材曰：亦清心安神之效耳。士材能见及此，而未发明此症之机要，殊缺典也。——(《吴医汇讲》)

清·陈修园：病久不经吐、下、发汗，病形如初者，是郁久生热，耗伤气血矣。主之百合地黄汤者，以百合苦寒清气分之热，地黄汁甘润泄血分之热，皆取阴柔之品以化阳刚，为泄热救阴法也。中病者，热邪下泄，由大便而出矣，故日如漆也。——(《金匮方歌括》)

清·朱光被：以生地专入营分，以除络热；而以百合、泉水清在经之余邪也。病形如初者，即论中百脉悉病之象也。——(《金匮要略正义》)

清·高学山：百合病不经吐下发汗者，犹言不因吐、下、发汗而成百合症也。病形如初，俱首节全症之谓。不因汗、吐、下之误治，而自成其症，则其人之上中下三焦，阴液皆虚，阳气以无偶而参错故也。生地黄，体直味重，气厚液全，通补三焦十二经之血脉，用汁一升，以为之主，而令完神聚气之百合为佐，是补百脉，而通其气，以辅一宗也。中病勿更服，恐地黄甘寒之性，过伤阳气也。大便如漆，所以验中病之法。盖液短者，则地黄之汁，渗走百脉，故大便无所见。大便如漆，则百脉不受地黄而自下，故知中病也，时解谓瘀血行下，未是。——(《高注金匮要略》)

近·何廉臣：百脉一宗，悉致其病，仲景主用百合，百合花下覆如钟。有肺之象，其根多瓣，合而为一，百脉合宗之象，故以为君。盖病由邪热伤肺之气管，上入脑而达于鼻，路最直捷，故据脑髓以辨病之浅深。头痛者，病深；不痛者，病浅；其症如有神灵者，即神经错乱之征。鲜生地汁泄血分之热，使热邪下泄，为安静神经之正法，故以为臣。服后便如漆色，即血热从下排泄之明证也。——(《增订伤寒百证歌注》)

近·曹颖甫：此证直可决为太阳标热内陷蒸成败血之证，故方治用百合七枚以清肺，用生地黄汁一升以清血热(一升约今一大碗，须鲜生地半斤许)。血热得生地黄汁清润，则太阳标热除，败血以浸润而当下。观其分温再服，大便如漆，可为明证矣。——(《金匮发微》)

【名医验案选录】

案1. 丁启后治疗经断前后诸症案

田某，女，73岁，初诊。绝经后明显汗多，自汗或盗汗，心烦，时有烘热，夜间梦多易忘，神软，手心有汗，口干不多饮，舌淡尖红，少苔，细脉。

中医诊断：经断前后诸症。

西医诊断：围绝经期综合征。

治法：养阴清热，固表止汗。

处方：生脉散、百合地黄汤。

药物组成：太子参15g，生地12g，麦冬12g，五味子9g，百合15g，青蒿12g，白薇12g，知母9g，地骨皮12g，夜交藤15g，大枣10个，茯苓12g。——(《丁启后妇科经验》)

案2. 魏之琇治疗百合病案

一人病昏昏默默，如热无热，如寒无寒，欲卧不能卧，欲行不能行，虚烦不耐，若有神灵，莫可名状，此病名百合。虽在脉，实在心肺两经，以心合血脉，肺朝百脉故也。盖心藏神，肺藏魄，神魄失守，故见此症。良由伤寒邪热，失于汗下和解，致热伏血脉而成。用百合一两，生地汁半盅，煎成两次服，必俟大便如漆乃瘥。——(《续名医类案》)

案3. 石顽治疗百合病案

石顽治内翰孟端士尊堂。因久不见其子，兼闻有病，遂虚火上升，自汗不止，心神恍惚欲食不能食，欲卧不能卧，口苦小便难，溺则洒淅头晕，已及一岁，历更诸医，每用一药辄增一病。用白术则窒塞胀满，用橘皮则喘息怔忡，用远志则烦扰烘热，用木香则腹热咽干，用黄芪则迷闷不食，用枳壳则喘咳气乏，用门冬则小便不禁，用肉桂则颅胀咳逆，用补骨脂则后重燥急，用知、柏则小腹枯瘪，用芩、栀则脐下引急，用香薷则耳鸣目眩、时时欲人扶腋而走，用大黄则脐下筑筑、少腹愈觉收引，遂致畏药如蝎。惟日用人参钱许，入粥饮和服，聊借支撑，交春虚火倍剧，火气一升，则周身大汗，神气欲脱，惟倦极少寐，则汗不出而神思稍宁，觉后少顷，火气复升，汗亦随至，较之盗汗迥殊。直至仲春，邀石顽诊之，其脉微数，而左尺与左寸倍于他部，气口按之似有似无。诊后款述从前所患，并用药转剧之由，曾偏省吴下诸名医，无一能识其为何病者。石顽曰：此本平时思虑伤脾，脾阴受困，而厥阴之火，尽归于心，扰其百脉致病，病名百合。此证惟仲景《金匮要略》言之甚详。本文原云诸药不能治，所以生服一药辄增一病。惟百合地黄汤为之专药，奈病久中气亏乏殆尽，复经药误而成坏病，姑先用生脉散加百合、茯神、龙齿以安其神，稍兼萸、连以折其势，数剂稍安。即令勿药以养胃气，但令日用鲜百合煮汤服之。交秋天气下降，火气渐伏，可保无虞。迨后仲秋，端士请假归省，欣然勿药而康。后因劳心思虑，其火复有升动之意，或令服左金丸而安。嗣后稍觉火炎，即服前丸。第苦燥之性，苦先入心，兼之辛臊入肝，久服不无反从火化之虞，平治权衡之要，可不预为顾虑乎。震按：百合病载于《金匮》，原云百脉一宗，悉致其病。钱塘李珉臣归重心肺二经，以心主血脉，肺朝百脉也，此言与百合地黄汤恰合。今观孟夫人案，实由思子郁结，病在心肝，大半似百合病形。石顽遂附会之耳，然不用《金匮》成方，可云老手。若日饮百合汤，何关得失耶。——(《张氏医通》)

案4. 罗建华治疗郁证案

潘某，男，65岁。头目胀痛，耳鸣目眩，口干苦，肢体麻木，眠差梦多，舌质暗红，舌边有瘀斑，脉弦劲有力，少苔，血压始终波动在150~170/100~110mmHg。

西医诊断：高血压。

中医证候：肝肾不足，阴虚阳亢，络脉瘀滞。

治法：滋阴、柔肝、益肾、宁心、安神、活血、通络、降压。

处方：百合地黄汤。

药物组成：夜交藤 20g，熟地 30g，百合 30g，杭白芍 30g，代赭石 30g，怀牛膝 15g，杜仲 15g，葛根 30g，丹皮 15g，知母 15g。口服，汤剂，24 剂。——[罗建华.百合地黄汤临床运用举隅[J].安徽中医临床杂志，2000(2)：122.]

案 5. 孙婉慧治疗百合病案

王某，女，35 岁。

1984 年 2 月初诊：精神恍惚，情志躁烦，神疲形羸。询其病情，对答失常。由其夫代诉：发病以来饮食衰少，夜寐不安，甚则彻夜不寐，稍受外界刺激则神志妄乱，几不知人，饮食不思，小便赤，大便秘，舌红少苔，舌边齿痕，脉弦细微数。

中医诊断：百合病。

西医诊断：精神分裂症。

中医证候：心肺阴亏，肝阳上亢，虚热内扰，神明不安，治节失权。

处方：百合地黄汤加减。

药物组成：生龙牡各 25g，黄芩 10g，半夏 6g，钩藤 10g，生芍 10g，枣仁 10g，茯苓 10g，滑石 20g，知母 10g，生地 15g，百合 15g。口服，汤剂，5 剂。

复诊：药后神思渐明，但不能专注，对答不甚准确。能自诉头痛、头晕，心悸烦热，健忘易惊，口苦咽干，夜寐多梦，纳食不馨，小便涩赤，大便干结，舌脉如前。药已中的，步原方去黄芩、半夏、牡蛎，酌加麦冬、五味子、怀山、淮小麦、合欢皮、夜交藤等以养阴泄热，安神宁心。另配服磁朱丸，早晚各 10g。续治 2 个月，诸恙悉平，能操劳家务及手工劳作。随访至今，未见复发。——[孙婉慧.医案 2 则[J].福建中医药，1994(4)：51.]

案 6. 仝小林治疗百合病案

李某，女，57 岁，2009 年 6 月 10 日就诊。主诉：口腔、口唇黏膜反复溃疡 3 年。

现病史：2006 年因生气，食辛辣后出现口腔、口唇黏膜溃疡反复发作 2 个月，至当地医院就诊，诊断为"扁平苔藓"，给予维生素 B_{12}、维生素 C、秋水仙碱、口炎清、白芍总苷治疗，黏膜溃疡仍反复发作，每因食刺激性食物发作，自服阿奇霉素后可缓解。因口腔溃疡疼痛难忍，不能食硬物及热食，常年以流质饮食为主。

刻下症：口腔、口唇黏膜溃疡、疼痛，牙根酸痛。左侧头面时有窜痛，每于生气时反复发作。畏寒、时有汗出，五心烦热，心烦易怒，时有胸闷气短，呃逆，饮食可，咽干，二便可，眠差、多梦。时悲伤欲哭，晨起咳黄痰。舌干少苔，根部苔黄，脉弦。既往体健，孕 7 产 1，55 岁绝经。

中医诊断：百合病。

西医诊断：扁平苔藓。

中医证候：阴虚燥热证。

药物组成：生百合 30g，生地黄 30g，知母 30g，黄连 15g，牡丹皮 30g，炒枣仁 45g。14 剂，水煎服，每日 1 剂。

二诊（2009 年 6 月 24 日）：服上方 14 剂，口唇黏膜溃疡疼痛减轻，牙根酸痛减轻，已能进米饭、葡萄等稍硬食物。左侧头面窜痛减轻，心烦易怒减轻。遇冷则双足抽筋，无五心烦热，仍胸闷气短，晨起咳黄痰。二便调，纳可，眠差，夜间易醒，余无不适。舌干，舌苔根部黄、底瘀，脉弦数。

处方：上方加重生地黄 120g、酸枣仁 120g，加五味子 9g。14 剂，水煎服，每日 1 剂。效不更方，后以上方为基础方加减，门诊随诊。

2009 年 8 月 5 日复诊：口腔溃疡明显好转，现仅左侧颊黏膜处有一直径 0.5mm 左右溃疡，仍牙根酸软，能进馒头、脆饼干等食物，仍不能食花生、苹果等坚硬食物；咽干痛明显减轻；足抽筋较前减轻；仍头部窜痛，时头痛，时眼痛，时牙痛；情绪不稳定，易怒。睡眠改善，仍眠欠安多梦。舌苔厚、底滞，脉偏弦略数。BP 135/100mmHg。

处方：百合 30g，生地黄 120g，知母 30g，黄芪 30g，黄连 30g，紫苏叶 9g，炒枣仁 60g，五味子 15g。

2009 年 8 月 26 日复诊：口腔溃疡、牙痛消失，时有牙酸，能正常饮食几乎所有食物。咽干、咽痛消失。睡眠较前好转，睡眠时间 6~7 小时，夜尿 0~1 次/晚，烦躁易怒，纳可。头痛减轻 60%~70%。舌干，舌底滞，脉数偏弦。BP 125/80mmHg。

处方：百合 15g，生地黄 120g，知母 30g，炒枣仁 30g，生牡蛎 120g（先煎），黄芩 30g，黄连 30g，五味子 15g。

以本方服用汤剂 14 剂后，改制水丸 9g，每日 2 次。随诊 1 年，口腔溃疡未复发，睡眠安。——[周强，赵锡艳，逄冰，等.仝小林教授应用百合地黄汤、百合知母汤验案分析[J].中国中医急症，2013，22(4)：581-582.]

参考文献

[1] 程瑶.百合地黄汤研究进展[J].光明中医，2012，27(3)：618-620.

[2] 黄建波，郑小伟，包素珍.加味百合地黄汤对 Lewis 肺癌小鼠抗肿瘤转移作用机制的研究[J].现代中西医结合杂志，2006，15(23)：3187-3189.

[3] 周欣，李健，王正琴，等.百合地黄汤对更年期女性内分泌及免疫功能的调节研究[J].现代生物医学进展，2015，15(25)：4908-4911.

[4] 利顺欣.百合地黄汤合酸枣仁汤加味治疗老年失眠[J].中国中医药现代远程教育，2014，12(20)：48-49.

22 枳实薤白桂枝汤

【方源】“胸痹心中痞，留气结在胸，胸满，胁下逆抢心，枳实薤白桂枝汤主之。”（汉·张仲景《金匮要略》）

【组成】枳实四枚（12g）　厚朴四两（12g）　薤白半斤（9g）　桂枝一两（3g）　瓜蒌实一枚，捣（24g）

【用法】上五味，以水五升，先煮枳实、厚朴，取二升，去滓，内诸药，煮数沸，分温三服。（现代用法：水煎服）

【功用】通阳散结，祛痰下气。

【主治】胸痹。气结在胸，胸满而痛，甚或气从胁下上逆抢心，舌苔白腻，脉沉弦或紧。

【方解】方中枳实行气化痰，消痞除满，因其味苦性降，尚能降气以平冲逆，为君药。瓜蒌涤痰散结，开胸通痹；薤白行气导滞，通阳散结，二药相伍则行气宽胸，祛痰散结，乃治痰气互结之胸痹的基本结构，为臣药。佐以厚朴行气除满，燥湿化痰；桂枝通阳散寒，降逆平冲。诸药配伍，使胸阳振，痰浊降，阴寒消，气机畅，则胸痹可除。

【临床应用】本方为治胸阳不振、痰阻气滞之胸痹的常用方。以胸中痞满，气从胁下冲逆，上攻心胸，舌苔白腻，脉沉弦为辨证要点。现代常用于冠心病、心绞痛、急性心肌梗死、慢性阻塞性肺疾病、乳腺增生症、非化脓性肋骨炎、肋间神经痛、慢性支气管炎等证属胸阳不振、痰阻气滞者。

【药理研究】有研究表明，枳实薤白桂枝汤具有强心、增加冠脉血流量、缓解疼痛、调节胃肠功能等作用。

【名医用方心得】

明·徐彬：胸痹而加以心中痞，胸满，似痞与结胸之象，乃上焦阳微，而客气动膈也。经云：留气结在胸，即客气也。更胁下逆抢心，是无独上焦虚而中焦亦虚，阴邪得以据之，为逆为抢。故于薤白、栝楼，又加枳、朴以开其结，桂枝行阳以疏其肝。人参汤亦主之者，病由中虚，去其太甚，即可补正，以化邪也。——（《金匮要略论注》）

清·张石顽：二汤一以治胸中实痰外溢，用薤白、桂枝以解散之；一以治胸中虚痰内结，即用人参理中以清理之。一病二治因人素禀而施，两不移易之法也。——（《张氏医通》）

清·吴谦：心中，即心下也，胸痹病心中痞气，闷而不通者虚也；若不在心下而气结在胸，胸满连胁下气逆撞心者实也。实者用枳实薤白桂枝汤主之，倍用枳、朴者，是以破气降逆为主也；虚者用人参汤主之，即理中汤，是以温中补气为主也。由此可知，痛有补法，塞因塞用之义也。——（《医宗金鉴》）

清·陈修园：枳实、厚朴泄其痞满，行其留结，除其抢逆，得桂枝化太阳之气而胸中之滞塞自开，以此三药与薤白栝蒌之专疗胸痹者而同用之，亦去疾莫如尽之旨也。——（《金匮方歌括》）

清·魏念庭：心中痞气，气结在胸，正胸痹之病状也，再连胁下之气，俱逆而抢心，则痰饮水气，俱乘阴寒之邪，动而上逆，胸胃之阳气，全难支拒矣。故以枳实、厚朴开郁温中，薤白、桂枝升阳益胃，微用栝楼实而不用根，以甘代苦，使作先驱，引阳入阴。犹必先后煮治，以融和其气味，俾缓缓除其结聚之邪。——(《金匮要略方论本义》)

清·黄元御：胸痹心中痞塞，浊气留结在胸，胸膈壅闷，胁下气逆上抢于心，是皆胆胃逆升，浊阴不降之故也。枳实薤白桂枝汤，枳实、薤白破壅塞而消痹结，栝蒌、桂枝涤浊瘀而下冲气也。——(《金匮悬解》)

清·唐宗海：用药之法，全凭乎证，添一证则添一药，易一证亦易一药。观仲景此节用药，便知义例严密，不得含糊也。……故但解胸痛，则用栝蒌薤白白酒；下节添出不得卧，是添出水饮上冲也，则添用半夏一味以降水饮；再下一节又添出胸痞满，则加枳实以泄胸中之气，胁下之气亦逆抢心，则加厚朴以泄胁下之气。仲景凡胸满均加枳实，凡腹满均加厚朴，此条有胸满胁下逆抢心证，故加此二味，与上两方又不同矣。……读者细心考求，则仲景用药之通例，乃可识矣。——(《金匮要略浅注补正》)

今·蔡陆仙：栝蒌薤白桂枝汤不但多枳、朴，且增一桂枝，只此一味，当非泛泛加入，因此条有痞气，胁下逆抢心症，则系心气被阻，不得下交，故用桂枝以下气，导心火下交太阳，以成其气化斡旋之功用。即理中加桂，亦是因脾气不运，水气滞逆，亦用桂枝，其义可思矣。——(《中国医药汇海·方剂部》)

【名医验案选录】

案1. 曹洪欣治冠心病案

患者，男，71岁。初诊：2007年4月9日。

现病史：房性期前收缩史20余年、心房颤动史10余年。动则心悸，近2个月加重，每于凌晨3—4时于睡中憋醒。现心前区痛频作，服用硝酸甘油后可缓解。胸闷，气短，动则尤甚，肩背痛，腹胀，晨起睑肿，下肢微肿，畏寒，舌淡紫胖，苔白黄，脉微时促。2007年4月2日心脏多普勒超声示左心室、左心房、右心房增大，二尖瓣、三尖瓣、主动脉瓣关闭不全。射血分数33%。心电图示ST段下移、T波倒置、房颤。现服用呋塞米(速尿)40mg/d，地高辛0.25mg/d。中医辨证：阴阳两虚，痰瘀互阻。治法：温阳益心，活血化痰。

处方：生脉饮合瓜蒌薤白半夏汤、枳实薤白桂枝汤加减。

西洋参10g(先煎)，麦冬15g，五味子10g，清半夏15g，瓜蒌15g，薤白15g，茯苓15g，白术15g，赤芍15g，川芎15g，桂枝10g，枳实15g，生龙骨30g(先煎)，生牡蛎30g(先煎)，甘草10g，生姜3片。水煎服，每日1剂。

二诊：服上方14剂，仅有1次夜间憋醒，心前区痛明显减轻，未服硝酸甘油即缓解。心悸、胸闷、下肢肿减轻，力气增加，睡眠好转，唯气短，略腹胀，舌淡暗胖，苔白，脉沉偶促。嘱停服速尿，地高辛减半。

处方：白参10g(先煎)，麦冬15g，清半夏10g，瓜蒌15g，薤白15g，厚朴15g，枳实15g，赤芍15g，川芎15g，茯苓15g，葶苈子20g(包)，生龙骨30g(先煎)，甘草10g，生姜3片。水煎服，每日1剂。

三诊：服上方21剂，夜间憋醒未作，心前痛、心悸、胸闷、下肢肿、腹胀基本不显，略气短，舌淡紫、苔白，脉沉滑。嘱停服地高辛。仍守上方加减，调治3个月余。2007年6月3日心电图示窦性心律，T波倒置。

按：冠心病属于中医“胸痹”“心痛”等范畴，病位在心，证属本虚标实。本例患者病已日久，本虚之象尽呈，阴阳两亏，无以养心，心脉失养，血脉不畅，不通则通，则发为心悸、心前区痛;动则耗气,而凌晨阳气内敛,阴血运行更缓,心失所养更甚;阳虚不振,痰浊内生,遏阻气机,胸阳郁遏,不能宣达胸中气机,则见胸闷、气短、畏寒;中焦气机不畅,水谷运化无力,水湿内聚则腹胀;脾、肺、肾等脏腑阴阳失调,则影响津液代谢,故而出现睑肿、下肢肿;舌脉亦是阳虚不能行血、输布津液之象。故治以益气养阴治其本,活血化痰治其标。方选生脉饮补养心之气阴,合瓜蒌薤白半夏汤治其"阳微阴弦",合枳实薤白桂枝汤温通心脉、行气化痰。方中加赤芍、川芎活血化瘀;白术、茯苓健脾以杜生痰之源;生龙骨、生牡蛎镇惊安神。全方标本同治,共奏温阳益心之效。复诊时症状明显减轻,效不更法,以白参易西洋参加强温通心脉之功。前后加减续服3个月余,全部停用西药,复查心电图已恢复并维持窦性心律,心房颤动未作。——(《心肺疾病》)

案2. 姜春华治冠状动脉硬化性心脏病

胡某,女,48岁。

现病史:冠状动脉硬化性心脏病,面浮苍白,气急不能登楼,月经已停3个月,舌淡苔白,脉弱。兼有围绝经期综合征,以枳实薤白桂枝汤及二仙汤加味:全瓜蒌、薤白各9g,附片、桂枝各6g,丹参9g,檀香6g,乳香、党参、仙茅、仙灵脾各9g,当归6g,知母、黄柏各9g,14剂。药后能登4楼,不气急,面色红润,脉均匀有力。

按:本案既有冠心病,又兼经期综合征,故以瓜蒌、薤白、桂枝,配附片、丹参及党参,温通心阳,益气以散结。配檀香、乳香,治心绞痛。又二仙汤调理围绝经期综合征的内分泌失调,果药后病情显著好转。——(《姜春华中医学术思想研究及临床经验选粹》)

案3. 病态窦房结综合征

杨某,男,62岁。

现病史:自诉6年前自觉胸痛,胸闷,经心电图及阿托品试验等多种检查,确诊为"病态窦房结综合征",服用中西药,则病情得以控制,可最近病证加重,即使服用中西药也未能有效控制症状表现。刻诊:胸闷,胸满,胸痛,尤其胸满闷明显,伴有气短头晕,自觉咽中有痰,且不易咳出,胁下有浊气逆乱,时有手足不温,舌质淡边略有紫点,苔白略腻,脉沉迟。

中医辨证:胸中阳气郁滞,气机不利,痰气阻滞,治当通阳行气,化瘀化痰。以枳实薤白桂枝汤加味:枳实8g,厚朴24g,薤白24g,桂枝6g,栝蒌实30g,柴胡9g,香附15g,川芎15g,红参10g,生川乌4g。6剂,1日1剂,水煎2次分3服。

二诊:胸满、胸闷明显减轻,手足转温,又以前方6剂,胸痛、闷、满基本消失。为了巩固疗效,复以前方累计服用30余剂,病证表现得以完全控制。随访2年,未再发作。

按语:病态窦房结综合征是窦房结动脉供血减少引起窦房结功能障碍所致心律失常的综合表现。笔者在临床中常常运用枳实薤白桂枝汤加味治疗病态窦房结综合征,大多取得预期治疗效果。应用枳实薤白桂枝汤的要点是,一是辨清病变证机是气郁痰阻;二是审明基本脉证:以胸痛、胸闷、胸满都比较明显;三是病证表现:可能有胁下有浊气逆乱;四是参合舌质及舌苔。以此而诊为气郁痰阻证,方以枳实薤白桂枝汤以通阳行气、化瘀化痰,加柴胡以理气升阳,香附以宽胸行气,川芎以行气理血散瘀,人参以益心气、和心脉,生川乌以温阳散寒止痛。方药相互为用,以建其功。——(《经方实践论》)

案4. 晏士慧治胃脘痛

宋某,男,42岁。初诊:1991年11月23日。

现病史:患者系外地人,初到本地。主诉:3天来胃痛,腹胀,胸满,恶心呕吐,大便溏不爽,不欲食。曾服胃友、胃复安,肌内注射解痉止痛药,效不佳,要求服中药治疗。症见形体较胖，面色赤，表情痛苦，上腹部压痛明显，舌质淡，苔白润，左脉弦紧，右脉滑数有力。

中医辨证：素为痰湿之体，饮食不当，损伤脾胃，痰湿中阻，气机不通。治宜涤痰降逆，通阳化气。处方：枳实10g，姜川朴12g，薤白15g，桂枝9g，瓜蒌实12g（捣）。经用1剂后，胃疼减，呕吐止；3剂诸症消除，纳食转佳。

按语：胃脘痛证，病机虽复杂，辨证分型较多，但气滞、湿浊，人皆知之，理气止痛，苦燥化湿固为常法，只是通阳化气、宽胸荡涤最易忽视。枳实薤白桂枝汤切勿看作是单纯治疗心绞痛的良方，只要谨守病机，辨证明确，用其治痰饮痹阻的胃脘痛，亦会有很好的效果，临床应酌情选用。——［晏士慧.枳实薤白桂枝汤治疗胃脘痛［J］.河南中医，1993，13（4）：164-165.］

案5. 夏仲方治水饮

某男，初诊：1954年12月11日。

现病史：体微胖，面目下肢浮肿，舌薄腻。左胸痞窒阵痛。腹胀，大便频，溏泄或水泻。夜寝汗湿衣。胃纳差，无故寒热二三日。气喘咳嗽无痰，脉滑大。诊断：水饮，症见胸痹。桂枝4.5g，薤白9g，厚朴4.5g，白术9g，茯苓24g，细辛2.5g，泽泻9g，甘草2.5g，生姜3片。4帖。

二诊：胸痞舒，痛减少，喘咳减，小便量大增，寝汗除，腹胀消失，大便成形。原方再服4帖。

三诊：面目下肢肿全退，胸痛喘咳更轻，大便正常。枳实9g，薤白9g，桂枝4.5g，厚朴4.5g，白术9g，茯苓12g，甘草2.5g，生姜3片。4帖。

12月21日，参加各专家大会诊，同意非真心痛（即心脏无器质变化）的意见。建议对周期性发热停用奎宁，喘咳时减少或不服“可待因”。

按语：处方以苓桂术甘汤为主，配合泽泻汤及枳实薤白桂枝汤（减味）、桂枝汤（减味），以泄水、健胃、镇痛、解热。——（《内科病证》）

案6. 刘善志治肋间神经痛

李某，男，36岁。

现病史：两侧胁肋疼痛，右侧较甚，时轻时重，偶尔亦嗽少量白色痰，但不咳，病已月余，别无他症。自述曾服柴胡疏肝散无效，近日服一贯煎2剂痛反加剧。舌、脉均正常。X线胸透未见异常，肝功能及肝、胆、脾A型超声检查均正常。西医诊断为肋间神经痛。

中医辨证：证属痰湿闭阻经络。治宜散结除湿化痰。方用枳实薤白桂枝汤加味。

处方：薤白、全瓜蒌各12g，枳实、厚朴、法半夏、白芥子各9g，桂枝6g。2剂。

二诊：疼痛减轻，继服4剂即愈。——［刘善志，陈思国.枳实薤白桂枝汤临床运用［J］.陕西中医，1986（8）：361-362，372.］

案7. 吴宗山治慢性胆囊炎

马某，女，49岁。2007年3月21日就诊。

现病史：患者因家庭纠纷，即出现腹胀，左边胁肋疼痛，右背酸胀，呃逆、干呕1个月余。西医诊断为慢性胆囊炎。西医治疗效果欠佳。细观其证，除上述症状外，舌淡苔白，脉沉弦。

中医辨证：证属肝郁气滞，郁气成痰，痰气阻滞于肝胆。宜疏肝利胆，理气化痰。枳实薤白桂枝汤加味。药物组成：枳实12g，厚朴、薤白、香附各15g，瓜蒌1枚，桂枝6g，川芎、青皮、陈皮各10g。服3剂，腹胀、疼痛减轻过半。前方加入神曲、法半夏各15g，续服5剂，诸症消失。后经B超检查，炎症消除。——［吴宗山.枳实薤白桂枝汤临床新用［J］.甘肃中医，2009，22（8）：44.］

案 8. 刘善志治胃肠功能紊乱

徐某,男,19 岁,学生。初诊:1984 年 2 月 23 日。

主诉:上腹痛胀,大便难。

病史:2 年前因集市上摆摊练气功者,鼓腹撑断细铁丝,并谓久练可使力气大。他晨起不解小便而自行练功。2 个月后即觉胃胀痛,呃逆,食纳差,日大便每次约 1 小时之久,但不干燥,有时睡眠烦躁不安。受凉或吃生冷则加重,患病年余。既往无其他病史。

现症:面色无华,舌苔稍白腻,脉弦缓。上腹部按之似袋,挤压有叽咕声。体检:腹平坦、柔软,肝脾来触及,胃振水音(+),全腹无压痛及包块。做肝功能、血常规化验,各项数值均正常。粪、尿镜检无异常发现。全消化道钡透无胃下垂及器质性病变。肝胆脾 A 型超声检查无异常。西医诊断:胃肠功能紊乱。

中医辨证:气逆湿滞。治法:健脾运胃,疏理气机。方药:枳实薤白桂枝汤加味。

枳实、厚朴、桂枝,茯苓、苍术、蒌皮各 9g,薤白 15g,半夏 12g。2 剂。

二诊(2 月 27 日):服后胃痛胀减轻,呃逆减少,大便稍畅,原方续服 4 剂。继而以上方去瓜蒌皮,加香砂六君子汤以调理善后,随访至今,痼疾愈而体复壮。——[刘善志,陈思国.枳实薤白桂枝汤临床运用[J].陕西中医,1986(8):361-362,372.]

案 9. 胸痹

某男,52 岁。初诊:1981 年 12 月 2 日。

现病史:左胸痞闷不适 3 年,1978 年春节期间,突感左胸憋闷不适,心中难受,经陆军总医院诊断为病毒性心肌炎,住院治疗 3 个月,好转出院。出院后心中难受好转,左胸仍憋闷不适,间断服药,至 1978 年 9 月勉强上班。1980 年 5 月 20 日在成都市某医院做心电图检查:室性心动过速,左束支传导阻滞。1981 年多次出差,病情增剧求治。

现证:左胸压闷或憋闷不适,心中时而痞塞不适或胀满。血压正常。舌淡胖苔白微腻,脉弦涩。

中医辨证:此为气滞血瘀心阳不足之胸痹证,拟以理气活血、通阳开痹之枳实薤白桂枝汤加味主治。瓜蒌 10g,薤白 10g,枳实 10g,桂枝 10g,厚朴 6g,桃仁 12g,红花 6g,苏木 10g,柏子仁 20g,鱼腥草 30g。

1982 年 1 月 11 日复诊:病人服上方 6 剂后,自觉症状消失,因出差停药,近几天左胸压闷不适,但比前减轻,舌淡苔少而润,脉涩。仍宗前法:瓜蒌 60g,薤白 60g,桂枝 60g,枳实 30g,厚朴 30g,桃仁 30g,红花 30g,鱼腥草 60g,柏子仁 40g,鸡血藤 30g。上药共研细末,蜜和为丸,每丸重 10g,每日服 3 次,每次 1 丸。

6 月 8 日诊:病人服上丸剂 1 个月,情况良好,近几天又感心中痞闷而胀,极不舒适,舌淡胖苔少而润,脉沉细有力(76 次/min)。上方加丹参 30g,蜜丸连服 2 剂,至今未复发。——(《金匮要略指难》)

案 10. 心绞痛

陈某,男,50 岁。初诊:1971 年 2 月 15 日

现病史:患者有高血压病史及慢性支气管炎病史已 10 余年。近几年来出现胸闷、心悸、气急、阵发性心前区疼痛,于劳累、情绪紧张、受凉、饱食后诱发,经某医院诊断为冠状动脉粥样硬化性心脏病。现觉头晕心悸,胸闷气急,痰多,心前区疼痛阵作。血压 130/95mmHg(16.8/12.3kPa)。总胆固醇 273mg/dl。

中医辨证:胸阳不展,痰瘀交阻;治拟通阳化痰,行气活血。

方药：广郁金 6g，丹参 18g，失笑散（包煎）12g，旋覆花 9g，桃仁 9g，瓜蒌 9g，薤白 9g，半夏 9g，桂枝 5g，制香附 9g。4 剂。

二诊：服药后心悸、胸闷、气急、痰多、头晕、心前区疼痛诸症均见明显减轻。昨起又稍加重。再予原法，原方 6 剂。服药后症状缓解。

按语：本案心绞痛，病机为胸阳不振，痰瘀交阻。冠状动脉粥样硬化性心脏病、心绞痛，其临床表现与中医学“胸痹”相似。胸痹首见于《金匮要略》一书，有专篇叙述。其中有这样一条：“胸痹心中痞，留气结在胸，胸满，胁下逆抢心，枳实薤白桂枝汤主之。”本例证候与上述描写颇为相似。其病因病机为胸中阳气不能流通畅达，以致痰浊壅塞，血脉瘀阻。处方采用枳实薤白桂枝汤（枳实、薤白、桂枝、厚朴、瓜蒌）加减，方用桂枝、薤白通阳，半夏、瓜蒌（目前药店所售之瓜蒌即古代的栝蒌，而现今之栝蒌，为另一种植物）化痰，香附、郁金理气，丹参、桃仁、失笑散活血，使痰浊化去，而气血畅流。——（《医案选编》）

案 11. 赵锡武治冠心病心绞痛

李某，女，57 岁。

现病史：冠心病心绞痛五六年，心前区疼痛每日二三次，伴胸闷气短，心中痞塞，疲乏，脉弦细，苔白质淡、边有齿痕。

中医辨证：此系胸痹之病，乃心阳虚，胃不和，遂致气机不畅，血脉闭阻。拟通阳宣痹，心胃同治。仿栝楼薤白半夏汤合橘枳姜汤化裁。处方：栝楼 30g，薤白 12g，半夏 15g，枳壳 10g，橘皮 15g，生姜 6g，党参 30g，生黄芪 30g，桂枝 12g，香附 12g。服上方 2 个月后，心前区痛偶见，胸闷气憋减轻，脉弦细，苔薄。心电图 T 波 $V_{4\sim6}$ 由倒置转低平，或双向，ST 段 $V_{4\sim6}$ 由下降 0.1mV 转前回升 0.05mV。

按语：气短、疲乏，舌淡苔白、有齿痕，阳虚之征；胸闷、心中痞塞，乃胃气不和，影响及心，故以心胃同治之法。以栝楼薤白半夏汤祛痰通阳宣痹，合橘枳姜汤温中下气和胃，又以参、芪、桂、附之品理气扶正。遣方用药，丝丝入扣，守方久服，而获佳效。——（《金匮名医验案精选》）

参考文献

[1] 李楠楠，石月萍.加减枳实薤白桂枝汤通过 AC/cAMP 通路对缺血再灌注大鼠心肌组织水通道蛋白表达的影响[J].中国动脉硬化杂志，2018，26(3)：237-244.

[2] 苟玉东，徐双，姜晓旭，等.枳实薤白桂枝汤对冠状动脉痉挛致家兔心肌缺血的干预作用[J].河南中医，2018，38(1)：62-66.

[3] 徐萍，石月萍.加减枳实薤白桂枝汤对大鼠心肌缺血再灌注过氧化损伤的影响[J].中药药理与临床，2017，33(3)：14-18.

[4] 刘春晓，石月萍.加减枳实薤白桂枝汤对大鼠心肌缺血再灌注损伤细胞凋亡及 Caspase 相关蛋白的影响[J].中药药理与临床，2017，33(1)：11-14.

[5] 苟玉东，徐双，姜晓旭，等.MitoKATP 与枳实薤白桂枝汤保护家兔心肌缺血再灌注损伤机制相关性研究[J].河北中医，2016，38(12)：1836-1841.

[6] 戴飞，陆曙，苏伟，等.枳实薤白桂枝汤对不稳定型心绞痛患者 MMP-9/TIMP-1 的影响[J].中国实验方剂学杂志，2013，19(14)：307-310.

[7] 王程，张玉峰，赵筱萍.枳实薤白桂枝汤抗心肌细胞损伤活性成分的发现研究[J].中国中药杂志，2013，38(10)：1601-1605.

[8] 夏寒星，张业.枳实薤白桂枝汤对高脂血症大鼠血液流变学指标及抗氧化作用的影响[J].中国实验方

剂学杂志,2012,18(11):170-172.

[9] 韩玉生,侯志涛,宫鑫梅,等.枳实薤白桂枝颗粒对异丙肾上腺素所致心肌缺血大鼠血液流变学和抗氧化作用的影响[J].中外医疗,2015,34(2):159-161.

[10] 郭迎喜,韩玉生,侯志涛,等.枳实薤白桂枝颗粒对异丙肾上腺素所致心肌缺血大鼠抗氧化作用的影响[J].哈尔滨医药,2015,35(1):65,67.

23 大建中汤

【方源】"心胸中大寒痛,呕不能饮食,腹中寒,上冲皮起,出见有头足,上下痛而不可触近,大建中汤主之。"(汉·张仲景《金匮要略》)

【组成】蜀椒二合,去汗(6g)　干姜四两(12g)　人参二两(6g)

【用法】上三味,以水四升,煮取二升,去滓,内胶饴一升(约30g),微火煮取一升半,分温再服;如一炊顷,可饮粥二升,后更服。当一日食糜,温覆之。(现代用法:水煎服)

【功用】温中补虚,降逆止痛。

【主治】脾胃虚寒,心胸中大寒痛,呕不能食,腹中寒,上冲皮起,出见有头足,上下痛而不可触近。

【方解】本证多由中阳衰弱,阴寒内盛所致,治疗以温中补虚,降逆止痛为主。寒性收引,阴寒内盛,阳失温煦,故心胸中大寒,拘急作痛,甚则上冲皮起有头足,手不可触近。中寒内盛,胃失和降,故呕而不能食。方中蜀椒温脾胃,助命火,散寒止痛,为君药。以辛热之干姜辛热,温中散寒,助蜀椒散寒之力;饴糖温补中虚,缓急止痛,助蜀椒止痛之功,共为臣药。人参补脾益气,配合饴糖重建中脏,为佐药。

【临床应用】治心胸中大寒痛,呕不能食,腹中寒,上冲皮起出见有头足,上下痛而不可触近者。近代常用于胃肠痉挛、肠粘连、蛔虫性肠梗阻、胆道蛔虫症等阴寒内盛者。

【药理研究】

1. 调节胃肠道功能　有研究表明,大建中汤能促进肠道血流增加,促进肠道运动;英国学者研究发现,大建中汤对肝切除患者血氨浓度有降低作用,可减轻其腹胀和腹泻等症状。

2. 对改善微循环的作用　动物实验发现,大建中汤对脾阳虚大鼠肠系膜微循环功能具有改善作用,并能缩短缺血性结肠炎腹痛、便秘、禁食、肠壁恢复正常厚度的时间。

【名医用方心得】

清·周禹载:中上二焦所以受寒邪者,皆由于中气素虚也。虚则阳气不布,而所积者为寒饮,所冲者为寒气,所显者有影无形为寒痛。故取辛热之品以散其邪,甘温之味以培其中。则中州已建而复立矣,故名曰大建中。——(《金匮要略方论集注》)

清·尤怡:心腹寒痛,呕不能食者,阴寒气盛而中土无权也,上冲皮起,出见有头足,上下痛不可触近者,阴凝成象,腹中虫物乘之而动也。是宜大建中藏之阳,以胜上逆之阴。故以蜀椒、干姜,温胃下虫;人参、饴糖安中益气也。——(《金匮要略心典》)

清·张石顽:虚寒积聚之治,此方最力。其方中人参辅椒、姜温散之法,人皆得之,至于胶饴为助满之首列,而反用以治痛呕不能食,是专用助满之味,引领椒、姜、人参为泄满之通使也。——(《张氏医通》)

清·李珥臣:人参、胶饴甘温,以补里虚;干姜辛热,以散内寒;蜀椒温中下气,以治腹中寒上冲也。方名建中者,建立也,脾主中州,则上下四旁寒邪悉散,阳春舒郁矣。——(《金匮要略广注》)

清·汪昂:此足太阴阳明药也,蜀椒辛热,入肺散寒,入脾暖胃,入肾命补火;干姜辛热通心,助阳逐冷散逆;人参甘温,大补脾肺之气;饴糖甘能补土,缓可和中。盖人之一身,以中气为主,用辛辣甘热之药,温健其中脏,以大祛下焦之阴,而复其上焦之阳也。——(《医方集解》)

清·张璐:虚寒积聚之治,此方最力,故《千金》效《金匮》用之,其方中人参辅椒、姜温散之法,人皆得之。至于胶饴为助满之首列,而反用以治病呕不能食,是专用助满之味,引领椒、姜、人参为泄满之通使。——(《千金方衍义》)

清·费伯雄:非人参不能大补心脾,非姜、椒不能大祛寒气,故曰大建中。又有饴糖之甘缓以杀姜、椒之辛燥。非圣于医者,不辨有此。——(《医方论》)

今·李今庸:《本草经》谓蜀椒主邪气,温中,逐痹痛,下气。夫大寒乃邪气也。心胸中大寒痛,呕而不能食,法当温中。寒气上冲皮起,出见有头足,又宜下气,故舍蜀椒莫与,从而可知中不受温,痛痹之不必下气者,则非蜀椒所宜矣。干姜亦温中之品,此证沉寒痼冷之在中者,性动而猖,其势向上,因用蜀椒复佐以干姜,镇以静而抑之使平。有谓附子驱寒止痛,何以舍而不用?曰:夫向上者,阴中有阳,实中有虚,何则?呕为实而有火之证,呕而不能饮食,中气大伤,自不得以附子攻也。爰用人参、饴糖补其虚乏。方名大建中汤者,宜矣。——(《金匮要略释义》)

【名医验案选录】

案1. 疗蛔虫腹痛案

聂女寄娇,14岁。体质娇嫩,最喜杂食。初患腹痛,其父以为蛔虫,自购宝塔糖两粒,服后,病情恶化,遂抬来就诊。证见腹中绞痛,时轻时重,痛剧时腹内肠鸣,时见突起如头足攻动,剧烈呕吐,时吐蛔虫,大便不通,屎气全无,腹部膨满,不耐触按,外无表证,内无热象,脉搏沉细而迟,舌苔淡白,中有花点,口唇淡白,面色淡黄,饮啖俱废,病势甚急,经西医诊断为蛔虫阻塞,嘱转县医院手术治疗,因经济无力,不肯转院,乃请中医治疗。余思此证属蛔虫阻塞本有可能,原因服宝塔糖剂量不足,反致蛔虫骚扰,互相纽结于肠道,故大便屎气完全不通,然必中气虚寒,升降无力,致寒气乘隙攻冲,故致肠鸣如有头足而发绞痛。《内经》云:"阳气不足,阴气有余,则寒中肠鸣腹痛。"法当温中散寒,大建中气,俾中阳一旺,寒气自消,则升降旋转之机俱振,病自除矣。以大建中汤去饴糖加伏龙肝投之。炒川椒6g,干姜4.5g,党参15g,伏龙肝30g,煎服。服药后4小时许,肠鸣切痛又剧,旋即泻下蛔虫百数十条,腹痛顿减。翌日复诊,腹满痛、呕吐、肠鸣等症,全部消失,改以六君子汤调理而愈。

按语:(原按)本方川椒散寒,干姜温中,人参大补中气,伏龙肝和胃降逆。且川椒一味,又具安蛔之功,使蛔虫安伏不动,随中气旋转而下,故用于此等虚寒而兼蛔虫病例,最为适宜。其不用饴糖者,殆以蛔虫得甘而动,免致窜扰内脏而难出欤?——(《湖北中医医案选集》)

案2. 张德宏治疗胃痛(胃与十二指肠溃疡)案

高某,男,52岁,1972年4月3日就诊。胃病日久,形体消瘦,面色苍白,形寒肢冷,时时作痛,痛处喜按,得食痛减,喜热畏冷,饮食不振,恶心呕吐,口不干,舌淡胖嫩、边有齿印,舌苔薄白微腻,脉沉细。经X线钡餐检查:十二指肠球部见有不规则切迹,局部压痛,诊断为十二指肠球部溃疡。治拟温中祛寒,健脾益气,大建中汤治之:党参30g,白术15g,干姜10g,川椒3g,白芍10g,炙甘草8g。

服药7帖,患者疼痛显著减轻,饮食增加,舌苔已化,舌质较前红润;原方加饴糖,续服30

余帖，临床症状消失。3个月后钡餐复透：十二指肠球部切迹消失，无压痛。随访3年未再复发。

按语：据现代药理分析，甘草、饴糖中含麦芽糖、少量蛋白质、甜素等，功能补虚建中、缓急止痛，具有抗酸解痉作用，合白芍，可使十二指肠平滑肌松弛，干姜、川椒辛热，能促进消化液的分泌，增加健胃作用，从而达到溃疡愈合的目的。——[张德宏.大建中汤的临床应用[J].江苏中医杂志，1983(5)：37-38.]

案3. 张德宏治疗腹胀(胃下垂)案

丁某，女，36岁，1974年3月3日就诊。形体消瘦，四肢不温，腹部疼痛，食后脐下饱胀，入冬尤甚，时欲泛吐清水，大便时溏，病已五载。经胃透，胃小弯在髂嵴联线下5cm。舌苔薄白，质胖嫩，脉细弱。诊断为胃下垂。治宜补中益气，以李东垣补中益气原方治之，服药20余帖，疼痛仍未缓解，食后饱胀如故，后改用大建中汤加味。处方：川椒5g，干姜10g，山萸肉5g，附片3g，饴糖30g(冲服)，小红参9g(煎汤代茶)。服药2个月，疼痛消失，饮食增加，食后不再饱胀。经钡餐复查，胃位置中等，患者体重增加4kg。

按语：本病例初用补中益气，升举中阳，其效不佳，而改用温建中阳获显效，关键在于气虚与阳虚的辨证。一般认为，气虚可导致中气下陷，内脏下垂；阳虚导致脏腑功能活动的衰退，同样可出现内脏下垂。气虚的临床症状可单独出现，而阳虚者必兼有气虚诸证。善治气虚者可先温其阳，阳旺气自生。故用温中祛寒法而奏效。——[张德宏.大建中汤的临床应用[J].江苏中医杂志，1983(5)：37-38.]

案4. 张德宏治疗水疝(睾丸鞘膜积水)案

王某，男，29岁，1975年9月7日就诊。右侧阴囊肿大已2个月，来院就诊时，睾丸肿大如鸡蛋，坠胀难忍，行走困难。患者自诉阴茎经常寒冷，且有早泄，小便频数，时有遗溺，经做透照试验，见有红色透光现象。舌淡苔白，脉细。

诊断为睾丸鞘膜积水，拟予行鞘膜外翻手术，患者有思想顾虑而改用中药治疗：西潞参30g，川椒8g，干姜10g，吴萸5g，小茴香5g，荔枝核10g，橘核10g，车前子6g(包)。服药14帖，阴囊水肿逐渐吸收缩小；服药30余帖，积液消失而愈。

按语：本病所出现的症状与中医学中的“水疝”相吻合。张景岳认为：“疝气之病，有寒证，亦有热证，然必因先受寒湿，或犯生冷，致邪聚阴分，此其肇端之始，则未有不因寒湿而致者。”故本案用大建中汤加味，温经散寒，行气利湿而获效。——[张德宏.大建中汤的临床应用[J].江苏中医杂志，1983(5)：37-38.]

案5. 张德宏治疗狐疝(腹股沟斜疝)案

徐某，男，46岁，1974年12月6日就诊。寒疝有年，面色无华，就诊时左侧阴囊肿大，患者自诉，常昼出夜缩，遇劳累入冬尤甚，饮食较前减少，舌苔薄白，脉沉紧而细。诊断为腹股沟斜疝。患者因惧手术，要求中药治疗。寒邪入于厥少两阴，肿块出没无常，属“狐疝”之证，治予温经散寒，以大建中汤加味：小红参20g(另煎代茶)，川椒5g，干姜10g，小茴香5g，乌药5g，橘核10g，黄芪15g，饴糖适量冲服。服30余帖后，“疝”不再下垂。后以上方制为丸剂，续服半年，未再复发。

按语：本案辨证眼目是阴囊肿大，昼出夜缩，入冬尤甚，乃阳虚寒盛之候，故以大建中汤加味取效。——[张德宏.大建中汤的临床应用[J].江苏中医杂志，1983(5)：37-38.]

案6. 刘俊士治疗瘕聚案

傅某，女，42岁，1986年1月27日来诊。主诉：自觉少腹有气闷上冲二三年，而且腹部常有一肿块，时消时现。平时怕冷，呃逆，上腹胀满，排气少，舌淡蓝，脉滑缓。证属中焦虚寒，寒邪上冲，故出现“头足、鬼头”。治以温中散寒，益气降逆。处方：大建中汤加味。党参30g，川椒12g，干姜9g，赤石脂30g，木香9g，槟榔9g，姜半夏9g，陈皮9g。3剂。

1986年2月4日二诊：气上冲，呃逆均见减，排气较多，腹胀亦减，加仙茅、仙灵脾各9g，6剂。

1986年2月20日三诊：诸证已愈，上方6剂以巩固疗效。

按语：本例中医诊治前曾进行过B超检查，腹部未见异常，且腹部肿块时隐时现，亦说明非肿块，可能是肠管阵发性收缩所致。此病西医认为非器质性病变，而病人颇痛苦，服大建中汤确有良效。——(《古妙方验案精选》)

案7. 张德宏治疗休息痢案

刘某，男，53岁，1973年2月12日就诊。腹满疼痛，绕脐攻窜，肠中鸣响，四肢不温，大便时溏，时有里急后重，夹有黏液白冻，经大便镜检白细胞(+++)，病已三载，苔白微腻、质淡，脉沉细。某医院疑为慢性非特异性溃疡性结肠炎。曾用磺胺类、激素治疗未见效。辨证为脾阳式微，健运失司，水湿停滞，治宜温中健脾，佐以导滞利湿。大建中汤加减：党参20g，干姜5g，川椒5g，炒白术10g，芍药10g，槟榔10g，川朴5g。服药15帖，疼痛消失，大便正常。后嘱患者服香砂六君子丸调理，未再复发。

按语：本病病程较长，中医称“休息痢”，病延日久，必伤阳气。某医院曾疑直肠肿瘤，做乙状镜检查，未见异常，后用中药获效。从现代药理分析，川椒、白芍、槟榔、川朴均对痢疾杆菌、大肠杆菌有抑制杀灭作用；党参、白术、茯苓健脾利湿；干姜、川椒温中祛寒，扶正与祛邪并施而获效。——[张德宏.大建中汤的临床应用[J].江苏中医杂志，1983(5)：37-38.]

参考文献

[1] 吴文笛.吴荣祖主任医师温阳扶正学术思想及经验总结[D].昆明：云南中医学院，2015.

[2] 李春岩.史载祥教授应用大建中汤治疗寒性腹痛经验[J].中国中医急症，2013，22(2)：244-245.

[3] 王俊霞.大建中汤对脾阳虚大鼠疼痛模型血中NO、β-EP影响的实验研究[D].贵州：贵阳中医学院，2008.

[4] 陈学习.大建中汤应用与研究概况[J].贵阳中医学院学报，2002(4)：34-37.

[5] 郭晓东.大建中汤本为蛔厥急症而设[J].浙江中医杂志，2000(10)：32.

[6] 黄道富，肖美珍.大建中汤临床举隅[J].湖北中医杂志，1991(3)：37-38.

[7] 张穗坚.浅谈《金匮》温脾法的运用[J].广州中医学院学报，1987(1)：22-23.

[8] 文棣.关于大建中汤证为寒实证之我见——兼答王锦章同志之商榷[J].北京中医，1984(4)：32-34.

[9] 张德宏.大建中汤的临床应用[J].江苏中医杂志，1983(5)：37-38.

24 橘皮竹茹汤

【方源】“哕逆者，橘皮竹茹汤主之。”（汉·张仲景《金匮要略》）

【组成】橘皮二升（12g）　竹茹二升（12g）　大枣三十枚（5枚）　生姜半斤（9g）　甘草五两（6g）　人参一两（3g）

【用法】上六味，以水一斗，煮取三升，温服一升，日三服。（现代用法：水煎服）

【功用】降逆止呃，益气清热。

【主治】胃虚有热之呃逆。呃逆或干呕，虚烦少气，口干，舌红嫩，脉虚数。

【方解】方中橘皮辛苦而温，行气和胃；竹茹甘寒，清热和胃。二药相伍，既能降逆止呃，又可清热和胃，共为君药。生姜和胃止呕，助君药以降逆止呃；人参益气补中，与橘皮相合，则行中有补，同为臣药。甘草、大枣益气补脾和胃，合人参补中以治胃气之虚；大枣与生姜为伍，调和脾胃，俱为佐药。甘草调和药性，兼作使药。诸药合用，共奏降逆止呕、益气清热之功。

【临床应用】本方为治胃虚有热之呃逆的常用方。临床应用以呃逆、呕吐、舌红、苔薄黄、脉虚数为辨证要点。现代临床常用于胃炎、重症肝炎、顽固性呕吐、膈肌痉挛、胃及十二指肠溃疡、肾衰竭等属胃虚有热、气机上逆者。

【药理研究】现代药理研究表明，本方具有促进消化液分泌、助消化及镇吐作用。

【名医用方心得】

明·赵以德：中焦者，脾胃也。土虚则在下之木得以乘之，而谷气因之不宣，变为哕逆。用橘皮理中气而升降之；人参、甘草补土之不足；生姜、大枣宣发谷气，更散其逆；竹茹性凉，得金之正，用之以降胆木之风热耳。——（《金匮玉函经二注》）

明·吴崑：呃逆者，由下达上，气逆作声之名也。大病后，则中气皆虚，余邪乘虚入里，邪正相搏，气必上腾，故令呃逆；脉来虚大，虚者正气弱，大者邪热在也。是方也，橘皮下平其气，竹茹清其热，甘草和其逆，人参补其虚，生姜正其胃，大枣益其脾。——（《医方考》）

明·徐彬：此不兼呕言，是专胃虚而冲逆为哕矣。然非真元衰败之比，故以人参、甘草培胃中元气，而以橘皮、竹茹一寒一温，下其上逆之气。亦由上焦阳气以御之，乃呃逆不止，故以姜、枣宣其上焦，使胸中之阳渐畅而下达。谓上焦固受气于中焦，而中焦亦禀承于上焦，上焦既宣，则中气自调也。——（《金匮要略论注》）

清·魏念庭：哕逆者，胃气虚寒固矣。亦有少挟虚热作哕者，将何以为治？仲景主之橘皮竹茹汤。橘皮、竹茹行气清胃，而毫不犯攻伐寒凉之意。佐以补中益气温胃之品，而胃气足，胃阳生，浮越不必留意也。……橘皮竹茹为胃气既虚、复有痰热者立也。——（《金匮要略方论本义》）

清·王子接：橘皮汤治呕哕，橘皮竹茹汤治哕逆。呕者，张口有物有声；哕者，撮口有声无物。若呕哕四肢厥冷，乃胃中虚冷，阴凝阳滞，主之以陈皮、生姜，辛香温散，开发胃阳，而呕哕自止。若哕逆无寒证，明是胃虚，虚阳上逆，病深声哕，当重用橘皮通阳下气，臣以竹茹清胃中虚火,又不涉寒凉,佐以参、甘、姜、枣奠安胃气,御逆止哕。病有虚实,治有深浅,勿谓病深声哕为难治之候也。——(《绛雪园古方选注》)

清·吴谦:哕即干呕也。因其有哕哕之声,而无他物,故不曰干呕,而曰哕逆,属气上逆为病也。上逆之气,得出上窍,皆能作声,故肺虚气上逆,则作咳,气从喉出而有咳逆之声,若为邪所阻,则为喘满,故无声也。胃虚气上逆,则作哕,气从咽出而有哕逆之声。若与物凝结,则为痞痛,故无声也,是知气病也明矣。然邪之所凑,正气必虚,故用橘皮、竹茹、生姜以清邪气,人参、甘草、大枣以补正气,则上逆之气自可顺矣。——(《医宗金鉴》)

清·徐大椿:胃气虚弱,虚热内迫,不能发育而输纳无权,故呃逆不止焉,人参扶元补胃虚,竹茹清热解胃郁,橘皮利气和中,甘草缓中和胃,生姜温胃口,大枣缓脾元也。俾脾胃调和,则虚热自解,而输纳不权,呃逆无不止矣。此补虚解热之剂,为胃虚热呃之方。——(《医略六书》)

清·陈修园:《金匮》以呃为哕。凡呃逆证,皆是寒热错乱,二气相搏使然。故方中用生姜、竹茹,一寒一热以祛之;人参、橘皮,一开一阖以分之;甘草、大枣奠安中土,使中土有权,而哕逆自平矣。此伊圣经方,扁鹊丁香柿蒂散即从此方套出也。——(《金匮方歌括》)

清·张秉成:夫人之常气皆禀于胃,胃者五脏六腑之海,其气常下行,虚则逆而上行,所谓气有作即是火,火蒸津液则为痰,于是呕呃之证,所由业矣。故呕呃一证,无论其寒热虚实,悉因胃病而起也。如此方之治胃虚呃逆,病因虚而起者,仍以治虚为先。故以参、甘之助胃气,麦冬之养胃阴,二陈除痰散逆,竹茹和胃清烦。然虚火上逆,肺必受戕,故以枇杷叶之清金降气者,助胃气以下行;用姜、枣者,以胃乃卫之源,脾乃营之本,营卫和则脾胃自不失其常度耳。——(《成方便读》)

清·李彣:哕逆有属胃寒者,有属胃热者。此哕逆,因胃中虚热气逆所致。故用人参、甘草、大枣补虚,橘皮、生姜散逆;竹茹甘寒,疏逆气而清胃热,用以为君。——(《金匮要略广注》)

清·魏荔彤:仲景主之橘皮竹茹汤。橘皮、竹茹行气清胃,而毫不犯攻伐寒凉之弊。佐以补中益气温胃之品,而胃气足,胃阳牛,浮越不必留意也。上诸方于呕吐家浅深缓急之治,可谓至详尽矣。——(《金匮要略方论本义》)

近·曹颖甫:方以橘皮、竹茹为名者,橘皮以疏膈上停阻之气,竹茹以疏久郁之胆火,而呃逆可止矣。然呃逆之由,起于膈上不散之气,胆火之上冲,亦为此不散之气所郁。而气之所以不得外散者,实因中气之虚。故知此方橘皮、竹茹为治标,大枣、生姜、甘草、人参为治本。不然,但用橘皮、竹茹,亦足以治呃矣。既愈之后,能保其不复哕耶?(——《金匮发微》)

【名医验案选录】

案 1. 何任治呃逆

袁某,女,24 岁。初诊:1971 年 4 月 14 日。

病史:诉急行汗出较多,饮冷开水。

中医辨证:即呃逆连声,平素胃弱而饮食不多,宜养胃降逆。

处方:橘皮 9g,淡竹茹 12g,党参 12g,炙甘草 6g,生姜 2 片,大枣 5 枚,柿蒂 6g,丁香 4. 5g。本方仅服 1 剂,呃即止。

按语:本案患者素体胃弱,复由饮冷,寒邪客逆中焦,胃气上逆,而致呃逆。经投橘皮竹茹汤加丁香、柿蒂,具有温胃散寒、降气止呃之效,故 1 剂即愈。——(《金匮方百家医案评议》)

案 2. 尤怡治干呕便秘

病史:胃虚气热,干呕不便。

处方:橘皮竹茹汤加芦根、粳米。

二诊:呕止热退。石斛、茯苓、半夏、广皮、麦冬、粳米、芦根、枇杷叶。

三诊:大便不通。生首乌、玄明粉、枳壳。

四诊:大便通,脉和。惟宜滋养。石斛、归身、秦艽、白芍、丹皮、炙草、茯苓、广皮。

按语:迭用四方,运意灵巧,自能与病机宛转相处。——(《增评柳选四家医案》)

案 3. 马大正治妊娠恶阻

邱某,女,28 岁。初诊:2005 年 2 月 21 日。

现病史:妊娠 45 天,7 天来恶心呕吐,呕出胆汁,口苦,二便正常。妊娠之前患有慢性肾炎、高血压病史,经药物治疗控制后,血压 130/90mmHg。舌稍红,苔薄白,脉沉细。西医诊断:①早孕反应;②肾性高血压。

中医辨证:清肝和胃。方剂:橘皮竹茹汤加味。

党参 12g,陈皮 10g,竹茹 10g,甘草 5g,枇杷叶 12g,菊花 10g,石决明(先入)15g,大枣 6 个,生姜 4 片。3 剂。

二诊:恶心呕吐消失.胃纳增加。舌淡红,苔薄白,脉沉细。

中药守上方续进 5 剂。

按语:竹茹可清胃中之热,此热非实热,而是虚热,故《本经逢原》称其"为虚烦、烦渴、胃虚呕逆之要药",《经效产宝》多用之。枇杷叶、菊花也是清胃中虚热之药。——(《马大正中医妇科医论医案集》)

案 4. 暑温误治并发呃逆

郑某,男,30 多岁。六月间患暑温病。症见恶寒发热,头痛如劈,热盛则人事不知。发病已 10 天,曾延中西医诊治,有谓系疟疾,有谓系恶性疟疾,或用凉药,或用温药,不但无效,而且并发呃逆,日夜不止,汤药不能下咽。病者烦扰不宁,脸色红赤,唇齿干燥,大便秘结,舌苔黄腻而间带灰浊,脉象滑数,右关中取鼓指。

本病是暑温误用燥药,热邪蕴结中焦所致。遂以橘皮竹茹汤加石膏、竹叶与服。服后,热稍退,呃逆次数显著减少。后照原方合增液汤加减,连服 5 剂痊愈。

橘皮竹茹汤是治足阳明兼手太阴主药,能治胃火上冲,肺金失降。方中陈皮、半夏能降逆和胃,竹茹、枇杷叶、麦冬、沙参甘寒清肺,重用石膏泻火生津,所以 1 剂见效。后合增液汤加减,取其养阴润燥,因此仅数剂而痊愈。

处方一:橘皮 3g,竹茹 24g,沙参 12g,麦冬 15g,半夏 4.5g,枇杷叶 9g,石膏 90g,鲜竹叶 100 片。

处方二:麦冬、元参各 15g,生地、竹茹各 24g,芦根 30g,石膏 60g,枇杷叶 9g,粳米 24g。——(《古方医案选编》)

案 5. 胃热呕吐

洪山乡周某,患呕吐,多方不效,辗转床上,已经 3 天。据述稍进水食则吐,断为胃火上逆。以云连 8g、苏叶 9g 煎水呷下,遂不复吐。随进橘皮竹茹汤,加云连(姜汁炒),3 剂痊愈。盖以胃热上逆,先用苦降,继以清胃降逆,方不格拒。查前医方药,均是温中或乌梅丸之属,故而不效。

按语:……开始仿薛生白《湿热病篇》中治胃热移肺之连苏饮法以止呕,继进本方之清胃降逆益气补中,另加苦降之黄连不令格拒,因而获愈。

又按:《金匮·呕吐哕下利病脉证治》篇中的橘皮竹茹汤,由橘皮、竹茹、生姜、大枣、人参、甘草6味组成。另,《济生》橘皮竹茹汤即在《金匮》方中加茯苓、半夏、麦冬、枇杷叶,又《温病条辨》中有新制橘皮竹茹饮,即本方去参、枣、草,加柿蒂,以生姜易姜汁。合并录出,以供参考。——(《古方医案选编》)

案6. 吴灼 治酒疸

张某,男,40岁。

现病史:平素好酒而嗜厚味。突然呕吐绿色水液而口不渴,大便秘结而纳呆,困倦乏力而卧床不起。2日后目睛微黄,小便茶色,请余诊治。切诊脉滑而数。

中医辨证:凡酒客肠胃多蕴湿热。酒性先入肝,次入胆。胆汁入胃,湿热熏蒸,故胆汁随胃气上逆而频呕黄水,随湿热入血则遍身皆黄矣。用上病下取之法,治宜泻热利湿以退黄,和胃止呕以清胆。大黄10g,甘草3g,吴茱萸4.5g,川连10g,葛花18g,黄芩12g,竹茹12g,橘皮6g,茵陈15g,栀子10g。服上药后,水泻2次,顿觉爽然,呕吐已止。然食纳无味,舌苔如白粉。此湿热外泛,酒毒未清。改用清热利湿,兼治酒患。方用葛花解酲汤。药用:葛花15g,砂仁4.5g,蔻仁4.5g,茵陈24g,木香4.5g,神曲10g,佩兰12g,黄柏12g,滑石24g。连服10剂,饮食如常,目睛黄色退尽,精神好转而愈。

按语:本病类似急性胆囊炎症状。然患者就诊于20世纪40年代初之旧社会,确诊不易。吴老中医用清热和胃、利湿退黄、上病下取之法而选用茵陈蒿汤、左金丸、橘皮竹茹汤加减治之,效果亦较显著。急性胆囊炎现代亦多用此类方剂加减化裁治疗,然葛花解酲汤则较为少用。不妨试用之于临床治疗胆囊炎,以验证其疗效。——(《吴灼燊医论医案选析》)

案7. 王晞星治肾病综合征

温某,女,20岁。

现病史:1999年4月入院。1997年被诊为"肾病综合征",服泼尼松治疗,病情时有反复。2年来自行进无盐饮食。10天前因感冒而全身浮肿,尿少,抽搐,恶心,纳呆,7~8天未进食,腹泻,每日3~4次,乏力,神志恍惚。入院后查尿蛋白(++),24小时尿蛋白定量7.9g……诊为"肾病综合征合并感染,电解质紊乱",予利尿、抗感染、纠正电解质紊乱、补液支持以及透析单超脱水治疗,中医先后以健脾补肾、利水消肿、理气活血法辨治,罔效。患者逐渐发展至头痛,反应迟钝,肢体麻木、无力,肌力减退,哭笑无常,遗尿,脑CT示左颞叶、右顶叶脑梗。邀余会诊。刻下患者仍恶心呕吐,脘腹胀满,乏力尿少,全身浮肿,并伴口干口苦,往来寒热,舌红苔薄黄,脉左沉细、右滑数。

中医辨证:邪入少阳,痰热中阻,胃失和降;治以和解少阳,化痰降逆。

处方:柴胡10g,半夏10g,黄连6g,橘皮15g,竹茹30g,枳实30g,代赭石30g,厚朴15g,云苓15g,紫苏15g,干姜6g,生姜5片,甘草6g。3剂而诸证皆消。

按语:该例辨证要点为恶心呕吐,口干口苦,往来寒热,神经系统症状以及舌苔脉象。患者外感风邪,太阳表证未解,入里下传少阳,故见寒热往来、口苦、腹胀、脉细等症。激素性热,日久伤及脾胃功能,脾失健运,湿聚成痰,蕴久化热,痰热中阻,胃失和降,故见恶心呕吐。痰浊上犯,蒙蔽清窍,故见神志恍惚、反应迟钝、哭笑无常、头痛等神经症状。方以小柴胡汤合橘皮竹茹汤加减和解少阳,化痰降逆。肾病病机复杂,绝不能拘泥于一证一方,如能识别主症,谨守病机,辨证遣方,自然药到病除。——(《医苑英华》)

案8. 胡建华治呃逆

柯某,女,23岁。初诊:1964年12月23日。

现病史:患者1964年11月初抵沪学习,11月中旬始出现呃逆,逐渐加剧,除睡眠外,片刻不止。患者因离家思念儿子,有时情绪郁闷不乐,胃脘胀闷隐痛,向两胁放射,胃纳减少,有时泛吐酸水,口苦而干,头痛头胀,口气重。舌质淡胖带青,脉象濡细。

中医辨证:呃逆(肝气夹痰滞交阻,胃失和降);西医:膈肌痉挛。

治则与处方:和胃降逆。处方:公丁香3g,炒柿蒂6g,姜竹茹6g,旋覆花9g,赭石30g,制半夏9g,川黄连3g,陈皮4.5g,炙枇杷叶12g。2剂。

二诊:服1剂后,呃逆持续。服2剂后,呃逆有歇止。停服1日,未见发作。今日胃脘仍觉胀闷,余症均减。续服原方,痊愈。

按语:呃逆,又名哕。饮食不节,生冷伤胃,过食辛辣炙煿,胃有燥热,以及情怀不舒,肝气犯胃,胃失和降,均可致呃逆。偶因受冷风,引起呃逆,少顷即自愈。属于实证者,图治尚易;属于慢性疾病后期出现呃逆者,收效较难,预后都不良。本案患者情怀不舒,肝气犯胃,所致呃逆月余,症势较重。除呃逆外,还有不少兼症,此时用药如果面面俱到,兵力分散,势必难以奏效,因此必须集中优势兵力打歼灭战,用和胃降逆的方法,主攻呃逆。呃逆止,其他症状也会逐步缓解。所用丁香柿蒂汤、旋覆代赭汤、橘皮竹茹汤等,均属于治疗呃逆的常用方剂。——(《胡建华临证治验录》)

案9. 盛国英治反胃

李某,女,28岁。初诊,1996年1月26日。

主诉:1959年施行阑尾手术,术后觉腹胀痛,伴恶心呕吐,屡经中药及针灸治疗,症状有所好转,唯呕吐仍旧……于1965年底,行X线肠胃钡剂透视,发现十二指肠球部转位粘连(幽门管及十二指肠向胃小弯侧移位)于结肠处,结肠迂回重叠。此次呕吐2个月余,朝食暮吐,暮食朝吐,四肢乏力,面色苍白,气弱言微,时时昏倒。近日,竟至饮水亦吐,口渴腹胀,大便不通,舌绛苔少脉微。此乃脾气阴两虚,升降失宜;法当滋养胃阴,和中降逆。拟《金匮要略》橘皮竹茹汤化裁:太子参12g,麦冬12g,麦芽12g,代赭石15g,枇杷叶15g,姜竹茹9g,赤茯苓9g,黄芩9g,陈皮6g,生姜4.5g,甘草3g,西洋参3g(另炖服)。10剂。

二诊:上方服至第7剂后,患者觉腹中雷鸣,腑气不通,大便坚如龙眼核样,呕吐锐减,食欲稍进,口已不渴。已见效机,仍守前法,上方去生姜、黄芩,加火麻仁、郁李仁,润肠通便。

三诊:服药10余剂后,症状明显好转,呕吐痊愈,大便通畅,食欲增进,已能进稀粥,唯时觉稍腹胀。继予上方化裁进退,服药月余,体渐康复。随访10年余,呕吐未再复发。

按语:本案"朝食暮吐,暮食朝吐",反复2个月,证属反胃。反胃与呕吐同属胃失和降,气机上逆,多由幽门不放,或小肠不通而致。本案术后肠粘连,食物不能下而吐,腑气不通而便结,此乃脾气阴两虚,升降失宜,气机壅滞不通并上逆。治宜滋补、降逆、通腑并用。处方选用橘皮竹茹汤益气和胃、清热止呕,加西洋参、麦冬等养胃生津。二诊再加火麻仁、郁李仁润肠通便而愈。——(《临床仲景方剂学》)

参考文献

[1] 姚春,姚凡,赵晓芳,等.橘皮竹茹汤对胆汁返流胃炎大鼠模型的防治作用及对胃泌素、PGE_2含量的影响[J].时珍国医国药,2014,25(1):44-46.

[2] 邱敏,应坚,刘莉.加味橘皮竹茹汤防治化疗消化道反应的实验研究[J].湖南中医杂志,2012,28(2):

104-106.
[3] 冯泳.临床常用方剂手册[M].贵州:贵州科技出版社,2001:231.
[4] 姜春华,戴克敏.经方应用与研究[M].北京:中国中医药出版社,1994:344.
[5] 邓鑫,胡久略,梁健.临床仲景方剂学[M].北京:中医古籍出版社,2012:313,315.
[6] 李成卫.中医名著名篇临床导读:方剂卷[M].北京:中国医药科技出版社,2010:332,334.
[7] 李克光.金匮要略[M].北京:人民卫生出版社,1989:501.
[8] 张家礼.金匮要略[M].北京:中国中医药出版社,2004:372.
[9] 何任,张志民,连建伟.金匮方百家医案评议[M].杭州:浙江科学技术出版社,1991:320.

25 麦门冬汤

【方源】“大逆上气，咽喉不利，止逆下气者，麦门冬汤主之。”(汉·张仲景《金匮要略》)

【组成】麦门冬七升(21g) 半夏一升(3g) 人参二两(9g) 甘草二两(6g) 粳米三合(15g) 大枣十二枚(4枚)

【用法】上六味，以水一斗二升，煮取六升，温服一升，日三夜一服。(现代用法：水煎服)

【功用】滋养肺胃，降逆和中。

【主治】肺阴不足：咳逆上气，咳痰不爽，或咳吐涎沫，口干咽燥，手足心热，舌红少苔，脉虚数；胃阴不足：气逆呕吐，口渴咽干，舌红少苔，脉虚数。

【方解】本方所治之证，乃肺胃阴亏，虚火上炎，气机逆上所致。《金匮要略》云：“火逆上气，咽喉不利，止逆下气者，麦门冬汤主之。”其咽喉不利，一因肺胃阴伤，不得濡润，一因虚火上炎，灼津碍气之故。治宜滋养肺胃之阴，阴津得充，虚火自降。故方中重用麦门冬为君药，以其甘寒之性，滋养肺胃之阴，且清虚火。以半夏为臣，意在降逆化痰，其性虽燥，但与大量麦门冬配伍，则燥性减而降逆之性存，独取其善降肺胃虚逆之气，且又使麦门冬滋而不腻。佐以人参补益中气，与麦门冬配伍，大有补气生津之功。复加粳米、大枣、甘草补脾益胃，使中气健运，则津液自能上输于肺，于是胃得其养，肺得其润，此亦“培土生金”之意。药仅6味，主从有序，润降相宜，既滋肺胃，又降逆气。对于虚热肺痿，咳唾涎沫者，是为主治之方；对于胃阴不足，气逆呕吐者，亦为惬当之剂。

【临床应用】本方主治肺胃阴亏，虚火上炎，气机逆上所致诸证。症见咳逆上气，咳痰不爽，或咳吐涎沫，口干咽燥，手足心热或气逆呕吐，口渴咽干。舌红少苔，脉虚数等。现代临床可用于治疗慢性胃炎、胃食管反流病、糖尿病性胃轻瘫、多病因咳嗽、儿童咳嗽变异性哮喘、肺结核、肺不张、肺纤维化、肺癌、咽异感症、口腔溃疡、抗癌药所致副作用等。

【药理研究】

1. 对慢性萎缩性胃炎的治疗作用　实验研究表明，加味麦门冬汤能够明显促进模型大鼠血清胃泌素(GAS)和前列腺素 E_2(PGE_2)的分泌，从而促进胃酸及胃蛋白酶原的分泌，以及增强胃黏膜防御功能。通过观察CAG大鼠胃黏膜组织形态、胃黏膜腺管长度等，发现麦门冬汤加丹参、白及方能够明显改善模型大鼠胃黏膜的炎症、萎缩性病变，对CAG大鼠有明显治疗作用。进一步研究表明，慢性萎缩性胃炎大鼠经麦门冬汤麦冬与半夏7∶1比例治疗5周后，能够明显改善模型大鼠胃黏膜的炎症、萎缩性病变，使出现皱襞紊乱、黏膜变薄、糜烂或溃疡的胃黏膜明显减轻或恢复正常，对逆转胃黏膜的不典型增生及肠上皮化生也有较好的效果。

2. 促进胃排空　实验发现，加减麦门冬汤促进胃排空的作用接近吗丁啉(多潘立酮)，且小剂量与大剂量之间差异无显著性。食管癌、贲门癌术后患者服用麦门冬汤前后胃排空的变化显示，服药后食管中段癌组、贲门癌组的胃排空较服药前明显加快，症状明显缓解。

3. 抗呼吸道炎症及镇咳　实验发现，麦门冬汤对基因表达具有调节作用，可增加 β_1 肾上腺素能受体的基因表达,并且这种作用是通过 cAMP 依赖信号系统的激活起效;该方增加肺泡Ⅱ型细胞 cAMP 的含量,可能既对 cAMP 生成有刺激作用又对 cAMP 降解有抑制作用,并且不同组分之间的协同效应是该方剂的主要作用。麦门冬汤对支气管炎豚鼠具有选择性镇咳作用;对柠檬酸或辣椒辣素所致支气管炎豚鼠的镇咳效果,均强于对健康豚鼠的作用;预给予血管紧张素转换酶抑制剂依那普利可显著增加辣椒辣素引起的咳嗽次数,使用麦门冬汤后可完全抑制该药促发的咳嗽反应。其镇咳机制可能是由于(或部分由于)抑制 NO 的生成和释放而起到作用的。

4. 改善呼吸道过敏作用　豚鼠实验证实,臭氧可导致豚鼠明显的呼吸道过敏和血管通透性增加,麦门冬汤 400mg/kg 口服对呼吸道过敏有明显抑制作用,但对中性粒细胞浸润和血管通透性增加完全无影响。其改善作用可能是由炎症介质游离等所致。

5. 气道清除及抑制分泌作用　实验结果表明,麦门冬汤可通过抑制 HNE 所致的黏蛋白分泌过多以及降低气道表面液体流动性来提高气管黏膜纤毛转运速率(MCTV),从而起到改善阻塞性肺部疾病的作用。

6. 对肺纤维化的干预作用　实验结果表明,麦门冬汤能明显减轻平阳霉素所致的大鼠肺泡炎,提高肺组织中 IL-10 的表达、抑制 TNF-α 的过度表达。

7. 抗肿瘤及免疫增强作用　实验发现,麦门冬汤有抑瘤作用,能够增加脾重量,并提高脾指数。麦门冬汤干预后,可提高小鼠吞噬细胞吞噬能力;可提高小鼠淋巴细胞增殖能力,且与剂量呈正相关;可提高小鼠 NK 细胞的杀伤能力,且与剂量呈正相关;能改变 $CD4^+/CD8^+$ 比值,且与剂量呈正相关;使脾淋巴细胞产生 TNF-α、IL-2,且与剂量呈正相关。不同浓度麦门冬汤合千金苇茎汤合煎剂有一定的抑制肺癌 H460 细胞生长的作用,而对正常细胞人胚肺成纤维细胞无毒副作用;麦门冬汤合千金苇茎汤合煎剂正丁醇萃取部位能有效抑制 A549 细胞的体外增殖,并能诱导肿瘤细胞凋亡。

【名医用方心得】

明·张凤逵:霖按:此方治胃中津液干枯,虚火上炎之良法。海藏去半夏加竹叶,治房劳复气欲绝者佳。——(《增订叶评伤暑全书》)

清·吴谦:喻昌曰:此方治胃中津液干枯,虚火上炎,治本之良法也。夫用降火之药而火反升,用寒凉之药而热转炽者,徒知与火热相争,弗知补正气以生津液,不惟无益而反害之矣。凡肺病有胃气则生,无胃气则死。胃气者,肺之母气也。《本草》有知母之名,谓肺借其清凉,知清凉为肺之母也。又有贝母之名,谓肺借其豁痰,豁痰为肺之母也。然屡施于火逆上气,咽喉不利之证,而屡不应者,名不称矣。孰知仲景妙法,于麦冬、人参、甘草、大枣、粳米大补中气以生津液队中,又增入半夏辛温之味,以开胃行津而润肺,岂特用其利咽下气哉!顾其利咽下气,非半夏之功,实善用半夏之功也。——(《医宗金鉴》)

清·费伯雄:半夏之性,用入温燥药中则燥,用入清润药中则下气而化痰。胃气开通,逆火自降,与徒用清寒者,真有霄壤之别。——(《医方论》)

今·彭子益:中气不足,相火与金气不能顺降;相火刑金,肺液受伤,降气更衰,故气上而不下,咽喉不利而作干咳。参草米枣补中气,麦冬润肺降气,半夏降胃以降肺也。此与麻黄姜辛之治法,是相对的。——(《圆运动的古中医学》)

【名医验案选录】

案 1. 唐忠明治疗肺痿(慢性肾炎)案

李某,女,36 岁,已婚,1982 年 4 月 8 日初诊。患者水肿时起时消 2 年余,历医十数,用

“开鬼门”“洁净府”“去宛陈莝”等法，服五苓散、五皮饮、真武汤、疏凿饮子等利水方药效果不著。经某医院检查化验，诊为“慢性肾炎”，予可的松、环磷酰胺、利尿合剂等治疗，其水肿仍时起时消。医患悉以为苦，遂商治于我处。查患者一身悉肿，目胞光亮，面白鲜明，两颧红赤，咽喉干燥不利，频频咳吐浊沫，舌体瘦小质红，乏津少苔，脉沉细略数。细揣此案，其病机演变与病证颇与《金匮》之肺痿相似，乃断为“水肿继发肺痿”（虚热型）。拟麦门冬汤加减治之。药用：麦冬30g，太子参20g，法半夏10g，怀山药（代粳米）20g，大枣12g，白芍20g，甘草10g。

二诊：上方服完10剂，小便量日渐增多，肿势已轻，浊沫大减，药已中病。遵岳美中教授“慢性病有方有守”之训，原方续服10剂。

三诊：服药已1个月，水肿消尽，浊沫不吐。为巩固疗效，仍以养阴生津、健脾益肺之剂以善其后。随访5年，病未复发。

按语：《金匮》云：“肺痿之病，从何得之？师曰：或从汗出，或从呕吐，或从消渴，小便利数，或从便难，又被快药下利，重亡津液，故得之。”曰：“寸口脉数，其人咳，口中反有浊唾涎沫者何？师曰：为肺痿之病。”此水肿久服通利大小便之剂，故重亡津液无疑。吴瑭云：“余见世人每遇浮肿，便与淡渗利小便之法，岂不畏津液消亡而成三消证，快利津液为肺痈肺痿证。”根据患者咳吐浊唾涎沫之主证，故断为水肿继发肺痿。此案的病机演变以阴津亏损、肺叶失濡为主，故用麦门冬汤加减以养阴润肺，培土生金。《神农本草经》载芍药有“利小便，益气”之功。与甘草相配有酸甘化阴之妙，如是阴津恢复、肺叶得润，脾能健运，阴生阳长，不利水而水肿自消矣。——[唐忠明.经方治验三则[J].国医论坛，1989(3)：23-24.]

案2. 权东园治疗吐涎不止案

王某，女，14岁，学生，1968年6月15日初诊。患脑膜炎，经西医治愈后，经常口吐涎沫不止，吃东西时尤著，且伴有性情急躁，易怒，舌淡红，苔薄白，脉平不数。据《伤寒论》“大病差后，喜唾，久不了了，当以丸药温之，宜理中丸”之意，给予理中丸治之，效果不显。又据《金匮要略》“上焦有寒，其口多涎”之意，给予苓桂术甘汤治之，仍无效果。继欲用甘草干姜汤治之，因上述温补无效，遂按虚热肺痿，用麦门冬汤治疗。麦冬21g，党参9g，半夏9g，炙草6g，大枣4枚，粳米9g。水煎，3剂。服3剂后，初见疗效，口吐涎沫有所减少。上方加重半夏、麦冬之用量，最后半夏加至24g，麦冬加至60g，每日1剂，连服20余剂，病愈涎止。

按语：本案起于热病之后，热病虽愈，肺胃之阴伤而未复，渐成肺痿，肺不布津液于全身，致口吐涎沫不止。肺痿虚寒者为多，若用温补而无效时，当考虑是否有虚热。本案起于湿热病后，且有烦躁易怒之表现，无寒象，应考虑阴虚有热，尽管舌脉无病象，然经过一系列温补无效时，用麦门冬治之当属必然，投之果效。本案因热象不明显，半夏用至24g亦不为过，且有60g麦冬相抑制，投之无妨。若燥热征象明显者，应控制半夏用量，毕竟温燥之品也。——(《古方新用》)

案3. 许秀平治疗咳嗽案

崔某，男，28岁。1981年3月5日初诊。患者7年来，每到立春后、清明前无故发生咳嗽、咽痒，持续40余天方告缓解，经中西药治疗罔效。今年立春后呛咳又作，日夜不休，咳甚则面红耳赤，涕泪俱出，背冷潮热，口干口苦，舌红苔黄，脉弦细。证属阴虚体弱，不能耐受阳气升发所致。予麦门冬汤去半夏主治。处方：西党参18g，炒麦冬12g，炙甘草5g，粳米一把，红枣5枚。服2剂,咳大减,余症已除。守原方继进3剂,7年之痼疾竟获痊愈。随访至今,咳嗽未作。——[许秀平.临床运用经方举隅[J].江西中医药,1990(2):22-24.]

按语:本案阴虚体弱,不耐春令阳升而致呛咳。法用阴柔养胃,不治咳而咳自愈。

案4. 王光晃治疗梅核气案

黄某,男,54岁,1978年3月26日初诊。罹患慢性咽炎,咽部干燥不适,近2个月来,咽喉灼热,似有物梗,咳之不出,咽之不下,疑为癌症,赴某医院确诊为神经症,经人介绍就诊。患者精神忧虑,身体瘦弱,面色萎黄,大便干结,舌红少津,苔薄黄,脉细数。此乃虚火所致,法当清降虚火,顺气化痰,拟予麦门冬汤加味。党参、沙参、粳米、石斛各15g,半夏、栝蒌仁、山豆根、麦门冬、枳实、知母、甘草各10g,大枣5枚。水煎服。连服14剂后,喉中梗物感明显减轻,仍咽部灼热,矢如羊粪,前法既效,毋庸更方,再加玄参10g,迭进30剂。喉中梗物感完全消失,余症悉平。随访至今未复发。

按语:本例梅核气证,为素体阴虚,虚火上炎,灼津液为痰,痰气上逆,凝滞咽喉所致。治用麦门冬汤加蒌仁、石斛、知母、枳实、山豆根。法于"扬汤止沸,不如釜底抽薪",以清降虚火为主,佐以顺气消痰,使气阴得复,咽喉畅利,故"咽中如有炙脔"感自除。——[王光晃.麦门冬汤临床应用举隅[J].吉林中医药,1987(4):24-25.]

案5. 王光晃治疗咳血案

李某,男,58岁,1976年1月26日初诊。曾因发热、咳血在县医院住院月余,归故里调养2周,复发咳血而急诊就医。诊见:精神疲惫,面色不荣,形体羸瘦,气促咽干,咳唾痰血相间,亦见纯血鲜红,纳谷不香,大便干燥,舌质红,苔薄黄,脉细数。证属阴虚火旺,肺络损伤。治宜滋阴降火,宁络止血。处方:西洋参、沙参、麦冬、桑白皮、黄芩、生地、山药、阿胶、甘草各10g,半夏5g,大枣5枚。7剂,水煎服。药后诊见精神好转,饮食增加,仍咳嗽气促,痰中带血,药已中病,以原方随证出入而治。月余后面色转红,咳血消失。诸恙悉退。嘱常服六君子丸,以善其后。

按语:患者肺阴素虚,今瘥后失调,致使胃阴不足,虚火上逆刑金,肺络受损,血溢络外而咳血。由此可知,上述诸症虽主要表现在肺,实本源于胃。方拟麦门冬汤主之,养胃益气,生津充肺,以清降虚火,宁络止血。此谓"壮水之主,以制阳光"之举,故颇切医理,方证相宜,疗效亦佳。——[王光晃.麦门冬汤临床应用举隅[J].吉林中医药,1987(4):24-25.]

案6. 杨勤开治疗咽痛案

唐某,女,45岁,1983年10月16日就诊。患者于1个月前因发热、咳嗽、胸痛在某医院住院治疗,诊为"大叶性肺炎",经西医治疗后,体温正常,胸痛控制。但干咳少痰,咽喉肿痛,饮食难下,声音嘶哑难出,形体渐瘦,近10余天常以静脉补液支持,神疲气短,舌质红少苔,脉细数。证属燥热伤津,咽喉不利。治宜滋阴润燥,清利咽喉,拟麦门冬汤加减:麦门冬15g,法半夏5g,明党参10g,粳米12g,玄参21g,桔梗8g,蝉蜕5g,甘草3g。服上方3剂,咽喉疼痛减轻,语音增大,继服10剂,痊愈,随访未见复发。——[杨勤开.麦门冬汤临床应用心得[J].湖南中医杂志,1989(3):42-43.]

按语:感受燥热之邪,伤及肺胃,津液亏耗,虚火上炎,故咽喉肿痛,久病气阴两虚,金破不鸣,声音嘶哑,故用麦门冬汤清热养阴,加桔梗、蝉蜕宣肺开音,标本兼治矣。

案7. 王正林治疗失音案

田某,女,37岁,教师,1981年10月28日初诊。患者于10月15日因下痢新瘥即讲课,致声音欠扬,曾经某医投胖大海等中药罔效,昨日又连续上课,当晚即症状加重。现患者声音嘶哑，不能出声，咽燥口干，咳声低微，无痰，舌红无苔，脉细数。病属肺燥津伤。治以滋阴润肺，拟麦门冬汤进退：麦冬、粳米各15g，玄参、桔梗各10g，蝉蜕5g，法半夏、甘草各3g，大枣（剖）3枚。2剂。

再诊：药后语能出声，但声音仍欠扬。续服原方3剂，讲话声音如常。

按语：失音有外感、内伤之分，其机转亦有虚实之不同。田某系下痢后，精血脂液耗伤，复因语言过多，损伤肺气，气阴俱伤，咽喉失养，故致失音。投胖大海之属乃舍本逐末，故未能见效，宜清润养其气阴，用麦门冬汤加减。燥热清，阴液复，肺得滋润，胃得滋养，故收良效。——[王正林.麦门冬汤治失音[J].新中医，1984(10)：43.]

案8. 邵德田治疗呕吐案

李某，女，68岁，1982年10月14日入院。5天前因呕吐、腹泻在当地医院经输液及庆大霉素治疗，腹泻已止，但频作干呕，稍进食水则吐。经用止吐药"灭吐灵"等无效而转本院。门诊以急性胃肠炎并脱水收住。入院时查：神委、口唇干燥，T、P、R、BP及血、尿、粪常规检查均正常。入院后给予补液及纠正水、电解质、酸碱平衡失调等药物，并针对呕吐先后投以爱茂尔（溴米那普鲁卡因）、654-2（山莨菪碱）等收效甚微。10月16日改中药辨治。证见形体消瘦，乏力，口燥咽干，时作干呕；舌质红，苔薄黄中现黑色、乏津液，脉细微数而无力。治宜滋养胃阴，降逆止呕。处方：麦门冬30g，半夏3g，人参5g，炙甘草3g，粳米5g，大枣4枚，竹茹、石斛、炙杷叶各9g。煎汁，少量频服，一日服完。

当晚呕吐止，可进少量食水，但仍有干呕，予上方续服。

10月17日二诊：无呕吐及干呕，可进半碗流食，精神转佳；脉较前有力，仍微数；舌面已见湿润，但不思饮食。于上方加焦楂、内金各9g，炒莱菔子15g。服药2剂，饮食大增，近乎平常。住院5天，愈而出院。

按语：方中人参、麦冬、石斛、甘草、大枣益气健脾、滋阴养胃，半夏、竹茹、杷叶降逆和胃而止呕；诸药相配，共收养胃生津、降逆止呕之效，故可治胃阴不足之呕吐。由于顽固性呕吐多服药格拒不入，故可少量频服，以免服后即吐之虞。——[邵德田，司素贞.麦门冬汤加味治疗胃阴不足型顽固性呕吐42例[J].河南中医，1990，10(1)：21.]

案9. 肖美珍治疗胃脘痛（萎缩性胃炎）案

成某，女，48岁，1984年2月5日初诊。胃脘痛10年，有肺结核病史。症见咳而咳痰不爽，咽喉不利，上腹饱胀，胃脘隐隐作痛，脘部烧灼，纳食不佳，口渴欲得凉润但不多饮，嗳气，大便干结。查面色苍黄，形体消瘦，舌质红，苔光剥，脉虚数。X线钡餐检查示胃窦部有激惹现象，胃窦大小弯呈锯齿状，痉挛性收缩，胃黏膜皱襞粗乱。胃镜检查：胃黏膜红白相间，以白为主，色泽变淡，黏膜变薄，皱襞变细，可透见黏膜下血管。诊断为萎缩性胃炎。证属胃阴不足，虚火犯肺。治宜养胃生津，润肺清热。方用麦门冬汤：麦门冬20g，党参15g，粳米10g，姜半夏、甘草各5g，大枣10枚。嘱其戒烟酒，调饮食。

煎服5剂后，胃脘灼痛减轻，纳食增加；守方加减又服50剂，症状消失，食欲正常，胃镜复查提示胃黏膜组织学改变好转。随访3年，未见复发。

按语：本例病机在于肺胃津液耗损，虚火上炎，津不上承，故咳而咽喉不利或咳痰不爽；胃阴不足，则胃脘疼痛隐隐，故治以麦门冬汤，清养肺胃，止逆下气。方中重用麦冬为主，润肺养胃，并清虚火；半夏用量很轻，且与大量清润药物配伍，化痰降逆而不燥；党参、甘草、粳米、大枣养胃益气，使胃得养而痛止津生，津液充肺，则虚火自敛，咳逆上气等症自可消失。——（黄道富，肖美珍.萎缩性胃炎经方治验集录[J].国医论坛，1990(2)：17-18.）

案10. 池绳业治疗泄泻案

郑某,男,77岁,1982年7月27日初诊。患者泄泻已达4个月之久,迭经中西医治疗罔效。来诊时,形瘦肢倦,气短懒言,由其家人抱扶而来。询知日夜大便10多次,便稀色黄带馊气,溺少色黄,脘腹常疼痛上顶,腹胀肠鸣,虚痞不食,食后嗳气,恶心或泛酸,胃中灼热,舌燥津干,口渴欲饮,舌红绛苔剥而黄糙,双脉虚弦而数。四诊合参,此乃脾虚失运,久泻胃阴亏损,肝气不敛。遂拟甘凉养胃,敛阴柔肝,佐以鼓舞脾胃之品。处方:麦门冬12g,北沙参12g,太子参15g,制半夏9g,炒白芍6g,怀山药15g,粉葛根20g,粳米1撮,大枣6枚,炙甘草5g。

二诊(8月3日):上方进服3剂,泄泻减为昼夜3~4次,胃纳渐启,余症减而未除,脉舌如前,治宗原意。处方:麦门冬12g,北沙参12g,太子参15g,制半夏6g,炒白芍6g,怀山药30g,粉葛根30g,粳米1撮,大枣6枚,乌梅炭9g,荷叶6g,炙甘草5g。

三诊(8月6日):续进上方3剂,大便日解2次,能食米粥1碗,神情渐旺,能步行,唯仍燥渴,舌红苔剥改善,脉有起色。病趋坦途,循法再剂,原方易炒白芍为生白芍,加天花粉15g。续进5剂,食纳增进,大便正常,诸恙均和。继以参苓白术散调治自安。

按语:(原按)本案久泻正虚,脾虚阴火病证。临床见脾脏气虚下陷,气短神疲,肢倦嗜卧,大便泄泻等脾虚证,但又见心胃阴火上冲,身热、烦渴、胃中灼热等虚热证,实属脾之气虚不运,而胃之阴火时起的热中证。一般脾气虚,多见中寒证,但李东垣有饮食劳倦内伤脾胃"始为热中"的论点,这是因为内伤脾胃,升降失常,而反使清气在下以生寒,浊气在上以生热之故。治疗仿麦门冬汤法获良效。正如喻嘉言曰:"此方治胃中津液干枯,虚火上炎,治本之良法也。"方中麦冬、沙参滋肺胃之阴;太子参、粳米、红枣、甘草以补益脾胃;半夏展化气机,开胃行津;佐用白芍敛阴而柔肝,培土而抑木,其与乌梅、甘草相伍,酸甘化阴,同时乌梅炒炭后又有止泻之功;辅以天花粉清热生津,荷叶、葛根升发清阳,鼓舞胃气,有制止泄泻作用;更重用一味怀山药补益脾胃,养肺滋肾。全方组合,补与泻、升与降、辛与润、甘与酸巧妙地配合,实有殊途同归,相反相成之效用。——[池绳业.麦门冬汤验案两则[J].上海中医药杂志,1984(3):32.]

参考文献

[1] 李宁,宋建平,王振亮.麦门冬汤最新药理研究与临床应用进展[J].中医研究,2013,26(8):74-76.

[2] 王付.麦门冬汤合方临床应用札记[J].中医药通报,2012,11(6):21-23.

[3] 郭军,赵国平,梁雪冰,等.麦门冬汤主治病证探讨[J].辽宁中医杂志,2011,38(8):1538-1539.

[4] 张保国,刘庆芳.经方麦门冬汤现代研究与临床运用[J].中成药,2011,33(4):671-674.

[5] 赵静,王兰青,王岩莉,等.麦门冬汤麦冬半夏不同比例对慢性萎缩性胃炎模型大鼠胃粘膜病理形态的影响[J].中国民族民间医药,2010,19(16):53-54.

[6] 张海霞.麦门冬汤临床应用体会[J].哈尔滨医药,2009,29(2):45,48.

[7] 阳国彬,刘玉芳.经方辨治血证验案[J].中医药通报,2008(5):56-57.

[8] 李红平,毛万姬,邹学正.丹白麦门冬汤对慢性萎缩性胃炎大鼠胃粘膜病理形态学的影响[J].陕西中医,2007(2):243-245.

[9] 王妍.加减麦门冬汤配合化疗治疗气阴两虚型晚期非小细胞肺癌的临床研究[D].北京:北京中医药大学,2005.

[10] 包素珍,陈明显.麦门冬汤治疗慢性肺系疾病的药理学研究述要[J].辽宁中医学院学报,2005(2):168-169.

[11] 史青.麦门冬汤治疗呼吸道炎症的分子药理机制研究[J].国外医学(中医中药分册),2002(4):213-214.
[12] 同心.麦门冬汤对呼吸道过敏的药理作用新发现[J].国外医学(中医中药分册),2001(2):124.
[13] 李晶,刘亚娴,王建方,等.加减麦门冬汤对大鼠胃排空的影响[J].中国自然医学杂志,2000(1):5-7.
[14] 韩锋.从方剂组成配伍谈临证保护胃气的意义[J].北京中医药大学学报,1995(2):24-25.
[15] 袁莉萍,郑桂花.麦门冬汤治疗慢性胃炎概述[J].北方药学,2015,12(1):103.

26 甘姜苓术汤

【方源】“肾著之病，其人身体重，腰中冷，如坐水中，形如水状，反不渴，小便自利，饮食如故，病属下焦。身劳汗出，衣里冷湿，久久得之，腰以下冷痛，腹重如带五千钱，甘姜苓术汤主之。”(汉·张仲景《金匮要略》)

【组成】甘草　白术各二两(各6g)　干姜　茯苓各四两(各12g)

【用法】上四味，以水五升，煮取三升，分温三服。(现代用法：水煎服)

【功用】温中散寒，健脾除湿。

【主治】寒湿痹着腰部之肾著病。症见身重，腰及腰以下冷痛，如坐水中，腹重，口不渴，小便自利，饮食如故，舌淡苔白，脉沉迟或沉缓。

【方解】方中重用干姜为君，取其辛热之性，温中燠土以散寒湿。茯苓甘淡而平，利水渗湿，与干姜配伍，一热一利，热以胜寒，利以渗湿，使寒去湿消，为臣药。佐以苦温之白术，健脾燥湿，与茯苓相伍以助除湿之力。甘草调和药性，合术、苓补脾助运以祛湿止痛，合干姜辛甘化阳以培土散寒，为佐使药。四药相伍，温中燠土以散寒，补脾助运以祛湿，使寒湿祛而冷痛除。

【临床应用】本方主治寒湿痹着于腰部之腰痛。症见腰重冷痛，苔白不渴，脉沉迟或沉缓等。现代临床可用于治疗肌肉关节疾病如肌肉风湿、风湿性关节炎、骨质增生、腰椎间盘突出症等在其演变过程中出现骨节重痛；妇科疾病如慢性盆腔炎、慢性阴道炎、慢性附件炎、慢性子宫内膜炎、输卵管不通等；消化系统疾病如慢性胃炎、慢性肠炎、慢性肝炎、慢性胆囊炎等；泌尿系统疾病如慢性肾小球肾炎、慢性肾盂肾炎、肾病综合征等；儿科疾病如遗尿、腹泻、脱肛、喘证等。

【药理研究】现代药理研究表明，本方具有一定的抗风湿、抗炎、改善微循环、利尿，增强免疫等作用。

肾着汤加减治疗椎间盘突出症患者，患者血清 IL-6 和 TNF-α 水平均较治疗前下降显著，具有抑制炎症反应的作用。

【名医用方心得】

清·徐忠可：肾著者，言粘着不流动也，但卫气出于下焦，肾有著邪，则湿滞卫气，故身体重。腰为肾之府，真气不贯，故冷如坐水中，形如水状者。盖肾有邪，则腰间带脉常病，故溶溶如坐水中。其不用之状，微胀如水也。然反不渴，则上焦不病，小便自利，饮食如故，则中焦用命而气化，故总曰病属下焦。湿从下受之，故知其身劳汗出，衣里冷湿，久久得之，必曰因劳者，肾非劳不虚，邪非肾虚不能乘之耳。然虽曰肾著，湿为阴邪，阴邪伤阳，不独肾矣，故概曰腰以下冷痛，腹重如带五千钱，谓统腰腹而为重也。总之肾著，乃湿邪伤阳，肾亦在其中，与冬寒之直中者不同，故药以苓术甘扶土渗湿为主，而以干姜一味温中去冷，谓肾之无不病，其病止在肾之外府，故治其外之寒湿而自愈也，若用桂附，则反伤肾之阴矣。——(《金匮要略论注》)

清·尤怡:肾受冷湿,著而不去,则为肾著。身重,腰中冷,如坐水中,腰以下冷痛,腹重如带五千钱,皆冷湿著肾,而阳气不化之征也。不渴,上无热也;小便自利,寒在下也;饮食如故,胃无病也;故曰病属下焦,身劳汗出,衣里冷湿,久久得之。盖所谓清湿袭虚,病起于下者也。然其病不在肾之中脏,而在肾之外府,故其治法,不在温肾以散寒,而在燠土以胜水。甘、姜、苓、术,辛温甘淡,本非肾药,名肾著者,原其病也。——(《金匮要略心典》)

清·郑钦安:肾着汤一方,乃温中除湿之方也。此方似非治腰痛之方,其实治寒湿腰痛之妙剂也。夫此等腰痛,由于湿成,湿乃脾所主也。因脾湿太甚,流入腰之外府,阻其流行之气机,故痛作。方中用白术为君,不但燥脾去湿,又能利腰脐之气。佐以茯苓之甘淡渗湿,又能化气行水,导水湿之气,从膀胱而出。更得干姜之辛温以暖土气,土气暖而湿立消。复得甘草之甘以缓之,而湿邪自化为乌有矣。方中全非治腰之品,专在湿上打算。腰痛之由湿而成者,故可治也。学者切不可见腰治腰,察病之因,寻病之情,此处领略方可。——(《医理真传》卷二)

今·刘渡舟:本方可治带下。症见舌苔白滑不燥,脉象沉缓,更无口渴,溲赤,便结,此为阴寒之证。故不可只据带下秽浊味臭而断为有热。若率用寒药治之,必然久治不愈。本方证可见于脾阳不运,寒湿下注,故可用甘姜苓术汤燠土以制水。土健则湿去,脾温则寒除,带下自能痊愈。——(《刘渡舟临证验案精选》)

今·赵凌云:肾着病实际部位不在肾之本脏,而在肾之外府,以腰下冷痛、腹重如带五千钱为特征。所以它的治法,不用温肾之药,而用甘姜苓术汤健脾利水,温中散湿。方中茯苓淡渗去水湿;白术健脾燥湿;干姜温中去寒;甘草和中。由于病不在肾之本脏,而在肾之外府,故以本方燠土以胜水湿,如兼有肾阳虚寒,可酌用桂附。——(《简明伤寒杂病论校注及临床应用》)

今·连建伟:腰为肾之外府,感受寒湿,着而不去,故名肾着。寒湿侵袭腰部,阳气不行,故身体重,腰中冷,如坐水中,腰以下冷痛,腹重如带五千钱。患者口反不渴,上焦无热;小便自利,下焦有寒;饮食如故,中焦无病。故仲景指出"病属下焦",其得病之由,缘于久受冷湿,即《灵枢·百病始生篇》所谓"清湿袭虚,则病起于下"也。其病不在肾之本脏,而在肾之外府(腰),故其治法,不在温肾以散寒,而在燠土以胜水,宜用甘姜苓术汤。方中重用干姜,大辛大热,驱寒逐湿,为君药;茯苓甘淡渗湿,为臣药;白术苦温燥湿,为佐药;甘草培土和中,为使药。四药合用,为治疗肾着之良方,故一名肾着汤。——(《金匮方百家医案评议》)

【名医验案选录】

案1. 高辉远治疗腰痛

范某,女,55岁。初诊日期:1990年2月14日。

现病史:腰周围疼痛,发板,足跟痛,呈游走性,纳可,二便正常,眠差。

诊查:西医各项化验未见异常,舌淡苔薄白,脉沉细。

辨证:寒湿外袭,闭阻经络,发为腰痛。

治法:祛寒除湿,温经通络。

处方:甘姜苓术汤加减。

茯苓10g,白术10g,黑姜15g,炙甘草5g,狗脊10g,萆薢10g,桂枝8g,白芍15g,防己10g,川牛膝10g,夜交藤15g,杜仲10g。7剂。

二诊:1990年3月9日。服药后腰痛及足跟疼已缓解,腰部已不发板,活动自如,睡眠有时多梦,舌淡红,苔薄白,脉沉细。原方加龙齿10g,继服7剂。

按:此病人的症状正如《金匮要略》所描述的"肾着"一样,腰疼、沉重、发板,皆冷湿着肾,属阳气不化之征也。此为寒湿侵袭,病起于下。然病不在肾之中脏,而在肾之外府。故其治法不在温肾散寒,而在燠土以胜水。——[《中国现代名中医医案精粹(第6集)》]

案2. 李斯炽治疗腰痛

李某,男,82岁。初诊日期:1972年1月10日。

现病史:腰痛而重,年老怕冷,脉沉而细,两尺脉尤沉细,舌苔白腻。此为肾家寒湿,用肾着汤治之。

处方:干姜9g,茯苓9g,白术12g,甘草3g。4剂。

结果:服上方4剂后,腰痛即痊愈。

按:本例脉象沉细,舌苔白腻,形寒怕冷,为寒湿之象。尺脉尤沉细,腰痛而重,属肾家寒湿。《金匮》说:"腹重如带五千钱,甘姜苓术汤主之。"此为古之经验方。——(《古今肾病医案精华》)

案3. 马大正治疗肾着病

陈某,43岁。初诊日期:2004年11月23日。

现病史:患多发性子宫肌瘤(最大肌瘤50mm×56mm×46mm)、子宫内膜息肉(7mm×11mm×22mm)、子宫内膜异位症,腰部冷重5年。舌淡红,苔薄白,脉细。

治法:温中散寒,健脾利湿。

处方:甘草6g,干姜5g,茯苓10g,白术12g,桂枝6g,丹皮10g,桃仁10g,白芍10g,三棱10g,莪术10g,血竭4g。7剂。

12月2日二诊:药后腰部冷已好转,但仍有重感,右足不利,舌脉如上。甘草6g,干姜5g,茯苓10g,白术10g,三棱12g,莪术12g,皂角刺15g,石见穿15g,白花蛇舌草15g,半枝莲15g,制乳香4g,制没药4g,牡蛎20g,海藻20g,荔枝核10g,橘核10g。7剂。

12月10日三诊:服药后上症明显好转,昨负重后症状复发,舌脉如上。中药守11月23日方加益智仁10g、三棱10g、莪术10g,7剂。

结果:腰冷重已除,再用上方加减治疗子宫肌瘤。

按:肾着病常与妇科其他疾病同时出现,如子宫肌瘤、子宫内膜异位症等,在治疗的过程中不可偏废,以免掣肘。——(《马大正中医妇科医论医案集》)

案4. 谢海洲治疗湿痹

雷某,男,32岁。初诊日期:1982年11月26日。

主诉及病史:患者素有类风湿关节炎病史。2个月前因过度劳累,双侧肘、膝关节肿痛加剧,腰部重着疼痛,左下肢麻木。诊查:舌苔白腻有齿痕,脉滑。类风湿因子阳性。

辨证:湿痹兼脾虚寒湿。

治法:健脾益气,化湿通痹。

处方:甘姜苓术汤加味。干姜10g,炙甘草10g,茯苓30g,白术10g,炙黄芪18g,桑枝10g,桂枝10g,鸡血藤20g,女贞子12g,旱莲草15g。

二诊:1983年2月7日。服上方药30剂,四肢关节肿痛麻木已消失,腰部疼痛亦明显减轻。舌苔微白腻,脉滑细。以六味地黄丸、金鸡虎丸巩固疗效。

三诊:1983年5月6日。余症消失,近几个月关节疼痛未再发作;类风湿因子转阴,继服上方丸药徐图之。

按:本例主症关节肿痛,肢体沉重,肌肤麻木,活动不便,舌苔白腻,脉濡缓,是属湿痹。

常选甘草干姜茯苓白术汤加减；该方为《金匮要略·五脏风寒积聚病脉证并治》治疗肾着病之方，具有散寒利湿、培土制水之功。主治因脾气虚弱，水湿内停，伤及肾府，留着不行，症见身体沉重，腰中冷痛，如坐水中，腰重如带五千钱等。——[《中国现代名中医医案精粹（第4集）》]

案5. 刘渡舟治疗腰痛

迟某，男，50岁。

现病史：腰腿、两足酸痛，恶寒怕冷，行路则觉两腿发沉。切其脉沉缓无力，视其舌硕大，苔则白滑。

病因病机分析：沉为阴脉，属少阴阳气虚也；缓为湿脉，属太阴脾阳不振也。

辨证：本证为《金匮》所述"肾著"之病。

处方：茯苓30g，白术15g，干姜14g，炙甘草10g。

结果：服至12剂，则两足变热，恶寒怕冷与行路酸沉疼痛之症皆愈。

按：本案腰痛腿沉怕冷，与"肾著病"相符。《金匮要略·五脏风寒积聚病脉证并治》说："肾著之病，其人身体重，腰中冷，如坐水中……病属下焦。身劳汗出，衣里冷湿，久久得之，腰以下冷痛，腹重如带五千钱，甘姜苓术汤主之。"本病病因为脾阳不运，寒湿痹着于腰部所致，其病变部位并不在肾之本脏，而在肾之外府，临床以腰以下寒冷疼痛为特点。所以在治疗上不必温肾以祛寒，而应燠土以胜水。本方重用干姜配甘草以温中散寒，茯苓配白术以健脾除湿。待脾健湿去寒解，经脉畅通，肾府不受寒湿所侵，则诸症自愈。——（《刘渡舟临证验案精选》）

案6. 袁高良治疗肾着症

祁某，男，50岁，农民。初诊日期：1992年4月6日。

现病史：下肢关节酸楚拘急，腰部疼痛年余，尤以腰以下寒冷，虽经针灸、推拿及中西药治疗，仍觉冷痛无好转，前来就诊。并说下肢关节酸楚以左侧为重，腰痛不能俯仰，腰以下半身如有冷水下滴之感，虽厚衣亦不觉暖，时时因寒冷而下半身颤抖，毛孔竖起如鸡皮，觉寒气似自里从骨内而出，皮肤摸之则寒暖如常。腹部肠鸣时觉疼痛，大便秘结、四五日一行，小便清长，经常头晕少寐，食欲正常。脉濡细，舌红少苔。

辨证：证属寒湿蕴滞日久，阴阳俱伤之候。

处方：川桂枝6g，炒白术10g，茯苓12g，干姜6g，制香附10g，川断12g，炙甘草6g，怀牛膝10g，生薏苡仁10g。

服药5剂后，自诉全身症状有所好转，但下半身仍觉寒冷，但已无颤抖感。药后2天，大便溏薄、日1次，便时腹痛肠鸣颇甚，脉细有力，舌红苔白腻。在上方去桂枝，加党参、木香各10g，再服5剂。

4月18日复诊：患者诉说已不畏寒，下肢略有酸楚，腰部不痛，晨起下半身仍感寒冷，大便初硬后溏，无腹痛，便时肠鸣辘辘，脉细有力，舌苔薄白。原方加枳壳10g，5剂。

4月24日三诊：患者面色红润，精神亦振，小便次数减少，脉象有力，舌苔薄白，下半身仍有轻度冷感，下肢酸楚。处方：党参12g，炒白术10g，茯苓12g，炙甘草6g，干姜9g，山药12g，木香9g，陈皮10g，怀牛膝9g，丝瓜络10g，当归10g，白芍10g，枳壳10g。5剂服后，患者自诉全身感觉很好，腰以下寒冷已除，脉象正常，舌苔薄白。上方去丝瓜络，再服5剂善后。

按：本病例腰以下半身寒冷并觉冷气自内而出，是与《金匮》所述"肾着"症相似。从病因上探索，患者为农村农民，从事田间操作，劳动汗出，冒风雨冷湿，侵渍肌肤，蕴结于下焦，久久而得本病。然“邪之所凑，其气必虚”，则患者体质素亏，不能使所受寒湿之邪化气外达，亦为致病因素之一。就症状分析，患者得病年余，显见四肢关节酸楚，此为寒湿之邪痹阻于脉络，营卫失和现象；脉见濡细为病久伤气，阳气虚衰，故腰冷而厚衣不暖，而舌红少苔，为阴虚现象。盖气弱而血行不利，肾经阳和之气不足，寒湿痼着，则阴血凝滞内郁，故见阳损及阴之象。结合症状，是属寒湿蕴滞，并见阴阳俱伤之候。初诊治以甘姜苓术汤加味，散寒渗湿为主，用干姜除寒散结、宣通脉络为君，辅以桂枝通腠理而达四肢，以茯苓、薏苡仁渗湿配白术培脾土，并佐川断、香附疏理气机，加怀牛膝以益肾而引药下行，使药中温热之性得以通达下焦，以祛久着之寒湿。服药后，诸症见轻，而大便由秘结转为溏薄且便时腹痛肠鸣更甚，此为积结日久的阴寒之邪，得荡涤而驱之下泻；舌苔转为白腻，说明阳气渐振，阴翳渐除，为阳生则阴长的佳兆。二诊后，在原方基础上加党参以益气和中，加当归养血活血，加木香以决胸腹而正气不虚。在气机已调的情况下，仍宗原意，予5剂以善后。——[袁高良.肾着症治验2例[J].南京中医学院学报，1994(2)：52-53.]

参考文献

[1] 王付.甘姜苓术汤方证探索与实践[J].中华中医药杂志，2016，31(2)：535-538.

[2] 赵天才，杨景锋.甘姜苓术汤治疗肾着病浅见[J].中医学报，2015，30(5)：660-662.

[3] 魏翠芹，梁建军，苗慧群.加味甘姜苓术汤加中药灌肠治疗慢性盆腔疼痛症临床研究[J].河南中医，2013，33(B04)：84.

[4] 倪珊珊.王耀光运用甘姜苓术汤治疗冷淋验案[J].河南中医，2013，33(8)：1215.

[5] 张莉莉，夏阳.甘姜苓术汤加味治疗寒湿凝滞型慢性盆腔炎30例[J].四川中医，2010，28(4)：91-92.

[6] 徐玲，夏阳.加味甘姜苓术汤配合中药灌肠治疗慢性盆腔疼痛症的临床观察[J].天津中医药大学学报，2009，28(1)：39.

[7] 谢自成.甘姜苓术汤加减对儿科遗尿、腹泻、脱肛、喘证的应用[J].上海中医药杂志，1987(12)：17.

[8] 曹越，章薇.针药结合对寒湿证腰椎间盘突出症患者血清IL-6和TNF-α的影响[J].针灸临床杂志，2016，32(1)：8-10.

[9] 杜欣.肾着汤联合针刺治疗腰椎间盘突出症30例[J].河南中医，2014，34(11)：2151-2152.

[10] 李俊英，高喜源.肾着汤缓解腰椎间盘脱出疼痛60例[J].现代中西医结合杂志，2010，19(4)：458.

[11] 张倩，王耀光.肾着汤加味治疗寒湿腰痛36例[J].中国中医急症，2008，17(11)：1621.

[12] 刘玉兰，夏阳.肾着汤加味治愈室女腹坠1例[J].天津中医药，2006，23(5)：390.

[13] 张筱英.肾着汤加味治疗老年性痹痛[J].上海中医药杂志，1997(7)：24.

[14] 王海江.加味肾着汤治疗胃炎311例观察[J].河北中医，1991，13(4)：8.

[15] 程登福.肾着汤加味治愈顽固性腰腿痛[J].四川中医，1990，8(2)：46-47.

27 厚朴七物汤

【方源】“病腹满,发热十日,脉浮而数,饮食如故,厚朴七物汤主之。”(汉·张仲景《金匮要略》)

【组成】厚朴半斤(24g)　甘草　大黄各三两(9g)　大枣十枚(10 枚)　枳实五枚(15g)　桂枝二两(6g)　生姜五两(15g)

【用法】上七味,以水一斗,煮取四升,温服八合,日三服。(现代用法:水煎服)

【功用】解肌发表,行气通便。

【主治】外感表证未罢,里实已成之腹满证。症见腹满,大便不通,发热,脉浮而数。

【方解】方中重用厚朴、枳实为君,以行气散满;配大黄为臣,以通便导滞;少用桂枝、生姜、大枣以解肌散寒、调和营卫,共为佐药;使以甘草调和诸药。各药相合,共成解表攻里之剂。

【临床应用】本方主治外感表证未罢,里实已成之腹满证。症见腹部胀满时痛,发热,大便不通,苔白厚,脉浮而数。现代临床可用于治疗消化系统疾病如慢性胃炎、慢性结肠炎、胃及十二指肠溃疡、习惯性便秘、肠梗阻、急性阑尾炎、功能性消化不良、胃反流性食管炎、痔疮、胃肠痉挛、胃肠扭转、痢疾、胆囊炎、急性胰腺炎、幽门水肿以及肠胃型感冒等。

【药理研究】药理研究表明,厚朴七物汤能增强小鼠的肠推进作用,具有明显促进小鼠胃排空的作用。厚朴七物汤能显著减少大鼠胃液分泌,降低胃液酸度和胃蛋白酶含量。

【名医用方心得】

清·沈明宗:此有表证腹满也。发热十日之久,脉尚浮数,当责风邪在表。然风气内通于肝,肝盛乘胃,故表见发热,而内作腹满;风能消谷,即能食而为中风,所以饮食如故。用小承气荡涤肠胃之热,桂、甘、姜、枣调和营卫,而解在表之风耳。——(《沈注金匮要略》)

清·张璐:此本小承气合桂枝汤,中间裁去白芍之酸收,不致引邪入犯营血。虽同用桂枝、甘草,与桂枝汤泾渭攸分。其厚朴独倍他药,正以泄气之浊逆耳。——(《张氏医通》)

今·唐医易:本方除荡实行气外,再加大桂枝、生姜用量,还可以温中散寒,行气消胀满,凡因寒、热、湿滞,粪便排出不畅,肠中积气所造成的腹部胀满,皆可治疗。①腹胀、喘逆、大便不爽,甚者二三日一行,但不干硬。脉弦软或弱细,用本方大黄减半,加大桂枝量治之。②边吃边腹胀,未饱即胀致上脘饮食不下,得嗳气稍松,大便若虚坐,脉弦软、虚弦或弦迟,本方去大黄加桂皮倍桂枝治之。③腹满(属虚寒者):证见腹部胀满,喜按,喜热,腹满时减,复又胀,或午后胀甚,或大便不实,小便清长,多矢气,脉多虚弱,用本方加大桂枝量 15g 以上治之。④气胀:证见腹胀如鼓,时胀时消,叩之如鼓音,胸满气喘,呼吸不畅,用本方加大桂枝量治之。——(《民间中医唐医易先生伤寒论》)

今·陈会心:厚朴七物汤主为解肌发表,疏泄里实。方中厚朴、枳实消痞泻满,佐川大黄通便导滞,桂枝、甘草、生姜,解肌散寒,调和营卫。总之,本汤以行气泻满为主,兼能温中散寒,在治疗肠梗阻时,可收到免却手术的疗效。——(《沈阳市老中医经验选编》)

今·赵明锐:厚朴七物汤是《金匮要略》治疗腹满兼有表证的方剂。由厚朴、甘草、大黄、桂枝、枳实、生姜、大枣七味药组成。呕者加半夏,下利去大黄,寒多者加大生姜量。本方即是桂枝汤减去白芍,再加厚朴三物汤而成。根据此方的药物作用来分析,是以桂枝汤解外感之风寒表邪,厚朴三物汤攻在里之实结,为解表兼攻里之双解之剂。至于腹满究竟属于何种病邪所致,按厚朴三物汤的治疗作用,也必然是浊气、燥粪、实热之邪,结滞于肠中。因而用本方泻热、荡实、行气以治之。厚朴七物汤方之妙,并不单纯治疗腹满而兼有表证者。除此以外,并可治疗由多种原因造成的腹部胀满,只要药物加减适宜,辨证准确,治疗的范围甚为广泛。因桂枝汤除有解表的作用以外,尚有温中、通阳、去寒之功。佐厚朴三物汤行气荡积,而不伤阳。如再加大桂枝的剂量,可使较为寒凉的泻下剂,改变成温性的、除实行气的泻下剂。造成腹部胀满的原因很多,可因实热之邪积于肠中,致燥粪聚结,成为阳明腑实证的腹部胀满;也可因水湿之邪积于腹中,再因阳热不足,中气虚寒,产生浑浊之气而发生腹部胀满;还可以因于肠气虚弱,传导无权,排便迟慢,肠中腐败物残留,使气机不利,即腑气不利,而发生腹部胀满。厚朴七物汤除泄热、荡实、行气外,再加大桂枝、生姜剂量,还可以温中祛寒、行气而消胀满。故凡因寒、热、湿滞,粪便排出不畅,肠中积气所造成的腹部胀满,皆可治疗。但是必须掌握好桂枝量的伸缩,便可以运用自如,不必拘泥于有表证的腹满。——(《经方发挥》)

今·连建伟:厚朴七物汤原治里有浊气实热并挟有表邪者。病者腹满,乃浊气实热结滞于里;发热,则表邪未解;脉浮而数,浮为在表,数为里热;饮食如故,则可乘其胃气未伤而攻之。在一般情况下,表里同病者当先解表后攻里,今表邪微而里邪甚,则又不必拘泥于先表后里之例也。方中重用厚朴下气散满,配枳实、大黄下气荡实泻热,又有桂枝、生姜辛温散寒,解肌发表,甘草、大枣和中气而调诸药。合而成方,表里双解,则腹满荡而表邪除。如呕,乃气逆于上,可加半夏以降逆气;下利是脾胃已伤,故去大黄,恐其重伤胃气;寒盛可重用生姜以散寒邪。——(《金匮方百家医案评议》)

【名医验案选录】

案 1. 谭日强治疗表里同病

潘某,男,43 岁。

现病史:先因劳动汗出受凉,又以晚餐过饱伤食,致发热恶寒,头疼身痛,脘闷恶心。单位卫生科给予藿香正气丸 3 包,不应,又给保和丸 3 包,亦无效,仍发热头痛,汗出恶风,腹满而痛,大便 3 日未解。舌苔黄腻,脉浮而滑。

辨证:此表邪未尽,里实已成。

治法:表里双解。

处方:厚朴 10g,枳实 6g,大黄 10g,桂枝 10g,甘草 3g,生姜 3g,大枣 3 枚,白芍 10g。嘱服 2 剂。得畅下后即止后服。糜粥自养,上证悉除。

按:汗出受凉,复因过饱伤食,见有发热头痛,汗出恶风等表证,又有腹满而痛,大便不解等里证,故投厚朴七物汤表里双解。——(《金匮要略浅述》)

案 2. 陈会心治疗肠梗阻

关某,男,3 个月。初诊日期:1974 年 4 月 5 日。

现病史:其父代诉日前原因不明的阵发性哭闹,当时腹胀,可能有腹痛,3 日不大便,吐奶不止,以后吐出黄色如大便样物,此间未曾进食,症状日益加剧。曾经两个医院诊治,检查腹部可见肠影,腹壁紧张而拒按,经 X 线腹部透视,发现有液平面六七个,并充满气体,确诊为完全性肠梗阻,经灌肠下胃管等对症治疗,不见好转,终于决定手术疗法,患者家属考虑到小儿只3个月,不同意手术,而来中医处诊治。患儿面色苍白,精神萎靡,时出冷汗,腹胀拒按,大便不通,脉微,舌苔灰白。

辨证:脾阳不运,积滞内停。

治法:行气泄满,温中散寒。

处方:厚朴10g,桂枝7.5g,甘草10g,枳实10g,大黄2.5g,生姜5g。按上方服1次即效。

结果:服药后1~2小时内,排出脓块样大便,以后2小时内,共排出3次稀便,随着腹胀消失,腹痛减轻,经10余日,逐渐好转,与健康婴儿无异。

按:患儿腹胀便秘,呕吐不止,经西医诊断为完全性肠梗阻,以其兼见面色苍白、精神萎靡、汗出脉微、舌苔灰白等症,断为脾阳不运,积滞内停,投厚朴七物汤减味行气泻满,温中散寒,一剂而效。本案证候,无表邪现象,似与《金匮》条文不符,运用本方之妙,就在于剂量及药物的增损上。——(《沈阳市老中医经验选编》)

案3. 赵明锐治疗腹满

曹某,女,30岁。曾患急性肝炎,因久服寒凉攻伐之剂,虽肝炎勉强治愈,但脾胃之阳受伤,后遗腹部胀满。胀满呈持续性,1年来屡治不效,上午较轻,下午较重,饮食不适时更加严重,腹胀时矢气多,消化迟滞,大便不实,手足不温,脉迟缓,舌淡苔薄白。经服厚朴七物汤2剂以后,腹胀满大减,数日以后,腹胀如故,又服2剂以后,即去大黄加大桂枝量,继服10余剂而愈。

按:腹满便溏,手足不温,乃久服寒凉攻伐之剂,脾阳受伤所致。先投厚朴七物汤原方,腹胀如故,即去大黄,防其苦寒伤中,并加大桂枝剂量,着重于温中补虚,兼以行气散满,标本同治,终于获效。——(《经方发挥》)

案4. 马大正治疗慢性盆腔炎

叶某,45岁。

现病史:慢性盆腔炎病史已经多年,下腹胀痛3天,以胀为甚,大便正常。月经周期定,经量正常,无痛经,小便频急,无尿痛,胃寒纳可,寐欠安。生育史:2—0—2—2,输卵管已结扎。B超检查提示子宫肌瘤7mm×8mm×9mm。末次月经2月13日来潮。舌淡红,苔薄白,脉细。妇科检查:外阴(-),阴道通畅,宫颈光滑,宫体后位,大小正常,活动,质中,无压痛,右侧附件压痛,左侧(-);三合诊示两侧宫骶韧带触痛。

西医诊断:慢性盆腔炎,子宫肌瘤。

治法:温中导下,清热行气。

处方:川朴10g,枳壳10g,制大黄6g,甘草5g,桂枝5g,细辛4g,蒲公英12g,红藤15g,延胡索10g,荔枝核10g,橘核10g。5剂。

二诊:上药服毕,下腹胀痛悉数消除,时隔月余症状未再出现,要求治疗子宫肌瘤,舌脉如上。予厚朴七物汤加减。川朴10g,枳壳10g,制大黄6g,甘草5g,桂枝5g,半枝莲15g,白花蛇舌草15g,石见穿15g,皂角刺15g,莪术12g,三棱12g。7剂。

按:桂枝在厚朴七物汤中原为解表药,在此案中与大黄、细辛合用,即仿大黄附子汤意(取代附子)起到温下的作用。慢性盆腔炎实证中有用清下法治疗的,如大黄牡丹汤;有用温下法者,厚朴七物汤加味即是。——(《马大正中医妇科医论医案集》)

参考文献

[1] 王学勤.厚朴七物汤加减治疗胃反流性食管炎60例疗效观察[J].云南中医中药杂志,2016,37(12):

62-63.

[2] 王昌儒.基于厚朴七物汤及其母方对大鼠胃分泌功能的影响探讨合方的思想[J].环球中医药,2013,6(8):593-595.

[3] 刘亚辉.厚朴七物汤联合肠内营养支持治疗急性胰腺炎36例临床观察[J].河北中医,2013,35(6):856-857.

[4] 李广林.加味厚朴七物汤治疗腹部术后早期炎性肠梗阻64例[J].陕西中医学院学报,2011,34(2):52-53.

[5] 王昌儒.桂枝去芍药汤、厚朴三物汤及其合方的实验研究[J].中国医院用药评价与分析,2008,8(6):441-443.

[6] 王怀轩.厚朴七物汤加减治疗功能性消化不良62例[J].中国社区医师:综合版,2007,9(20):87.

[7] 李孔就,李孔益.厚朴七物汤加减治疗功能性消化不良62例[J].新中医,2002,34(9):62-63.

[8] 郭春华.厚朴七物汤治疗胃疼53例临床分析[J].新乡医学院学报,1992,9(3):237-238.

[9] 余祥贵.厚朴七物汤加减治疗脘腹胀满疼痛[J].四川中医,1989,7(11):27-28.

28 厚朴麻黄汤

【方源】“咳而脉浮者,厚朴麻黄汤主之。”(汉·张仲景《金匮要略》)

【组成】厚朴五两(15g) 麻黄四两(12g) 石膏如鸡子大(30g) 杏仁半升(9g) 半夏半升(9g) 干姜二两(6g) 细辛二两(3g) 小麦一升(30g) 五味子半升(6g)

【用法】上九味,以水一斗二升,先煮小麦熟,去滓,内诸药,煮取三升,温服一升,日三服。(现代用法:水煎服)

【功用】宣肺化饮,利气降逆。

【主治】寒饮化热,饮邪上逆。证见咳嗽喘逆,胸满烦躁,咽喉不利,痰声辘辘,苔白滑,脉浮者。

【方解】方中厚朴苦降,能泻实满,宽胸开胃,使脾气健运而水自下泄;杏仁通泻肺气;麻黄解表祛寒;干姜、五味子、半夏、细辛化痰涤饮;小麦养心除烦,止渴敛汗;石膏质重,使水饮下行。诸药合用,共奏宣肺化饮、利气降逆之功。

【临床应用】本方主治寒饮化热饮邪上逆证。现代临床可用于急性或慢性哮喘、喘息型支气管炎、肺气肿、肺心病等。

【药理研究】

1. 抗哮喘 实验研究发现,厚朴麻黄汤可以使哮喘模型小鼠一般状态好转,血清白介素-4、白介素-13及半胱氨酰白三烯水平均明显下降,能够改善哮喘小鼠的一般症状。同时,有研究表明,厚朴麻黄汤也可以通过抑制肺泡灌洗液中一氧化氮等的合成和释放,减少支气管和肺组织中炎症浸润,从而减轻哮喘气道炎症,达到降低气道高反应性的效果。还有实验发现,根据厚朴麻黄汤改剂型的同类口服液,能改善哮喘患者临床症状及通气功能,使异常升高的血清免疫球蛋白E下降。

2. 抑制变态反应、抗过敏 动物实验表明,该口服液不仅可对抗组胺、乙酰胆碱所致离体气管平滑肌痉挛,亦可抑制大鼠被动皮肤过敏反应,说明厚朴麻黄口服液具有抑制变态反应、抗过敏、改善炎症病灶、解除支气管痉挛的作用。

【名医用方心得】

清·喻昌:若咳而其脉亦浮,则外邪居多,全以外散为主,用法即于小青龙汤中去桂枝、芍药、甘草,加厚朴、石膏、小麦,仍从肺病起见。以故桂枝之热,芍药之收,甘草之缓,概示不用,而加厚朴以下气,石膏以清热,小麦引入胃中,助其升发之气,一举而表解脉和,于以置力于本病,然后破竹之势可成耳。一经裁酌,直若使小青龙载肺病腾空而去。——(《医门法津》)

清·沈明宗:此以脉之浮沉而分肺之营卫受病也。咳而脉浮,风邪在卫,即肺胀之类,其病尚浅,当使邪从表出。故以厚朴、杏仁下泄胸中气实,麻黄开腠驱邪,石膏以清风化之热,辛、半、干姜兼驱客寒而涤痰饮,五味收肺之热,小麦以调脾胃也。——(《沈注金匮要略》)

清·王子接:厚朴麻黄汤,大、小青龙之变方也。咳而上气作声,脉浮者,是属外邪鼓动下焦之水气上逆，与桂枝、芍药、甘草和营卫无涉。故加厚朴以降胃气上逆，小麦以降心气来乘，麻、杏、石膏仍从肺经泄热存阴，细辛、半夏深入阴分，祛散水寒，干姜、五味摄太阳而监制其逆，一举而泄热下气，散邪固本之功皆备，则肺经清肃之令自行，何患咳逆上气作声有不宁谧者耶？——(《古方选注》)

清·尤怡：厚朴麻黄汤与小青龙加石膏汤大同，则散邪蠲饮之力居多。而厚朴辛温，亦能助表，小麦甘平，则同五味敛安正气者也……仲景之意，盖以咳皆肺邪，而脉浮者气多居表，故驱之使从外出为易。——(《金匮要略心典》)

【名医验案选录】

案1. 何厚夫治疗哮喘

孟某，女，24岁。1984年4月10日入院。

间断喘憋胸闷近10年，每因生气、着凉后加重。曾在协和医院诊为"支气管哮喘"，并予泼尼松(强的松)治疗，现维持10mg、每日2次，病情相对稳定。昨日因与家人争吵，致病复发，喘憋窒闷，呼吸急促，张口抬肩，大汗淋漓，喉中痰鸣，胸胁胀满，心悸而烦，大便干燥，舌质暗红，苔白腻，脉弦滑略数，听诊两肺满布哮鸣音。证属肺气郁痹，清肃失司，上逆致喘；法宜肃肺开郁，降逆平喘。生石膏、桑白皮、淮小麦各30g，厚朴、紫菀、地龙各15g，炙麻黄、杏仁、半夏、郁金各10g，干姜6g，细辛、五味子各3g。服药6剂，喘止大半，胸闷略畅，汗出止，大便通。原方续进12剂，喘平咳止，胸胁胀闷感消失。上方酌加理气活血之品，加减调理2个月，临床治愈出院，随访至今未发。

按：喘证是临床常见病证之一，每因外感易为诱发，临床观察本虚标实者居多，急性发作期多因邪干于肺，宣肃失司，以邪实为主。盖肺主一身之气，其气以下降为顺，若外邪犯肺或情志失调均可致肺气郁滞，清肃失司，上逆致喘，因此，肃降肺气是治喘的关键所在。仲景厚朴麻黄汤以厚朴下气除满，降逆平喘，以急则治标，可谓匠心独运。《备急千金要方》亦指出，若"咳而大逆气，胸满、喉中不利，如水鸡声，以厚朴麻黄汤方"予以降之。据笔者体会，本方治疗喘证急性发作期效果甚佳，缓解期运用得当亦能收到好的疗效。凡支气管哮喘、喘息型支气管炎、肺气肿、肺心病患者以喘咳憋气为主要症状者，均可采用本方加减施治。方中厚朴用量10~15g，平喘效果尤为突出，若烦躁汗出，痰黄黏稠者，生石膏可用至45~60g，还可酌加桑白皮、全瓜蒌、芦根以清化痰热，泻肝平喘。——[何厚夫.厚朴麻黄汤治疗喘证验案[J].四川中医，1989(1)：25.]

案2. 厚朴麻黄汤合射干麻黄汤治疗哮喘案

马某，男，68岁，2003年7月15日初诊。

患者哮喘已60余年，每年秋冬季或气候变冷、劳累、发怒、伤食等则发，近2年病情加重，就诊前10天感寒而哮喘发作，服氨茶碱、泼尼松龙、咳特灵、氨苄西林胶囊等不缓解。现呼吸急促，喉中有哮鸣声，胸膈满闷如塞，咳吐白色泡沫痰，面色苍白，神倦乏力，自汗怕风。双肺布满哮鸣音，舌淡红苔白，脉细数。辨证为宿痰伏肺，感寒而发，痰阻气道，肺气上逆。急则治其标，先温肺散寒，化痰平喘为要，佐以补气之品。方用厚朴麻黄汤、射干麻黄汤加味：麻黄10g，杏仁10g，石膏10g，厚朴10g，半夏10g，干姜10g，细辛10g，射干10g，紫菀10g，五味子10g，款冬花10g，地龙30g，全蝎10g，黄芪10g，肉苁蓉10g，菟丝子10g，小麦30g，生姜3片，大枣6枚。10剂，每天1剂，分2次煎服。

二诊：患者服上方10剂，已能平卧，喘减痰少，效不更方，继服10剂。

三诊：上方服10剂，已能下床走路，然动则喘甚，头晕目眩，腰酸耳鸣，标实已减，本虚已露，守上方加服金匮肾气丸标本同治。患者治疗月余，生活已能自理，时值三伏，在初伏、中伏、末伏的第1天贴膏药（白芥子30g，延胡索30g，甘遂15g，细辛15g，共为细末，姜汁调和如泥状，敷大椎、风门、肺俞、心俞等穴。每贴膏药的表层加麝香少许，贴敷3天去掉）。伏天过后，已基本不喘，嘱服金匮肾气丸、健脾丸，每半月吃1只药鸡（取3年以上母鸡1只，宰杀后，将人参、山药、桂圆肉、鹿角片各10g纱布包裹，入鸡腹中，少佐大茴香、小茴香、花椒、盐煮食）。半年后喘哮、自汗乏力、腰酸目眩大减。嘱其继续用药，每遇发作，以厚朴麻黄汤调服，缓解后仍服药丸及药鸡。连治3年，咳止喘愈，面色转润，体力增强，已能下地做工。

按：《时方妙用·哮症》云："哮喘之病寒邪伏于肺俞，痰窠结于肺膜，内外相应，一遇风寒暑湿燥火，六气之伤即发。"此患者幼小发病，宿痰伏肺，留有夙根，日久，肺脾肾皆虚，外感六气，引动夙根发病，初则冬重夏轻，久则逢盛夏炎热亦加重。患者出现倚息不能平卧，咳嗽喘逆，胸满烦躁，咽喉不利，痰声辘辘，面色苍白，自汗，神疲乏力，表明痰阻气道，正气已虚，急以化痰降逆，以治其标，扶助正气，以固其本。用厚朴麻黄汤、射干麻黄汤加味，温肺散寒，化痰平喘；加全蝎、地龙以畅通气道，降逆平喘；佐黄芪、肉苁蓉、菟丝子培补肺、肾；待哮喘缓解，用药丸及药鸡巩固治疗；每年三伏天用敷贴疗法结合内服药治疗，可除夙根。——（《经方叠用》）

参考文献

[1] 孟泳，崔应麟，李彬.厚朴麻黄汤对哮喘小鼠血清IgE、IL-4、IL-13及半胱氨酰白三烯水平的影响[J].郑州大学学报(医学版)，2017，52(2)：193-196.

[2] 袁效涵，宁选，刘方洲，等.厚朴麻黄口服液治疗支气管哮喘的临床与实验研究[J].中国中西医结合杂志，1998，9(18)：517.

[3] 何厚夫.厚朴麻黄汤治疗喘证验案[J].四川中医，1989(1)：25.

[4] 何庆勇.经方叠用[M].北京：人民军医出版社，2014：294.

29 当归建中汤

【方源】"治产后虚羸不足,腹中疾痛不止,吸吸少气,或若小腹拘急挛痛引腰背,不能饮食,产后一月,日得服四五剂为善,令人强壮内补方"(唐·孙思邈《千金翼方》)

【组成】当归四两(12g) 桂心三两(9g) 甘草二两,炙(6g) 芍药六两(18g) 生姜三两(9g) 大枣十二枚,擘(12枚)

【用法】上六味,㕮咀,以水一斗,煮取三升,分为三服,一日令尽。(现代用法:水煎服)

【功用】温补气血,缓急止痛。

【主治】产后虚羸不足,腹中隐痛不已,吸吸少气,或小腹拘急挛痛引腰背,不能饮食者。

【方解】方中当归甘温,养血和血;桂枝辛温,温经散寒,温通血脉共为君药。白芍养血和营,以助当归补益营血,为臣药;生姜温经散寒,大枣、炙甘草益气健脾养血,共为佐使药。诸药合用,共奏温补气血、缓急止痛的功效。

【临床应用】本方主要用于治疗产后虚羸不足证。现代常用治疗胃溃疡、低血压、产后贫血等。

【药理研究】药理研究表明,当归建中汤主要有抗胃溃疡作用。实验表明,当归建中汤对大鼠幽门结扎后的胃液分泌量、胃酸分泌量有明显影响,对胃蛋白酶活性及胃蛋白酶排出量均无明显影响;对利舍平(利血平)性溃疡和幽门结扎性溃疡的发生有抑制作用,可减少溃疡的形成,对胃液分泌、胃酸分泌有一定的影响,但无降低胃蛋白酶活性的作用。当归建中汤的作用部位主要在周围而不在中枢,并能直接抑制。

【名医用方心得】

金·成无己:建中者,建脾也。《内经》:脾欲缓,急食甘以缓之。胶饴、大枣、甘草之甘,以缓中也。辛润散之,荣卫不足,润而散之,桂枝、生姜之辛,以行荣卫。酸收也,泄也,正气虚弱,收而行之,芍药之酸,以收正气。——(《注解伤寒论》)

明·许宏:心中悸者为气虚,烦者为血虚。故用胶饴为君;甘草、大枣为臣,以甘佐甘缓之也;白芍药之酸,能收敛脾气,而益其中,故用之为佐;桂枝、生姜之辛,以散余邪而益气也。——(《金镜内台方议》)

今·胡希恕:此于桂枝加芍药汤或小建中汤加有补血作用的当归,故治疗该方证而有血虚的证候者。——(《经方传真:胡希恕经方理论与实践》)

【名医验案选录】

案1. 胡希恕治腹痛案

刘某,男,44岁,1964年9月9日初诊。1962年胃穿孔做切除手术后,大便溏泄迄今未已。常有肠鸣腹痛,腰痛两足拘急,头晕乏力,心悸短气,汗出如流,曾多次发生昏迷(西医诊为贫血)。舌无苔,脉沉细。此属表里俱虚、卫弱血衰,拟以补虚和中、调卫和营,予当归建中汤加味。

当归12g,白芍18g,桂枝10g,生姜10g,大枣4枚,炙甘草10g,苍术10g,泽泻12g,饴糖

45g(分冲)。

上药服3剂,诸证减,唯心悸气短尚明显,增桂枝为12g,加生龙牡各15g继服,诸症渐渐好转,在上方基础上适证变化,至11月30日复诊,除脘腹微胀外,余无所苦。——(《经方传真:胡希恕经方理论与实践》)

案2. 王洁新治贫血案

刘某,男,60岁。10年前因十二指肠溃疡施胃大部切除术,近3年开始出现气短、乏力、心悸、头晕,经治疗不见好转而来就诊。查心、肺无病变,肝脾未触及,表浅淋巴结不肿大,心电图示低电压,肝、脾B超未见异常。化验检查:血常规示血红蛋白(Hb)1.08mmol/L,红细胞计数(RBC)3.1×10^{12}/L。诊断为胃大部切除术后营养不良性贫血。

病人形体羸瘦,面色苍白,肌肤甲错,反甲,语言低弱,自述气短乏力、心悸、活动时加重,舌体瘦色淡红,苔薄白,脉沉细涩。根据四诊所见,诊断为虚劳、亡血,气血两虚。

入院后口服硫酸亚铁及稀盐酸合剂,同时投给《千金》内补当归建中汤加熟地、阿胶。服7剂后,上述症状减轻。继服14剂后,症状明显改善。查血常规示Hb 1.42mmol/L,RBC 3.6×10^{12}/L。以后每日1剂,服至2个月后,上述症状完全消失,复查血常规基本正常。

按:本文所用方剂系《金匮要略·妇人产后病脉证治》所载的《千金》内补当归建中汤加熟地、阿胶。关于本方主治及其应用仲景谓"治妇人产后虚羸不足,腹中刺痛不止,吸吸少气,或苦少腹中急摩痛,引腰背,不能食饮。……若去血过多,崩伤内衄不止,加地黄六两,阿胶二两"云云。

本例病人有气短,乏力,心悸,指甲变形,羸瘦及皮肤枯燥,舌质淡红,脉沉细涩,并经化验证明有明显贫血,所以根据《金匮要略》中记载而采用本方剂施治。因贫血较重,故加熟地、阿胶,以加强补血生精之功效而获得明显疗效。——[王洁新.应用千金内补当归建中汤加味治疗贫血[J].中医药学报,1991(2):19.]

案3. 杜钊光治血卟啉病案

周某,女,40岁。1989年2月15日突然剧烈腹痛,在某医院检查:血红蛋白80g/L,白细胞14200/L,中性粒细胞72%,嗜酸性粒细胞3%,淋巴细胞24%,大单核细胞1%;尿液检查:尿紫质阳性。诊断:①急性胃炎?②间歇急性型血卟啉病。给予大剂量青霉素、阿托品、10%葡萄糖、5%g生理盐水输液,普鲁本辛、胃友等口服药治疗。5日后,腹痛减轻,但未愈。建议入院治疗,患者拒绝住院,于2月20日来诊。自述:腹痛5天,时痛时止,有拘急感,以脐周及少腹两侧、脐下痛甚,恶心欲吐,小便赤色,大便3日未解。呈急性病容,面色无华,舌质淡苔白,脉弦细。10日前曾做人工流产。检查:心肺正常,腹部平软,肝脾未触及,脐中、少腹两侧及脐下均拒按,重按却不甚痛,久按则舒。体温37℃,血压14.7/10.7kPa。此证属血虚中寒,肝木横逆。《和剂局方》云:"当归建中汤治妇人一切血气虚损及产后劳伤,虚羸不足,腹中㽲痛……"遂投以温中补血、缓急止痛之当归建中汤加味:当归15g,桂枝10g,白芍20g,饴糖30g(烊化),阿胶10g(烊化),生姜5片,大枣12枚(擘开),甘草5g。3剂后,腹中及少腹两侧疼痛、恶心欲呕均减。再投3剂后,上述诸证均瘥,小便转清长。但小腹仍㽲痛,绵绵不休,喜得热按,舌脉同前。宗其"虚者补之""劳者温之"之旨,拟以当归生姜羊肉汤治之。药用:当归30g(包),生姜60g(切片、包),瘦羊肉250g。加水5大碗,文火煎取2碗,分3次温服。3剂后痊愈。——[杜钊光.血卟啉病两则[J].山东中医杂志,1991(1):43-44.]

参考文献

[1] 蒋健,朱抗美.金匮要略汤证新解[M].上海:上海科学技术出版社,2017:455.
[2] 冯世纶,张长恩.经方传真:胡希恕经方理论与实践[M].2版.北京:中国中医药出版社,2008.
[3] 王洁新.应用千金内补当归建中汤加味治疗贫血[J].中医药学报,1991(2):19.
[4] 杜钊光.血卟啉病两则[J].山东中医杂志,1991,10(1):43-44.

30 温　脾　汤

【方源】“治下久赤白连年不止,及霍乱,脾胃冷,实不消。”(唐·孙思邈《备急千金要方》)

【组成】大黄四两(12g)　人参　甘草　干姜各二两(各6g)　附子一枚,大者(6g)

【用法】上五味,㕮咀,以水八升煮取二升半,分三服。临熟下大黄。(现代用法:大黄后下,水煎服,日1剂)

【功用】温补脾阳,攻下冷积。

【主治】阳虚寒积证。大便秘结,或久痢赤白,腹痛,手足不温,脉沉弦。

【方解】方中附子大辛大热,温壮脾阳,解散寒凝;大黄苦寒沉降,荡涤泻下已成之冷积;二药相配,温下以攻逐寒积,共为君药。干姜温中助阳,增附子祛寒温阳之力,均为臣药。人参、当归益气养血,使下不伤正为佐。甘草既助人参益气,又可调和诸药为使。诸药协力,使寒邪去,积滞行,脾阳复。综观本方,由温补脾阳药配伍寒下攻积药组成,温通、泻下与补益三法兼备,寓温补于攻下之中,具有温阳以祛寒、攻下不伤正之特点。

【临床应用】本方为治疗脾阳不足,冷积内停的常用方。症见腹痛,便秘,手足不温,苔白,脉沉弦等。现代临床常用于急性单纯性肠梗阻或不完全梗阻等。

【药理研究】

1. 促排便作用　实验研究发现,在小鼠禁食12小时后,以活性炭和2℃的冰水灌胃,造成脾胃虚寒型便秘模型,30分钟后按10g/kg、6g/kg分别给予温脾汤和三物备急汤观察给药1小时后排第一粒大便的时间和药后4小时内排便总粒数。结果显示,温脾汤可使脾胃虚寒型便秘小鼠的排便时间明显缩短,排便粒数明显增多;而三物备急汤则相反,使排便时间较对照组明显延长,提示本药对脾胃虚寒型便秘有较好的治疗作用。

2. 对肾衰竭的作用　实验研究发现,温脾汤可降低肾功能不全小鼠模型的尿素氮和血清肌酐水平,同时使尿中尿素氮与肌酐排泄量增加。本方还具有使血清中游离氨基酸增加,而胍类化合物含量降低的作用,有改善氮质血症,抑制胍类化合物产生的作用;并具有增加肾血流量、使肾功不全引起的内分泌失调部分得到改善、延长病鼠生命的作用。

3. 治疗尿毒症　实验研究发现,本方可通过泻下作用排除肠道的尿毒物质,提高必需氨基酸水平,增加蛋白质的合成,减少其分解,从而改善氮质血症;扩张肾血管,增加肾血流量,增加钠、水的排泄,起到利尿、溶解结晶的作用;药物在煎煮或进入鼠体后可能会通过某些复杂的化学反应机制,产生有利于病肾组织修复的物质,使病损的肾组织发生形态学改变。

4. 改善血液流变学　温脾汤使慢性肾衰竭(CRF)者全血黏度、血浆黏度、红细胞聚集指数、红细胞电泳均显著降低,改善体内“黏、聚、集、凝”状态,达到改善慢性肾衰竭患者高黏血症的目的。

【名医用方心得】

唐·孙思邈:主脾气不足,虚弱下痢。——(《备急千金要方》)

宋·许叔微:治痼冷在肠胃间,连年腹痛泄泻,休作无时,服诸热药不效,宜先取去,然后调治易瘥,不可畏虚以养病也。——(《普济本事方》)

清·张璐:温脾汤为冷痢门中首方,而热痢例中用以小变,而治久痢连年不止,非人参、甘草不能任大黄荡涤之威,非干姜、附子不能资人参雄健之力,乃长沙公附子泻心汤、《金匮》大黄附子汤之变法,咸取附子开结破滞,以助大黄推陈致新之功。其附子泻心汤更以芩、连佐大黄、附子散内陷之表邪,大黄附子汤更以细辛佐大黄、附子散经络之引急,此以干姜、人参、甘草佐大黄、附子散肠胃之积热也。——(《千金方衍义》)

清·徐灵胎:湿热下痢,痢久生寒,而阳气虚衰,热结不化,故腹痛痢下不止焉。炮附子补火崇土以扶阳,炮姜炭温胃逐冷以化积,人参扶元气、鼓舞胃气,大黄荡热结、涤除陈积,炙草缓中以和脾胃也。水煎温服,使寒消热化,则肠胃清利,而腹痛无不止,下痢无不瘳矣。减少大黄,重用姜、附,加以桂心,即可治冷痢不止。同是治痢,并不易方,一加一减,则攻补悬殊,寒热天壤矣。洵为补泻并施之剂,乃虚中夹实之专方。——(《医略六书·杂病证治》)

今·朱良春:温脾汤是四逆汤(姜、附、草)加人参、当归、大黄、芒硝四药所组成。四逆汤功能温脾祛寒,加大黄、芒硝,是取其泻下除积,加人参、当归,是取其益气养血。由于四逆性属温热,可以改变硝、黄苦寒之性,所以本方功专驱逐寒积,属于温下的范畴。假使热实里结,津伤便秘,当用寒下剂,而决非此方所宜。——(《汤头歌诀详解》)

【名医验案选录】

案 1. 张志明治便秘

便秘患者,女,70 岁,2015 年 7 月 1 日初诊。主诉:排便困难伴便次减少 5 天余。患者便秘 5 天,曾于多家医院治疗,收效均不显。现症:排便困难,5~6d/次,大便先干后稀,排便后仍觉肠胃胀闷不舒,小便清长,四肢不温,喜热怕冷,腰膝酸冷,舌质暗,苔白厚腻,脉沉细迟。西医诊断:习惯性便秘。中医诊断:便秘。中医辨证:脾肾阳虚,阴寒凝结,大肠传导失司。治宜温阳健脾,行气导滞。给予温脾汤加减。

处方:淡附片 6g,干姜 5g,熟大黄 6g,红参 5g,甘草 6g,艾叶 10g,厚朴 10g,莱菔子 10g,木香 6g,乌药 10g。每日 1 剂,水煎,分 2 次口服。

二诊:服药 7 剂,患者便秘有所好转,排便困难较治疗前减轻,便次增至 3~4d/次,苔厚腻,脉沉迟。上方加秦皮 10g。

三诊:继服 5 剂,患者便秘明显好转,1~2d/次,苔白厚腻,脉濡。

四诊:上方加防风 10g、白头翁 10g、炒枳壳 10g,调服月余,诸症遂愈。

按:便秘一症总由大肠传化失司所致,但大肠传化一职需由胃气之通降、肾气之推动与固摄、肺气之肃降、脾气之运化、肝气之疏泄协助而成。张教授认为,本例便秘患者由于年高体衰、脾肾阳气亏虚导致大肠传化失司。肾阳亏虚一则推动无力;二则导致火不暖土,脾阳不振,气虚不运。诸因相合,则使大肠内阴寒凝结,传化失司,遂成便秘;肾阳不足,水不化气,故小便清长;阳虚温煦无权,故四肢不温、腰膝酸冷;寒为阴邪,得热则舒,故喜热怕冷;舌淡、苔白、脉沉迟均为阳虚之象。方用温脾汤温补脾肾;乌药辛散温通,散寒行气;艾叶温经散寒;莱菔子消食除胀降气,《本草纲目》谓其“消食,除胀,利大小便”;木香辛行苦降,善行大肠之滞气;厚朴消积行气。二诊虽排便困难减轻,但舌苔仍厚腻,说明肠内湿滞依然较重,故增用秦皮以增加清肠之滞之力。三诊舌苔仍厚腻,脉缓,说明湿滞仍未消除,故加防风祛风除湿、枳壳行气化湿、白头翁清除肠内积滞,则便秘遂愈。——[张卫川,雍文兴.张志明教授运用温脾汤经验[J].中医研究,2016,29(8):49-51.]

案2. 曹泽伟治便秘案

朱某,男,53岁,2016年9月9日初诊。患者平素嗜食辛辣肥甘,饭量较大。2年前出现间断排便困难,大便干硬,未予重视,常自行服用牛黄上清丸、莫家清宁丸等,并辅以开塞露助通便,初期可排出大便,后未见明显效果。近1个月来,患者每天大便1次,多为硬球便,量少,伴排便无力感,伴大腹胀满,反不拒按,伴排气减少,伴纳食不馨,进食减少,为以前食量的1/3。8月24日,患者就诊于某院消化内科门诊,查腹部B超示少量胃潴留,考虑慢性阑尾炎。前医不察患者舌苔脉象,未追问患者病史,仅见其B超结果及大便不通症状,以阑尾清化汤为底方治疗(方药:川楝子15g,大黄15g,桃仁10g,金银花30g,牡丹皮15g,甘草10g,赤芍10g,蒲公英30g),颗粒剂,每天1剂,200ml水冲服,另加泮托拉唑钠肠溶胶囊40mg,每天1次,晨起空腹服,伊托必利片50mg,每天3次,餐前口服。患者于曹教授门诊就诊时,已服用上述药物10天,并自行加用莫家清宁丸,上述诸症未见缓解。

刻诊:患者仍有排便不畅感,大便多为不成形便,伴大腹胀闷感,喜温喜按,纳食少,一日三餐仅能进小米粥,伴呃逆、乏力,面色萎黄且暗,偶有气短。舌淡胖边色紫暗有齿痕,苔白腻,脉沉弱。中医诊断:便秘;辨证:阴寒内盛,凝滞肠胃。方用温脾汤加味。具体方药如下:制附子10g,干姜3g,生大黄5g,芒硝5g,木香10g,厚朴10g,当归10g,黄芪20g,党参10g,莱菔子10g,生白术30g。4剂,颗粒剂,每天1剂,早晚各1次,每次200ml,水冲服。

9月13日二诊:患者诉服用第1剂后,当晚即解下大便,头硬后软。现腹胀消解大半,食欲改善,纳食增多,舌淡胖边色紫暗有齿痕,腻苔转薄,脉象同前,疗效显著。方药对证,效不更方,继续服用7剂。

9月20日三诊:患者诉每天排成形软便1次,偶有下腹胀感,纳食正常,舌淡边齿痕好转,脉弱。曹教授认为此时寒凝得温已解,患者现为脾气虚弱,无力推动而腹胀,遂去方中附子、大黄,加用行气健脾药物改善。具体方药如下:生白术30g,干姜3g,芒硝5g,木香10g,厚朴10g,当归10g,黄芪30g,党参10g,莱菔子10g,枳壳10g,延胡索10g。共14剂,服法同前。

后以温中健脾行气之法加减治疗,至10月14日复诊,患者未诉明显不适,适量减药,继续前法巩固治疗。

按:胃肠的虚实更替有赖于脾胃的纳运水谷。纳运相得,升降相因才能正常传导化物。若冷积停于胃肠则会导致胃肠虚实更替的功能紊乱,而出现泄泻、便秘、胃腹疼痛等异常现象。本案中患者先因嗜食辛辣肥甘之物导致热结便秘,后自行服用过量的寒凉通下药物以及医者误用寒凉,消积导滞、苦寒泻下药物屡屡投用,导致药过病所,伐伤阳气,脾阳失运,肠道失于温煦,津液失于蒸化,不能温润肠道,阴寒凝结于下,糟粕不行,凝积肠道而成冷秘,临床应使用温下法治疗。——[严梓昕,曹泽伟.曹泽伟治疗过用寒下致冷积便秘验案1则[J].湖南中医杂志,2017,33(8):110-111.]

案3. 李鲜治便秘案

王某,女,46岁,2017年7月5日初诊。主诉:便秘2个月。现病史:患者2个月前饮冷饮后出现胃隐痛,自服奥美拉唑肠溶胶囊,胃隐痛消失,但有便秘。刻诊:便秘,3~4日方解,大便干,排出困难,手脚冰凉,全身怕冷,腹胀痛,纳呆,眠欠安,小便正常。舌淡,苔白,脉沉紧。中医诊断:便秘;证属:脾阳虚衰,寒积内停。治以温阳健脾,泻下通便。给予温脾汤加味。具体方药如下:党参15g,附子10g(先煎),干姜10g,大黄8g,芒硝10g(冲服),当归20g,

火麻仁 30g,柏子仁 10g,木香 15g,隔山消 10g,甘草 6g。共 7 剂,水煎,温服,日 1 剂。服 2 剂,大便即下。服完 7 剂,以理中汤加味,服用 1 个月,诸症皆除。

按:患者因进食生冷,伤及脾阳,阳虚气亦虚,致大肠传导无力,形成积滞,寒气与积滞交阻于肠道,不通则痛,则便秘、腹胀痛;脾主运化、主四肢,脾脏虚寒,脾失健运,水谷精微不能温养四肢,故手足凉、恶冷。舌脉皆为阳虚寒积证的表现。治以温补脾阳,通腑泻下。大黄合附子,寒热并用,温阳泻下;芒硝助大黄泻下通腑;干姜助附子以温阳;党参、甘草补益脾气;"胃不和则卧不安",方中柏子仁有润肠安神的功效;木香行气止痛,以除胀止腹痛。此方集温下、润肠、行气、导滞法为一体,如此则寒积随大便而去,诸症皆消。——[毛帼粟,石腾腾,林雪娇,等.李鲜教授运用温下法治疗便秘临证经验[J].中国民族民间医药,2018,27(16):69-70.]

参考文献

[1] 郭荣爱,叶正飞.补肾温脾汤加减治疗慢性肾功能衰竭临床疗效分析[J].四川中医,2018,36(9):107-109.

[2] 张卫川,雍文兴.张志明教授运用温脾汤经验[J].中医研究,2016,29(8):49-51.

[3] 严梓昕,曹泽伟.曹泽伟治疗过用寒下致冷积便秘验案 1 则[J].湖南中医杂志,2017,33(8):110-111.

[4] 毛帼粟,石腾腾,林雪娇,等.李鲜教授运用温下法治疗便秘临证经验[J].中国民族民间医药,2018,27(16):69-70.

31 温 胆 汤

【方源】“治大病后，虚烦不得眠，此胆寒故也，宜服温胆汤。”(唐·孙思邈《备急千金要方》)

【组成】半夏　竹茹　枳实各二两(各10g)　橘皮三两(15g)　生姜四两(20g)　甘草一两(5g)

【用法】上六味，㕮咀，以水八升煮取二升，分三服。(现代用法：水煎服)

【功用】理气化痰，和胃利胆。

【主治】胆郁痰扰证。胆怯易惊，头眩心悸，心烦不眠，夜多易梦；或呕恶呃逆，眩晕，癫痫。苔白腻，脉弦滑。

【方解】本方证是因胆胃不和，痰热内扰所致。治宜理气化痰，和胃利胆。方中以辛温之半夏为君，燥湿化痰，和胃止呕。臣以甘而微寒之竹茹，清热化痰，除烦止呕；半夏与竹茹相伍，一温一凉，化痰和胃，止呕除烦。又臣以辛苦温之陈皮，理气行滞，燥湿化痰；辛苦微寒之枳实，降气导滞，消痰除痞；陈皮与枳实相合，亦一温一凉，理气化痰。佐以茯苓，健脾渗湿；生姜、大枣调和脾胃，生姜兼制半夏毒性，亦为佐药。甘草为使，调和诸药。本方诸药配伍，温凉兼进，不寒不燥，共奏理气化痰、清胆和胃之效。

【临床应用】本方为治疗胆郁痰扰所致不眠、惊悸、呕吐以及眩晕、癫痫的常用方。证见：心烦不寐，眩悸呕恶，苔白腻，脉弦滑等。现代临床可用于神经症、急慢性胃炎、消化性溃疡、慢性支气管炎、梅尼埃病、围绝经期综合征、癫痫等属胆郁痰扰者。

【药理研究】

1. 调节生物节律　实验研究发现，温胆汤能够在一定程度上纠正因持续光照所致的褪黑素含量下降和生物钟基因表达紊乱。持续光照会导致血清褪黑素含量和下丘脑硫氢根离子生物钟基因表达的紊乱。用温胆汤可以在一定程度上起到直接补充褪黑素的作用，使生物节律趋于正常。

2. 抗抑郁　研究发现，温胆汤灌胃后，抑郁症模型大鼠的蔗糖消耗量显著增加，强迫游泳的不动时间显著缩短，脑内单胺类递质水平明显增加，其效应与抗抑郁药阿米替林相当，证明温胆汤具有一定的对抗抑郁症伴发抑郁样行为的作用。

3. 抗失眠　实验研究发现，温胆汤对正常小鼠具有镇静催眠作用。温胆汤可以降低大鼠下丘脑内去甲肾上腺素(NE)含量，恢复失眠大鼠下丘脑5-羟色胺和5-羟吲哚乙酸含量。

4. 镇静、镇痛、抗惊厥的作用　实验研究发现，通过温胆汤、宁神温胆汤灌胃小鼠，发现其对正常小鼠的自发活动、醋酸所致小鼠扭体反应以及士的宁所致惊厥均有显著影响，显示该方具有较好的镇惊、镇痛、抗惊厥作用。

5. 抗衰老　实验研究发现，加味温胆汤可提高亚急性衰老大鼠谷胱甘肽过氧化物酶(GSH-Px)的活性，抑制肝脂褐素(LPF)含量和脑内甲基铝氧烷(MAO)活性的升高，脑组织超氧化物歧化酶(SOD)活性降低，MDA含量增高，提示加味温胆汤抗衰老作用可能与抑制自由基反应,提高抗氧化酶活性及清除老化产物有关。

6. 降血脂　实验研究发现,温胆汤能够显著抑制大鼠胆固醇、甘油三酯浓度,提高脂蛋白脂肪酶(LPL)和总脂解酶(LA)活性。逆转录聚合酶链反应(RT-PCR)实验显示,高脂饲料能显著降低大鼠肝脏低密度脂蛋白受体(LDLR)和信使核苷酸(mRNA)水平,而温胆汤能显著升高大鼠肝脏 LDLR、mRNA 水平。

7. 改善肾功能　有研究表明,温胆汤可改变脑组织神经递质含量,稳定神经元细胞膜系统,维持神经元内环境稳定,通过改善脑血液循环、增加脑血流量、清除氧自由基等作用机制发挥其对脑组织保护、修复和抗衰老的作用。温胆汤也具有镇静、镇痛、抗惊厥的作用。此外,温胆汤还具有降血脂、改善血液流变学、止吐、促进胃肠运动、改善肾功能、预防呼吸道感染等多重作用。

【名医用方心得】

唐·王焘:《集验》温胆汤,疗大病后虚烦不得眠,此胆寒故也。——(《外台秘要》)

宋·陈言:治胆虚寒,眩厥足痿,指不能摇,不能起,僵仆,目黄失精,虚劳烦扰,因惊胆慑,奔气在胸,喘满浮肿,不睡。——(《三因极一病证方论》)

明·吴崑:胆热呕痰,气逆吐苦,梦中惊悸者,此方主之。胆,甲木也,为阳中之少阳,其性以温为常候,故曰温胆。竹茹之清,所以去热;半夏之辛,所以散逆;枳实所以破实,陈皮所以消滞,生姜所以平呕,甘草所以缓逆。——(《医方考》)

清·吴谦:治热呕吐苦,虚烦,惊悸不眠,痰气上逆。竹茹、枳实、半夏、甘草、陈皮、茯苓、生姜,上七味,水煎服。——(《医宗金鉴》)

清·张璐:胆之不温,由于胃之不清,停蓄痰涎,沃于清净之府,所以阳气不能条畅而失温和之性。故用二陈之辛温以温胆涤涎,涎聚则脾郁,故加枳实、竹茹以化胃热也。——(《张氏医通》)

清·罗美:胆为中正之官,清净之腑,喜宁谧,恶烦忧,喜柔和,不喜壅郁,盖东方木德,少阳温和之气也。若大病后,或久病,或寒热甫退,胸膈之余热未尽,必致伤少阳之和气,以故虚烦;惊悸者,中正之官,以熇蒸而不宁也;热呕吐苦者,清净之腑,以郁炙而不谧也;痰气上逆者,土家湿热反乘,而木不得升也。如是者,首当清热,及解利三焦。方中以竹茹清胃脘之阳;而臣以甘草、生姜,调胃以安其正;佐以二陈,下以枳实,除三焦之痰壅;以茯苓平渗,致中焦之清气。且以驱邪,且以养正,三焦平而少阳平,三焦正而少阳正,胆家有不清宁而和者乎?和即温也,温之者实凉之也。若胆家真畏寒而怯,属命门之火衰,当与乙癸同源而治矣。——(《古今名医方论》)

清·王子接:温胆汤,膈腑求治之方也。热入足少阳之本,胆气横逆,移于胃而为呕,苦于眠,乃治手少阳三焦,欲其旁通胆气,退热为温,而成不寒不燥之体,非以胆寒而温之也。用二陈专和中焦胃气,复以竹茹清上焦之热,枳实泄下焦之热,治三焦而不及于胆者,以胆为生气所从出,不得以苦寒直伤之也。命之曰温,无过泄之戒辞。——(《绛雪园古方选注》)

今·秦伯未:本方以和胃、化痰、清热为目的,亦非肝病方。因胆附于肝,其性温而主升发之气。肝气郁滞,则胆气不舒,从而不能疏土,出现胸闷、呕恶等症状。胃气愈逆则胆气愈郁,用和降胃气治标,间接使胆气舒展,肝气亦得缓和。所以本方称为“温胆”,是根据胆的性质,以期达到升发的作用,与温脾、温肾等的“温”字意义完全不同。——(《谦斋医学讲稿》)

【名医验案选录】

案 1. 汪石山治疗心悸不寐证

汪石山治一女，年十五，病心悸，常若有人捕之，欲避而无所。其母抱之于怀，数婢护之于外，犹恐恐然不能安寐。医者以为病心，用安神丸、镇心丸、四物汤。不效。汪诊之，脉皆细弱而缓。曰：此胆病也。用温胆汤。服之而安。——(《汪石山医学全书》)

案 2. 路志正治疗不寐

蔡某，女，40 岁。2007 年 11 月 13 日初诊。失眠 15 年余。自 25 岁时开始出现失眠，进行性加重，平素胆怯易惊，多梦易醒，身体疲惫，甚时彻夜难眠，稍有兴奋或言语稍多则失眠更甚，近 2 天因旅途奔波已两夜未眠。伴有肢体乏力，头晕头蒙，胃脘不适，常有饥饿感。平素工作紧张、劳累，精神抑郁，喜嗜辛辣，口干喜饮水，大便干燥，溲偏黄。舌体稍胖，舌质暗、边有齿痕，舌时有麻感，苔薄白少津，脉沉弦而尺弱。治则：温胆和胃宁心，养血柔肝解郁。处方：竹半夏 12g，茯苓 30g，炒枳实 15g，胆南星 10g，金雀根 20g，竹节参 10g，丹参 15g，白芍药 15g，素馨花 12g，炒三仙各 12g，柏子仁 20g，炒杏仁 9g，炒薏苡仁 30g，生白术 12g，川芎 9g，黄连 10g，生龙骨、生牡蛎各 30g，竹沥汁 30ml 为引。7 剂。水煎服，日 1 剂。

2007 年 11 月 20 日二诊：服药后睡眠好转，可睡 6~9 小时左右，梦多，平素易急多惊，易饥饿，时有恶心、呕吐感。原方迭进 14 剂收功。

按：患者失眠多年，平素多抑郁，伴有胆怯易惊，胃脘不适，时有恶心呕吐，头晕头蒙，稍有兴奋则失眠加重，此属胆经郁热、痰浊内扰之证，治以养血柔肝解郁、温胆和胃宁心之法。方中竹半夏为君，半夏为治疗不寐之佳品，如《黄帝内经》中所载半夏秫米汤即用之作为治疗不寐之主药，入脾、胃经，能和胃气而通阴阳，又可燥湿化痰，降逆和胃。《汤液本草》载半夏可入足少阳经，且半夏生于夏至后十日左右，夏至一阴生，此时正是自然界阴阳二气盛衰变更的时候，生于此时的半夏，承自然之气可“从阴引阳”，且半夏主降，尚可“从阳到阴”，而收“阴阳既通，其卧立安”之效。配伍胆南星、竹沥汁以温胆宁心；佐以丹参、白芍药、素馨花等疏胆解郁柔肝；炒三仙、白术、枳实和胃利胆；同时又以生龙骨、生牡蛎收敛心神；黄连清心宁胆。诸药合用，不治其胆，而胆气自和，不治其心，而心神自安，所谓“不治之治”，则正谓此耳，俾经年不寐，应药而愈。——[石瑞舫.路志正运用温胆汤加味治疗不寐经验[J].河北中医，2011，33(6)：810-811.]

案 3. 伍炳彩治疗心悸

徐某，女，80 岁，退休干部，2016 年 6 月就诊。自诉 10 年无明显诱因下出现胸闷心悸，气短乏力，头昏，活动后加重，休息后可自行缓解。当时就诊于当地医院，诊断为心律失常——频发室性期前收缩(早搏)，经对症治疗后(具体不详)，症状好转出院。出院后长期服用“酒石酸美托洛尔、稳心颗粒”。症状偶有发作，1 天前患者感上诉症状加重，服用上诉药物及休息后未能缓解，故由家属送入我院心血管科住院。入院证见：胸闷心慌，无胸痛，无头晕、头痛，伴恶寒，乏力，口苦咽干、咽痛，腹胀，无腹痛，食淡无味，睡眠欠佳、易醒，大便干结，小便黄，舌质红，苔黄腻，脉滑数、寸脉浮。伍炳彩教授根据四诊合参辨证为湿热之邪毒犯心，痰热内扰。辨为心悸病。治法当以清热解毒、豁痰宁心为则，选方银马温胆汤加减。处方：金银花 10g，连翘 10g，射干 10g，马勃 10g，牛蒡子 10g，法半夏 10g，陈皮 10g，茯苓 10g，生甘草 6g，炒枳实 10g，竹茹 10g，琥珀 3g，黄连 5g。7 剂，分煎服，日 1 剂，分早晚 2 次温服。

二诊：患者诉胸闷心悸症状好转，未感气短，咽痛症状减轻，仍觉咽干、口苦，纳食增加，无腹胀，睡眠改善，大小便正常。嘱其继服 15 剂。

三诊：患者活动后未觉胸闷，诉偶感心悸，无咽痛、咽干，口苦症状基本缓解，纳食可，夜寐安，大小便正常，舌质稍红，苔黄偏腻，脉滑。故继续予银马温胆汤以巩固。

按：心悸为心血管内科常见疾病，在西医中此证既可属于"心律失常"中的"窦性心动过速、房性早搏、室性早搏、心房颤动"等，又可属于存在器质性变化的"心肌炎、心内膜炎、心力衰竭"等。然治法上通过辨证论治，知其病因，治其根本。如《温病条辨》曰："温病误用升散，甚则脉两至者，重与复脉。"又曰："温病误表，津液被劫，心中震震，舌强神昏，宜复脉法复其津液。"《血证论》则曰："心中有痰者，痰入心中，阻其心气，是以心跳不安。"可见，外感温热之邪及痰热内扰是心悸发病的重要原因。而本案中患者正因外感风热，侵犯肺卫，故见咽痛、恶寒。表证未及发散，邪毒犯心，损及阴血，耗伤气阴，心神失养，故见心悸。且因湿热未能及时清理，致痰浊之邪内生，阻滞气机，致心气不顺，故见胸闷气短。痰阻气滞，胃失和降，因而出现食少、腹胀。痰郁化火，故见咽干口苦。舌质红，苔黄腻为痰热之表象。伍老认为，咽喉为三焦之上口，湿滞、邪毒侵犯咽喉亦可导致心悸，而胆为清净之腑，性喜宁谧而恶烦扰。若痰浊内扰，则易致胆怯易惊，心烦不寐，故运用银马温胆汤解毒利咽，化痰利胆。方中以金银花甘寒，归心、肺经，清热解毒，疏散风热，连翘苦寒，归心、肺、小肠经，消肿散结，两者合用，使解毒之效倍增，而两者亦入心经，故擅长清心火之效，故达除烦安神之功。射干苦寒，归肺经，消痰利咽，马勃辛、平，归肺经，解毒利咽，其与射干合用，既能宣散肺经风热，又能清泄肺经实火，故加强解毒利咽之效。合以牛蒡子祛痰利咽。此五味合用，能升能降，味苦能清火，带辛能疏风，故可利咽喉之肿痛。法半夏辛温，燥湿化痰，和胃止呕。竹茹取其甘而寒凉，清热化痰，除烦止呕。法半夏与竹茹相配，一温一凉，化痰和胃、止呕除烦之效大增。陈皮理气行滞，燥湿化痰；枳实降气导滞，消痰除痞。两药合用，理气化痰之力大增。佐以茯苓，健脾渗湿，以杜生痰之源。再加黄连入心，取其泻火解毒、清热燥湿之功效。

因患者夜寐易惊，遂以琥珀镇惊安神。最后以甘草调和诸药。综合全方，辛凉并进，既能清利咽喉之湿阻，使门户开阖正常、三焦气机通畅，又能清痰郁之热，从而达到全身气机通畅、心悸消的目的。总之，心悸病因杂多，临床应因证施治。贵在知常达变，谨守病机，随证变法，方有"药中肯綮，如鼓应桴"。病有千万种，方有千万样，只有认真学习，刻苦钻研，才能更好地从事临床工作。——[施吉祥，曾建斌.伍炳彩教授运用银马温胆汤治疗心悸1则[J].世界最新医学信息文摘，2016，16(69)：286-288.]

参考文献

[1] 杨阳，张明泉，蒲晓田，等.不同光制下小鼠下丘脑视交叉上核 Clock mRNA 昼夜表达特点及温胆汤的干预作用[J].北京中医药大学学报，2017，40(8)：641-645.

[2] 王默然，付雨农，崔志伟，等.温胆汤对帕金森病模型大鼠抑郁样行为及脑内单胺类神经递质的影响[J].西安交通大学(医学版)，2017，38(4)：606-610.

[3] 刘津.温胆片"异病同治"临床应用探讨[J].广州中医药大学学报，2016，33(5)：731-733.

[4] 万红娇，贺又舜.温胆汤的现代实验研究进展[J].江西中医学院学报，2007，19(6)：93-95.

32 小续命汤

【方源】“治卒中风欲死，身体缓急，口目不正，舌强不能语，奄奄忽忽，神情闷乱，诸风服之皆验，不令人虚方。”（唐·孙思邈《备急千金要方》）

【组成】麻黄　防己　人参　黄芩　桂心　甘草　芍药　川芎　杏仁各一两（各10g）　附子一枚（15g）　防风一两半（15g）　生姜五两（50g）

【用法】上十二味，㕮咀，以水一斗二升，先煮麻黄三沸，去沫，内诸药，煮取三升。分三服，甚良。不瘥，更合三四剂，必佳。（现代用法：以水12L，先煮麻黄，去上沫，纳诸药，煎取600ml，分3次服）

【功用】祛风扶正，疏通经络，温阳利水。

【主治】治中风垂危，身体缓急，口眼㖞斜，舌强不能言语，神情闷乱者。

【方解】方中用麻黄、桂枝、防风、防己祛风逐湿，以开其表；又邪壅于外，则里气不宣，故郁而化热，当以杏仁利之，黄芩清之；而邪之所凑，其气必虚，故以人参、甘草益气而调中；白芍、川芎护营和血；用附子既可补药之力，又能济麻黄以行其表；姜、枣为引者，以调和营卫。

【临床应用】本方主治正气内虚，风邪外袭，中风卒起，筋脉拘急，半身不遂，口目不正，舌强不能语，或神志闷乱等。

【药理研究】实验研究发现，小续命汤可改善脑部血液供应、降低脂质过氧化物的活性，阻止细胞外钙离子内流，以控制、减轻脑水肿，对缺血脑组织有明显保护作用。

【名医用方心得】

明·吴崑：麻黄、杏仁，麻黄汤也，仲景以之治太阳证之伤寒；桂枝、芍药，桂枝汤也，仲景以之治太阳证之中风。中风而有头疼、身热、脊强者，皆在所必用也。人参、甘草，四君子之二也，《太平惠民和剂局方》用之以补气；芍药、川芎，四物汤之二也，《太平惠民和剂局方》用之以养血。中风而有气虚、血虚者，皆在所必用也。风淫末疾，故佐以防风；湿淫腹疾，故佐以防己；阴淫寒疾，故佐以附子；阳淫热疾，故佐以黄芩。盖病不单来，杂揉而至，故其用药，亦兼该也。——（《医方考》）

清·张秉成：方中用麻黄、桂枝、防风、防己大队入太阳之经祛风逐湿者，以开其表；邪壅于外，则里气不宣，里既不宣，则郁而为热，故以杏仁利之，黄芩清之；而邪之所凑，其气必虚，故以人参、甘草，益气而调中；白芍、川芎，护营而和血；用附子者，既可助补药之力，又能济麻黄以行表也；姜、枣为引者，亦假之以和营卫耳。——（《成方便读》）

清·陈修园：天地之噫气为风，和风则生长万物，疾风则摧折成物。风之伤人者，皆带严寒肃杀之气，故此方为桂、勺、姜、草，即《伤寒论》之桂枝汤；麻、杏、甘草即《伤寒论》之麻黄汤；二方合用，立法周到。然风动则火升，故用黄芩以降火；风胜则液伤，故用人参以生液；血行风自灭，故用芎、芍以行血。防风驱周身之风，为拨乱反正之要药；附子补肾命之根，为胜邪固本之灵丹；防己纹如车辐，有升转循环之用，以通大经小络。药品虽多，而丝丝入扣，孙

真人询仲景下之一人也。——(《时方歌括》)

今·朱良春:古人说本方通治六经风中。这里所谓六经,是表证的代词。因为六经与脏腑相对,前者属表,后者属里。所以本方是主治贼风中表的方剂。方中桂、芍、麻、杏、姜、枣、草,是桂枝、麻黄二汤合用,功能祛风散寒,发汗解表。附子合姜、草,为四逆汤方干姜易生姜,温中固本,助阳胜寒。人参合甘草,补中益气;川芎配白芍,养血行血(血行风自灭)。防风驱周身之风,防己散风祛表湿。黄芩散风动火升之热,并缓麻、桂、附子之辛燥。总观本方,是一首多方混合的大复方。其主要功用祛风散寒,发汗解表,温补扶正,使邪去而正不伤,为治疗正气内虚,风邪外袭,呈现表实证的真中风的主方。同时,还可用它治疗感受风寒湿邪,周身骨节酸痛之症。但由于其药味较多,在临床运用时,随症加减,方不致误。——(《汤头歌诀详解》)

【名医验案选录】

案1. 李寿庆治疗肺心病并脑梗死

王某,70岁,农民。患慢性咳喘病史20余年,每于冬春两季发作频繁,屡经中西医治疗,终未根治。近半年常眩晕,肢麻,走路不稳,全身抖动,气短,喘息,咳痰不爽,下肢浮肿,小便不利。对症抗炎,静脉滴注川芎嗪,症状时好时坏。现症见:气短喘息,怕冷易感,痰多泡沫,下肢水肿,小便不利,颜面紫绀,眩晕肢麻,语言艰涩,舌质暗红,苔白滑,脉弱涩滑。

心电图:肺型"P波,左束支传到阻滞,电轴右偏";脑部CT:"腔隙性脑梗死"。门诊按肺心病并脑梗死收住入院。中医诊断为:正虚受风,瘀水互阻型喘证、中风。治以益气扶正,温阳利水,祛风通络,养血调营。方用小续命汤。组方:麻黄10g,桂枝6g,防风10g,防己10g,黄芩15g,杏仁10g,红参6g,甘草6g,赤芍20g,川芎15g,制附子10g(先煎),生姜10g,大枣10枚。原方加减治疗2个月余。咳喘平,眩晕除。

按:本例患者年高体衰,咳喘日久,肺气亏虚,难以贯通心脉,血行不畅而致血瘀,脉道瘀阻,故可从气虚瘀阻立论;肺心病似中医"肺胀"之类,肺胀者虚满而喘咳;咳而上气,目如脱胀,唇甲紫绀,此为痰夹瘀水,故可从瘀水互阻立论。脑为元神之府,至高至上,为清灵之地,纯者灵、而杂者钝。杂者包括"痰,瘀,水浊也"。若正气受风,瘀水痰互结,蒙蔽脑窍。必当扶正祛风,疏通脑络,清脑开窍,化瘀利水,温阳扶正,此等危重病候,非小续命汤不能克敌制胜。——[辛文华,李寿庆.小续命汤治验[J].世界中医药,2011,6(6):498.]

案2. 李寿庆风心病并面瘫

顾某,男,60岁。患风心病20余年,常心悸胸闷,关节疼痛,自服芬必得、丹参滴丸、益心灵等药,久治未愈。近2周因感冒出现咳嗽气喘,心悸乏力,并渐渐出现右侧面瘫,口眼歪斜;门诊静脉滴注青霉素、丹参注射液2周,收效欠佳。故前来住院诊治。刻诊:咳嗽喘息,心悸乏力,两颧红赤,动则尤甚,口眼歪斜,唇青紫,舌质暗红,薄白,脉沉细。中医诊断为"正虚血瘀,风邪外袭"型"心悸、面瘫",治以益气温阳,活血利尿,祛风通络,方用小续命汤。组方:麻黄6g,桂枝10g,防风6g,防己10g,黄芩10g,杏仁10g,红参6g,甘草6g,赤芍20g,川芎10g,制附子10g(先煎),生姜10g,大枣6枚。守方加减共治疗1个月半,诸症平息。

按:本例风心病出现水肿面瘫之后,可归入"水气病、中风病、中经络"范畴。治疗抓住"心主血脉",血行不畅,血不利则为水,治以化瘀利尿,邪从水道而出。又以肾主二便,"离照当空,阴霾自散"为据,方中附子、桂枝、防己、赤芍温阳化瘀利水为君;人参配附子、防风、甘草、川芎扶正益气,速祛血中之风为臣;半夏、杏仁、黄芩宣泄在表之风湿,兼清在表风湿入里化热之势为佐;姜、枣调和营卫为使。是《内经》"谨守病机,各司其属,有者求之,无者求之,盛者责之,虚者责之,必先五胜,疏其血气,令其调达,而致和平"临证治疗理念的具体体现。——[辛文华.李寿庆应用小续命汤验案[N].中国中医药报,2013-06-07(04)]

参考文献

黄思进.小续命汤临床应用体会[J].中国中医药信息杂志,2012,19(11):85-86

33 开 心 散

【方源】“开心散,主好忘方”(唐·孙思邈《备急千金要方》)

【组成】远志　人参各四分(15g)　茯苓二两(60g)　菖蒲一两(30g)

【用法】上四味治下筛,酒服方寸匕,日三。(现代用法:水煎服)

【功用】益气养心,安神定志。

【主治】主治心气不足,神志不宁,健忘失眠,心悸怔忡等。

【方解】人参补五脏除邪气,开心益智为君。茯苓补心以通肾,远志补肾以通心,菖蒲开窍启闭宁神,为佐使,以治健忘证,常常人参、茯苓、菖蒲、远志同用。诸药合用,共奏益肾健脑聪智、开窍启闭宁神之功。

【临床应用】本方主要用于治疗心气不足,神志不宁,健忘失眠,心悸怔忡等。现代用于治疗神经衰弱、神经症、老年期痴呆、儿童智力障碍综合征、小儿癫痫发作等。

【药理研究】

1. 增强记忆　有学者通过实验研究探讨阿尔茨海默病(AD)与铝的关系以及中药复方开心散对AD的治疗作用,发现模型小鼠服用开心散后,超氧化物歧化酶(SOD)活性升高,脂质过氧化物(如MDA)含量降低,脑组织蛋白含量升高,显示开心散具有明显益智健脑、防衰老、增强记忆的功能。还有研究表明,开心散可能具有调节胆碱能神经系统活动的功能,并通过降低NOS活性和抑制NO生成起到保护神经细胞、促进记忆的作用。

2. 抗衰老　实验研究表明,开心散具有减轻脂质过氧化反应、清除自由基的作用,这可能是该方健脑益智、抗衰老作用的途径之一。

3. 治疗痴呆　有学者比较开心散和去茯苓开心散对阿尔茨海默病(AD)动物模型学习记忆的改善作用,发现开心散复方具有改善拟阿尔茨海默病动物模型学习记忆障碍的作用,而茯苓是开心散复方中起重要作用的成分。

4. 抗抑郁　抑郁症的发病与中枢神经系统的功能活动有着密切的相关性,通过对慢性应激抑郁(CUMS)大鼠的研究发现,开心散主要通过调控神经递质与营养因子而起到改善抑郁症状的作用。

【名医用方心得】

宋·陈言:小定志丸即开心散原方以朱砂为衣,补心益智、镇惊安神之力更著,主健忘。——(《三因极一病证方论》)

宋·严用和:远志丸、《医学心悟》之安神定志丸,均以开心散合茯神、龙齿、朱砂三药,有固摄精气、交通心肾、宁神定志之功,适用于因事有所大惊,夜多异梦,神魂不安,惊悸恐怯之证。——(《重订严氏济生方》)

清·沈金鳌:一同名方更以开心散合茯神、朱砂二药,补心益智、镇怯安神。——(《杂病源流犀烛》)

日·丹波康赖:以开心散合龙骨、蒲黄益阴潜阳,镇静安神,名为孔子练精神聪明不忘开心

方;又载开心丸,在原方基础上加大远志用量(四两),交通心肾之力更强。——(《医心方》)

参考文献

[1] 毕婷婷,战丽彬,张栎婧.基于中药整合药理学平台探究开心散治疗 AD 的物质基础与作用机制[J].中国实验方剂学杂志,2019,25(16):135-141.

[2] 唐黎.开心散的醇提工艺及对神经细胞作用的初步研究[D].武汉:湖北中医药大学,2015.

[3] 温智林,王真真,贺文彬,等.开心散及其有效成分抗抑郁作用的研究进展[J].中药新药与临床药理,2015,26(3):420-423.

[4] 郭荣爱,叶正飞.补肾温脾汤加减治疗慢性肾功能衰竭临床疗效分析[J].四川中医,2018,36(9):107-109.

34 槐花散

【方源】“治肠风脏毒,槐花散。”(宋·许叔微《普济本事方》)

【组成】槐花炒　柏叶烂杵焙　荆芥穗　枳壳去穰细切,麸炒黄(各9g)

【用法】上修事了,方秤等分,细末,用清米饮调下二钱,空心食前服。(现代用法:为细末,每服6g,开水或米汤调下;亦可作汤剂,水煎服)

【功用】清肠止血,疏风行气。

【主治】风热湿毒,壅遏肠道,损伤血络便血证。肠风、脏毒,或便前出血,或便后出血,或粪中带血,以及痔疮出血,血色鲜红或晦暗,舌红苔黄,脉数。

【方解】方中槐花苦微寒,善清大肠湿气,凉血止血,为君药。侧柏叶苦涩性寒,清热凉血,燥湿收敛,可增君药凉血止血之力,为臣药。荆芥穗辛散疏风,微温不燥,炒黑入血分而止血,与君、臣药相配,疏风理血;盖大肠气机被风热湿毒所遏,故用枳壳行气宽肠,以达“气调则血调”之目的,为佐药。诸药合用,既能凉血止血,又能清肠疏风,使风热、湿热邪毒得清,则便血自止。

【临床应用】本方是治疗肠风、脏毒下血的常用方。临床应用以便血,血色鲜红,舌红,脉数为辨证要点。常用于治疗痔疮、结肠炎或其他大便下血属风热或湿热邪毒,壅遏肠道,损伤脉络者。肠癌便血亦可应用。若便血较多,荆芥可改用荆芥炭,并加入黄芩炭、地榆炭、棕榈炭等,以加强止血之功;若大肠热甚,可加入黄连、黄芩等以清肠泄热;若脏毒下血紫暗,可加入苍术、茯苓等以祛湿毒;便血日久血虚,可加入熟地、当归等以养血和血。本方药性寒凉,故只可暂用,不宜久服。便血日久属气虚或阴虚者,以及脾胃素虚者均不宜使用。

【药理研究】有研究表明,本方具有收缩血管、降低毛细血管通透性、脆性和抗炎抗菌作用。

【名医用方心得】

明·吴崑:肠风、脏毒下血,此方主之。槐花、侧柏能凉大肠之血;荆芥、枳壳能疗大肠之风,风热相搏者治之良。——(《医方考》)

清·张秉成:槐花禀天地至阴之性,疏肝泻热,能凉大肠;侧柏叶生而向西,禀金兑之气,苦寒芳香,能入血分,养阴燥湿,最凉血分之热;荆芥散瘀搜风;枳壳宽肠利气。四味所入之处,俱可相及,宜乎肠风、脏毒等病,皆可治耳。——(《成方便读》)

清·叶桂:槐花气味苦寒,入手足阳明、厥阴;柏叶气味苦辛微寒,入足太阴;荆芥穗气味辛温,入足太阳、少阳;枳壳气味苦寒,入足太阴。此脏毒肠风下血不止,纯用辛凉苦寒之药,以泄肠胃之热,血得凉而宁静,则病自然减耳。——(《本事方释义》)

清·汪昂:此手足阳明药也。侧柏养阴燥湿,最清血分;槐花疏肝泻热,能凉大肠;荆芥散瘀搜风;枳壳宽肠利气。——(《医方集解》)

【名医验案选录】

案1. 阴虚血热误用桂附案

商友梁某,素有痔,兼好鸦片,发则痛不能起,且有隐疾,未尝告人。一日痔发,不可忍,延一南医治之。梁素弱，面目削瘦，饮食不思，南医以为虚也。用桂附补之，二日而腹膨如鼓，烦闷不安，因而痔益增痛。急延余往视之，脉细数而有力。余曰：阴亏血热，且增烦躁，故痔作。鸦片最燥肺，肺主气，气燥而血亦不润矣。再以桂附火之，无怪其增痛也。

昔人虽谓痔有虚实，而未有不由湿热内蕴者，先清其热，则痛止。遂用槐花散加归芍而进之，夜半痛少止。次日又往，则进以归芍地黄汤，十日而愈。他日告余曰：不惟病愈，痔亦愈。余曰：痔何能去？特血润则不痛矣。须薄滋味，谨嗜欲，节劳逸，方可渐望其去。否则，发作无时。目中所见，固少因痔而死者，亦少治之痊愈者。梁首肯。后余以内艰（母丧或长孙祖母之丧）归家。越三年余，梁来信云，本年痔发特甚，惟服君前药少止，然成长命债矣。——（《醉花窗医案》）

案 2. 丁甘仁治便血案

胡先生，风淫于脾，湿热入营，血渗大肠，便血又发，内热溲赤，纳谷不旺，苔薄腻黄，脉濡滑而数；虑其缠绵增剧，急宜清营去风，扶土化湿：炒黑芥穗一钱，槐花炭三钱，云苓三钱，生白术一钱五分，生甘草五分，西茵陈二钱，生薏仁四钱，焦谷芽四钱，侧柏炭一钱五分，杜赤豆一两，陈皮一钱，干柿饼三钱，藕节炭二枚。

按：本患者便血又发，内热溲赤，纳谷不旺，苔薄腻黄，脉濡滑而数。系宿疾复作，乃风热湿毒壅遏肠道之证。故主以槐花散，加赤小豆、柿饼以增清肠凉血涩血之功，加茯苓、茵陈、薏仁清化脾胃湿浊郁热，加白术、陈皮、谷芽健运振奋已虚之脾气。——（《方剂学》）

案 3. 张骧云治久泄转血案

下虚上实，阴虚阳浮，久泄转血，面浮肢肿，腹胀口干，胃气大败，脉细数。拟槐花散加味。

焦白术炭一钱五分，炒白芍一钱五分，炒牛膝炭二钱，茜草炭五分，槐角炭二钱，藕节炭三钱，冬瓜皮三钱，侧柏叶二钱（炙黑），赤苓皮三钱，炒黑荆芥二钱，香谷芽三钱。——（《内科病证・血证》）

参考文献

[1] 邹蓉，陈宗游，史艳财，等.药用植物槐树研究进展[J].安徽农业科学，2014，42(4)：976-980.

[2] 贾佼佼，苗明三.槐花的化学、药理及临床应用[J].中医学报，2014，29(5)：716-717，745.

[3] 李霞林.加味槐花散联合亮菌混合液保留灌肠治疗放射性肠炎的临床观察[D].合肥：安徽中医药大学，2016.

35 竹茹汤

【方源】“治胃热呕吐,竹茹汤。”(宋·许叔微《普济本事方》)

【组成】干葛三两(90g)　甘草三分,炙(22.5g)　半夏三分,姜汁半盏,浆水一升煮耗半(22.5g)

【用法】上粗末,每服五钱,水二盏,生姜三片,竹茹一弹大,枣一个,同煎至一盏,去滓温服。(现代用法:水煎服)

【功用】清热生津,解酒养胃。

【主治】胃有热邪,呕吐不止,心烦喜冷,手足心热者。

【方解】本方所治证属胃有热邪所致的呕吐,故用清胃降逆、和中止呕之法。方中竹茹清胃经之热,并有降逆之功,为治胃热呕吐之要药;干葛清散胃经郁热,治疗胃热壅于胸膈而致的呕吐;半夏和胃降逆;生姜和胃止呕;大枣、甘草调和脾胃。六味合用,共奏清胃降逆、和中止呕的功效。

【临床应用】本方为治疗胃热呕吐,解酒毒常用方。临床常用于肺热咳嗽,咳痰稠厚,胃热呕吐、呃逆等。

【药理研究】暂未发现。

【名医用方心得】

明·李梴:葛根竹茹汤。葛根三钱,半夏二钱,甘草三分,竹茹一团,姜枣煎,取清汁冷服,治胃热心烦呕吐不止,酒呕尤妙。——(《医学入门》)

明·吴崑:阳明,胃也;少阳,胆也。有辨焉,口渴者热在胃,口苦者热在胆也;兼而有之,则二经均有留热矣。是方也,干葛清胃,竹茹清胆,半夏破逆,甘草调阳。——(《医方考》)

明·陈文治:孕妇霍乱,热渴脉数。干葛二钱,半夏(姜制)三钱,甘草三分,竹茹弹子大一块。上姜枣水煎。——(《广嗣全诀》)

清·梁文科:治胃热呕吐,手足心皆热者,用半夏(姜汁浸炒)、干葛、青竹茹、生甘草,加姜枣煎服。——(《集验良方》)

清·叶桂:干葛气味辛微温,能解酒毒,入足阳明;甘草气味甘平,入足太阴;半夏气味辛温,入足阳明;竹茹气味甘寒,入足阳明;姜、枣以和营卫。胃热呕吐不止,亦必因胃中酒气蕴热,故以微辛温之药令其入胃,引入甘寒之品,则酒热稍解,气得下降,胃气安而病自已也。——(《本事方释义》)

清·叶风:治胃热而呕喜寒饮,怕热饮是也。用干葛、半夏(姜汁煮)各三钱,甘草二钱,每服五钱,加竹茹(新青竹刮去外面老皮)一钱五分,姜一钱,黑枣一个,水煎,温服。——(《亟斋急应奇方》)

今·赵恩俭:痰郁化热者,则呕吐黄粘痰,口苦胸闷,心烦,舌苔黄腻,脉滑数。宜《本事》竹茹汤。——(《中医证候诊断治疗学》)

【名医验案选录】

孙兆治疗呕吐案

政和中，一宗人病伤寒，得汗身凉，数日忽呕吐，药与饮食俱不下，医者皆进丁香、藿香、滑石等药，下咽即吐。予曰，此正汗后余热留胃脘，孙兆竹茹汤正相当尔。治药与之，即时愈。——(《普济本事方》)

36 辛夷散

【方源】“治肺虚,风寒湿热之气加之,鼻内壅塞,涕出不已,或气息不通,或不闻香臭。”(宋·严用和《严氏济生方》)

【组成】辛夷仁　细辛洗去土、叶　藁本去芦　升麻　川芎　木通去节　防风去芦　羌活去芦　甘草炙　白芷各等分

【用法】上为细末,每服二钱(6g)。食后茶清调服。(现代用法:水煎服)

【功用】疏散风寒,通利鼻窍。

【主治】肺虚,风寒湿热之气加之,鼻内壅塞,涕出不已,或气息不通,或不闻香臭。

【方解】此方专为鼻塞流涕,不闻香臭而设。方中羌活、防风、白芷、藁本、升麻外散风寒而走肌表,细辛内散陈寒而走少阴,肌表受寒赖此散之,膜膝湿滞赖此疏之。川芎活血,通其脉络血滞;木通利水,通其三焦湿滞;复用善于“利九窍、通鼻塞涕出”(《名医别录》)的辛夷作为主帅,能呈祛风通窍功效。

【临床应用】本方主治头痛、鼻塞、涕出不畅、不闻香臭者。现代临床常用于急慢性鼻炎,血管神经性头痛属风寒郁滞鼻窍,肺气不得宣畅者。

【药理研究】有研究表明,辛夷散可明显缩短变态反应性鼻炎喷嚏、流涕次数、鼻塞及鼻痒症状缓解的时间,并可一定程度降低血清特异 IgE 水平。

【名医用方心得】

元·危亦林:肺虚,风寒湿热之气加之,鼻内壅塞,涕出不已或气息不通,或不闻香臭。——(《世医得效方》)

清·余听鸿:鼻属肺窍,又为气主。鼻中起瘤,妨碍气息。古人云:肺经湿热上蒸于脑,入鼻而生息肉,犹如地的湿热而生菌蕈也。治以辛夷散主之。辛夷、白芷、防风、细辛、木通、升麻、藁本、川芎、甘草、茶叶。——(《外证医案汇编》)

清·汪绂:鼻生息肉,肺气浊也。气之升降,肺为之主,肺气呼吸,鼻为之通,故变见于鼻。肺气何以浊?气本于肾命,行于肝胆,输自脾胃,饮食和平,兴居有节,元气不凋,则气常清顺,一或风湿干之,郁而成火(肝风脾湿,郁成相火,外感内伤,皆足致之),则气之上输者,混淆而成浊矣。浊气之升,或一时不为他病,而渐渍熏蒸,攻于上极,泄于肺窍,则鼻渊、鼻息,所由来矣(鼻渊多由风热,风热激水;鼻息多由湿热,湿蒸成菌)。为升其清(辛夷、白芷、升麻),为激其浊(激而去之,藁本、川芎、细辛、防风),为通其窍(辛夷主之,细辛行之,木通通之),协以上行,所以通肺窍之郁也(所用似皆风药,头面巅顶之病,非风药不能达也)。——(《医林纂要探源》)

清·吴仪洛:天气通于鼻,若胃中无痰火积热,则平时上升皆清气也。由湿火内焚,风寒外束,气血壅滞,故鼻生息肉,而窒塞不通也。辛夷、升麻、白芷辛温轻浮,能升胃中清气,上行头脑;防风、藁本辛温雄壮,亦能上入巅顶,胜湿祛风;细辛散热破结,通精气而利九窍;芎䓖补肝润燥,散诸郁而助清阳。此皆利窍升清,散热除湿之药。木通通中,茶清苦寒,以下行

泻火;甘草和中,又以缓其辛散也。时珍曰:肺开窍于鼻,阳明胃脉,侠鼻上行。脑为元神之府,鼻为命门之窍。人之中气不足,清阳不升,则头为之倾,九窍为之不利。——(《成方切用》)

清·汪昂:肺经湿热上蒸于脑,入鼻而生瘜肉,犹湿地得热而生芝菌也。诸药等分,末服三钱。辛夷、升麻、白芷能引胃中清阳上行头脑,防风、藁本能入巅顶燥热祛风,细辛散热通窍,川芎散郁疏肝,木通、茶清泻火下行,甘草甘平,缓其辛散也。——(《汤头歌诀》)

清·彭子益:头上之病,只宜降药不宜升药。既成息肉,则浊阴凝聚成形,非得清阳上升,不能化之使降,故此方升药甚宜。此方原解,投合此旨。甘草须制过,补中之力大,奏效较速。——(《汤头歌》)

近·盛其德:本方治疗鼻息肉,气息不通,不闻香臭,此病由于肺中有郁热,上蒸于脑所致,用辛夷、白芷、升麻行胃中清阳上升于脑,防风、藁本上入巅顶以祛风燥湿清热。细辛散热通窍,川芎散郁而助阳气上升。都是上行升散、清热通窍之药,治巅顶风热、湿热,自是对证。但恐辛燥太过,所以又用木通泻火下行,甘草甘缓,并借绿茶降火的作用,不致发散太过。——(《中医辨证论治经验辑录》)

【名医验案选录】

案1. 张梦农治疗慢性鼻窦炎案

万某,男,30岁。鼻塞不闻香臭,涕出如脓,色黄气腥,头痛以巅顶为剧,经年不愈,脉弦滑,舌苔薄白,处以加味辛夷散。

辛夷、藁本、黄芪、菊花、苦丁茶、防风、川芎、羌活、独活、僵蚕、升麻、薄荷、甘草、荆芥各30g,苍耳子、蔓荆子各60g,细辛5g。上方研末,每次服10g,临睡前以滚开水冲泡,取汗服;药渣于次日临睡前再冲泡1次。1剂未完,病已痊愈。——(《临证会要》)

案2. 施今墨治疗鼻炎案

游某,男,45岁。头常晕痛,鼻塞,涕多脓稠有异味,嗅觉不敏,已有年余之久,眠食二便均正常,舌苔薄白,脉浮数。

辨证:鼻为肺之窍,肺气流通,鼻始为用。肺胃积热,郁蒸上腾于鼻,以致浊涕如渊,窒塞不通,嗅觉不敏。

治法:辛通清热为主。

药物组成:辛夷散6g,香白芷5g,南薄荷5g,杭白菊10g,酒川芎5g,明藁本5g,北细辛2g,酒生地10g,青连翘10g,节菖蒲5g,酒条芩10g,炒防风5g。

二诊:服药五剂,浊涕渐减,异味亦轻,鼻塞基本通畅,嗅觉稍好,效不更方,嘱将原方多服至愈为度。——(《施今墨临床经验案》)

案3. 李子质治疗声带息肉案

赵某,男,45岁,教育工作者。患喑哑,不能讲课。据医院检查,确诊为声带息肉。须用手术治疗,患者不愿接受,前来求治。自述:半月来声音嘶哑,说话甚为困难,饮食、睡眠、大小便均正常,其他亦无不适感。检查咽喉,未发现有异常症状,乃据医院诊断,作声带息肉治疗,方用"辛夷散"。

药物组成:辛夷10g,白芷10g,升麻5g,细辛3g,藁本10g,防风6g,川芎10g,木通6g,甘草6g,绿茶10g。水煎服。每日1剂,7剂为1个疗程。

令先服2个疗程。待服药后视病情再调整方药。患者持药方回家,久无音信,2个月后始来,说服药2个疗程后,毫无动静。再继服半个疗程,忽一日早晨起床,觉喉中有痰上涌,吐出后，觉喉中甚为舒适，乃试发音，即能发出较为清亮的声音来。于是信心倍增，精神为之一振，遂将汤剂改为散剂，嘱其每日早晚开水冲服，每次 6g，10 余日后，声音全出，声音洪亮，与病前无异。曾去医院复查，谓息肉已消失，声带恢复正常。——[李子质.辛夷散治愈声带瘜肉 1 例[J].甘肃中医，1989(2)：11-12.]

案 4. 秦雪峰治疗过敏性鼻炎案

王某，男，4 岁。既往哮喘病史，每于受凉出现流清涕，渐转为黄涕、打喷嚏，去年非典(严重急性呼吸综合征)时家中喷洒 84 消毒液后出现喷嚏，流涕，咳喘加重，伴大便干，食欲差，舌质红，舌苔白略厚，脉浮紧。双肺可闻及散在哮鸣音。治以温肺散寒，化痰定喘，通利鼻窍之法。方用辛夷散加味：辛夷 9g，苍耳子 6g，细辛 3g，白芷 6g，苏子 9g，蝉蜕 10g，炙麻黄 4g，地龙 9g，北沙参 12g，杏仁 9g，桔梗 6g，蒲公英 12g，莱菔子 6g，款冬花 9g，紫菀 9g，甘草 4g。随症加减连服 10 剂后，症状完全消失，后随访半年，病情再未反复。——[秦雪峰，吴亮，唐锐.辛夷散治疗小儿过敏性鼻炎 20 例报道[J].甘肃中医，2004(12)：16.]

参考文献

陈立，林晓洁.扶正祛邪法辅助治疗儿童变应性鼻炎 30 例临床观察[J].中医儿科杂志，2018，14(2)：45-48.

37 当归饮子

【方源】"治心血凝滞,内蕴风热,发见皮肤,遍身疮疥,或肿或痒,或脓水浸淫,或发赤疹瘖瘟。"(宋·严用和《严氏济生方》)

【组成】当归去芦　白芍药　川芎　生地黄洗　白蒺藜炒,去尖　防风去芦　荆芥穗各一两(各9g)　何首乌　黄芪去芦,各半两(6g)　甘草炙,半两(3g)

【用法】上㕮咀,每服四钱,水一盏半,姜五片,煎至八分,去滓温服。不拘时候。(现代用法:水煎服)

【功用】养血活血,祛风止痒。

【主治】血虚有热,风邪外袭。皮肤疮疖,或肿或痒,或发赤疹瘙痒。

【方解】本方由四物汤加减而成,为养血祛风代表方。当归辛、甘、温,入心、脾、肝经,《景岳全书》称其为血中之气药,亦为血中之圣药,能补血活血,润燥止痒。本方将四物汤中熟地黄改为生地黄,因熟地黄性微温,滋阴补血,益精填髓,主在补益;生地黄甘、苦,性凉,滋阴清热,凉血生津,清热效果较熟地黄佳,且能养血生津,故将熟地黄改为生地黄。白芍养血敛阴,柔肝潜阳,能改善因肝阳太过而致内风致病的可能。川芎行气活血,为血中气药,常与当归配伍,使补血而不滞血。以上4味药养血活血,以当归为君药,其他3味药物为臣药。何首乌性温,为补益肝肾、益精生血要药,可滋阴养血,润燥止痒,滋润肌肤。荆芥、防风为常用药对,是祛风解表要药,使外风从表而解。黄芪味甘,性微温,为补气要药,《本草备要》中载其功效为"生血、生肌、排脓内托",称"疮痈圣药",故生黄芪在此方中的作用,一为生肌;二为固表,扶助正气,抵御外邪,防止外风入里。白蒺藜又称沙苑子,主入肝经,功效为平肝祛风,增强荆芥、防风的祛风之力。生甘草为使药,调和诸药,解何首乌之毒。诸药配伍,使养血活血而不滞血,固表祛风防外风内扰,同时抑制内风形成,滋阴养肌。

【临床应用】常用于治疗慢性荨麻疹、玫瑰糠疹、银屑病、慢性湿疹、皮肤瘙痒症、痒疹,以及其他干燥性皮肤病等证属血虚风燥者。

【药理研究】

1. 抑制荨麻疹　实验研究发现,当归饮子可显著降低动物外周血嗜酸性粒细胞;降低血清IgE含量;降低血管壁组织白介素-4(IL-4),升高干扰素-γ(IFN-γ)。当归饮子可通过干预T细胞异常分泌相关细胞因子抑制荨麻疹发病。

2. 修复皮肤屏障功能　实验研究发现,当归饮子能增强银屑病模型豚鼠皮肤Cer含量及AQP-3基因和蛋白表达,并可有效促进角质层含水量增加、防止表皮水分的丢失、维持角质层完整性及黏合力,有助于维持银屑病患者皮肤功能、抵御外邪侵袭而降低临床复发率。

3. 抑制过敏反应　药理研究发现,当归饮子对过敏反应有一定抑制作用。

【名医用方心得】

宋·严用和:治心血凝滞,内蕴风热,发见皮肤遍身疮疥,或肿,或痒,或脓水浸淫,或发赤疹。——(《严氏济生方》)

明·薛己:妇人血风疮,因肝脾二经,风热郁火血燥所致。若发热发痛,乃肝经风热血燥,当归饮加柴胡、山栀。——(《家居医录》)

明·陈实功:破裂者干枯之象,气血不能荣养故也。因热肌骤被风寒所逼,凝滞血脉,以致皮肤渐枯渐槁,乃生破裂;日袭于风,风热相乘,故多作痛。以玉肌散洗擦,润肌膏润之,甚者兼服当归饮子为妙。——(《外科正宗》)

今·鲁贤昌:当归饮子中,当归甘温补益,养血活血;生地黄、白芍寒凉补益,清热凉血,滋阴养血;川芎活血祛风,以调和营阴,使血脉调畅,内有所据,外邪难侵或风邪去不复来。血中血药与血中气药相配,入肝、脾、肺、肾经,动静相宜,达补血而不滞血、行血而不伤血、温而不燥、滋而不腻之效,使气血生化有源,新血生则瘀滞消。黄芪甘温,内可大补脾肺之气,使气旺而行血,外可固表敛汗,益气固表以补三焦而实卫,抵御风邪乘虚而入。何首乌其性微温,味苦、甘、涩,归肝、肾经,具有补益肝肾、益精血、壮筋骨、祛风止痒的功效。防风遍行周身,为治风之要药。方中佐以防风走表而散风御邪,黄芪得防风则固表而不留邪,防风得黄芪则祛风而不伤正。白蒺藜辛散苦泄,轻扬疏散,与防风、荆芥等相伍以祛风止痒,佐防风、当归、生地黄可加强诸药养血润燥之效。甘草调和诸药。综合全方,诸药共奏益气养血、润燥祛风、化瘀通络之功,达到营卫脏腑气血调和之效。本方在补益气血的基础上,既疏外风,又息内风,兼以补益肺脾,滋养肝肾,驱邪而不伤正,治已病而防再病,配伍严谨,亦符合西医学对本病抗过敏、增强免疫功能的治疗思想,能收到较好的长远治疗效果。——[《当代中医皮肤科临床家丛书(第二辑)·鲁贤昌》]

【名医验案选录】

案1. 魏跃钢治疗慢性荨麻疹案

孙某,男,39岁。2015年11月6日初诊。主诉:双上肢及躯干部起红色风团伴瘙痒2个月余。患者既往有荨麻疹病史多年,2个月前无明显诱因出现双上肢及躯干部风团、瘙痒,自行予地氯雷他定片、盐酸左西替利嗪片治疗后瘙痒好转。2个月来反复发作,遇热加重,风团呈淡红色,时隐时现,全身瘙痒不适,伴少许抓痕。舌红,苔薄白,脉弦。否认慢性病病史,否认有变态反应性鼻炎、支气管哮喘等变态反应性疾病病史,否认药物、食物过敏史。发病以来,未行变应原检测。病程中,患者夜间瘙痒明显,睡眠质量下降,生活及工作质量受到影响。

西医诊断:慢性荨麻疹。

中医诊断:瘾疹。

辨证:血虚风燥证。

治法:清热凉血,祛风止痒。

处方:当归饮子加减。

药物组成:生地黄15g,白芍10g,川芎10g,白鲜皮10g,茯苓10g,泽泻10g,防风10g,荆芥10g,白花蛇舌草15g,蒺藜15g,乌梢蛇10g,当归15g,僵蚕10g,地骨皮15g,生黄芪15g,生甘草5g。日1剂,水煎2次,取汁300ml,分早、晚2次温服,服14剂。

2015年11月21日二诊:患者述瘙痒好转,皮疹发作时间较前减少,但因夜间时有瘙痒而睡眠质量较差。

初诊方加首乌藤15g,继续治疗15天。

2015年12月7日三诊:患者述症状明显好转,夜寐可,去乌梢蛇,加黄精10g,继续治疗15天后,偶有局部皮肤瘙痒,未起皮损。予消风冲剂(江苏省中医院自制中成药,药物组成:

生地黄、荆芥、蝉蜕、生石膏、地骨皮、生甘草等)口服巩固治疗15天,皮疹未发,无明显瘙痒。

按:首诊时患者皮损时隐时现,伴随瘙痒,病程较长,根据临床表现诊断为慢性荨麻疹。患病2个月来反复予抗变态反应治疗,效果不佳,风团呈淡红色,瘙痒明显,辨证为血虚风燥证。治以当归饮子加减。血虚则无法濡润肌肤,致皮肤抵御外邪能力下降,易受外风侵扰。患者临床症状遇热加重,皮损颜色较红,舌红,苔薄白,为风热外扰诱发本病,以荆芥、防风、僵蚕、乌梢蛇祛风止痒,白鲜皮、白花蛇舌草、地骨皮清热凉血,茯苓、泽泻健脾利湿,防止湿邪内蕴,化热生风。二诊时,患者瘙痒好转,发作时间减少,但夜间睡眠较差,加用首乌藤安神助眠,同时加强祛风功效。三诊时,患者症状明显好转,皮损未见发作,偶有瘙痒,去乌梢蛇,加黄精养阴益精,濡润肌肤。四诊时,患者症状明显好转,未见发病,予中成药巩固治疗,建议未发作后逐渐减少药量,缓慢停药。——[袁缘.魏跃钢教授应用当归饮子加减方治疗慢性荨麻疹临床经验[J].河北中医,2017,39(9):1291-1294.]

案2. 康广盛治疗黑变病案

王某,女,41岁。全身散在大面积斑块状紫黑色素沉着8年余,近半年自觉发病部位微痒,搔抓后有少量皮屑脱落。自述由于8年前因离异诱发,平素工作压力大时加重。斑块边缘分界清楚,颜色面积日渐加重,皮肤粗糙,皮损已占全身面积70%以上,查面部、双手、腹部及双下肢皆有散在大面积黑色素沉着。伴见纳食减少,倦怠乏力,心烦,失眠多梦,二便尚可,月经量少,色暗,偶发痛经。舌尖红,苔薄白。脉虚弦。

处方:生地20g,当归15g,川芎15g,赤芍15g,防风15g,荆芥15g,制首乌20g,刺蒺藜20g,桃仁10g,红花10g,丹参15g,砂仁10g,白蔻10g,坤草30g,皂刺10g,甲珠5g,黄芪20g,甘草10g。14剂,水煎服,日1剂,分3次服。并嘱患者,少食辛辣刺激食品,多食蔬菜水果,保持心情舒畅。

上方服药14剂后,皮肤不痒,颜色稍淡,体力明显改善,月经量亦增多。因家居外地,故二诊后,每月复诊1次,10个月左右,皮损基本恢复正常,伴随症状全部消失,随访至今,状态稳定。

按:黑变病属中医学"皯黯""黧黑斑"范畴,是一种少见难愈的皮肤病,以青壮年女性多发;文献记载中首见于《太平圣惠方》("夫面皯黯者,由脏腑有痰饮,或皮肤受风邪,致令气血不调,则生黑皯"),《外科正宗》则称之为黧黑斑("黧黑斑者,水亏不能治火,血热不能华肉,以致火燥结成黑斑,色枯不泽"),《医宗金鉴》中亦认为该病"由忧思抑郁,血弱不华,火燥结滞而生于面上,妇女多有之"。康师依据中医辨证认为该患者肝郁脾虚,郁久化火,火燥灼伤阴血,血虚生风而致肌肤失濡出现该病。脾胃虚弱,运化失司,四肢失养,故纳差、倦怠乏力;血不养心,心神不宁,故心烦、失眠多梦;又因久病、血燥煎熬化而为瘀,故斑色紫黑、月经不调。舌脉俱为血虚生燥伴见血瘀之象。遂在原方基础之上加大活血化瘀之功,且酌量佐以醒脾养心调经之品。此般配伍,与证相符,直达病所,故获良效。——[王涛,林静,康广盛.康广盛教授运用当归饮子经验举隅[J].中医药学报,2010,38(3):57-58.]

案3. 李广瑞治疗白癜风案

孙某,女,32岁。1999年9月26日初诊。患者右额及右颈部起白斑已8年。近来发展较快,尤其是额部白斑,已向两颊蔓延扩大,并伴有失眠多梦、腰膝酸软、月经不调等症状,经多家医院治疗无效而来求治。查:形体消瘦,面色不华,鬓角头发变白,右额部和颈部白斑面积分别为2cm×2cm和4cm×5cm,舌淡,苔薄白,脉细无力。

诊断:白癜风。

辨证：阴血亏损，复感风邪，搏于肌肤，气血失和。

治法：养血祛风。

处方：当归饮子加味。

药物组成：当归 15g，生地黄、熟地黄各 12g，白芍 9g，川芎 9g，何首乌 30g，刺蒺藜 30g，黄芪 12g，荆芥 6g，防风 6g，白芷 9g，浮萍 9g，甘草 3g。水煎服，日 1 剂。

用药 28 剂后，白斑开始减退，并出现色素岛。守方续服 3 个月后，白斑基本消退，诸症皆愈。

按：白癜风中医称白驳风，辨证论治是治疗本病的关键。本例患者有明显的血虚风袭之证，治疗当以养血祛风为原则。当归饮子是治疗血虚风燥所致皮肤病的首选良方，方中当归、生地黄、熟地黄、白芍、川芎、何首乌养血活血；刺蒺藜、荆芥、防风三药，具祛血中之风的功效，加入白芷、浮萍以加强祛风之力；黄芪补气固表，与当归为伍，益气生血；甘草调和诸药。由于药症合拍，故取得了满意的临床效果。——(《皮肤病药方大全》)

案 4. 苟海峰治疗慢性荨麻疹案

陈某，女，71 岁，初诊日期：2003 年 12 月 6 日。患者自诉无明显诱因出现皮肤瘙痒半年余，每以夜眠脱衣，洗澡遇寒冷时加重。近月余皮肤瘙痒明显加重，用手搔皮肤后可见大片红色风疹团且高出皮肤，奇痒难耐，苦不堪言。自服息斯敏(雷他定片)，外用止痒药水后瘙痒可缓解一时，隔日症状又现，且止痒效果愈来愈差，严重时彻夜难以入眠，以至于出现头昏眼花、四肢无力、心悸胸闷、多梦健忘、纳呆便溏。诊查：患者面色不华，肢体瘦弱，皮肤干燥、双上肢及背腹部皮肤多处抓痕，皮肤划痕征阳性，舌质淡，舌体胖、边有齿痕，苔薄白腻，脉沉细。

西医诊断：慢性荨麻疹。

中医辨证：瘾疹。

辨证：脾胃虚寒，气血不足。

治则：温中散寒，健脾化湿，益气养血，祛风止痒。

处方：当归饮子原方加党参 15g、炒白术 20g、砂仁 6g。

连服 15 剂，舌苔由腻变薄白，食纳有增，便溏改善，但皮肤瘙痒未完全消除。继以原方加地肤子 20g、全蝎 6g(研末冲服)，红糖为引温服；并予香砂养胃丸 9g，每日 3 次配合治疗，以芳香化湿、和中养胃固其根本。2 个疗程后，皮肤瘙痒止，风疹团块完全消失。随访 1 年未见复发。——[苟海峰.当归饮加减治疗老年慢性荨麻疹 30 例[J].四川中医，2005(9)：80.]

案 5. 张灿　治疗疥癣案

栾某，青年，荣成桑梓村人。患者腹部尺许大小，感受风癣病毒，皮肤瘙痒，逐步粗厚甲错如鳞屑状，别部无感觉，亦无他病，身体健壮。此系风邪癣毒感染，留滞肌肤，局部经络滞塞，血行不畅所致，当以养血祛风为治。当归 15g，川芎 10g，白芍 10g，地黄 10g，防风 10g，荆芥 10g，何首乌 10g，沙苑子 10g，黄芪 6g，金银花 10g，白鲜皮 10g，黄连 6g，甘草 6g。水煎温服。

服 1 剂后，瘙痒减轻。嘱以此方加减服数剂而愈。

按："本案特加金银花、白鲜皮、黄连等，意在加重清热解毒之力也。"方由四物汤合荆芥、防风、黄芪、沙苑子、何首乌组成。适合于心血凝滞，内蕴风热，皮肤疮疥，或肿或痒，或脓水浸淫，或发赤疹瘖瘤。查其组成，四物、何首乌滋阴养血，宜于血虚风燥者，故凡各类皮肤疾患日久，伤及阴血，或肿或痒，均可考虑本方。因方中亦有黄芪，具益气托毒之功，则若脓疮

日久，正虚邪恋，本方可有助正托邪之效。——(《国医大师张灿玾经验良方赏析》)

参考文献

[1] 文谦，李芳梅，杨志波.当归饮子对银屑病模型豚鼠神经酰胺含量、AQP-3基因及蛋白表达的干预研究[J].环球中医药，2016，9(8)：914-917.

[2] 陈文彬，王玉颖，郭淑艳.当归饮子加味治疗小儿急性荨麻疹疗效观察[J].中华中医药学刊，2011，29(6)：1447-1448.

38 实脾散

【方源】“治阴水，先实脾土。”（宋·严用和《严氏济生方》）

【组成】厚朴去皮，姜制，炒　白术　木瓜去瓤　木香不见火　草果仁　大腹子　附子炮、去皮脐　白茯苓去皮　干姜炮，各一两（各 30g）　甘草炙，半两（15g）

【用法】上㕮咀，每服四钱，水一盏半，生姜五片，枣子一枚，煎至七分，去滓温服，不拘时候。（现代用法：加入生姜 5 片、大枣 1 枚，水煎服）

【功用】温阳健脾，行气利水。

【主治】脾肾阳虚，水气内停之阴水。身半以下肿甚，手足不温，口中不渴，胸腹胀满，大便溏薄，舌苔白腻，脉沉弦而迟。

【方解】方中附子温补肾阳以助化气行水，干姜温运脾阳以助运化水湿，二者同用，温补脾肾，扶阳抑阴，共为君药。茯苓、白术健脾和中，渗湿利水，为臣药。木瓜酸温，除湿醒脾和中；厚朴、木香、大腹子行气导滞，化湿行水，使气化则湿化，气顺则胀消；草果温中燥湿，俱为佐药。甘草、生姜、大枣益脾和中，生姜兼能温散水气，甘草亦调和药性，用为佐使。诸药相伍，共奏温阳健脾、行气消肿之功。

【临床应用】本方利水而健脾，温阳以补肾，实脾固肾，脾肾同治，是治疗脾肾阳虚水肿之常用方。现代常用于慢性肾小球肾炎、心源性水肿、肝硬化腹水等的治疗。

【药理研究】

1. 减缓肾损伤　实验和临床研究发现，实脾饮能明显改善糖尿病肾病大鼠“三多一少”的症状，可降低血糖、甘油三酯、胆固醇、血肌酐、尿素氮、24 小时尿蛋白定量，降低肾重/体重的比值，且能明显改善糖尿病肾病大鼠肾脏肥大，保护肾脏结构，改善肾功能，延缓糖尿病肾病发展。实脾饮能明显减轻长期代谢紊乱对大鼠的肾脏损伤。

2. 改善狼疮性肾炎　实验研究发现，实脾散方中各组成药物的功效对狼疮性肾炎具有显著的针对性。具体表现在：①提高机体免疫功能。白术能延长淋巴细胞寿命，增加 T 淋巴细胞表面的白介素-2 受体（IL-2R）表达。同时能有效清除动物体内的免疫复合物；茯苓多糖能显著提高动物腹腔巨噬细胞吞噬能力，激活 T 淋巴细胞和 B 淋巴细胞，从而增强免疫功能；干姜具有抗变态反应的作用；木瓜能明显降低小鼠的胸腺指数，对小鼠单核吞噬系统的功能有明显促进作用，其主要成分齐墩果酸具有促进免疫作用。附子可增强小鼠脾细胞产生抗体的能力及腹腔巨噬细胞活性。②利尿及消腹水作用。白术能抑制大鼠、兔及狗的肾脏对电解质的重吸收，使尿量及 Na^+ 的排泄增加，呈现显著和持续的利尿作用，并且白术对腹膜孔调控作用较强，是治疗腹水的有效药物；茯苓醇提取物有明显利尿作用。临床研究表明，大腹皮参与组方治疗慢性肾小球肾炎、肾病综合征、肝硬化所引起的腹水均有较为显著的疗效。③抗炎作用。白术含有的成分 atractylenolides 对急性炎症有抑制作用；茯苓对多种致病菌有抑制作用；干姜能抑制前列腺素（PG）合成，对抗 5-羟色胺、组胺和促皮质激素样作用，从而产生抗炎功效；木瓜、木香、厚朴均含有具显著抗炎作用的有效提取物。④保肝作用。白术可防止四氯化碳(CCl_4)所致肝糖原减少引起的肝损害,减少肝细胞变性坏死,促进肝的增长;茯苓能明显降低谷丙转氨酶活性,防止肝细胞坏死;干姜和生姜均有较强的抗氧化作用,能够保护肝脏。

【名医用方心得】

宋·严用和:水肿为病,皆由真阳怯少,劳伤脾胃,脾胃既寒,积寒化水。盖脾者土也,肾者水也,肾能摄水,脾能舍水,肾水不流,脾舍湮塞,是以上为喘呼咳嗽,下为足膝肤肿,面浮腹胀,小便不利,外肾或肿,甚则肌肉崩溃,足胫流水,多致不救……治疗之法,先实脾土,脾实则能舍水,土得其政,面色纯黄,江河流通,肾水引矣,肿满自消。——(《严氏济生方》)

元·朱丹溪:若遍身肿,烦渴,小便赤涩,大便闭,此属阳水,先以五皮散,或四磨饮,添磨生枳壳……若遍身肿,不烦渴,大便溏,小便少,不涩赤,此属阴水,宜实脾饮,或木香流气饮。——(《丹溪心法》)

明·吴崑:脾胃虚寒,不能制水,则水妄行,故肢体浮肿;以无郁热,故口不渴而大小皆利。是方也,用白术、茯苓、甘草之甘温者补其虚,用干姜、附子之辛热者温其寒,用木香、草果之辛温者行其滞,用厚朴、腹子之下气者攻其邪,用木瓜之酸温者抑其所不胜。名曰实脾散者,实土以防水也。虽其药味不皆实土,然能去其邪,乃所以使脾气之自实也。——(《医方考》)

清·汪昂:此足太阴药也。脾虚故以白术、苓、草补之,脾寒故以姜、附、草蔻温之,脾湿故以大腹、茯苓利之,脾满故以木香、厚朴导之。然土之不足,由于木之有余,木瓜酸温能于土中泻木,兼能行水,与木香同为平肝之品,使木不克土而肝和,则土能制水而脾实矣。经曰:湿胜则地泥。泻水正所以实土也。——(《医方集解》)

清·张璐:治水以实脾为先务,不但阴水为然。方下所云,治阴水发肿,宜此先实脾土。俨然阴水当温散,阳水当寒泻之旨横于胸中。夫阴水因肾中真阳衰微,北方之水不能蛰藏,而泛溢无制,倘肾气不温,则真阳有灭顶之凶矣。实土堤水,宁不为第二义乎?何方中不用肉桂辛温散结,反用木瓜、厚朴、大腹子耶?即有滞气当散,厚朴尚可暂投,若大腹子之开泄大便,断乎不可妄用也。——(《张氏医通》)

清·吴谦:脾胃虚则土不能制水,水妄行肌表,故身重浮肿。用白术、甘草、生姜、大枣以实脾胃之虚也;脾胃寒,则中寒能化水,水停肠胃,故懒食不竭,二便不实。用姜、附、草果,以温脾胃之寒;更佐大腹、茯苓、厚朴、木香、木瓜者,以导水利气。盖气者水之母也,土者水之防也,气行则水行,土实则水治,故名曰实脾也。然此方导水利气之力有余,阴水寒盛而气不虚者固所宜也。若气少声微,则必以理中汤加附子,数倍茯苓以君之,温补元气以行水为万当也。苓桂术甘汤、实脾饮、肾气丸,皆治阳虚水气之证。苓桂术甘汤治上焦阳虚不能输布,水留于上,心下逆满,气上冲胸,故用苓、桂、术、甘之品扶阳通气,输水道也。实脾饮治中焦阳虚不能蒸化,水渍于中,外泛作肿,二便通利,故用姜、附、苓、术之剂,培土温中,胜寒湿也。肾气丸治下焦阳虚,不能行水,小便不利,肢体浮肿,喘急腹胀,故用桂、附、地、苓之辈,温而补之,以行水也。——(《医宗金鉴·删补名医方论》)

清·汪绂:阴水之作,由命火不壮,脾胃虚寒,而或外兼冷饮,身冒寒湿,土不能制水,则水妄行无制而浮肿也。白术实脾燥湿之君药,茯苓佐白术以渗湿,甘草佐白术以厚脾,厚朴破土中之郁塞,草豆蔻暖脾胃,开郁积,大腹子苦涩,功专降泄,彻于下极,攻坚破积,燥湿除痰,而涩味亦能敛阴。按大腹子之力不及槟榔,然此不用槟榔而用大腹子,意以功专脾胃欤。木香亦以通理三焦之气,然槟榔降浊之意为多,木香升清之意为多。木瓜酸以泻肝邪于土中,敛水气以归化,故能舒筋消肿。土不能制水,肾不能摄水,皆以命门火衰故也,附子以大壮命火,则肾中有阳而脾暖能制水矣。黑姜色黑入肾,以佐附子补命门火,此二味又所以实脾之根本也。——(《医林纂要探源》)

清·徐大椿:脾气虚衰,寒湿内滞,不能为胃行其津液,而输化无权,故大腹胀满,泄泻不止焉。附子补火,力能生土,白术健脾,性燥湿,干姜暖胃祛寒,茯苓和脾渗湿,草果消寒滞,厚朴散湿满,大腹泻满退胀,广木香调气和中,宣木瓜平肝木以舒脾,粉甘草缓中州以和胃,生姜散寒邪以温胃也。水煎温服,俾脾气内强,则为胃行其津气而寒湿自散,输纳有权,何腹胀泄泻之不退哉?此实脾退胀之剂,为脾虚寒湿胀泻之专方。——(《医略六书·杂病证治》)

清·张秉成:夫水有阴阳,治宜各别。阳水者,其人素禀阳盛,或酒饮蓄聚,或湿热蕴留,久则脾胃日虚,不能运化,或发于内,或溢于外,为肿为胀,所由来也。阴水者,纯是阳虚土败,土不制水而然。经云:湿胜则地泥。故脾旺则运化行而清浊分,其清者为气、为血、为津、为液;浊者则为汗、为溺,而分消矣。则知治水当以实脾为首务也。白术、甘草补脾之正药,然非姜、附之大辛大热助火生土,何以建其温补健运之功?而后腹皮、茯苓之行水,厚朴、木香之快气,各奏厥功。草豆蔻芳香而燥,治太阴独胜之寒;宣木瓜酸涩而温,疏脾土不平之木。祛邪匡正,标本得宜耳。——(《成方便读》)

清·喻嘉言:按治水以实土为先务,不但阴水为然。方下所云治阴水发肿,用此先实脾土,然则其后将用何药邪?俨然阴水当补,阳水当泻之念,横于胸中,故其言有不达耳。夫阴水者,少阴肾中之真阳衰微,北方之水,不能蛰封收藏,而泛溢无制耳。倘肾气不温,则真阳有灭顶之凶矣。实土以堤水,宁不为第二义乎?方中不用桂,而用厚朴、槟榔,尚有可议耳。——(《医门法律》)

今·丁学屏:肾为胃关,关门不利则聚水而成肿,或脾不能散精归肺,肺不能四布水精,三焦决渎之道不利,亦水积而成肿。故水肿一证,以肾为本,肺为标,脾为制,三焦为道路也。严式此方,治阴水肢体浮肿法也。盖肾为胃关,从阳则开,从阴则关,肾中无火,关门但阖不开,故聚水而成肿也。实脾饮方,乃附子理中加味者也。水为阴邪,非温不化,附子、干姜辛温大热,温煦脾肾阳气,以治其本;白术、茯苓、甘草、崇土制水;厚朴、草果温脾化湿,助中土四布水精之用耳。大腹、木香行气以化湿。有主有从,知标与本,故治阴水水肿,用多且广矣。——(《古方今释》)

【名医验案选录】

案 1. 朱卓夫治疗水肿案

某男,遍身水肿,腹胀,面色苍白,二便通利,口不渴,饮食少思,邀余诊之。探其脉一息三至,舌苔白滑。此乃阴寒水肿也,拟以实脾饮。

厚朴、白术、木瓜、腹皮、附子、木香、草果、茯苓、干姜、生姜。

服 5 剂后,肿已渐消,后仍以原方加蝼蛄 2 只,研末泡兑,再服 5 剂而瘥。余治阴寒水肿,投以此方,屡实皆验。

按语:本案属阴寒水肿证,乃脾阳不足,水气内停所致。用本方温阳健脾,行气利水,加蝼蛄利水通便,故一举获效。——(《湖南省老中医医案选·朱卓夫医案》)

案 2. 孙延春治疗肝硬化中毒性鼓肠案

郭某,男,45 岁,因间歇性腹水 2 年,加重 3 个月,于 1998 年 1 月 16 日以“肝硬化腹水”收住。患者既往有乙肝病史 10 年。入院时精神萎靡,怯寒乏力,咽干渴,频欲冷饮,腹胀不能平卧,但苦气短,尿少,大便4日未行,偶有矢气。查:弥漫性腹膨隆,大量腹水,腹围76cm,脾脐下2cm,下肢水肿(++)。B超示肝硬化并大量腹水,脾重度肿大。入院后经利尿、保肝、补充蛋白等处理,病症未见缓解。

诊治时已住院16天,自述腹胀甚,纳差,大便4日未行,舌红、苔白腻,脉细滑无力,余症同前。

西医诊断:肝硬化中毒性鼓肠。

中医诊断:脾肾阳虚型气水双臌证。

治法:培土益火,破气利水。

处方:实脾散加减。

药物组成:茯苓30g,干姜10g,炒白术30g,桂枝15g,大腹皮15g,炒莱菔子20g,厚朴10g,附片10g,麦冬15g,生地10g,车前子5g,炙甘草4g。3剂。服药后患者每日排气排便约2~3次,其间停用西医利尿及白蛋白治疗。3剂服完后患者自述无腹胀,二便调。查:腹水量少,腹围72cm,脾肋缘下2cm,下肢不肿。既已有效,上方随证加减,病未进渐减。——[孙延春.中药治疗肝硬化中毒性鼓肠2例[J].甘肃中医学院学报,1998(4):45.]

案3. 陈扬桥治疗慢性肾炎案

谢某,男,65岁,退休干部,于1997年10月4日初诊。主诉:"脘腹胀闷、小便短少、四肢浮肿2年。"患者3年前患胃癌,做切除手术后,开始出现食少,大便溏烂,四肢不温,大约1年,开始腰膝酸软、乏力,小便短少,日趋加重,经多方治疗效果欠佳,转到我所就诊。检查,四肢高度水肿,按之凹陷,皮肤光滑不温,血、尿常规检查提示慢性肾炎。证属脾虚受湿,肾阳亏虚。治疗:实脾散加车前子15g,每日1剂。5剂后,水肿明显消退,28剂痊愈,随访至今无复发。

按语:慢性肾炎属中医"水肿"范畴。《素问·至真要大论》曰:"诸湿肿满,皆属于脾。"《诸病源候论·水肿候》曰:"肾者主水,脾胃俱主土,土性克水,脾与胃相为表里,胃为水谷之海,今胃虚不能转化水气,使水气渗透经络,浸渍腑脏,故水气溢于皮肤而肿也。"本症属胃虚不能转化水气,致土不克水,久病伤肾,使肾阳亏虚,膀胱气化不行,水液内停,溢于皮肤而水肿。故应用实脾散,健脾燥湿,温肾助阳,化气行水,标本同治而收效。——[陈扬桥.实脾散加减治疗慢性肾炎[J].中国乡村医药,2002(2):45.]

案4. 刘国强治疗肝硬化伴腹水案

李某,男,47岁,农民,2002年9月27日初诊。患者有乙肝病史20余年,间断服用抗病毒、保肝等药物治疗,肝功能异常时有反复。近半年来病情加重,1个月前曾在当地医院以肝硬化伴腹水住院治疗,效果欠佳,特来求治。刻诊:腹部胀满不适,精神倦怠,恶心纳差,形寒肢冷,小便不利。查体见面色苍白,颈项部有数枚蜘蛛痣,腹部膨大,移动性浊音(+),肝脾肋下可触及,下肢轻度浮肿,舌暗淡,苔薄白,脉沉。肝功能检查:天冬氨酸氨基转移酶(AST)186.5U/L,丙氨酸氨基转移酶(ALT)131.4U/L,总胆红素(TBIL)82.47μmol/L,白蛋白(ALB)23.42g/L。腹部B超检查提示门静脉宽1.3cm,肝硬化腹水,脾大。中医辨证为脾肾阳虚,湿浊内停。病机为湿毒内蕴日久,伤及脾肾阳气,气机运行不畅,水液运化不利,进而导致瘀血内生。方用实脾饮加味。药用:熟附片(先煎)、木瓜、槟榔、木香、干姜、泽兰、川牛膝各10g,茯苓、白术、益母草各15g,草果、厚朴各6g。6剂后患者感觉症状明显减轻,而后继续应用实脾饮加减2个月余。复查肝功能:AST 51.6U/L,ALT 43.7U/L,TBIL 31.25μmol/L,白蛋白37.29g/L。B超提示门静脉宽1.2cm,肝硬化,脾大,无腹水。患者自觉无明显异常,继

以中药善后治疗。——[叶峥嵘,杨毅.刘国强运用实脾饮经验举隅[J].山西中医,2005(1):11-12.]

参考文献

[1] 李卫国.实脾饮对糖尿病肾病脾肾阳虚证大鼠模型 TC、TG 及肾脏组织学的实验研究[D].兰州:甘肃中医学院,2012.

[2] 陈霖,元颖,赵元林.实脾散治疗狼疮性肾炎机理浅探[J].河北中医,2001,23(6):448-449.

39 温　经　汤

【方源】“若经道不通，绕脐寒疝痛彻，其脉沉紧。此由寒气客于血室，血凝不行，结积血为气所冲，新血与故血相搏，所以发痛。譬如天寒地冻，水凝成冰。宜温经汤及桂枝桃仁汤、万病丸。”（宋·陈自明《妇人大全良方》）

【组成】当归　川芎　芍药　桂心　牡丹皮　莪术各半两（各6g）　人参　甘草　牛膝各一两（各9g）

【用法】上㕮咀，每服五钱。水一盏半，煎至八分，去滓温服。

【功用】温经散寒，活血调经。

【主治】月经后期证属寒凝血瘀者。症见经期错后，量少，经色紫暗有块，小腹冷痛拒按，得热痛减，畏寒肢冷，舌暗，苔白，脉沉紧或沉迟。

【方解】本方所治之证系由寒气客于血室，以致血气凝滞所致。寒邪客于冲任，血为寒凝，运行不畅，血海不能按期满溢，故月经推迟而至，量少，经色紫暗有块；寒邪客于胞中，气血运行不畅，“不通则痛”，故小腹冷痛，得热后寒散血行，故小腹痛减；寒为阴邪，易伤阳气，阳气不得外达，故畏寒肢冷。舌暗，苔白，脉沉紧或沉迟也为寒凝血瘀之证。治宜温经散寒，活血调经。

方中肉桂温经散寒，通脉调经为君。当归补血活血，调经止痛；牛膝活血祛瘀，引血下行，二者助肉桂温经活血，为臣。川芎为血中气药，善活血行气调经；牡丹皮、莪术活血化瘀止痛；气属阳，故以人参大补元气，肉桂使阳气振奋，而寒邪去，以上为佐。甘草和中调药为使。全方共奏温经散寒，活血调经之效。故宜用于寒气客于血室，以致血气凝滞，月经错后、脐腹作痛之证。

【临床应用】温经汤主治中医月经后期、月经过少、闭经、痛经、不孕等；临床用于功能失调性子宫出血、原发性或继发性闭经、痛经、慢性盆腔炎，不孕症、贫血等，辨证属寒凝血瘀者。

【药理研究】调节卵巢功能。实验研究发现：

（1）加减温经汤能显著改善寒凝血瘀模型大鼠的症状，调节动情周期，改善卵巢的组织形态结构，调节血清 E_2、P、T、LH、FSH 水平。从而显著调节寒凝血瘀模型大鼠的卵巢功能。

（2）寒凝血瘀大鼠 HO/CO 调节失常，供血障碍，影响了卵巢的功能。加减温经汤能够增强卵巢组织 HO-1、HO-2 mRNA 及蛋白的表达，提高寒凝血瘀大鼠血浆碳氧血红蛋白（COHb）水平，调节 HO/C0，改善局部血供，调节卵巢的功能。

（3）HO/CO 系统与血管舒-缩因子相关联，共同调节血管舒-缩的功能，维持脏器正常的血液供应，寒凝血瘀大鼠血浆 COHb 活性降低，卵巢组织 ET-1、Ang-Ⅱ活性升高，NO、降钙素基因相关肽（CGRP）活性降低。血管舒-缩障碍，加减温经汤能够调节寒凝血瘀大鼠血浆 COHb 及卵巢组织 ET-1、Amg-Ⅱ、NO、CGRP 活性，使血管舒缩正常，改善局部血供。

（4）血管生成在女性生殖调节中起着重要的作用并与 HO/CO 系统密切相关。寒凝血瘀大鼠 HO/CO 活性降低，卵巢组织血管内皮生长因子（VEGF）表达减弱，微血管密度（MVD）降低，血管生成调节障碍。加减温经汤能够升高寒凝血瘀大鼠 HO/CO 活性，使卵巢组织 VEGF 表达增强、MVD 升高，促血管生成，改善局部血供，调节卵巢的功能。

【名医用方心得】

宋·陈自明：若经道不通，绕脐寒疝痛彻，其脉沉紧。此由寒气客于血室，血凝不行，结积血为气所冲，新血与故血相搏，所以发痛。譬如天寒地冻，水凝成冰，宜温经汤。——（《妇人大全良方》）

明·汪机：治血气亏败，以致经水蓄积不通。法当调补为主，攻积通经为标。是以用人参、甘草补气，归、芎、白芍、牡丹皮补血，桂心、牛膝、莪术攻积行血通经。——（《医学原理》）

今·夏桂成：《良方》温经汤的着重点在于温经调血，疏散风冷，故以四物汤为基础，加入肉桂、莪术、牛膝以及人参、甘草。考虑到疏散风冷，故去熟地，加人参、甘草以扶正，此乃受大温经汤之影响，方意在于去实，通过活血温经达到祛寒，恢复阳气的目的，故不仅对月经后期量少等病证有效，而且对不通则痛的痛经亦有效，如能加入琥珀、延胡索、五灵脂等，治疗痛经疗效更佳。——（《实用妇科方剂学》）

今·梁剑波：因血寒而致的经后期，主要证候为月经量少色暗，腹痛绵绵喜按。面色青白，畏寒肢冷。舌质淡红，脉沉紧。治宜温经散寒，活血调经。常用《妇人大全良方》的温经汤化裁：党参、白术各十五克，当归、白芍、炒牛膝、牡丹皮、香附、台乌药各十克，川芎、炙甘草各五克，肉桂三克，清水煎服。——（《妇科菁萃》）

今·袁立霞：方中仅以一味桂心温通血脉、散寒祛瘀，配用大队活血养血祛瘀之品如川芎、丹皮、芍药、牛膝、莪术、当归以祛除瘀滞，人参、甘草益气健脾。从组方结构看，《校注妇人良方》温经汤与仲景温经汤大同小异，仅是方中活血化瘀之功较著，而温补、滋养之力不足，主治亦应以实证为主。《校注妇人良方》温经汤主治症候群中并未见虚证，为何配用健脾益气之品，此点正是陈自明得之于仲景温经的用药经验。——（《读经典学名方系列·妇科病名方》）

【名医验案选录】

案 1. 陆士龙治疗痛经案

一妇经水不调，未来先痛，行后又痛。用人参、炙草、川芎、肉桂、丹皮（酒洗）各五钱，白术、茯苓各一两半，当归（酒洗）、白芍（酒炒）、益母草（酒洗，蜜拌）各一两，白芷、木香各三钱，糊丸。

按：痛经有虚实寒热之分，痛在经前经期为实，痛在经后为虚，此案月经未来先痛、行后又痛，乃为虚实夹杂，用《校注妇人良方》温经汤去莪术、牛膝之破血下行之品，加益母草、白术、木香之理气活血止痛之剂，共奏温经散寒、活血止痛之效。——（《古今专科专病医案·妇科》）

案 2. 陈玲名治疗原发性痛经案 1

马某，女，21 岁，于 2014 年 4 月 9 日就诊。主诉：经行腹痛伴恶心欲吐，周身寒冷四年。末次月经 3 月 14—18 日，平素经量可，色暗，夹小血块，得温则减，经前胸胀，触之则痛，甚则不能触衣，伴腰酸甚，幼时过食生冷，平素四末不温。舌质紫暗苔薄白，边有齿痕，脉弦细尺脉弱。

中医诊断：痛经。

辨证:寒凝血瘀证。

治法:活血化瘀,温经止痛。

处方:温经汤加减。

药物组成:党参 30g,桂枝 10g,莪术 10g,牡丹皮 10g,川芎 10g,柴胡 6g,当归 10g,赤芍 15g,川牛膝 20g,益母草 30g,姜黄 15g,刘寄奴 15g,五灵脂 15g,白芍 30g,甘草 6g,元胡 30g,没药 20g,吴茱萸 10g,细辛 3g,白芥子 15g,路路通 20g,通草 10g,桑寄生 30g,续断 15g,杜仲 15g。7 剂,水煎服,日 2 次。嘱患者心情愉悦,注意保暖。

2014 年 4 月 16 日复诊:患者自诉 4 月 10 日经至,诸证减轻,但仍有恶心。舌淡紫,苔薄腻、边有齿痕,脉沉缓尺脉弱。治疗在原方基础上加清半夏 30g、枳壳 20g、炙枇杷叶 12g、竹茹 15g。7 剂,水煎服,日 2 次。

2014 年 4 月 23 日复诊:患者自述无明显不适。舌紫暗,苔薄白,边有齿痕,脉沉缓而弱。治疗在首方的基础上加茯苓 15g、白术 10g、益母草 30g、红花 20g,14 剂,水煎服,日 2 次。

2014 年 5 月 7 日复诊:患者自述今日经至,诸证皆无,心情愉悦。

按:患者幼时过食生冷导致寒凝血瘀,血得寒则凝,血行不畅则行经腹痛,血块下则痛减及腹痛得温则缓,说明本病为实寒证,舌诊脉诊亦已证明。《素问·调经论》:“血气者,喜温而恶寒,寒则气不能行,温则消而去之。”故以温经汤为主,随症加元胡、没药、五灵脂、白芍、细辛缓解腹痛症状;姜黄、刘寄奴增强活血化瘀之功;路路通、通草通气活络;桑寄生、续断、杜仲补肝肾,强筋骨减轻腰酸之证;益母草、红花养血活血;竹茹、炙枇杷叶、姜半夏对呕吐作用;柴胡归肝、胆经,引药入肝经,疏肝解郁。——[陈玲名.温经汤治疗原发性痛经的临床经验[J].中国中医药现代远程教育,2015,13(14):125-126.]

案 3. 陈玲名治疗原发性痛经案 2

刘某,女,32 岁,于 2014 年 9 月 17 日就诊。主诉:自初潮起痛经合并月经量少,加重 3 个月。末次月经 2014 年 9 月 16 日至今,患者自述 3 个月前大怒后诸症加剧,现经量不足原经量 1/2,经期小腹胀痛伴下坠感,块下痛减,经色暗红,经前胸胀甚则不能触衣,平素脾气急躁。舌质紫暗苔薄白、有裂纹、边有齿痕。脉弦涩,尺脉沉。

中医诊断:痛经。

辨证:肾虚肝郁,气滞血瘀。

治法:疏肝理气,活血化瘀。

药物组成:党参 30g,桂枝 10g,莪术 10g,牡丹皮 10g,川芎 10g,柴胡 6g,当归 10g,赤芍 15g,川牛膝 20g,益母草 30g,姜黄 15g,刘寄奴 15g,五灵脂 15g,白芍 30g,甘草 6g,元胡 30g,没药 20g,北沙参 20g,麦冬 15g,川楝子 10g,制何首乌 15g,枸杞子 15g,熟地黄 15g,山萸肉 20g,茯苓 15g,白术 10g,甘草 10g,红花 20g。7 剂,水煎服,日 2 次,嘱患者心情愉悦。

服药后症状明显缓解,随证加减治疗 3 个月余,经量尚可,痛经无。

按:患者因情志刺激,大怒则伤肝,肝失条达,气滞血瘀,瘀血阻胞宫、冲任,导致血行不畅,“不通则痛”,则痛经月经量少症加剧。《张氏医通》云:“经行之际……若郁怒则其逆,气逆则血滞于腰腿心腹背肋之间,遇经行时则痛而重。”肝郁气滞,经脉不利,故乳房胀痛,以温经汤为主方,又因有形之血生于无形之气,故加四君子汤,补气生血兼助行血化瘀。“经水出诸肾”,月经的产生以肾为主导,肾藏精,肝藏血,以熟地黄、山萸肉、枸杞子取左归饮之意滋补肾精,一贯煎滋养肝阴,加之配以逍遥散使肝体得养肝气得舒。——[陈玲名.温经汤治疗原发性痛经的临床经验[J].中国中医药现代远程教育,2015,13(14):125-126.]

案 4. 曹阳治疗子宫内膜异位症案

王某，女，29 岁。2014 年 5 月 18 日初诊。经行小腹冷痛 10 余年，加重 2 个月。患者 13 岁初潮，平素月经尚规律，经行 5~7 天，周期 28~30 天，经量中等，色暗红夹有血块，每逢经前及行经时小腹冷痛，得热痛减，时有恶心呕吐。患者幼时经期贪食生冷，平素怕冷，手、足凉。已婚 2 年，未孕。刻诊：末次月经 2014 年 5 月 18 日，经行 7 天，量初中后少，色暗，夹血块，痛经 3 天，欲呕吐，未服止痛药，伴腰腹坠痛，形寒肢冷。舌质暗，边夹瘀点，苔白，脉弦紧。妇科检查：外阴(-)，阴道畅，宫颈光，子宫后倾，偏大，子宫后壁表面可触及黄豆大小的硬实结节，触痛(+)，左侧附件可触及一包块，大小约 3cm×3cm，轻压痛。B 超示左侧附件囊肿(左卵巢内见一弱回声区，大小 37mm×35mm×32mm，内部充满细密回声)，子宫直肠窝积液 26mm×12mm。

西医诊断：子宫内膜异位症，卵巢囊肿，不孕。

中医诊断：痛经，癥瘕，不孕。

辨证：宿瘀内结，寒凝胞宫。

治则：温经散寒，祛瘀止痛。

处方：《良方》温经汤加减。

药物组成：当归 12g，川芎 9g，赤芍 12g，桂枝 9g，莪术 12g，牡丹皮 12g，党参 12g，茯苓 12g，牛膝 9g，炙甘草 6g，吴茱萸 6g，姜半夏 9g，乌药 9g。7 剂，每日 1 剂，水煎取汁 300ml，分早、晚 2 次温服。

2014 年 6 月 19 日二诊：诉 2014 年 5 月 29 日月经来潮，经行 6 天，此次经行腹痛明显好转，痛经 3 小时，无恶心，仍形寒肢冷、腰腹酸胀。舌质暗，苔白，脉细涩。

处方：当归 12g，川芎 9g，赤芍 12g，桂枝 9g，莪术 12g，牡丹皮 12g，党参 12g，茯苓 12g，牛膝 9g，炙甘草 6g，杜仲 12g，桑寄生 12g，熟地黄 12g，乌药 9g。14 剂，每日 1 剂，煎服方法同前。此后每次经前服初诊方 7 剂，共服用 3 次，未见痛经。

2014 年 11 月 14 日三诊：患者停经 35 天，无阴道出血，末次月经 2014 年 9 月 30 日，经行 6 天，无痛经。苔薄质淡、边有齿痕，脉细滑。测血清人绒毛促性腺激素(hCG)151. 93mU/ml，孕酮(P)75. 49nmol/L。诊断：早孕，宫外孕待排。拟益肾安胎。处方：党参 12g，白术、白芍各 12g，川续断 12g，菟丝子 12g，苎麻根 12g，桑寄生 15g，巴戟天 12g，砂仁 3g，杜仲 12g，紫苏梗 12g，姜竹茹 6g，阿胶 12g。7 剂，每日 1 剂，煎服方法同前。随访 10 个月，据电话，患者云已生一子。

按：本例患者经行腹痛，并呈进行性加重，根据其症状、体征及辅助检查结果，可确诊为子宫内膜异位症。此外，患者幼时经期贪食生冷，导致寒气客于冲任、胞中，血得寒则凝，以致经血凝滞不畅，则行经腹痛，色暗红夹有血块，舌质暗、边夹瘀点，苔白，脉弦紧，此属实寒证。《素问 · 调经论》载："血气者，喜温而恶寒，寒则气不能行，温则消而去之。"故治宜温经散寒，祛瘀止痛。方用《良方》温经汤温经散寒，化瘀止痛；佐以吴茱萸、姜半夏降逆止呕，党参、茯苓健脾益气，乌药、甘草缓急散寒止痛。二诊时诉痛经明显缓解，但仍有形寒肢冷、腰腹坠胀感。分析原因为寒凝血脉，脉道收引，致气血运行受阻，故腰腹坠胀；阳气被遏，不能外达肌肤，则形寒肢冷；又患者病程较长，病久易损伤正气，寒邪亦易损伤阳气，导致阳气虚损，肾阳不足。故遵首方之温通大法，加杜仲、桑寄生以温肾强腰，熟地黄滋阴养血。《良方》温经汤一方使气血寒滞得以温暖而恢复正常运行，通则不痛，同时使瘀滞的经水得以畅下，气血充盈，冲任得固，胞宫得养，月水有调而易受孕。怀孕后当注重安和，若过于攻伐，则势必会造成堕胎,故患者虽合并卵巢囊肿,但怀孕后未行针对囊肿的治疗,而重在安护胎气。予党参、白术健脾益气安胎;桑寄生、苎麻根、杜仲、川续断补肾壮腰以系胎;阿胶、白芍滋水益精,养血润燥;紫苏梗、竹茹降逆止呕,以顾护胎元。[曹阳,曹莉莉,王唯迪,等.良方温经汤治疗子宫内膜异位症浅析[J].河北中医,2017,39(3):449-452.]

参考文献

成秀梅.加减温经汤对寒凝血瘀大鼠卵巢 HO/CO 系统及相关因素的影响[D].石家庄:河北医科大学,2006.

40 泻白散

【方源】“治小儿肺盛，气急喘嗽。”（宋·钱乙《小儿药证直诀》）

【组成】地骨皮洗去土，焙　桑白皮细锉炒黄，各一两（各30g）　甘草炙，一钱（3g）

【用法】上锉散，入粳米一撮，水二小盏，煎七分，食前服。（现代用法：水煎服）

【功用】清泻肺热，止咳平喘。

【主治】肺热喘咳证。气喘咳嗽，皮肤蒸热，日晡尤甚，舌红苔黄，脉细数。

【方解】方中桑白皮甘寒性降，专入肺经，善清肺热，泻肺气，平喘咳，故以为君。地骨皮甘寒入肺，可助君药清降肺中伏火，为臣药。君臣相合，清泻肺热，以使金清气肃。炙甘草、粳米养胃和中，培土生金，以扶肺气，兼调药性，共为佐使。四药合用，共奏泻肺清热、止咳平喘之功。

【临床应用】本方是治疗肺热咳喘证的常用方剂。临床应用以咳喘气急，皮肤蒸热，舌红苔黄，脉细数为辨证要点。现代临床可用于肺炎初期、支气管炎、百日咳、小儿麻疹初期等属肺有伏火者。

【药理研究】

1. 抗菌作用　泻白散对金黄色葡萄球菌、结核杆菌、伤害杆菌、流感甲型京科68-1病毒、福氏痢疾杆菌和大肠杆菌均有抑制作用。

2. 解热作用　泻白散对实验室发热的家兔有解热作用。

【名医用方心得】

明·吴崑：肺为火患，喘满气急者，此方主之。肺苦气上逆，故喘满；上焦有火，故气急。此丹溪所谓气有余便是火也。桑白皮味甘而辛，甘能固元气之不足，辛能泻肺气之有余；佐以地骨皮之泻肾者，实则泻其子也；佐以甘草之健脾者，虚则补其母也。此云虚实者，正气虚而邪气实也。又曰：地骨皮之轻，可使入肺；生甘草之平，可使泻气，故名以泻白。白，肺之色也。——（《医方考》）

明·汪昂：此手太阴药也。桑白皮，甘益元气之不足，辛泻肺气之有余，除痰止嗽；地骨皮，寒泻肺中之伏火，淡泄肝肾之虚热，凉血退蒸；甘草，泻火而益脾；粳米，清肺而补胃，并能泻热从小便出。肺主西方，故日泻白。——（《医方集解》）

清·张山雷：此为肺火郁结，室塞不降，上气喘急者之良方。桑白、地骨，清泄郁热，润肺之燥，以复其顺降之常。惟内热上扰，燥渴舌绛者为宜。若外感寒邪，抑遏肺气，鼻塞流涕，咳嗽不爽，法宜疏泄外风，开展肺闭者，误用是方，清凉抑降，则更增其壅矣。——（《小儿药证直诀笺正》）

清·王子接：肺气本辛，以辛泻之，遂其欲也。遂其欲当谓之补，而仍云泻者，有平肺之功焉。桑皮、甘草，其气俱薄，不燥不刚，虽泻而不伤于娇脏。……《经》言：肺苦气上逆，急食苦以泄之。故复以地骨皮之苦，泄阴火，退虚热，而平肺气。……使以粳米、甘草，缓桑、骨二皮于上，以清肺定喘。——（《绛雪园古方选注》）

清·季楚重:《经》云,肺苦气上逆。上逆则上焦郁热,气郁生涎,火郁生热,因而治节不行,壅甚为喘满肿嗽。泻白者,正金之令,驱气之逆,非劫金而泻之也,法使金清则气肃。桑根白皮,禀西方燥金之气,甘辛能入肺而泻气之有余;地骨皮凉平,调不足之阴,能清阴中之火,滋肾子以清母;甘草益土和中,且生能泻火,补母土以食子,泻补交致,金元自正;于以佐桑皮而行造气之愤郁,鲜不达矣,较之黄芩、知母,苦寒伤胃者远矣。夫火热伤气,救肺之治有三:伤寒邪热侮肺,用白虎汤除烦,此治其标;内症虚火烁阴,用生脉散益阴,此治其本;若夫正气不伤,郁火又甚,则泻白散之清肺调中,标本兼治,又补二方之不及也。——(《古今名医方论》)

清·张秉成:治肺火皮肤蒸热,洒淅恶寒,日晡益盛,喘嗽气急等证,夫肺为娇脏而属金,主皮毛,其性以下行为顺,上行为逆。一受火逼,则以上之证见矣。治此者,皆宜清之降之,使复其清肃之令。桑白皮……其甘寒之性,能入肺而清热。地骨皮……其甘淡而寒之性,虽能泻肺之伏火,然观其命名取意,能入肝肾,凉血退蒸,可知二皮之用,皆在降肺气。降则火自除也。甘草泻火而益脾,粳米清肺而养胃,泻中兼补,寓补于宣,虽清肺而仍固本耳。——(《成方便读》)

【名医验案选录】

案 1. 钱乙治肺热

东都张氏孙,九岁,病肺热。他医以犀、珠、龙、麝、生牛黄治之,一月不愈。其证:嗽喘、闷乱,饮水不止,全不能食。钱氏用使君子丸、益黄散。张曰:本有热,何以又行温药?他医用凉药攻之,一月尚无效。钱曰:凉药久则寒不能食,小儿虚不能食,当补脾,候饮食如故,即泻肺经,病必愈矣。服补脾药二日,其子欲饮食。钱以泻白散泻其肺,遂愈。张曰:何以不虚?钱曰:先实其脾,然后泻肺,故不虚也。——(《小儿药证直诀》)

案 2. 祝谌予治肺热

何某,女,19 岁。初诊:1978 年 6 月 15 日。

主诉:持续高热伴咳嗽,胸痛 20 余天。患者于 1978 年 5 月 18 日外出劳累,两天后出现高热,体温达 39℃以上,伴胸痛、咳嗽、咳少量黄黏痰。外院用青、链霉素治疗 3 天无效,来本院急诊,查血 WBC 20×10^9/L,血沉 65mm/h,胸透示左下肺大片实变阴影,痰培养为克雷伯菌,确诊为左下肺炎,经用多种抗生素治疗 2 周高热持续不退,体温仍波动在 38~40℃,于 6 月 11 日收住入院。曾 3 次因左下肺炎住院。入院查体:T 39.7℃,R 32 次/min,P 120 次/min,BP 120/80mmHg。急性病容,精神萎靡,左下肺听诊呼吸音低弱,叩诊浊音,乃邀会诊。症见:高热汗出痛,不恶寒但恶热,口渴思饮,干咳少痰,左胸疼痛,乏力神疲,纳食不甘。舌淡红,苔黄燥,脉细滑数。

中医辨证:风温犯肺,气分热盛。治法:辛寒清热,宣肺止咳。方药:白虎汤、泻白散加减。生石膏 30g(先下),知母 12g,金银花 15g,连翘 10g,大青叶 30g,芦根 30g,白茅根 30g,桑白皮 12g,地骨皮 24g,炙前胡 10g,生甘草 6g。每日 1 剂,水煎服,6 剂。

二诊:体温降至 38℃,口渴汗出均减,仍纳食不甘,痰不易咳出,舌苔薄白,脉细滑数。守方去芦根、生甘草,加茯苓 15g、陈皮 10g、焦三仙各 10g,6 剂。

三诊:体温波动于 37.5℃左右,咳嗽减轻,胃脘不适,守方去生石膏、知母,加黄芩 10g、法半夏 10g。续服 6 剂,体温正常,诸证均愈,停用抗生素。食纳仍差,舌淡,脉细滑。化验白细胞计数 6.6×10^9/L,胸片复查左下肺后基底段有密度增高影,考虑炎症合并胸膜病变所致。辨为病邪乍退而脾胃未复之象。拟从调补脾胃治之,方宗五味异功散加味。处方:党参

10g,白术10g,茯苓12g,炙甘草6g,陈皮10g,鸡内金10g,焦三仙各10g。水煎服。服药6剂,病愈出院。2周后复查胸片示左下肺炎症明显吸收。

按语:本案高热伴咳嗽、胸痛持续20余日不解,属于中医风温肺热,一般多用麻杏石甘汤加减以清热泻肺,止咳平喘。但考虑风热由卫及气,卫分之邪未解而肺胃气分热盛,且高热日久,口渴汗出明显,再用麻黄恐更伤津液。故选用白虎汤加芦茅根为主清阳明经热,生津止渴;加金银花、连翘、大青叶清热解毒,透邪于卫分;桑白皮、地骨皮、前胡泻肺清热,止咳化痰。全方内清外透,给邪气以出路,故发热徐退,咳止痛消。其后用五味异功散加减调补脾胃,恢复体能,乃习用热病善后之法。——(《祝谌予临证验案精选》)

案3. 施今墨医案

冯某,男,59岁。

现病史:病历2个月,初患咳嗽,胸际不畅,未以为意,近日咳嗽加剧,且有微咳,痰浊而多,味臭,有时带血,胸胁震痛,稍有寒热,眠食不佳,小便深黄,大便干燥。舌苔黄厚,脉滑数。

中医辨证:外感风寒,未得发越,蕴热成痈。治法:排毒解毒,涤痰清热为主。方药:鲜苇根24g,桑白皮6g,鲜茅根24g,旋覆花(用布包)6g,代赭石12g,地骨皮6g,薏苡仁18g,橘红5g,桃仁6g,冬瓜子(打)18g,陈橘络5g,炒杏仁6g,北沙参10g,桔梗6g,仙鹤草18g,甘草5g。

二诊:服药5剂,寒热渐退,喘平嗽轻,痰减仍臭,已不带血,眠食略佳,二便正常,尚觉气短,胸闷,仍遵原法。鲜苇根24g,瓜蒌18g,鲜茅根24g,薤白9g,旋覆花(用布包)6g,代赭石12g,炙白前5g,炙紫菀5g,法半夏10g,炙百部5g,炙橘红5g,枇杷叶6g,薏苡仁18g,炒桃仁6g,冬瓜子(打)24g,炒杏仁6g,北沙参10g,桔梗5g,甘草5g。

三诊:服药6剂,诸证均减,唯较气短,身倦脉现虚弱,此乃病邪乍退,正气未复之故。北沙参10g,枇杷叶6g,茯苓10g,南沙参10g,法半夏10g,茯神10g,桔梗6g,炒白术10g,三七末(分2次冲服)3g,炒枳壳5g,化橘红5g,白及末(分2次冲服)3g,冬虫夏草10g,甘草5g。

按语:肺脓肿一症,多涉风寒咳嗽之后郁热而发,治应排脓为主。不论已成未成皆当涤荡痰垢,无使壅塞,则余症自愈。处方先以千金苇茎汤、桔梗汤合泻白散加减以排解脓毒,涤痰清热,益气止血,逐去有形之秽浊,免使肺组织再行腐败。继用六君子汤加味,养肺补虚,以竟全功。——[施稚墨,熊琦.施今墨医案[J].中医杂志,1958(5):328-329.]

案4. 刘伟胜治肺虚痰湿复感风热

李某,男,62岁。初诊:1997年5月20日。

主诉:慢性咳嗽、咳痰3年,再发1周。

现病史:患者反复咳嗽、咳痰史3年,每因天气变化或外感后症状加剧,严重时感气促,哮鸣,经抗生素及平喘药治疗可缓解,1周前因受凉后咳嗽、咳痰加剧,伴发热,恶风,咽痛。曾在门诊就诊,予抗生素先锋Ⅵ、百服宁治疗后热退,但仍咳嗽、痰黄来诊。查体:双肺呼吸音粗,可闻及干湿啰音。胸片提示:肺纹理增粗增多,诊断为慢性支气管炎。舌质红,苔黄厚,脉滑数。

中医辨证:肺虚痰湿复感风热。治法:清热宣肺,化痰止咳。方药:麻杏石甘汤加减。炙麻黄9g,杏仁9g,石膏20g,甘草6g,蒲公英20g,鱼腥草20g,牛蒡子15g,黄芩15g,桑白皮15g,桔梗10g,紫菀15g,款冬花15g。配7剂,每日1剂,水煎服。

1997年5月27日诊。咳嗽减轻,黄痰变白黏、仍多,纳可,眠安,舌质红,苔微黄,脉数。辨证:痰浊蕴肺,余热未清。予泻白散加减。桑白皮15g,地骨皮15g,浙贝母15g,桔梗9g,炙麻黄 9g,海蛤壳 15g,杏仁 12g,法半夏 12g,厚朴 15g,枳壳 15g,苇茎 30g,甘草 9g。7 剂,每日 1 剂,水煎服。

1997 年 6 月 4 日诊。痰少微咳,口干,舌质红,苔少,脉细数。

辨证:热伤肺阴。生脉散加减。太子参 15g,麦门冬 15g,五味子 10g,天花粉 15g,苇茎 20g,天门冬 15g,石斛 15g,山药 15g,桑椹子 15g。配 7 剂,每日 1 剂:水煎服。

6 月中旬诊,基本痊愈。

按语:慢性支气管炎急性发作的治疗,首先辨寒热虚实。寒者温之,热者清之。痰热咳嗽,刘教授重视祛痰理气并用,谓:气不调运,痰浊难祛。后期润肺敛气。曰:肺为娇脏,喜润厌燥,热易伤肺阴,故应注意润肺养肺,固护肺气。——(《呼吸科专病中医临床诊治》)

案 5. 胡荣治鼻衄

某男,10 岁。鼻衄年余,无外伤史。诊见右侧鼻腔克氏区下方出血,色鲜红,伴口干喜冷饮,口臭,尿黄,大便干结,舌质红苔薄黄,脉洪大。应用泻白散加知母、石膏、黄连、大黄、生地。连服 6 剂而愈。随访 5 年余,未复发。

按语:本例鼻衄者为热灼伤肺络而成,且有病程较长,反复发作的特点,可见其肺有伏火无疑,此正合泻白散之证机。然临床辨治时还须分清“火”之虚实。一般来说,实火要泻,虚火宜养。其治要辨清“火”之所在脏腑,再用不同的清脏腑热之药。本证为肺胃火盛,故加大黄、黄连、石膏、知母。另外,无论虚火、实火,均要选用凉血止血之品,如生地等。方中佐以大黄,意在祛瘀止血,血止而不留瘀,故奏良效。——[胡荣.加味泻白散治疗鼻衄[J].湖北中医杂志,1997(4):35-36.]

参考文献

[1] 李冀.方剂学[M].北京:中国中医药出版社,2012:85.

[2] 胡久略.方剂学[M].北京:中医古籍出版社,2009:209.

[3] 孙晓波,徐惠波.现代方剂药理与临床[M].天津:天津科技翻译出版公司,2005:1058.

[4] 郑志勇.加味泻白散治疗小儿慢性咳嗽(肺热阴虚型)的临床研究[D].成都:成都中医药大学,2006.

[5] 王庆国.中医名著名篇临床导读:方剂卷[M].北京:中国医药科技出版社,2010:137.

[6] 丁学屏.古方今释[M].北京:中国医药科技出版社,2002:215.

[7] 李庆业.方剂学[M].北京:中国医药科技出版社,1989:93.

[8] 王庆国.中医名著名篇临床导读:方剂卷[M].北京:中国医药科技出版社,2010:139.

[9] 康广盛,李冀.中医名方临床新用[M].北京:人民卫生出版社,2001:480.

[10] 罗云坚,刘茂才.呼吸科专病中医临床诊治[M].北京:人民卫生出版社,2000:150.

[11] 李洁.内科病证[M].上海:上海科学技术出版社,2012:166.

[12] 冯维斌,刘伟胜.呼吸科专病中医临床诊治[M].北京:人民卫生出版社,2000:97.

41 清心莲子饮

【方源】“治心中蓄积，时常烦躁，因而思虑劳力，忧愁抑郁，是致小便白浊，或有沙膜，夜梦走泄，遗沥涩痛，便赤如血；或因酒色过度，上盛下虚，心火炎上，肺金受克，口舌干燥，渐成消渴，睡卧不安，四肢倦怠，男子五淋，妇人带下赤白；及病后气不收敛，阳浮于外，五心烦热。药性温平，不冷不热，常服清心养神，秘精补虚，滋润肠胃，调顺血气。”（宋·《太平惠民和剂局方》）

【组成】黄芩　麦门冬去心　地骨皮　车前子　甘草炙，各半两（各15g）　石莲肉去心　白茯苓　黄芪蜜炙　人参各七钱半（各22g）

【用法】上锉散。每三钱（9g），麦门冬十粒，水一盏半，煎取八分，去滓，水中沉冷，空心，食前服。（现代用法：水煎服）

【功用】益气养阴，清心利水，止淋浊。

【主治】气阴两虚，心火旺，湿热下注证。症见遗精淋浊，血崩带下，肾阴不足，遇劳则发；或五心烦热，四肢倦怠，口舌干燥。

【方解】本方中石莲肉甘涩，清心除烦，交通心肾，除湿热，为君药；黄芩清肺中之热，地骨皮清肝肾虚热，柴胡疏肝胆之火，共为臣药。佐以人参、黄芪补脾益气，麦冬养阴生津，车前子、茯苓清利下焦湿热。人参、黄芪、炙甘草益气养阴。甘草甘温，调和诸药为使药。诸药合用虚实兼顾，心火得清，气阴可复，湿热得利，如此则心肾交通，诸症自除。

【临床应用】本方现代临床常用于治疗泌尿系感染、小儿功能性遗尿症、急慢性肾炎等属于心肾不交，气阴两虚，湿热下注证者。可用于治肾阴不足，心火上炎的劳淋，口干舌燥，淋浊遗精，遇劳即发；以及精囊炎、早泄、阳痿、功能失调性子宫出血、妇科赤白带下等属余邪未清，温热下注者等。可用于老年妇女的慢性肾盂肾炎，小便不利，伴有心烦、多梦、失眠，而心火偏亢者；可用于治疗血尿、乳糜尿、膀胱炎、病毒性心肌炎等，也可用于神经衰弱的遗精以及急性热病的后期调理等。如浮肿，加益母草、冬瓜皮、白茅根；小便涩痛，加瞿麦、萹蓄；尿中带血，加藕节、白茅根、小蓟。

【药理研究】

1. 可降低非胰岛素依赖型糖尿病患者的血糖及血中胰岛素　实验研究表明，本方与以往治疗糖尿病的机制不同，可能是通过降低机体对胰岛素的拮抗作用而使血糖下降。方中麦门冬、地骨皮均具有降血糖作用，方中黄芪具有调节自身免疫，减轻胰岛细胞免疫损伤，刺激胰岛素分泌，具有双向调节血糖的作用。

2. 抗炎、利尿、抑菌作用　石莲子提取物的体外抑菌作用较显著。周英等发现石莲子水提取物和酒精提取物都对金黄色葡萄球菌比较敏感，其中酒精提取物还对大肠杆菌及粪链球菌也较为敏感；杨风琴等发现地骨皮提取物具有抑菌作用，其中对肺炎双球菌、铜绿假单胞菌的作用较为显著。车前子能有效抑制各种杆菌和葡萄球菌的生长繁殖等。黄芩、地骨皮、车前子有对多种细菌有抑制作用；茯苓、车前子有利尿作用，有利于细菌及代谢产物的排除,也有利于尿路感染的治疗和恢复。

3. 提高机体免疫力　实验研究发现,清心莲子饮中人参、黄芪、麦冬、茯苓等药物有可调节人体免疫功能,有提高人体免疫力的作用,方中地骨皮水煎剂能够抑制正常的小白鼠脾细胞产生的 TL-2,表明地骨皮有调节免疫力的作用;茯苓中含有的茯苓多糖具有调节免疫力的作用,在一定程度上还能起到调节中老年人免疫力的作用,从而增强体质,起到健脾补中、扶正固本的作用。

【名医用方心得】

明·吴崑:遇劳即发者,名曰劳淋。此以体弱,故不任劳。然五脏各有劳,劳者动也,动而生阳,故令内热;内热移于膀胱,故令淋闭,是方也,石莲肉泻火于心,麦门清热于肺,黄芩泻火于肝,地骨皮退热于肾,黄芪、人参、茯苓、甘草泻火于脾,皆所以疗五脏之劳热也;惟车前子之滑,乃以治淋去着云尔!——(《医方考》)

清·汪昂:此手、足少阴,足少阳、大阴药也。参、芪、甘草,所以补阳虚而泻火,助气化而达州都,地骨退肝肾之虚热,柴胡散肝胆之火邪,黄芩、麦冬,清热于心肺上焦,车前,利湿于膀胱下部,中以石莲清心火而交心肾,则诸证悉退也。——(《医方集解》)

清·冯楚瞻:心脏主火,火者元气之贼,势不两立者也。小肠与心为表里,心火妄动,小便必涩,故以门冬、石莲宁其天君,毋使有自焚之忧;黄芩、茯苓清其至高,毋使有销铄之患;参、芪之用,助气化以达州者;车前之功,开决渎以供受盛;甘草一味,可上可下,调和诸药。若小便既通,则心清而诸火自息,竟宜治本,不必兼标矣。——(《冯氏锦囊秘录》)

清·汪绂:此方以清心火,而无泻心火之药,以心自火生,可安之,而无可泻也。火伤气,参、芪、甘草以补之;火铄金,黄芪、麦冬以保之;火逼水,地骨、车前以清之,皆止火之为害,而非治火。惟莲肉、茯苓乃所以清火,而敛而安之。盖心君不妄,则火静明阳自平。——(《医林纂要探源》)

清·费伯雄:柴胡散肝胆之阳邪,木不助火,则心气亦安,又有参、芪足以制之。故虽发热烦渴而不相妨也。——(《医方论》)

清·李畴人:治上盛下虚,心火上炎,若咽干,心烦发渴,及膀胱气虚湿热,阴茎肿痛,或茎窍涩滞,小便赤或白浊,如人积热血崩,白淫带下,产后口渴。柴胡、黄芪、人参补上焦而泻虚火,麦冬、地骨清肺肾,赤苓、车前渗伏热,佐以石莲、甘草为主枢,则上之躁烦,中之消渴,下之崩淋,皆可平矣。名为清心,实为清肺肾固涩之方也。——(《医方概要》)

【名医验案选录】

案 1. 汪机治疗痔疮案

一人患痔疮,小便淋沥,脉细体倦,此气虚兼湿热也,用清心莲子饮及补益气汤而愈。——(《外科理例·下痔》)

案 2. 刘渡舟治疗乳糜尿案

万某,男,25 岁,商人。由于日夜操劳,心神不宁,出现小便混浊 1 年有余,屡服清热利湿之凉剂不效。现见小溲不畅,尿浊如米泔水,贮之有沉淀物。西医化验检查诊为“乳糜尿”。其人兼见腰背酸痛、头晕、口干、心烦不得眠、纳食减少、大便溏泻等症。视其舌尖红而苔白腻,脉来细数。

按:患者舌尖红、苔白腻、小溲不畅、腰背酸痛、口干、心烦不得眠、脉数考虑为湿热内蕴之阳明病,纳食减少、大便溏泻考虑为里气虚,脉细多主里津液不足。

刘老选用清心莲子饮,疏方:石莲子 10g,车前子 12g,麦冬 20g,地骨皮 10g,黄芪 10g,黄芩 10g,炙甘草 10g,党参 10g,茯苓 30g。

结果:上方服 14 剂,淋浊大为减轻,原方石莲子加至 15g,再加萆薢 10g,又服 14 剂,小便混浊逐渐消失,请症亦随之而愈。——(《经方时方“六经辨证”应用案解》)

案 3. 傅毅治疗遗精案

牛某,男,45 岁。初诊:2003 年 8 月 30 日。遗精频作,隔 1~2 日一次,有梦,伴心烦,口舌干燥,腰膝酸软,溲变细而无力,夜尿 1 次,大便易干。舌淡嫩略红,苔灰腻略黄,脉细弱、尺无力。曾患慢性前列腺炎,偶尿有白浊。此属心火偏旺,气阴不足,湿热下注。清心莲子饮化裁:黄芩 10g,麦冬 12g,车前子 10g(纱布包煎),莲子肉 15g,茯苓 10g,生地 20g,山药 12g,山萸肉 13g,节菖蒲 10g,制首乌 20g,刺猬皮 12g(碎),菟丝子 158,沙苑蒺藜 15g。5 剂后,精未作,心烦口干略减;后又减茯苓、黄芩,加芡实 15g、女贞子 15g、龟甲胶 10g(烊化),再进 5 剂,诸症均消。——(《222 首古今名方亲验录》)

案 4. 治疗闭经案

女,32 岁。主诉:闭经 2 年余。因丧子,精神抑郁,胸闷常太息,终日神志恍惚,心悸气怯,眠差多梦,纳食不香,口干唇燥,形体日渐消瘦,乃至月经闭止。查:舌质暗红、苔薄,脉细数。证属情志抑郁、心气停结,营阴暗耗,心火偏亢。治宜疏肝解郁,养心阴,通心气,清心火,和血脉。方用清心莲子饮化裁:青莲心、远志、炙甘草各 6g,柏子仁、合欢皮、麦冬、黄芩、地骨皮、泽兰、卷柏、牛膝各 12g,党参、生熟地各 15g,香附 9g。水煎服,1 日 1 剂。用 20 剂后,心悸、失眠多梦等症状减轻,月经来潮,但量少色暗。继服上方 10 剂后,以逍遥丸与柏子仁丸交替服用 3 个月,巩固疗效。随访 2 年,月经正常。

按:本例仿李东垣“安心补血泻火则经自行”之旨,方拟清心莲子饮化裁,益气阴、清心热,交心肾,通血脉,故经通而月水调。——[杨善栋.清心莲子饮在妇科中的应用[J].江苏中医,1991(9):36-37.]

案 5. 治疗梦交案

女,36 岁。主诉:丈夫去世,此后常思虑过度,情志不畅,终日神志恍惚,失眠健忘,以致近二三月来常出现梦中与爱人交合,形体日渐消瘦,神疲乏力,夜寐不安,纳食不香,月经稀少。查:舌红,苔薄黄,脉弦细数。证属肝郁化火伤阴,心阴暗耗,心火偏亢,以致心肾不交。治宜疏肝解郁,降火宁神,交通心肾。方用清心莲子饮加减:莲子心、甘草各 6g,黄芩、地骨皮、麦冬、合欢皮、茯神各 12g,黄芪、太子参、炒枣仁各 15g,柴胡 9g,生龙牡各 30g。水煎服。4 日 1 剂,服药 10 剂后,夜能入眠,梦交消失,后以养血安神片调理,诸证悉除,神安食增,身体康复。

按:《景岳全书》说:“妇人之梦与邪交……亦如男子之梦遗,其机一也……故凡病生于心者,当先清心为主,然后因其病而药之。”本案乃因情志抑郁,郁久化火伤阴,心阴暗耗,心火偏亢,神不守舍,故发梦交。方用清心莲子饮,益气阴,泻心火,交心肾,配枣仁、合欢皮以养血宁心安神,龙牡潜阳安魂,神魂守舍,梦交自除。——[杨善栋.清心莲子饮在妇科中的应用[J].江苏中医,1991(9):36-37.]

案 6. 龚志贤治疗慢性肾盂肾炎

康某,女,36 岁。1965 年 7 月初诊:患慢性肾盂肾炎 5 年,复发后来门诊治疗。现症见:尿频、尿急、尿热、尿少色黄、尿道疼痛,腰痛腿软,肢体倦怠,舌苔薄白,脉弦细微数。收入住院治疗。中段尿培养:变形大肠杆菌>105/ml。西医诊断为慢性肾盂肾炎急性发作。证属气阴两虚,膀胱湿热。方用清心莲子饮化裁。药用:石莲肉 15g,麦冬 15g,黄芪 30g,党参 20g,

黄芩 10g，柴胡 15g，地骨皮 30g，茯苓 12g，滑石 20g，金银花藤 30g，车前草 30g，甘草 6g。水服，每天 1 剂。

二诊：服上方药 10 剂后，症状基本消失，唯中段尿培养仍阳性，守方再服 15 剂，中段尿培养转阴后出院。改用丸药补中益气丸早上服 6g，知柏地黄丸晚上服 6g，连服 3 个月，2 年随访未复发。

按：龚氏认为，清心莲子饮临床上用得最多，急性湿热伤气伤阴之后，处于气阴两虚而未尽者，用此方疗效最佳；慢性肾盂肾炎急性复发阶段，往往出现气阴两虚、膀胱湿热症状，用此方亦非常相宜。本例患者患病数年，气阴两虚，湿热留恋，正气不足，湿热难祛，而用清心莲子饮加味而治，扶正祛邪、守方用药，正气足，湿热祛，故多年痼疾得以治愈。——(《当代名老中医临证荟萃(一)》)

案 7. 治疗尿路感染案

包某，女，30 岁。1978 年 8 月 2 日初诊。尿频急而痛，反复发作已 2 年，心烦失眠，口渴，面微浮，腰痛。尿检红细胞(++)，蛋白微量。舌红，苔黄燥，脉细数。拟清心莲子饮加味。石莲肉 9g，太子参 12g，麦冬 10g，赤苓 10g，炙黄芪 9g，车前子 10g，地骨皮 10g，柴胡 9g，琥珀末 5g(冲)，丹参 15g，炙甘草 5g。二诊，服上方后，寐安渴止，尿频急痛消失，唯腰部尚痛，面微浮，脉细，继之原方出入，以资巩固，随访 2 年未再发。——[《陕西中医》1985(1)：19]

案 8. 治疗失眠案

患者，女，28 岁，2010 年 10 月 24 日初诊。患者入睡困难，睡而易醒，醒后难以入睡，易烦躁，轻度抑郁 2~3 年曾多方求治均无明显疗效。近期失眠加重，心情烦躁，纳差，小便次数多，大便黏腻不爽，舌暗红，苔黄，脉滑。辨证为气阴两虚，湿热下注。治以补气养阴、清热利湿。

方用清心莲子饮加减：莲子 15g，党参 20g，黄芪 30g，茯苓 15g，地骨皮 15g，麦冬 15g，车前子 15g，柴胡 10g，炒黄芩 15g，红藤 15g，瞿麦 15g，合欢皮 15g，龙骨 30g，牡蛎 30g，甘草 10g，生姜 9g。每日 1 剂，水煎，早晚分服。

服药 7 剂后，患者睡眠明显改善，

烦躁稍减轻，食欲渐复，食量渐增加，小便次数较前减少，大便正常，舌暗红，苔白，脉滑。继服 7 剂后，患者睡眠正常，心情开朗，胃纳正常，二便调，病告痊愈。

按：失眠属中医学“不寐”范畴。本案患者因忧思抑郁而致失眠，善忧思者，耗伤气血，阴阳失调，阴不敛阳，阴阳不交而失眠；忧则肝郁气滞，郁而化火，邪火扰动心神，神不安则夜不能寐；“心主藏神，脾司意志”，忧思抑郁，最损心脾，营血暗耗，脾不健运，故患者失眠、纳差、舌红、苔黄腻；气阴两虚，湿热下注，故小便不适、大便黏腻不爽。张师用清心莲子饮加减，乃取其清补兼施之意，配红藤清热解毒，入大肠经，以清泄大肠湿热；瞿麦去湿热、利小便；合欢皮解肝郁、悦心安神；龙骨、牡蛎镇静安神。全方紧扣病机，疗效满意。——[王晓燕.张腾应用清心莲子饮异病同治治验案举隅[J].中国中医药信息杂志，2013，6(20)：83.]

参考文献

[1] 王欣，夏青.汤头歌诀白话解[M].北京：中国医药科技出版社，2012.

[2] 高学敏.中药学[M].北京：中国中医药出版社，2014.

[3] 李永来.中华名方大全[M].哈尔滨：黑龙江科学技术出版社，2012.

[4] 王世民,王永吉.实用中医方药手册[M].3 版.北京:人民军医出版社,2012.
[5] 鲍艳举,花宝金.经方时方"六经辨证"应用案解[M].北京:中国中医药出版社,2011.
[6] 傅毅.222 首古今名方亲验录[M].北京:中国中医药出版社,2011.
[7] 郝飞.加味清心莲子饮治疗中老年再发性尿路感染的临床疗效观察[D].济南:山东中医药大学,2016.
[8] 陈芳.清心莲子饮加减方治疗反复发作性尿路感染寒热错杂证免疫疗效观察[D].北京:北京中医药大学,2015.
[9] 周英,段震,李纯纯,等.石莲子的体外抑菌活性研究[J].时珍国医国药,2008,19(4):995-996.
[10] 熊晓玲,李文.部分扶正固本中药对小鼠脾细胞 IL-2 产生的双向调节作用[J].中国实验临床免疫学杂志,1991,3(4):37-40.
[11] 杨风琴,陈少平,马学琴.地骨皮的醇提取物及其体外抑菌活性研究[J].宁夏医学杂志,2007,29(9):787-789.

42 甘露饮

【方源】"治丈夫、妇人、小儿胃中客热,牙宣口气,齿龈肿烂,时出脓血,目睑垂重,常欲合闭;或频饥烦,不欲饮食,及赤目肿痛,不任凉药,口舌生疮,咽喉肿痛,疮疹已发、未发,皆可服之。又疗脾胃受湿,瘀热在里,或醉饱房劳,湿热相搏,致生疸病,身面皆黄,肢体微肿,胸满气短,大便不调,小便黄涩,或时身热,并皆治之。"(宋·《太平惠民和剂局方》)

【组成】枇杷叶刷去毛(40g) 干熟地黄去土(40g) 天门冬去心,焙(40g) 枳壳去瓤,麸炒(40g) 山茵陈去梗(40g) 生干地黄(40g) 麦门冬去心,焙(40g) 石斛去芦(40g) 甘草炙(40g) 黄芩(40g)

【用法】上等分,为末。每服二钱,水一盏,煎至七分,去滓温服,食后,临卧。小儿一服分两服,仍量岁数加减与之。(现代用法:亦可水煎服)

【功用】养阴清热,宣肺利湿。

【主治】胃中湿热证。胃中客热,牙宣口臭,齿龈肿烂,时出脓血;目睑垂重,常欲合闭;或饥饿心烦,不欲饮食;目赤肿痛,不任凉药;口舌生疮,咽喉肿痛;疮疹已发未发;脾胃受湿,瘀热在里,或醉饱房劳,湿热相搏,致生黄疸,身面皆黄,肢体微肿,胸闷气短,大便不调,小便黄涩,或时身热。

【方解】本方所治乃胃肾二经虚热,湿热上蒸之证。方用生地黄、熟地黄、天冬、麦冬、石解、甘草滋补胃肾之阴,清退虚热之邪;茵陈、黄芩清热祛湿;枇杷叶、枳壳抑气而降火,全方共奏养阴清热、宣肺利湿功效。张璐谓:"素禀湿热而夹阴虚者,治与寻常湿热迥殊。若用风药胜湿,虚火易于僭上,淡渗利水,液易于脱亡,专于燥湿,必致真阴耗竭;纯用滋阴,反助痰湿上壅。务使润燥合宜,刚柔协济,始克有赖。"此方有养阴清热、宣肺利湿之功,正是润燥同施的配伍形式。全方药物可以分成两类:第一类用生地、熟地滋补肾阴,二冬、石斛清养肺胃,配伍这一类药物在于养阴配阳。第二类用黄芩、茵陈清利湿热,枳壳疏通气机,枇杷叶开宣上焦,使气化则湿亦随之变化,气行则湿亦随之而行。配伍这一类药在于清利湿热。两类药物共用,能呈养阴清热、宣肺利湿功效。本方体现了以养阴为主,清热为辅,略佐除湿药物的配伍形式。

【临床应用】本方是治疗胃中湿热证的常用方。现用于口腔炎、咽炎、齿龈肿痛、慢性扁桃体炎属阴虚而有湿热者;亦用于眼科工业性眼灼伤、角膜实质炎。对阴虚夹湿或湿热伤阴所致反复性口疮、痤疮、慢性咳嗽、口臭等效果均佳。

【药理研究】

1. 增强机体免疫功能　实验研究发现,方中的生地黄可以增强 CoA 诱导的淋巴细胞 DNA 和蛋白质的合成及白介素-2 的产生,因而可以增强机体免疫功能。

2. 降低血糖　实验研究发现,方中生地黄有降糖作用,地黄浸润高有降血糖的作用;熟地黄也可以降血糖,地黄低聚糖 100mg/kg,腹腔注射,可明显降低四氧嘧啶糖尿病大鼠血糖水平,同时其对生理性高血糖有调节作用。

3. 抗炎、抗菌等作用　实验研究发现,方中生地黄具有抗炎、抗氧化作用;茵陈等有降血脂、抗炎、保肝、利胆的作用,其清湿热的功效主要与抗菌、抗病毒、抗肿瘤、解热、杀蛔有关。黄芩有改善脂质代谢、抗脂质氧化、降血压、保肝、利胆等作用,其清热燥湿、泻火解毒之功效主要与其抗炎、抗过敏、抗病原微生物、解热及解毒有关;所含多种黄酮有强的抑制血小板聚集作用。

【名医用方心得】

明·徐春甫:《局方》甘露饮、黄连阿胶丸并治鼻疮。——(《古今医统大全》)

清·汪昂:甘露饮能清平胃热。——(《汤头歌诀》)

清·汪昂:此足阳明少阴药也。烦热多属于虚,二地、二冬、甘草、石斛之甘,治肾胃之虚热,泻而兼补也;茵陈、黄芩之苦寒,折热而去湿;火热上行为患,故又以枳壳、枇杷叶抑而降之也。——(《医方集解》)

清·汪绂:熟地黄以滋养肾水;生地黄能升肾水以上交于心;麦冬以清肺宁心;天冬能滋肺金以下生肾水;石斛甘微咸,得水石清虚之气,故能补心安神,清金保肺,去胃中之湿热而布膻中之清化;茵陈去胃中沉郁之湿热;黄芩降肺逆;枳壳破郁积,且能敛阴;枇杷叶酸能补肺敛阴,宁心收散,苦能泄逆气,泻火清金;甘草补中而亦能去热。热盛则水涸,二地以滋之;热盛则金流,二冬以保之;清用黄芩、枇杷叶;去湿用茵陈、枳壳,而皆有悠扬清淑之致。不必大为攻下,此所以为甘露。热莫盛于胃,而诸热皆统于心,心化不足,则热妄行,石斛补心以除妄热,所谓热淫于内,治以咸寒,佐以苦甘,以酸收之,以苦发之也。——(《医林纂要》)

清·陈念祖:足阳明胃为燥土,喜润而恶燥,喜降而恶升,故以二冬、二地、石斛、甘草之润以补之;枇杷、枳壳之降以顺之。若用连、柏之苦,则增其燥;若用芪、术之补,则虑其升。即有湿热,用一味黄芩以折之,一味茵陈以渗之,足矣。盖以阳明之治,最重在养"津液"二字。此方二地、二冬等药,即猪苓汤用阿胶以育阴意也;茵陈、黄芩之折热而去湿,即猪苓汤中用滑泽之除垢意也。——(《古今医统大全》)

【名医验案选录】

案 1. 刘渡舟治疗慢性肝炎案

李某,男,55 岁。

患者患慢性肝炎,身体倦怠乏力,右胁胀满不适。肝功能化验:谷丙转氨酶 380U/L,总胆红素 362μmol/L,结合胆红素 273μmol/L。周身色黄如烟熏。皮肤干燥少泽、小便深黄而短,两足发热、伸出被外为快,脘腹微胀、齿龈衄血、口咽发干、脉弦细数、舌绛少苔。

中医辨证:湿热伤津,蕴蒸发黄。

治法:清热利湿,并养阴液。

处方:仿大甘露饮法。

茵陈 30g,黄芩 6g,石斛 15g,生地 12g,麦冬 10g,天冬 10g,枳壳 6g,枇杷叶 6g,沙参 10g

此方服至 8 剂,总胆红素降至 171μmol/L。因其衄血不止,又加白茅根 30g、水牛角 3g。

服6剂,总胆红素降至87.2μmol/L。后又改用刘老经验方“柴胡解毒汤”:

柴胡15g,黄芩10g,茵陈15g,土茯苓15g,凤尾草15g,草河车10g,炙甘草10g,土鳖虫10g,茜草10g

服15剂,谷丙转氨酶降至正常。经治半年有余,其病获愈。——(《刘渡舟验案精选》)

案2. 王孟英治疗肠痈案

石芷卿骤患腹胀,旬日后脐间出脓,湿热积于小肠,外科视为肠痈,与温补内托之药,遂咳嗽不眠,腹中绞痛异常,痰色红绿,大便不行,乃延孟英商之。脉弦细以数,舌绛而大渴,曰:“察脉候是真阴大虚之证,乃真阴为热药所耗,非本如是也。芪术归桂皆为禁剂。”以甘露饮加西洋参、花粉、贝母、杏仁、冬瓜子投之,痰咳即安。外科谓此恙最忌泄泻,润药不宜多服,此何恙也?而以为最忌泄泻,真呓语也。孟英曰:“阴虚液燥,津不易生,虽求其泻不可得也,恶可拘泥一偏而不知通变哉?”仍以前法去杏、贝、花粉,加知母、百合、合欢为方,并嘱其另邀老医朱嵩年敷治其外。加法施之,果渐向安:久之,当脐痂落,如小儿蜕脐带状,内新肉莹然而愈。——(《医案医话必读》)

案3. 治疗燥症案

董氏经闭忽通,下损佳兆。近逢秋燥,寒热渴烦,脉数唇干,嗽多寐少。症由阴液不足,肺脾感燥而成,治在滋养营液。用《局方》甘露饮,生熟地黄、麦冬、石斛、甘草、茯神、枇杷叶,加五味、杞子、甜杏仁、梨肉。四服症退,数脉顿改,但着左卧则咳而胁痛,去五味、梨肉,加桑皮(蜜炙)、白芍。四服更适,饮食亦加,调理渐愈。——(《类证治裁》)

案4. 王孟英治疗鼻衄案

孙执中,于春前四日,忽患鼻衄如注,诸法莫塞。夤夜请孟英视之,脉弦而数。曰:“冬暖气泄,天令不主闭藏。今晚雷声大震,人身应之,肝阳乃动,血亦随而上溢。不可以其体肥头汗,畏虚脱而进温补也。”投以元参、生地、犀角、牡蛎、知母、生白芍、牛膝、茯苓、侧柏叶、童溺诸药。一剂知,二剂已。既而胁痛流乳,人皆异之,孟英与甘露饮加女贞、旱莲、龟板、鳖甲、牡蛎而瘳。——(《回春录》)

案5. 周小农治疗吐血案

吴善卿,每春患吐血。乙巳冬,先两日阳升头疼,喜吃辣酱。冬至隔夜,先咳后吐红约盅许,神情疲软。试血下水浮,可见热伤肺胃之络。用:鲜地、竹茹、青蛤散、知母、茜草、三七、当归炭、芦根、藕节、十灰丸。

冬至日寅卯之交,复觉气逆胸闷,辘辘纯红。余思辛辣伤胃,善怒肝旺。用:甘露饮去熟地,加丹皮炭、玄精石、白茅根、童便。

服后血止,痰中夹者亦淡。

与南沙参、黄芩、石斛、知母、百合心、当归炭、丹皮炭、茅芦根,清热养阴。

口旁发热疮,便带黑色,蕴热外泄矣。

此症气逆是肝火,且适冬至阳升也。——(《近代国医名家经典案例》)

案6. 郭子光治疗舌炎案

曾治冯某,女,57岁,干部。1988年8月17日初诊。病史:自诉1个月来喉头常感不适,舌边有小疱疹作痛,常含化余甘子、润喉片等药,暂时缓解,未予介意。7天前突感舌痛异常,冷热之物均不得入口,去本市某医科大学附属医院口腔科门诊,诊断为“舌炎”。

治以甘露饮加减方:①麦冬 30g,天冬 15g,地黄 20g,黄芩 15g,枳壳 15g,茵陈 20g,石斛 15g,玄参 15g,牡丹皮 15g,连翘 20g,枇杷叶 20g,车前子 10g,甘草 5g,赤芍 15g,黄连 10g。②大黄 10g(泡服)。嘱用淡盐汤漱口,保持口腔清洁。

1988 年 8 月 20 日复诊:上方服 3 剂,舌红肿及疼痛大减,大便日 1~2 次,能进饮食。原方去大黄再进 6 剂。

1988 年 8 月 27 日三诊:舌咽淡白,外观正常,脉细缓。但患者陈诉仍感咽喉干燥而微痛。是口舌热毒已去,阴津未复也。乃以养阴清肺汤加味,服而收功。——(《国医大师郭子光经验良方赏析》)

案 7. 张子琳治疗口舌糜烂案

李某,女,45 岁,患口舌糜烂 5 年,经中药牛黄解毒丸、上清丸等以及西药(维生素)治疗无效。服甘露饮原方,冲服鸡子黄 1 个,经原方隔日 1 剂,并嘱常服知柏地黄丸,以巩固疗效。该患者服甘露饮 5 剂,疾病治愈。

顽固性口疮溃疡,病理较长,反复难治,一般为阴虚湿热所致者多见。"阳虚生内热",虚火上炎则发为口糜烂。方中生地、熟地、天冬、麦冬滋阴清热;茵陈、黄芩、清热,解毒化湿;枳壳、枇杷叶理气降气,气顺则火自消。诸药共奏滋阴降火、清化湿热之功效。药证相投,正合口疮之机理。张老应用古方治今病,可谓巧妙,一丝不苟,故能取得很好的效果。——(《赵玺如学中医临证笔记》)

案 8. 言庚孚治疗口舌蚀烂

骆某,男,47 岁。口舌蚀烂,反复发作,进食吞咽均感疼痛,夜寐疼痛尤甚,此病自幼即起,未能根除,某医院诊为顽固性口腔炎,察看唇腮赤色而微肿,牙龈、两颊及舌面等处焮红,满布针头大小黄白色溃烂点,溃烂点不流脓、不出血,口臭亦不明显。诊其脉细数,舌质红,按脉、舌及症状均属阴虚火炎之象,治当上病取下,以肾脉出咽喉,肾水不足,虚火上越而口舌生疮,经久不愈。投六味地黄丸,壮水之主以制阳光,外吹锡类散。大熟地黄、山药各 15g,山茱萸、牡丹皮、泽泻、茯苓各 10g。投药 4 剂,不但无效,反而酸胀疼痛加剧,脉舌同前。阴虚火旺,证、脉、舌均相符,为何不效?细察其病源,病起自 4~5 岁,而常由麻疹伴发,称口疳,系肺间湿热熏蒸所致,郁热蕴于肺,内积于胃。上攻口舌,历年来,未能清彻,时时反复,热久伤阴。目下见症:满口蚀烂而疼痛甚剧,此乃热毒内蕴肺胃之征象,当先祛邪治标,兼顾其阴,取甘露饮以清胃利湿,润肺清热,外用口腔散。苦参片 20g,绵茵陈 15g,金石斛、鲜生地黄各 12g,枇杷叶(去毛)、大熟地黄、大麦冬、淡黄芩、天冬各 10g,甘草 3g。上方共用 12 剂,口腔疼痛大减,能食干饭,细小蚀烂点已消失,较大的蚀烂已变小,牙部溃烂未愈。热邪久郁,湿性缠绵,不易清彻,治宗前方,再以清养之品,上方继服。上方服 20 余剂,疼痛消失,进食正常,唯牙根部尚残留少数点状溃烂,夜寐不安,舌质红,脉细而沉。病邪已去大半,余邪尚未清彻,今拟心脾两治。大熟地黄、龟甲各 15g,煅牡蛎 12g,全当归、莲子心、五味子、淡竹叶、杭白芍、生龙骨各 10g,炙远志、建菖蒲各 6g,大川芎、川黄连各 3g。牙龈溃烂点上仍撒口腔散。调养心脾之剂,连服 5 剂,溃烂点已消失,病已痊愈,嘱其停药,以观后效。追访结果,停药至今已 3 年,未见复发。——(《言庚孚医疗经验集》)

参考文献

[1] 王欣,夏青.汤头歌诀白话解[M].北京:中国医药科技出版社,2012.

[2] 陈明,刘燕华,李方.刘渡舟验案精选[M].北京:学苑出版社,1996.
[3] 林珮琴.类证治裁[M].太原:山西科学技术出版社,2010.
[4] 沈映君.中药药理学[M].上海:上海科学技术出版社,1997.
[5] 赵玺如.赵玺如学中医临证笔记[M].太原:山西科学技术出版社,2011.
[6] 湖南中医学院第二附属医院.言庚孚医疗经验集[M].长沙:湖南科学技术出版社,1980.

43 华 盖 散

【方源】“治肺感寒邪，咳嗽上气，胸膈烦满，项背拘急，声重鼻塞，头昏目眩，痰气不利，呀呷有声。”（宋·《太平惠民和剂局方》）

【组成】紫苏子炒　赤茯苓去皮　桑白皮炙　陈皮去白　杏仁去皮、尖，炒　麻黄去根、节，各一两（各 30g）　甘草炙，半两（15g）

【用法】上七味为末。每服二钱，水一盏，煎至七分，去滓，食后温服。（现代用法：亦可改作汤剂，水煎服，用量按原比例量减）

【功用】宣肺解表，止咳祛痰。

【主治】肺感寒邪，咳嗽上气，项背拘急，胸膈烦满，头昏目眩，声重鼻塞，痰气不利，呀呷有声，脉浮者。

【方解】华盖散是由紫苏子、麻黄、杏仁、陈皮、桑白皮、赤茯苓、甘草 7 味中草药按照一定的比例配比而成。其中，麻黄辛温解表，宣肺平喘，驱散肺经风寒的作用，为君药。桑白皮、紫苏子、杏仁可泻肺降气、止平喘，陈皮、赤茯苓具有健脾理气、寒湿化痰的功效，为方中臣药。甘草味甘性平，益胃和中，可缓解麻黄、桑白皮的峻烈之性，为佐使药。诸药合用，共奏止咳平喘、宣肺化痰之功效，是治疗风寒哮喘的良方。由于肺为诸脏之华盖，而本方又重在治肺，所以名为华盖散。

【临床应用】该方以素体多痰、复感风寒、咳嗽气喘、喉中痰鸣、鼻塞声重、胸膈烦满、舌苔白、脉浮紧为辨证要点。现代常用于治疗上呼吸道感染、支气管炎等肺系疾病。如喉中痰鸣，加紫菀、款冬花、射干；咳痰不畅，加前胡、白前、桔梗；鼻塞头痛，加白芷、苍耳子、藁本等。

【药理研究】现代药理学研究认为，华盖散的主要有效成分是盐酸麻黄碱、甘草酸、甘草苷、苦杏苷等物质。其中，盐酸麻黄碱有解痉、抗菌作用，苦杏苷可以镇咳平喘，并可能有促进肺泡表面活性物质（PS）合成的作用，甘草酸苷与麻黄碱联合可以加强抗菌作用。

【名医用方心得】

清·徐大椿：风寒伤肺，遏热于经，失其分布之常，故呼吸不利，喘促不止焉。麻黄开发肺气以散风寒，杏仁疏降肺气以散痰逆，苏子散痰解郁，桑皮清肺肃金，橘红利气除痰，茯苓渗湿清肺，甘草缓中气以和，姜、枣益心脾以散寒也。使风邪外解，则遏热顿化，而肺络清和，奚有呼吸不利，喘促不止之患哉？此发散之剂，为邪遏喘促之方。——（《医略六书杂病证治》）

今·李畴人：麻黄为肺家专药，佐以紫苏子则表散风寒而兼泻肺顺气。杏仁、橘皮清痰润肺，桑白皮清肺，赤茯苓利水，甘草和中。其因感风寒而致哮喘者，自可气平痰降矣。——（《医方概要》）

今·姜春华：咳嗽是呼吸系统的症状，中医学认为病在于肺，但也可因其他脏腑病而引起。要以证分类，如外感有风、寒、温、暑（热或火）、湿、燥等，内伤有劳瘵（相当于肺结核）、虚损、脾虚、肝旺、肾亏、心火上炎等，治疗则每一证有一定治法、一定方药，各有一定的治疗规律。如劳瘵的治疗在补肺、健脾、益肾,重在杀虫(抗痨),如痰饮(老年慢性支气管炎)的治疗在温肺、健脾、壮火,重在温寒;肺痈(相当于肺脓疡)的治疗在清热解毒,活血消痈,排脓散结,重在解毒。先生认为,中医对于不同病种采取不同治疗方法,正如前人所云"毋见咳而止咳",说明了专以止咳为事的方法不一定解决咳嗽,唯有扣住某一环节时,则止咳固然好,不止咳也会好。如有表证的以解表为主,痰多的祛痰,痰稠的化痰,无痰的使之有痰,咯出不爽的使之爽,气逆的使之下降,剧烈的使之缓和。表者解之:凡一切外感咳嗽而有表证者,以解表为主。——(《国医圣手姜春华经验良方赏析》)

今·包斌:本方从麻黄汤变易而来,组方严谨,源于麻黄汤,而不拘泥于麻黄汤,其发汗宣肺之力较之为弱,止咳平喘功效较之为强。又同三拗汤之法,而非三拗汤之用。三拗汤之专,不敌华盖散之众。三拗汤借麻黄辛散温通以发汗平喘,杏仁苦温降气以化,制麻黄之太过,甘草约麻黄之升而缓杏仁之降,为二药之枢机,共奏祛风散寒、止咳平喘之功。而华盖散借三拗汤逐风寒,更佐陈皮理气化痰,苏子降气消痰,共助平咳喘、振气机,且茯苓健脾化湿,助桑白皮清肺热而尽余邪。可谓:咳止喘平华盖安,风寒邪尽娇脏宁。——[包斌,王建林.华盖散应用举隅[J].河北中医,2005(1):37.]

【名医验案选录】

案 1. 陈自明治疗喘证医案

仆尝疗罗安人,年近六十。遇秋冬之交,上气喘促,不能坐卧,六脉洪实,服诸药无效。问疾之源,少年自川中任所服饵丹砂,又恐是丹毒为害。遂服洗心散,皆无效。仆以华盖散数服而愈,谩记之。——(《妇人大全良方》)

案 2. 施今墨治疗咳嗽案

杨某,女,36 岁。夙有慢性气管炎症,日前外出感寒,干咳不止,畏冷喉干。舌苔薄白,六脉紧数。

素患咳嗽,肺气已伤,肺主皮毛,腠理不固,易受外感,风寒袭肺,遂致干咳不止。治宜疏散风寒,宣肺止咳。

炙麻黄 1.5g,炒杏仁 6g,软射干 5g,炙白前 5g,炙桑皮 5g,炙前胡 5g,炙陈皮 5g,五味子(北细辛 0.6g 同打)2.4g,炙紫菀 5g,川桂枝 3g,酒黄芩 3g,炙苏子 5g,杭白芍 10g,云茯苓 10g,苦桔梗 5g,炙甘草 3g。

按(祝谌予等):患者素有慢性气管炎,因外出感寒而引起急性发作,以华盖散合射干麻黄汤治之最宜,上药连服 3 剂,诸证均愈。二诊嘱服气管炎丸,以治夙疾,已不用再服汤药。本方对于冬日外感风寒致成急性气管炎,用之也多效果。——(《近代国医名家经典案例》)

案 3. 蒲辅周治疗小儿肺炎案

一患儿,男,10 个月。

(风邪兼痰湿的肺炎)发热 3 天,体温仍 39℃,鼻塞流清涕,咳喘痰鸣,无汗喜饮,苔薄白,脉浮数。蒲氏治以宣肺达邪。以华盖散加减,石膏易桑白皮意合麻杏石甘汤,加僵蚕、前胡、桔梗、莱菔子、葱白。服 1 剂即汗出热退,后遣葶苈大枣泻肺汤、三子养亲汤合二陈汤化裁,肃肺蠲痰,诸证尽除。——(《蒲辅周医案》)

案 4. 郑伟达治疗咳嗽案

黄某,女,26 岁。平素痰多,3 天前受寒,咳嗽流涕,痰多微黄,夜间咳嗽加剧,气急而喘。舌淡红,苔白滑、根部稍黄,脉浮数。拟诊风寒束肺,痰气不利,已有化热之虞。华盖散加黄芩、贝母,连服 2 剂,诸证悉除。——(《郑伟达医案》)

案5. 张志坚治疗肾病综合征案

王某,女,25岁。1985年5月6日初诊。患肾病综合征3年,曾先后住院治疗5次,历时8个月。日服强的松(泼尼松)80mg,持续3个月无效。最后确诊为难治性肾病综合征,后求治于张氏。现症见:面如满月,皖白无华,头枕部按之软绵,肢体高度浮肿,神疲气短,身倦乏力,运动则更甚,经常感冒,咳嗽,脘腹坠感,纳食不佳,尿频量少,混浊多沫,大便易溏,经闭半年,舌淡胖而苔白,脉浮细而软弱。尿化验:蛋白(++++),白细胞少许,红细胞(+),颗粒管型0~2个/HP。血浆总蛋白32g/L,白蛋白15g/L,球蛋白17g/L。证属风邪恋肺,脾虚气陷,精微下泄,水湿停聚。治宜宣肺祛风。方用华盖散合春泽汤加减。药用:麻黄10g,杏仁10g,炙甘草3g,茯苓30g,陈皮10g,苍术10g,泽泻15g,猪苓30g,桂枝10g,党参15g,生薏苡仁30g,生姜3片。水煎服,每天1剂。

二诊:守方服药30余剂,浮肿消退,身乏力亦轻,咳嗽渐疏,纳食稍启,尿频略减,但有时咽痛,活动后脘腹坠胀,小便次数较多。尿化验:蛋白(++),上皮细胞少许。按上方药加用桔梗、连翘、红参、益母草、生黄芪,继续服用。

三诊:用药2个月,患者体力大增,诸症悉平。尤为可喜的是,患者月经来潮,尿化验蛋白转阴性,血浆蛋白基本恢复到正常范围内。乃嘱病人改用补中益气丸,以资巩固。

按语:《内经》谓:"饮入于胃,游溢精气,上输于脾,脾气散精,上归于肺,通调水道。"患者久病不已,脾虚中气下陷,风恋肺窒于上,以致水遗失司,故投华盖散合春泽汤化裁,寓华盖开而窍宣、春水满而回泽之意,使清阳升运,脾使湿除,则精微自固,蛋白尿随之而消失。——(《古今名医临证金鉴·水肿关格卷(上)》)

案6. 张连合治疗慢性支气管炎医案

刘某,男,55岁,干部,1989年2月4日初诊。咳喘反复发作8年,近3天因天气骤冷感寒而加重,T 37.6℃,见咳嗽、咳痰黏稠,色黄量多,喉中痰鸣,气喘不得平卧,面色晦暗,唇色青紫,舌苔薄黄微腻,脉浮滑数。双肺听诊可闻及哮鸣音及散在湿性啰音。实验室检查:白细胞计数12.3×10^9/L,中性粒细胞百分比0.78。X线拍片:两肺纹理增粗、紊乱呈网状。西医诊断:慢性支气管炎合并感染。中医诊断:哮证。证属外感风寒、闭肺、痰热内盛,治宜宣肺解表,清热化痰,止咳定喘。方用加味华盖散:生麻黄10g,杏仁10g,桑白皮20g,苏子、陈皮各10g,金银花20g,连翘20g,僵蚕10g,茯苓30g,甘草8g。7剂后,咳喘等症基本消失,但仍时有胸闷气短,吐痰黏稠,再服7剂诸症消失。为巩固疗效,原方减少麻黄、金银花、连翘用量,加补骨脂15g、生黄芪30g、山药20g等益气补肾之品,连服14剂,并嘱其平时注意保暖避风寒,加强身体锻炼。2年内复查数次,未见复发。——[张连合.加味华盖散治疗慢性支气管炎200例的临床观察[J].北京中医,1997(5):28-29.]

案7. 包斌治疗肺痈案

钱某,男,54岁。2002年12月8日初诊。咳喘10余年,因感受外邪加重,咳吐脓痰,心胸烦闷、疼痛、不能平卧7日。脉滑数,苔微黄,质微红。中医辨证为外感表邪,内蕴湿热,肺失宣降,其络溃脓。华盖散加千金苇茎汤合葶苈大枣泻肺汤:麻绒10g,杏仁、苏子、橘络、桑白皮各18g,茯苓20g,桃仁、红花各10g,薏苡仁、冬瓜仁各30g,鱼腥草60g,葶苈子10g,大枣18g,甘草5g。2剂后,表解,喘减,已能平卧,唯脓痰较多。据临床之验,速投玄麦甘桔汤合千金苇茎汤加味:玄参12g,麦门冬、桔梗各15g,桃仁、红花各10g,薏苡仁、冬瓜仁各30g,鱼腥草60g。5剂后复诊,脓痰尽,精神振。以参苓白术散5剂善后,10年之疾,告之已除。

按:肺症见咳吐脓痰,心烦胸闷,胸中作痛。此外有邪气犯肺,内有郁热结痈。麻黄易炙麻绒,缓发散之力;陈皮易橘络,易达其里。华盖散散其外,苇茎汤安其内,待表邪解后,用玄麦甘桔汤合千金苇茎汤加鱼腥草、红花养阴清热、逐痰疗痈,效果常殊。——[包斌,王建林.华盖散应用举隅[J].河北中医,2005,27(1):37.]

案8. 刘亚娴治疗肺纤维化案

郑某,女,68岁。就诊时间:2012年6月6日。

症见:咳嗽、气短、胸部憋闷、气短,活动后心悸甚,纳可,夜寐差,舌质淡红,舌苔少,脉滑数。CT:右肺上叶病变;肺间质纤维化。病机:痰阻于肺,宣降失职。治法:宣肺化痰,润肺降气。方药:华盖散加味。

处方:生麻黄10g,杏仁10g,苏子10g,茯苓30g,生甘草10g,桑白皮10g,陈皮10g,浙贝母10g,地龙10g,紫菀10g,败酱草10g。服6日,休1日,每周6剂。

方中麻黄生用,为肺经专药,有宣肺平喘之功;杏仁宣肺降气,与麻黄一宣一降,增强平喘之功;甘草调和药性;苏子降肺气;桑白皮清肺润肺:茯苓健脾;陈皮行气化痰。加浙贝母加强化痰之力;紫菀止咳平喘:败酱草清肺行瘀;地龙通络。诸药合用,共同起到清肺热、宣降肺气、止咳、化痰平喘之功。

复诊时间:2012年8月1日。

诉:咳嗽、气短略减轻,仍有心悸,余如前。

处方:前方加当归10g、忍冬藤10g。茯苓改为15g,用法如前。

三诊2012年10月17日:咳嗽、气短、心悸均减轻,舌质淡红,少苔,脉滑数。

处方:8月1日方加桃仁10g。服法如前,再服1个月观察。——[范焕芳.跟师经验总结——活用巧用古方治疗疑难病证及理论指导[C]//中华中医药学会.2013年全国中医肿瘤学术年会论文汇编.北京:中华中医药学会,2013:745-748.]

案9. 治疗咳喘案

杜某,女,4岁。主诉:咳喘5个月。其母代述患儿于5个月前出现咳嗽喘息,不发热,无汗,反复发作,诊断慢性气管炎、哮喘。经用各种药物(西药、中药)治疗,变换各种抗生素均无明显效果。症见咳嗽喘息,气短气急,喉间有水鸡声,乏力,舌质淡红、苔薄,脉弦滑。

辨证:久病体虚,肺气虚肃降失常,脾虚运化不健,肾虚纳气失职,气机不利而致喘咳。“喘者,肺之郁也。”(《幼幼集成》)“真元耗损,喘生于肾气之上奔。”(《证治准绳》)治以清肺降气,止咳平喘。方用华盖散加减。

处方:麻黄3g,桑白皮6g,紫苏子6g,杏仁6g,陈皮3g,桔梗3g,浙贝母6g,白芥子6g,茯苓6g,浮海石6g。水煎服。每日1剂。

二诊:上药服1周症状好转,上方加白果3g。

三诊:上方服10天,症状消失,停药。

2年随访,一直很好,未复发。——(《实用中医诊疗手册》)

参考文献

李永来.中华名方大全[M].哈尔滨:黑龙江科学技术出版社,2012.

44 三痹汤

【方源】“治血气凝滞，手足拘挛，风痹，气痹等疾皆疗。”（宋·陈自明《妇人大全良方》）

【组成】川续断　杜仲去皮，切，姜汁炒　防风　桂心　细辛　人参　茯苓　当归　白芍药　甘草各一两（各30g）　秦艽　生地黄　川芎　川独活各半两（各15g）　黄芪　川牛膝各一两（各30g）

【用法】上㕮咀为末，每服五钱。水二盏，姜三片，枣一枚，煎至一盏，去滓热服，无时候，但腹稍空服。[现代用法：煮散（上药共为粗末，加姜枣水煎服），亦可用汤剂，用量酌减]

【功用】祛风胜湿，益气养血。

【主治】风寒湿痹或气血凝滞，手足拘挛等。可用于肝肾亏虚、气血不足之痹证。

【方解】风湿痹的发病是因为正气不足，卫外功能低下，风寒湿邪乘虚而入，留滞于经络、关节、肌肉，继之正虚邪恋，气血衰少，肝肾亏虚，风、寒、湿、瘀血、痰浊凝滞于经隧，流注关节，内舍于心。方中以杜仲、续断、牛膝补肝肾，强腰膝，舒筋络；黄芪、茯苓、人参、甘草补益正气；当归、白芍、地黄养血柔筋缓急；桂枝、细辛温通血脉并助祛风；秦艽、防风协助祛风散邪通络。诸药协同，使气血得充，肝肾得补，风邪得祛，经络得通，标本同治，则诸症自解。

【临床应用】

1. 类风湿关节炎　用于风寒湿痹兼有气虚者，表现为手足拘挛，肢节屈伸不利，或麻木不仁，晨僵，畏寒，乏力气短，舌淡苔白，脉细弱。

2. 中风后遗症　用于正虚邪恋证，表现为中风后肢体偏瘫，活动不利，或萎软无力，语言不清或失语，小便频数，头晕目眩耳鸣，舌质淡，苔薄白，脉沉细。

3. 产后体痛　用于气血亏虚、风寒湿痹证，表现为产褥期或产后数月至1年以上，出现肢体、关节、腰背酸痛麻木、重着，关节伸屈不利，无红、肿、热等，舌淡苔薄，脉细沉缓。

【药理研究】现代药理研究表明，三痹汤可能具有抗风湿、镇痛、消肿等作用。

【名医用方心得】

清·喻嘉言：此方用参、芪、四物一派补药，内加防风、秦艽以胜风湿；桂心以胜寒，细辛、独活以通肾气，凡治三气袭虚而成痹患者，宜准诸此。——（《医门法律》）

清·汪昂：风痹诸方，大约祛风胜湿泻热之药多，而养血补气固本之药少，惟此方专以补养为主，而以治三气之药从之。散药得补药以行其势，辅正驱邪，尤易于见功。——（《医方集解》）

清·费伯雄：此方峻补气血，而祛风除寒利湿之法，悉寓乎其中，本末兼赅，诚治痹之上策也。——（《岳美中医学文集·岳美中医案》）

今·岳美中：老年人半身不遂或脚力不好，三痹汤有效。——（《岳美中老中医治疗老年病的经验》）

今·杨蕴祥等：本方与独活寄生汤的功效与证治近似，但独活寄生汤略重于治腰腿痹痛，偏于血弱；本方略重于治手足拘挛，偏于气虚。使用时应有所区别。——（《古今名方》）

【名医验案选录】

案1. 陈自明治疗妇人风痹手足不随案

有人病左臂不随,后已痊平,而手指不便,无力,试诸药不验,服此药(三痹汤)才半即安。——(《妇人大全良方》)

案2. 岳美中治疗痹证案

谷某,女,28岁。1993年5月15日初诊。患者3天前因买菜,突然被大雨侵袭,昨天两腿疼痛,不能移动,不能起床,腰以下乏力如瘫痪状,微恶风寒。4个月前顺产1男孩,目前正在哺乳期。察舌淡苔白,脉沉细。诊为痹证,投三痹汤加减治疗。

处方:黄芪20g,独活6g,续断6g,秦艽6g,防风6g,细辛3g,桂心4g,桑枝15g,杜仲10g,牛膝9g,党参20g,白芍10g,当归9g,川芎6g。连进5剂,病情基本痊愈。

按:《素问·痹论》云:"风寒湿三气杂至,合而为痹也。"岳老常用三痹汤兼治3种痹证,根据风、寒、湿偏胜情况,灵活加减。本例产后哺乳期妇女,气血虚弱,突受雨湿侵袭,邪阻经络,气血运行不畅,投以三痹汤而显效。喻昌云:"此方用参、芪、四物一派补药,内加防风、秦艽胜风湿;桂心以胜寒;细辛、独活以通肾气。凡治三气袭虚而成痹患者,宜准诸此。"——(《名老中医治疗风湿病经验》)

案3. 岳美中治疗偏枯案

尉某,男,55岁,干部。于1973年8月就诊。患者左半身偏枯已近5年,手足举动不遂,下肢麻痹尤甚,不能下床。《素问·痹论》:"风寒湿三气杂至,合而为痹也。"明代秦昌遇加以分析云:"风痹之症,走注疼痛,上下左右行而不定,名曰行痹。""寒痹之症,疼痛苦楚,手足拘紧,得热稍减,得寒愈甚,名曰痛痹。""湿痹之症,或一处麻痹不仁,或四肢手足不举。……拘挛作痛,蜷缩难伸,名曰著痹。"此合于著痹致成偏枯。察其脉紧而虚。舌质淡。因患病日久,气血兼虚,拟攻补兼施,取补多攻少之三痹汤。

生黄芪18g,川续断6g,川独活6g,大秦艽6g,北防风6g,辽细辛3g,川当归9g,川芎6g,熟地黄9g,杭白芍9g,桂心9g,云茯苓9g,川杜仲9g,怀牛膝9g,东人参9g,炙甘草1.5g。嘱连续服30剂再复诊。

服20剂后即来诊,云药后大见好转,已能下床活动,非常高兴。因照原方加量配制丸药1料,以便常服,宣痹祛湿,增强体力。——(《岳美中医学文集》)

案4. 治疗下肢痿软

王某,女,73岁。病下肢痿软,不能步履逾月,伴有头昏,腰膝酸软,时有遗尿,精神不支,故由家属车送来诊。切得脉沉而细,舌质淡白。据症拟案,方取三痹汤,药用:黄芪10g,续断12g,独活9g,当归10g,熟地12g,白芍12g,川芎6g,秦艽9g,防风9g,细辛1.5g,桂心1.5g,茯苓12g,杜仲12g,怀牛膝10g,党参10g,甘草6g。守方服至20余剂,患者可下床独自步行,并由家属陪同来诊。嘱原方继进5剂,以巩固疗效。考三痹汤出自《妇人良方》,方中以补益肝肾气血诸固本之药为生,取少许疏风活络之品从之,补中寓散,散助补行,故有振痿起废之力。——(《老年病中医防治学术思想》)

案5. 治疗眩晕症

朱某,男,56岁。素患肝阳眩晕症。曾在1975年卒中,经针刺治疗数月而瘥。于1978年6月又复中,左半身偏废不举,再施针术,1周未应。因患者求愈心切,故由家属抬送来诊。症见神清,口眼右㖞,舌伸出歪向左侧,质淡而嫩,边呈齿痕,询之头昏,言语謇涩,左侧上、下肢呈弛缓性瘫痪,触之不晓痛痒,脉虚缓。缕析脉症,病由肝肾、气血亏虚,风木鸱张。据证拟案，治以培补肝肾，兼益气血，佐以通络。方取三痹汤加味：黄芪 12g，续断 12g，党参 10g，茯苓 12g，当归 10g，白芍 10g，川芎 6g，熟地 1.2g，杜仲 10g，怀牛膝 9g，桂心 1.5g，甘草 6g，独活 6g，秦艽 6g，防风 10g，细辛 1.5g，陈皮 3g。上方连服 25 剂，患侧下肢功能逐渐恢复，可独自下床搀扶步行。原方迭进 10 剂，上肢亦可握物，生活可以自理。随访至今近 5 年，未见反复。——(《老年病中医防治学术思想》)

参考文献

[1] 张存悌.汤头歌诀应用新解[M].沈阳：辽宁科学技术出版社，2016.

[2] 田朝晖.中医速记宝典方剂学[M].北京：人民军医出版社，2014.

[3] 胡荫奇.名老中医治疗风湿病经验[M].北京：军事医学科学出版社，2006.

[4] 张觉人.老年病中医防治学术思想[M].北京：中医古籍出版社，2005.

[5] 范莉，李林，何慧凤.独活挥发油抗炎、镇痛药理作用的研究[J].安徽医药，2009，13(2)：133-134.

[6] 聂继红，张海英，郭亭亭.中药秦艽抗炎镇痛作用的实验研究[J].中国现代医药杂志，2010，12(12)：12-14.

[7] 熊玉兰，荆宇，尚明英，等.细辛非挥发性提取物抗炎镇痛作用研究[J].中国中药杂志，2009，34(17)：2252-2257.

[8] 周衍华.中西医结合治疗类风湿关节炎 43 例临床观察[J].中国医药导报，2009，6(6)：53-57.

[9] 李文，李丽，是元艳，等.防风有效部位的药理作用研究[J].中国实验方剂学杂志，2006，12(6)：29-31.

45 升阳益胃汤

【方源】“脾胃之虚，怠惰嗜卧，四肢不收，时值秋燥令行，湿热少退，体重节痛，口苦舌干，食无味，大便不调，小便频数，不嗜食，食不消。兼见肺病，洒淅恶寒，惨惨不乐，面色恶而不和，乃阳气不伸故也。当升阳益胃，名之曰升阳益胃汤。”（金·李东垣《脾胃论》）

【组成】黄芪二两(30g)　半夏汤洗　人参去芦　甘草炙，各一两(各15g)　防风　白芍药　羌活　独活各五钱(各9g)　橘皮连穰，四钱(6g)　茯苓　泽泻　柴胡　白术各三钱(各5g)　黄连二钱(1.5g)

【用法】上㕮咀，每服三钱(15g)，生姜五片，枣二枚，去核，水三盏，同煎至一盏，去渣，温服，早饭、午饭之间服之，禁忌如前。其药渐加至五钱止。(现代用法：水煎服)

【功用】升阳益胃，清热除湿。

【主治】脾胃虚弱，湿郁生热证。症见脾胃虚弱，肢体酸重疼痛，口苦舌干，饮食无味，饮食不化，大便不调，小便频数，怠惰嗜卧；兼见肺病，洒淅恶寒，惨惨不乐，面色恶而不和者。主治的临床疾病包括腹泻、萎缩性胃炎、慢性胆囊炎、溃疡性结肠炎、胃黏膜脱垂症、胃痛、麻疹等。

【方解】方中人参、黄芪、白术、茯苓、甘草健脾养气，为主药。橘皮、半夏利湿化痰；独活、防风、羌活辛散除湿，共为辅药。黄连、白芍苦寒柔润，以制前药辛燥之性，泽泻利湿，柴胡升发阳气，共为佐药。甘草兼为使药。全方共奏健脾化湿、提升阳气之功。该方人参、黄芪、白术、茯苓与防风、羌活、独活、柴胡合用，补中有散、发中有收，具有补气健脾胃、升阳除湿之效。

【临床应用】本方以怠惰喜卧、疲乏无力、四肢酸楚为辨证要点。现代常用本方治疗泄泻、胃黏膜脱垂、慢性胆囊炎、低血压、发作性睡病、荨麻疹、多发性神经根炎、慢性萎缩性胃炎、胃扭转、眩晕、带下病等。如见脾阳不振，加干姜、肉豆蔻；气虚甚，去黄连，加重黄芪、人参、白术剂量；阴火过旺，加山栀、黄芩；治带下，加车前子、根皮。

【药理研究】现代药理学研究表明，升阳益胃汤可能具有增强胃动力、抗溃疡、镇吐等作用。

【名医用方心得】

金·李东垣：何故秋旺用人参、白术、芍药之类反补肺？为脾胃虚则肺最受病，故因时而补，易为力也。……服药后，如小便罢而病加增剧，是不宜利小便，当少去茯苓、泽泻。若喜食，初一二日不可饱食，恐胃再伤，以药力尚少，胃气不得转运升发也。须薄滋味之食，或美食，助其药力，益升浮之气，而滋其胃气也。——(《脾胃论》)

明·吴崑：湿淫于内，体重节痛，口干无味，大便不调，小便频数，饮食不消，洒淅恶寒，面色不乐者，此方主之。湿淫于内者，脾土虚弱不能制湿，而湿内生也。湿流百节，故令体重节痛；脾胃虚衰，不能运化精微，故令口干无味；中气既弱，则传化失宜，故令大便不调，小便频数，而饮食不消也；洒淅恶寒者，湿邪胜也，湿为阴邪，故令恶寒；面色不乐者，阳气不伸也。

是方也，半夏、白术能燥湿；茯苓、泽泻能渗湿；羌活、独活、防风、柴胡能升举清阳之气，而搜百节之湿；黄连苦而燥，可用之以疗湿热；陈皮辛而温，可用之以平胃气；乃人参、黄芪、甘草，用之以益胃；而白芍药之酸收，用之以和荣气，而协羌、防、柴、独辛散之性耳。仲景于桂枝汤中用芍药，亦是和荣之意。古人用辛散，必用酸收，所以防其峻厉，犹兵家之节制也。——(《医方考》)

清·喻昌：升阳益胃者，因其人阳气遏郁于胃土之中，虚不能升举其阳，本《内经》火郁发之之法，益其胃以发其火也。升阳方中，半用人参、黄芪、白术、甘草益胃，半用独活、羌活、防风、柴胡升阳，复以火本宜降，虽从其性而升之，不得不用泽泻、黄连之降，以分杀其势。制方之义若此。——(《医门法律》)

清·汪昂：此足太阴、阳明药也。六君子助阳益胃，补脾之上药也。加黄芪以补肺而固卫，芍药以敛阴而调荣，羌活、独活、防风、柴胡以除湿痛而升清阳，茯苓、泽泻以泻湿热而降浊阴，少佐黄连以退阴火。补中有散，发中有收，使气足阳升，则正旺而邪服矣。——(《医方集解》)

清·罗美：凡脾胃一虚，肺气先绝，故用黄芪护皮毛而闭腠理，不令自汗；元气不足，懒言气喘，人参以补之；炙甘草之甘以泻心火而除烦，补脾胃而生气。此三味，除烦热之圣药也。佐白术以健脾；当归以和血；气乱于胸，清浊相干，用陈皮以理之，且以散诸药之滞；胃中清气下沉，用升麻、柴胡气之轻而味之薄者，引胃气上腾，复其本位，便能升浮以行生长之令矣。补中之剂，得发表之品而中自安；益气之剂，赖清气之品而气益倍，此用药有相须之妙也。——(《古今名医方论》)

清·王子接：升阳益胃汤，东垣治所生受病肺经之方也。盖脾胃虚衰，肺先受病，金令不能清肃下行，则湿热易攘，阳气不得伸，而为诸病。当以羌活、柴胡、防风升举三阳经气，独活、黄连、白芍泻去三阴郁热，佐以六君调和脾胃。其分量独重于人参、黄芪、半夏、炙草者，轻于健脾而重于益胃，其升阳之药，铢数少则易升，仍宜久煎以厚其气，用于早饭、午饭之间，借谷气以助药力，才是升胃中之阳耳。至于茯苓、泽泻，方后注云：小便利不淋勿用，是渗泄主降，非升阳法也。——(《绛雪园古方选注》)

今·朱良春：本方是六君子汤合痛泻要方加味所组成的一张复方。方中六君子汤益脾胃，助阳化湿；黄芪补肺益气固表，姜、枣发散和表，协同黄芪治疗表虚；羌活、独活、防风、柴胡祛除内外湿邪，升举清阳而镇痛；泽泻、茯苓利小便，泻湿热而降浊，并少佐黄连苦降燥湿；芍药敛阴，调和营血，以免诸祛湿药之燥甚伤阴。同时陈皮、芍药、防风、白术四药，组合为痛泻要方，功能泻肝益脾，止痛止泻。诸药配合，健脾益胃，升清降浊，补气固表，祛湿镇痛。古人把这种功能概括起来，称“补中有散，发中有收”，是有一定道理的。所谓“补中有散”，是指既有六君补中，又有羌、独、防风、柴胡升阳祛湿散发；“发中有收”，是说升阳发散之药，又依赖黄芪、芍药固卫、敛阴之收，以防发散伤气。于此可见，升阳益胃汤证的原因错综复杂，既为脾胃虚弱，湿邪内生，又兼表虚、卫气不足，湿邪外袭，这就不得不于方中用较多的药物多方兼顾了。——(《汤头歌诀详解》)

【名医验案选录】

案 1. 谢映庐治疗表虚下陷案

余玉堂幼郎，因患疮敷药，疮愈发肿，饮食二便如常，延医数手，调治多日，不识为疮蛊之症，无非五苓、平胃之药，渐至下肿尤甚，囊若水晶，形似鱼泡，呼吸不利，求治于余。余思邪气内陷，必当提出于表；又思病甚于下者，当从举之之义，乃与升阳益胃汤。按投二剂，寒热顿起，若有疟状。其家惊怖。余曰：向者邪气内陷，今已提出，乃得表里交争，方有寒热相战，不致内结，正佳兆耳。仍令再进，共计十剂始消。噫！世人但知热退为病愈，抑知发热亦为病愈乎？

按：二证邪俱在表不在里，故饮食二便无恙。一则表实上壅，一则表虚下陷，表实非发汗不解，表虚非提邪不达，故治自尔获效。非寝馈东垣者，曷克臻此？男澍谨识。——(《新编清代名医医话精华》)

案2. 薛己治疗泄泻案

名医：薛己　年代：明代　科别：内科

病名：泄泻。

病因：元气素弱。

症状：饮食难化，泄泻不已，小便短少，洒淅恶寒，体重节痛。

辨证：脾肺亏虚，湿邪下注。

治法：升阳补气，和中益胃。

方药：升阳益胃汤。

黄芪、炒白术、炒白芍、茯苓、人参、羌活、陈皮、泽泻、半夏、防风、柴胡、黄连、炙甘草、生姜、大枣。——(《续名医类案》)

案3. 范积尧治疗咳喘

张某，男，72岁。2006年1月20日诊。诉胃切除后半年，因感冒引起咳喘，经治疗感冒愈，但咳喘缠绵不愈，病程11年。现每日晨起咳喘吐痰约半小时，咳痰不爽，咳喘连连，良久不得缓气，经多方医治无效。现症：胸膈满闷，不思饮食，四肢无力，舌淡暗，苔白滑，脉细数。诊为脾阳不升，浊阻中焦。用本方5剂，咳痰减少，精神大振，饮食增加，后用此方调理数月，体力大增，基本不咳。——(《中医传薪集》)

案4. 范积尧治疗咳喘

孙某，女，60岁。2005年3月18日诊。咳喘8年，每年冬日因咳喘不能外出，偶感风寒则咳喘加重，现唇紫肢冷，足部浮肿，时时恶寒，呼吸急迫不能平卧，每日吐痰数碗，两肺布满哮鸣音、湿啰音，舌暗紫，苔白滑，脉沉细若无，前医多用青龙、三拗、真武之类。诊断：(肺心病)水湿阻滞，阳气难以布化。综观诸症，正合《金匮》"膈间支饮，其人喘满，心下痞坚，面色黧黑，其脉沉紧，得之数十日，医吐下之不愈，木防己汤主之"之证。予方：木防己10g，石膏10g，桂枝10g，人参6g，茯苓30g。服3剂，症状大减。睡能平卧，恶寒除半，足肿已消。但寒仍在，身倦未除，白苔未化，咳痰依然无力，用升阳益胃汤加减2个月，咳喘基本痊愈。——(《中医传薪集》)

案5. 张德超治疗痞胀案

管某，男，21岁，建筑工人。患者胃脘痞满作胀2年余。近1个月来，痞胀加重，食后嗳气，饥则作痛，嘈杂。舌苔薄黄、质红，脉缓滑。胃镜检查见：胃底黏液糊，多量胃液潴留，胃窦水肿，皱襞增粗，突入球部，幽门松弛。提示：胃黏膜脱垂，慢性浅表性胃炎。证属饮食劳倦，内伤脾胃，湿浊中阻。予升阳益胃汤5剂后，痞满较宽，嘈杂亦减，脘痛已止。继以原方，随症加减，调治2个月而康复。——(《中医方药学史》)

案6. 张琪治疗劳淋日久热不退

汤某，女，20岁。2003年5月2日初诊。

主诉：阵发性尿频、低热10年。

病史:1993 年因劳累出现尿频,低热 37.3~37.6℃,曾于哈尔滨医科大学附属第二医院就诊,未查明原因,用多种抗生素治疗无效,故未再诊治。2002 年 9 月于黑龙江省中医医院查尿常规示有红细胞、白细胞(具体数值不详)。服三金片后发热腰痛缓解,后又复发,晨起体温 36.8℃,夜间体温 37.1~37.2℃。尿菌培养:葡萄球菌(+)。未应用敏感药物。现自觉身热,手心多汗,胸闷,倦怠,乏力,尿黄,体瘦,尿频,舌质淡红、体大,苔白厚满布,脉弱。

西医诊断:尿路感染。

中医证:中气不足,夹有湿热。

治则:益气升阳除湿,佐以收涩。

处方:升阳益胃汤加减。西洋参 15g,黄芪 30g,白术 15g,黄连 10g,半夏 15g,陈皮 15g,茯苓 15g,泽泻 15g,防风 15g,独活 15g,柴胡 15g,白芍 15g,生姜 15g,大枣 5 个,土茯苓 20g,萆薢 20g,桑螵蛸 15g,益智仁 15g,黄芩 10g,甘草 15g。7 剂,水煎服,每日 1 剂,分 2 次服。

二诊:2003 年 5 月 9 日。服药后身热,乏力减轻,休息后体温 36.8~36.9℃,活动及劳累后体温 37.1℃,尿黄、尿频,舌质淡红、体大、苔白厚满布,脉弱。继续以上法上方加减治疗。

处方:西洋参 15g,黄芪 30g,白术 15g,黄连 10g,半夏 15g,陈皮 15g,茯苓 15g,泽泻 15g,防风 15g,独活 15g,柴胡 15g,白芍 15g,生姜 15g,大枣 5 个,桑螵蛸 15g,益智仁 15g,黄芩 10g,甘草 15g,龙骨 20g,补骨脂 15g,山药 20g,青蒿 15g。7 剂,水煎服,每日 1 剂,分 2 次服。

三诊:2003 年 5 月 16 日。午后至睡前体温 36.9~37.8℃,早晚体温 36.3~36.4℃,入睡困难,尿频减轻,手心汗出,自觉身热,舌质淡红、体大、苔白厚,脉弱。病情缓解,上方加安神之方药。

处方:黄芪 40g,西洋参 15g,白术 15g,黄连 10g,半夏 15g,陈皮 15g,茯苓 15g,泽泻 15g,防风 15g,独活 10g,柴胡 15g,白芍 15g,生姜 15g,大枣 5 个,酸枣仁 20g,远志 15g,茯神 15g,石菖蒲 15g,五味子 15g,夜交藤 30g,补骨脂 15g,桑螵蛸 15g,益智仁 15g,甘草 15g。7 剂,水煎服,每日 1 剂,分 2 次服。

四诊:2003 年 5 月 23 日。药后排卵期体温 37.1~37.4℃,余体温正常,尿频症状消失,手心汗出,无身热,舌质淡红、体大、苔白厚,脉弱。

处方:于上方加柏子仁 15g、黄芩 15g、青蒿 15g,减补骨脂、桑螵蛸、益智仁、茯神。

五诊:2003 年 6 月 6 日。近日劳累后体温 36.8℃,今日体温 36.3℃,睡眠转佳,手心多汗,舌质淡红、苔白厚,脉弱。病已经痊愈,上方续服 14 剂以巩固疗效。——(《张琪肾病医案精选》)

案 7. 张琪治疗内伤发热

马某,女,28 岁,1991 年 8 月 1 日初诊。此女在美国某大学攻读博士学位,半年来持续低热,体温多在 37.5~38℃。倦怠乏力,纳呆,食无味,神疲气弱,面色无华,眼不欲睁,查舌质淡红苔薄白,脉虚数。询问其病因,系在国外学习每日至深夜,日工作量达 10 余小时,身体异常疲劳,生活无规律,遂致此病。在美曾经多方检查,未能查明原因,虽多种方法治疗未能奏效。因而不远万里回国求治。根据脉症综合分析,诊为内伤发热,属劳倦伤脾、清阳不升、阴火上乘而为病。《内经》谓:"阳气者,烦劳则张"。东垣云:"脾胃一伤,五乱互作,其始病,遍身壮热,头痛目眩,肢体沉重,四肢不收,怠惰嗜卧,为热所伤,元气不能运用,故四肢困怠如此。"对于此病,不可以苦寒清热,必以甘温除热,以升阳益胃汤主治。处方:红参 15g,黄芪 25g,白术 15g,半夏 15g,茯苓 15g,陈皮 15g,泽泻 10g,防风 10g,独活 10g,柴胡 15g,白芍 15g,甘草 10,生姜 15g,红枣 5 个。水煎,日 1 剂,分 2 次温服。服药 4 剂发热即退,迄未再起。食纳大增,全身渐觉有力,肢体舒适,精神转佳。唯近2日天气炎热,贪食瓜果,腹胀有小痛,大便稍稀,手心热,舌尖赤苔白,脉沉弱。此为脾气刚复,不耐寒凉所致。仍以上方略作增减治疗。红参10g,白术15g,茯苓15g,甘草10g,陈皮15g,半夏10g,砂仁10g,木香7g,黄连10g,炮姜10g,泽泻10g,防风10g,柴胡10g,甘草10g,紫苏10g。每日1剂,连服4剂,诸症皆除。因学习时间紧迫,遂携药数剂返美。近日来信,几个月来一直未见发热,学业成绩优秀。

按:本案发热半年之久,虽经西医多方治疗而无功。以气虚发热论治,用升阳益胃汤20余剂竟获痊愈,可见"甘温除热"之法与本症若合符节。发热有外感内伤之分,内伤又有阴虚、气虚之别。气虚,主要为脾气虚弱。其证当有神疲乏力,气短懒言,食纳不香,腹胀便溏,面色萎黄,头晕目眩,舌淡苔白,脉沉弱无力等症。对此证切不可以苦寒、润腻之品,否则就会犯"虚虚实实"之戒。——(《跟名师学临床系列丛书》)

案8. 张琪治疗痿证(重症肌无力)

杨某,女,11岁,1986年3月7日初诊。主诉双眼睑下垂,睁眼困难年余。晨起略轻,夜间较重。经西医神经科确诊为重症肌无力。服新斯的明等药取效一时,但不能持久。因转中医求治。诊见患儿形体适中,面色萎黄,双眼睑抬举不能,语言清晰。家属代言其平素饮食较少,择食较重,喜食则略多,不喜则拈筷即放。体质较差,肢体软弱,动则乏力,不似他孩好动。查舌质淡,苔白,脉沉弱。中医诊为痿证,属脾气虚弱,肌肉失养。治以升阳益胃汤加减。处方:党参15g,白术10g,黄芪20g,半夏10g,陈皮10g,茯苓10g,泽泻10g,防风10g,羌活10g,柴胡10g,白芍10g,红枣3个,生姜10g,人参10g。每日1剂,水煎服。

1986年3月16日二诊:服上方8剂,眼睑下垂有明显好转,上午基本可以睁眼,午后仍差。继服上方月余,眼睑无论上下午均可灵活抬举。但看书较多时,仍觉眼睑疲劳,再诊上方去茯苓、泽泻,加薏苡仁30g,连服3个月,眼肌麻痹完全恢复。饮食、精神、体力均随之逐渐好转。后嘱其以香砂养胃丸、补中益气丸间断交替服用,以巩固疗效。追访3年,病儿一直正常,已告痊愈。

按:《灵枢》谓:"五脏六腑精气皆上注于目,而为之精。精之窠为眼,骨之精为瞳子,筋之精为黑眼,血之精为络,其窠气之精为白眼,肌肉之精为约束,裹撷……"裹者,包扎;撷为以带承物。约束裹撷即眼睑肌之功能,为肌肉之精,而属于脾,脾合肌肉。故本案治眼肌无力下垂,以补脾胃升阳为主,选用升阳益胃汤治之而获满意疗效。——(《跟名师学临床系列丛书》)

案9. 张琪治疗顽固性蛋白尿

邵某,女,32岁,教师,1991年7月10日初诊。患慢性肾小球肾炎3年余。初经中西药治疗已缓解。半年前因劳累、感冒又再次复发。周身浮肿,血压增高,蛋白尿,管型,并有肾功能轻度损害。经中西药综合治疗,水肿基本消退,血压亦被控制在135/83mmHg。但尿蛋白始终为(++),血尿素氮9.4mmol/L,血红蛋白90g/L,血总胆固醇偏高(6.8mmol/L),血浆蛋白略低(总蛋白52g/L)。伴见面色萎黄,眼睑轻度浮肿,脘腹胀满,食纳无味,气弱无力肢体重着酸软,足踝部时肿。舌淡红,苔薄白,脉沉。证属脾胃虚弱,水湿精微失于运化,湿邪留连。治以升阳健脾利湿法。投以升阳益胃汤。黄芪30g,党参25g,白术15g,茯苓20g,半夏15g,陈皮15g,柴胡15g,防风10g,羌活10g,独活10g,泽泻15g,白芍20g,山药20g,薏苡仁30g,生姜15g,大枣5个。以此方略作加减,服用60余剂。病人水肿全消,食欲良好,面色转润,精力充沛,体力渐强。查血红蛋白130g/L,血浆蛋白、血脂均正常,尿蛋白(-),肾功能正常。病获完全缓解,已上班数月。

按:本案肾炎,尿中蛋白数月不退,而以升阳益胃汤治疗 2 个月告愈。可见升阳益胃法是治此病途径之一。笔者观察,慢性肾小球肾炎肾病型或肾病综合征,水肿消退后,多有蛋白尿长时间不消退,伴体重倦怠,面部及下肢轻度浮肿,食少纳呆腹胀,尿少便溏等症,此属脾虚下陷、湿邪留连之候。因此,多可用升阳益胃汤加减治之。临证观察多案均有良效。——(《跟名师学临床系列丛书》)

案 10. 张琪治疗过敏性紫癜肾炎血尿

郭某,男,20 岁,学生,1991 年 8 月 5 日初诊。周身紫癜,伴尿血、便血,并有蛋白尿 7 个月。西医诊为过敏性紫癜肾炎。曾用激素(泼尼松)病情一度缓解。在撤换激素过程中病情反复;再用激素无明显效果。因转中医诊治。前医曾用清热凉血之剂,亦疗效不佳。因邀请为之诊治。症见周身皮肤紫癜漫布,以下肢及胸部较多。其色多暗。面色虚浮,精神萎靡,自述周身乏力,腹胀,纳呆,时有恶心,经常身有低热,近日尿赤。尿检示蛋白(++),尿中红细胞充满。肾功能正常。血小板计数 $150×10^9$/L。查舌质淡,舌体胖嫩,苔白微腻,脉沉缓。证属脾胃虚弱,清阳不升,湿邪留连,血失所统。治以益气健脾升阳,化湿止血。处方以升阳益胃汤加味:黄芪 20g,党参 15g,白术 15g,茯苓 5g,半夏 15g,陈皮 15g,柴胡 15g,防风 10g,羌活 10g,独活 10g,泽泻 10g,炒槐花 20g,蒲黄炭 15g,川连 10g,藿香 15g,生姜 15g,大枣 5 个,白茅根 30g。每日 1 剂,水煎服。以此方加减先后服用 30 余剂,病人低热渐退,周身紫癜渐消,腹不胀,饮食增加,尿色转淡。尿检示蛋白、红细胞、白细胞均正常。心情愉悦,体力渐复。嘱继服半月以资巩固。随访 3 个月,未见复发。

按:过敏性紫癜肾炎,以紫癜、尿血及蛋白尿为特征,中医多以清热凉血之法治之。但本案用此法无明显效果。根据脉证,当属脾胃虚弱、清阳不升、阴火内扰血失所统而致。因采用升阳益胃汤加味,竟获满意效果。可见临证中不拘常法,当随证论治方能中肯。——(《跟名师学临床系列丛书》)

案 11. 张琪治疗慢性肠炎

李某,女,20 岁,某厂工人,1989 年 9 月 6 日初诊。主诉半年来腹泻频作,少有宁日。每日排便约 3~4 次,泻下物水谷分明,完谷不化。经某医院多次检查粪便,无阳性发现。拟诊为慢性肠炎。曾用链霉素口服,多种消化酶及收敛止泻制剂无明显效果。周身倦怠无力,小溲黄,口苦,不欲食,身体逐渐消瘦,极易感冒,每次流感都难以避免。诊见舌质淡,苔白微腻,脉左弦无力、右沉弱,证属脾胃虚弱,清气下陷,同时又有湿热郁结之证。治以健脾益气,升阳止泻,佐以清利湿热。方以升阳益胃汤。党参 15g,白术 15g,黄芪 20g,黄连 10g,半夏 10g,陈皮 15g,茯苓 15g,泽泻 15g,防风 10g,羌活 10g,柴胡 15g,白芍 20g,甘草 10g,生姜 10g,红枣 5 个。每日 1 剂,水煎服。

1989 年 9 月 20 日二诊:服上方 12 剂,腹泻止,每日排便 1 次,稍稀,小便淡黄,食感饭香,周身渐觉有力,面色转润,舌苔渐化,脉象沉而有力。此乃胃气渐复,清阳得升,湿热亦除。继用上方 12 剂,二便如常,饮食大增,面色微见红润,形体略丰。效不更方,继以此方略事加减服用月余,病人康复如初,遂停药。

按:此案慢性泄泻,西医诊为慢性肠炎,中医称飧泄,其特征为下完谷,兼有倦怠乏力,气短懒言,口干,食不知味,小溲微黄,舌质淡,舌苔白微腻,脉沉等。《内经》谓:“清气在下,则生飧泄。”又谓:“久风入中则为肠风飧泄。”说明本症病机为脾胃虚弱,清阳不升,故以升阳益胃汤主治而痊愈。——(《跟名师学临床系列丛书》)

参考文献

[1] 李永来.中华名方大全[M].哈尔滨:黑龙江科学技术出版社,2012.

[2] 孙晓波,徐惠波.现代方剂药理与临床[M].天津:天津科技翻译出版公司,2005.

[3] 吴鸿洲.中医方药学史[M].上海:上海中医药大学出版社,2007.

[4] 杨天星,李荣峰,刘荣泉.中医传薪集[M].太原:山西科学技术出版社,2016.

[5] 张佩青.张琪肾病医案精选[M].北京:科学出版社,2008.

[6] 韦阳,邹世昌.升阳益胃汤加减治疗老年慢传输型便秘临床观察[J].现代中西医结合杂志,2010,19(28):3589-3591.

[7] 周敏,李子海.升阳益胃汤治疗功能性消化不良 85 例[J].中国中西医结合脾胃杂志,2000,8(2):108.

[8] 邹世昌.升阳益胃汤增强胃动力作用的临床观察[J].中国民间疗法,2011,19(10):33-34.

[9] 宋凯丽.加味升阳益胃汤治疗溃疡性结肠炎缓解期脾肾阳虚证的临床观察[D].太原:山西省中医药研究院,2016.

[10] 刘剑,于永铎.升阳益胃汤合理中丸治疗脾肾阳虚型溃性结肠炎临床研究[J].辽宁中医杂志,2015,42(6):1266-1268.

[11] 陈佳,代二庆.升阳益胃汤治疗慢性萎缩性胃炎脾胃虚弱证的疗效观察[J].中国现代应用药学,2016,33(8):1056-1059.

46 清 胃 散

【方源】“治因服补胃热药，致使上下牙疼痛不可忍，牵引头脑、满面发热，大痛。足阳明之别络入脑，喜寒恶热，乃是手足阳明经中热盛而作也。其齿喜冷恶热。”（金·李东垣《兰室秘藏》）

【组成】当归身　择细黄连　生地黄酒制，各三分（各6g）　牡丹皮五分（9g）　升麻一钱（18g）

【用法】上为细末，都作一服，水一盏半，煎至一盏，去滓，带冷服之。（现代用法：水煎服）

【功用】清胃泻火，凉血养阴。

【主治】胃火上攻证。牙痛牵引头脑，面颊发热，其齿恶热喜冷；或牙龈肿痛溃烂，或牙宣出血，或唇舌颊腮肿痛；口气热臭，口干舌燥，舌红苔黄，脉滑大而数。

【方解】方用苦寒泻火之黄连为君，直折胃火，清其积热。臣以升麻，一取其清热解毒，以治胃火牙痛；一取其轻清升散透发，可宣达郁遏之伏火，有“火郁发之”之意。黄连得升麻，降中寓升，则泻火而无凉遏之弊；升麻得黄连，则散火而无升焰之虞。胃热及血分，耗伤阴血，故以生地黄凉血滋阴；牡丹皮凉血清热；当归养血和血，与生地黄合则滋阴养血，与牡丹皮合则消肿止痛，共为佐药。升麻兼以引经为使。诸药合用，共奏清胃凉血之效，以使上炎之火得降，血分之热得除，于是循经外发诸症，皆可因热毒内彻而解。

【临床应用】现代临床常用于治疗牙龈炎、冠周病、口腔溃疡、急性牙源性感染、牙周炎、复发性口疮、痤疮、鼻疮、口臭、流涎、口腔扁平苔藓、小儿疱疹性咽峡炎、激素性皮炎、胆汁反流性胃炎等疾病，辨证属胃火上攻者。注：风寒牙痛或肾虚牙痛、牙宣者，不宜使用本方。

【药理研究】

1. 抗炎　对炎症时的水肿、渗出及纤维组织增生有显著抑制作用。
2. 抑菌　本方煎剂对金黄色葡萄球菌、铜绿假单胞菌有一定抑制作用。
3. 免疫调节　增强巨噬细胞吞噬功能。
4. 其他　具有镇痛、镇静、促进血液凝固和缩短凝血时间等作用。

【名医用方心得】

明·吴崑：牙疳肿痛者，此方主之。牙疳责胃热，肿责血热，痛责心热。升麻能清胃，黄连能泻心，丹皮、生地能凉血。用当归者，所以益阴，使阳不得独亢尔。——（《医方考》）

清·罗美：阳明胃多气多血，又两阳合明为热盛，是以邪入而为病常实。若大渴、舌腻、烦躁，此伤气分，热炙大腑，燥其津液，白虎汤主之。若醇饮肥厚，炙煿过用，以致热壅大腑，逆于经络，湿热不宣，此伤血分，治宜清胃。方中以生地凉血为君；佐以牡丹皮，去蒸而疏其滞；以黄连彻热燥湿为臣，和之以当归，辛散而循其经；仍用升麻之辛凉升举，以腾本经之清气，即所谓升清降浊，火郁发之者也。如是而喉咽不清、齿龈肿痛等症，廓然俱清矣。——（《古今名医方论》）

清·汪昂:此足阳明药也。黄连泻心火,亦脾火,脾为心子,而与胃相表里者也;当归和血,生地、丹皮凉血,以养阴而退阳也;石膏泻阳明之大热,升麻升阳明之清阳,清升热降,则肿消而痛止矣。——(《医方集解》)

清·汪绂:胃热上行于齿,则经病而非腑病。胃经气血皆盛,故气热则血随以上行,轻为齿痛、牙宣、腮肿、龈烂,重则亦至吐血、衄血。以胃热伤血伤阴,故以滋阴养血为治,生地、丹皮、当归是也,平阴阳也,此滋阴以配阳,非用水以胜火;苦以泄之,除内热也,黄连泄心肝之热,又石膏之淡亦能泄以去胃腑之热;辛以散之,去经热也,石膏、升麻皆辛以散经热。——(《医林纂要探源》)

清·张璐:犀角地黄汤专以散瘀为主,故用犀、芍;此则开提胃热,故用升、连。——(《张氏医通》)

清·徐大椿:热郁阳明,胃火炽盛,故牙龈肿痛或腐烂生疳焉。生地滋阴壮水以清火之源,丹皮凉血泻热以宣水之用,黄连清心火,当归养血脉,升麻升清泄热,甘草缓中泻火。胃热过盛加石膏,专泻阳明之腑热也。使热从经散,则胃火得泄而牙龈清润,无肿痛腐烂之虞,何生疳之足虑哉?此升阳清火之,为胃火炽盛之专方。——(《医略六书》)

今·颜乾麟:生地、当归、丹皮凉血活血,升麻、黄连清热解毒燥湿,可以用于治疗因湿热之邪侵入血分所导致的皮肤病,证之临床果然有效,从而扩展了此方的应用范围。其在运用此方时,针对诸多皮肤病多由风、湿、热之邪为患,习用赤芍换当归,配合生地、丹皮增强清血分热之力。若皮疹结节色红疼痛,可加连翘增强清热散结之效;若皮疹痒明显,可加荆芥、防风以祛风止痒:若皮疹内有分泌物则说明湿邪较重,可加生苡仁以清热祛湿。此外,根据皮疹所处部位不同以及病邪性质的不同,可适当加用驱邪外出的药物以发挥事半功倍之效,如邪在上焦宜祛风,可加荆芥、防风之类;邪在中焦宜理气,可加枳壳、桔梗之类;邪在下焦宜祛湿,可加生苡仁、牛膝之类。——(《颜乾麟医话医论医案集》)

今·徐重明:清胃散是古代医家李东垣治疗脾胃病的有效方剂之一,临床疗效确切,历代医家对该方有颇多论述,至今仍被较广泛地运用于临床。笔者就其方义进行探讨,以发掘其组方配伍用药之精华。清胃散源于李东垣《脾胃论》调理脾胃治验,由黄连、当归、生地、丹皮、升麻组成,功效清胃凉血,主治胃有积热,火气上攻。全方立义明确,组方主题鲜明。东垣曾用该方治疗因服补胃热药而致上下身痛不可忍、牵引头脑、满身热、发大痛者,故本方专治足阳明胃经中热盛。后经历代医家临床应用,其主治范围有所扩大,可治疗由于胃热火气上攻所致,症见牙周肿痛,牵引头颈,面颊发热、牙龈红肿、溃烂,口腔唇舌黏膜溃疡,唇舌干燥,口热气臭,舌红苔黄,脉滑大而数等疾病。究其原因,多因过食煎炸炙烘之品,胃中积热或过食生冷,抑遏阳气化火或过服温补辛热之药,致火气上攻。足阳明胃经循面颊,分布于耳前、前额,绕口唇,入上齿龈,故胃火上攻可见唇口肿痛、口腔溃疡、上齿疼痛;大肠亦属于阳明经,所以胃热多兼大肠热,而出现大便干燥之症,口气热臭,舌红苔黄,脉滑大而数,皆为胃热之症。由此可见,本方立义鲜明,功效明确,构思精巧,配伍独到。本方名为清胃散,而黄连最擅清胃之火,临床凡胃中实热之证,常用此药。本方主药黄连,味苦性寒,直清胃腑之火;臣药升麻,清热解毒,升而能散。升麻与黄连相伍,则升清降浊,可使郁遏之火得到宣达。黄连得升麻,则泻火而无凉遏之弊;升麻得黄连,则散火而无升焰之虞。二药相配,则散火制其上炎之害,降热制其内郁之患,发挥清上彻下之功效。方中佐药是生地黄、丹皮、当归。胃为水谷之海,又为多气多血之腑,胃热每致血亦热,导致阴血受损,所以方中选用生地黄、丹皮凉血止血、清热养阴。其中,生地黄可清热兼养阴,丹皮可除血中伏火,再以当归和血养血，引药入阳明经。观本方，组方配伍独到，构思精巧，体现了东垣高超的岐黄之道。——[徐重明，汪自源.古方清胃散方义探讨[J].江苏中医药，2005，26(2)：38-39.]

【名医验案选录】

案1. 傅毅治疗口唇水疱案

李某，女，30岁。初诊：2006年11月16日。"上火"后引起口唇起水疱，继之结痂，脱落数日后再发已1个月。服黄连上清片及消炎药无效。平素手足易凉，月经推后1周左右，白带(++)。舌偏红、尖红甚，苔白少，脉细。此属心脾有火，中焦湿热。清胃散加减：升麻10g，黄连6g，当归10g，生地15g，丹皮12g，生石膏30g(先煎)，炒栀子9g，黄芩12g，生薏苡仁20g，银花10g，藿香8g，生甘草7g。水煎，食后服，忌辛辣、生冷。2剂后，水疱未起；又2剂，结痂脱落；再进2剂，巩固之。2007年11月19日来看他疾，云那次服药6剂，口唇水疱一直未复发。——(《222首古今名方亲验录》)

案2. 黄其兵治疗唇风案

刘某，男，27岁。2005年5月25日初诊。诉唇部红肿，痛痒灼热，皲裂结痂，脱屑1周。经西医内服抗生素及抗过敏西药，外搽激素及抗生素软膏近1周，病情无缓解。现症见：双唇部红肿，痛痒干燥，灼热，皲裂，结痂，脱屑，口干苦燥，大便干结，小便色黄，舌质红，苔薄黄燥，脉弦。诊为唇风，证属胃热血燥，复感风热。方选清胃散加味：黄连10g，升麻15g，牡丹皮15g，生地黄30g，当归10g，生石膏50g，生大黄15g，麦冬30g，玄参15g，防风15g，苦参15g，蝉蜕10g，甘草5g。连续服用10剂而治愈。

按：口唇为脾胃所主，唇风多因阳明胃热，脾经血燥，或复感风邪，风热相搏而成。唇部红肿灼热，痛痒皲裂，结痂脱屑，均为胃热上攻夹风热犯唇所致。方中清胃散清胃凉血，防风、蝉蜕、苦参清热祛风止痒，生大黄、麦冬、生石膏清胃通腑滋阴，药证相符而治愈。——[黄其兵.清胃散临床运用举隅[J].云南中医中药杂志，2006，27(4)：26.]

案3. 黄其兵治疗鼻衄案

王某，男，14岁。2004年7月10日初诊。患者2天来鼻衄常发，量多，血色鲜红，伴心烦、口苦、口干欲饮，唇肿，大便秘结，小便短黄，脉滑，舌红苔黄。此胃热上升迫血妄行所致。投清胃散加减：升麻15g，黄连10g，牡丹皮15g，生地黄30g，当归15g，生大黄15g，白茅根30g，甘草5g，生栀子15g，生石膏30g，知母15g。服1剂鼻衄减，3剂后诸症消失。

按：衄血者多属热证，热邪内迫，血不循经而外溢。由鼻窍而出者，名鼻衄。刘河间云："衄者，阳热怫郁，干于足阳明而上，热盛则血妄行而为鼻衄也。"张景岳云："衄血之由因内热者多在阳明经，治当以清降为主。"本病鼻衄量多色鲜红，且伴口干渴、口苦唇肿，属阳明经热上冲，热迫血妄行所致，故治疗按张氏之说以清降为主，投以清胃散以清胃热。白茅根、栀子以清热凉血，大黄、石膏、知母加强清胃热的作用，兼以通腑泄热，使胃火降，鼻衄止。——[黄其兵.清胃散临床运用举隅[J].云南中医中药杂志，2006(4)：26.]

案4. 边瑞宏等治疗急性胃黏膜病变

李某，男，38岁。2002年5月21日初诊。胃脘疼痛反复发作2个月余，服雷尼替丁、三九胃泰等，时有缓解，近1周来胃脘疼痛又作，不能进食，食后呕吐，吐出物中常夹有血丝，腹胀，胃中灼热。舌红苔黄，脉弦数。胃镜示胃黏膜糜烂并有点状出血表现。证属脾胃郁热，郁久化火，灼伤胃络。治宜清胃泻火，凉血止血。清胃散加减：生地黄、牡丹皮各15g，黄连、升麻、当归、白芍、延胡索、枳壳、竹茹各10g，吴茱萸3g，生甘草5g。水煎服。10剂后，诸症消失，上方稍加出入，续服半月，再行胃镜检查，示胃黏膜红润规整，病告痊愈。随访1年，未再

复发。——[边瑞宏,贺兰英,张闽华.清胃散临证举隅[J].浙江中医杂志,2005(6):252.]

案5. 金明珠治疗便秘案

某男,63岁。便秘史2年,投中西药物,用之有效,歇之复患,口渴饮冷,纳呆乏力,少腹痛满。溲黄,便七八日一行,苔黄少津,脉滑数。证属胃蒸中焦,传导失职;治宜清胃热,通三焦。方以清胃散加减:大黄10g,升麻10g,黄连7g,当归20g,生地黄20g,牡丹皮10g,黄芩10g,杏仁10g。日1剂,水煎分2次服。服药10剂病愈。——[金明洙.清胃散治验举隅[J].吉林中医药,1994(3):36-37.]

案6. 胥升富治疗口腔溃疡案

刘某,男,36岁。1994年7月3日就诊。该患者口腔黏膜溃疡反复发作3年,近日来口中溃疡多处发生,疼痛难忍,说话及进食均感困难,口渴欲饮,出气臭秽,溲黄便结。查:上下唇黏膜及左侧颊黏膜上有绿豆大溃疡四处,局部黏膜红肿,苔黄腻,脉洪大而数。诊断:口疮(复发性口腔溃疡)。辨证:阳明火盛,毒热积聚,熏蒸于口。治以清热解毒,凉血消肿为法。用清胃散加味,煎服,日1剂。部分药液用作含漱。口腔局部用西瓜霜喷于溃疡面,日数次。2天后,局部疼痛减轻,说话、进食不感困难,红肿渐消,溃疡面缩小,4天后溃疡愈合。……

按:《灵枢·经脉第十》云:"脾足太阴之脉……上膈,挟咽,连舌本,散舌下。"……若饮食不节,脾运失司,或禀赋不足,脾胃虚弱,可致湿浊内生,蕴热化火……循经上泛,导致口舌糜烂生疮。因此,口舌生疮主要责之脾胃。——[胥升富.清胃散治疗口腔疾病60例[J].四川中医,1997(3):50-51.]

案7. 陈明治疗牙龈肿痛案

陈某,男,35岁。左侧牙龈经常肿痛,已5年余,时发时止。近因过食辛辣刺激之物,导致牙龈肿痛,不能进食而就诊。察左上牙床红肿鼓包,焮起左脸肿胀疼痛,痛时牙床甚感壅塞,常欲一物别之。吸冷气及口含冷水疼痛减轻。大便不硬,但便后肛门灼热。口气臭秽,面部烘热。血常规正常。舌质红绛,脉数有力。辨为胃热上攻,用清胃散加大黄治之。

升麻6g,黄连6g,当归10g,生地黄30g,牡丹皮12g,大黄9g。水煎服。

服上方3剂,大便泻下热黏之便,1日3次,但肛门灼热,随之牙龈肿痛大减。

上方减大黄为6g,续服3剂,诸症消失。半年后因其他病前来就诊,述牙痛从此不发。——(《温病名方验案说评》)

案8. 治疗口臭案

李某,男,42岁。主诉:口臭2年。2年前始自觉口中有臭味,伴有胃中泛酸,一年四季不变,经用药对症治疗,无明显疗效。检查:舌质红、苔白,脉弦。诊断:口臭。辨证:饮食劳倦,郁怒伤肝,致使脾胃蕴热,火邪上蒸,而成口臭。治法:清胃泻火,健脾利湿。方用清胃散合左金丸加减。

处方:当归15g,生地黄30g,牡丹皮15g,升麻10g,黄连10g,吴茱萸10g,海螵蛸15g,生石膏30g。水煎服。药后症除。——(《实用中医诊疗手册》)

参考文献

[1] 许爱英.方剂学[M].长沙:湖南科学技术出版社,2013.
[2] 周海平,孔增科,王永梅.常用方剂药理与临床应用[M].赤峰:内蒙古科学技术出版社,2005.
[3] 田朝晖.中医速记宝典方剂学[M].北京:人民军医出版社,2014.
[4] 周幸来.方剂应用禁忌速查[M].沈阳:辽宁科学技术出版社,2014.

[5] 傅毅.222首古今名方亲验录[M].北京:中国中医药出版社,2011.
[6] 黄其兵.清胃散临床运用举隅[J].云南中医中药杂志,2006(4):26.
[7] 边瑞宏,贺兰英,张闽华.清胃散临证举隅[J].浙江中医杂志,2005(6):252.
[8] 金明洙.清胃散治验举隅[J].吉林中医药,1994(3):36-37.
[9] 胥升富.清胃散治疗口腔疾病60例[J].四川中医,1997(3):50-51.
[10] 陈明.温病名方验案说评[M].北京:学苑出版社,2003.
[11] 杨旸.实用中医诊疗手册[M].郑州:河南科学技术出版社,2017.

47 当归六黄汤

【方源】“治盗汗之圣药也。”(金·李东垣《兰室秘藏》)

【组成】当归　生地黄　熟地黄　黄柏　黄芩　黄连各等分(各6g)　黄芪加一倍(12g)

【用法】上为粗末,每服五钱(15g),水二盏,煎至一盏,食前服。小儿减半服之。(现代用法:水煎服)

【功用】滋阴泻火,固表止汗。

【主治】阴虚火旺盗汗。发热盗汗,面赤心烦,口干唇燥,大便干结,小便黄赤、舌红苔黄,脉数。

【方解】方中当归、生地黄、熟地黄入肝肾而滋阴养血,阴血充则水能制火,共为君药。盗汗乃因水不济火,心火独旺,迫津外泄所致,故臣以黄连清心泻火,并合黄芩、黄柏苦寒泻火以坚阴。君臣相伍,滋阴泻火兼施,标本兼顾。卫虚不固,故倍用黄芪益气实卫以固表,且合当归、熟地益气养血,亦为臣药。诸药配伍,共奏滋阴泻火、固表止汗之功。

【临床应用】本方是主治阴虚阳热证的基础方,临床应用以身热面赤、盗汗、舌红、苔薄黄、脉细数为辨治要点。可用本方加减治疗盗汗、慢性骨髓炎、白塞病、慢性口腔溃疡、慢性咽炎、化脓性扁桃体炎、自主神经功能紊乱、甲状腺功能亢进、结核病、围绝经期综合征、心肌炎、心律失常、月经过多、慢性尿路感染等多种疾病。

【药理研究】本方组成中,当归对一些细菌及其毒素有抑制作用,还具有抗炎、解痉、利胆、护肝、抗血凝、增加血流、抗心肌缺血、增强造血功能,以及镇静、镇痛等作用。

【名医用方心得】

明·吴崑:阴虚有火,令人盗汗者,此方主之。醒而出汗曰自汗,睡去出汗曰盗汗。自汗阳虚,盗汗阴虚也。曰有火者,谓其证有面赤、口干、唇燥、便赤、声音重、脉来数也。然阴虚所以盗汗者,阳虚之人睡去,则卫外之阳乘虚陷入于阴中,表液失其固卫,故令濈然而汗出。人觉则阳用事,卫气复出于表,表实而汗即止矣。当归、熟苄,养阴之品也;黄芩、黄连,去火之品也;生地、黄柏,可以养阴,亦可以去火;而黄芪者,所以补表气于盗汗之余也。是盗汗也,与伤寒盗汗不同。伤寒盗汗是半表半里之邪未尽,杂证盗汗则阴虚而已;彼以和表里为主,此以补阴为主。明者辨之。——(《医方考》)

清·汪昂:盗汗由于阴虚,当归、二地所以滋阴;汗由火扰,黄芩、柏、连所以泻火;汗由腠理不固,倍用黄芪,所以固表。——(《医方集解》)

清·吴谦:寤而汗出曰自汗,寐而汗出曰盗汗。阴盛则阳虚不能外固,故自汗;阳盛则阴虚不能中守,故盗汗。若阴阳平和之人,卫气昼则行阳而寤,夜则行阴而寐,阴阳既济,病安从来?惟阴虚有火之人,寐则卫气行阴,阴虚不能济阳,阴火因盛而争于阴,故阴液失守外走而汗出;寤则卫气复行出于表,阴得以静,故汗出矣。用当归以养液,二地以滋阴,令阴液得其养也。用黄芩泻上焦火,黄连泻中焦火,黄柏泻下焦火,令三火得其平也。又于诸寒药中加黄芪,庸者不知,以为赘品,且谓阳盛者不宜,抑知其妙义正在于斯耶!盖阳争于阴,汗出

营虚，则卫亦随之而虚，故倍加黄芪者，一以完已虚之表，一以固未定之阴。——(《医宗金鉴》)

清·罗美：季楚重曰：汗本心之液，其出入关乎肝、肺。荣分开合，肝司之；卫分开合，肺司之。顾营卫各有所虚，则各有所汗，阳虚汗责在卫，阴虚汗责在营。然必相须为用。卫气不固于外，由阴气之不藏；营气失守于中，由阳气之不密。故治盗汗之法有二：一由肝血不足，木不生火，而心亦虚，酸枣仁汤补肝即以补心也；一由肝气有余，木反侮金，而肺亦虚，当归六黄汤治肝以治肺也。是方当归之辛养肝血，黄连之苦清肝火，一补一泄，斯为主治；肝火之动，由水虚无以养，生地凉营分之热，熟地补髓中之阴，黄柏苦能坚肾，是泻南补北之义也；肝木之实，由金虚不能制，黄芪益肺中之气，黄芩清肺中之热，是东实西虚之治也。惟阴虚有火，关尺脉旺者始宜。若阴虚无气，津脱液泄，又当以生脉、六味，固阴阳之根。若用芩、连、柏苦寒伤胃，使金水益虚，木火益旺，有措手不及之虞矣。——(《古今名医方论》)

清·徐大椿：血气两亏，三焦火迫，故营阴失守，盗汗不已焉。黄芪补气固卫，当归养血益营，生地滋阴壮水，能制三焦火迫，熟地补阴滋血，能充五脏之真阴，黄连清火燥湿，以安心脾，黄芩清火泻热，以宁肝肺，黄柏直清肾火以存肾水也。使肾水内充，则君相之火下潜归坎，而心肺肃清，血气自复，迫汗无不自止，何盗汗之有哉？此清补之剂，为血气虚弱、火迫盗汗之专方。——(《医略六书》)

清·陈修园：阴虚火扰之汗，得当归、熟地、生地之滋阴，又得黄芩、黄连之泻火，治汗之本也。然此方之妙则在于苦寒，寒则胜热，而苦复能坚之。又恐过于苦寒伤其中气，中者阴之守也，阴愈虚则火愈动，火愈动则汗愈出。尤妙在大苦大寒队中倍加黄芪，俾黄芪领苦寒之性尽达于表，以坚汗孔，不使留中而为害。此旨甚微，注家向多误解，特表而出之。——(《时方歌括》)

清·唐容川：修园此论皆是。惟言黄芪领苦寒之性尽达于表，不使留中为害，则差毫厘。盖药之救病，原于偏寒偏热，治偏寒偏热之病，自必用偏寒偏热之药。此方大治内热，岂寒凉之药能尽走皮肤，而不留中者？况黄芪是由中以托外之物，非若麻黄直透皮毛，而不留中也。吾谓内热而蒸为汗者，此为对症。如果外热，而内不利寒凉药者，则归脾汤、当归补血汤加减可也。——(《血证论》)

今·湖北中医学院方剂教研室：本方为阴虚火扰，发热盗汗而设。盖其人体质素虚，亡血失精，或肺痨久咳，致阴血亏损，阴虚则阳亢，虚火内炽，迫液外泄，于是潮热盗汗，五心烦热之证作。《医学正传》说："盗汗者，寐中而通身如浴，觉来方知，属阴虚，荣血之所主也。"故治疗此证，当滋阴降火。本方用当归。二地滋阴养血，壮水之主，以制阳光，三黄泻火坚阴，黄芪益气固表实卫。阴虚火旺之证，何以要用益气固卫之品？黄芪在方中有三方面的作用：一是汗泄过多，不但阴虚，亦可损伤阳气，致卫表不固，方中倍用黄芪，"一以完已虚之表，一以固未定之阴"。二是黄芪与当归、二地配伍，可促进其养血滋阴之功，取阳生阴长之义，三是黄芪性味甘温，配入方中，使三黄之苦寒之性不致伤胃。配伍甚妙，不可视为赘品。至于陈修园对本方用黄芪的解释，未免牵强附会，唐氏驳之甚当。全方诸药合用，可使阴复热退，卫强汗止，其功效甚佳。故李东垣谓之为"治盗汗之圣药"。李时珍亦说："当归六黄汤加麻黄根，治盗汗甚捷。"

然而，引起盗汗之原因甚多，非惟阴虚火旺一端。故用本方时，必须严格辨证，阴虚火扰者方可用之，若为伤寒邪在半表半里面盗汗，或杂证盗汗而不属阴虚火旺者，本方断不可用.又本方苦寒之药较多，容易伤人胃气，若脾胃素虚者，当慎用，正如李士材所云，此方"惟火实

气强者宜之，不然，苦寒损胃，祸弥深耳”。——(《古今名方发微》)

今·邓以林：当归六黄汤诚有清热滋阴、固表止汗之功，根据本方药物配伍及效能，不徒滋阴泄火，且具有扶正祛邪，固表清里的双重性，可调协阴阳，补益气血、平调水火，为挽救沉疴之大剂。

人体阴阳，贵在平衡协调。若出现偏盛偏衰，斯为病态。东垣当归六黄汤正为调节阴阳之偏盛偏衰以达到相对平衡而设。经云：“形不足者，温之以气。”黄芪味甘而薄，味薄则补气；当归味甘而厚，味厚则益血。虚其气者，黄芪在所必用，虚其血者，亦必先补其气，一以收甘温除热之效，一以奏生血退热之功。此黄芪数倍于当归之意。“精不足者，补之以味。”二地质润多液，既能补血，又长于滋阴，至于热恋津伤，既用质润味厚之二地，何虑苦寒劫津？泄热坚阴，可反佐生津之力。前人治阴虚烦热，用滋阴之品，恒与苦寒配伍。故丹溪有“阳有余阴不足”之论，殆即此意。然阳之有余，源于水阴内亏，阴之不足，发于火热内扰。盖火主于心，宜泄其所主，黄连泻心火兼泻中焦之火，黄芩泻上焦之火，黄柏泻下焦之火，量小为佐，不过稍折其亢。苦能坚阴，少火又能生气。黄连、地黄二味，一滋一降，上可导心火下降，下可启肾水上潮。是方甘苦合化、寒温并用，寓补于泄，清补并行。所以黄芪得三黄，于补气中清气，当归配二地，于益血中凉营。且三黄得二地，虽苦泄而不伤阴，又能涵归芪之温；二地得归芪，滋腻而不凝滞，且能抑三黄之苦寒。方义甘温与苦寒并重，相制相成，故补虚得力，而热邪自戢。——[邓以林. 当归六黄汤的临床运用[J]. 河南中医，1984(1)：30-31.]

【名医验案选录】

案1. 薛立斋治盗汗案

薛立斋治一妇人，怀抱久郁，患茧唇，杂治消痰降火，虚症悉具，盗汗如雨，此气血虚而有热也。用当归六黄汤。内黄芩、连、柏，俱炒黑。二剂而盗汗顿止。仍用归脾汤、八珍散兼服，元气渐复。更以逍遥散加归脾汤间服，百余剂唇亦瘥。——(《续名医类案》)

按语：汗证有因于外感或误治引发，有因于机体阴阳失调，腠理不固所致，必审证精当，因证而施。本案之盗汗是因患者情志抑郁，郁而化火，耗伤阴血，阴虚火旺所致。治当滋阴血与清邪热并进，益气固表与养阴泻火同施。当归六黄汤既可滋阴泻火，又可固表止汗，用于此案甚为合理，黄芩、连、柏，俱炒黑，是因中医五行学说认为，黑可制红，“血见黑必止”，以此来防止血热出血。又因本案病因在情志抑郁，气血亏虚，故兼以逍遥散调畅情志，归脾汤、八珍汤补益气血。——(《方剂学》)

案2. 何伟治皮肤瘙痒症案

马某，女，63岁。患者去年入冬后全身皮肤作痒，以大腿内侧尤甚，已迁延2个月余。近10余日晚上剧痒。查全身皮肤较粗糙，痒甚处有搔痕及散在瘀红色疹点，昨晚饮酒致剧痒，烦躁难眠，大便先硬后溏。舌淡红，无苔，脉细。证属血虚化燥生风，肌肤失养。治以养血祛风润燥。方用当归六黄汤加减。

处方：当归10g，川牛膝10g，黄芪15g，熟地黄20g，生地黄20g，黄芩3g，黄连2g，黄柏2g，腊梅花5g，三剂。

二诊：瘙痒明显减轻，二便正常。舌淡红，苔薄白。于上方去当归、川牛膝，加制首乌15g、天冬10g。2剂而愈。——[何伟. 当归六黄汤治疗皮肤病验案5则[J]. 新中医，1994(8)：48-49.]

案3. 李相义治头痛案

陈某，女，46岁。3年来头痛反复发作，入秋加重，至冬痛剧，午后及夜间疼痛难忍。伴有心烦,失眠,手足心热,气短乏力,口苦口黏。舌质略红而胖,苔黄腻,脉细弱。证属阴虚气弱,湿热内蕴。治宜滋阴补气,清热燥湿。方取当归六黄汤加味。

处方:当归12g,生地15g,熟地15g,黄连6g,黄芩6g,黄柏9g,黄芪30g,菊花12g

二诊:服药3剂,头痛减轻。上方加夜交藤30g、连服6剂,诸症悉除。随访2年未再复发。

按语:"阳加于阴则为汗",盖阴亏于下,火炎于上,逼津外泄,则为汗也。李氏此方,盖为阴虚火炎者立法也。方中当归补心体,黄连泻心用,以汗为心之液也;生地黄、熟地黄甘凉柔润、滋阴养血,黄芩、黄柏皆苦寒之味,一泻肺中伏火,一清肾中相火,此四者,使水火既济,自无炎灼之忧矣;黄芪甘温补中,以水火交济,必赖脾土上下斡旋耳。——[李相义.当归六黄汤治愈头痛[J].四川中医,1986(9):20.]

案4. 刘渡舟治盗汗医案

罗某,男,45岁,1995年11月7日初诊。

夜寐盗汗有2个月。寐则汗出,寤则汗止。曾服"六味地黄丸""枣仁安神液"等药弗效。汗出多时,沾湿衣被。并见胸痛,头晕(血压160/100mmHg),五心烦热,口干,睡眠不宁。发热,体温37.2℃,大便偏干,小便略黄,视其面色缘缘而赤。舌红苔薄黄,脉来洪大。辨为阳盛阴虚,阴被阳逼,营不内守之证。治当泻火滋阴止汗。方用当归六黄汤加味。生地20g,当归20g,黄芩4g,黄芪14g,熟地12g,黄柏10g,黄连4g,知母10g,鳖甲16g,煅牡蛎16g。服药14剂,盗汗停止,血压降至120/80mmHg,诸症皆随之而愈。——(《刘渡舟临证验案精选》)

案5. 祝谌予治甲状腺功能亢进症(简称甲亢)案

林某,男,25岁,职员。门诊病历。1993年6月28日初诊。

主诉:心慌、多汗、手颤月余。

患者1991年曾患甲亢,经中西医结合治疗半年而愈。今年5月再发,心慌汗出,乏力手颤,外院查 T_4 251nmol/L(正常值60.63~118.68nmol/L),T_3 6.66nmol/L(正常值1.23~3.08nmol/L),TSH 3.29nmol/L(正常值1.20~3.23nmol/L)。予他巴唑10mg,每日3次,治疗1周,症状未解,故来诊。现症:心慌阵作,汗出极多,乏力明显,心烦易怒,双手振颤,口干口苦,失眠多梦,大便溏薄。舌红暗,脉弦细数。辨证:气阴两虚,阴虚内热,肝风袭络。治法:益气养阴,清热散结,平肝定颤。方药:当归六黄汤合生脉散加减。生黄芪30g,当归10g,生熟地各10g,黄芩10g,黄连5g,黄柏10g,沙参15g,麦门冬10g,五味子10g,生牡蛎30g,橘核10g,荔枝核15g。水煎服。

服药20剂,汗出、手颤均减,守方加丹参30g,再服40剂,心慌、乏力、汗出消失,情绪安定,略有手颤,复查 T_4 149nmol/L、T_3 3.19nmol/L、TSH 4.06nmol/L,他巴唑减为20mg/d。守方加苍白术各10g、葛根10g,继服14剂,诸证消失。复查 T_4 80.2nmol/L、T_3 1.86nmol/L、TSH 1.73nmol/L,他巴唑15mg/d。乃将原方加穿山甲、皂角刺配制蜜丸常服,以资巩固。

按语:现代中医治疗甲亢一般以疏肝解郁、滋阴清热、软坚散结为主,祝老认为本病多属气阴两伤,阴虚内热,扰动肝风,习用《兰室秘藏》所载之当归六黄汤加减治疗。因为虽然初起阴虚火旺,日久无不累及于气,所以必须气阴并补,方能取效。本案因虚汗极多,汗为心之液,故加生脉散益气养阴,宁心敛汗。加生牡蛎旨在滋阴潜阳,息风定颤;橘核、荔枝核疏肝理气,散结消瘿;葛根配芩连清热止泻。一般先是症状改善,然后化验指标正常,方可守方以丸服为宜。——(《祝谌予临证验案精选》)

案6. 陈继明治甲状腺功能亢进症案

王某，女，45岁。患甲亢已1年，曾用过抗甲状腺药物治疗，症状未见改善。主诉心烦易怒，口燥咽干，火升烘热，夜不成寐，颈部有颈缩感，嘈杂而不思多食，自汗乏力，大便溏软，诊脉虚弦而数（88次/min），苔薄，舌质红。检查甲状腺弥漫性肿大、质软，血管杂音（-），眼球轻度突出，基础代谢率+66%。辨证：阴虚气少，火郁痰结。治法：益气养阴，降火化痰。方药：生黄芪30g，当归10g，酒炒黄芩10g，黄连3g，盐水炒黄柏6g，生地黄30g，黛蛤散15g（包煎），玄参30g，生牡蛎30g（先煎），生白芍12g，夏枯草12g，地骨皮12g。水煎服，日1剂。

服10剂后，心烦口干，自汗便溏之症均减，夜寐转佳，精神较振，唯感胸闷不畅，胃纳不馨，颈部窒塞不舒，甲状腺肿未消。予前方去黄柏、地骨皮，加炙僵蚕10g、地龙12g、山慈菇12g、黄药子12g。调治1个月，自觉症状及体征基本消失，复查基础代谢率+14%。嘱服丹栀逍遥丸，每服6g，每日2次。1个月后停药观察，随访1年，未见复发。

甲亢是甲状腺激素分泌过多所造成的一种内分泌疾病，以口燥咽干，心烦易怒，嘈杂善饥，火升烘热，舌红少苔，脉象虚数等阴虚火旺的症状为主，且多伴有甲状腺肿大。一般以滋阴降火，消瘿散结为常法。但火能耗气，阴虚而兼气虚者在临床上尤为多见，往往在阴虚火旺基础上伴见倦怠乏力，纳少便溏等气虚之候，治疗必须气阴兼顾，方能合拍。在临床上以当归六黄汤为主，随证化裁，收效甚佳。该方以当归养阴血；生地黄、熟地黄滋阴液；黄芩、黄连、黄柏泻上、中、下三焦之火；妙在加入一味黄芪，益气以和营卫，促使水火既济，阴阳平衡。全方药少而精，集滋阴、清火、益气于一方，故为治晡热盗汗之良方。本方用于甲亢，可以结合证情佐以疏郁豁痰、行瘀散结之品，以调肝经郁结之气，疏导阳明凝聚之痰，多能达到证情递减、瘿肿消退之目的。多年来，以此方治甲亢阴虚火旺证型的病例，有时虽不兼气虚，仍用黄芪伍入滋阴降火方中，亦同样取得较好的疗效。盖黄芪甘温补气益阳，取其"阳生阴长，阴复火平"之义。中医"阴阳互根"之理，寓意精深，值得探索。——（《当代名医证治汇粹》）

案7. 林兰治糖尿病自主神经病变汗液分布异常

患者，男，71岁。于2008年12月3日初诊。

患者于1989年无明显诱因出现口干多饮，周身乏力，当时测空腹血糖7mmol/L，确诊为2型糖尿病自主神经病变、周围神经病变。先后口服降糖西药糖适平、诺和龙、拜唐苹、格华止治疗，目前接受胰岛素优泌林30R笔芯早23U、晚10U皮下注射。刻下：自汗，活动后尤甚，盗汗，口干欲饮，口苦，周身乏力，头顶以及双足间断性针刺样疼痛，咳嗽，咳白色痰。舌质暗红，苔薄黄，舌下络脉迂曲，脉弦细。检查：头颅CT示左侧基底节区腔隙性脑梗死。辨证：气阴两虚，夹热夹瘀。治法：益气养阴清热，佐以活血化瘀。处方：生脉散合当归六黄汤加减。太子参15g，麦冬10g，五味子10g，当归15g，黄连10g，黄芩10g，黄柏15g，生地20g，熟地20g，生黄芪20g，麻黄根30g，乌梅10g，水蛭3g，桃仁10g，红花10g。

患者服药2周后，汗出减少，口干、周身乏力显著缓解，咳嗽消失。

按语：患者长期过食肥甘、醇酒厚味、辛辣刺激食物，损伤脾胃，脾胃运化失司，积于胃中酿成内热，消谷耗液，津液不足，脏腑经络皆失濡养而发为消渴。内热日久，耗气伤阴，气虚日久，无力鼓动血脉，血行艰涩，日久成瘀则头顶、双足间断性针刺样疼痛；肺主皮毛，肺气虚损，卫外失固，津液外泄，故自汗。活动后尤甚；肾阴亏虚不能上济心火，则心火独亢，致虚火伏藏于阴分，寐则卫气行阴，助长阴分伏火，两阳相加，迫使阴液失守而盗汗。以生脉散益气

生津,敛阴止汗,治自汗。以当归六黄汤滋阴泻火,固表止汗,治盗汗。——(《名中医特需门诊:糖尿病·肾病》)

案8. 王占玺治带状疱疹医案

尚某,女,74岁,河北省定兴县城内一街51号。1982年3月12日初诊。

右肩及胸部起水疱半月余。缘于半月前首先感到周身乏力,食欲不振,伴以头痛,自觉身热而未试体温。继之右胸外上方及右肩有被衣服摩擦疼痛感。翌日发现疼处出现小米粒大小红斑点,有20余处,当晚于红斑处出现突出于皮肤的小米至小豆大透明水疱,逐渐发混,约经1周后出现干燥结痂,此后水疱与结痂相继连绵不断。患处疼痛难忍,状如火燎、针刺,甚则因痛而汗出如水滴,疼痛性质呈发作性增剧,每次疼痛发作可持续20~30分钟,每隔半小时许发作1次。曾于当地医院治疗半月余毫无效果而来北京就医。目前除上述症状外,伴以大便干燥、数日一行,身体逐渐衰弱,食欲乏味,尿色深黄。观其体质瘦弱,舌质红嫩少津,脉象浮滑。水疱与结痂在右侧肩峰较多,连及前后胸的上外侧。水疱与结痂各半,结痂边缘有红晕。其他身体各部未见阳性体征。遂诊为"带状疱疹""湿热毒邪上犯、阳明热盛、气阴两虚"。治宜"清热解毒,气阴双补"以扶正祛邪,内外合治。用当归六黄汤合五味消毒饮加减内服,金黄膏外涂以保护创面。①当归12g,生黄芪10g,生地12g,熟地10g,尾连10g,黄芩10g,黄柏3g,酒军5g,银藤20g,公英30g,地丁20g,野小菊10g,紫背天葵10g。每日煎服1剂。②金黄膏20g外敷,每日1~2次。上方服用1剂后,肩胸患处疼痛明显减轻,大便通畅,食欲好转。服4剂后,局部疼痛全部消失,已全部结痂,未再出现水疱,但摩擦患处仍感疼痛,食欲转佳,体力较前增强,大便偏软,每日一行。舌质仍红,脉转弦滑。上方加川楝子10g、柴胡6g,共服20剂,患处疼痛未发,结痂全部脱落而治愈。

按语:王占玺医案为阳明经湿热毒邪偏盛夹气阴不足型疱疹案。本例病人患病半月余,且年事已高,病人表现患处疼痛剧烈,伴大便干结数日一行,食欲差,尿色深黄,形体瘦弱,舌质红嫩少津,脉浮滑,且病发于肩部为阳明大肠经所过。诸证合参,诊为湿热毒邪犯于阳明,耗气伤阴。故治以清热解毒,气阴双补。方中当归活血养血;黄芪补气,扶正祛邪;生地、熟地滋阴;尾连、黄芩、黄柏、银藤、公英、地丁、野小菊、紫背天葵清热解毒;酒军通腑泄热。外用金黄膏清热消肿止痛。内外合治,诸证渐减。故仍宗原法加川楝子、柴胡疏散肝经热邪。——(《内科疑难病名家验案1 000例评析》)

参考文献

[1] 高建伟.当归六黄汤加减治疗中老年阴虚火旺型汗证疗效及自汗、盗汗影响分析[J].中医临床研究,2018,10(32):100-101.

[2] 蔺庆雷,王燕,王雪芹.当归六黄汤加减治疗中老年阴虚火旺型汗证疗效[J].临床医药文献电子杂志,2018,5(72):164.

[3] 甘盼盼,庹玲玲,全毅红.当归六黄汤加减治疗支气管扩张合并感染临床研究[J].山东中医杂志,2018,37(7):581-583.

[4] 李志悦,刘香春,蒲蔚荣.当归六黄汤加减方治疗阴虚火旺型甲亢疗效观察[J].陕西中医,2017,38(7):914-915.

[5] 王红.当归六黄汤治疗初发型2型糖尿病伴轻度抑郁症临床研究[J].中医学报,2016,31(11):1684-1687.

[6] 王静,崔霞,王坤,等.当归六黄汤对瘀热内结模型小鼠Th1/Th2细胞因子的影响[J].世界中西医结合杂志,2016,11(4):503-505,539.

[7] 黄俊臣.当归六黄汤治疗糖尿病多汗症临床观察[J].中医药临床杂志,2015,27(2):198-199.

[8] 郑丽.当归六黄汤加减治疗 DPN 气阴两虚兼血瘀证的临床观察[D].湖北中医药大学,2015.

[9] 耿嘉玮,于青.当归六黄汤加减治疗女性更年期失眠 32 例疗效观察[J].中医杂志,2014,55(18):1581-1583.

[10] 王坤.当归六黄汤治疗小儿反复呼吸道感染瘀热内结证的临床疗效观察[D].北京:北京中医药大学,2014.

48 圣愈汤

【方源】"治诸恶疮,血出多而心烦不安,不得睡眠,亡血故也,以此药主之。"(金·李东垣《兰室秘藏》)

【组成】生地黄　熟地黄　川芎　人参各三分(各9g)　当归身　黄芪各五分(各15g)

【用法】上㕮咀,如麻豆大,都作一服。水二大盏,煎至一盏,去滓,稍热无时服。(现代用法:按原方比例酌定用量,水煎服)

【功用】补气养血。

【主治】诸恶疮血出过多,心烦不安,不得睡眠;一切失血或血虚,烦渴躁热,睡卧不宁;疮证脓水出多,五心烦热,口渴,妇女月经超前,量多色淡,其质清稀,少腹有空坠感,心慌气促,倦怠肢软,纳谷不香,舌质淡,苔薄润,脉软细。

【方解】本方所治,是气血两虚之证。方中人参、黄芪补气;当归身、生熟地黄、川芎补血滋阴,配合成方,有补气养血之功。气旺则血自生,血旺则气有所附。喻嘉言论本方说:"按失血过多,久疮溃脓不止,虽曰阴虚,实未有不兼阳虚者,合用人参、黄芪,允为良法。凡阴虚证大率宜仿此。"

【临床应用】临床常用于出血过多,血虚而气亦虚。以烦热烦渴,睡卧不宁,心慌气促,倦怠无力,舌质淡,苔薄润,脉细软等为辨证要点,用于治疗血虚所致的烦渴、燥热、睡卧不宁及诸疮出血过多,心烦不安,失眠。症见心惊悸;头晕,目眩,爪甲无华,妇女经水不调,或月经量少,或经闭,或脐腹作痛,舌淡苔白,脉弦细或细涩。目前在临床用原方者甚少。一般是在本方基础上加减或化裁应用。临床若以补血为主,本方可重用熟地、白芍;若以和血为主者,可加重方中当归、川芎的用量;血虚而热者,方中熟地也可改为生地。外有表邪者忌服;大便溏稀者慎服。

【药理研究】本方具有兴奋中枢神经系统、促进糖原化生、促进蛋白合成、促进新陈代谢、免疫增强等作用。圣愈汤可调控血虚小鼠血液中促红细胞生成素(EPO)水平,有效改善血虚小鼠贫血状况,促进造血功能修复;通过对T淋巴细胞亚群百分率和比值及IL-2含量的影响,对正常小鼠具有良好的免疫调节和促进免疫应答的功效。

【名医用方心得】

清·吴谦:治一切失血过多,阴亏气弱,烦热作渴,睡卧不宁等证。故四物加知柏,久服便能绝孕,谓嫌于无阳耳。此方取参、芪配四物,以治阴虚血脱等证。盖阴阳互为其根,阴虚则阳无所附,所以烦热燥渴;气血相为表里,血脱则气无所归,所以睡卧不宁。然阴虚元骤补之法,计在培阴以藏阳,血脱有生血之机,必先补气,此阳生阴长,血随气行之理也。故曰:阴虚则无气,无气则死矣。此方得仲景白虎加人参之义而扩充者乎。前辈治阴虚,用八珍、十全,卒不获效者,因甘草之甘,不达下焦,白术之燥,不利肾阴,茯苓渗泄,碍乎生升,肉桂辛热,动其虚火。此六味皆醇浓和平而滋润,服之则气血疏通,内外调和,合于圣度矣。——(《删补名医方论》)

清·喻嘉言:失血过多,久疮溃脓水不止,虽曰阴虚,实未有不兼阳虚者,合用人参、黄,允为良法。凡阴虚证,大率宜仿此矣。——(《医门法律》)

今·岳美中:本方取参芪配四物,以治阴虚血脱之症。因阴阳互为其根,阴虚则阳无所附;气血相依,血脱则气无所归。然阴虚无骤补之法,计在培阴以藏阳,若血脱有生血之机,必先补气以率血,本方补血益气并重,是"阴生阳长,血随气行"之理。——(《岳美中医学文集》)

【名医验案选录】

案1. 施今墨治怔忡医案

王某,女,43岁。近半个月以来,时发心慌心跳,尤以睡前为重,甚至竟不能入睡,头晕、起立时两眼发黑,势将晕倒。平素白带多,余无他症。舌苔正常,脉濡数。平素白带过多,脾阳不升之象,心跳,脉濡数,为血少,心气亏损之征,拟圣愈汤加味治之。

台党参10g,当归身6g,杭白芍10g,炙黄芪15g,生熟地各10g,炒远志10g,酒川芎5g,醋柴胡5g,酸枣仁(生熟各半)12g,柏子仁10g,桑螵蛸10g,益智仁5g,阿胶珠10g,炙甘草3g。

二诊:服药8剂,心跳迄未发作,睡眠甚好,白带减少,头仍晕。

白人参6g(另兑服),柴胡5g,砂仁5g,炙黄芪15g,杭白芍10g,大熟地10g,炒白术5g,炒陈皮5g,酸枣仁12g(生炒各半),当归身6g,五倍子5g,龙眼肉3g,绿升麻1.5g,五味子5g,炒远志10g,阿胶珠10g,益智仁5g,炙甘草3g。

三诊:前方仍服8剂,精神旺健,心跳平稳正常,白带减少,要求常服方。前方去陈皮、升麻,每周服2~3剂。

按语(祝谌予):妇女之有白带,如系微量亦属正常,但来之过多,绵绵不绝,则为脾阳不振、中气不足之象,气虚血亦受损,血亏则心跳头晕,初拟圣愈汤为主,以调气血,二诊以补中益气汤为主,以补中气养心血,常服方则以逍遥散、归脾汤加减,治肝脾,以养血、调中气、益心神,层次清楚,疗效亦著。——(《内科病证·心悸胸痹》)

案2. 刘渡舟治发热案

于某,女,30岁。1994年1月3日初诊。发热数月不退,热度时高时低。经某医院检查,血红蛋白100g/L。白细胞计数3.5×10^9/L,血小板计数78×10^9/L,脾不大,诊断为再生不良性贫血。患者精神萎靡,头晕,乏力,时有齿衄,食欲减退,动则心慌,汗出。舌质淡,苔白,脉细无力。刘老疏圣愈汤加味:当归20g,白芍20g,生地30g,川芎10g,党参15g,黄芪20g,地骨皮12g。服7剂,发热即止,头晕、乏力、心慌皆有好转。仍动则汗出,齿衄,原方去地骨皮,黄芪增至30g,并加阿胶10g。连服7剂,精神、饮食大有好转,汗出、齿衄皆愈。上方出入进退月余,血红蛋白升至126g/L,白细胞计数4.5×10^9/L,血小板计数123×10^9/L,发热未再发作。

按语:脉细多主不足,同时患者又有舌淡苔白,精神萎靡,头晕,乏力等症,均为血虚之证,食欲减退,动则心慌,汗出为里气虚之证,故该患者辨证为里气虚,血虚之太阴病。而患者的发热,齿衄均为血虚,气虚所致的虚热证,治疗上当以益气养血法治之,气足血旺而发热,出血等症自止。——(《经方时方"六经辨证"应用案解》)

案3. 何任治胎漏案

许某,女,28岁。初诊:1963年7月2日。

主诉:妊娠7个月,阴道出血,腹痛轻度,有胀坠感,平时多带下。妇科检查疑为胎盘早期剥离。辨证、治法:胎元不固,慎防漏堕,宜固胎止血。处方:熟地30g,黄芪15g,红参片

4.5g,炒黑当归6g,白芍12g,川断6g,杜仲12g,桑寄生12g,黄芩4.5g,炒阿胶12g,糯米1盅。4剂

二诊:7月6日。上方药服后,漏红已止,腹隐痛尚有,然已不下坠,神情稳定。仍以安胎为妥,并宜继续卧床养息。处方:党参15g,黄芪12g,熟地12g,白芍12g,川断6g,杜仲9g,桑寄生12g,白术9g,枯芩4.5g,炒阿胶珠12g,龟甲12g。5剂。——(《中国现代名中医医案精华(二)》)

案4. 岳美中治疗慢性肝炎案

陈某,男,41岁,于1974年3月10日来诊。

主诉:自1970年6月14日经某医院检查肝功能,谷丙转氨酶340单位,麝浊5单位,麝絮(+),肝大1.5cm,质软。诊断为“肝炎”。连服中西药两月余,8月复查,谷丙转氨酶400单位以上,麝浊20单位,麝絮(++++)。医生谆嘱绝对禁止活动,服中药多剂无效。4月又就诊某中医院。自1970年9月1日至1973年春,化验检查肝功能,谷丙转氨酶一直在600单位以上不降。1973年10月肝扫描,怀疑初期肝硬化,在长期治疗中,医生因舌苔黄白,认为是湿热久郁,频投清热利湿活血化瘀之剂,到1974年春,前后服中药达千余剂之多,未获显效。1974年3月9日检查,谷丙转氨酶480单位,麝浊13单位,麝絮(+++)。

诊其脉左寸关沉紧,舌嫩红有纵横小裂纹,有时渗出稀血水,牙龈亦出少量血,服破血药时更甚,肝掌。自幼有手抖唇颤宿疾。

左寸关脉沉紧,舌有裂纹,是久病肝气郁结兼有寒之象,虚寒是与长期服大量清热化瘀之剂分不开的,出稀血水,服破血药更甚,是气乏摄持之力,血有脱象,舌嫩红系阴虚血弱之症。清化治法既不效,且有副作用,主要矛盾已形成血虚欲脱,气馁无权之候,应以补血益气之剂治之。投以李东垣的圣愈汤。

当归15g,白芍12g,川芎6g,熟地黄15g,黄芪15g,党参9g。水煎服。

本方取参芪配四物,以治阴虚血脱之症。因阴阳互为其根,阴虚则阳无所附;气血相依,血脱则气无所归。然阴虚无骤补之法,计在培阴以藏阳,若血脱有生血之机,必先补气以率血。本方补血益气并重,是“阴生阳长,血随气行”之理。这6味都是醇厚和平滋润之品,能疏通气血,调和内外,视八珍、十全大补等方为优。

4月25日2诊:脉左关弦细,弦为阴脉,细则血虚,舌嫩红稍好,仍有裂纹,牙龈尚有血,口干,肝仍大,检查:谷丙转氨酶为170单位,麝浊8单位,麝絮(++)。患者4年以来,首次肝功能好转。仍予原方加丹参以助四物活血祛瘀生新,并每日服大黄䗪虫丸1丸(分2次服下)。

7月10日3诊:服前方50余剂,除手抖、唇颤痼疾外,症状均减轻,检查肝功能已完全正常,精神旺盛。因左关脉仍稍弦,舌裂处有时出血,仍日服大黄䗪虫丸1丸,继续观察。

按:慢性肝炎病的治法,一般多采取清热利湿化瘀为主,在初、中期是有效的。若病程过长,甚至3~5年不愈并有肝硬化倾向者,则应考虑是否久服清利克伐之剂有伤及气血、损及阴阳的副作用。在脘闷胁痛(多刺痛)的情形下,纵有瘀滞症状与肝功能不正常,亦宜顾及是无力康复,或正虚似邪,宜慎重投药。果有虚象,则如四物养血,相应加入他药,可以消除症状,恢复肝功能。这一医案以圣愈汤补养剂治疗慢性肝炎有转入肝硬化趋向之患者,收到满意的效果,关键在辨证论治。——(《岳美中医学文集》)

案5. 丁果元治全血细胞减少症

莫某,女,45岁,干部。7年前发现白细胞减少(3×10^9/L),在某附属医院做骨髓检查,

未发现其他血液病，而诊断为白细胞减少症。服用强的松、利血生、鲨肝醇、维生素等药，未获明显效果。本年又去某附属医院复查，结果血红蛋白 85g/L，白细胞计数 3.5×10^9/L，嗜中性粒细胞 0.73，淋巴细胞 0.27，血小板计数 81×10^9/L，表明全血细胞减少。诊见：头晕目眩，牙龈出血，少气乏力，口干。舌淡红，苔薄白，脉细弱。证属气血两亏。方用圣愈汤加减。处方：当归 10g，白芍 10g，阿胶 10g，山楂肉 10g，川芎 6g，熟地 12g，党参 18g，黄芪 18g，仙鹤草 30g，鸡血藤 30g，茯苓 10g，大枣 5 枚。另，加服刺五加片。

二诊：10 剂后，诸症均觉好转，继原方去党参，加太子参 30g，女贞子、旱莲草各 15g，再服 5 剂，诸症基本消失。到某附属医院复查血象：血红蛋白 115g/L，白细胞计数 6.3×10^9/L，嗜中性粒细胞 0.75，淋巴细胞 0.25，血小板计数 160×10^9/L。[丁果元.圣愈汤治疗血液病[J].湖南中医杂志，1987(6)：41.]

案 6. 田淑霄治免疫性不孕医案

杨某，女，28 岁，已婚。

2009 年 8 月 1 日初诊：结婚 2 年未避孕未孕。2009 年 7 月 28 日。市妇产院检查：抗精子抗体、抗心磷脂抗体、抗核抗体、抗内膜抗体、抗卵巢抗体均是弱阳性。月经正常，无明显症状。舌正常，苔薄白，脉无力，尺尤甚。证为肾虚不孕。治以补气养血、补肾助孕，方用圣愈汤加补肾之品。当归 15g，川芎 10g，生地 10g，白芍 10g，黄芪 15g，党参 15g，女贞子 20g，覆盆子 16g，山萸肉 20g，巴戟天 10g。

9 月 5 日二诊：上方连服月余。9 月 4 日又去市妇产医院检查。检查结果：抗核抗体及抗内膜抗体均呈弱阳性，其他抗体均正常。舌胖大，苔薄白，脉细无力。女贞子 30g，覆盆子 12g，五味子 10g，山萸肉 20g，巴戟天 10g，当归身 15g，炒白术 10g，紫河车 10g，鹿角霜 20g，黄芪 15g，党参 15g，砂仁 8g。

10 月 7 日三诊：上方连服月余，今日又去市妇产医院检查，所有抗体均已正常。舌正常，苔薄白，脉无力。

12 月 12 日四诊：上方又服月余。经检查已怀孕 40 多天，舌正常，苔薄向，脉无力。予保胎治疗。

按语：患者婚后 2 年不孕。抗精子抗体、抗心磷脂抗体、抗核抗体、抗内膜抗体、抗卵巢抗体均是弱阳性。但临床无明显症状。查脉无力，尺脉尤甚，结合肾主生殖，辨证为肾虚不孕，治以补气养血、补肾助孕。方中圣愈汤补益气血，女贞子、覆盆子、山萸肉、巴戟天补肾助孕。治疗 2 个月余，即成功受孕。肾主藏精生髓，奠定生殖基础，与免疫功能密切相关，并可通过生长激素、皮质激素等调节免疫功能。临床上对于无证可辨之免疫性不孕，从肾论治可取的较好效果。——(《不孕症》)

参考文献

[1] 张建军.圣愈汤治疗肝血虚证的临床效果观察[J].世界最新医学信息文摘，2017，17(82)：153-154.

[2] 张程成.中药方剂圣愈汤治疗妇科恶性肿瘤化疗后贫血的临床疗效[J].中国现代药物应用，2017，11(15)：95-96.

[3] 吴俞虹，陈少东.圣愈汤加味治疗气血两虚型崩漏 40 例临床观察[J].中医药通报，2014，13(4)：54-55.

[4] 幸欣，王莉，陆华.圣愈汤在妇产科的临床应用概况[J].湖南中医杂志，2013，29(11)：143-144.

[5] 赵菊花，魏剑林，张太君.圣愈汤对骨髓抑制小鼠脾指数和组织病理学的影响[J].中国中医急症，2013，22(6)：928-930.

[6] 赵菊花，祝彼得.圣愈汤的临床应用和实验研究新进展[J].辽宁中医药大学学报，2010，12(12)：

208-210.

[7] 王志宏,王均宁.圣愈汤及其拆方对血虚小鼠骨髓细胞凋亡及增殖周期的影响[J].山东中医杂志,2010,29(8):559-561.

[8] 王均宁,刘粉叶.圣愈汤及其拆方对血虚小鼠红细胞生成素影响的实验研究[J].浙江中医药大学学报,2010,34(1):39-41.

[9] 周立峰,邱玉华,程钢,等.圣愈汤对正常小鼠免疫功能的影响[J].浙江中医杂志,2009,44(9):646-647.

[10] 方玉珍,谢达莎,隋艳华,齐敏友,张莉.圣愈汤免疫与抗氧化作用研究[J].中成药,2002(12):48-50.

49 乌药汤

【方源】“治妇人血海疼痛。”(金·李东垣《兰室秘藏》)

【组成】当归　甘草　木香各五钱(各5g)　乌药一两(10g)　香附子二两,炒(20g)

【用法】上㕮咀,每服五钱,水二大盏,去滓,温服,食前。(现代用法:按原方比例酌定用量,水煎服)

【功用】疏肝理气,和血止痛。

【主治】月经后期。气机郁结,血行不畅,冲任阻滞所致月经后期、量少,色暗红、有块,胸胁、乳房、小腹胀痛,精神郁闷,脉弦等。

【方解】方中乌药辛散温通,下通少阴肾经,上理太阴脾气,功擅理气行滞止痛,为君。重用香附为臣,因香附为“气病之总司,女科之主帅”,长于疏肝理气调经。君臣配伍,疏肝理气,使气行郁解而月经正常。木香助君臣理气行滞止痛;当归活血调经,其养血之效又可防理气之品伤阴血,共为佐。甘草调和诸药为使。全方主以疏肝行气,佐以活血调经,且理气活血又无伤正之忧,切中病情,疗效显著。

【临床应用】本方主治肝郁气滞之月经后期。临床应用以经期错后,量少不畅,胸闷乳胀腹痛,精神抑郁,舌淡红,脉弦为辨证要点。如兼血瘀者,可合失笑散;兼寒凝者,加小茴香、吴茱萸;兼寒湿者,加薏苡仁、桂枝;兼血虚者,合四物汤,去地黄,加鸡血藤。若小腹胀痛甚者,酌加莪术、延胡索以理气活血行滞止痛;乳房胀痛明显者,酌加柴胡、郁金、川楝子、王不留行以疏肝解郁,理气通络止痛;月经过少、有块者,酌加鸡血藤、川芎、丹参以活血调经;若月经量多,色红,心烦者,为肝郁化火,行经期酌加茜草炭、地榆、焦栀子以清热止血。阴虚火旺、湿热蕴蒸者忌用。现代主要用于痛经、经前乳房胀痛;西医功能失调性子宫出血、原发性或继发性痛经、经前期综合征、慢性胃炎、慢性盆腔炎、慢性肝炎等,辨证属肝郁气滞者。

【药理研究】药理研究表明,本方具有一定的兴奋胃肠平滑肌、促积气排出作用,以及调节子宫功能抗炎、解痉、镇痛、镇静等作用。

【名医用方心得】

清·徐大椿:柴胡疏风通腠,丁香散滞温中,羌活散太阳游风,全蝎搜厥阴伏风,生地以滋暗伤之阴,当归以养荣运之血。水煎温服,使经脉濡润,则沟满渠通而风邪外解,经候自长,何致腰腹有预先痛甚之患哉。——(《医略六书》)

【名医验案选录】

案1. 治小儿夜啼脾脏虚寒案

症状:面色青白,啼声低微,喜俯卧睡眠,曲腰而啼,四肢不温,食少便溏,舌淡苔白,指纹青。治法:温脾散寒。方药:乌药汤加减。乌药、香附、木香、甘草,高良姜各2.5g,白芍、当归各5g,水煎服。

按语:寒伤脾胃,气滞不通,腹痛夜啼,治以乌药汤理气止痛,加白芍、良姜等效果较好。——(《中医儿科临证备要》)

案 2. 张济治腹胀案

单某,男,60 岁。腹痛,腹胀,鼓音,肠鸣音减弱,舌淡,苔白,脉弦细。中医疾病:腹胀。诊断:胃肠功能紊乱。中医证候:气滞腹胀。治法:行气、宽肠、舒肝、理脾。方药治疗:乌药汤加减。柴胡 15g,砂仁 15g,生姜 10g,三仙各 20g,香附 20g,枳壳 20g,莱菔子 20g,槟榔 20g,元胡 20g,乌药 20g。——[张济.老年脾胃病辨治四法[J].吉林中医药,1992(1):12.]

案 3. 李翰卿治月经不调案

张某,女,36 岁。门诊号:19026。1959 年 6 月 12 日初诊。

患者经前少腹、乳房胀痛,大腿有冷感 10 余年,经色紫有块,便干,舌苔薄白,脉弦。证型:气滞血瘀。处方:乌药 7.5g,砂仁 4.5g,草豆蔻 4.5g,元胡 6g,木香 4.5g,香附 6g,槟榔 7.5g,生蒲黄 4.5g,五灵脂 4.5g,甘草 3g。水煎,经前服。按:病发于经前属实,为厥阴气滞,络脉不疏,故其经脉所过之少腹、乳房胀痛;气郁遏阳,则肢体有冷感;气滞血行不畅,故见经色紫有块;脉弦为肝郁之候。综观脉症,为气滞血瘀,故治以加味乌药汤理气疏肝开郁,失笑散活血止痛。全方重理气,辅以活血止痛而达气顺血和痛止之功效。——(《李翰卿医学全集》)

案 4. 治痛经案

刘某,21 岁

症状:月经常 2~3 个月来潮 1 次,少腹胀痛,按之加重,脉沉涩,舌红苔白。治法:拟化滞行瘀调和气血法治之,方用化瘀乌药汤加减。处方:乌药 10g,归尾 10g,香附 10g,元胡 10g,焦山楂 10g,炒枳壳 10g,三棱 6g,莪术 6g,茺蔚子 10g,赤芍 10g,木香 10g,桃仁 10g,红花 6g。

按语:此方用较多的活血行瘀药,如红花、桃仁、三棱、莪术等,又有较多的理气药物.如乌药、香附、炒枳壳、木香等,以达到化滞行瘀、调和气血的目的。——(《清宫御医佟氏医术承袭录》)

案 5. 马凤友治经前腹痛

胡某,22 岁,未婚,1986 年 4 月 21 日诊。患者每于月经来潮之前 1 周腹痛,时已 2 年,经多方治疗未效。近半年来,经前小腹胀痛益甚,而胀甚于痛,经行量少,淋漓不畅,精神抑郁,心烦易怒,纳呆,胸胁乳房胀痛,舌质紫暗,脉沉弦。前医投膈下逐瘀汤不效。证属血气凝滞,气滞为先,治宜理气开郁,舒肝通滞。方用加味乌药散化裁:乌药、香附各 10g,砂仁、延胡索、槟榔各 10g,甘草,木香各 10g,琥珀 5g(为末冲服)。药进 2 剂而痛止,余症减轻。嘱下次月经前服上方 2 剂,连用 3 个周期竟愈。

按语:情志不舒,肝郁气滞,气机不利,血行受阻、冲任经脉不利,经血滞于胞中而作痛。故《医宗金鉴·妇科心法要诀》说:“经前腹胀痛,乃血气凝滞。若胀过于痛,是气滞其血也,宜用加味乌药汤开之。”方选加味乌药汤加琥珀,一取舒肝解郁,以宣畅气机,则腹胀可调;二得琥珀之活血散瘀,俾瘀去而痛自止。[马凤友.加味乌药汤治疗月经病举隅[J].福建中医药,1992(1):35.]

参考文献

[1] 桓娜,于俊生,刘玉萍.乌药的中药学及临床应用文献综述[J].中国中医药现代远程教育,2017,15(9):

148-150.

[2] 程小琳,袁红霞.袁红霞教授临证验案举隅[J].四川中医,2017,35(3):134-136.

[3] 杨冬梅,景致英,杨海侠,等.当归地黄饮合乌药汤加减对卵巢储备功能下降月经后期相关因素的影响[J].四川中医,2014,32(3):78-79.

[4] 李志英,刘保国,蒋学忠,等.加味乌药汤治疗溃疡性结肠炎65例[J].江苏中医药,2006(5):36-37.

50 羌活胜湿汤

【方源】“肩背痛不可回顾者,此手太阳气郁而不行,以风药散之。脊痛项强,腰似折,项似拔,此足太阳经不通行,以羌活胜湿汤主之。”(金·李东垣《内外伤辨惑论》)

【组成】羌活　独活各一钱(各 6g)　藁本　防风　甘草炙　川芎各五分(各 3g)　蔓荆子三分(2g)

【用法】上㕮咀,都作一服,水二盏,煎至一盏,去渣,大温服,空心食前。(现代用法:水煎服)

【功用】祛风胜湿止痛。

【主治】风湿犯表之痹证。肩背痛不可回顾,头痛身重,或腰脊疼痛,难以转侧,苔白,脉浮。

【方解】方中羌活、独活辛苦温燥,皆可祛风除湿,通利关节。其中,羌活善祛上部风湿,独活善祛下部风湿,二者合用,可散周身风湿而止痹痛,共为君药。防风散风胜湿而治一身之痛;川芎上行头目,旁通络脉,既可疏散周身风邪,又能活血行气而止头身之痛,共助君药散邪通痹止痛之力,用为臣药。藁本疏散太阳经之风寒湿邪,且善达巅顶而止头痛;蔓荆子亦轻浮上行,主散头面之邪,并可清利头目,俱为佐药。甘草缓诸药辛酸之性,并调和诸药,为佐使药。

【临床应用】本方是治疗风湿在表的常用方。临床以头项肩背腰脊重痛、苔白、脉浮为辨证要点。本方现代常用于治疗感冒、头痛、风湿性关节炎等属于风湿在表者。

【药理研究】

1. 抗炎、抗过敏、抗病毒、抑菌作用　蛋清、琼脂所致大鼠足肿胀实验表明,羌活胜湿汤单煎与合煎高、中、低剂量 3 个剂量组对蛋清、琼脂所致大鼠足肿胀有明显抑制作用,其中以合煎高剂量组作用最明显。本方还具有抗病毒、抑菌等作用。

2. 镇痛作用　羌活的香豆素类成分中有一种叫紫花前胡苷的化学成分,而经有效单体的药理实验发现,紫花前胡苷具有显著的镇痛作用。有学者采用热板法、扭体法进行实验表明,与对照组相比,在给药后 20 分钟内羌活胜湿汤合煎高、中剂量和单煎高剂量对小鼠有明显镇痛作用。

3. 解热作用　羌活胜湿汤对钙离子内流呈显著量效递减性抑制作用,而在较大剂量时翻转为促进内流作用,是其具解热作用的机制之一。

【名医用方心得】

清·汪昂:此足太阳药也。经曰:风能胜湿。羌、独、防、藁、芎、蔓皆风药也。湿气在表,六者辛温升散,又皆解表之药,使湿从汗出,则诸邪散矣。藁本专治太阳寒湿,荆防善散太阳风湿,二活祛风胜湿,兼通关节,川芎能升厥阴清气,上治头痛,甘草助诸药辛甘发散为阳,气味甘平,发中有补也。若水湿在里,则当用行水渗泄之剂。——(《医方集解》)

清·顾松园:升阳散湿之剂,凡湿从外受者,无论在上在下,俱以此方随证加减治

之。——(《医镜》)

清·张璐:此治头项之湿,故用羌、防、芎、藁一派风药,以祛上盛之邪。然热虽上浮,湿本下著,所以复用独活透达少阴之经。其妙用尤在缓取微似之汗,故剂中加用甘草,以缓诸药辛散之性,则湿著之邪,亦得从之缓去,无借大开汗孔,急驱风邪之法,使肌腠馁弱无力,湿邪因之内缩,但风去而湿不去也。——(《张氏医通》)

今·朱良春:羌活、独活、防风、藁本都是疏肌表、祛风湿之品,具有发汗镇痛的作用。川芎既能活血搜风,又可配合清利头目的蔓荆子制止头痛。上药配合起来,本来发汗的作用较强,但有了一味甘草缓和其辛散之性,便能使湿著之邪得微汗而解。凡是风湿在表,恶寒无汗,一身疼痛者,用之最为适合。如果身重而尤以腰部沉重较甚者,是寒湿较重的征象,可加防己二钱、附子八分(重者加制川乌五分)。——(《汤头歌诀详解》)

谢观:湿上胜为热,汗之则易,下之则难,故当变常法而为表散。若周身关节尽痛,即当去巅顶之药,而注重于肉腠间风湿矣。——(《中国医学大辞典》)

【名医验案选录】

案1. 李东垣治湿病案

东垣治一人,二月,天气阴雨寒湿,又因饮食失节,劳役所伤。病解之后,汗出不止,沾濡数日,恶寒,重添厚衣,心胸间时烦热,头目昏瞶上壅,食少减。此乃胃中阴火炽盛,与外天雨之湿气,峻然二气相合,湿热大作,汗出不休,兼见风邪以助东方甲乙。以风药去其湿,甘寒泻其热。羌活胜湿汤,以炙甘草、生芩、酒芩、人参、羌活、防风、藁本、独活、细辛、蔓荆子、川芎各三分,黄芪、生甘草、升麻、柴胡各半钱,薄荷一分,作一服,水煎。——(《李东垣医案拾遗》)

案2. 张三锡治寒湿痹痛案

张三锡治一人,体厚,自觉遍身沉重,难以转侧,两膝时痛肿,不红不硬,六脉濡弱,天阴更甚。作湿郁治,加减羌活胜湿汤,不十剂愈。——(《续名医类案》)

按:体厚之人本属痰湿之体,又觉遍身沉重,此为复感风湿之邪,客于肌表,阻于经络;加之"两膝时痛肿",但"不红不硬","天阴更甚",更显寒湿之象,而非湿热之征。当取祛风胜湿之法,用温燥之品轻而扬之,以羌活胜湿汤加减,药证相符而取效。——(《方剂学》)

案3. 王庆其治头痛案

某女,52岁。1999年6月10日初诊。

患者系渔民,经常在清早雾露天气外出打鱼,近3个月来经常头痛,头目昏沉如裹。浑身酸痛,项背部板滞不舒,没有力气,食欲不振,胸脘痞闷,身倦困乏,不喜饮水,苔白厚腻,脉紧。此寒湿之邪郁遏太阳经脉。治以羌活胜湿汤加减。羌活12g,独活12g,藁本15g,荆芥12g,防风12g,川芎15g,乌头9g,细辛6g,苍术12g,白术12g,厚朴9g,陈皮9g,姜半夏12g,桂枝12g,云苓12g,甘草6g。

服药7剂,身体微微汗出,头痛、项背部板滞及浑身酸痛大减,能进食,胸腹满闷好转,舌腻改善。继前方去乌头、荆芥、防风,再进14剂。药尽,诸症均瘥,转用平胃散加减调治,2周而愈。

按语:患者渔民,感受寒湿之邪,寒湿为阴邪,困遏清阳,太阳经气不疏,清窍不利,症见头痛以头蒙如裹,重痛不移,常伴有食欲不振,胸脘痞闷,肢冷,浑身酸痛,舌苔白厚腻,脉紧等寒湿证。用羌活胜湿汤加减散寒祛湿最为合证,方中加入乌头、细辛、桂枝以加强散寒止痛效果。苍术、白术、厚朴、陈皮,取平胃散意和中化湿,内外兼治,疗效满意。按老师的经

验，服本方后，再加喝热稀饭，或者洗澡，令其微微汗出，往往不尽剂即豁然而愈。——(《王庆其医论医案集》)

案 4. 张学文治疗类风湿关节炎案

李某，女，59 岁，1993 年 3 月 27 日初诊。患者全身关节疼痛 4 年余，疼痛有游走性，在某医院检测类风湿因子为阳性，血沉增快，诊断为类风湿关节炎。曾四处求医，服药甚多，效果不显。现患者全身关节酸痛，阴雨天加重，颈部、背部、肘部等无处不痛，头晕，眼干涩，乏力，咽喉干痛，动则气喘，纳食尚可，二便调。查舌质淡，舌下脉络纡曲，舌边有溃疡，苔白少津，脉沉细。辨证为风湿痹证，属肝肾不足，风寒湿侵袭，痰阻血瘀，治以祛风除湿，补益肝肾，活血通络，方选羌活胜湿汤加减。处方：羌活 6g，独活 10g，豨莶草 30g，细辛 3g，五加皮 10g，川牛膝 12g，桑寄生 15g，杜仲 12g，丹参 12g，川芎 10g，生山楂 15g，甘草 6g。

1993 年 6 月 22 日复诊，上方连服 2 个月多，自觉诸症状减轻，尤其关节酸痛减轻，四肢有力，患者素体阴虚，又患有糖尿病，故继用上方去羌活，加威灵仙 10g、山药 30g、制乳香 10g，继续服用。半年后偶遇随访，言上方断续服用达 3 个月，关节已不疼痛，遇阴雨天偶有酸困，能干家务活。

按语：类风湿关节炎以关节疼痛为突出表现，属中医痹证之范畴，其病情顽固难治。本例患者病程虽长，而关节尚未变形，属正邪相争之际，辨证为风湿痹证，属肝肾不足，风寒湿侵袭，痰阻血瘀，治以祛风除湿，补益肝肾，活血通络，方选羌活胜湿汤加减。方中用羌活、豨莶草、细辛祛风湿，止痹痛；桑寄生、杜仲、五加皮补肝肾，强腰膝；川牛膝、丹参、川芎、生山楂活血通络。由于患者年事已高，祛风湿药物均选性情平和之品，以免伤正，补肝肾之品补而不燥，故可久服而收功。——(《现代名中医颈肩腰腿痛效方验案》)

案 5. 治风寒客于阳明经脉案

尹某，女，24 岁。2007 年 1 月 26 日初诊。

面肿 10 余日，微痒，目干，尿频。尿检(-)。脉弦拘，舌可。证属：风寒客于阳明经脉。法宜：疏风散寒。方宗：羌活胜湿汤。羌活 7g，川芎 7g，蔓荆子 9g，藁本 7g，升麻 5g，防风 7g，白芷 7g，荆芥穗 6g，生黄芪 10g，炙甘草 6g，3 剂，水煎服。加辅汗三法，取汗。

1 月 29 日二诊：汗后肿消痒止，便秘。脉弦减，舌嫩红。上方加当归 12g、白芍 12g、党参 12g、肉苁蓉 12g。4 剂，水煎服。

按：脉弦拘，属风寒收引之象，则此面肿微痒，当为风寒客于阳明所致。羌活胜湿汤方多风药，一可散风寒，一可升阳，且风能胜湿，更辅以汗法，令玄府开，水道通调，肿痒自消。(《李士懋田淑霄医学全集》)

案 6. 治邪壅经络证

刘某，女，46 岁，2012 年 4 月 12 日初诊。

主诉：项背强直伴随头痛 2 周。病史：患者 2 周前由于外出着凉后出现恶寒发热，肢体酸重，时有头疼，项背强直。体检：舌红，苔薄白，脉浮紧。诊断：中医：痉证(邪壅经络证)；西医：流行性乙型脑炎。治法：祛风散寒，燥湿和营。方药：羌活胜湿汤加减。羌活 20g，独活 20g，防风 15g，藁本 15g，川芎 20g，蔓荆子 20g，葛根 20g，白芍 20g，麻黄 15g，桂枝 15g，生姜 20g，甘草 10g。7 剂，水煎服，日 1 剂。

按语：本例患者因外感风寒之邪，出现恶寒发热，肢体酸重，头疼，项背强直。诊断为痉证邪壅经络证。治疗以祛风散寒，燥湿和营。方中羌活、独活、防风、藁本、蔓荆子祛风胜湿，散寒通络；桂枝、麻黄、葛根、生姜温经散寒，解肌止痉；白芍、甘草解肌和营，缓急止

痛。——(《中医内科学教学医案选编》)

案7. 治突发性耳聋案

王某,女,23岁。耳鸣,耳聋3天。

1周前,曾患感冒,感冒愈后,突然出现耳鸣,两耳有闭塞感,听力减退。伴头晕重,胸闷脘痞,口苦。舌质红,苔白腻,脉滑数。请五官科会诊检查:耳鼓膜,耳咽管正常。听力检查:呈感性听力障碍。诊断:突发性耳聋。此乃风邪挟湿(挟痰),内郁化热,蒙蔽清窍。治以祛风除湿,化痰清热,用羌活胜湿汤合二陈汤:羌活10g,防风10g,独活10g,蔓荆子10g,藁本20g,半夏12g,陈皮12g,茯苓15g,黄芩12g,连翘12g,甘草6g,石菖蒲10g,通草6g。药用8剂痊愈。——[毛则先,谭继雪.羌活胜湿汤治疗耳聋验案二则[J].新疆中医药,1994(3):61.]

案8. 颜德馨治外感高热案

桑某,男,56岁

病史:有肺结核史。近2年来,每遇冬季易发咳嗽,本次因外出施工淋雨受寒,旋即恶寒、发热、无汗、咽痛、咳嗽,迁延半月,症状加剧;伴周身骨节酸楚,胸痛,咽痒而燥,口干不欲饮,纳差,大便干燥。曾以银翘散加味治之,热不减。因体温高达39.6℃,而于1985年2月7日前来门诊。

初诊:恶寒发热,无汗,咽痛而咳;且有周身骨节酸楚,口干不欲饮,纳差,面赤神清,呼吸气粗,舌红苔白腻,中微黄,脉细滑数。寒湿侵袭肌肤,蕴而化热。治以散寒祛湿,方用羌活胜湿汤加减。处方:羌活9g,独活9g,荆芥9g,防风9g,杏仁9g,苡仁9g,藁本9g,桂枝2.4g,豆豉9g,蔻仁39,川芎3g,银花9g,连翘9g,甘草3g。7帖。

二诊:服药1剂,头面微微汗出,头重减,热渐退,腻苔小化,续进之,体温已降为37.6℃。外受之寒湿已解,蕴遏之湿浊未清。症见胸闷口苦,便溏纳呆,咳嗽,咳黄黏稠痰,舌红苔腻,脉滑。治以清化湿热,三仁合连朴饮加减。处方:杏仁9g,苡仁9g,蔻仁(后入)3g,半夏9g,朴花4.5g,黄芩9g,黄连3g,桑白皮9g,紫菀9g,款冬9g,炙百部9g,桔梗4.5g,枳壳4.5g,青蒿9g。2帖。

按语:外感高热属中医急证范畴,用药如用兵,贵在神速,但以辨证正确为要。本例因冒寒受雨而起,前医曾用辛凉清热之银翘散未效,故论治不忌其"体温"之高、内热之盛、血象之异常,而重用羌、独、藁本散寒胜湿,药后得微汗而热解神爽,所谓"体若燔炭,汗出而散"也。——(《颜德馨急性热病诊治从新》)

案9. 治暑湿证案

患者,女,52岁,因"头痛,身热,全身酸痛2天"就诊。

症见:头昏痛重胀,胸闷泛恶,身热,汗少,微恶风,肢体酸重疼痛,大便稍溏,小便短赤,苔薄黄而腻,脉濡数。治宜祛湿解表,方用羌活胜湿汤加减:羌活15g,独活15g,藁本15g,防风10g,川芎10g,佩兰10g,藿香10g,苍术15g,陈皮10g,金银花15g,连翘15g,黄连10g,甘草5g,水煎服,日3次,日1剂,3剂痊愈。

感冒是因六淫、时行之邪侵袭肺卫,以致卫表不和、肺失宣肃而为病;其以风邪为主,又常与寒、热、湿相兼夹。羌活胜湿汤祛风胜湿,所治之证多系汗出当风,或久居湿地,风湿之邪着于肌表所致。湿邪为病,有从外袭,有自内生,从外袭者多伤人体肌表经络,其发病则见恶寒发热,头胀身重,肢节烦疼,大抵湿邪在上在外者,可表散微汗以解之口。羌活胜湿汤祛湿解表,加减化裁可辨证治疗感冒。上述病例简要方解为:风寒证者用羌活、独活辛温,可除在表之风寒湿邪；防风辛温散寒解表；藁本祛风湿止头痛；加白芷、川芎散风寒行气血，除头痛身痛；苍耳子、辛夷花散风通窍，除湿止痛；桔梗、白芥子温宣肺气，祛痰；甘草润肺止咳，调和诸药。风热证者用羌活、独活、藁本、川芎祛风解表止头身疼痛；白芷祛风燥湿，通窍止痛；薄荷、射干、连翘、芦根疏风解表、清热利咽；浙贝、桔梗清肺化痰；甘草调和诸药。暑湿证者用羌活、独活、藁本、防风祛风解表除湿；川芎祛风止痛；金银花、连翘、黄连清解暑热；藿香、苍术、佩兰、陈皮化湿解暑；甘草调和诸药。——[付春玲，王慧玲.羌活胜湿汤治疗感冒45例疗效观察[J].按摩与康复医学，2015，6(18)：84-85.]

案10. 程绍恩治肩周炎

崔某，男，57岁。左上肢麻木疼痛2个月余，诊断为肩关节周围炎。病前因寐后汗出当风，醒后即感左肩沉重疼痛，继则疼痛加重，屈伸不利，虽经中西药物及针灸多次治疗无效。诊见上肢麻木、疼痛，时有触电感，上举及旋前旋后功能障碍，天气变化时症状加重。舌淡，苔薄白，脉沉缓。证属表卫不固，汗出当风，邪气乘虚而入，阻遏经络，气血壅滞所致。方用加味羌活胜湿汤，2剂症状减轻，4剂疼痛消失，功能活动有所恢复，共进6剂而愈。

按：本方是在《医宗金鉴·杂病心法要诀》通气防风汤的基础上加味而成，临床运用近30年，治疗百例，有效率达90%以上。方中羌活、独活、藁本、甘草、蔓荆子、防风、川芎7味药皆可入太阳经以祛风散寒除湿，通经活络止痛；桑枝祛风湿，利关节，治肩臂痹痛；威灵仙走而不守，通经络，利关节；穿山龙舒筋活血。临证兼有气滞者，加木香，陈皮、香附；兼有气虚者，加升麻、柴胡、人参、黄芪；兼有血虚者，加当归、白芍；兼血瘀者，加姜黄、五灵脂、红花。服药期间忌食生冷滋腻之品，起居要避免风寒湿气侵袭，且要注意精神调养，加强功能锻炼。——(《中国当代名医验方大全》)

参考文献

[1] 陈玉兴，周瑞玲，崔景朝.羌活胜湿汤单煎与合煎抗炎、镇痛作用比较研究[J].中国实验方剂学杂志，1999(1)：17-19.

[2] 董燕，侯西娟，李莎莎，等.经典名方羌活胜湿汤的古代文献分析[J].中国实验方剂学杂志，2018，24(17)：1-5.

[3] 李石平，沙龙，赵祎武，等.近30年来中药羌活化学成分研究进展[J].中国中药杂志，2015，40(15)：2952-2963.

[4] 时博，史晶晶.羌活药性及功效应用考证[J].中医学报，2017，32(7)：1239-1241.

[5] 刘珍洪，高琳，汪文来，等.羌活提取物对热敏通道TRPV1的影响[J].中国中医基础医学杂志，2017，23(4)：553-557.

[6] 陈智煌，廖华军，刘晨，等.羌活挥发油的GC-MS分析及其抗炎镇痛的药理作用初探[J].海峡药学，2015，27(8)：20-23.

[7] 徐惠波，孙晓波，赵全成，等.羌活挥发油的药理作用研究[J].中草药，1991，22(1)：28-30.

[8] 杨奎，沈映君，王一涛，等.含香薷、羌活胜湿汤和九味羌活丸血清对内生致热原产生的影响[J].中药药理与临床，1995(4)：1-3.

[9] 王蓉蓉，邱颂平，王英豪，等.中药羌活镇痛药性研究进展[C]//中华中医药学会.2013第六次临床中药学学术年会暨临床中药学学科建设经验交流会论文集.北京：中华中医药学会，2013：459-462.

[10] 李影，刘红宁，邓晓霞，等.试述羌活胜湿汤的临床应用现状[J].江西中医药大学学报，2017，29(3)：113-114，124.

51 当归补血汤

【方源】“治肌热，燥热，困渴引饮，目赤面红，昼夜不息。其脉洪大而虚，重按全无。”（金·李东垣《内外伤辨惑论》）

【组成】 黄芪一两（30g）　当归二钱，酒洗（6g）

【用法】 上㕮咀，都作一服，水二盏，煎至一盏，去渣，温服，空心食前。（现代用法：水煎服）

【功用】 补气生血。

【主治】 血虚发热证。肌肤燥热，面赤烦渴引饮，脉洪大而虚，重按无力。亦治妇女经量过多，产后失血而见发热；或疮疡溃破，久不愈合者。

【方解】 本方为治劳倦内伤、血虚发热证而设。方中重用黄芪，大补脾肺元气，以资生血之源，为君药。当归养血和营，为臣药。君臣相配，气旺血生，血充气固，阳生阴长，阴平阳秘，虚热自退。此乃李东垣用当归补血汤的立方要旨，亦为“甘温除热”之方。

【临床应用】 本方为治疗血虚发热证的代表方。临床应用以肌热、口渴喜热饮、面赤、脉大而虚重按无力为辨证要点。现代临床常用于妇人经期、产后发热等属血虚阳浮者，以及各种贫血、过敏性紫癜等属血虚气弱者。

【药理研究】

1. 促进造血功能　当归补血汤对动物实验性溶血性贫血及失血性贫血均有明显保护作用，能提高正常小鼠红细胞数及血红蛋白，对环磷酰胺所致的白细胞和血小板减少有促进其恢复作用，并增加网织红细胞和骨髓有核细胞数。

采用乙酰苯肼和环磷酰胺联合造成小鼠的血虚状态，当归补血汤能增加模型小鼠的红细胞、白细胞、骨髓有核细胞，改善网织红细胞在外周血中的比例及骨髓超微结构。当归补血汤还能够促进骨髓细胞增殖并抑制其凋亡，促进抗凋亡基因 *Bcl-2* 和促细胞增殖基因 *cmyc* mRNA 表达。当归补血汤的多糖组分和非多糖组分均能显著增加乙酰苯肼与环磷酰胺致血虚小鼠红细胞数，减少网织红细胞数；多糖组分可显著增加血虚小鼠的白细胞数。

2. 保护心肌细胞，抗动脉粥样硬化　当归补血汤对心肌细胞缺糖缺氧性损伤有直接保护作用，可减少乳酸脱氢酶（LDH）释放，使大部分心肌细胞核正常，少数核粒稍有内褶，染色质均匀分布，粗面内质网及糖原颗粒丰富，仅部分线粒体肿胀、嵴少。对衰老大鼠急性心肌缺血模型，当归补血汤能提高血清 VEGF 浓度，促进 VEGF 表达，增加缺血心肌微血管密度和冠脉侧支血管生成，对缺血心肌具有保护作用。对于兔动脉粥样硬化模型，当归补血汤可减少主动脉粥样硬化斑块面积及厚度。

3. 改善心功能　有研究发现，当归补血汤能提高大鼠动脉收缩压、舒张压、平均动脉压、心肌张力-时间指数，对心率无明显影响。当归补血汤还可增加小鼠心肌环磷酸腺苷（cAMP）含量，升高 cAMP/cGMP 比值，该方正性肌力作用可能与此有关。体外给药，当归补血汤可减慢培养的心肌细胞搏动频率，并使搏动振幅明显升高。

4. 抗血栓、抑制血小板聚集　当归补血汤注射液可明显降低大鼠体内血栓形成率，对人血制备的血小板血浆及大鼠体外血小板聚集均有抑制作用。当归补血汤抑制血小板聚集作用可能与影响体内花生四烯酸代谢有关，研究发现，该方能提高血浆6-酮-前列腺素 F1α（6-Keto-PGF1α）的浓度，降低血浆血栓素 B_2（TXB_2）的浓度，升高 6-Keto-PGF1α/TXB_2 比值。

5. 保肝　当归补血汤对四氯化碳所致小鼠肝损伤有明显保护作用，减轻肝细胞点状坏死及气球或脂肪样变性，明显缩小坏死灶。当归补血汤加味人参对大鼠肝损伤有保护作用，可使线粒体数量增加，形态趋于正常，基质颗粒增加，粗面内质网密集平排。当归补血汤保肝作用可能与其抑制肝脏过氧化脂质（LPO）生成有关，研究发现，小鼠灌胃当归补血汤能降低小鼠肝细胞 LPO 含量；其含药血清可抑制肝组织 LPO 生成，具有一定的量效关系和时效关系。

6. 对免疫功能影响　当归补血汤水煎剂及醇提剂对正常小鼠腹腔巨噬细胞功能有明显增强作用，能提高巨噬细胞的吞噬百分率和吞噬指数。本方还能明显提高溶血素血清抗体的效价，对小鼠腹腔巨噬细胞的 Fe 受体及 C3b 受体均有明显刺激作用，增加 B 淋巴细胞和 T 淋巴细胞数。当归补血汤能提高 ICR 小鼠红细胞 C3 受体花环率，降低 CIC 受体花环率，还能对抗泼尼松龙（强的松龙）引起的 C3 受体花环及 CIC 受体花环形成的抑制作用，且复方作用优于单味黄芪或当归作用。

7. 其他　当归补血汤可延长小鼠常压缺氧条件下的存活时间，延长断头后呼吸持续时间，显示抗缺氧作用。当归补血汤还可升高环磷酰胺或乙酰苯肼引起的小鼠血浆 Fe、Cu 元素含量，对化疗药物5-氟尿嘧啶（5-Fu）抗小鼠 H22 肝癌具有增效减毒作用，提高 5-Fu 对小鼠肝癌 H22 的抑瘤率，对抗化疗药物致脾、胸腺萎缩和白细胞、血小板和骨髓有核细胞减少，降低化疗后 H22 小鼠脾脏一氧化氮和小肠丙二醛的含量。

【名医用方心得】

明·吴崑：男妇肌热，目赤面红，烦渴引饮，脉来洪大而虚，重按全无者，此方主之。血实则身凉，血虚则身热。或以饥困劳役，虚其阴血，则阳独治，故令肌热、目赤、面红、烦渴引饮。此证纯象伤寒家白虎汤之证，但脉大而虚，非大而长，为可辨尔。《内经》所谓脉虚血虚是也。当归味厚，为阴中之阴，故能养血；而黄芪则味甘补气者也，今黄芪多于当归数倍，而曰补血汤者，有形之血不能自生，生于无形之气故也。《内经》曰阳生阴长，是之谓尔。——（《医方考》）

明·汪昂：此足太阴、厥阴药也。当归气味俱厚，为阴中之阴，故能滋阴养血。黄芪乃补气之药，何以五倍于当归而又云补血汤乎？盖有形之血，生于无形之气，又有当归为引，则从之而生血矣。经曰阳生则阴长，此其义耳。讱庵曰：病本于劳役，不独伤血，而亦伤气，故以二药兼补之也。——（《医方集解》）

清·陈修园：凡轻清之药皆属气分，味甘之药皆能补中。黄芪质轻而味微甘，故略能补益，《神农本草经》以为主治大风，可知其性矣。此方主以当归之益血，倍用黄芪之轻清走表者为导，俾血虚发热，郁于皮毛而不解者，仍从微汗泄之。故症象白虎，不再剂而热即如失也。——（《时方歌括》）

清·张秉成：凡病有真假，脉亦有真假。即如脉洪、身热一证，一望而知其为火邪阳亢矣。而脱血之后，每亦如之，以阳无所附，浮散于外也。全在医者细心详察，辨其舌苔之黄白润燥，口渴之欲冷欲热。其大要犹在于小便，如真热者必短赤，假热者必清长。胸次了然，用药自无毫厘千里之误。如果大脱血之后，而见此等脉证，不特阴血告匮，而阳气亦欲散亡。斯时也，有形之血不能速生，无形之气所当急固。故以黄芪大补肺脾元气而能固外者为君，盖此时阳气已去里而越表，恐一时固里无及，不得不从卫外以挽留之；当归益血和营。二味合之，便能阳生阴长，使伤残之血，亦各归其经以自固耳，非区区补血滋腻之药所可同日语也。——(《成方便读》)

清·张璐：气虚则身寒，血虚则身热，故用当归调血为主。然方中反以黄芪五倍当归者，以血之肇始本乎营卫也。每见血虚发热，服发散之药则热转剧，得此则泱然自汗而热除者，以营卫和则热解，热解则水谷之津液皆化为精血矣。(《伤寒绪论》)

清·唐容川：此方以气统血，气行则血行，外充皮肤，则盗汗身热自除。内摄脾元，则下血崩漏能止。——(《血证论》)

清·吴鹤皋：血实则身凉，血虚则身热。或以饥困劳役，虚其阴血，则阳独治，故诸证生焉。此证纯象白虎，但脉洪大而无力，非大而长按之有力，当细辨之。《内经》所谓血虚脉虚是也。当归味厚，为阴中之阴，故能养血，黄芪则味甘补气者也，今黄芪多数倍而补血者，以有形之血不能自生，生于无形之气故也。《内经》云："阳生阴长"是之谓也。——(《名医方论》)

【名医验案选录】

案1. 蒲辅周治经漏

阿某，女，38岁。初诊：1964年7月22日。

现病史：半年前因过度悲伤，发生月经紊乱，每月数见，近两月明显，断断续续流血，血量时多时少，血色时红时紫，或下黑色血块。伴有短气心慌，左小腹胀痛，腰酸，乳房胀，手心发麻，颜面及下肢微肿，平时有低热，体温多在37.3℃左右。大便偏干，小便正常，偶见白带增多，

既往史无特殊，正产一胎，小产一次。此次病后于某医院检查，诊断为子宫糜烂和盆腔炎，经注射黄体酮，口服克霉素、维生素C和维生素K等药，病情不见好转。舌质正常，边缘不齐，苔薄白，脉象沉细，左关独弦。

中医辨证为肝脾失调，热郁兼瘀，以致久漏，治宜清热消瘀，调经止血。

处方：当归二钱(6g)，白芍二钱(6g)，川芎一钱(3g)，细生地二钱(6g)，黄连(吴萸水炒)八分(1g)，黄芩一钱(3g)，炒丹皮一钱(3g)，茜草一钱(3g)，藕节四钱(12g)，炙艾叶一钱(3g)，川续断一钱五分(坨)，炒蒲黄一钱五分(4g)。

7月28日诊：前方服三剂，流血反见增多，小腹疼痛剧烈，遂至某医院用止血、止痛药后疼痛略缓解，但流血依然如前，余症亦无变化，脉弦细微数，舌同前。此郁热初清、瘀血渐行之象，治宜益气止血。

处方：黄芪八钱(24g)，当归二钱(6g)，续断一钱五分(4g)，莲房炭一个(3g)，鹿角霜四钱(12g)，地榆炭一钱(3g)，阿胶珠二钱(6g)，陈棕炭一钱。

8月5日又复诊：流血明显减少，尚感身倦乏力，腰酸，腹微胀，大便偏干，舌淡，苔薄白，脉沉细。漏血已久，心脾两伤，以调心脾为治。

处方：党参一钱(3g)，炙黄芪二钱(6g)，白术一钱五分(5g)，茯神二钱(6g)，炙甘草一钱(3g)，木香五分(1.5g)，炒远志一钱(3g)，枣仁(炒)二钱(6g)，龙眼肉二钱(6g)，熟地二钱(6g)，杜仲二钱(6g)，当归一钱(3g)，续断一钱(3g)，炮姜五分(2g)。五剂。

8月12日诊：流血再减，腹胀消失，小腹偶有隐痛，脉右沉细，左弦细微数，舌淡无苔。虽漏血初减，但冲任不固，治宜滋肝肾以固冲任。

处方：当归二钱(6g)，白芍二钱(6g)，熟地三钱(9g)，白术二钱(6g)，炒杜仲三钱(6g)，

续断二钱(6g),破故纸二钱(6g),芡实四钱(12g),乌贼骨三钱(9g),小茴香(盐水炒)八分(3g),川楝子(炮)二枚(6g),巴戟天二钱(6g),血余炭(布包)八分(3g)。五剂。

8月22日诊:血止症消,舌正无苔,脉沉细左关微弦。前方去血余炭、巴戟天,加肉苁蓉一钱,三剂,隔日一剂。停药观察而月经恢复正常。

按语:本例悲伤气结,肝脾失调,以致热郁兼瘀而漏,故首宜清热消瘀,俟热清瘀行后,继以益气止血,血稍止,又调其心脾,滋其肝肾,而冲任得固,经漏得愈,先后缓急,井然有序。——(《蒲辅周医案》)

案2. 月经过多

女,45岁,主诉:月经量多,色暗挟块已3个月,小腹疼痛,头晕目眩,乏力,口渴。查:体形一般。脉细数,舌淡边暗、苔薄黄。证属气不固摄,瘀而化热,治宜补气固摄、清热祛瘀。方用当归补血汤化裁:生黄芪30g,当归、黄芩炭、生地榆各10g,生地、香附、丹参各15g,生甘草5g。水煎服,1日1剂。月经前1~2天服至经净,连服2个月经周期,经量减至基本正常,诸证减轻,续用益气健脾养血之品调理。

按语:月经过多主要系冲任失守,血海不固。有气虚、血热之异。本案气虚不能固摄,气随血泄;瘀久化热、热而血溢不守,系气虚挟热之象。治当补气、清热、祛瘀、生血。当归补血汤为针对血虚阳浮病机,采用益气生血治法所用的方剂,用于气不摄血的各种出血证有较好疗效。本例加生地榆清热凉血止血,黄芩炭清热泻火止血,生地清热凉血,香附行气解郁止痛,丹参祛瘀生新功如四物。全方切中病机而收良效。——(《清热方剂的药理与临床》)

案3. 雷泽霖治崩漏

杨某,女,42岁。初诊:1981年4月。

现病史:因劳累过度,引起阴道出血,病已20余日,量多色淡,质稀如水,面色苍白,气短,心烦失眠。舌淡苔薄,脉芤。曾服复方养荣汤,症状稍减,但出血仍不止。辨证:劳倦伤脾,中气虚衰,气不统血,冲任不固,而致崩漏。治法:益气养血。方药:加减当归补血汤。生黄芪100g,当归50g,桑叶5g,三七6g(研冲)。水煎服,6剂。药后出血止,诸症减,后以归脾丸调治而愈。

按语:血脱益气,古有明训。书曰:"有形之血难以速生,无形之气所当急固。"其义甚明。此案初用养荣汤平补阴阳气血之剂,力缓难济,用傅氏加减当归补血汤为对证之方,方中重用生黄芪益气摄血为君,当归养血行血为臣,三七行血止血,桑叶滋肾收敛,为佐使,共奏益气养血之功。药精力雄,宜于收效。——(《榆林百年医粹》)

案4. 王直卿治虚黄

赵某,女,24岁。初诊:1976年4月10日。

现病史:患者以全身黄肿、乏力、呕吐3个月之主诉住院,治疗3天后,因无效而自动出院。近日病情加重,再次入院求治。症见颜面及全身黄肿,身微热,精神疲惫,心悸气短,唇舌色淡,脉细数。西医检查:体温38.2℃,脉搏120次/min,血压110/60mmHg。化验:黄疸指数40U,凡登白间接反应(+)。输血300ml后,红细胞计数1 500 000/mm^3,血红蛋白3.5g/dl,网织红细胞占20%,血小板计数195 000/mm^3,白细胞计数11 700/mm^3,中性粒细胞77%,淋巴细胞23%。查尿无异常。西医诊断:①溶血性黄疸;②重度贫血。

中医辨证:气虚血败,血不华色,发为虚黄。治法:补气摄血,培土生金,甘温除热。方药:四君子汤合当归补血汤加味。生芪一两(30g),当归二钱(6g),焦术五钱(15g),党参五钱(15g),白芍三钱(9g),茯苓四钱(12g),炙草二钱(6g)。水煎服,3剂。

二诊:4月17日。服药3剂,病情稳定,上方加土炮刺猬皮二钱(9g),继服3剂。

三诊:4月20日。诸症减轻,上方党参易白参五钱(15g)(另炖),水煎服,5剂。

四诊:4月28日。咽部不适,上方加元参三钱(9g)、银花三钱(9g),3剂,以清热利咽。

五诊:4月30日。颜面浮肿突然增重,恐是虚不受补之故。上方加健脾利湿之茯苓四钱(12g)、泽泻四钱(12g),2剂。

六诊:5月2日。颜面由黄转粉红,全身浮肿大减,肤色由黄转白,身热已退,饮食增加,脉缓。继服4月20日方3剂。

七诊:5月6日。查血红蛋白已升至11.59g/dl,黄疸指数降至6U。患者自信病已好转,要求带药出院,故配制丸药1料以善后。

处方:白糖参二两(60g),白参一两(30g),生芪二两(60g),土炮刺猬皮四两(120g),当归一两(30g),白芍一两(30g),焦术二两(60g),茯苓八钱(24g),泽泻八钱(24g),草蔻八钱(24g),五味子二两(60g),麦冬一两(30g),熟地一两(30g),山药二两(60g),三七一两(30g),陈皮一两(30g),巴戟天一两(30g),益智仁一两(30g),炙草一两(30g)。共研细末,炼蜜为三钱(9)重丸,早晚各服1丸,并嘱患者半年内两月检查血常规1次。

1976年7月3日患者来门诊复查血红蛋白为12g/dl,面色红润而有光泽,精力充沛,饮食如常,脉和缓均匀,病就此告愈。

按语:此案为虚黄,现代医学诊断为溶血性黄疸、重度贫血,属危重之症。此类虚黄"总由气血之败,盖气不生血,所以血败;血不华色,所以色败"。直卿先生从补气健脾、摄血和营立治,凡七诊,虽随证加减,但主旨贯彻不违,终以平淡之品而起沉疴。辨证明晰,组方严谨,显示了深厚功力。——(《榆林百年医粹》)

案5. 王直卿治紫斑

张某,男,8岁。初诊:1979年3月16日。

现病史:1个月前,手足腕出现紫斑,并见腹痛、便血,继而紫斑渐向肘膝蔓延。某医院以肠炎多次治疗未效,近日来诸症加剧,心慌气短,消瘦纳减。既往有慢性泄泻病史。手足腕至肘膝紫斑密布,脐周有明显压痛。舌苔白,脉濡弱。

中医辨证:此气虚不能摄血,血无所主而外溢肌肤、肠道。治法:补气摄血,止血宁血。方药:东垣补血汤加味。生黄芪一两(30g),当归二钱(6g),荆芥炭三钱(9g),姜炭三钱(9g),地榆炭三钱(9g),紫草钱半(4.5g),僵蚕三钱(9g)。水煎服。

二诊:服上方21剂后,紫斑、腹痛、便血消失,气短减轻,精神、饮食转佳,予人参归脾丸20丸,早晚各服1丸,以善其后。

按语:久病泄泻,中气损伤,气虚则不能摄血,脾虚则不能统血,以致血溢脉外,而成本病。以当归补血汤加味,补气生血,摄血止血,治疗得法,用归脾丸善后固本,虑亦周到。不过,据证审方,本例久泻气虚,宜在初治时伍以四君,以增补气健脾之效。——(《榆林百年医粹》)

案6. 张陶庵治血虚发热

屈某,患肌热,面赤,烦渴引饮,医用白虎汤,其叔阻之。延余诊治,脉洪大而虚,按之无力。此为劳后伤其阴血,虚阳独盛,故发热烦渴,余用当归补血汤一剂便效。

按语:肌热、面赤、烦渴,有似白虎汤证,脉洪大而虚,又似白虎加人参汤证,但病有外感内伤,起因岂能不辨!白虎汤是治邪传阳明之主方,必以外感病程为凭,本案病起劳倦,阴血暗耗,血失濡养,阳气外浮,故证似阳明而实非。《医碥》云:"凡脉证不相合,必有一真一假,须细辨之。如外虽烦热,而脉现微弱者,必虚火也。”张氏从劳伤着眼,用当归补血汤以益气养血,是得东垣派辨治之要领,故所投即效。——(《榆林百年医粹》)

案7. 杭共存治偏头痛

王某,女,34岁。初诊:2009年3月

现病史:发作性巅顶剧痛,痛移偏侧近1年。发作初起,视物错花,眼球发胀,眼冒金星,口舌发麻,巅顶剧痛,继则痛移偏侧,左侧偏多,伴两侧太阳穴处剧烈搏动,头脑沉闷。起初半月发作1次,近两月发作次数有所增加,以下午2时发作较多,一直持续到次晨2时,难以入睡。患者素有胃病史。鼻塞口苦较甚。右脉沉细,左关尺弱。几经易医,遍服龙胆泻肝汤、知柏地黄汤、牵正散等虫类之品,难有疗效。

中医辨证:右脉沉细,左关尺弱,总体属虚,选当归补血汤;巅顶剧痛,太阳穴处跳痛,眼球发胀,视物昏花,其病位在厥阴经、少阳经及阳明经,分别选引经药藁本、川芎、白芷;发作多在下午2时至次晨2时,当属阴气渐盛时,考虑为阴盛阳郁体质,故清利、燥湿、搜风、滋阴之法似有不妥,治以疏散郁积,当选柴胡、郁李仁;疼痛发作至次晨2时,难以入眠,佐以安神药夜交藤、合欢皮、茯神。

治法:益气养血安神,疏肝止痛。

方药:黄芪20g,当归10g,藁本10g,白芷15g,川芎10g,柴胡10g,郁李仁10g,夜交藤30g,合欢皮20g,茯神15g,甘草4g。连服25剂告愈。

按语:此证前因过用寒凉之药,以致气血亏虚,而两脉沉细弱,以致虚实夹杂。虚为气血亏虚,实为经络不通,故用当归补血汤加味而获效。方药虽显平淡,但药中病机而病愈,显示辨证施治之优势。足阳明胃经循两额角,偏正头痛川芎、白芷多合用。本案可归属偏头痛验案。——(《榆林百年医粹》)

案8. 沈绍功治心律失常案

王某,女,62岁。初诊:2001年9月28日。

现病史:胸闷气短4~5年,间断服用“心痛定”“硝酸甘油”“肠溶阿司匹林”等药未见明显缓解。近1个月来,胸闷气短加重,四肢乏力,食纳不香,夜寐欠佳,阵发心悸,活动后诸症加重,双下肢浮肿,遂来诊。既往有高血压病史10余年。舌淡白,苔薄黄,脉沉细,血压140/90mmHg,心率66次/min,期前收缩(早搏)4~5次/min,第一心音亢进,心电图示频发室性早搏,左室高电压。形体肥胖,面色萎黄,步态蹒跚,双下肢可凹性浮肿。

中医辨证:气虚血弱,心脉失养。治法:补益气血,祛痰化瘀。

处方:当归补血汤加味。生芪15g,当归10g,泽泻10g,何首乌10g,野菊10g,石菖蒲10g,郁金10g,生杜仲10g,桑寄生10g,生山楂15g,全瓜蒌30g,薤白10g,丹参30g,仙鹤草10g,炒白术10g。水煎服,每日1剂。正心泰胶囊,每次4粒,每日2次。

二诊:连服14剂,胸闷憋气减轻,双下肢浮肿已退,血压下降为120/70mmHg,本周来因劳累血压偶有波动,有时可达160/110mmHg,偶感头晕眼花,腰膝酸软,舌暗红,苔薄黄,脉沉细。此乃水不涵木之象,治则再佐滋补肝肾、重镇潜阳之品,合用杞菊地黄汤加减。

枸杞子10g,野菊10g,生地10g,生杜仲10g,桑寄生10g,丹参30g,珍珠母30g,川楝子10g,元胡10g,全瓜蒌30g,石菖蒲10g,郁金10g,钩藤15g(后下),泽泻10g,生芪15g,当归10g。水煎服,每日1剂。脑立清胶囊,每次3粒,每日3次。

三诊:上方连服1个月后,偶有胸闷气短,失眠,血压降为120/80mmHg,舌暗红,苔薄黄,脉沉细。上方去钩藤、泽泻,加夜交藤、全瓜蒌、薤白、石韦、川芎。改为每晚服1煎,1个月后胸闷、心痛及失眠已除，水不涵木之象缓解，服安脑丸，每次1粒，每日2次，合杞菊地黄胶囊巩固疗效，连用2个月，生活如常。复查心电图，大致正常。

按语：患者年过花甲，气血不足，劳则气血亏耗更甚，故胸闷气短，活动后诸症加重。脾气不足，运化无力，则食纳不香；脾主肌肉四肢，故见四肢乏力；脾虚水泛，水湿代谢失司，双下肢浮肿；血不养神，夜寐欠佳。舌淡白，苔薄黄，脉沉细，均为气血不足之象，故本案辨证其病位在心脾，证属气虚血弱，心脉失养。治疗时应补气养血为先，首选当归补血汤。气为血帅，血为气母，补气以生芪、仙鹤草、炒白术为主，兼补血用当归、何首乌。沈教授认为，脾肾同根，故方中加入调肾之药如生杜仲、桑寄生、何首乌。肥人多痰，应佐以祛痰之品，如全瓜蒌、薤白、石菖蒲清热祛痰，理气宽胸。郁金、丹参、生山楂活血化瘀，理气止痛。治疗后，气血不足之证减轻，肝肾阴虚之证显现，故加用杞菊地黄汤化裁，佐以清泄肝热、疏泻痰浊之药如钩藤、泽泻，重镇安神之珍珠母。稳定期，汤药用量减半，并以丸药收功。——(《心肺疾病》)

案9. 朱进忠治肾炎

索某，男，30岁。

现病史：4年前，在一次检查身体的过程中，偶然发现尿蛋白(++)，其后连续复查多次均见尿蛋白在(+)~(++)之间。确诊为隐匿性肾炎。始医以西药治疗1年多不效，后医以中医活血化瘀、益气利水，清热解毒、滋阴补肾等治疗2年多仍无效。现症见：除尿蛋白在(++)外，别无所苦，舌苔白，脉弦大，尺脉尤甚。

中医辨证：证属气阴两虚。治宜补气养阴。

药用：黄芪15g，当归6g，麦冬10g，党参10g，五味子10g，生地黄20g，苍术10g，茯苓10g，泽泻10g，丹皮10g，黄连10g，肉桂6g。水煎服，每天1剂。同时配服肾康灵，1次4粒，1日3次。

二诊：服药6剂，化验尿蛋白(+)，继服10剂，尿化验阴性。临床痊愈。

按语：本例患者，前医泥于效方，固于成方，不予辨证，久治不愈。但朱氏在辨证过程中，虽然全身症状全无，但其善于查脉视证。脉见弦大尺脉尤甚，脉弦大者，气阴虚也；尺脉大者，肾虚也。故而治从气阴着手。方用当归补血汤、生脉散、六味地黄汤加减，方证相对，故而临床疗效显著。——(《中医临证经验与方法》)

参考文献

[1] 郭鹏，王婧，车旭东. 当归补血汤联合康复治疗老年股骨粗隆间骨折PFNA术后临床观察[J]. 光明中医，2019，34(2)：253-255.

[2] 任小旦，徐梓辉，张莹雯，等. 当归补血汤对高糖条件下肾小球系膜细胞氧化应激及XBP1s表达的影响[J]. 中华中医药杂志，2019，34(1)：351-354.

[3] 艾望，周珍，张曼玲，等. 当归补血汤对糖尿病大鼠肝脏、骨骼肌中PKC-ζ表达的影响[J]. 天津中医药，2018，35(11)：854-857.

[4] 周珍，艾望，张莹雯. 当归补血汤对糖尿病大鼠肝脏、骨骼肌细胞膜上GLUT4的影响[J]. 中华中医药学刊，2018，36(11)：2795-2798.

[5] 崔红燕，张晓晨，谭梦晖. 当归补血汤对腹主动脉不完全结扎大鼠心肌纤维化的影响[J]. 中药药理与临床，2018，34(5)：18-21.

[6] 徐天娇，张英博，杨莹，等. 当归补血汤有效组分配伍对肝星状细胞氧化应激和Ⅱ相酶的影响[J]. 中华中医药学刊，2018，36(9)：2134-2137.

[7] 周珍,王秀萍,张莹雯.当归补血汤对糖尿病大鼠蛋白酪氨酸磷酸酶 1B 表达的影响[J].现代中西医结合杂志,2018,27(26):2864-2868,2872.

[8] 秦臻,张彦燕,韦正新,等.当归补血汤在流体剪切应力环境中对内皮细胞功能的影响[J].北京中医药大学学报,2018,41(8):630-635.

[9] 赵粉琴,徐世倩,袁爱倩,等.当归补血汤含药血清对顺铂损伤大鼠卵巢颗粒细胞 Caspase-3 蛋白表达的影响[J].新中医,2018,50(7):8-11.

[10] 帅瑜,张思泉,沈鑫,等.当归补血汤对糖尿病大鼠肾组织内质网 IRE1α-JNK 通路的抑制作用[J].中华中医药学刊,2018,36(6):1372-1375.

[11] 谢东杰,王爱迪,刘宝山.当归补血汤在血液疾病中作用机制的研究进展[J].中华中医药杂志,2018,33(6):2488-2490.

[12] 丁香,王丽帆,刘志强,等.当归补血汤干预 NRF2-Notch 信号调控辐射旁效应"毒损髓络"的机制研究[J].时珍国医国药,2018,29(5):1042-1045.

[13] 李晓明,邹宇,杨莹,等.当归补血汤有效组分配伍对肝星状细胞Ⅲ型胶原分泌及转化生长因子 β_1 受体的影响[J].时珍国医国药,2018,29(4):783-786.

[14] 薛梅,卞勇,周俊杰,等.当归补血汤主要吸收成分对 GK 大鼠肾保护作用研究[J].南京中医药大学学报,2018,34(2):190-193.

52 厚朴温中汤

【方源】“治脾胃虚寒，心腹胀满，及秋冬客寒犯胃，时作疼痛。”（金·李东垣《内外伤辨惑论》）

【组成】厚朴姜制　橘皮去白，各一两（各30g）　甘草炙　草豆蔻仁　茯苓去皮　木香各五钱（各15g）　干姜七分（2g）

【用法】上为粗散，每服五钱匕（15g），水二盏，生姜三片，煎至一盏，去渣，温服，食前。忌一切冷物。（现代用法：按原方比例酌定用量，加姜三片，水煎服）

【功用】行气除满，温中燥湿。

【主治】脾胃气滞寒湿证。脘腹胀满或疼痛，不思饮食，舌苔白腻，脉沉弦。

【方解】方中厚朴辛苦温燥，行气消胀，燥湿除满，为君药。草豆蔻辛温芳香，行气燥湿，温中散寒，为臣药。陈皮、木香行气宽中，助厚朴消胀除满；干姜、生姜温脾暖胃，助草豆蔻散寒止痛；茯苓渗湿健脾，均为佐药。炙甘草益气和中，调和诸药，功兼佐使。诸药合用，共奏行气除满、温中燥湿之功。

【临床应用】本方主要用于治疗寒湿内阻，脾胃气滞证。临证以脘腹疼痛，不思饮食，舌苔白腻，脉沉弦为辨证要点。现代常用于急慢性胃炎、肠炎、胃溃疡、胃肠功能紊乱、幽门梗阻等属于寒湿困阻，脾胃气滞者。

【药理研究】

1. 缓解胃肠平滑肌痉挛　本方中的厚朴、陈皮、木香均可抑制胃肠平滑肌的运动，对乙酰胆碱、氯化钡引起的肠管痉挛性收缩有拮抗作用，其解痉作用机制可能与受体、胆碱能受体及直接抑制平滑肌有关。茯苓、甘草则对离体胃肠平滑肌的松弛作用较明显。

2. 促进消化液分泌　方中厚朴通过刺激嗅觉、味觉感受器，或温和地刺激局部黏膜，能反射性地增加消化液分泌。陈皮所含的挥发油对消化道有缓和的刺激作用，有利于胃肠积气的排出，与木香、草豆蔻都有促进胃液分泌，助消化的作用。厚朴对胃肠道有局部作用。干姜的挥发油和辛辣成分能使血管扩张，促进胃肠局部血液循环，增强消化液的分泌，提高机体的消化吸收能力。此外，陈皮的有效成分甲基橙皮苷能显著提高胆汁的分泌能力，增加胆汁流量。吴军等用厚朴温中汤加味治疗功能消化不良患者，结果表明，治疗后患者血浆胃动素水平明显升高而生长抑素水平明显降低，临床症状明显改善，因此，厚朴温中汤可以明显增强患者的消化功能。

3. 抗溃疡　方中厚朴、茯苓、陈皮、甘草均有抗消化道溃疡的作用，茯苓、陈皮对动物实验性消化溃疡有预防效果，可使胃液酸度降低。厚朴对幽门结扎、水浸应激性溃疡所致的胃溃疡有抑制效果。甘草对实验性胃溃疡有明显抑制作用，甘草流浸膏灌胃，能直接吸附盐酸，并能抑制其基础分泌量，缓解胃肠痉挛。生品厚朴煎剂、姜炙厚朴煎剂及其有效成分对大鼠幽门结扎型溃疡及应激型溃疡均有明显治疗作用。厚朴乙醇提取物尚对大鼠 HCl-乙醇所致溃疡有显著治疗作用。厚朴还能明显对抗应激及静注胃泌素、氨甲酰胆碱所致胃酸分泌增多,有效成分为厚朴酚等。作用机制与其抑制胃酸分泌过多有关。

4. 抑菌作用 厚朴所含成分厚朴酚对革兰氏阳性菌、耐酸性菌、类酵母菌和丝状真菌均有显著著的抗菌活性。草豆蔻煎剂在试管内对金黄色葡萄球菌、痢疾杆菌及大肠杆菌有抑制作用。

【名医用方心得】

金·李杲:治脾胃虚寒,心腹胀满,及秋冬客寒犯胃,时作疼痛。戊火已衰,不能运化,又加客寒,聚为满痛。散为辛热,佐以苦甘,以淡泄之,气温胃和,痛自止矣。——(《内外伤辨惑论》)

清·张秉成:治脾胃虚寒,心腹胀满,及秋冬客寒犯胃,时作疼痛等症。夫寒邪之伤人也,为无形之邪,若无有形之痰血食积互结,则亦不过为痞满为呕吐,即疼痛亦不致拒按也,故以厚朴温中散满者为君;凡人之气,得寒则凝而行迟,故以木香、草豆蔻之芳香辛烈,入脾脏以行诸气;脾恶湿,故用干姜、陈皮以燥之,茯苓以渗之;脾欲缓,故以甘草缓之;加生姜者,取其温中散逆,除呕也。以上诸药,皆入脾胃,不但可以温中,且能散表。用之贵得其宜耳。——(《成方便读》)

今·秦伯未:胃寒痛,指饮食生冷和直接受寒气引起的胃痛。骤然胃脘作痛,喜手按及饮热汤,痛无休止,伴见呕吐清水,畏寒,手足不温,脉象沉迟,舌苔白腻。这种胃痛由于中焦受寒所致,属于实证,治宜温中散寒法,用厚朴温中汤。如兼饮食不慎,寒食交阻,疼痛更剧,可酌加神曲、山楂等帮助消化。——(《谦斋医学讲稿》)

今·陈潮祖:脾胃虚寒,湿浊凝滞,影响气机不畅而脘腹胀满,宜温中阳而化湿浊,畅气机以宽胀满。本方用厚朴为主药,温中行气,燥湿宽中;干姜助其温运脾阳,陈皮、木香、草蔻,助其行气宽胀,诸药均芳香而温,有燥湿化浊作用,再佐茯苓,则除湿功效更为显著。对于因寒生湿,湿困脾阳,阻滞气机而生胀满的见证,可收温中行气、除湿宽满功效。——(《中医治法与方剂》)

今·温长路:本方温中以散寒,使中焦温暖,寒凝之邪得化;行气以除满,使气机通顺,胀满疼痛得消,对过食生冷、寒邪积滞、气机阻塞之脘腹胀痛、消化不良者尤为适宜。从药效分析和实际应用上看,本方虽名"温中"而重在"行气",不可因名循实,机械使用。如遇里寒太重之证,应加强温里药物之分量,如吴茱萸、肉桂、附子之辈可酌加;如兼有中虚表现之象,应酌加补中之药物配合,如白术、山药、白扁豆之属。寒得温则散,滞得温则化,气得温则行,窃以为,这是认识和防治此类疾患需要掌握的最基本要领之一。《明医指掌》中有同名方(厚朴、干姜、甘草、木香、陈皮、茯苓),组成与本方略有差异,主治脾胃虚冷,心腹胀满疼痛。《医学传灯》也有同名方(厚朴、杏仁、半夏、枳壳、桔梗、炮姜、甘草、藿香、香薷、陈皮),组成与本方区别较大,是为中暑、脉沉细缓者而设,使用时要严格区别。——(《实用方剂歌诀》)

今·康广盛:厚朴温中汤,虽有温中之功,但其主要功效重在理气,其主治当以脘腹胀满或满痛为要点,若无此症,当不为厚朴温中汤证,所以该方之分类,亦应考虑放在理气章中更为合适。至若临床应用时,有遇中焦寒盛兼见气滞者,以本方重用干姜为主,辅以厚朴、木香等行气之品,亦为正治,但此属厚朴温中汤之变法,本文所言,乃指原方配伍意义而论。——[康广盛.关于厚朴温中汤的研讨[J].中医药学报,1982(3):15-16.]

【名医验案选录】

案1. 赵守真治腹痛案

刘某,男,50岁。性嗜酒,近月患腹痛,得呕则少安,发无定时,唯饮冷感寒即发。昨日又剧痛，遍及全腹，鸣声上下相逐，喜呕，欲饮热汤，先以为胃中寒，服理中汤不效。再诊，脉微细，舌白润无苔，噫气或吐痰则痛缓，按其胃无异状，腹则膨胀如鼓，痛在腹而不在胃，审系寒湿结聚之证。盖其人嗜酒则湿多，湿多则阴盛，阴盛则胃寒而湿不化，水湿相搏，上下攻冲，故痛而作呕。治当温中宽肠燥湿为宜。前服理中汤不效者，由于参术之补，有碍寒湿之行，而转以滋胀，虽有干姜暖中而不化气，气不行则水不去，是以不效。改以厚朴温中汤，温中宫则水湿通畅，调滞气则胀宽痛止。但服后腹中攻痛尤甚，旋而雷鸣，大吐痰涎碗许，小便增长，遂得胀宽痛解。其先剧而后缓者，是邪正相争，卒得最后之胜利，亦即古人"若药不瞑眩，厥逆不瘳"之理也。再剂，诸症如失，略事调补而安。——(《治验回忆录》)

案 2. 王旭高治湿热腹胀案

尤。疟止之后，腹胀足肿，湿热内归太阴，防成疟鼓。但小便清利，是属脾虚。拟厚朴温中汤加味。茯苓、木香、陈皮、半夏、干姜、草豆蔻、冬瓜皮。(《王旭高临证医案》)

按语：此案初始辨证为脾虚湿阻证，"小便清利，是属脾虚"，仅此一句说明脾气虚固摄乏力，非脾阳虚温化不足。湿蕴日久化热，湿热交织，三焦枢机不利，则在气为胀，在水为肿。药以草豆蔻、半夏燥湿健脾，茯苓、冬瓜皮淡渗利湿，陈皮、木香、干姜温中行气。《内经》言：胀者，皆在于脏腑之外，排脏腑而郭胸胁，此气胀也。其本在肾，其末在肺，此水胀也。五脏六腑皆有胀，统气与水而言之也，突出了肺的重要作用。又曰：劳损者病在精，肿胀者，病在气，无论气鼓、水鼓、血鼓，最重在肺脏。盖肺主一身治节，管领五脏六腑之气。肺气一伤，周身治节不行，于是脾失健运，肝木横逆而为气鼓；肾失枢转，膀胱水道不利而为水鼓；肝失疏泄，气滞血凝而为血鼓。——(《大国医经典医案诠解·肝病》)

案 3. 彭全民治糖尿病酮症案

张某，女，48 岁。初诊日期：1981 年 9 月 5 日。

患者患糖尿病 5 年，间断使用胰岛素治疗，近 2 年来，渴饮尿多日甚，几至饮一溲一，小便时如脂膏。1 周前因冒雨涉水，遂发寒热，呕恶腹胀，饮食骤减。使用解热消炎西药，3 天后热势渐降，但呕恶转剧，泛吐清水，脘腹胀满，胸闷气促，畏寒肢冷，口冷齿寒，吸气时尤甚。急来求诊，查：尿糖(++++)，尿酮体(+)，血糖 19mmol/L，CO_2CP 8.6mmol/L。证见形瘦面皖，神疲乏力，呼吸深快，呼气有烂苹果味，四肢不温，腹痛喜暖喜按，舌嫩胖，苔厚腻，脉濡缓。

此属寒湿内渍，中焦湿阻，脾胃不合，升降失司。以温中燥湿、理气化滞为法，拟厚朴温中汤加减：厚朴、木香、陈皮、吴萸、草蔻、炒莱菔子、半夏各 10g，干姜、熟附片各 6g，苡仁 30g。水煎服，每日 1 剂。

服上药 3 剂，呕恶已除，纳食增进，胃腹胀痛好转，余症依然。尿糖(++)~(+++)，尿酮体(+)。药中病机，原方再进 6 剂，面色转红，精神好转，畏寒、口齿寒冷均减，呼吸平稳，舌苔渐化，脉缓，空腹尿糖(+)，餐后尿糖(++)，尿酮体(-)，CO_2CP 20mmol/L，血糖 13.6mmol/L，原方再进 3 剂，嘱饮食调理，追访 1 年，病情稳定。

中医治疗中多采用寒凉之品，温燥一法，向为消渴病所忌，然而消渴病病程漫长，病情复杂，证候多变，确属寒湿内阻之证，岂可拘泥常法，治当温中燥湿。本案素有渴饮多尿，多食消瘦，因调治失当，冒雨受寒，致寒湿内盛，中土受困，脾失健运，胃失和降，故见呕恶、腹胀、纳呆、畏寒诸症。采用厚朴温中汤加减以温中燥湿，理气化滞，使诸症消除，邪去正安。——(《消渴病古今名家验案全析》)

案4. 段富津治胃痛案

邓某,男,27岁,2005年8月29日初诊。

素体略胖,常有脘腹胀闷,3天前因与同学会餐,饮冷啤酒过量,而脘腹胀痛加重,疼痛按之不减,得热或矢气稍减,舌苔白腻,脉沉弦。此属寒湿中阻,治宜温中祛湿行气。

处方:厚朴20g,草豆蔻10g,木香10g,茯苓20g,香附15g,高良姜15g,炙甘草10g。4剂,每日1剂,分2次热服。忌食生冷油腻之物。

二诊:服上方2剂好转,4剂胀痛明显减轻,苔已不腻。有时微觉头痛,上方去草豆蔻、高良姜,加吴茱萸10g,服3剂诸症消失。

按语:寒湿中阻之胃脘痛,多由于饮食失节,或恣食生冷之物,寒凉伤中导致脾失运化,湿从中生,气机受阻,以致胃脘疼痛,属里实证,症见胃脘胀痛,呕恶胸闷等。若中阳素虚,水湿内蕴,则见胃脘胀痛、背心寒,或有眩晕、心悸等症。治当温中助阳散寒,祛湿行气止痛。方用厚朴温中汤与苓桂术甘汤加减。本患者素体湿盛,复因过恣冷湿而脘腹胀痛,治以厚朴温中汤化裁。方取辛苦温燥之厚朴为君,行气消胀,燥湿除满。臣以良附丸(高良姜、香附)温中行气止痛。佐以砂仁、草豆蔻、白豆蔻芳香化湿,行气温中止痛;茯苓健脾利湿。使以炙甘草和药。全方共奏温中燥湿、行气止痛之功。二诊寒湿大减,故去草豆蔻、高良姜。头痛疑似寒气上逆,故加吴茱萸温中降逆。——(《段富津医案精编》)

案5. 陆拯治痞满案

沈某,男,42岁,1988年6月9日诊。

脘腹痞满3个月,渐至胀痛,饮食不思,大便或结或溏,解而不爽。有胆囊炎、浅表性胃炎、结肠炎等病史,曾服柴胡疏肝散、高良姜汤未效。舌苔白腻,脉沉缓带弦。药用:制厚朴12g,草豆蔻、淡干姜、炙甘草各5g,陈皮、木香、炙鸡金、大腹皮、威灵仙各10g,炒麦芽15g,炒黄连4g。3剂后,脘腹胀痛十衰其七,大便已爽,但微溏,原方加炒白术10g,续服7剂告愈。

苦温燥脾之法适用于寒湿交阻、脾阳不振、中运失健的证候,临床可见不思饮食,或呕泛清水,神疲肢倦,舌苔白腻,脉多沉缓,方用厚朴温中汤加减。其中,厚朴与草豆蔻是必选之药,木香与干姜是常用之品。此两组药物既有祛寒燥湿、振奋脾阳之功,又有调中理气消积祛滞之效。——[陆拯.内伤病激发脾阳观[J].中医杂志,1991,32(6):8-11.]

案6. 肠胀气案

陈某,男,23岁。胃手术后肠胀气,外科诊断术后肠麻痹,经肛门放气,松节油按摩、腹部热疗,治疗2日未愈,要求中医会诊。证见:面赤唇红,舌赤苔黄,面垢满布,口气秽臭,腹大如鼓,脉未弦实。诊断为阳明胃热亢盛,气机壅滞,拟以厚朴三物加槟榔、莱菔子,1剂后频频矢气,腹部胀满消。外科医生见此神效,十分惊奇,将此方抄录以备日后运用。

过5个月又一女性,28岁,胃手术后,腹胀如鼓,气促心烦辗转不安,外科亦诊断术后肠麻痹,该医生似胸有成竹,即用前笔记本所抄之药方取药煎服,不料服1剂无效,再服1剂亦无效,颇为苦恼,仍转请中医会诊。证见:神疲体倦、面唇苍白无华,舌淡苔薄白,脉弦而无力,拟诊为术后气血双亏,中阳不振,气机不利,以致气滞作胀,方以厚朴温中汤加减,一剂尽后腹胀全消。自后始信中医贵在辨证论治,不能全篇一律,生搬硬套,一成不变。

按:此二例症状同是腹胀,前者施以清热通下消胀,后者却用温中理气消胀,一温一凉,处方绝对相反,是乃同病异治,体现辨证论治之所在也。——[邓裔超.中医辨证论治临床验案[J].辽宁中医药大学学报,2007,9(4):82-83.]

案 7. 胆囊炎案

徐某,男,50 岁,工人。于 1983 年 11 月 5 日初诊。

素患胁痛,大便秘结,服水果、冷饮而经常发作,经西医诊断为胆囊炎,前医投大柴胡汤加金钱草后,病情有增无减,邀吾诊治。右胁疼痛,按之痛甚,痛甚及脘,胀闷不舒,形质肥胖,面色㿠白,肢厥,大便秘结,舌质淡苔白腻,脉弦紧。此乃寒实之胁痛,用《金匮要略》大黄附子汤加味。服 3 剂,先脘腹不舒,继后矢气颇多,大便 2 次,疼痛渐止,余症均减;后用李东垣《内外伤辨惑论》厚朴温中汤加吴茱萸、槟榔 4 剂,症状消失,超声波检查示胆囊收缩功能正常。嘱忌水果、冷饮。

本例胁痛因寒实内结所致。从患者面色㿠白、肢厥、舌质淡苔白腻、脉弦紧来看,病性属寒。而医者拘泥于"胆囊炎"多属热属实,而投以利胆消炎药清热解毒,不能把辨病与辨证相结合,从而导致误诊误治。——(《中医古今误案评析》)

参考文献

[1] 苗明三,王升启.现代方剂学药理与临床[M].北京:清华大学出版社,2004:1654.

[2] 吴军,尚瑞.厚朴温中汤加味对功能性消化不良患者血浆胃肠激素的影响[J].现代中西医结合杂志,2017,26(22):2468-2470.

[3] 葛友庆.厚朴温中汤治疗寒湿胃痛 120 例[J].四川中医,1996(5):31-32.

[4] 周起蛟.厚朴温中汤治疗功能性消化不良的疗效观察[J].中医临床研究,2011,3(22):59-60.

[5] 张习东.厚朴温中汤加减治疗功能性消化不良 36 例[J].中医学报,2009,24(5):56-57.

[6] 阎明熙.厚朴温中汤加味治愈顽固性十二指肠溃疡举隅[J].哈尔滨医药,1996(1):66-68.

[7] 盛永成,王晶,张世洋,等.厚朴药理研究进展[J].成都中医药大学学报,2018,41(2):109-114.

[8] 刘宗慧.厚朴酚抑制金黄色葡萄球菌 α-溶血素介导的 NLRP3 炎性小体的机制研究[D].长春:吉林大学,2018.

53 地黄饮子

【方源】"喑痱证,主肾虚。内夺而厥,舌喑不能言,二足废不为用。肾脉虚弱,其气厥不至,舌不仁。经云:喑痱,足不履用,音声不出者。地黄饮子主之,治喑痱,肾虚弱厥逆,语声不出,足废不用。"(金·刘完素《黄帝素问宣明论方》)

【组成】熟干地黄　巴戟去心　山茱萸　石斛　肉苁蓉酒浸,焙　附子炮　五味子　官桂　白茯苓　麦门冬去心　菖蒲　远志去心,各等分(各 6g)

【用法】上为末,每服三钱,水一盏半,生姜五片,枣一枚,薄荷,同煎至八分,不计时候。(现代用法:加生姜 5 片,大枣 1 枚,薄荷 2g,水煎服)

【功用】滋肾阴,补肾阳,开窍化痰,健脑益智。

【主治】①中风后遗症。舌强不能言,足废不能用,口干不欲饮,足冷面赤,脉沉细弱;②阴阳两虚所致疲倦乏力,记忆力减退,精神难以集中,足冷面赤,脉沉细弱。

【方解】方中熟地黄、山茱萸滋补肾阴,填补肾精;肉苁蓉、巴戟天温养肾阳。四药相伍,阴阳并补,益肾填精,共为君药。附子、肉桂温助真元,摄纳浮阳,引火归原,与君药相伍,以增温补肾阳之力,为臣药。麦冬、五味子、石斛滋阴敛液,育阴以配阳,与君药相伍,以增补肾阴、益肾精之力,亦为臣药。佐入石菖蒲、远志、茯苓交通心肾,开窍化痰。少佐薄荷,借其轻清疏散之性,以助解郁开窍之力;引用生姜、大枣,调阴阳,和气血。诸药合用,滋补肾阴,温养肾阳,交通心肾,化痰开窍。下元既补,痰浊又化,则喑痱可愈矣。

【临床应用】本方主治下元虚惫,虚阳上浮,痰浊上犯之喑痱。症见舌强不能言,足废不能用,口干不欲饮,或疲倦乏力,记忆力减退,精神难以集中,足冷面赤,脉沉细弱。现代临床可用于治疗精神神经系统疾病如神经衰弱、脑退化症、阿尔茨海默病、脑血管意外、脑动脉硬化、小脑共济失调、中风后遗症、脊髓空洞症等;循环系统疾病如晚期高血压、冠心病等;泌尿生殖系统疾病如慢性肾衰竭、月经不调、闭经、不孕症、围绝经期综合征等;运动系统如膝骨关节病等。

【药理研究】

1. 抗氧化　实验研究发现,地黄饮子加减方制成片剂(归元健脑片),可明显降低 D-半乳糖所致糖代谢衰老模型小鼠脑匀浆、肝匀浆和血浆过氧化脂质(LPO)水平,可提高血超氧化物歧化酶(SOD)、血过氧化氢酶(CAT)活力。

2. 益智　研究发现,地黄饮子加减方对东莨菪碱所致记忆获得性障碍模型和亚硝酸钠所致记忆巩固性障碍模型小鼠均有明显改善记忆作用,对跳台法可使首次剂量下的潜伏期延长,5 分钟内错误次数减少,对避暗法可使首次进入暗室的潜伏期延长,5 分钟内错误次数减少。

3. 降脂　研究发现,地黄饮子加减方可使高脂膳食大鼠血清胆固醇明显降低,对正常膳食大鼠血清胆固醇水平有降低趋势,其降低百分率分别为 24% 和 19%。

4. 抗血栓形成　地黄饮子能明显促进颈总动脉注射血凝块所致脑栓塞性贫血的中风

模型大鼠下丘脑正中隆突与垂体门脉直接有关的血循环，使肾上腺皮质有较为明显的增生，而类固醇类激素有较明显释放。

5. 降血压　地黄饮子能显著改善自发性高血压大鼠肠系膜上动脉内皮功能，表现为较好的抗高血压作用，该作用可能与其抑制白介素-1(IL-1)、白介素-6(IL-6)、肿瘤坏死因子-α(TNF-α)和一氧化氮合酶(NOS)的表达，改善血管微环境的炎症反应状态有关。

6. 改善微循环，兴奋中枢神经　实验研究发现，地黄饮子加减方可延长小鼠结扎颈总动脉后的存活时间，延长正常小鼠及用异丙肾上腺素后小鼠在密闭环境中的存活时间，对血瘀模型小鼠血小板聚集有抑制作用，对肾上腺素所致小鼠微循环障碍有改善作用。此外，研究发现，地黄饮子对中枢神经有兴奋作用，可使活动量增加。

【名医用方心得】

今·张琪：本法适用于中风恢复期或后遗症期，症见舌强语謇，肢体麻木无力，偏瘫不用，口舌㖞斜，饮水呛，口干痰多，舌淡，苔白腻，脉虚弦或沉弱等，辨证属于肾中阴阳两亏、虚阳夹痰上泛之证。方中熟地、山茱萸、枸杞子、石斛、麦冬，滋补肾阴为主药，辅以巴戟天、附子、肉桂以助肾阳。阴阳充则真元得以温养。肉桂、附子引火归原，使阳纳于阴。茯苓、远志、石菖蒲化痰开窍，桃仁、丹参活血通脉，诸药相合，以达补肾助阳、化痰通络息风之效。——(《张琪先生运用时方经验》)

今·焦树德：常用本方治疗西医诊断的脊髓痨、脊髓炎、侧索硬化、多发性硬化、慢性进行性延髓麻痹等病出现中风、风痱病证候者，或舌强语涩、吞咽发呛，或两腿瘫痪，或上下肢肌肉萎缩，或两脚如踩棉花，或如踩圆球而走路不稳，或二便失控等。如下肢走路困难，两腿发凉喜暖明显者，加淫羊藿、补骨脂、川续断、牛膝，并重用桂、附。小便不利者，加车前子、川木通；小便失控者，加覆盆子、桑螵蛸、乌药；肢体筋肉拘急者，加伸筋草、生薏苡仁、生白芍、白僵蚕；久病难愈者，加红花、桃仁、地龙、炙山甲。——(《焦树德方药心得》)

【名医验案选录】

案1. 陈宝贵治疗中风病经验

何某，男，55岁，干部。初诊日期：2003年5月10日初诊。

现病史：脑动脉硬化多年，形体肥胖，平常经常头晕耳鸣，于3天前头晕加重，口唇麻木如蚁走，逐渐口眼歪斜，舌强，言语不清，右侧半身不遂，血压150/80mmHg，经某医院诊断为脑血栓形成。

舌脉：舌质红，苔薄白，脉细弦。

辨证：此属肾元虚衰，虚风内动，痰浊上泛，闭阻窍络。治宜滋肾阴，温肾阳同本，豁痰开窍以治标。

中药处方：熟地黄30g，山茱萸15g，石斛15g，肉苁蓉20g，巴戟天15g，菊花10g，菖蒲20g，钩藤15g，远志5g，麦冬20g，五味子10g，泽泻15g，丹参15g。水煎服，日1剂，分3次服。

2003年5月20日二诊：连用前方10剂，口唇麻木及口眼歪斜明显好转，舌渐软，语言较清，患侧上下肢较前有力，尤以下肢明显好转，脉稍有力。遵前方继进。

2003年5月30日三诊：服药后唇麻眼斜及语言功能基本恢复，半身不遂明显好转，脉渐有力，继服上方辨证治疗半年余，获良效。——[陈慧娲.陈宝贵治疗中风病经验[J].河南中医，2012，32(10)：1387-1388.]

案2. 王新志教授治疗多系统萎缩

陈某，男，65岁。

现病史：主因“站立时头晕2年，伴行走不稳1年”入院。患者于2年前无明显诱因出现站立时头晕，尚可忍受，随后偶出现晕厥，约10分钟后可清醒，不伴有肢体抽搐等症状。约1年前出现行走不稳，轻度吞咽困难，呈吟诗样语言，纳少，眠可，二便调，舌淡红，苔白略黄，脉沉细。查体示：卧位时血压140/95mmHg，立位时血压100/60mmHg，余未见明显异常。神经系统查体示：神志清，精神一般，高级智能记忆力、计算力、定向力正常，脑神经检查(-)，吟诗性语言，咽反射迟钝，双眼可见轻度水平性眼震，呈宽基底步态，四肢肌力、肌张力正常，双侧指鼻试验欠稳准，跟膝胫试验阳性，闭目难立征阳性，双侧腱反射活跃。巴宾斯基征(+)，感觉系统检查未见异常。头颅MRI示脑干、小脑萎缩。

诊断：多系统萎缩。

中药处方：熟地黄15g，巴戟天10g，山萸肉15g，石斛10g，肉苁蓉15g，五味子12g，肉桂10g，茯苓15g，麦冬12g，制附子5g，石菖蒲12g，远志12g，薄荷6g，黄芪15g，白术10g，焦三仙各10g，生姜3片，大枣5枚。服药后自觉症状改善，疗效显著。——[王学凯.王新志教授应用地黄饮子治疗多系统萎缩的临床经验[J].光明中医，2013，28(4)：670-677.]

案3. 石恒录治疗老年期痴呆

患者，男，72岁。初诊日期：2004年2月16日。

现病史：其妻代诉：患者素有颈椎病、前列腺增生，1年前因前列腺增生尿潴留反复发作而行前列腺切除术，术后渐见表情淡漠，反应迟钝，健忘，自觉头脑昏蒙不清，腰腿酸软无力，颈项困痛，眩晕。近半年来，患者时而忧郁不语，时则烦躁不安，食不知饥饱，眠不能按时，甚而有时举止失态，不避臭秽，缺乏羞耻感，二便不能自理而来就诊。察其形体消瘦，面色不华。表情淡漠，步履蹒跚，需家人扶持方能行走，沉默寡语，答话尚切题，但似有惧怯意。舌暗淡瘦小，苔白薄，脉沉细。颈椎X线片示颈椎病。CT示脑皮质弥漫性萎缩。

西医诊断：老年期痴呆，颈椎病。

中医辨证：脾肾两虚，痰瘀阻窍。

处方：熟地黄12g，山茱萸8g，石斛8g，麦冬8g，五味子8g，石菖蒲10g，远志8g，茯苓10g，肉苁蓉8g，巴戟天8g，丹参15g，葛根10g，川牛膝10g，桂枝7g，龟甲胶6g，鹿角胶6g，川芎10g，法半夏10g，郁金10g，白芥子6g，龙骨、牡蛎各15g，甘草6g，生姜6g，大枣6g。水煎服，日1剂。

服药20剂后复诊，患者表情反应较前生动灵活，时或主动叙述病情。其家属诉：患者举止失态发作减少，便意可示家人，情绪亦较前稳定，脉舌同前。原方继服。

三诊：上方服用3个月，患者面色红润，表情生动，问答切题，但与人交谈仍有惧怯意。家属述说：患者举止失态偶有发作，食眠如常，仍健忘，时有二便失禁，眩晕颈项困痛明显减轻。舌仍暗淡瘦小、脉沉弦。原方加水蛭、穿山甲水泛为丸，每服6g，日服2次，缓图巩固。

随访5年，患者停服其他药物，每年冬季服上药丸2个月，至今患者没有新发认知障碍，生活质量较前有了明显提高。

按：“脑为髓海”“脑为元神之府”。肾中精气不足，髓海空虚，元神失养是老年期痴呆发病之本；心肾不交，痰郁阻窍是发病之标。老年期痴呆发病隐匿，病程长久，治疗亦需轻剂缓图；应用补肾药，宜味多量轻以免腻膈；化痰逐瘀，需味少峻利以祛其邪。本方滋肾阴、补肾阳、交通心肾、化痰逐瘀，小量久服对改善老年期痴呆临床症状、阻止病情发展、提高生活质量起到了良好作用。——[石志霄.石恒录应用地黄饮子治疗老年病验案3则[J].中国中医药信息杂志，2011，8(7)：94-95.]

案4. 石恒录治疗骨质疏松症

患者,女,66岁。初诊日期:2005年5月10日。

现病史:患者自述:患腰腿疼痛5年,曾先后按腰椎骨质增生、坐骨神经痛、关节炎等病治疗无效,2004年6月,在某医院被诊为骨质疏松症,但用药半年效果亦不明显,欲寻求中医治疗而来就诊。患者形体中等,行动自如,神态如常,脊柱后突畸形,叙事清晰,自述腰腿疼痛,劳累后加重,并颈项酸困,肢软乏力,畏寒多汗,普通家务劳动也难胜任,饮食二便如常,睡眠尚可。

舌脉:脉沉,舌暗淡,苔白薄。

辨证:肾阳虚损,督脉空虚,风寒客于经络。

治以地黄饮子加减:熟地黄15g,山茱萸10g,麦冬10g,石斛10g,茯苓10g,肉苁蓉12g,巴戟天12g,淫羊藿15g,仙茅10g,黑附片10g,桂枝12g,鹿角胶7g,骨碎补10g,牛膝12g,狗脊15g,葛根15g,甘草6g,生姜6g,大枣6g。水煎服,日1剂。

二诊:服用25剂后,腰腿疼痛略减,脉舌同前,原方续进。

三诊:患者共服上方50剂后,腰腿、颈项疼痛明显减轻,畏寒自汗亦去,可正常操持家务,唯劳累后仍感全身困重疼痛不适,脉沉,舌淡红,苔白薄。原方改水丸,每服6g,日服2次,以资巩固。

2005年12月随访,患者自述劳累后仍有身重疼痛,但休息后缓解,嘱其加强锻炼多晒太阳以收全功。

按:肾主骨生髓,故老年骨质疏松症责之于肾虚。辨别其阴阳虚损的程度或温补,或滋补。兼以散寒通络,或活血通经,对缓解临床症状有很好效果。本例辨证为肾阳不足,督脉空虚,风寒之邪乘虚而入,经络痹阻,不通则痛,气血不荣,失养亦痛,故颈项腰腿疼痛不耐疲劳。本方补肾,于阴中求阳,散寒通络兼以逐瘀,阳气充,经络通,正胜邪却,故获效。——[石志霄.石恒录应用地黄饮子治疗老年病验案3则[J].中国中医药信息杂志,2011,18(7):94-95.]

案5. 焦树德治疗脊髓炎

刘栗,男,49岁,1959年4月13日入院。

入院11日前,寒战,发热,两腿酸痛无力,4日尿闭,两腿不能行走。曾用多种西药治疗无效。神经系统检查:两腿完全软瘫,痛觉消失,触觉减退,深浅反射消失,跖反射消失,大小便潴留。经腰穿、验血等检查,诊断为脊髓炎。入院后经用维生素B_1、维生素B_{12}、维生素B_6、维生素C及青霉素、导尿管开放引流等治疗,病情无变化。4月22日开始加用中药,中医诊断为风痱,投以地黄饮子为主随证加减的中药(各种维生素继续使用)。4月25日下肢痛觉部分恢复,肌张力增高,腱反射出现。4月27日,右下肢稍能活动。4月28日,两下肢皆稍能活动,感觉也恢复,两侧出现巴宾斯基征。5月23日能扶车下地行走。6月23日能独立行走,拔去导尿管能自行排尿。6月30日基本痊愈出院。——(《焦树德方药心得》)

案6. 焦树德治疗视神经脊髓炎

王某,女,22岁。入院日期:1958年9月24日。

患者于1956年2月,左眼视力减退,7日后失明,治疗后恢复到0.1。9月腰以下发麻,3个月后自愈,1958年5月两眼视力减退,7日后只有光感,以后四肢麻木力弱,右侧较重,入院时排尿困难,不能行走。检查:视力左0.1、右0.5,两侧视乳头原发性萎缩,颈1以下浅感觉减退,胸2以下深感觉消失,右侧上下肢力弱,左侧上下肢全瘫,两上肢腱反射亢进,两下肢腱反射能引出，浅反射消失，无病理反射。经查血、腰穿等检查，诊断为视神经脊髓炎。经用维生素 B_1、维生素 B_{12}、乌洛托平、青霉素、链霉素、可的松、理疗等治疗，病情虽有时波动，但整个病情没有好转。

1959 年 4 月 18 日除应用一般维生素外，请中医加用中药。中医四诊合参，诊断为肾虚发为风痱，投以地黄饮子为主随证加减的汤剂。4 月 24 日两下肢疼痛。5 月 9 日半身痛觉稍恢复，左膝关节能抗重力。5 月 15 日感觉全恢复，两下肢能抗重力，踝阵挛(+)。5 月 18 日两侧病理反射消失。5 月 27 日排尿自如。6 月 3 日两上肢力量也恢复，改用其他药物，随证调理，于 8 月 16 日已基本痊愈出院。

中药处方：生地黄 15g，熟地黄 12g，山萸肉 10g，肉苁蓉 15g，附子 9~12g，肉桂 6~9g，巴戟天 9~12g，淫羊藿 9~12g，鹿角胶 10g，牛膝 10~15g，远志 9~12g，桂枝 9~12g，川续断 9~15g，石斛 12g，天、麦冬各 9g。疼痛明显时，加川草乌各 6~9g、庵闾子 10g；小便不利者，加海金沙 9~15g、车前子 15g；下元虚寒甚者，加硫黄粉 0.6~1g(冲服)、钟乳石 10g；舌苔厚腻、食欲不振者，加藿香 10g、砂仁 6g 等。——(《焦树德方药心得》)

参考文献

[1] 张群湘，黄润波.健脑食疗[M].武汉：湖北科学技术出版社，2014.

[2] 信彬，吴剑坤.汤头歌诀[M].南京：江苏凤凰科学技术出版社，2016.

[3] 孙世发.中华医方・内科篇[M].北京：科学技术文献出版社，2015.

[4] 陈东银，廖春红.汤头歌诀[M].北京：金盾出版社，2015.

[5] 陈川，范忠泽.中医名方临床集验[M].上海：上海科学技术出版社，2017.

[6] 黄世敬.抗抑郁中药良方[M].北京：金盾出版社，2016.

[7] 高秀兰.名老中医方剂医案[M].北京：中国中医药出版社，2015.

[8] 石志霄.石恒录应用地黄饮子治疗老年病验案 3 则[J].中国中医药信息杂志，2011，18(7)：94-95.

[9] 焦树德.焦树德方药心得[M].北京：中国医药科技出版社，2017.

54 大秦艽汤

【方源】“中风，外无六经之形证，内无便溺之阻格，知血弱不能养筋，故手足不能运动，舌强不能言语，宜养血而筋自荣，大秦艽汤主之。”（金·刘完素《素问病机气宜保命集》）

【组成】秦艽三两（90g）　甘草二两（60g）　川芎二两（60g）　当归二两（60g）　白芍药二两（60g）　细辛半两（15g）　川羌活　防风　黄芩各一两（各30g）　石膏二两（60g）　吴白芷一两（30g）　白术一两（30g）　生地黄一两（30g）　熟地黄一两（30g）　白茯苓一两（30g）　川独活二两（60g）

【用法】上十六味，锉，每服一两，水煎，去渣，温服，无时。（现代用法：为散，每次30g，水煎去渣服。或作汤剂，水煎服，用量按原方比例酌情增减）

【功用】祛风清热，养血活血。

【主治】风邪初中经络证。口眼歪斜，舌强不能言语，手足不能运动，风邪散见，不拘一经者。

【方解】此方以秦艽为君药，重在祛风清热，通经活络；羌活、独活、防风、白芷、细辛都是辛温之药品，辅助祛风散邪，都为臣药；言语与手足运动的障碍，不但与经络阻塞有关，还与气血虚弱不能养筋有关系，并且风药多燥，因而配伍当归、白芍、熟地、川芎养血活血，补血养筋，络通则风散，寓有“治风先治血，血行风自灭”之意。由于脾胃为气血生化的源头，故用白术、茯苓益气健脾，以化生气血，生地、石膏、黄芩均能清热，并可制约众风药过分辛温行散，以上均为佐药；甘草调和诸药，是使药。诸药配合，共奏祛风清热、养血通络的功效。

【临床应用】本方主治风邪初中经络之中风。症见猝然发病，口眼歪斜，舌强不能言语，手足不能运动等。现代临床可用于治疗精神神经系统疾病如脑出血性中风、脑缺血性中风、脑血栓、脑出血、臀上皮神经炎、颜面神经麻痹，以及风湿免疫系统疾病如类风湿关节炎等。

【药理研究】

1. 改善耳郭微循环，改善血液流变性　实验研究发现，大秦艽汤能显著改善小鼠耳郭微循环状态，明显降低正常及肾上腺素造模大鼠全血黏度、血细胞比容。故大秦艽汤具有改善耳郭微循环的作用，并能有效改善血液流变性。

2. 抗炎镇痛解热　实验研究发现，大秦艽汤有一定的抗炎、镇痛、解热作用。大秦艽汤可通过降低类风湿关节炎病变模型大鼠脾及胸腺重量指数，发挥免疫抑制作用；通过降低致炎因子白介素-1β（IL-1β）、肿瘤坏死因子-α（TNF-α）的含量来抑制炎症发展，同时，通过减少血管内皮生长因子（VEGF）的含量来抑制血管增生和血管翳形成。

【名医用方心得】

明·吴崑：中风，手足不能运动，舌强不能言语，风邪散见，不拘一经者，大秦艽汤主之。中风，虚邪也。许学士云：“留而不去，其病则实。”故用驱风养血之剂兼而治之。用秦艽为君者，以其主宰一身之风，石膏所以去胃中总司之火，羌活去太阳百节之风疼，防风为诸风药中之军卒。三阳数变之风邪，责之细辛；三阴内淫之风湿，责之苓、术。去厥阴经之风，则有川芎;去阳明经之风,则有白芷。风热干乎气,清之以黄芩;风热干乎血,凉之以生地。独活疗风湿在足少阴;甘草缓风邪上逆于肺。乃当归、芍药、熟地者,所以养血于疏风之后,一以济风药之燥,一使手得血而能握、足得血而能步也。——(《医方考》)

今·张琪:本汤是临床治疗中风的常用方剂。其所治病证与脑血管意外具有密切联系。外界环境温度的变化引发脑血管痉挛,导致脑组织缺血,很可能是大秦艽汤证形成的核心病机。大秦艽汤中疏风散邪药具有改善脑血管反应性等作用,对治疗此类脑血管意外具有重要意义。本方适用于中风、中经络,症见半身不遂,口眼㖞斜,舌强语謇,头晕,手足麻木,或肢体拘急,关节酸痛,微恶风寒,苔白少津,脉象浮滑或弦滑等,辨证属血虚内热,风邪外中者。方中秦艽、防风、羌活、独活、白芷疏散风邪,当归、川芎、二地、赤芍养血和营,养血与疏风合用,扶正以祛邪。兼内热故用生地、石膏、黄芩清热,苍术除湿,合而为剂,使邪除、血和、筋疏,邪去正复,诸证自可向愈。——(《张琪先生运用时方经验》)

今·周宝宽:大秦艽汤制方特点为搜散风邪与养血活血为一体。皮肤病中有诸多病证为风邪所致且多有营血不和,取大秦艽汤祛风清热、养血活血之功,治疗证属外风初中之皮肤病,如荨麻疹、瘙痒症、玫瑰糠疹、神经性皮炎等,方证结合,疗效较好。——[周宝宽,周探.大秦艽汤治疗皮肤病验案[J].山东中医杂志,2012,31(6):450-451.]

【名医验案选录】

(一)内科疾病

案1. 傅谦治疗急性感染性多发性神经炎

某女,56岁,于1986年9月12日就诊。

现病史:10天前发热、腹泻,继之出现四肢软弱无力,逐渐加重,发展为四肢不用,伴烦热口渴,汗出,纳呆泛恶。

舌脉:舌尖红,苔薄黄,脉浮弦而滑。

西医诊断:急性感染性多发性神经炎。

中医辨证:证属湿热浸淫。治以清热利湿,疏筋活络。

方用大秦艽汤加减:秦艽、生苡仁、土茯苓、鸡血藤各15g,羌活、独活、防风、黄柏、川牛膝、知母、当归各10g,青蒿、苍术、川断、木瓜各12g,生石膏30g。水煎服,每日1剂。

治疗月余,病情好转,继用补肝肾、强筋骨之法以善后。

按:大秦艽汤出自《河间六书》。书中记载:"中风外无六经之形证,内无便溺之阻格,知血弱不能养筋,故手足不能运动,舌强不能言语,宜养血而筋自荣,大秦艽汤主之。"可见,河间立此方本为养血润筋,主治中风外无六经形证者。但据医者临床观察,颜面神经麻痹、脑梗死、风湿热、感染性多发性神经炎等疾病,只要属风热阻络、血不荣筋而致者,均可以此方化裁治疗,而且不必拘泥于是否有六经形证。——[傅谦.大秦艽汤临床运用举隅[J].山西中医,1996,12(5):42.]

案2. 郭湘芳治疗坐骨神经炎

某女,26岁。初诊日期:2000年8月6日。

现病史:患者右侧臀部、大腿后侧胀痛1周。查:舌淡红,苔白,脉弦,右侧直腿抬高试验阳性,腰椎X线片无异常发现。

西医诊断:坐骨神经炎。

中医诊断:痹证(证属风寒湿痹阻经络)。治以祛风除湿、宣痹止痛。

大秦艽汤加减:秦艽、羌活、独活、防风、川芎、白芷各10g,细辛6g,熟地黄15g,当归、白芍、白术各10g，云苓20g，木瓜、威灵仙各15g，甘草5g。

二诊：3剂后，症状消失。再服3剂，追访至今未发。

按：本病属痹证范畴，其发病多在人体正气亏虚抵抗力薄弱时，风寒湿热之邪乘虚侵袭。《灵枢·周痹》云："风寒湿气客于外分肉之间。"其痛"随脉以上，随脉以下，不能左右"。不通则痛，故治疗当祛风通络、除湿止痛。本例以风邪为主，初阻经络，病浅证轻。大秦艽汤加减，具有疏通经络气血、祛风除湿之功能，用之如桴鼓相应。——[郭湘芳.大秦艽汤新用4则[J].中国中医药信息杂志，2004，11(8)：746.]

案3. 张琪治疗中风瘫痪

姜某，女，50岁。

现病史：患脑出血2月余，现右半身瘫，上下肢均不能动，仅足指可微动，颈强，咽干口燥，自汗恶风，头痛，手足热，舌强语謇，舌红干，脉弦滑有力。血压180/110mmHg。

辨证：血虚内热，风壅经络。治以养血清热，祛风通络。

中药处方：当归、赤芍各20g，川芎10g，生地、熟地各20g，秦艽、独活、羌活各15g，防风、白芷各10g，生石膏50g，元参15g，葛根25g，生甘草7.5g。水煎，日2次服。

二诊：服药10剂，患肢功能明显恢复，上肢可拿一般轻物，能扶杖行走20余步，颈软，头痛减轻，仍口渴、自汗、恶风，舌红稍润，脉弦滑略见缓象。方取前意，酌为加减：生地、熟地各20g，川芎15g，赤芍20g，桃仁15g，葛根、桂枝各20g，羌活、独活各10g，防风、白芷各15g，生石膏40g，茯苓20g，甘草10g。水煎服。

三诊：服药10剂，患侧肢体功能继续恢复。已能独自行走，舌润，脉弦转缓。此热清、血和、风邪大除，仍以养血疏风之法：当归20g，赤芍、防风、川芎各15g，羌活、独活各10g，生地、熟地各20g，白芷10g，牛膝、秦艽各15g，甘草10g。水煎服。

四诊：又继服药10余剂，患肢功能基本恢复正常，仅步履稍欠灵活，嘱续服上方数剂，以善后。——(《张琪先生运用时方经验》)

(二)骨科疾病

案1. 郭湘芳治疗膝骨关节炎

某女，66岁。初诊日期：2003年5月6日。

现病史：患者于2003年元月，出现双膝关节疼痛，与天气变化无关，活动后膝痛，在某医院按风湿性关节炎治疗无效。X线片示左膝退行性关节炎。刻诊：局部无红肿变形，舌淡红，苔白，脉弦细。

中医诊断：痹证。证属肾虚精亏、风寒湿痹阻经络。治以祛风除湿，补肾活血，舒经通络。

中药处方：秦艽、防风、独活、川芎、白芷各10g，熟地黄15g，当归、赤芍各10g，茯苓20g，白术10g，牛膝15g，木瓜10g，威灵仙、骨碎补各15g，伸筋草、土鳖虫各10g，甘草5g。30剂后，症状消失。

按：本病属痹证范围，通常称骨痹。《素问·痹论》曰："风寒湿三气杂至，合而为痹也……以冬遇此者为骨痹……骨痹不已，复感于邪，内合于肾。"肾精亏虚、风寒湿邪外侵是其病因病机。本例乃年老体衰、肾精亏虚、骨失所养，在冬季复感风寒湿邪，致经络关节气血运行不畅，故需祛风除湿、补肾活血。用大秦艽汤去黄芩、石膏、生地黄，改白芍为赤芍，加牛膝、骨碎补、土鳖虫、木瓜、伸筋草等，符合上述病机治则，故久服有效。——[郭湘芳.大秦艽汤新用4则[J].中国中医药信息杂志，2004，11(8)：746-747.]

案2. 郭湘芳治疗类风湿关节炎

某女,35岁。初诊日期:1995年5月10日。

现病史:患者双手指关节疼痛、晨起僵硬月余,伴纳差、神疲乏力、头昏、气短、失眠难寐、心烦。查:类风湿因子阳性,血沉40mm/h。在某医院确诊为类风湿关节炎。因有胃溃疡病史,不能耐受西药治疗。刻诊:舌质红、苔白、脉细弱、形体消瘦,手指关节无红肿畸形,但有晨僵现象。

中医诊断:痹证。证属气血虚弱,风湿痹阻,乃类风湿关节炎初期。

治法:益气补血,宣痹通络。

方拟大秦艽汤加减:秦艽10g,羌活10g,独活10g,防风10g,川芎10g,白芷10g,细辛6g,生地黄10g,熟地黄10g,当归10g,白芍10g,黄芪50g,白术15g,茯苓10g,七叶一枝花40g,木瓜10g,党参20g,威灵仙10g,桑枝30g,陈皮10g,鸡血藤20g,半夏10g,酸枣仁20g,甘草5g。每日1剂,水煎服。

二诊:7剂后,手指关节疼痛明显减轻,失眠、纳差、头昏、乏力等症状均有改善。续服上药1个月,症状完全缓解,查血沉10mm/h。嘱服归脾汤加减2个月,以巩固疗效。

按:本病属痹证、历节等范畴。病因病机较复杂,其主要病机为气血不足、肝肾亏虚、风寒湿痹阻、痰瘀互结,而成本虚标实、寒热错杂、缠绵难愈之病。本例当属此病早期,风寒湿邪尚未深浸、经络蓄热还未炽盛,其气血亏虚较明显。故治疗当扶正蠲痹,兼化痰消瘀。大秦艽汤以祛风散邪、养血活血为功用,基本符合本病辨证施治要求;在此基础上加人参、黄芪,以加强扶正补气;加七叶一枝花清热祛邪;再加陈皮、半夏化痰。证治相符,诸症自平。——[郭湘芳.大秦艽汤新用4则[J].中国中医药信息杂志,2004,11(8):746-747.]

案3. 郭湘芳治疗腰椎间盘突出症

某男,62岁。初诊日期:2001年4月20日。

现病史:患者3个月前突发腰部剧烈疼痛、运动受限,且双下肢疼痛不能行走。MRI示腰4~5椎间盘突出。在某医院服中西药(药名不详)及行针灸、牵引、推拿理疗等治疗,3个月仍无任何改善,昼夜因疼痛而不能安眠。来我院诊治时,需4人抬送护理,动则剧痛。刻诊:舌质红,苔白微黄,脉弦,第4~5腰椎部棘突旁压痛明显,双下肢不能搬动。

中医诊断:腰痛、痹证。证属风寒湿痹阻、瘀血阻络,治以祛风除湿、活血通络。

方用大秦艽汤加减:秦艽、防风、独活、羌活、川芎、白芷、黄芩、熟地黄、当归、赤芍、白术、桑寄生、续断、地龙、乌梢蛇各10g,茯苓、牛膝、姜黄、木瓜、威灵仙、乳香各15g,七叶一枝花30g,细辛、甘草各5g。每日1剂。

二诊:7剂后,腰痛明显减轻,能自行扶物行走。续服7剂后,能独自来院复诊。追服上方加减2个月,症状完全缓解,恢复正常工作,至今未发。

按:本病属腰痛范畴。在人体正气不足时,风、寒、湿邪痹阻经络、腰府,影响气血运行,气血瘀阻,不通则痛,而出现腰痛、下肢痛。治疗当温经散寒、通经活络、祛风胜湿。大秦艽汤加减符合病机治疗;加用七叶一枝花更能消退炎症,改善组织代谢,对腰椎间盘突出症早期尚未与周围组织粘连固定、风邪偏盛者,疗效较佳。——[郭湘芳.大秦艽汤新用4则[J].中国中医药信息杂志,2004,11(8):746-747.]

参考文献

[1] 乔长兴.大秦艽汤化裁治疗中风37例报告[J].中医药研究,1989(5):45-46.

[2] 方和谦,王永炎,任徵五,等.中风证治研讨[J].北京中医,1987(5):10-12.
[3] 雒晓东,李永顺,朱文英,等.中风病186例中西医分组对照疗效观察[J].内蒙古中医药,1992(2):1-3.
[4] 张子明.分期分型辨证治疗脑血栓形成240例小结[J].河北中医,1986(1):12-13.
[5] 郁敏,甘聚珊,庞克斌.综合治疗脑血栓形成60例[J].陕西中医,1990(9):389-390.
[6] 孙怡,王腾云.辨证治疗脑出血84例疗效观察[J].中医杂志,1991(2):30-32.
[7] 吴银根.中风辨证论治——附75例治疗分析[J].湖南中医杂志,1986(1):10-13.
[8] 李爱兰,吕海燕,徐爱菊.大秦艽汤加减治疗风寒型面神经麻痹52例[J].四川中医,1994(6):28.
[9] 杨秀冰,杨能华.中西医结合治疗臀上皮神经损伤50例[J].南京中医学院学报,1992(2):120.
[10] 马少武,王优芳.大秦艽汤在神经性疾病中的应用[J].陕西中医,1992(4):182-183.
[11] 周文光.大秦艽汤治疗风湿热痹痛15例[J].广西中医药,1983(5):49.
[12] 路军章.中华传世名方实用手册[M].北京:华龄出版社,2012:187-188.
[13] 高日阳.风湿病名方[M].北京:中国医药科技出版社,2013:224-225.

55 三化汤

【方源】"中风外有六经之形证,先以加减续命汤,随证治之,内有便溺之阻格,复以三化汤主之。"(金·刘完素《素问病机气宜保命集》)

【组成】厚朴　大黄　枳实　羌活各等分(各9g)

【用法】上锉如麻豆大,每服三两,水三升,煎至一升半,终日服之。以微利为度,无时。(现代用法:水煎服)

【功用】泻实祛风。

【主治】中风中于腑之证。半身不遂、口眼歪斜、舌謇难语,热劳极盛,二便不通,或神昏谵语、烦躁口渴、身热不恶寒,舌苔黄糙,脉沉滑。

【方解】本方由小承气汤加羌活而成。本方是治疗燥屎内结,外邪未去的相应方剂。腹部胀满,坚硬拒按,内有燥屎,大便不通,是为实热积滞,壅结肠胃,为阳明腑实之证;患者虽有脘腹痞满,但仍有恶风,发热,汗出等症,是表证未解。因其人胃阳素旺,或因肠道有宿食未去而复感外邪,或因表病误下,而致外邪乘机深入,里结阳明,故腹满痛,大便秘结。是为表未解,里已实,故当疏风解表,通里攻下。方中大黄苦寒,泄热通便,荡涤肠胃,为君药;肠道中燥屎内结,内阻肠道,腑气不通,气滞不行,故用厚朴、枳实行气散结,消痞除满,协助大黄以理气通腑,加速肠道内积滞快速排泄;因风邪表证未解,故用羌活以解表祛风,散寒止痛。诸药合用,则外邪可解,腑实可通,从而组成疏风通腑之方剂。正如《医方考》所云:"大黄、厚朴、枳实,小承气汤也。上焦满,治以厚朴;中焦满,破以枳实;下焦实,夺以大黄;用羌活者,不忘乎风也。服后二便微利,则三焦之气无所阻塞,而复其传化之职矣,故曰三化。"《增补内经拾遗方论》亦云:"三者,风、滞、痰也。化,变化以清散之也。方用羌活以化风,厚朴、大黄以化滞,枳实以化痰,故曰三化。"

【临床应用】本方主治"外有六经之形证,内有便溺之阻隔"之中风中于腑之证。症见中风偏瘫而兼二便不通,舌苔黄糙,脉沉滑。现代临床可用于精神神经系统疾病如脑卒中、头痛、中风后遗症等;消化系统疾病如慢性便秘等。

【药理研究】

1. 对脑缺血再灌注损伤的保护作用　实验研究发现,三化汤能明显升高脑缺血再灌注老龄大鼠脑组织超氧化物歧化酶(SOD)含量,明显降低其丙二醛(MDA)含量,对脑缺血再灌注老龄大鼠脑损伤具有保护作用。三化汤能减轻脑缺血再灌注后早期脑含水量及血脑屏障通透性,下调水通道蛋白4(AQP4)的表达,从而减少水向细胞内的转运可能是其改善脑水肿的机制之一。

2. 对缺血再灌注的胃肠损伤的保护作用　实验研究发现,三化汤能明显降低脑缺血-再灌注老龄大鼠脑组织肿瘤坏死因子-α(TNF-α)含量;能显著降低脑缺血-再灌注老龄大鼠胃肠组织血栓素B_2(TXB_2)含量,升高6-酮前列腺素F1α(6-Keto-PGF1α)含量;显著增强其胃肠组织Na^+-K^+-ATP酶、Ca^{2+}-ATP酶活性。表明三化汤对脑缺血-再灌注引起的脑、胃肠损伤具有一定保护作用。

【名医用方心得】

金·李杲:《内经》曰:“人之气,以天地之疾风名之。”故中风者,非外来风邪,乃本气病也。凡人年逾四旬,气衰者,多有此疾。壮岁之际,无有也。若肥盛,则间有之,亦形盛气衰如此。治法和脏腑,通经络,便是治风。然轻重有三:中血脉,则口眼㖞斜,亦有贼风袭虚伤之者也;中腑,则肢废;中脏,则性命危急。此三者,治各不同。如中血脉,外有六经之形证,则从小续命汤加减及疏风汤治之。中腑,内有便溺之阻隔,宜三化汤或《局方》中麻仁丸通利。外无六经之形证,内无便溺之阻隔,宜养血通气,大秦艽汤、羌活愈风汤治之。中脏,痰涎昏冒,宜至宝丹之类镇坠。若中血脉、中腑之病,初不宜用龙、麝、牛黄。为麝香治脾入肉,牛黄入肝治筋,龙脑入肾治骨。恐引风深入骨髓,如油入面,莫之能出。又不可一概用大戟、芫花、甘遂泻大便,损其阴血,真气愈虚。——(《医学发明》)

明·聂尚恒:如内邪已除,外邪已尽,当服愈风汤,以行中道,久服大风悉去,纵有微邪,只从愈风汤加减治之。然治病之法,不可失于通塞,或一气之微汗,或一旬之通利,如此为常治之法也。久之则清浊自分。——(《医学汇函》)

清·吴谦:风从外中伤肢体,痰火内发病心官,体伤不仁与不用,心病神昏不言语。当分中络经腑脏,更审虚实寒热痰,脱证撒手为脾绝,开口眼合是心肝,遗尿肾绝鼾声肺,闭证握固紧牙关,初以通关先取嚏,痰壅不下吐为先。……<注>中风一证,分中血脉、中腑、中脏,始自李东垣。中血脉者,大秦艽汤;中腑者,小续命汤;中脏者,三化汤。然从未见有三化汤中脏之证,惟《金匮》书中分为四证:中络、中经、中腑、中脏,其说最为得当,可为后世法。盖口眼㖞斜,肌肤不仁,邪在络也;左右不遂,筋骨不用,邪在经也;昏不识人,便溺阻隔,邪在腑也;神昏不语,唇缓涎出,邪在脏也。学者细阅诸家之论,自知不谬云尔。——(《医宗金鉴》)

清·程国彭:三化汤治中风入脏,热势极盛,闭结不通,便尿阻隔不行,乃风火相搏而为热风者,本方主之。设内有寒气,大便反硬,名曰阴结。阴结者,得和气暖日,寒水自化,不可误用攻药,误即不复救,慎之慎之。——(《医学心悟》)

清·郑玉坛:三化汤治中腑之人,形气俱实,方可用此。按:治孕妇中腑,行气虽实,亦不可单用此汤,宜主以四物汤为妙。——(《彤园妇人科》)

清·陈念祖:阳藏之人,素有内火,而风邪中之,则风乘火势,火借风威,遂卒倒不省人事,牙关紧闭,两手握固。虽有痰声,非漉漉之声,亦无涌起之势,可用橘皮一两,半夏一两,入生姜汁少许,煎服;或服后探吐之,随以涤痰汤加天麻、丹参、石菖蒲,入竹沥、姜汁以开之;如外热甚,二便闭,可用防风通圣散及凉膈散加石菖蒲、远志、丹参及三化汤之类,表里两解之。如阴藏之人,素多内寒,而风邪中之,则风水相遭,寒冰彻骨。亦卒倒不省人事,口开手撒,尿出,脐下冰冷,痰声漉漉,如水沸之势,急用三生饮加人参,或用人参二两、附子一两、生半夏三钱,煎一盅,入生姜汁半匙、蜂蜜一蛤蜊壳灌之,亦有得生者;若以胆南星及涤痰驱风等药投之,如入井而下以石也。——(《医学从众录》)

【名医验案选录】

案1. 滑伯仁治发狂谵语案

滑伯仁治一僧,病发狂谵语,视人皆为鬼,诊其脉累累如薏苡子,且喘且抟,曰:此得之阳明胃实。《素问》云:阳明主肉,其经血气并盛,甚则弃衣升高,逾垣妄詈。遂以三化汤三四下,复进以火剂乃愈。——(《名医类案》)

案 2. 罗天益治中风案

真定府临济寺赵僧判，于至元庚辰八月间患中风，半身不遂，精神昏愦，面红颊赤（面红颊赤，阳中也），耳聋鼻塞，语言不出。诊其两手，六脉弦数。中风此脉甚多。洁古有云：中脏者多滞九窍，中腑者多着四肢。今语言不出，耳聋鼻塞，精神昏愦，是中脏也；半身不遂，是中腑也；此脏腑俱受病邪。先以三化汤一两内疏三两行。散其壅滞（先下），使清气上升，充实四肢，次与至宝丹加龙骨、天南星，安心定志养神治之（后补）。使各脏之气上升，通利九窍，五日声音出，言语稍利。后随四时脉证加减用药，不旬即稍能行步，日以绳络其病脚，如履阈或高处，得人扶之。方可逾也。又刺十二经之井穴，脏井：肺，少商穴；心，少冲穴；肝，大敦穴；脾，隐白穴；肾，涌泉穴；包络，中冲穴。腑井：胆，窍阴穴；胃，厉兑穴；三焦，关冲穴；小肠，少泽穴；大肠，商阳穴；膀胱，至阴穴。以接经络，翌日舍绳络，能步几百步，大势皆去。戒之慎言语，节饮食，一年方愈。——（《卫生宝鉴》）

案 3. 任继学治中风案

姜某，男，62 岁。初诊日期：1990 年 5 月 18 日初诊。

主诉：左半身不遂，语言謇涩 12 天。

现病史：5 月 7 日洗澡时突感头晕头痛，遂返家中，翌日左半身不遂，口角右偏，求治于吉林市中西医结合医院，经颅脑 CT 诊断为“腔隙性脑梗死”，住院 10 天，经用“维脑路通”“胞二磷胆碱”治疗，病人症状不见好转，且出现左半身痉挛，遂转入中医学院附属医院内一科。入院检查：意识清楚，颜面红赤，左半身不遂，肌张力增高，左半身病理反射阳性。症状：左半身麻木，时有拘急感，言语謇涩，口角右偏，小便黄，大便 4 日未行，喉中痰鸣。请余会诊，见舌质红，苔黑褐色而厚，脉弦滑有力。余会诊后，法以通腑泄热，佐以破瘀。投三化汤：大黄 10g，枳实 10g，厚朴 20g，羌活 5g，炒水蛭 5g。水煎服。

二诊（5 月 19 日）：腑气已通，泻下臭秽稀便，喉中痰鸣减，自述口干不欲饮水，舌质红，苔黑而干，脉弦数有力，病人喜笑不休。肝主语，心主言，肝风夹痰，中风夹痰，心阳暴亢，神失守位，治以平肝潜阳，化瘀通络。

方用：羚羊角 3g，玳瑁 15g，玄参 15g，黄连 10g，阿胶 15g（烊），石菖蒲 15g，郁金 20g，蒲黄 15g，知母 50g，水蛭 5g。水煎服。同时配合静脉滴注清开灵。

三诊（5 月 23 日）：左侧肢体已不拘挛，肌力明显恢复，可下地行走，喜笑稍止，语言欠流利，自述咽喉发紧感，大便 2 日一行，偶有返呛。颜面红赤，舌深红，苔黄厚，脉沉弦而滑。遂拟清热化痰，活络导滞法。

处方：胆星 5g，黑芝麻 40g，豨莶草 50g，羚羊角 5g，玳瑁 15g，生地黄 20g，蒲黄 15g，郁金 20g，石菖蒲 15g，黄连 5g，天竺黄 15g。

四诊（6 月 21 日）：上方增减治疗 1 个月，诸症均减，左侧肢体活动自觉笨拙，余无明显不适。舌质红，舌尖部溃疡，苔剥脱，脉弦滑。拟育阴潜阳，养血通络。

方用：龟甲 40g，生牡蛎 30g，鳖甲 15g，阿胶 15g（另烊），钩藤 15g，豨莶草 50g，赤芍 15g，鸡血藤 20g，藏红花 5g，天竺黄 10g。水煎服。上方调理 2 个月，肢体活动自如，语言流利而出院。

按：患者左半身麻木，时有拘急感，但意识清楚，病在经络腠理也；但患者已经出现大便 4 日未行、喉中痰鸣等情况，时时有深入脏腑的可能性，故而应见微知著，提前预防。果断使用三化汤等承气类方泻下郁热，腑立通则痰立减，病人坦途也。承气类汤实乃斩将夺旗之方也。其后，患者出现喜笑不休，考虑为肝风夹痰，心阳暴亢引起，故选用平肝潜阳、泻火滋阴之剂。其后,因患者颜面潮红,舌质红、苔剥脱等,总以养阴平肝、活血通络为治,总是调平之法也。——(《任继学·中国名老中医经验集粹》)

案 4. 吴少怀平肝息风、化痰通络法治疗中经络案

吴某,女,61 岁,居民。初诊日期:1964 年 7 月 21 日初诊。

病史:患者素体较胖,多痰,时常头晕,近因郁怒而发病。眩晕很重,不能坐立,右半身不遂,舌强言涩,卧床不起,心烦、胸闷、恶心呕吐,头颈自汗,饮食不下,精神疲倦,大便 2 日未下,小便黄,口眼向左㖞斜,血压 190/110mmHg。曾做针灸治疗,未见明显效果。

舌脉:舌苔白黏,质红,脉沉弦滑。

辨证:肝风挟痰,中于腑络。

治则:平肝潜阳,化痰息风,调气活络。

方药:生石决(先煎)24g,炒杭芍 12g,菊花 9g,天麻 9g,茯苓 9g,清夏 9g,橘红 4.5g,炒枳实 4.5g,竹茹 9g,瓜蒌仁(打碎)9g,钩藤 9g,白蒺藜 9g。水煎,兑入竹沥水 30g、生姜汁 5 滴,口服。

7 月 22 日二诊:服药 1 剂症减,血压降至 175/95mmHg,大便仍未下。腑气不通,九窍不利,不可妄投补剂,应通腑利窍,治以三化汤。

方药:酒大黄 9g,厚朴 4.5g(炒),枳实 4.5g,羌活 3g。水煎服。

7 月 24 日三诊:服药 2 剂,欲大便,但未解下,现便闭已有 6 日,因而通便利窍为当务之急。按二诊方加杏仁泥 9g、郁李仁 9g、火麻仁 9g。水煎服。

7 月 26 日四诊:服药 2 剂,大便通畅,上肢已能伸屈抬举,病情大有好转,但血压不稳定,略有上升,180/100mmHg,舌苔白厚腻,脉仍弦滑。仍按初诊方去钩藤、白蒺藜、竹茹,加当归 9g、黄芩 4.5g、黄连 4.5g、威灵仙 9g。水煎服。

7 月 30 日五诊:服药 4 剂,眩晕消失,痰涎已少,舌微强能言,口眼已正,大便正常,血压降为 140/80mmHg,已能下地活动,舌苔薄白,脉沉滑缓,改服六君汤加味调理。

方药:台参 6g,生白术 9g,茯苓 9g,炙甘草 3g,清夏 9g,威灵仙 9g,橘红 4.5g,炒枳壳 4.5g,天麻 6g,钩藤 9g,桑枝 12g。水煎服。

以后随症酌加当归、杭芍、川芎、黄芪、桂枝、续断、川牛膝等品,调理月余,至 9 月 18 日共服 20 余剂,已能操持家务,身体渐趋康复,血压为 135/75mmHg。舌苔薄白,脉沉滑缓,改服丸药,巩固疗效。

丸药:台参 30g,生白术 30g,茯苓 30g,炙甘草 9g,清夏 30g,陈皮 15g,桂枝 9g,当归 30g,炒杭芍 30g,威灵仙 30g。共为细末,炼蜜为丸,如梧桐子大,每日 2 次,每次 20 丸。

结果:药后随访,病体复元,起居、饮食均正常,病告痊愈。——(《吴少怀医案》)

案 5. 赵金铎治中风案

雷某,男,71 岁,住院号 14148。

现病史:1973 年 5 月,因工作劳累,心境不佳,某日晚突然神志昏迷,右侧肢体偏瘫,即住某医院急诊,诊为脑血管意外、高血压、动脉硬化,经抢救治疗(用药不详),神志清醒,症状缓解,唯右侧肢体活动欠灵活,面瘫。此后,1974 年、1976 年连续 2 次出现偏瘫及失语,治疗后遗留右侧肢体活动不利,但尚能自理生活。近 1 个月来不明原因,每日不停地口角流涎,6 天前突然失语,口眼歪斜,右侧肢体偏瘫加重,水饮不能入,入则呛咳,小便失禁。即住某医院急诊,该院按脑血栓形成用低分子右旋醣酐等药物治疗,效不显,于 1982 年 6 月 29 日上午转入我院。诊见:颜面潮红,舌强短缩,不能伸出门齿,质暗红,苔黄腻。家属代诉,大便 4 日未行，小便失禁，诊脉沉细滑数。血压 22.7/16kPa（170/120mmHg）。

西医诊断：脑血栓形成。

中医诊断：复中风。

辨证：辨为肝肾不足，风阳上扰，痰热内阻之证；拟柔肝息风，化痰通腑开窍以治。

处方：桑寄生 15g，钩藤 12g（后下），清半夏 9g，陈皮 9g，茯苓 15g，菊花 9g，石菖蒲 12g，丹参 15g，牛膝 9g，生大黄 5g（后下），川朴 9g，羌活 3g，竹沥水 60ml（分冲）。

当日急煎内服，服药后夜间大便即通，翌日晨起又大便 1 次，颜面潮红即退，肢体渐能活动，小便能控制。药已中病，原方去大黄、川朴、羌活续服。5 天后，舌体活动较前灵活，语言渐清晰，右下肢活动尚可，搀扶可以行走，右上肢能抬举，但不能持物，吞咽困难。水饮，入口仍呛咳，口角流涎。血压 20/13.3kPa（150/100mmHg）。10 天后，舌能伸出门齿，肢体活动又较前灵活，语言不甚利落，大便 4 日未行，于方中加火麻仁 15g、桃仁 9g。半月后，能扶杖行走，右上肢抬举能触及头部，但手指握力较差，大便畅，小便调。20 天以后，能下床自由活动锻炼，右上肢能抬举过头，握力较前增强，舌体活动自如，说话时吐字较前清楚，精神食欲转佳，二便调，血压 21.3/13.3kPa（160/100mmHg），舌苔由黄腻转为薄黄，脉弦。1 个月后，生活能自理。原方续服，至 56 天出院。——（《古今名医临证金鉴》）

参考文献

[1] 唐迎雪，曹淑霞，樊凯芳.三化汤对脑缺血-再灌注老龄大鼠脑组织 SOD、MDA 含量的影响[J].吉林中医药，2008（10）：767-768.

[2] 张长国，郑国庆，黄汉津，等.三化汤改善缺血性脑水肿水通道蛋白 4 的机制[J].中国中西医结合急救杂志，2007（6）：352-356，396.

[3] 樊凯芳，梁晓东，李晓亮，等.三化汤对脑缺血再灌注大鼠脑组织胞质附着蛋白表达的影响[J].中国实验方剂学杂志，2012，18（9）：216-219.

[4] 樊凯芳，李晓亮，梁晓东，等.三化汤对大鼠脑缺血再灌注后血脑屏障损伤的保护作用[J].中国实验方剂学杂志，2012，18（7）：181-184.

[5] 樊凯芳，唐迎雪，曹淑霞.三化汤对脑缺血-再灌注老龄大鼠脑组织肿瘤坏死因子-α 的影响[J].时珍国医国药，2009，20（12）：2986-2987.

[6] 樊凯芳，唐迎雪，曹淑霞.三化汤对脑缺血-再灌注老龄大鼠胃肠组织 Na^+-K^+-ATP 酶活性及 Ca^{2+}-ATP 酶活性的影响[J].时珍国医国药，2009，20（6）：1367-1368.

[7] 樊凯芳，李晓亮，梁晓东，等.三化汤对脑缺血再灌注大鼠脑组织基质金属蛋白酶-9 表达的影响[J].中国实验方剂学杂志，2012，18（6）：210-214.

[8] 樊凯芳，唐迎雪，李晓亮.三化汤对脑缺血再灌注大鼠神经功能、脑含水量及脑组织病理改变的影响[J].中国实验方剂学杂志，2011，17（24）：159-162.

[9] 樊凯芳，李淑云，唐迎雪，等.三化汤对脑缺血再灌注模型大鼠脑组织 IL-1β、ICAM-1 表达的影响[J].山东中医杂志，2011，30（12）：871-874.

[10] 唐迎雪，樊凯芳，曹淑霞.三化汤对脑缺血再灌注老龄大鼠胃肠组织 TXB_2、6-Keto-PGF1α 含量的影响[J].湖北中医杂志，2008（8）：7-9.

[11] 樊凯芳.三化汤对中风急性期脑与胃肠的保护作用[D].济南：山东中医药大学，2007.

[12] 王治强.三化汤在治疗脑血管疾病中的应用[J].陕西中医，1985（10）：455-456.

[13] 曹淑霞.三化汤治疗急性中风病机理的研究[D].济南：山东中医药大学，2006.

56 清金化痰汤

【方源】“清金化痰汤,因火者,咽喉干痛,面赤,鼻出热气,其痰嗽而难出,色黄且浓,或带血丝,或出腥臭。”(明·叶文龄《医学统旨》)

【组成】黄芩　山栀各一钱半(各4.5g)　桔梗二钱(6g)　麦门冬去心　桑皮　贝母　知母　瓜蒌仁炒　橘红　茯苓各一钱(各3g)　甘草四分(2g)

【用法】水二盅,煎八分,食后服。(现代用法:水煎服)

【功用】清热化痰,宣降肺气,兼益阴津。

【主治】痰热蕴肺阴伤证。咳嗽,咽干,咳痰不利,痰稠色黄。或气喘,或胸中烦热,或烦躁不宁,或大便不爽,或小便短赤。舌质红,苔黄腻,脉滑数。

【方解】方中瓜蒌仁、栀子、黄芩、知母、桑白皮、贝母、桔梗清热,瓜蒌仁偏于化痰润肺,栀子、黄芩偏于燥湿,知母偏于泻火益阴,桑白皮偏于泻肺利水,贝母偏于降肺化痰,桔梗偏于宣肺利咽;橘红理气化痰;麦冬兼顾阴津;茯苓、甘草益气,茯苓偏于渗利,甘草偏于和中。从其用量比例分析方药功用是清热化痰,宣降肺气。

【临床应用】本方主治痰热蕴肺阴伤之咳喘。症见咳嗽,咽干,咳痰不利,痰稠色黄,舌质红、苔黄腻,脉滑数等。现代临床可用于呼吸系统疾病如鼻炎、支气管炎、支气管肺炎、间质性肺疾病等。

【药理研究】

1. 抗病原体作用以及提高机体免疫力　实验研究发现,清金化痰汤中的黄芩、桑白皮、鱼腥草有抗病原体、抗细菌毒素及抗炎作用,对不同致热原所致的发热有不同程度的解热作用,对Ⅰ型变态反应有明显抑制作用;黄芩、鱼腥草煎液,可抑制肥大细胞增殖、分化及释放炎性介质,还有一定的扩张支气管作用;杏仁、贝母、全瓜蒌、竹茹有增加呼吸道分泌量从而稀释痰液发挥祛痰作用;桔梗、杏仁、半夏还作用于中枢神经系统而有镇咳作用,从而达到祛痰止咳平喘的目的;茯苓有增强机体免疫功能作用,增加胸腺、脾、淋巴结重量,增强巨噬细胞的免疫功能,有抗病原体作用,从而提高机体免疫力,促进机体的康复。

采用清金化痰汤加减配合抗生素,治疗痰热壅肺型细菌性肺炎疗效显著,能显著缩短病程,减少抗生素的应用时间,从而减轻耐药性的产生。有研究表明,清金化痰汤治疗慢性阻塞性肺疾病急性加重痰热壅肺证患者疗效显著,能明显改善其炎症因子水平,且安全性较好。

2. 化痰止咳平喘　有研究发现,清金化痰汤可显著下调模型大鼠肺组织中视黄酸相关孤儿受体γt(RORγt)蛋白表达,上调叉头翼状螺旋转录因子(Foxp3)/RORγt,可以降低表皮生长因子受体信使核糖核酸(EGFR mRNA)、鼻黏膜上皮细胞黏蛋白信使核糖核酸(MUC5AC mRNA)基因表达,抑制表皮生长因子受体(EGFR)下游丝裂原活化蛋白激酶(MAPK)信号通路中细胞外调节蛋白激酶(ERK)、蛋白激酶(p38)的表达。清金化痰汤通过降低白介素-8(IL-8)、去甲肾上腺素(NE)水平,以及延缓白介素-10(IL-10)水平下降而改善气道炎症，从而显著降低肺疾病气道黏液高分泌。清金化痰汤还可解除平滑肌痉挛，抑制咳嗽神经中枢及其他环节。

【名医用方心得】

今·萧正安：痰热壅肺：咳嗽痰稠，气急哮鸣，烦躁口渴，面赤唇红，舌红苔黄厚。治宜清热化痰，降逆平喘。用清金化痰汤加减：茯苓、蒌仁、桑皮各10g，款冬花、桔梗、黄芩、陈皮、法夏、瓜蒌仁、杏仁各6g，胆南星、白芥子各5g。——(《名老中医话哮喘》)

今·龙祖宏：痰热咳嗽治法：清热肃肺，豁痰止咳。处方：清金化痰汤加减。常用药：桑白皮、黄芩、山栀、知母、贝母、瓜蒌、桔梗、茯苓、陈皮。加减：肺热壅盛，见咳而喘满、壮热、口渴者，去桔梗、陈皮，加金银花、鱼腥草、石膏、葶苈子清热泄肺。——(《龙祖宏学术思想与临床经验集》)

【名医验案选录】

案1. 林求诚治咳喘案

张某，72岁，女，汉族，已婚，退休干部。初诊日期：1988年1月就诊。

主诉：慢性咳嗽10年，3个月咳喘加剧。

现病史：患者10年来每到冬季气候变化时常有咳嗽、咳痰，严重时伴有喘息。近3年来病情有所发展，容易感冒，每次感冒后则咳嗽、咳痰、气喘，迁延难愈。3个月前患感冒，咳嗽、气喘加剧，痰量增多，色白或黄，性黏稠，不易咳出。夜间咳嗽频繁，不能平卧，全身大汗淋漓，睡眠欠佳。口干舌燥，大便秘结，小便短赤，走路稍快则心悸、气促，食欲减退，体重减轻，神疲乏力，腰酸腿软，手足不温。经复方新诺明、先锋霉素Ⅳ号、庆大霉素加麦迪霉素、螺旋霉素加卡那霉素及非那根糖浆、必嗽平、咳必清、氨茶碱、酮替芬等治疗均未见明显效果。中药曾服三子养亲汤加减也不见效。

既往史：约20年抽烟史，近3年已戒。去年因胸闷、心悸、气促在省立医院诊疗，诊断可疑冠心病。

舌象：舌质红绛，苔薄黄，舌表面少津，舌腹面静脉怒张。脉象：细数，两尺无力。其他体征和化验等检查所见：口唇轻度发绀，胸部叩诊过清音，双肺散在哮鸣音，少许湿性啰音，肝颈静脉反流征阳性。血红蛋白14g/dl，白细胞计数8 000/μl，分类：中性82%，淋巴16%，单核1%，嗜酸1%。肺功能测验：残气容积/肺总量(RV/TLC)=47%，第1秒用力呼气量/用力肺活量(FEV1/FVC)=50%，最大通气量(MBC)占预计值54%。胸部X线检查(透视及拍片)：肺野透光度增强，肺周围血管减少，变细，膈肌下降，活动度减弱，右肺下动脉干扩张，横径=1.7cm。心电图：额面平均电轴=100°，P波电压0.25mV。

西医诊断：慢性阻塞性肺疾病支气管炎型。

中医诊断：咳喘，痰热壅肺、气阴两虚。

治则：清化热痰，益气养阴。

处方：瓜蒌15g，茯苓15g，陈皮6g，半夏6g，生黄芪15g，太子参15g，沙参15g，丹参15g，黄芩10g，连翘12g，蒲公英20g，紫花地丁20g，鱼腥草24g，甘草3g。水煎服，每日1剂。

二诊：上药连服9天，咳嗽、气喘明显减轻，痰量明显减少，痰白黏，觉疲乏无力，食欲欠佳，舌红少苔，脉细弱。仍按上方加山楂肉15g，麦芽15g，谷芽15g。水煎服，每日1剂，连服6天。

三诊：上药服后，咳、痰、喘基本控制。停药1周，最近2天因气候寒冷，畏寒发热，鼻塞流涕，咽部疼痛，又有轻度咳嗽。舌质红、苔微黄，脉细数。中医诊为风热感冒，应辛凉解表，用银翘散加减。银花 15g，连翘 15g，竹叶 6g，荆芥 6g，牛蒡子 10g，薄荷 3g，芦根 30g，生黄芪 20g，玉竹 15g，鱼腥草 30g，甘草 3g。水煎服，每日 1 剂，连服 3 天。

四诊：上药服后，感冒已愈，现心悸，气促，乏力，食少，自汗、盗汗，头晕，耳鸣，舌红少苔，脉细弱。中医诊为肺、脾、肾气阴虚，用玉屏风散合生脉饮及四君子汤加减。生黄芪 20g，太子参 15g，党参 15g，白术 9g，茯苓 12g，麦冬 15g，牡蛎 30g，五味子 6g，补骨脂 10g，菟丝子 15g，甘草 3g。水煎服，连服 10 剂。随访 3 个月未见复发。——（《内科疑难病名家验案 1 000 例评析》）

案 2. 痰热咳嗽案

席某，男，60 岁，退休。初诊日期：2011 年 11 月 07 日就诊。

主诉：反复咳嗽、咳痰 3 年，加重伴发热 3 天。

患者 3 年前因受凉后出现咳嗽、咳痰，咳少量白色黏稠泡沫痰，无胸痛胸闷、发热等症状，在某院诊断为“支气管炎”，治疗后缓解（具体药物药量不详）。此后每年冬春季遇冷后反复发作，持续时间长。3 天前，患者因再次受凉出现咳嗽、咳痰，痰色黄，质黏稠，量少不易咳出，伴恶寒、发热、流涕，体温最高达 38.9℃，咽痛、咽痒，无胸闷、胸痛、喘息，无夜间阵发性呼吸困难，纳眠差，二便尚调，在某医院查血常规 WBC 8.2×10^9/L，胸片示肺纹理增粗，予头孢西丁等治疗，发热减轻，但仍咳嗽、咳痰，伴胸胁胀满，咳时引痛，今日为求进一步治疗，故来我院。

诊断：咳嗽（慢性支气管炎急性发作）。

辨证：痰热郁肺证。

治法：清热化痰，宣肺止咳。

处方：黄芩 10g，栀子 12g，川贝母 5g，知母 12g，桔梗 12g，麦冬 12g，桑白皮 15g，天竺黄 10g，陈皮 12g，茯苓 15g，瓜蒌仁 15g，浙贝母 15g，苦杏仁 10g，枇杷叶 30g，甘草 6g。3 剂，水煎服，日 1 剂，3 次/d。

二诊：服药后，咳嗽减轻明显，仍有黄痰，余症均有减轻，舌红，苔腻略黄，脉滑。前方加姜半夏 10g、麦芽 15g、白术 12g，再服 3 剂。

三诊：服药后，咳嗽偶作，无痰，食纳可，夜休正常，临床治愈。嘱服玉屏风颗粒善后。——（《中医临床医案解析》）

案 3. 桑希生治痰热壅肺案

李某，女，26 岁，学生。初诊日期：2013 年 10 月 8 日。

主诉：咳嗽，痰少，咽干 1 周。

10 月 1 日起咳嗽，气息粗促，喉中有痰声，痰稠黄，咳吐不爽，胸胁胀满，咳痰引痛，面赤，口干而黏，欲饮水，口服西药无效，遂来我院进行治疗。舌脉：舌质淡红，苔薄黄。脉滑数。

诊断：中医：咳嗽（痰热郁肺证）。西医：上呼吸道感染。

治法：清热肃肺，豁痰止咳。

处方：黄芩 30g，山栀 15g，知母 14g，桑白皮 15g，杏仁 4.5g，贝母 13g，瓜蒌 15g，海蛤壳 15g，竹沥 12g，半夏 15g，射干 14g。7 剂，水煎服，日 1 剂。

按：痰热壅肺，肺失肃降，黄芩、山栀、知母、桑白皮清泄肺热；杏仁、贝母、瓜蒌、海蛤壳、竹沥、半夏、射干清肺化痰。清热与化痰并重，标本同治，清化之中兼理气，使热清火降，气顺痰消。——（《带教医案实录》）

案4. 桑希生治感冒痰热壅肺案二

王某,女,33岁。初诊日期:2013年3月23日初诊。

主诉:患者感冒1周,咳嗽3天。

现病史:咳嗽有痰,黄白相间,咽略干,不畏寒。

舌脉:舌红苔白,脉弦滑略数。

诊断:中医:咳嗽(痰热蕴肺证)。西医:上呼吸道感染。

治法:清热化痰,肃肺止咳。

方药:清金化痰汤加减。半夏15g,陈皮15g,泽漆15g,金银花25g,桔梗15g,枇杷叶30g,黄芩25g,甘草15g,沙参25g,瓜蒌15g,款冬花20g,紫菀20g。7剂,水煎服,日1剂。

复诊:咳嗽好转,少量黄痰,足下冷。舌红苔白,脉滑。处方:上方加细辛3g、百合30g。7剂,水煎服,日1剂。

按:本例为感受风寒,表证已解,邪气入里化热结于肺经气分,而生痰热,痰重热轻,津液不足。故用黄芩、金银花清泻肺热,泽漆、瓜蒌清热化痰,半夏、陈皮燥湿化痰理气,桔梗、枇杷叶、款冬化痰止咳,沙参养阴润肺,甘草健脾和中。二诊痰热减轻,下焦有寒,故加细辛温里散寒,百合养阴润肺止咳。——(《带教医案实录》)

案5. 刘建秋治感冒转痰热壅肺案

王某,女,32岁。初诊日期:1993年3月5日初诊。

现病史:患者外感风寒,迁延数周,症见咳嗽,痰色黄稠而难咳,时而痰中带血,胸满闷痛,口渴心烦,面红唇赤。

舌脉:舌红,苔黄,脉滑数有力。

诊断:痰热咳嗽。

辨证:痰火犯肺,壅塞肺脏,肺失肃降。

治法:清热化痰,宣肺利气。

处方:前胡10g,桑白皮10g,黄芩10g,栀子10g,瓜蒌皮10g,浙贝母5g(研末,冲服),橘红10g,桔梗10g,甘草10g。7剂,水煎,早、晚分服。忌食辛辣。

3月12日二诊:脉转缓滑,舌苔微黄,咳痰爽、微黄不稠,胸闷痛除,此系痰火散,气道利。前方续服5剂。药后病愈。

按语:刘建秋教授认为,患者为外感风寒,郁久化热,虽表证已去,然邪犯气道,痰火犯肺,壅塞肺脏,肺失肃降之职,气道不利则咳嗽。治以清热化痰,宣肺利气。方中重用前胡,因气有余便是火,火则生痰。前胡性阴而降,功专下气,气下则火降痰消,又能除肺中之实热,治痰热哮喘咳嗽,药证相对,故而获效。——(《刘建秋学术经验集》)

案6. 刘建秋治痰热咳嗽案

高某,男,52岁。初诊日期:2004年8月18日初诊。

现病史:患者咳嗽气喘,痰多黄稠,咳吐不爽,胸胁胀满,咳时牵引作痛,身热面赤,口渴咽干。

舌脉:舌质红,苔黄腻,脉滑数。

诊断:咳嗽。

辨证:痰热郁肺。

治法:清热肃肺,豁痰止咳。

处方:黄芩10g,栀子15g,知母15g,半夏15g,麦冬15g,桑白皮15g,杏仁15g,贝母15g,

瓜蒌 20g，竹沥 15g，射干 10g。5 剂，水煎，早、晚分服。

药后，痰化咳止，诸症减轻，脉静身凉而痊愈。

按语：本例属痰热郁肺。肺失肃降，肺气壅遏不畅，痰从热化，耗气伤津，灼津为痰，故见咳嗽痰多、口渴、胸胁胀满、苔黄腻等，方用清金化痰汤加减。方中黄芩、知母清泻肺热，配伍杏仁、半夏、知母清肺化痰，共奏清热肃肺、豁痰止咳之功。——（《刘建秋学术经验集》）

案 7. 张一琳治疗肺性脑病

赵某，男，65 岁。因反复咳嗽咳痰 12 年，胸闷气紧 5 年，心悸 2 年加重伴昏迷 2 小时入院。诊见呼吸急促，喉中痰鸣，神志不清，胡言乱语，腹部胀满，大便干结已 5 日未解。舌紫绛，苔黄厚，脉滑数。辅助检查：血常规示白细胞计数 $16.0\times10^9/L$，X 线胸片示慢性支气管炎、肺气肿、肺动脉高压，右下肺见大量渗出灶。心电图示窦性心动过速，电轴右偏，右室高电压。血气分析：pH 7.3，$PaCO_2$ 60mmHg，HCO_3^- 30mmol/L，PaO_2 40ml。

西医诊断：慢性支气管炎急性发作、肺气肿、肺心病、肺性脑病。

中医诊断：喘证、闭证。

治疗：基础治疗：吸氧、抗感染。中医治则：豁痰开窍催醒。用痰热清注射液 20ml 入于生理盐水 500ml 中静脉滴注。

处方：瓜蒌仁 10g，黄芩 15g，鱼腥草 30g，连翘 15g，茯神 15g，远志 10g，石菖蒲 6g，郁金 15g，天竺黄 5g，桑白皮 15g。水煎服，1 日服 3~5 次，每次 60ml。另用大承气汤煎汤保留灌肠以泄热通便。服药 2 剂后，患者神志转清，对答切题，自行咳出大量黄稠脓痰，大便通畅。——（《名中医呼吸科绝技良方》）

案 8. 吴深涛治糖尿病并发症案

魏某，男，71 岁。初诊日期：1998 年 11 月 13 日。

现病史：病人有糖尿病病史近 3 年。平时以饮食控制为主，间断口服中西降糖药物维持血糖，基本维持在 12mmol/L 以下。因气候变化异常而罹患感冒，经服抗生素、中西抗感冒药物，仍未能缓解而希望中药汤药治疗而来就诊。病人即时仍觉头紧不适，鼻塞耳鸣，咳嗽痰少，咽干而痛，轻微畏风，乏力，舌淡红，苔薄黄，脉浮数。查见咽部充血，扁桃体略有肿大；血常规（-）；空腹血糖（FBG）9.1mmol/L；检查体温正常。

诊断：消渴病并发风温（糖尿病并发上呼吸道感染）。

辨证：温邪束肺，治则宜疏风清热，清降肺火。

处方：桑叶 15g，菊花 15g，杏仁 15g，牛蒡子 15g，连翘 20g，玄参 20g，桔梗 15g，苍术 15g，地骨皮 20g，黄芩 15g，银花 15g，天花粉 25g。5 剂，水煎，日 2 次分服。

11 月 19 日二诊：病人服前方后，头紧鼻塞、咽干而痛、畏风等症状基本消失，但咳嗽较甚，且多干咳，入夜尤甚，仍耳鸣。查咽喉充血较微，扁桃体复常；FBG 7.4mmol/L。病势大减，治宜原法兼益气养阴，方调如下：

桑叶 15g，菊花 15g，杏仁 15g，芦根 20g，连翘 20g，玄参 20g，桔梗 15g，白术 20g，地骨皮 15g，黄芩 15g，沙参 20g，天花粉 25g。7 剂，水煎，日 2 次分服。

11 月 26 日三诊：病人前述诸症均续缓解，唯咳嗽耳鸣不见缓解，痰少而黏，仍以夜间为甚，并感口咽干，舌红，苔薄黄，脉细数。病已以肺阴不足为首要，方选《统旨》方清金化痰汤化裁。

知母 20g，黄芩 15g，桑皮 15g，桔梗 15g，茯苓 15g，当归 12g，白术 15g，陈皮 15g，紫苏 12g，杏仁 15g，柴胡 10g，瓜蒌 20g，五味子 15g，甘草 10g，麦冬 15g。7 剂，水煎，日 2 次分服。

11 月 27 日四诊：病人服前方后咳嗽大减，耳鸣亦减轻，夜间咳嗽基本消失；FBG 6.1mmol/L。效不更方，续以此方 10 余剂巩固疗效。

按语：桑菊饮，笔者常用来治疗消渴病兼外感的病证，并经大量临床实践和观察，根据消渴病人素本气阴两虚，外邪侵袭易化燥热伤阴的病理特点，将方组稍作了调整，在原方中去薄荷，加牛蒡子、玄参以加强清解咽喉之热毒，并可由辛散使邪从表解，同时牛蒡子又有降糖的药理作用，在此用之可谓一石二鸟；加黄芩、地骨皮使其入肺清伏热，白术益气制凉药之性。且此四味药均有降糖之药理作用，使全方更适用于消渴病兼外感证者。该病人在后阶段则表现以肺之阴虚燥热咳嗽，入夜尤甚，且伴耳鸣，足以见其虚热内扰之甚，故方选清金化痰汤。丹波元坚在《杂病广要・咳嗽》引用《医旨》中清金化痰汤时，论此方主咳嗽"因火者，咽喉干痛，面赤，鼻出热气，其痰嗽而难出……"笔者常以此方治疗消渴病所患咳嗽少痰者，疗效颇佳，实基于其清肺化痰兼养其阴的药味组合，可谓方证相合。——(《糖尿病慢性并发症的中医辨治》)

参考文献

[1] 赵小鹏.清金化痰汤加减对痰热郁肺型慢性支气管炎免疫功能及血清炎性细胞因子的影响[J].现代中西医结合杂志，2018，27(20)：2232-2235.

[2] 郭源慧.清金化痰汤治疗慢阻肺急性加重期痰热壅肺证的免疫机制研究[D].北京：北京中医药大学，2018.

[3] 崔英海，姚明，李丁蕾，等.清金化痰汤对重症肺炎(痰热壅肺证)患者中医证候评分量表评分及炎性反应递质的影响[J].世界中医药，2018，13(11)：2803-2806.

[4] 何丽秋.清金化痰汤治疗痰热郁肺型喘病的临床研究[J].中国医药指南，2019(1)：163-164.

[5] 陈永真.加味清金化痰汤治疗 AECOPD 痰热血瘀证临床疗效观察及对 PCT、FIB 的影响[D].福州：福建中医药大学，2014.

[6] 王霖.清金化痰汤治疗社区获得性肺炎临床疗效观察及对患者血清 IL-1β、TNF-α 表达的影响[D].成都：成都中医药大学，2011.

[7] 徐象辉.清金化痰汤加减联合西医治疗肺热壅盛型 AECOPD 的临床疗效观察[D].广州：广州中医药大学，2017.

[8] 罗丽雯.加味清金化痰汤治疗慢性阻塞性肺疾病急性加重期的临床疗效观察[D].广州：广州中医药大学，2007.

[9] 何文娟，敖素华.中医药治疗气道黏液高分泌研究进展[J].河南中医，2018，38(12)：1936-1940.

[10] 宋洪娟，黄正桥，黄笑，等.清金化痰汤通过 p38MAPK/NF-kB 信号通路改善大鼠急性气道炎症的作用和机制[J].中国实验方剂学杂志，2017，23(13)：104-110.

57 桑白皮汤

【方源】“治肺气有余，火炎痰盛作喘。”（明·张景岳《景岳全书》）

【组成】桑白皮　半夏　苏子　杏仁　贝母　山栀　黄芩　黄连各八分（各3g）

【用法】水二盅，姜三片，煎八分，温服。（现代用法：水煎服）

【主治】肺经热甚，痰热壅肺之咳喘。发热，痉咳不已，咳痰黄稠，喘促，烦躁，舌质红，苔黄腻，脉滑数。

【方解】方中用桑白皮宣肺化痰、利气平喘，为君药。辅以黄芩、黄连、栀子清泻肺热，为臣药；贝母、杏仁、苏子、半夏降气化痰，止咳平喘。诸药配伍，共奏宣肺化痰平喘之功效。

【临床应用】本方主治痰热壅肺之咳喘。症见肺经热甚，喘嗽痰多，咳痰黄稠，烦热苔黄腻、脉滑数等。现代临床可用于呼吸系统疾病如感冒、急慢性支气管炎、支气管肺炎、支气管哮喘等。

【药理研究】

1. 抗菌消炎　研究发现，本方中君药桑白皮具有桑白皮根素，对金黄色葡萄球菌和枯草杆菌有抗菌活性，对类链球菌、耻垢分枝杆菌亦有抗菌活性。臣药黄芩、黄连、栀子也有抗菌作用。临床实验发现，桑白皮汤配合西医治疗慢性阻塞性肺疾病能改善肺功能情况及提高生存率。

2. 镇咳平喘　本方中桑白皮具有泻肺平喘的作用，杏仁、贝母可以缓解平滑肌痉挛从而达到止咳的目的。半夏可以减少肺内痰液分泌。

3. 降压作用　桑白皮醇提取液经十二指肠给药有降压作用。对高血压患者，灌胃给药亦有明显降压作用。桑白皮能抑制颈动脉加压反射，提示桑白皮的降压作用可能是抑制了血管运动中枢而产生的。

4. 对干眼症的治疗作用　桑白皮汤治疗泪液分泌不足型干眼症疗效显著，能有效提高患者泪液分泌量，改善干眼症状。

【名医用方心得】

明·张介宾：实喘之证，以邪实在肺也，肺之实邪，非风寒则火邪耳。盖风寒之邪，必受自皮毛，所以入肺而为喘；火之炽盛，金必受伤，故亦以病肺而为喘。治风寒之实喘，宜以温散；治火热之实喘，治以寒凉。又有痰喘之说，前人皆曰治痰，不知痰岂能喘，而必有所以生痰者，此当求其本而治之。凡风寒外感，邪实于肺而咳喘并行者，宜六安煎加细辛或苏叶主之。若冬月风寒感甚者，于本方加麻黄亦可，或用小青龙汤、华盖散、三拗汤之类主之。外有风寒，内兼微火而喘者，宜黄芩半夏汤主之。若兼阳明火盛而以寒包热者，宜凉而兼散，以大青龙汤，或五虎汤、越婢加半夏汤之类主之。外无风寒而惟火盛作喘，或虽有微寒所重在火者，宜桑白皮汤，或抽薪饮之类主之。痰盛作喘者，虽宜治痰，如二陈汤、六安煎、导痰汤、千缗汤、滚痰丸、抱龙丸之类，皆可治实痰之喘也；六君子汤、金水六君煎之类，皆可治虚痰之喘也。然痰之为病，亦惟为病之标耳，犹必有生痰之本。故凡痰因火动者，必须先治其火；痰因寒生者，必须先治其寒。至于或因气逆，或因风邪，或因湿滞，或因脾肾虚弱，有一于此，皆能生痰。使欲治痰而不治其所以痰，则痰终不能治，而喘何以愈哉？气分受邪，上焦气实作喘，或怒气郁结伤肝，而人壮力强，胀满脉实者，但破其气而喘自愈，宜廓清饮、四磨饮、四七汤、萝卜子汤、苏子降气汤之类主之；或阳明气秘不通而胀满者，可微利之。喘有夙根，遇寒即发，或遇劳即发者，亦名哮喘。未发时以扶正气为主，既发时以攻邪气为主。扶正气者，须辨阴阳，阴虚者补其阴，阳虚者补其阳；攻邪气者，须分微甚，或散其风，或温其寒，或清其痰火。——(《景岳全书》)

今·邵长荣：呼吸系统疾病，尤其是慢性支气管炎、支气管哮喘等久病必虚，一般反映在肺、脾、肾三脏为多见。在旧疾复发或继续感染的时候，虚中夹实，出现实、热、痰、湿的见证。其治主要有温肺化饮、泻肺清热及清肺化痰、润肺止咳、健脾化痰、培补脾肾五法……泻肺清热及清肺化痰：用于热证，代表方有《景岳全书》的桑白皮汤。原方去黄连、栀子，加连翘12g，并重用黄芩18g，对咳剧痰阻的患者加重楼、天竺子，常使排痰通畅，肺热渐清。——(《邵长荣实用中医肺病学》)

【名医验案选录】

案1. 严重急性呼吸综合征案

郑某，男，32岁，美籍人士。

一诊：2003年4月18日。患者4月7日入院，体温曾超过39℃，咳嗽咳痰、气急。X线片提示两肺部阴影。经用激素、抗生素、呼吸机等多种治疗，体温降为低热(37.5℃)，但肺部阴影继续扩大。诊见面色赤，微热不恶寒，口渴引饮，唇干而燥，有汗，咳嗽气急，细察咳嗽痰涎，色白而黏，并稍有泛恶，大便日行2次。

舌脉：舌质红、苔黄腻，脉细弦。

中医辨证：热邪疫毒，直犯肺胃，肺热壅盛，宣降失司。治疗原则：清热解毒，芳香化浊，泻肺和胃，桑白皮汤加减。

处方：桑白皮10g，黄芩10g，黄连10g，山栀子10g，金银花15g，连翘15g，芦根30g，鱼腥草30g，佩兰15g，苏子10g，陈皮6g，半夏10g。3剂。

药后，肺部炎症开始吸收，气急减轻，低热已退，上方减苏子，加赤芍10g，仍以清热解毒为主，凉血活血为佐，再进4剂。患者气急已平，肺部炎症病灶较前吸收，出汗已明显减少，精神倦怠，病情趋向稳定，激素减量。后以扶正为主，兼以祛邪，患者病情日趋稳定，精神已振。经2次检查：冠状病毒抗体均呈阳性结果。5月8日胸片复查，肺部病灶完全吸收。

评议：此案为新感时行疫毒，直犯肺胃，肺热壅盛，湿浊交阻，宣降失司。此案一诊时，患者面色缘缘正赤，有汗，口渴引饮，唇干而燥，卫分症状已过，邪入气分，为气分有热，秽浊瘀滞，治疗以清热解毒、驱逐疫邪为主，佐以化浊、辟秽、醒脾和胃。方用桑白皮汤合黄连解毒汤、葛根芩连汤、小陷胸汤化裁。后期热退不咳，气急已平，精神倦息，此为病邪渐退，正气已惫，正气不足，余热未清，肺络不和，治以益气健脾、润肺固本为要，佐以凉血活血，散瘀通络以善其后。凡温病热邪疫毒骤然暴发、流行，多是典型的新感，抓住气分环节，选用清热解毒之品甚为重要。——(《新安医学学术思想精华》)

案2. 刘建秋治顽固性哮喘案

蒋某，女，55岁。初诊日期：2002年8月9日初诊。

现病史：患者反复气促、咳嗽咳痰10余年，发热伴加重1周。症见气粗，发热，体温38.9℃，口唇发绀，咳嗽，痰黏稠色黄。

舌脉:舌质红,苔黄腻,脉弦滑。

诊断:喘证。

辨证:痰热阻肺。

治法:涤痰清热,止咳平喘。

处方:桑白皮15g,半夏10g,黄连15g,紫苏子15g,黄芩10g,浙贝母10g,栀子10g。7剂,水煎,早、晚分服。药后症状好转,热退,喘促平。

按语:刘建秋教授认为,此例属痰热阻肺之喘证。气粗、发热、口唇发绀、咳嗽、痰黏稠色黄、舌质红、苔黄腻、脉弦滑,均为痰热壅盛之征。本病选用桑白皮汤7剂而愈。方中重用桑白皮清泄痰热,热退则无以炼津生痰,咳喘自除。与其他药物合用,共奏涤痰清热、止咳平喘之功。——(《刘建秋学术经验集》)

案3. 林珮琴治“寒包热”哮喘案

丹溪治哮专主痰,每用吐法,不用凉剂,谓寒包热也。今弱冠已抱宿根,长夏必发,呼吸短促,咳则汗泄,不能平卧,脉虚,左尺搏大,不任探吐,乃劳力所伤。暂与平气疏痰,俟哮咳定,当收摄真元。先服桑白皮汤去芩、连、栀、夏,用桑白皮(蜜炙)、甜杏仁(炒研)、茯神、竹茹、贝母、苏子(炒研)、薄橘红。数剂后,服生脉散、潞参、五味子、麦冬,加海浮石、海螵蛸、远志肉、山药、炙草、茯苓。——(《类证治裁》)

案4. 黄吉赓治小儿咳喘案

傅某,女,4岁。初诊日期:2009年4月2日。

主诉:咳痰1个月,加重3日,伴哮鸣。

现病史:患者1个月来反复咳嗽、咳痰,3日前咳嗽加重,时伴有哮鸣,服氨茶碱1/2粒,每日2次,共1周,服丙卡特罗1/2粒,每日2次,共1个月,症情未缓解,因而来诊。刻下:呛咳,咽痛,痰咳出不畅,呕吐而出,夜哮起坐则减,汗多,纳减,口干饮多,胃脘不适,尿黄,大便日行,舌暗红少滓,苔根腻微淡黄,脉小弦。既往有腹脘不适史7个月。

中医诊断:哮证。

西医诊断:喘息性支气管炎。

辨证:风热伏肺,宣降失司。

治法:清热宣肺,降逆定哮。

处方:射干15g,炙麻黄5g,桑白皮10g,前胡10g,制半夏15g,柴胡15g,黄芩15g,紫菀15g,款冬花15g,枳壳9g,桔梗9g,生甘草9g,丹参15g,郁金15g,麻黄根12g,莱菔荚30g,炙鸡内金15g。7剂,每剂服2日。

二诊:患者咳减明显好转,喉间痰鸣,无哮鸣,脘腹不适,纳稍增,口干减,尿微黄,苔薄微黄、少津、暗红,脉小弦。原方改炙鸡内金20g,加太子参15g、莪术15g、白术15g、茯苓15g。再进1周。共服月余,药后诸症显减。

按:本案患者年幼,形体未充,易感外邪,风热之邪留恋于肺系,气机宣肃失司则见咳嗽,咳甚气逆而上,出现咳喘。黄吉赓认为此乃小儿哮证早期,在治疗上多采用平喘与定哮兼顾的方法,往往取得比较好的效果。本案选用射干麻黄汤合桑白皮汤为主方,加麻黄根、莱菔荚、炙鸡内金消内积而止虚汗,为黄吉赓治疗小儿脘腹不适、纳减、表虚汗出的常用药。服7剂后,咳痰已减,哮喘无,纳增,已取佳效,惟脾虚失运犹存,增入健脾助运之品,以治其本。故守原方鸡内金加量以消食化积;加太子参、白术、茯苓健脾益气,莪术活血化瘀。——(《黄吉赓肺病临证经验集》)

案 5. 陈忠前治肺尘埃沉着病案

谢某，男，38 岁。初诊日期：2004 年 12 月 20 日初诊。

现病史：患者既往体健，无咳喘咳痰疾病。自 2 年前在煤窑挖煤半年后，即出现咳喘、咳痰，痰呈黑色泡沫样，未引起重视。后又在石英砂厂做 1 年，其咳喘、咳痰症状明显加重，更兼身体日趋消瘦，伴之有胸闷而痛，气短无力，时时汗出，头拒按压，头晕休息后稍有缓解。病后在多家医院诊治，后经市疾病控制中心确诊为肺尘埃沉着病。其用药不详，病情无明显好转，且有日趋加剧之势。血常规示红细胞、白细胞均低于正常值。X 线片示肺尘埃沉着病样改变。

舌脉：舌质红，舌苔厚腻微黄，脉细无力。

处方：当归 10g，桑白皮 15g，红花 10g，桃仁 12g，生地黄 10g，黄芩 15g，黄连 10g，川芎 5g，栀子 10g，半夏 10g，赤芍药 6g，紫苏子 10g，桔梗 5g，牛膝 10g，柴胡 3g，杏仁 10g，枳壳 6g，松贝母 10g，蜜紫菀 20g，百部 10g，甘草 6g。每天 1 剂，水煎，分 2 次服。

复诊：药进 3 剂，喘咳减半，咳痰量亦有减少，精神亦见好转。后又续前方 5 剂，诉咳喘仍有少作，咳痰量亦大减，但仍有少量黑色泡沫样黏痰。其胸闷除，不胸痛，气短消，神沛有力，不汗出，头晕均除，且能做轻微体力劳动。为固其效，更方为补肺汤与血府逐瘀汤加三棱、莪术、木灵芝、苏木、焦三仙各 10g。药用 10 剂，炼蜜为丸，每丸重 10g，早、中、晚各服 1 丸。半年后诸症消失，精力充沛。

按语：肺尘埃沉着病是一难治性职业病顽疾。本案为肺热痰瘀阻络之肺尘埃沉着病。笔者据其咳喘、咳痰，判病位在肺；据其痰量多，头拒按压，判病邪为痰瘀；据舌质红，舌苔腻微黄，判病性为热。三者合之，方用桑白皮汤与血府逐瘀汤加味治疗而获捷效。盖言瘀血所侵病位，中医有心肝血瘀、胃络之瘀、经络之瘀等，其论颇详。但无有肺脾肾之血瘀，笔者据临床多年治验总结，认为肺脉也有血瘀之病理，肺脉血瘀不仅存在于慢性阻塞性肺疾病中，其在肺尘埃沉着病的各阶段，肺脉血瘀是最基本的病理过程，故在肺尘埃沉着病治疗中，务必重视肺脉血瘀病理，其治或凉血活血清肺，或温肺散寒活血，或益气活血补肺，或养阴活血润肺，或化痰活血，随症施治。——(《血府逐瘀汤疗疑难杂症验案举隅》)

案 6. 百日咳病案

吴某，女，7 岁。

现病史：患儿 2 周前因感冒微热咳嗽，初起家长不以为意，自购止咳药，服用无效。于 2001 年 11 月 10 日来诊。症见：发热(39℃)，咳嗽日盛，夜间尤甚，咳时阵阵连声顿咳，伴喘促并哮鸣音，甚则涕泪俱流，弯腰曲背，面红目赤，头额冒汗，吐出稠痰秽物后，方渐缓解，咽喉红，便干溺黄，舌尖红，苔薄黄，脉数有力。WBC 13.5×10^9/L。

西医诊断：百日咳。

中医诊断：顿咳，痉咳期。

治法：清热化痰，降逆止咳。

处方：石膏(先煎)20g，北杏仁 10g，代赭石 12g，桑白皮、川贝、法半夏、苏子、山栀各 10g，黄连 3g，甘草 3g。上方 3 剂，水煎饭后温服。

尽剂后，体温降至 38℃，咳嗽趋缓，呕逆大减。守方再服 3 剂，发热已退，呕逆全止，唯咳嗽未痊愈，舌苔化净而舌尖仍红。原方去赭石、竹茹，石膏、麻黄用量均减半，加茯苓、沙参、怀山药、炒扁豆等益气保津、培土生金之品，调治 3 周而愈。

按语：百日咳痉咳期，外感疫疠之邪，郁而化热，痰热互结，治疗上标本兼治，清热和化痰

并用，降肺气与止咳并用，方能迅速截其病势，达到最佳疗效。——（《传染病临床诊治》）

参考文献

[1] 杨海霞，朱祥瑞，陆洪省.桑白皮的开发利用[J].蚕桑通报，2003(4)：9-11.

[2] 林宏.桑白皮汤加减治疗肺心病急性发作期36例总结[J].湖南中医杂志，2003(3)：5-6.

[3] 孙倩.加味桑白皮汤治疗老年慢性阻塞性肺疾病急性加重期(痰热肾虚证)的临床观察[D].成都：成都中医药大学，2017.

[4] 李献超.桑白皮汤中频穴位离子导入治疗慢性阻塞性肺疾病急性加重期(痰热郁肺型)的疗效评价[D].杭州：浙江中医药大学，2014.

[5] 郑秀梅.加味桑白皮汤治疗痰热血瘀证AECOPD的临床疗效观察及对HMGB1、FIB的影响[D].福州：福建中医药大学，2014.

[6] 李玉梅.桑白皮汤加减方对肺胀急性发作期痰热蕴肺证临床研究[D].泸州：泸州医学院，2012.

[7] 陈跃飞，张晓江，罗仕德.加味葶苈大枣桑白皮汤治疗心衰临床观察[J].中国中医急症，2007，16(6)：637-638.

[8] 林宏.桑白皮汤加减治疗肺心病急性发作期36例总结[J].湖南中医杂志，2003(3)：5-6.

[9] 冯磊，沈瑞翔，蔡超产，等.桑白皮汤治疗泪液分泌不足型干眼症临床观察[J].光明中医，2017，32(9)：1264-1266.

[10] 陈丽萍，陈婕.桑白皮汤治疗干眼症对患者视力水平和睑板腺功能的影响[J].中华保健医学杂志，2018，20(6)：492-494.

[11] 黄绮君，罗微媚，陈银月.桑白皮汤治疗干眼症临床效果观察[J].亚太传统医药，2018，14(7)：186-187.

58 金水六君煎

【方源】“治肺肾虚寒,水泛为痰,或年迈阴虚,血气不足,外受风寒,咳嗽呕恶,多痰喘急等证。”(明·张景岳《景岳全书》)

【组成】当归二钱(6g)　熟地三五钱(15g)　陈皮一钱半(6g)　半夏二钱(6g)　茯苓二钱(6g)　炙甘草一钱(3g)

【用法】水二盅,生姜三、五、七片,煎七八分,食远温服。(现代用法:加生姜3~7片,水煎服)

【功用】滋养肺肾,祛湿化痰。

【主治】肺肾阴虚夹痰证。咳嗽呕恶,喘逆多痰,痰带咸味,乏力腰酸,舌苔白润,脉滑无力。

【方解】金水六君煎为二陈汤去乌梅,再加熟地黄、当归而成。在金水六君煎中,熟地黄和半夏共为君药,其中熟地黄滋养肺肾;半夏健脾燥湿,降逆化痰。在臣药中,陈皮理气燥湿,当归养血和血。本方佐以茯苓健脾渗湿,生姜降逆化痰,制半夏之毒,使以甘草调诸药,润肺和中。全方共奏滋养肺肾、祛湿化痰之效。

【临床应用】本方是治疗年迈阴虚,或血气不足所致之咳嗽痰多之证的常用方,主要以咳嗽呕恶、喘逆多痰、痰带咸味、咽干口燥、舌质红、苔白滑或薄腻为辨证要点。现代临床常用于治疗呼吸系统疾病如支气管哮喘、浸润型肺结核、肺源性心脏病、慢性支气管炎、慢性阻塞性肺疾病等。

【药理研究】

1. 平喘、镇吐、镇咳作用　本方有显著的平喘作用,能显著提高小鼠非特异性免疫功能及甲亢“阴虚”型动物常压耐缺氧能力,并有一定的祛痰、镇吐、镇咳作用。拆方分析证明,本方的镇咳作用与当归、熟地在方中的配伍有特殊意义。

2. 祛痰作用　实验研究发现,本方能明显增加大鼠气管毛细血管引流量,增加大白鼠气管毛细管排痰量,加速家鸽呼吸道纤毛运动,表明本方具有祛痰作用,且明显优于单味半夏。

3. 增强免疫功能作用　有研究发现,本方可改善人体免疫功能及肺通气功能状态。

4. 耐缺氧及抗寒　本方能延长小白鼠负重游泳时间,提高小白鼠常压耐缺氧能力及增强抗寒能力。

【名医用方心得】

清·张秉成:凡年高之人,血脉枯涩,经络隧道多不流利,若有湿热内盛,肺失治节之令,则咳嗽连声,断续不已。甚则周身经络掣痛,或闪气心痛,斯时也不得不以二陈之属化其痰,然恐血枯之人,不足以当其燥,故特加归、地以濡其血而泽其枯。方为不偏不倚,两得相宜,全在学者酌宜用之耳。——(《成方便读》)

近·谢观:二陈汤为祛痰之通剂,盖以痰之本,水也。茯苓利水以治其本。痰之动,湿也，茯苓渗湿以制其动。方中只此一味是治痰正药，其余半夏降逆，陈皮顺气，甘草调中，皆取之以为茯苓之佐使耳。故仲景书凡痰多俱加茯苓，呕者加半夏，古圣不易之法也。此方取熟地寒润，当归辛润，加此二味，用为脾肾虚寒，水泛为痰之剂，不知肺寒非干姜、细辛合用不可，肾寒非姜、附重用不可。若用归、地之寒湿助其水饮，则阴霾四布，水势上凌而气逆咳嗽之病日甚矣。——(《中国医学大辞典》)

今·傅衍魁、尤荣辑：本方即二陈汤加当归、熟地而成。具有滋养肺肾，祛湿化痰功效。主治肺肾阴虚，水泛为痰，咳嗽呕恶、喘逆多痰、痰带咸味，或咽干口燥等症。故用二陈汤燥湿化痰，加当归、熟地养血滋阴。各药相合，则燥湿不致伤阴，滋阴以妨恋邪，并兼顾和胃健脾，运化水谷，输布精微，从中肺肾并调。——(《医方发挥》)

【名医验案选录】

案1. 沈英森治疗浸润型肺结核、肺气肿案

郑某，男，58岁，干部。初诊日期：1982年2月8日初诊。

病人形容消瘦，咳嗽胸闷，气急喘促，反复发作多年。近2年来症状明显加重，发作时喘息抬肩不得卧，咽喉痒，喉间辘辘有声，胸闷气促，自觉有气从下而上，直窜喉间，且咳嗽频频，呕吐清涎，甚则喘时面红耳赤，眼泪鼻涕不止，胃纳呆，舌红，苔腻，脉弦细。胸透示右侧浸润型肺结核、肺气肿。

中医辨证：虚喘(肾虚作喘，兼有痰湿)。治以补虚纳气，兼化湿除痰。

处方：熟地、栝楼皮各15g，当归、杏仁、茯苓、法半夏、橘红、五味子、葶苈子各10g，薏仁24g，白蔻仁6g，生谷芽30g。

12日复诊：服3剂症减；照方6剂，诸症大减，因要返汕，拟上方加减，由病人带处方回汕常服。后询其亲属，谓回汕后病情稳定，无大发作。——[沈英森.金水六君煎加减治疗喘证的体会[J].新中医，1986(8)：34-36.]

案2. 沈英森治疗肺源性心脏病、慢性支气管炎案

朱某，男，68岁，退休干部。

现病史：病人因胸闷气急，动则气喘10余年，近半个月来加剧，于1982年12月21日入院。入院时症见形体消瘦，面色微红，语声低顿短促，胸闷气急，呼吸气促，动则气喘，口干口臭不多饮，夜间尤甚，喉间有痰，黏稠难咳，晨起则咳出白色黏稠痰液数口。间有腰酸腿软，每遇寒冷天气易受风寒而上症益甚，舌暗红，苔黄腻而干，脉弦细而代。曾先后多次治疗未见效。胸透示肺源性心脏病、慢性支气管炎。

辨证：证属喘证(虚实交错，本虚标实)。

治以宣肺平喘，理气化痰，补虚纳气。

处方：银花、蒲公英、鱼腥草、大青叶、败酱草、芦根各30g，法半夏、陈皮、黄芩、葶苈子、山栀子各10g，桑白皮、土地骨皮各15g，橘络、甘草各6g，川贝母3g。共服8剂。

二诊：喘证稍减，痰易咳出，能起床步行至厕所解二便，亦不须停顿休息。此时痰浊阻塞肺络的症状缓解，而上气不接下气等肾不纳气的症状突出，乃即转用金水六君煎加减以治本。处方：当归、熟地、茯苓、法半夏、橘红、杏仁、五味子、款冬花、紫菀各10g，甘草6g。

服至1983年2月9日病情好转出院，共40剂。中间曾因天气变化而喘甚，施以银芩泻白散加减，症即可缓解。——[沈英森.金水六君煎加减治疗喘证的体会[J].新中医，1986(8)：34-36.]

案3. 王付治疗慢性支气管炎案

蒋某,女,59岁,郑州人。患者有多年慢性支气管炎、慢性胃炎病史,服用中西药但未能有效控制症状,近由病友介绍前来诊治。刻诊:咳嗽,因凉加重,痰多色白,吸气不利,胃痛胃胀,食则满闷,喜饮热食,大便溏泄,全身困重,头晕目眩,口苦,舌质暗红、苔黄略腻,脉沉弱。

辨证:肺脾气虚、寒热夹痰证,治当补益肺脾,清热散寒。

处方:当归5g,熟地黄12g,陈皮5g,生半夏12g,茯苓12g,生姜20g,黄连3g,黄芩10g,干姜10g,大枣12枚,红参10g,五灵脂10g,炙甘草10g。6剂,水煎服,第1次煎40分钟,第2次煎25分钟,合并药液,每日1剂,每次服150ml左右,每日分早、中、晚3次服。

二诊:咳嗽减轻,咳痰减少,大便溏泄好转,以前方6剂继服。

三诊:胃痛减轻,仍然口苦,以前方变黄连为6g,6剂。

四诊:口苦基本消除,咳嗽较前又有减轻,胃痛好转,以前方6剂继服。

五诊:咳嗽基本消除,仍全身困重,大便仍溏泻,以前方变茯苓为24g,6剂。

六诊:头晕目眩基本消除,大便趋于正常,以前方6剂继服。

七诊:诸症基本缓解,胃痛胃胀、食则闷满基本消除。以前方治疗20余剂,诸症悉除。随访1年,一切尚好。

用方体会:根据咳嗽、因寒加重辨为肺寒,再根据胃痛、喜饮热食辨为脾胃虚寒,因口苦、苔黄腻辨为湿热,又因头晕目眩、脉沉弱辨为气虚,更因全身困重、苔腻辨为夹痰湿,以此辨为肺脾气虚、寒热夹痰证。方以金水六君煎补益气血,理气化痰;以半夏泻心汤温中清热,燥湿降逆,益气和中,加五灵脂活血化瘀。方药相互为用,以奏其效。——(《王付内科杂病选方用药技巧》)

参考文献

[1] 常琦.金水六君煎对稳定期慢性阻塞性肺疾病患者呼吸功能和免疫功能的影响[J].上海中医药杂志,2012,46(7):40-41.

[2] 陈记财,李佳,李永锋,等.加味金水六君煎对肺癌围术期患者免疫调节的影响[J].中国医药导报,2016,13(30):138-141.

[3] 张俊图,吴洪波,李建梅.金水六君煎方用探讨[J].江西中医药,2015,46(4):5-7.

[4] 黄景彬,赵长鹰,李梅.金水六君煎对慢性支气管炎模型小鼠呼吸道纤毛病理损伤的影响[J].暨南大学学报(自然科学与医学版),2005(4):523-529.

[5] 黄景彬.金水六君煎对慢性支气管炎小鼠呼吸道纤毛影响的研究[D].广州:暨南大学,2003.

[6] 赵长鹰,沈英森,陈再智,等.金水六君煎抗应激作用实验研究[J].新中医,1997(10):36-38.

[7] 赵长鹰,唐颖,沈英森,等.金水六君煎口服液对慢性支气管炎小鼠血清IL-2水平等影响的研究[J].新中医,1999(12):30-31.

[8] 赵长鹰,沈英森,陈再智,等.金水六君煎对小白鼠负重游泳时间、常压耐缺氧及抗寒能力的影响[J].暨南大学学报:自然科学与医学版,1997(2):39-42.

[9] 孟辉,沈英森,赵长鹰,等.金水六君煎口服液祛痰作用的实验研究[J].湖南中医杂志,1995(3):42-43.

[10] 赵玉霞,梁济乐,楚中华.金水六君煎对哮喘缓解期患者免疫及肺功能的影响[J].浙江中医杂志,2001(9):30.

59 暖　肝　煎

【方源】"治肝肾阴寒,小腹疼痛,疝气等证。"(明·张景岳《景岳全书》)

【组成】当归二三钱(6~9g)　枸杞三钱(9g)　茯苓二钱(6g)　小茴香二钱(6g)　肉桂一二钱(3~6g)　乌药二钱(6g)　沉香一钱,或木香亦可(3g)

【用法】水一盅半,加生姜三五片,煎七分,食远温服。(现代用法:水煎服)

【功用】温补肝肾、行气止痛。

【主治】肝肾不足,寒滞肝脉证。睾丸冷痛,或小腹疼痛,疝气痛,畏寒喜暖,舌淡苔白,脉沉迟。

【方解】本方证因肝肾不足,寒客肝脉,气机郁滞所致。寒为阴邪,其性收引凝滞,若肝肾不足,则寒易客之,使肝脉失和,气机不畅,故见睾丸冷痛、或少腹疼痛、或疝气痛诸症。治宜补肝肾,散寒凝,行气滞。方中肉桂辛甘大热,温肾暖肝,祛寒止痛;小茴香味辛性温,暖肝散寒,理气止痛,二药合用,温肾暖肝散寒,共为君药。当归辛甘性温,养血补肝;枸杞子味甘性平,补肝益肾,二药均补肝肾不足之本;乌药、沉香辛温散寒,行气止痛,以去阴寒冷痛之标,同为臣药。茯苓甘淡,渗湿健脾;生姜辛温,散寒和胃,皆为佐药。综观全方,以温补肝肾治其本,行气逐寒治其标,使下元虚寒得温,寒凝气滞得散,则睾丸冷痛、少腹疼痛、疝气痛诸症可愈。本方补养、散寒、行气并重,运用时应视其虚、寒、气滞三者孰轻孰重,相应调整君臣药的配伍关系,使之更能切中病情。

【临床应用】本方主治肝肾不足、寒凝气滞之睾丸、疝气或少腹疼痛。症见睾丸冷痛,或少腹疼痛,或疝气痛,畏寒喜暖,舌淡苔白,脉沉迟。现代临床常用于治疗泌尿生殖系统疾病如腹股沟疝、睾丸炎、附睾炎等;消化系统疾病如胃及十二指肠溃疡、慢性胃炎等。

【药理研究】本方可以解热、镇痛,改善血液循环,抑制平滑肌痉挛,其中乌药、小茴香有抑制平滑肌痉挛作用,能排肠积气、促消化、缓疼痛;肉桂可扩张皮肤血管,促汗腺排泄,解热镇痛;沉香能调节胃肠蠕动;枸杞子护肝保肝,提高免疫力;当归抗贫血,抑制平滑肌痉挛;茯苓镇静,抗溃疡,降低胃酸分泌。

【名医用方心得】

清·徐镛:此治阴寒疝气之方,疝属肝病,而阴寒为虚,故用当归、枸杞以补真阴之虚,茯苓以泄经腑之滞,肉桂补火以镇浊阴,乌药利气而疏邪逆,小茴、沉香为疝家本药,生姜为引,辛以散之。如寒甚者,吴萸、附子、干姜亦可加入。——(《医学举要》)

近·蔡陆仙:所谓乙癸同源,虚则补其母也。肝之所以寒者,肾之温气不足也。本方肉桂、茴香温肾之品,亦暖肝之品也。沉香温纳肾气,乌药温顺肝气,枸杞补肝肾而益精,茯苓调水道以通阳,用当归为君,俾诸药尽汇于肝,于是凝寒解冻,阳和敷布,向之飒飒以无风者,今则欣欣以向荣矣。经云:木位之主,其补以辛,寒淫所胜,平以辛热,佐以甘苦。肝木不及则金过于亢,清反胜之,则当以辛平之也。酸甘合化为阴,辛甘合化为阳,大抵补肝之体者,宜酸甘之品,补肝之用者,宜辛甘之品也。——(《中国医药汇海》)

今·秦伯未：本方以温肝为主，兼有行气、散寒、利湿作用。以当归、杞子温补肝脏，肉桂、茴香温经散寒，乌药、沉香温通理气，茯苓利湿通阳。凡肝寒气滞，症状偏在下焦者，均可用此加减。——(《谦斋医学讲稿》)

【名医验案选录】

案1. 程杏轩治疗腮肿消后睾丸肿痛案

礼兄平素体虚，时感寒热，耳旁肿痛。惟时此证盛行，俗称猪头瘟。医与清散药两剂，耳旁肿消，睾丸旋肿，痛不可耐，寒热更甚。予思耳旁部位属少阳，睾丸属厥阴，肝胆相为表里，料由少阳之邪，不从表解，内传厥阴故耳。仿暖肝煎加吴萸，一剂而效。同时族人泽瞻兄病此，予诊之曰："得无耳旁肿消，睾丸肿痛乎？"泽兄惊曰："子何神耶！"亦用前法治愈。后阅《会心录》，载有肿腮一证，云医不知治，混投表散，邪乘虚陷，传入厥阴，睾丸肿痛，耳后全消，昔贤之言，洵不诬也。——(《杏轩医案》)

案2. 张存悌治疗腹胀案

辛某，男，48岁。

2008年9月9日初诊：房事后饮入凉水，遂致小腹胀3天。舌淡胖有痕，脉左弦尺沉寸弱，右弦关浮寸尺弱。宗筋属肝，房事后饮冷伤及厥阴，阳气受损，从肝寒议治，景岳暖肝煎加味处之：

肉桂10g，沉香10g，小茴香10g，乌药10g，炮姜15g，黄芪30g，川楝子10g，当归15g，附子25g，砂仁10g。5剂，水煎服。

复诊：腹胀已消。

按：郑钦安崇尚扶阳，用四逆汤"治数百种病"。但他并非概用四逆汤包治阴证，而是讲究"病情有定向，用药有攸分"，注意分经选药。说白了就是病在哪里，就用哪里的药，这是郑氏扶阳用药的一个具体原则。例如目症"上眼皮属胃，下眼皮属脾，白睛属肺，黑睛属肝，瞳子属肾，两眦属心"，用药则分别从胃、脾……分经选药。本病小腹、宗筋属肝，故选暖肝煎处之。后世岭南伤寒"四大金刚"之一的陈伯坛说："吴茱萸、四逆、理中、真武，不可同鼎而烹。"意谓同是扶阳之方，选用却有差别，不可随便混用。——(《关东火神张存悌医案医话选》)

案3. 夏锦堂治疗左下腹痛案

刘某，女，40岁。初诊日期：于1993年10月12日初诊。

现病史：自述左下腹凉痛，伴腰痛3天。视其舌淡苔白，脉沉弦，左下腹痛喜按。

辨证：肝肾亏虚，寒凝气滞。

治法：温补肝肾，散寒止痛。

处方：小茴香10g，乌药10g，肉桂10g，当归10g，茯苓10g，降香10g，枸杞子10g，生姜10g。每天1剂，水煎服。

服上方3剂，左下腹痛明显减轻，腰痛止。上方继服3剂而愈。——(《夏锦堂临床经验选粹》)

案4. 赵正俨治疗少腹胀痛案

魏某，男，42岁，农民。初诊日期：1991年9月10日。

现病史：少腹胀痛2年，每年冬天自觉症状加重。近日因着凉，少腹胀痛加重，胀时牵至右胁下，食欲一般，大便稀，日2次。

舌脉：舌质淡，舌苔薄，有齿痕。

辨证:阳气不足,寒滞肝脉。

治法:暖肝散寒。

方药:乌药 12g,小茴香 12g,吴萸 6g,沉香 6g,荔枝核 10g,橘核 10g,川楝子 10g,茯苓 10g,白术 15g。3 剂,水煎服,日 1 剂。

二诊:服上方后少腹疼减,左肋下胀轻,仍大便日 2 次,原方加味。处方:乌药 15g,小茴香 12g,吴萸 6g,肉桂 9g,沉香 6g,荔枝核 12g,橘核 12g,川楝子 10g,茯苓 15g,白术 15g。继服 6 剂。

三诊:大便有时稀,少腹时痛,上方加党参 15g、木香 10g,继服 6 剂。

四诊:少腹及右肋下已不疼,大便每日 1 次,食欲增加,自觉周身有力,一般情况好,继服 6 剂后而获痊愈。

体会:肋下及少腹为肝脉所过之处。患者素体阳虚,寒邪乘虚而入,滞于肝脉,以致气血凝滞、脉络不畅而疼痛。肝病及脾,脾阳不振,运化失职,可见大便稀薄。寒滞肝脉,为肝病常见证之一,治法以温里与行气并用。方中以乌药、小茴香、肉桂暖肝散寒;吴萸、橘核、川楝子理气止痛;又加党参、茯苓、白术补气健脾,共奏暖肝散寒、温阳健脾之效。病史较长,而治疗得当,取效亦捷。——(《赵正俨医案医话》)

参考文献

[1] 程生赋,程生林,柳明德,等.暖肝煎临床应用举隅[J].中国中医药信息杂志,2011,18(7):87.

[2] 刘建荣.暖肝煎在男科疾病中的应用[J].光明中医,2008,23(12):2006-2008.

[3] 贺敬波,钟琳,陈捷,等.加减暖肝煎胶囊治疗不稳定型心绞痛患者的疗效及对 C-反应蛋白质的影响[J].河北中医,2007(11):973-974.

[4] 贺敬波,钟琳,陈捷,等.加减暖肝煎对不稳定性心绞痛患者炎症因子 CRP 的影响[J].医药世界,2007(3):27-29.

[5] 江晓生.暖肝煎在痛经中的运用[J].江西中医药,1995(S2):102-103.

60 玉女煎

【方源】“治水亏火盛，六脉浮洪滑大，少阴不足，阳明有余，烦热干渴，头痛牙疼，失血等证。若大便溏泄者，乃非所宜。”（明·张景岳《景岳全书》）

【组成】生石膏三五钱（9~15g） 熟地三五钱或一两（9~30g） 麦冬二钱（6g） 知母 牛膝各一钱半（各5g）

【用法】水一盅半，煎七分，温服或冷服。（现代用法：水煎服）

【功用】清胃热，滋肾阴。

【主治】胃热阴虚证。头痛，牙痛，齿松牙衄，烦热干渴，舌红苔黄而干。亦治消渴，消谷善饥等。

【方解】本方主治少阴不足，阳明有余之证。阳明之脉上行头面，入上齿中，阳明气火有余，胃热循经上攻，则见头痛牙痛；热伤胃经血络，则牙龈出血；热耗少阴阴精，故见烦热干渴，舌红苔黄且干。此为火盛水亏相因为病，而以火盛为主。治宜清胃热为主，兼滋肾阴。方中石膏辛甘大寒，清阳明有余之火而不损阴，故为君药。熟地黄甘而微温，以滋肾水之不足，用为臣药。君臣相伍，清火壮水，虚实兼顾。知母苦寒质润、滋清兼备，一助石膏清胃热而止烦渴，一助熟地滋养肾阴；麦门冬微苦甘寒，助熟地滋肾而润胃燥，且可清心除烦，二者共为佐药。牛膝导热引血下行，且补肝肾，为佐使药，以降上炎之火，止上溢之血。本方的配伍特点是清热与滋阴共进，虚实兼治，以治实为主，使胃热得清，肾水得补，则诸症可愈。

【临床应用】本方主治胃热阴虚之牙痛。症见头痛，牙痛，齿松牙衄，烦热干渴，舌红苔黄而干。现代临床常用于治疗口腔科疾病如牙龈炎、急性口腔炎、舌炎等；内分泌系统疾病如糖尿病等。

【药理研究】实验研究发现，本方对四氧嘧啶型糖尿病有缓慢而持久的降糖作用，还可以明显降低糖尿病大鼠的血清胃泌素和胃动素水平，改善其胃肠消化功能。本方对模型兔的牙周病有明显改善作用，表现在其牙龈探诊出血（BOP）与牙周探诊深度（PPD）明显改善，组织病理学检查表明合用组牙周袋内炎症细胞浸润最少，骨吸收陷窝及活性破骨细胞数减少，同时可发现牙槽骨再生现象。另有研究表明，本方可能通过拮抗甲状腺素的作用或促进甲状腺素的降解而非抑制甲状腺素的生物合成来达到缓解甲状腺功能亢进症的目的。

【名医用方心得】

清·叶桂：既云水亏火盛，竟宜滋阴降火，不必用石膏。少阴不足，是肾虚火亢，当补肾为主。至若阳明有余，乃胃中之实火，当清胃火。病属两途，岂可石膏、熟地并用乎？认病不真，立方悖谬。若真阴亏损而用石膏，害人不浅。——（《景岳全书发挥》）

清·徐镛：阳明、少阴二经，皆是津液所关。阳明实，则火炽而津液涸；少阴虚，则水亏而津液亦涸。考两经合治之方，仲景猪苓汤养阴而兼利水，景岳玉女煎养阴而兼清火。盖白虎汤治阳明而不及少阴，六味地黄汤治少阴而不及阳明。是方石膏清胃，佐知母以泄肺气，实则泻其子也；熟地滋肾，佐麦冬以清治节，虚则补其母也；牛膝入络通经，能交和中下，允为八阵中最上之方。——(《医学举要》)

清·王泰林：此寓补阴于清火之中。泻黄散用防风，欲其火从上散；此用牛膝欲其火从下达。此方治少阴阴虚、阳明火盛之法。若少阴阳虚、阳明胃实，当用附子泻心汤。——(《王旭高医书六种》)

清·张秉成：夫人之真阴充足，水火均平，决不致有火盛之病。若肺肾真阴不足，不能濡润于胃，胃汁干枯，一受火邪，则燎原之势而为似白虎之证矣。方中熟地、牛膝以滋肾水；麦冬以保肺金；知母上益肺阴，下滋肾水，能制阳明独胜之火；石膏甘寒质重，独入阳明，清胃中有余之热。虽然如此，而其中熟地一味，若胃火炽盛者，尤宜酌用之。即虚火一证，亦改用生地为是。——(《成方便读》)

清·杨璇：熟地、牛膝补肾水之不足；石膏、知母泻脾土之有余；而金则土之子，水之母也，麦冬甘以补肺，寒以清肺，所谓虚则补其母，实则泻其子也。——(《寒温条辨》)

清·唐容川：夫血之总司在于胞室，而胞宫冲脉上属阳明，平人则阳明中宫化汁变血，随冲脉下输胞室。吐血之人，胞宫火动气逆，上合阳明，血随而溢。咳嗽不休，多是冲脉上合阳明，而成此亢逆之证。方用石膏、知母以清阳明之热，用牛膝以折上逆之气，熟地以滋胞宫之阴，使阳明之燥平，冲脉之气息，亢逆之证乃愈矣。景岳制此方，曾未见及于此，修园又加贬斥，而王士雄以为可治阴虚胃火齿痛之证，皆不知此方之关冲脉，有如是之切妙也。麦门冬治冲逆，是降痰之剂；此方治冲逆，是降火之剂。——(《血证论》)

【名医验案选录】

案1. 吴鞠通治疗消渴

乙丑(1805年)二月廿二日，某脉不浮而细数，大渴引饮，大汗，里不足之热病也。用玉女煎法。

知母四钱，生石膏一两，甘草三钱，麦冬五钱，细生地五钱，桑叶三钱，粳米一撮。

煮三杯，分三次服。

廿三日，温热大渴大汗，脉数，昨用玉女煎法，诸证俱减。平素有消渴病，用玉女煎大便稀溏，加牡蛎，一面护阴，一面收下。

牡蛎一两，生石膏五钱，炙甘草三钱，麦冬五钱，大生地五钱，炒知母二钱，粳米一撮。

煮三杯，分三次服。——(《吴鞠通医案》)

案2. 孙允中治疗齿衄案

黄某，女，27岁。初诊：1976年9月。

现病史：1个月来，齿龈肿痛，衄血鲜红，口渴引饮，头痛目眩，便秘尿赤。

舌脉：舌红苔薄黄而燥，脉弦滑。

辨证：齿属肾，龈属胃，肾阴不足，胃火炽盛，则见齿衄。

治法：治以滋肾阴，清胃热。

处方：生石膏35g，知母15g，生地30g，麦冬25g，牛膝15g，茅根50g，玄参30g。

结果：服药3剂，便通火降，衄止肿消。续服药3剂，肾阴得复，胃火尽清。——(《中国现代名中医医案精华》)

案3. 董廷瑶治疗紫龈案

毕某，女，9岁。初诊：9月1日。

主诉：上下牙龈发紫多年，西医检查原因不明。

诊查：面色晦暗，唇色暗滞，胃纳一般，大便日行，小溲通长，夜梦惊叫，口气臭浊，时有鼻衄，舌淡苔少，脉象弦急，家长觉得近2年来患儿生长缓慢。

辨证：阳明瘀热，兼有肾气不足。

治法：先拟玉女煎加味以清胃热为主。

处方：生石膏30g（先煎），大生地12g，怀牛膝12g，知母6g，麦冬9g，山茱萸肉6g，藕节9g，白茅根30g，丹皮9g，黑山栀9g。7帖。

二诊：9月8日。药后牙龈较润，口气仍臭，舌质淡红，胃纳仍差，二便均调。前方尚合，原法为主。

处方：生石膏20g（先煎），怀牛膝10g，知母6g，麦冬9g，大生地12g，茯苓9g，白茅根30g，炒藕节9g，清甘草3g，糯稻根9g，浮小麦9g。7帖。

结果：二诊后，牙龈颜色转润。

按：本例患儿牙龈发紫已有多年，西医检查原因不明。中医通过望、闻、问、切，辨证应属胃火偏旺，兼有肾气不足。何以见之？牙龈发紫，口气臭浊，夜梦惊叫，时有鼻衄，脉象弦急，均属胃火偏旺；而面色晦暗，口唇暗滞，生长缓慢，舌淡苔少是由于肾气不足之故。联系到经络学说，前贤有龈为胃之络，齿为骨之余之说，故与胃肾两脏有关是有理可据的。本案重在明理、辨证，一旦辨证精确，立法选方亦就迎刃而解。——（《中国现代名中医医案精华》）

案4. 白锋治疗上消案

男，49岁。

主诉：口干渴欲饮、饮量大，尿多、日渐消瘦。

诊查：脉数、舌红绛苔黄。空腹血糖13.44mmol/L，尿素氮7.14mmol/L，尿糖（++++）。辨证：证属肺胃热盛、燥热伤律，发为上消。治宜滋阴清热。

处方：沙参、麦冬、石斛、玉竹、花粉各20g，生地15g，黄精20g，玄参15g，山药20g，丹皮15g，生石膏40g，知母15g。水煎服，1日1剂。

结果：6剂后，尿糖（++），空腹血糖8.96mmol/L，诸证显轻；又12剂，尿糖（-），空腹血糖4.48mmol/L，诸证悉除。

按：本案主证为渴而多饮，日渐消瘦，当以清热生津止渴立法，方用玉女煎以清热滋阴，加沙参清胃养阴、益胃生津；玉竹归肺胃、滋阴润肺、生津养胃；花粉味苦微甘寒，清热生津止渴，石斛养胃生津、滋阴除热；黄精润肺滋阴、补脾益气。全方切中病机，6剂显效，12剂而愈。——（《清热方剂的药理与临床》）

参考文献

[1] 李树生，张洪玲，张红，等.玉女煎对慢性牙周炎患者血清TNF-α、IL-6的影响[J].云南中医学院学报，2017，40(6)：79-81，85.

[2] 刘培，李庆隆.玉女煎对胃火上炎型牙周炎患者牙菌斑指数、牙周袋深度及生活质量的影响[J].现代中西医结合杂志，2017，26(30)：3353-3355.

[3] 张红云.玉女煎加减对牙周炎患者龈沟液中病原菌及RANKL/OPG水平的影响[J].四川中医，2017，35(7)：154-157.

[4] 曹舜，李雅清，丁洪伟.玉女煎治疗2型糖尿病的研究进展[J].中国中医药现代远程教育，2017，15(12)：156-158.

[5] 王婷婷，王亚静，孙爱珍，等.HPLC 梯度洗脱法同时测定玉女煎多指标成分含量[J].天津中医药大学学报，2017，36(3)：214-218.

[6] 周韬，张李唯，张军峰，等.玉女煎对气分证兔舌黏膜 CK14、E-Cad、HSP70、PCNA、TLR4 表达影响[J].中华中医药学刊，2017，35(6)：1355-1357.

[7] 何才姑，钱长晖，黄玉梅，等.玉女煎对 GK 大鼠胰岛自噬基因 Beclin 表达的影响[J].福建中医药大学学报，2012，22(2)：32-35.

61 保阴煎

【方源】“治男妇带浊遗淋，色赤带血，脉滑多热，便血不止，及血崩血淋，或经期太早，凡一切阴虚内热动血等证。”（明·张景岳《景岳全书》）

【组成】生地　熟地　芍药各二钱（各6g）　山药　川续断　黄芩　黄柏各一钱半（各4.5g）　生甘草一钱（3g）

【用法】水二盅，煎七分。食远温服。（现代用法：水煎服）

【功用】凉血滋阴，清热止血。

【主治】阴虚内热，带下淋浊，色赤带血，血崩便血，月经先期，脉滑。

【方解】方中生地清热凉血，养阴生津；熟地、白芍养血敛阴；黄芩、黄柏清热泻火，直折热邪；续断固肾止血，地榆、槐花凉血止血；甘草调和诸药。全方有滋阴凉血止血之效。

【临床应用】功能失调性子宫出血、产后子宫复旧不良、盆腔炎、子宫内膜炎，宫颈炎、先兆流产等属阴虚血热者，可用本方治疗。

【药理研究】药理研究表明，本方具有解热、抗菌、消炎、镇痛、止血、保肝、降压等作用。

【名医用方心得】

清·顾松园：此方君以甘寒滋水填精之品，《难经》所谓“损其肾者，益其精也”。肾脉从肾上贯肝膈，入肺中，循喉咙，挟舌本。肾火一动，肝火乘之，便入肺中。臣以二冬，保金而滋生化之源；恐太沉阴濡润，而又佐以甘平补脾之剂，固其中气。备加减之法，以善其用。阴虚火旺者，投之神效，譬如溽暑伊郁之时，而商飚一动，炎敌如失矣！——（《顾松园医镜》）

清·汪希正：保阴煎一方，其意旨所存，盖即固本丸、集灵膏之制而加减者也。二地为君，壮水以制亢越之火；二冬为臣，保金以滋生化之源。惟固本丸有人参。兹去参者，恐肺中有热，反至助火也；代以龙眼肉、葳蕤，一以悦脾而生金滋水，二以润肺而益肾养肝。二味代参，非独较参为稳当，抑且贫富可以通行。集灵膏有枸杞、牛膝，兹去杞者，恐其性温助阳，用膝者，取其下行，一汰一存，权衡适当。至人参补血液为润燥之妙品，龟板补心肾实养阴之良药。统而计之，即精不足者，补之以味之意也。然群聚沉阴静味，得无过于凝滞，上阻胃纳，下妨脾运欤？故佐以山药、茯苓，一培一渗，调和脾胃，使无偏胜之虞。且拟加减之法，以治病之变化，毫无遗漏焉。——（《吴医汇讲》）

近·何廉臣：此方甘咸滋肾，甘淡养胃；专治真阴虚衰，相火炽盛，发热在于午子前后，或但皮里骨蒸，五心常热，鼻中干燥，唇红颧赤，口苦舌干，耳鸣目眩，腰膝疲软，四肢无力，倦怠思卧，大便燥结，小便黄赤。六脉弦数或虚数无力。若病日久，饮食少思，大便溏泄，午后洒淅发寒，少顷发热，热至鸡鸣寅卯时分，盗汗出而身凉，均以此方加减治之。——（《重订广温热论》）

今·颜乾麟：笔者揣测保阴煎的组成，认为此方符合补阴方剂的四大组方原则。

（1）精水双补为君：肾阴包括精水两部分，所谓阴虚，实乃精水两亏。保阴煎取生、熟地补水，龟甲、鳖甲血肉有情之品补精，可谓精水兼顾。

(2)金水并滋为臣:根据金水相生原理,补肾必兼治肺,金旺则水充。保阴煎取天冬、麦冬、玉竹补肺,有滋其水源之意。

(3)健运中宫为佐:补精滋水之品,性多黏腻,难以消化,故保阴煎佐以山药、茯苓、龙眼肉温运脾胃,可防呆胃之弊。

(4)潜降虚阳为使:阴分一亏,其虚阳势必上亢,保阴煎取怀牛膝引虚阳下行,最为适当。

由于保阴煎组方严谨,用之临床,疗效显著。故后世医家极为推崇。如清代名医何炫在《何氏虚劳心传》中将其列为治疗虚劳第一方,并谓:“此方君以甘寒滋阴添精之品,所谓损其肾者,益其精也;臣以二冬保金而滋其生化之源;恐太沉阴濡润,而又佐以甘平补脾之剂,顾其中气。”可谓真知灼见。——(《颜乾麟医话医论医案集》)

【名医验案选录】

案 1. 颜乾麟治高血压案

储某,女,74 岁。

主诉:头晕伴口干多年。初诊 2013 年 7 月 4 日。既往有高血压,糖尿病病史。血压偏高(160/85mmHg),头晕目眩,胸口偶有不舒。餐前血糖 7.2mmol/L,口干,大便欠畅,胃纳一般,汗出不多,入夜难寐。脉右关弦而有力,舌红苔少略润。

西医诊断:高血压,糖尿病。中医诊断:眩晕。证属阴分不足,虚火上亢之证。

治拟养阴生津,滋阴降火。方用保阴煎出入。

处方:生黄芪 30g,北沙参 10g,天冬 10g,麦冬 10g,生地 10g,熟地 10g,枸杞子 10g,桂枝 5g,赤芍 10g,白芍 10g,龟甲 10g,鳖甲 10g,怀牛膝 30g,生石决 15g,茯苓 10g,丹参 15g,黄连 5g,潼蒺藜 15g,白蒺藜 15g,地锦草 30g。14 剂。

二诊:血压 150/85mmHg。血糖 7.8mmol/L。服上方胃部不适,大便偏干,头晕,口干,神疲,汗出不多,目眩,夜尿不多。脉弦,舌红苔少。证属气阴不足。方用保阴煎。

处方:生黄芪 30g,北沙参 10g,天冬 10g,麦冬 10g,枸杞子 10g,山药 10g,生地 30g,龟甲 10g,鳖甲 10g,白芍 10g,当归 10g,苍术 10g,白术 10g,黄连 5g,黄芩 10g,黄柏 6g,肉桂 3g,地锦草 30g。14 剂。

三诊:进保阴煎后,口干好转,头晕减轻。偶尔胸闷,心率偏慢,期前收缩多,入夜睡眠好转,早醒,胃纳一般,大便通畅。脉缓,舌红苔少,气阴不足之证。

处方:生黄芪 30g,防风 6g,赤芍 10g,白芍 10g,生地 10g,熟地 10g,天冬 10g,麦冬 10g,枸杞子 10g,山药 10g,龟甲 10g,鳖甲 10g,桂枝 5g,黄连 5g,怀牛膝 30g,丹参 15g,川芎 15g,苍术 10g,白术 10g,地锦草 30g。14 剂。

按:本患者年迈,阴分已亏,故而口干、便干;舌红苔少,虚火上亢,故而头晕目眩,宜用养阴生津、滋阴降火之法治之。针对这种患者,用保阴煎加减。此方主治真阴虚衰、相火炽盛之病,用于此处,十分合拍。然养阴药多用有碍胃之弊,复诊患者胃部不适或因此故,因此减去滋腻之熟地,加入苍术、白术运脾,使药物得以吸收,阴亏也得以改善。——(《海派中医颜氏内科》)

案 2. 杨宗孟治疗不孕症案

遇某,女,25 岁。2000 年 5 月 11 日初诊,结婚 1 年半,继发不孕。

初诊:1998 年 11 月结婚,婚后未避孕而未孕已 1.5 年,婚前于 1997 年 7 月孕 30 余日行药物流产术后清宫。月经史:7~8/30~40 日,量多,色鲜红或暗红,有血块,伴腰腹痛。Lmp 3 月 18 日,周期 43 天,量少,色鲜红,无血块,持续 5 天净,净后近 2 个月未行。宫内膜病理:

子宫内膜增生反应差。丈夫精液常规：精子数略少，活力活率偏低。察其舌质红绛，苔少薄黄，脉弦滑。UU 检查(+)。

诊为不孕症(继发性不孕症)，证属肝肾阴虚，邪毒内蕴。此为肝肾阴虚，精血不足，冲任失调，不能摄精成孕；邪毒内蕴，阻于冲任、胞宫。阴虚生内热，内外合邪而致不孕。治宜清热解毒，活血通络，方拟柏子仁汤加减。

处方：丹参 25g，赤芍 15g，丹皮 15g，生地黄 25g，熟地黄 25g，怀牛膝 15g，车前子 15g，枸杞子 25g，当归 15g，白芍 25g，菟丝子 20g，覆盆子 25g，柏子仁 15g，甘草 10g。4 剂，水煎 200ml，灌肠，日 1 剂。并灸疗神阙穴。

复诊：治疗 3 个疗程后，症状明显好转，UU(-)。现停经 43 天，恶心不欲食，考虑为早孕，尿 hCG(+)。治宜滋阴清热，养血安胎，故拟保阴煎加减。

处方：当归 15g，白芍 25g，熟地黄 25g，生地黄 25g，山药 25g，山茱萸 20g，白术 15g，黄芩 15g，黄柏 10g，菟丝子 20g，桑寄生 25g，川断 15g，阿胶 15g(烊化)，甘草 10g。4 剂，水煎服，日 1 剂。

按：患者平素月经延后，经期腰痛，阴道支原体检查(+)，舌质红绛，苔少薄黄，脉弦滑，证属肝肾阴虚，邪毒内蕴。此为肝肾阴虚，精血不足，冲任失调，不能摄精成孕；邪毒内蕴，阻于冲任、胞宫。阴虚生内热，内外合邪而致不孕。精亏血少，故月经后期，肾虚则腰痛。治宜清热解毒，活血通络，方拟柏子仁汤加减。方中丹参、当归、赤芍活血通络；丹皮、车前子清热利湿；当归、生地黄、熟地黄、白芍养血和营；怀牛膝、枸杞子、菟丝子、覆盆子补益肾精；柏子仁养心安神；甘草调和诸药。全方共奏滋补肝肾，养血调经，活血通络之功，配合灸疗神阙穴 3 个疗程后临床症状缓解，病情好转，冲任二脉相资而孕。复诊时已孕，患者本阴血不足，孕后阴血聚以养胎，阴血益发不足，故投以保阴煎加减治疗。方中当归、白芍、生地黄、熟地黄养血敛阴；山药、白术健脾益气；山茱萸、菟丝子、桑寄生、川断补肾安胎；黄芩、黄柏坚阴安胎；阿胶滋阴养血；甘草调和诸药，全方共奏滋阴清热、养血安胎之效。——(《当代名老中医典型医案集·妇科分册》)

案 3. 赵荣胜治疗先兆流产案

丁某，女，26 岁，会计，1996 年 4 月 18 日初诊。

停经 38 天，有恶心、择食轻微不适反应，尿妊娠试验阳性。4 月 16 日突然阴道流血，量极少，咨询医生，嘱卧床休息，今日出血增多，色鲜红，遂来我院要求用中药保胎。诊时证见：腰酸、小腹坠痛、心烦易怒、大便干。舌红，苔薄黄，脉弦数。证属胞宫血热，治以凉血止血、补肾安胎。

处方：生地炭 15g，白芍 10g，黄芩 10g，川断 10g，桑寄生 10g，菟丝子 15g，山萸肉 10g，麦冬 10g，仙鹤草 15g，旱莲草 10g，山药 10g，血余炭 10g，阿胶(烊化)12g。2 剂。

二诊(1996 年 4 月 22 日)：药后出血停止，腰酸、腹痛症减，患者情绪稳定。原方去血余炭、生地炭，加生地 15g、女贞子 12g，3 剂。

三诊(1996 年 4 月 26 日)：已有 7 天未见出血，腰酸、腹痛等症消失，大便每日 1 次、质偏干，复查尿妊娠试验阳性，脉弦滑。仍以原方出入，益气养阴、补肾安胎。

处方：太子参 15g，白术 12g，黄芩 10g，白芍 10g，川断 10g，桑寄生 10g，菟丝子 12g，麦冬 10g，山萸肉 10g，旱莲草 10，女贞子 10g，炙甘草 5g。5 剂。

按：患者阴道流血，色鲜红，伴腰酸、腹痛、心烦、大便干，脉弦数等证系血热。《景岳全书·妇人规》云：“凡胎热者，血易动，血动者，胎不安。”故用保阴煎加减，凉血止血、补肾安

胎。药症相符，诸恙渐安，后足月顺产一男婴。——(《赵荣胜妇科临床经验选》)

参考文献

[1] 李杏英，胡雪原，杨勤，等.保阴煎对早期先兆流产患者血清孕酮、人绒毛膜促性腺激素、癌抗原 125 的影响[J].世界中医药，2018，13(8)：1887-1890.

[2] 曹雪，康志媛.保阴煎加减治疗妇科血症临床体会[J].中医药临床杂志，2018，30(6)：1041-1043.

[3] 谢洁洁，屈丽媛，任小芳，等.保阴煎治疗妇科疾病的临床体会[J].中国民族民间医药，2016，25(10)：136，138.

[4] 张崇耀.保阴煎加减治疗月经过多 60 例[J].中国民间疗法，2012，20(11)：36-37.

[5] 颜艳芳.保阴煎治疗妇科疾病举隅[J].江西中医药，2009，40(9)：43-44.

62 化 肝 煎

【方源】“治怒气伤肝，因而气逆动火，致为烦热胁痛，胀满动血等证。”（明·张景岳《景岳全书》）

【组成】青皮　陈皮各二钱（各6g）　芍药二钱（6g）　丹皮　栀子（炒）　泽泻各一钱半（各4.5g）　土贝母二三钱（6~9g）

【用法】水一盅半，煎七八分。食远温服。（现代用法：水煎服）

【功用】疏肝理气，泄热和胃。

【主治】怒气伤肝，气逆火动，胁痛胀满，胃脘灼痛，烦热口苦，或动血，舌红苔黄，脉弦数。

【方解】方中青皮疏肝理气，陈皮理气和胃，芍药养血柔肝，缓急止痛。丹皮、栀子清肝泄热，土贝母清热散结，泽泻渗湿泄热。诸药合用，共奏疏肝理气、泄热和胃之效。

【临床应用】化肝煎临床应用较广泛。失眠、头痛、胁痛、胃痛、腹痛、泄泻、咳嗽、妇女月经不调、痛经等病机属于肝胃郁热气滞之证，均可选化肝煎加减。

【药理研究】现代药理研究表明，本方药物具有解热镇静、解痉镇痛、抗菌抗炎、降压利胆利尿等多方面的作用。

【名医用方心得】

今·秦伯未：本方重在治肝，用白芍护肝阴，青、陈皮疏肝气，丹、栀清肝火，宜于肝脏气火内郁的胸胁满痛，或气火上逆犯肺的咳吐痰血等证。因气火能使痰湿阻滞，故加川贝、泽泻，川贝兼有解郁作用。——（《谦斋医学讲稿》）

【名医验案选录】

案1. 刘渡舟治疗腹胀案

林某，男，49岁。1992年1月4日初诊。患者腹部胀满疼痛半年，屡治不验。胀满每于情志急躁时加重，旁及两胁。坐卧不宁，身热、口苦、目赤，小便短涩，大便正常，脉弦。

辨证：肝郁化热，气机壅塞，三焦不利。

治法：疏肝解郁，利气消胀。

处方：化肝煎。青皮10g，陈皮10g，丹皮10g，白芍30g，土贝母10g，泽泻20g，栀子10g，茯苓30g，柴胡15g。

服5剂后，腹胀消失，小便自利。

按：大腹属脾，毗邻胃脘，故腹部胀满诸疾，每多从脾胃论治。或利脾家之壅塞，或泻胃家之燥实。然本案患者腹部胀痛连及两胁，脉现弦象，每于情绪激动急躁时加重，可见与肝气郁结、疏泄不利关系很大。《素问·大奇论》指出：“肝雍，两胠满，卧则惊，不得小便。”肝郁不得疏泄，木郁克土，则脾气壅滞，三焦水道不利，故见腹胀、小溲不利。不仅如此，肝气郁结易化火，表现为身热、口苦、目赤等症。“木郁达之”，治疗以疏肝解郁清热，通利三焦水道为主。化肝煎为明代张景岳所创之方，由青皮、陈皮、山栀、丹皮、泽泻、芍药、土贝母7味药组成,《景岳全书·新方八阵·寒阵》载其治疗“怒气伤肝,因而气逆动火,致为烦热,胁痛,胀满,动血等证”。现治疗肝郁化火,邪热犯胃导致的脘胁胀痛。方用青皮、陈皮理气和胃,芍药养血敛肝,丹皮、山栀清肝泄热。肝胃并治,为其配伍特点。临床应用以胃脘灼痛、痛势急迫、胁痛胀满、烦热易怒为其辨证要点。本方的最大特点是善解肝气之郁,平气逆而散郁火,为肝郁化热之代表方剂,加柴胡、茯苓者,在于疏肝健脾,利水消胀,斡旋气机,从而达到治疗目的。——(《刘渡舟验案精选》)

案2. 张汝伟治疗胃脘痛案

俞某,女,38岁。

初诊:肝胃不和,寒热交错,胃脘刺痛彻背,时而形寒,时而口苦。苔腻质绛,脉来弦细。宜用化肝煎加减。

淡吴萸1.8g,小川连1.2g,川桂枝1.5g,炒白芍、薤白头、仙半夏各6g,九香虫、制香附、青皮、陈皮、姜、竹茹、佛手柑各4.5g。

二诊:进疏肝理气之剂后,脘痛较减,口苦亦少,舌质全红,阴津已伤,近感微邪,略有咳嗽,宜育阴润肺、疏肝理气治之。

金石斛、南沙参、光杏仁、制香附、象贝母、九香虫、肥知母各9g,仙半夏6g,左金丸(包)3g,橘白络、姜竹茹各4.5g。

三诊:津液渐回,舌红稍淡,脉来亦柔和;脘痛已止,而微有痞窒,咳亦稍减,宜仍前意加减之。

当归身、紫丹参、川续断、厚杜仲、半贝丸(包)、桑寄生、姜汁、炒生地各9g,大白芍(桂枝0.9g同炒)、制香附各6g,川楝子、姜竹茹各4.5g。

四诊:投养血和营之后,诸恙向安,唯腰略痛,左肋时胀,胃气不和也。脉仍细弱,宜再理气补肾治之。

当归身、厚杜仲、香谷芽、桑寄生、制熟地、砂仁(3g同打)、仙灵脾各9g,广郁金4.5g,大白芍、桂枝(0.9g同炒)、山萸肉、制香附、台乌药各6g。

按:此人干部,多产血亏,劳力劳心,眠食失常所致,因之病症多端。经过针灸后,骨节之痛已减,胸痛不愈,乃来就诊,费心10余天,诊方4次,而告痊愈。至于大方中的主要用药,不外乎疏肝理气,其他从辨证论治为加减,已见于按语中。可见女子以肝为先天,离治肝即非妇科之正法,细玩此案,可以明确。——(《内科病证·胃脘痛》)

案3. 沈洪治疗胆汁反流性胃炎案

杨某,女,44岁。2009年7月2日诊。患者上腹部隐痛10余年,加重1周,上腹痛多在精神紧张或情绪激动时发作,有时有灼热感,腹胀不著,泛酸,无明显嗳气,纳谷尚可,大便正常,舌质淡红、苔薄黄,左脉细弦,右脉弦。2009年6月查胃镜示反流性食管炎、胆汁反流性胃炎。

辨证属肝气郁结,化火犯胃。治宗化肝煎加味。

处方:丹皮10g,炒山栀6g,象贝6g,炒白芍20g,青皮10g,陈皮10g,泽泻10g,延胡索10g,炒薏苡仁30g,煅瓦楞子30g,白及10g,炙甘草3g。常法煎服。另予三七粉、白及粉各3g,藕粉适量,温开水冲服。

2周后复诊:患者症状减轻,上腹部偶有疼痛,药证相符,原方加地榆10g、佛手10g,三七粉、白及粉续服,以善其后。

按:肝为风木之脏,藏阴血,寓相火,性善条达而气宜疏泄流通,故曰体阴而用阳。本案患者因情志不畅而伤肝,郁久化热,横逆犯胃,而成肝胃郁热之证。景岳认为:“但使经络通行,则木郁自散,是即谓之达也。”故沈老选用本方以“木郁达之”,拟青皮破气开郁散结,陈皮理气化痰运脾,二者合用共奏疏肝理气解郁之功;气郁动火,则以炒山栀清火宣郁;火动而伤血,故用芍药入血分,补血热之虚,以泻肝火之实;更兼丹皮行血滞,使滞去而郁热自解;泽泻泄热,导热从小便出;象贝化痰散结,疏利肺气,有“佐金平木”之意;延胡索理气止痛;炒薏苡仁清热健脾,利水渗湿;瓦楞子、白及抑酸护胃;藕粉有清热凉血之功,兼能“护膜”,与三七粉、白及粉调服,可加强行瘀止痛之功。化肝煎出自《景岳全书·新方八阵·寒阵》:“治怒气伤肝,因而气逆动火,致为烦热胁痛,胀满动血等证。”方由青皮、陈皮、丹皮、栀子、芍药、泽泻、川贝母组成。秦伯未在《谦斋医学讲稿》中对本方做了精辟的方解:“本方重在治肝,用白芍护肝阴,青、陈皮疏肝气,丹、栀清肝火,宜于肝脏气火内郁所致的胸胁满痛,或气火上逆犯肺的咳吐痰血等症,因气火能使湿痰阻滞,故加川贝母、泽泻化痰解郁。”沈老认为,本方的功能特点在于善解肝气之郁结,平气逆而散郁火,对于临床上常见的肝胃郁热证胃痛、烧心,轻者可选用黄芩、香附、蒲公英,重者尤其是痛及后背患者,选用本方多可获得一定的疗效。——(《沈洪运用古方经验撷菁》)

参考文献

[1] 白莉,刘亚梅.加味化肝煎联合三联疗法治疗 Hp 阳性慢性胃炎的临床效果[J].临床医学研究与实践,2018(36):141-143.

[2] 白涛,杨晋芳,刘力.化肝煎加味治疗肝胃郁热型慢性萎缩性胃炎疗效观察[J].西部中医药,2012,25(2):80-81.

[3] 米云鹏.化肝煎加减治疗胃溃疡 50 例[J].实用中医内科杂志,2008(11):34-35.

[4] 何颖.慢性萎缩性胃炎辨治体会[J].新中医,2008(2):105-106.

[5] 王骁.段光周教授应用景岳化肝煎临证经验简介[J].江西中医药,2006(2):8-9.

[6] 姜元安.化肝煎的临床运用与体会[J].新中医,1990(12):26-28.

63 济 川 煎

【方源】"凡病涉虚损，而大便闭结不通，则硝、黄攻击等剂必不可用，若势有不得不通者，宜此主之。"（明·张景岳《景岳全书》）

【组成】当归三五钱(9~15g)　牛膝二钱(6g)　肉苁蓉酒洗去咸，二三钱(6~9g)　泽泻一钱半(4.5g)　升麻五分、七分或一钱(1.5~3g)　枳壳一钱(3g)

【用法】水一盅半，煎七八分，食前服。（现代用法：水煎服）

【功用】温肾益精，润肠通便。

【主治】肾阳虚弱，精津不足证。大便秘结，小便清长，腰膝酸软，头目眩晕，舌淡苔白，脉沉迟。

【方解】本方证因肾虚开合失司所致。肾主水液，司开合。肾阳不足，气化无力，津液不布，故小便清长；肠失濡润，传导不利，故大便不通；肾虚精亏，故腰膝酸软；清窍失养，故头目眩晕；肾阳亏损，故舌淡苔白、脉象沉迟。肾虚开合失司，浊气不降，肠道失润，治当温肾益精、润肠通便。方中肉苁蓉味甘咸性温，功能温肾益精，暖腰润肠，为君药。当归补血润燥，润肠通便；牛膝补益肝肾，壮腰膝，性善下行，共为臣药。枳壳下气宽肠而助通便；泽泻渗利小便而泄肾浊；妙用升麻以升清阳，清阳升则浊阴自降，相反相成，以助通便之效，以上共为佐药。诸药合用，既可温肾益精治其本，又能润肠通便以治标。用药灵巧，补中有泻，降中有升，具有"寓通于补之中、寄降于升之内"的配伍特点。

【临床应用】本方常用于习惯性便秘、老年便秘、产后便秘等属于肾虚精亏肠燥者。

【药理研究】有实验研究表明，济川煎加味可使小鼠的肠道运动功能增强，使小鼠的排便粒数增加，使小鼠肠道推进速度加快，使小肠肠道内含水量增加，并呈量效关系，证实济川煎加味临床可用于治疗阳虚型便秘。济川煎加味可通过增加肠道内水分含量，使干结的粪便松软、膨胀，间接刺激肠道的运动，使粪便易于排出。还有研究表明，济川煎可显著提高老龄小鼠脑、肝 SOD（超氧化物歧化酶）活性，降低脑、肝 MDA（丙二醛）及 MAO（单胺氧化酶）的含量，与老龄对照组比较有显著差异，说明济川煎具有一定的抗衰老作用。

【名医用方心得】

清·王旭高：济川煎、玉女煎二方，一寓通于补，一寓补于清，皆景岳超出之方也。通灵治变，足可为法。——（《王旭高医书六种·退思集类方歌注》）

清·俞根初：夫济川煎，注重肝肾，以肾主二便，故君以苁蓉、牛膝滋肾阴以通便也。肝主疏泄，故臣以当归、枳壳，一则辛润肝阴，一则苦泄肝气。妙在升麻升清气以输脾，泽泻降浊气以输膀胱，佐蓉、膝以成润利之功。——（《重订通俗伤寒论》）

【名医验案选录】

案 1. 王新华治疗产后便秘案

余治一妇，素禀虚弱，年届不惑，生产一儿，恶露稀少，未几即止，大便艰难，努力送，始得解下，按其脉沉而弱。以脉症论之，所谓产后恶露秘结，良由阴液不足而然。譬如江河水涸，搁舟碍行,济以人力推引,亦不能顺流而驶。若疑便结而用药通之,要知通利之药类皆破气导滞,克伐本元。此症之纯虚无他,凭其脉证可信矣,理宜养血以润肠,则便自顺,灌水以浮舟,则舟自行。宗景岳济川煎加减,用全归一两,大熟地一两,肉苁蓉、枸杞子、怀牛膝、茯苓、泽泻各三钱,火麻仁二钱,炙草一钱。服二剂,大便通适自如。——(《中医历代医话精选》)

案 2. 赵冠英治老年性便秘案

赵某,女,78 岁,离休干部。近 5 年来,反复出现便秘,大便干结难解,曾先后服用麻仁润肠丸、番泻叶、通便灵等药,大便虽可以通解,但不通畅,且时时反复。近 3 周来症状加重,伴腹胀腹痛,食欲不振,时感头痛,烦躁不安,睡眠欠香。查舌淡红,苔薄白而干,脉细弦。

病为老年性便秘,证属元气亏虚,传化失职。法当益气润肠,降气通腑。方取济川煎加减:生黄芪、当归、桃仁、全瓜蒌、川牛膝、菊花、枳实各 15g,杏仁、肉苁蓉各 10g,生白术、玄参各 30g。每日 1 剂,水煎服。

二诊:服药 6 剂,便秘稍减,腹胀依然,舌脉同前。上方加酒大黄 6g,继服 8 剂。

三诊:大便已畅,腹胀腹痛已解,头痛释然,纳食、睡眠改善,精神好转,舌淡红,苔薄白,脉细,去大黄,继服 6 剂。

四诊:病情稳定,症状无反复,嘱其多饮水,适当增加活动量。——(《赵冠英验案精选》)

案 3. 吕永红治疗虚性便秘案

患者,女,49 岁。子宫全切术后,常感形寒肢冷,腰膝酸软,虚烦少寐,潮热盗汗,头昏目眩,耳鸣心悸,大便无力,3 天 1 次或更长,舌质淡,有齿痕,苔微黄腻,脉沉无力。

处方:泽泻 10g,升麻 10g,怀牛膝 10g,肉苁蓉 12g,炒枳壳 10g,炒白芍 15g,当归 8g,肉桂 3g,姜半夏 12g,西洋参 8g,龟甲胶 6g,乌梅 10g,生地黄 10g,山萸肉 12g,夜交藤 10g,生甘草 6g。

按:这是一例典型的虚性便秘,患者久病体虚又缺乏体育活动,因手术致脾胃消化功能减弱,常感食欲不佳,用济川煎可增加其胃肠动力,推陈出新,其余症状对证施药。初诊服用 5 剂后即感身轻体舒,复诊适量调整原方中个别药物的用量,建议其今后有意形成正确的大便习惯,并在日常生活中多加注意。——[吕永红,赵宇舒.济川煎——虚性便秘的助推剂[J].中国医药指南,2012,10(10):643.]

参考文献

[1] 付皓,王晓林.济川煎益火补土法治疗慢传输型便秘临床观察[J].四川中医,2016,34(8):197-198.

[2] 王洪顺.济川煎加味治疗便秘(阳虚型)的实验研究[D].郑州:河南中医学院,2014.

[3] 周文,王冬梅,刘增光,等.济川煎临床应用近况[J].湖南中医杂志,2013,29(12):161-163.

[4] 史萍慧.加味济川煎治疗阳虚型老年功能性便秘临床疗效观察[J].云南中医学院学报,2010,33(2):47-48,59.

[5] 车彦忠.济川煎治疗便秘机理的实验研究及便秘与衰老之间关系的探讨[D].哈尔滨:黑龙江中医药大学,2006.

[6] 张勇.小议济川煎中升麻的作用[J].甘肃中医学院学报,2003(1):5-6.

[7] 廖韩鹏.济川煎新用[J].新中医,2002(10):67.

64 固 阴 煎

【方源】"治阴虚滑泄,带浊淋遗,及经水因虚不固等证。此方专主肝肾。"(明·张景岳《景岳全书》)

【组成】人参随宜　熟地三五钱(9~15g)　山药二钱,炒(6g)　山茱萸一钱半(4.5g)　远志七分,炒(3.5g)　炙甘草一二钱(3~6g)　五味子十四粒　菟丝子二三钱,炒香(6~9g)

【用法】水二盅,煎七分,食远温服。(现代用法:水煎服)

【功用】补肾益气,固冲调经。

【主治】治阴虚滑泄,带浊淋遗,及经水因虚不固等证。此方专主肝肾,诸如病患下消,小便淋浊如膏如油,若下焦无火而滑;或思虑过度致遗精滑泄及经脉错乱,病因肝肾不固;又如妇人忧思积郁,心脾气结致伤冲任,而月经或早或迟,甚至枯闭;或妇人血淋,若腥臭清寒脉细而多寒;或既崩之后,审其无火,而当急固者;或胎气不安,因肝肾虚于下者;或元气虚弱而病带下;或妇人阴挺,因于阴虚滑脱等证。

【方解】景岳谓此方专主肝肾,"治阴虚滑泄"及因虚不固等证,并指出:"五脏之阴皆能受病。故神伤则血无所主,病在心也;气伤则血无所从,病在肺也;意伤则不能统血、摄血,病在脾也;魂伤则不能续血、藏血,病在肝也;志伤则不能固闭真阴,病在肾也。所以五脏皆有阴虚……故凡见血脱等证,必当先用甘药补脾胃,以益发生之气,盖甘能生血,甘能养营,但使脾胃气强则阳生阴长,而血自归经矣。"本方首用人参、山药、炙甘草甘味益气,以补脾而统血摄血;熟地、山茱萸、菟丝子补肝肾,滋阴血以闭藏真阴;远志养心安神,使血有所主;五味子味酸性敛能疗耗散之肺金,滋不足之肾水,涩精止遗。此方重在用补,以固摄阴精之滑泄,故名"固阴。"

【临床应用】青春期及围绝经期功能失调性子宫出血、不孕症、习惯性流产等属肾气不足,冲任虚衰者,可用本方治疗。

【药理研究】药理研究表明,本方能促进性腺功能和子宫发育;能促进细胞和血红蛋白生成;能兴奋中枢神经系统和呼吸系统;能增强机体免疫功能。

【名医用方心得】

清·汪汝磷:人参、熟地两补气血,山萸涩精固气,山药理脾固肾,远志交通心肾,炙甘草补卫和阴,菟丝强阴益精,五味酸敛肾气,阴虚精脱者,补以固阴也。——(《证因方论集要》)

【名医验案选录】

案1. 胡友道治疗经漏案

罗某,女,15岁,1984年4月24日初诊。患者于1983年仲春月经初潮,1年多来月信不准或前或后,有时1个月两潮,或2~3月不至但精神饮食正常,无其他任何不适。此次月经来潮1周即净。2日后复见前阴下血量少色红,已逾10天,但腹无所苦,眠食正常,舌红少苔,脉细数。查前医投补气止血方不效。

此乃肾气不固，水亏木摇所致，投固阴煎加减。

处方：熟地黄、党参、山药、金樱子各20g，菟丝子、续断、乌梅、山茱萸各15g，炙甘草6g，五味子10g，当归12g，生白芍30g。3剂，每日1剂，文火久煎，空腹日服3次。1剂药后漏下大减。2剂血止，3剂药毕则病去霍然，次月行经前再服药3剂巩固。随访2年未复发。月事按期而至。

按：本案患者年值“二七”，天癸始至，此时肾气初盛，冲任初通，精气未盛，因而经潮无信。肾藏精主蛰而为封藏之本，血气皆起于肾，冲为血海，任主诸阴，肾气不固，封藏失职，故月经来潮而漏下不止。固阴煎中以党参、山药、菟丝子激发肾气；熟地黄、五味子、山茱萸滋肾固肾；加川续断补肾调经；金樱子、乌梅涩精止漏又助阴液；重用白芍既敛阴止血治其标，又养血柔肝益其本。全方共使精气旺，肾水足，肾气固则经漏止。——（《固阴煎治验举隅》）

案2. 韩延华治疗经断前后诸证案

李某，女，47岁，干部，1979年10月3日初诊。2年来月经常先期，血压偏高，时感头晕耳鸣，颈面烘热，烦躁易怒，不能自制，咽干口苦，脘痞纳呆，倦怠乏力，便秘溲黄，西医诊为“围绝经期综合征”，经用激素治疗效果不佳。时值经期，量多色鲜红，舌质淡红略胖，舌苔薄黄少津，脉沉细而弦。此乃肝肾阴虚，木郁化火，脾胃失和所致。

治以滋阴泻火，疏肝和胃之法。以古方固阴煎加减。方药：玄参15g，生地15g，五味子15g，山茱萸15g，甘草5g，焦栀子15g，龙胆10g，寸麦冬15g，焦三仙各15g，丹参15g。7剂，水煎服，每日1剂，早晚分服。

经过治疗，该患者烦躁潮热已多日未发作，睡眠尚可，纳食渐增。昨日月经来潮，头晕目眩已除，舌淡红，苔薄白，脉弦细。治以补益肝肾，养血调经。方药：玄参15g，生地15g，五味子15g，山茱萸15g，甘草5g，栀子10g，寸麦冬15g，焦三仙各15g，石决明15g，木贼10g，陈皮15g。7剂，隔日1剂，水煎服。此方共服20剂，诸症悉减。予二至丸，嘱每日睡前服20粒。

按：本症见头晕耳鸣，颈面烘热，烦躁易怒，乃因肾水不足，水不涵木，肝阳亢盛所致，故以滋水涵木为主。肝肾既虚，肝失濡养则疏泄无权，横逆犯胃，故见脘痞纳差，食后泛恶，以疏肝健脾、和胃降逆为辅。固阴煎以滋补肝肾之精血；加龙胆泻肝火；石决明、木贼草平肝潜阳；酌加陈皮、焦三仙疏肝平胃以助气血生化，方中补中有泻，攻补兼施，相得益彰，故药进病除。——（《韩延华应用古方固阴煎临床经验》）

案3. 韩延华治疗带下病案

项某，女，37岁，职员，2013年7月29日初诊。近1年带下量多如注，色白，质稀。伴有腰痛如折，头晕耳鸣，倦怠乏力，纳差，面色晦暗，舌淡红，苔白滑，脉沉细。

此为肾气不固，带脉失于制约所致。治以益气补肾，固冲止带之法。

方用固阴煎加减：人参10g，山药15g，山茱萸15g，炙甘草5g，五味子15g，覆盆子15g，白术15g，茯苓20g，芡实15g，煅龙牡各20g。7剂，水煎服，日1剂，早晚分服。

服药后带下量明显减少，胃纳增进，腰痛症状减轻。舌淡红，脉细滑。继以上方再进7剂，服药后带下恢复正常。

傅青主言：“夫带下俱是湿症。”韩延华教授认为，带下病与湿邪密不可分，与脾肾息息相关，此外又与任带二脉紧密相连。本案为肾气不固，失于制约，伤及带脉所致。方用固阴煎酌加温补脾肾之品，阴阳并补，即阴中求阳，阳中求阴之治法，使肾气旺盛，脾气健运，任带二脉得以温煦，则带下病无从可生。——（《韩延华应用古方固阴煎临床经验》）

参考文献

[1] 刘颖群,周莹,张小翠,等.固阴煎加减对育龄期卵巢低反应肾阴虚型患者卵巢储备功能的影响[J].中国实验方剂学杂志,2019,25(10):87-92.

[2] 张冬雪.加味固阴煎治疗月经病的临证体会[J].世界最新医学信息文摘,2018,18(A2):275,279.

[3] 高璐,刘卉.加味固阴煎治疗月经病的临证体会[J].光明中医,2017,32(21):3083-3084.

[4] 张敏,匡洪影.固阴煎的临床应用[J].亚太传统医药,2017,13(3):94-95.

[5] 蓝丹,韩延华,赵雪,等.韩延华应用古方固阴煎临床经验[J].中医药临床杂志,2015,27(10):1409-1410.

[6] 胡友道.固阴煎治验举隅[J].新中医,1997(6):51-52.

[7] 陈晓平,陈旦平,董桂红.固阴煎治疗免疫不孕症及对体液免疫的影响[J].中医杂志,1992(12):36-37,4.

[8] 戴月笙.试谈张介宾对妇科病的见解[J].福建中医药,1986(6):14-15.

65 托里消毒散

【方源】“治痈疽已成不得内消者,宜服此药以托之,未成者可消,已成者即溃,腐肉易去,新肉易生,此时不可用内消泄气、寒凉等药致伤脾胃为要。”(明·陈实功《外科正宗》)

【组成】人参　川芎　白芍　黄芪　当归　白术　茯苓　金银花各一钱(各6g)　白芷　甘草　皂角针　桔梗各五分(各3g)

【用法】水二盅,煎八分,食远服。(现代用法:水煎服)

【功用】消肿,溃脓,生肌。

【主治】痘疹、痈疽、疮疡、时毒、大头瘟之气血虚弱者。

【方解】方中人参、黄芪、白术益气健脾为君;川芎、白芍、皂角刺、金银花养血化滞、托里消脓,合君药气血双补,扶正祛邪,为臣;白芷、桔梗活络消瘀,为佐;甘草调和诸药,为使。诸药组合成方,共奏托里消毒之功。

【临床应用】现代用于治疗慢性骨髓炎、化脓性中耳炎、痈疽、角膜炎等病症。

【药理研究】

1. 调整免疫作用　现代研究发现,在肝癌切除术前和术后服用中药托里消毒散,有关免疫指标明显升高。肝癌切除术后,病人的肝功能指标均高于术前,经本方治疗后均显著下降。说明本方对肝癌术前和术后都能提高其细胞免疫功能,术后服药还能明显改善肝脏功能。

2. 提高肝储备功能作用　对肝癌进行栓塞化疗后,给予托里消毒散煎剂内服,连服30天,再用吲哚靛青绿15分钟储备率(ICGR15)来评价其作用,结果发现,治疗后ICGR15明显降低,显示托里消毒散能提高肝脏储备功能,表明该方用于肝癌栓塞化疗后,可以帮助去除肝脏坏死组织,促进正常肝组织的再生。

3. 其他　现代药理研究表明,本方能增强机体免疫功能,提高抗病能力;能增强造血系统功能,促进血红蛋白和红细胞生成;能扩张血管,抑制血小板聚集,促进血液循环;并有抗菌、消炎、镇痛等作用。

【名医用方心得】

明·许浚:治一切痈疽,六七日未消者。服此药,疮未成即消,已成即溃。能壮气血,固脾胃,使毒气不得内攻,脓毒易溃,肌肉易生。切不可早用生肌之药,恐毒气未尽,反增溃烂。如有疮口,便贴膏药,以御风入,至疮口闭合后不用贴,此守成之方也。——(《东医宝鉴》)

清·吴谦:参、芪、术、苓、草以益气分;归、芎、芍以滋血分;银花、白芷连翘以解毒。——(《医宗金鉴》)

清·唐宗海:皂荚刺二钱,甘草二钱,桔梗二钱,白芷三钱,川芎一钱,黄芪三钱,金银花三钱,当归三钱,白芍三钱,白术三钱,人参三钱,云苓三钱。疮之结肿,血凝也。疮之溃脓,血化为水也。夫血与毒,结而不散,故凝。凝则气阻而为痛。欲去其凝,仍是以气制之,使气与血战,以阳蒸阴,则阴血从阳化而为水。水即气也。气化则为水。此化脓之说也。是方四

君黄芪,大补中气,而以解毒和血之品,佐其变化,为助气战血之大剂。本此意以加减进退,则得之矣。——(《血证论》)

明·陈实功:人参、川芎、白芍、黄芪、当归、白术、茯苓、金银花各一钱,白芷、甘草、皂角针、桔梗各五分。治痈疽已成,不得内消者。水二盅,煎八分,食远服。脾弱者,去白芷,倍人参。——(《外科正宗》)

【名医验案选录】

案1. 梁俊雄等治原发性肝癌栓塞化疗后栓塞综合征案

中晚期肝癌运用肝动脉栓塞化疗疗效肯定,现为非手术治疗的首选方案。但栓塞化疗后往往出现发热、恶心、呕吐、腹痛等栓塞综合征,伴见神疲乏力、气促、纳差、泄泻等气虚表现,此时患者体质较弱,加上人为的使肝癌组织迅速坏死,不可避免地损伤正气,气虚无力托邪,邪毒内陷,依照治疗"内痈"之托法,扶助正气,托瘀毒外出。方用托里消毒散加减。

如治黄某,男,60岁,因低热、厌食、乏力、消瘦2个月,于1997年1月前来就诊。入院后腹部MR检查示肝右叶见一4.4cm×11.6cm×15cm的肿块,中心区液化性坏死,暂不能手术,遂行肝动脉栓塞化疗术。术后出现高热,T 39.9℃,自觉右胁痛,乏力,腹胀,食欲差,未见身目黄染,舌暗淡、苔薄白,脉细数。拟托里消毒散加味。

处方:茯苓、白芍、金银花各20g,白术15g,黄芪、党参、皂角刺各30g,甘草、川芎各6g,当归、桔梗、白芷各10g。每天1剂,水煎服。

服1剂体温降至38.5℃,服5剂体温降至36.8℃。自觉精神明显好转,食欲改善,腹胀减轻,右胁痛减,续服药巩固疗效,体温维持正常。——[梁俊雄,吴永毅,罗丹峰.托里消毒散治疗原发性肝癌举隅[J].新中医,1999(12):43.]

案2. 梁俊雄等治原发性肝癌并液化性坏死病灶案

肝癌病灶内出现自然性坏死,有液化性坏死病灶,患者见气血亏虚,亦可用托法治疗,方用托里消毒散。

如治潘某,男,69岁。因低热、肝区隐痛1个月,于1998年2月26日就诊。检查腹部MR示肝左叶有一5.3cm×4.9cm×6.2cm肿块,肝右叶有5.6cm×6.4cm×5.2cm、8.4cm×9.6cm×7.2cm肿块,内有液化性坏死改变。患者面色萎黄,食欲差,乏力,神疲,形体消瘦,已不能行手术切除和介入治疗,故以中药治疗为主。方用托里消毒散加减。

处方:党参、黄芪、皂角刺各30g,玄参、茯苓、白芍各20g,金银花、大腹皮、白术各15g,甘草、川芎各6g,当归、白芷各10g。每天1剂,水煎服。

连服1个月,低热消退,肝区隐痛消失,食欲佳,精神好转。继续每天服用上方加减,能正常生活。约1年后复查,腹部MR示病灶缩小。——[梁俊雄,吴永毅,罗丹峰.托里消毒散治疗原发性肝癌举隅[J].新中医,1999(12):43.]

案3. 梁俊雄等治原发性肝癌栓塞化疗后并发消化道出血案

原发性肝癌栓塞化疗后,表现为正虚邪实,正虚则脾不统血,血溢出脉道,邪实则瘀热互结,高热损伤血络,热迫血妄行,患者可出现消化道出血的证候。在运用托里消毒散时,主要以益气补血药物为主,增凉血止血之品,可获良效。

如治温某,女,67岁。因进行性消瘦2个月余入院。腹部CT检查示肝右叶前部巨大低密度肿块影,大小约7.5cm×7.2cm,不能手术治疗,遂行肝动脉栓塞化疗术。术后高热(T 39℃),寒战,伴恶心,呕吐,腹痛,身倦乏力,纳呆,排黑便,面色萎黄,舌质淡红,苔薄白,脉细数。方用托里消毒散加味。

处方：党参、黄芪、皂角刺各30g，茯苓、川芎、玄参、生地黄各20g，甘草6g，当归10g，地榆12g，金银花、大腹皮、白术、牡丹皮各15g。每天1剂，水煎服。

服2剂后，发热减，体温降至37.5℃，恶心、呕吐消失，续服5剂，体温正常，大便转黄，腹痛消失，食欲好转，精神转佳，遂出院回家调理。

按：用透托和补托的药物托毒外出，并使扩散的证候趋于局限化，而邪盛者不致脓毒旁窜深溃，正虚者不致毒邪内陷，从而达到脓出毒泻、肿痛消退的目的。肝癌以肝动脉供血为主，肝动脉化疗和栓塞的综合协同作用，使肿瘤组织发生大片凝固性坏死，这是肝癌栓塞化疗后的主要组织学改变。这种病理变化，类似"内痈"的正虚毒盛。应用补托之法，扶助正气，托毒外出，以该法之代表方托里消毒散治疗栓塞化疗后的栓塞综合征，疗效显著。同时我们观察到肿瘤组织的自然坏死也可以从"内痈"论治，以补托之法来改善患者的生存质量。如果扩大思路，肿瘤组织相对正常组织而言，亦可以认为是"痈"，运用补托之法，配合化疗，扶助正气，托出毒邪，还可以抑制化疗的毒副反应。对于气虚不能摄血及热迫血妄行的诸种血证，在使用补托法时，还应酌加凉血止血之品，方显良效。——[梁俊雄，吴永毅，罗丹峰.托里消毒散治疗原发性肝癌举隅[J].新中医，1999(12)：43.]

参考文献

[1] 刘海生，贺永清.辨证治疗慢性化脓性骨髓炎32例[J].陕西中医，1989(3)：108-109.
[2] 周才琛.中西医结合治疗化脓性中耳炎65例[J].广西中医药，1989(2)：10-11.
[3] 王景春.托里消毒散治疗虚证脑疽发背64例[J].辽宁中医杂志，1991(6)：20-21.
[4] 孙世发.中华医方：外科篇(上)[M].北京：科学技术文献出版社，2015.

66 清上蠲痛汤

【方源】"论一切头痛主方,不论左右偏正新久,皆效。"(明·龚廷贤《寿世保元》)

【组成】当归酒洗,一钱(3g) 小川芎一钱(3g) 白芷一钱(3g) 细辛三分(0.9g) 羌活一钱(3g) 独活一钱(3g) 防风一钱(3g) 菊花五分(1.5g) 蔓荆子五分(1.5g) 苍术米泔浸,一钱(3g) 片芩酒炒,一钱五分(4.5g) 麦门冬一钱(3g) 甘草三分,生(0.9g)

【用法】上锉一剂,生姜煎服。(现代用法:水煎服)

【功用】疏风散邪,清热止痛。

【主治】能治一切头痛,不论偏正皆效,常用于治疗风寒兼热的头痛而效佳。

【方解】方中川芎行血中之气,祛血中之风,且上行头目,为风寒头痛之要药;羌活、独活、防风、细辛、白芷,辛温散寒;菊花、蔓荆子,辛凉散热,均能疏风止痛;黄芩清热止痛;甘草调和诸药,共奏疏风散寒、清热止痛之功。

【临床应用】本方以头痛、发热、恶风、舌苔薄黄、脉浮数为辨证要点。现代常用于治疗神经系统疾病如三叉神经痛、血管神经性头痛、上颌窦炎头痛、外伤性头痛、顽固性头痛、偏头痛,以及上腭肿瘤或脑瘤引起的头痛等。

【药理研究】实验研究表明,清上蠲痛汤是通过镇静、镇痛,提高痛阈,扩张血管,改善血流循环,缓解脑血管痉挛而达到治病目的,是一首治疗慢性头痛的有效方。

方中黄芩为清热药,主要含黄芩苷、汉黄芩苷、黄芩素、汉黄芩素等,具有抗菌、利尿、降压、镇静等作用。白芷为燥湿药,主要含挥发油、白芷素、白芷醚、氧化前胡素等,具有抗菌和扩张冠状动脉的作用。防风为祛风药,主要含挥发油、甘露醇、酚类、有机酸等,具有解热作用。菊花为清热药,主要含挥发油、菊花苷、腺嘌呤、胆碱、黄酮类化合物等,具有抗菌、降压作用。

【名医用方心得】

今·沈炎南:本方以羌活、防风、白芷、细辛、菊花、蔓荆子祛头风、止头痛;当归、川芎养血行血,血行则风自散;黄芩泻火,麦冬养阴,并可防止风药升散太过而损血伤津;甘草调和诸药,如此配伍,貌似杂乱,实际上秩序井然,配合得宜,相得益彰。本方药多而用量却很轻,其道理主要是:头为至高之处,非轻清之剂不能上达。正如吴鞠通所言:"治上焦如羽,非轻不举。"这里所说的"轻",有二方面的含义:一是指所选用的药量必须轻,只有用量轻,才能遂其轻清上浮之性。若用量过重,则药过病所,反而不效,而且,本方中用了许多祛风药,但由于用量很轻,所以不会起到解表发汗的作用,而有上入巅顶祛除头风之功。偏头痛,或左或右,加柴胡3g;头顶痛,加藁本3g;前头痛,加葛根9g;眉棱骨痛,加法半夏3g;风湿头痛,头重如裹,加独活、苍术各3g;痰浊头痛,脘闷呕恶者,加法半夏、陈皮、天麻、枳实各3g;肝风上旋,伴见头晕目眩者,加天麻3g,钩藤、白蒺藜各9g;如肝阳上亢者,再加石决明(先煎)15g;如伴见视力减退,目视昏花,视物不清者,加草决明、蕤仁肉各9g;肝火上攻,面红目赤、口苦溺赤者,加柴胡、龙胆、山栀子各3g;大便干结者,再加大黄3g;气虚者,加生黄芪、党参各9g;

血虚者，加制首乌、白芍各9g；肾虚者，加熟地、山萸肉、沙苑蒺藜各9g；阴虚有火，加生地、白芍各9g，羚羊骨（先煎）12g。——（《中华传世医方》）

今·刘惠武、章真如：日常所称“血管神经性头痛”，应是广义的病名，它包括偏头痛、丛集性头痛等，按照中医辨证求因，则一般应分为风寒、风热、肝火、肝阳、气虚、血亏、血瘀、痰扰等类型。其总的病机，中医认为：头为诸阳之会，凡五脏精华之血，六腑清阳之气，皆上会于此，六淫外袭，上犯巅顶，或为寒遏络脉，或为热扰清空，或为湿阻清阳，均能导致头痛，但一般感受外邪，多必挟风，所谓“高巅之处，唯风可到”“伤于风者，上先受之”，即是此意，故前人多称头痛为头风。内伤诸疾，如气血虚弱，络脉失养，肾水不足，肝阳上升，或情志不和，木郁化火，或瘀血、痰饮等，均能导致气血阻滞而逆乱，或不足以上荣，故能发生头痛。正因为头痛病机复杂，分型过多，论治必繁。笔者在章老指导下，删繁就简，重点辨证，应用“清上蠲痛汤”为主方，辨证加减，统治各种头痛，取得明显效果。——（《跟名师学临床系列丛书》）

今·章真如：本方适用于由风邪所致的头痛，但以外风为主。临床以头痛、恶风，或头痛每由遇风而发或遇风加重为特点。方以白芷疏散阳明经之风邪，羌活、防风、蔓荆子散太阳之风；独活、细辛祛少阴之邪；菊花、僵蚕祛厥阴经之风，并平肝解痉，内外兼治；当归、川芎养血活血，行气通络；麦冬、黄芩以制细辛、羌活等药的温燥，使其祛邪而不伤正。如见肝阳亢盛，上扰清窍所致的头痛，当去羌活、独活，加钩藤、草决明，以加强清肝潜阳之力；头痛剧烈者，可加入全蝎、蜈蚣。服药期间当避免头部当风。——（《中华传世医方》）

今·章真如：头痛多为肝火所致，肝阳、肝风亦能导致头痛，头为诸阳之首，凡头痛皆与三阳经有关，而三阴经亦有上犯者，临床以少阳（胆）与厥阴（肝）头痛较为多见。肝主升发，其脉上达于巅顶，故“三肝”均能致头痛。肝火头痛多有目赤眵多，两太阳处青筋暴露，头面烘热，口干口苦，脉弦数，舌赤苔黄；肝阳头痛者心烦易怒，口干苦，失眠多梦，两颧发红，唇红耳赤，脉弦，舌红苔薄黄；肝风头痛，往往头痛如裂，即所谓“雷头风”，手足麻木，甚至舌颤舌摇、半身麻木等。临床所见“三肝”头痛与高血压、血管神经性头痛有关，临床症状多表现为实证或虚中夹实证。临床多见的血管神经性头痛，往往肝风、肝火并现，所谓“风火相扇”。患者头痛颇甚，或偏于一侧，或集中巅顶，见风则甚，有时剧痛如裂，呕吐恶心，反复发作。辨证为风热化火，火盛生风，风火相扇，郁热作痛。治法：疏风散火，清上止痛，用《寿世保元》清上蠲痛汤，或自拟疏风散火汤。——（《古今名医临证金鉴》）

今·颜德馨：本方川芎为治头痛之要药，配合当归养血活血，寓有“治风先治血，血行风自灭”之义。细辛、白芷、羌活、独活、防风、苍术、生姜疏风止痛；杭菊、蔓荆、黄芩、麦冬清热润燥，甘草调和诸药。综合全方，具有疏风散邪、清热止痛之功。本方药味虽多，而用量极轻，盖即“治上焦如羽，非轻不举”之意。方中川芎为血中气药，寇宗奭认为“头面风不可缺”，李东垣则强调“头痛必用”。著名方剂有“川芎茶调散”，用之多验。颜老治顽固性头痛，辄以川芎30~45g为君，立竿见影，殆指“久病”而言者。——（《颜德馨方药心解》）

今·张灿玾：外感头痛以风邪所致者最多，因风性轻扬，故《素问·太阴阳明论》云：“伤于风者，上先受之。”李中梓亦云：“高巅之上，唯风可到。”且风为百病之长，故常兼寒、热、湿邪致病。风寒头痛者，其痛常连及项背，畏风怕冷，川芎茶调散主之；若寒甚而见肢厥、背冷、脉沉细，则用麻黄附子细辛汤加味，风热头痛者，其痛胀甚，恶风或发热，芎芷石膏汤主之。风湿头痛者，其痛如裹、身困、苔腻，羌活胜湿汤主之。然临床常有风寒头痛而兼见苔黄、口苦等热象者，是风寒与风热夹杂头痛，可用清上蠲痛汤加减治之。清上蠲痛汤出自《寿世保元》,称“能治一切头痛,不论偏正皆效”。常用于治疗风寒兼热的头痛而效佳,方中川芎行血中之气,祛血中之风,且上行头目,为风寒头痛之要药;羌活、独活、防风、细辛、白芷,辛温散寒;菊花、蔓荆子,辛凉散热,均能疏风止痛;黄芩清热止痛;甘草调和诸药,共奏疏风散寒、清热止痛之功,若兼湿邪可加苍术;防辛温过于伤阴,可配伍麦冬。——(《国医大师张灿玾经验良方赏析》)

今·杨海清:祖国医学认为,头为诸阳之会,清阳之府,脏腑气血聚集之所。若六淫邪气外侵,气血痰浊内阻;或气血不足以上荣;或肝肾亏损,风阳上扰,致空窍郁闭,清阳不运,皆可导致头痛发生。风为百病之长,头位至高之处,风性上浮,故头痛之因虽多,而大多与风邪有关。故前人又称头痛为“头风”。对头痛的治疗通常宜在辨证施治的基础上,佐以风药。正如李东垣所指出的:“头痛每以风药治者,高巅之上,惟风可到。”明代龚廷贤在这一理论指导下,创立了清上蠲痛汤,并称之为“一切头痛之主方……凡头痛不问左右、偏正、新久皆有效”。该方以羌活、防风、独活、白芷、细辛、菊花、蔓荆子祛头风,止头痛;当归、川芎养血活血,令血行而风自灭;黄芩清解里热;麦冬养阴,并可防止风药升散太过而损血伤津;细辛、生姜去内寒;甘草调和诸药。本方药多而用量轻,系本“治上焦如羽,非轻不举”之旨。所谓“轻”之含义有二:一指所选用的药为质轻味薄之品,其性善升散,方可上达;二指药量轻,只有用量轻,才能遂其轻清上浮之性,起疏络通阳之用。如用量过大,则药过病所,入经而走络,反而不效。本方中虽用了许多祛风药,但由于用量很轻,且服后也不温覆取汗,所以不会起解表发汗作用。——(《现代名中医精神神经疾病治疗绝技》)

今·裴正学:头痛一症见于许多急慢性疾患中,裴老治疗头痛坚持“西医诊断,中医辨证,中药为主,西药为辅”之原则,把通过现代医学检查所得到的各种客观指标归到中医辨证的体系中,发展传统的中医辨证,走出了一条病证相结合的道路。裴老认为:“高血压所致之头痛多属阳亢,血黏度过高者属血瘀;耳源性者属痰湿;血压低者属心脾两虚;神经性者属风邪上乘。”这样一来便提高了辨证的准确性。——(《裴正学医学经验集》)

今·罗尊宇:治疗顽固性慢性头痛,西医多是对症处理,给予止痛剂、镇静剂,但效果不明显,易于复发。中医药治疗则有独特的疗效,多数病例可获根治。祖国医学认为,头为诸阳之会,清阳之府,又为髓海所在,凡五脏精华之血,六腑清阳之气,皆上注于头,故凡六淫之外袭,上犯巅顶,邪气稽留,阻抑清阳;或内伤诸疾,导致气血逆乱,瘀阻经络,脑失所养,均可发生头痛。近年来运用清上蠲痛汤方治疗慢性顽固性头痛患者,效果良好。方中川芎少阳引经药,辛散温通,活血行气,祛风止痛,为方中之主药,可上行头目,下行血海。配当归又可养血活血。防风、羌活、细辛、白芷、独活、苍术祛风胜湿,温经散寒;菊花、麦门冬、黄芩、蔓荆子疏风散热,养阴平肝。诸药合用,具有祛风清热,活络止痛之功。临证加减:痛在前额者,加葛根、生石膏;痛在颜面者,加柴胡;痛在头顶者,加藁本、吴茱萸;头痛日久,固定不移者,加桃仁、红花;头痛剧烈者,加全蝎、蜈蚣;伴头晕目眩者,加泽泻、白术;恶心呕吐者,加竹茹、半夏。方中剂量可根据病情、体质状况及年龄、时令等增减。本方对血管神经性头痛、脑动脉硬化头痛、高血压等均有较好的治疗效果。无副作用,重复应用仍然有效。——(《现代名中医头痛头晕治疗绝技》)

今·高新记:清上蠲痛汤出于明代医家龚廷贤所著的《寿世保元》,书中记到“一切头痛之主方;不问左右偏正,新久皆效”。从组方原则上看,此方具有疏风除湿,调和气血,清肝止痛之功效。加之临证加减变化,若用之得当,每收良效。气虚头痛者,加黄芪、葛根;血虚头痛者,加阿胶;瘀血头痛者,加桃仁、红花;痰浊头痛者,加半夏、竹茹;肾虚头痛者,加熟地、杜仲、茱萸；肝阳上亢所致头痛者，加天麻、钩藤、石决明；病情日久，发作时头痛剧烈者，加全蝎、蜈蚣。——(《中国中医特治新法大全》)

日·矢数道明：蠲，即除去之意；清上蠲痛，即清上部之郁热，除却疼痛之意。本方主要适用于气、血、水三者的郁滞和内寒的停留所造成的病症。本方对于那些用古方随证施治而不见疗效的顽固性头痛、慢性头痛、三叉神经痛、偏头痛、月经头痛、上腭脓肿疼痛以及脑脓肿所致的头痛等均可用之而奏效。——(《汉方治疗百话摘编》)

日·森田幸门：森田幸门先生，1961年11月在《日本东洋医学会志》12卷2号，以"颜面疼痛治验"为题，用本方治疗特发性三叉神经痛二例。此二例，虽为相当顽固性疼痛，但在1~3日内即缓解，不出旬日痊愈。森田幸门先生之二例，用本方之所以有效，因其具有特发性，咀嚼、谈话、振动、洗脸、冷空气等均可引起疼痛发作。据认为，对严重持续性头痛的发作，有良好的效果。——(《临床证治精论》)

【名医验案选录】

案1. 沈炎南治疗脑动脉瘤案

罗某，女，55岁。初诊日期：1984年5月15日。

现病史：患者于1983年初开始自觉头部左侧疼痛，左眼视物模糊，至当年年底左眼视力从1.2下降至0.2，伴前额部胀痛。1984年初先后到某大学医学院、某市第一人民医院诊治，做电子计算机X线断层扫描、脑血管造影等检查，诊断为脑动脉瘤，位于蝶鞍前部稍偏左侧，约2.1cm×3cm大小；视力右眼1.2、左眼0.1，左眼视野缩小。经治未见明显改善，来请用中药治疗。自述头部左侧及左眼眶周围顽痛不止，头部发胀感，头晕，左眼视物模糊，耳鸣，夜寐多梦，时有口苦，胃纳一般，舌质淡红，苔薄白，脉弦细涩。

辨证：风阳上扰清窍。

治则：祛风止痛，平肝明目。

处方：当归3g，川芎3g，白芷3g，羌活3g，防风3g，钩藤3g，蔓荆子3g，麦冬3g，独活3g，黄芩3g，细辛3g，杭菊花1.5g，甘草1.5g，蕤仁肉9g。日1剂。

二诊：服4剂后，头痛、头胀减轻。依前方加草决明9g，1日1剂，共服14剂。

三诊：头晕、头痛、耳鸣均消失，自觉左眼视力有改善。依上方再服7剂，眼科检查左眼视力由原来0.1变为0.2，视物较前清楚。处方：当归3g，川芎3g，羌活3g，防风3g，杭菊花3g，麦冬3g，黄芩3g，甘草3g，白蒺藜9g，蕤仁肉9g，草决明9g，蔓荆子9g，白芍9g，生地9g。隔日1剂，连服14剂，以善后。

按：沈炎南教授认为本方药多而用量却很轻，其道理主要是，头为至高之处，非轻清之剂不能上达。正如吴鞠通所言："治上焦如羽，非轻不举。"这里所说"轻"，有两方面含义：一是指药量必须轻，只有用量轻，才能遂其轻清上浮之性；二是指药当为质轻味薄之品，其性善升散，方可上达。如果用药过重，则药过病所，反而不达病处而难取效。沈老认为，使用本方时，一定要保持原方分量不变，千万不要以为其用量太轻而妄自增加药量，而且不宜久煎，只要辨证准确，使用得法，自可获良效。——(《当代名医临证精华——头痛眩晕专辑》)

案2. 章真如治疗血管神经性头痛案

王某，男，45岁。

现病史：近年来经常头痛，发作时两脸发红，目赤，头部发燥，脑内如有锥刺感，有时还伴有血压高，测血压20.0/12.7kPa(150/95mmHg)，睡眠不安，自觉与情绪有关，每遇工作紧张与情绪波动时发病。至某医院检查,诊断为血管神经性头痛。服一些镇痛剂,有时似乎有效,然而头痛仍经常发作,时轻时重,精神压力很大,不得已要求服中药。诊察:脉弦细,舌红,苔薄黄,两脸发红,耳发红,目赤,口干口苦,心烦易怒,失眠,头痛时饮酒,酒后痛更甚,严重影响工作。

辨证:肾阴不足,水不涵木,肝阳上亢,上冲于脑。

治法:平肝息风。

处方:当归 10g,川芎 8g,白芷 10g,蔓荆子 10g,杭菊 10g,麦冬 10g,细辛 3g,黄芩 10g,桑叶 10g,天麻 10g,生龙牡 30g,薄荷 3g。每日 1 剂,服 5 剂。

二诊:头痛明显减轻,但睡不安寐,按原方加珍珠母 30g,再服 5 剂。

结果:前方共服 20 剂,头痛基本未作,嘱注意情绪,适当休息,坚持服药,可以不发或少发,此后患者加强注意,半年内未发病。

按:清上蠲痛汤治疗头痛,确有疗效,如果辨证加减用药,其效尤著。中医临床,贵在辨证施治,不能泛以一方治一病,必然减低中药作用,故在清上蠲痛汤基础上,根据辨证加减用药,其效如桴鼓。——(《跟名师学临床系列丛书 · 章真如》)

案 3. 常世安治疗脑血管性头痛案

男性,大学教师。

现病史:平素体健,近二年因工作加重,头痛显著,疼痛发作时要抱头伏案,或冷水淋头才可减轻,曾赴医院详细检查,除怀疑脑血管性头痛外,各脏器功能皆属正常,病证已有一年余之久。舌质红少苔,脉弦紧。

给予清上蠲痛汤一周后,头痛轻快。服至半月后,头痛完全消失,脑清身爽,精力亦好转。——(《古方今鉴》)

案 4. 矢数道明治疗蛛网膜下腔出血后遗症案

患者曾因 3 次反复出血而住院,伴有眼底异常改变,且视力障碍;尚伴有胃下垂、膝痛、肩凝等症状。其头痛甚著,非服镇痛药不能缓解。初诊认为乃属于中医之血证,以及因气血上冲而造成的头痛,遂投以清上蠲痛汤,15 剂后头痛不见变化,然眼底所见炎症充血状态却有了显著的好转。患者头痛的部位,是由太阳穴至头顶。在初诊 5 个月之后,患者又伴发了膀胱炎,小便不利,故采用了清上蠲痛汤与五苓散的合方。结果头痛显著好转,仅偶尔服用镇痛药。——(《汉方治疗百话摘编》)

案 5. 王占玺治疗脑动脉硬化案

宫某,男,53 岁,军人。初诊日期:1982 年 8 月 13 日。

现病史:因头痛及心前区疼痛,半年前在中国人民解放军 262 医院确诊为“脑动脉硬化、冠心病”。半年来仍断续头痛、头晕、耳鸣,近 1 个月来逐渐加重。每遇劳累及天气变化时,除头痛加重之外,伴以胸闷憋气、心前区疼痛且可反射至左背,劳动后气短。食欲、二便尚可,睡眠良好。既往无其他病史。舌质嫩红,舌中裂纹,舌苔薄黄,脉象沉弦而细,两尺俱微。血压 140/90mmHg。查体无其他阳性体征。

辨证:证属头痛阴虚阳亢、胸痹,以头痛为急。

处方:拟清上蠲痛汤;每日煎服 1 剂。

二诊:服用 5 剂后,头痛稍有减轻,只是睡眠不佳,舌脉如前。仍用上方加酸枣仁 25g、知母 12g,嘱归后连服 12 剂。归后未再来诊。

后 1983 年 4 月 1 日来诊治冠心病时云:上方共服 17 剂后,头痛头晕等症消失而愈,愈后至今未发。

按:从本例经过看来,阴虚阳亢头痛与胸痹同时发现,若先治胸痹应用宣阳通痹法治疗,则有碍于上热,若单纯使用养阴清肝之品则又有碍于心阳。在这种两者难以兼顾的情况下,但其头痛症状较重,故选用具有"清上蠲痛"作用的清上蠲痛汤治疗。细析本方中的麦冬、细辛、防风引上冲之气下行、且可疏风外达;川芎、白芷、菊花、蔓荆调理头部气血;羌活、独活、苍术发表除湿;当归、细辛、生姜同用,散内寒而温中;黄芩清其上焦之热,使诸药共奏"清上蠲痛"之功。如此寒热并用,且可无碍于心阳。这也是本方与其他清肝、滋阴清热等方剂的重要区别。——[《临床验集》(第2版)]

案6. 王占玺治疗头痛案

袁某,男,66岁。初诊日期:1982年8月。

现病史:久患高血压、冠心病,头痛不止,诸药难以取效时应用本方,当时血压波动于154~160/92~98mmHg。

结果:服本方10余剂后,头痛消失的同时,血压亦降至100/90mmHg。

按:初步认为,对高血压之寒热夹杂者,应用本方亦不失为有进一步研究价值的处方。余予临床应用本方,在符合前述中医辨证的基础上,治疗血管神经性头痛、脑动脉硬化之头部痛眩、高血压等均有不同程度的效果。尤其是高血压兼头痛、冠心病发作时,用本方治疗后,往往在头痛好转的同时,血压相继下降,冠心病症状亦相继减轻。——[《临床验集》(第2版)]

案7. 陈桂苍治疗偏头痛案

黄某,女,38岁。初诊日期:1992年3月18日。

现病史:患者10年前第二胎育后患偏头痛。其后,每逢外感风寒,或劳累或月经前后头痛复作,经常服用止痛片。15天前淋浴感受风寒,左侧头呈搏动性钻痛,并涉及前额、眉棱骨痛。伴寐差,口苦,腹闷,大便秘结3日不下。舌质红苔厚白,脉浮弦,脐周压痛。

诊断:偏头痛。

辨证:正虚邪乘,风阳上扰,腑滞不通。

治法:清上疏风,佐以通腑。

处方:拟清上蠲痛汤加大黄(后下)6g,3剂。

3月21日二诊:服后大便畅通,头痛顿减。唯头尚晕,口稍干。继服清上蠲痛汤4剂,结果:头痛诸证消失。随访观察3个月,未见复发。

按:头痛病因病机复杂,然莫不以"风"为主要致病因素。《素问·太阴阳明论》指出:"伤于风者,上先受之。"金元李杲《兰室秘藏》有"高巅之上,惟风可到"之说。清上蠲痛汤中,川芎、羌活、独活、防风、白芷、细辛、苍术诸药(量轻不超过3g)轻清上达,以疏风通络松透伏邪;黄芩清泄少阳相火;菊花、蔓荆平肝息风,截断"风火相扇";当归、川芎养血活血、行气止痛;麦冬养阴护津,以免风药升散伤津损血;甘草调和诸药。故本方有祛上部之风寒湿热诸邪,化头部诸经气血水之郁滞,引气下行,从而蠲除头痛。即使是虚证、热证也可放胆用之。诚如龚廷贤所说:"为一切头痛主方,不问左右、偏正、新久皆效。"笔者应用本方治疗头痛,按其病情随证加减,扩大了治疗范围,如神经性头痛、血管性头痛、三叉神经痛、外伤性头痛、月经性头痛、上腭肿瘤及肿瘤引起的头痛等,皆可应用。笔者临床体验,应用本方尤需注意不可妄自增大药量。其理在于"风"药质轻味薄,性本升散,其量不超过3g,则轻清上达高巅之性益彰,且不宜久煎,才能符合古人轻用"风药"治疗头痛之理。——(《中国医药卫生

学术文库第二辑》)

案 8. 罗尊宇治疗顽固性头痛案

王某,男,51 岁。初诊日期:1995 年 4 月 18 日。

现病史:头痛反复发作 5 年,经用镇静、止痛药后,疼痛可暂时缓解。此次因工作劳累后发作已月余,颜面左侧持续跳痛,严重时左额角血管怒张,头痛如裂,夜寐难安,烦躁不宁,苔薄黄,脉弦紧。

辨证:外邪侵袭,上犯巅顶,瘀阻经络所致顽固性头痛。

治则:祛风清热,活络止痛。

处方:当归 15g,川芎 15g,白芷 10g,细辛 3g,羌活 10g,防风 15g,菊花 10g,蔓荆子 10g,苍术 10g,麦门冬 15g,独活 10g,黄芩 15g,全蝎 5g,蜈蚣 2 条,甘草 6g。用法:水煎分服,日 1 剂。

二诊:服 3 剂,疼痛明显减轻,又服 6 剂,诸症消失,半年后随访,未复发。——(《现代名中医头痛头晕治疗绝技》)

案 9. 顽固性头痛案

某女,54 岁,营养、面色一般。主诉:头痛已 20 年,几乎每天要服市售之头痛药才能忍受。患者之头痛以早晨较重,早饭期间最剧。整个头部皆痛,近来左前额疼痛尤剧。胎产 3 次,妊娠中绝 3 次,血压偏高,初诊为 160/100mmHg,腹诊无瘀血征象。给予清上蠲痛汤,服药后第 3 天头痛即止,更续服此方 3 个月,持续 20 年之久的头痛即告痊愈。——(《汉方辨证治疗学》)

案 10. 管遵惠治疗血管神经性头痛案

郑某,女,38 岁,教师。初诊时间:1995 年 3 月 25 日。

现病史:阵发性头痛 2 年,加重 1 个月。患者平时多虑,夜寐不宁,时有血压波动,阵发头痛。1 个月前因情绪激动,血压升高,头巅及右颞侧疼痛较甚。经 CT 头颅平扫,未见异常。神经外科会诊,诊断为"血管神经性头痛"。舌质红,苔薄黄,脉弦。

辨证:肝阳扰动,风邪入络。

处方:清上蠲痛汤加天麻 15g、石决明(先煎)30g、小钩藤 15g,2 剂后头痛缓解,原方加减,共服 9 剂,头痛痊愈。随访 1 年,未见复发。

按:经理化检查排除脑占位性病变,诊为血管神经性头痛,偏头痛,神经性头痛;中医辨证为外感风寒、风热头痛,痰湿、瘀血头痛等,均可随证加减使用此方。——(《方药传真:全国老中医药专家学术经验精选》)

案 11. 熊继柏治疗头痛案

张某,男,38 岁。初诊时间:2005 年 11 月 10 日。

现病史:诉头痛半年,止而复作,巅顶及两侧痛甚,大便干结,2~3 天 1 行。诊见舌红,苔薄黄,脉弦数。

辨证:风热头痛。

治则:疏风清热。

处方:羌活 10g,防风 10g,荆芥 10g,薄荷 10g,藁本 10g,菊花 10g,黄芩 10g,酒大黄 5g,野天麻 20g,僵蚕 15g,川芎 20g,白芷 20g,甘草 6g。10 剂。水煎服。

11 月 24 日二诊:自诉头痛已止,便秘亦见改善。诊见舌红赤,苔少,脉细数。原方加减:川芎 20g,白芷 20g,麦冬 15g,酒大黄 5g,黄芩 10g,僵蚕 15g,野天麻 20g,羌活 10g,荆芥 10g,

防风10g,薄荷10g,菊花10g,甘草6g,藁本10g,全蝎4g。10剂,水煎服。

按:头痛为临床常见病,可分为外感头痛和内伤头痛,外感头痛因风、热邪气上扰而发为头痛。临床治疗头痛,除根据辨证论治原则外,还可根据头痛部位,参照循经路线选择引经药,此法取效更佳。如太阳头痛,选用羌活、蔓荆子、防风;阳明头痛,选用葛根、白芷;少阳头痛,选用柴胡、黄芩、川芎。——(《一名真正的名中医·熊继柏临证医案实录1》)

案12. 章真如治疗头痛案

刘某,女,35岁。头痛3年,经常发作,于吹风或工作紧张时加重,疼痛剧烈,以致于影响工作。服用本方2周后,头痛消失。后因工作劳累复发2次,均服用本方治愈。随访半年未再复发。

按:本方适用于由风邪所致的头痛,但以外风为主。临床以头痛、恶风,或头痛每由遇风而发或遇风加重为特点。方以白芷疏散阳明经之风邪,羌活、防风、蔓荆子散太阳之风;独活、细辛祛少阴之邪;菊花、僵蚕祛厥阴经之风,并平肝解痉,内外兼治;当归、川芎养血活血,行气通络;麦冬、黄芩以制细辛、羌活等药的温燥,使其祛邪而不伤正。

加减运用:肝阳亢盛,上扰清窍所致的头痛,当去羌活、独活,加钩藤、草决明,以加强清肝潜阳之力;头痛剧烈者,可加入全蝎、蜈蚣。服药期间当避免头部当风,工作紧张时应注意劳逸结合。——(《中华传世医方》)

案13. 高智治疗偏头痛案

赵某,女,73岁,榆林城关人。初诊日期:1973年6月12日。

现病史:素患左侧偏头痛,日久不愈。近日与邻里口角,致头痛加重,并胸胁胀痛,善叹息,咽干口渴。诊察:舌淡红,苔薄黄,脉弦。

治则:平肝祛风。

处方:柴胡14g,川芎、白芷、菊花、郁金、葛根、夏枯草各10g,黄芩、薄荷(后下)各8g,细辛3g,甘草3g,冰片0.5g(冲)。

二诊:前方药服3剂,头痛基本消失,口苦胁痛缓解,舌淡,苔白,脉和缓,再以前方3剂以资巩固。

按:风火头痛,重视平肝祛风。风火头痛,多因肝火上炎,水不涵木,或肝阳偏亢,邪热上扰复感风邪,两邪互结,窜扰清窍,出现头痛。此类头痛多病程长而病势缓,时发时止,经久不愈,头痛偏一侧或两侧皆痛,伴口苦口干,心烦失眠,脉弦数,舌红苔薄黄,治宜平肝祛风,方用加减清上蠲痛汤。若郁火较甚者,加山栀、夏枯草、冰片;如久病入络,痛如锥刺者,加红花、赤芍等。——(《陕西省名老中医经验荟萃(第6辑)》)

案14. 陈永久治疗偏头痛案

王某,男,49岁,农民。初诊日期:1990年5月10日。

现病史:右侧偏头痛8年,每次发作数小时,可持续3~5天,呈搏动性刺痛,伴右眼视物昏花,心悸,烦躁不安,曾经多方中西医药治疗无效。检查:血压18/11kPa(135/82mmHg)。脑血流图检查:左侧脑动脉轻度血容量不足,颈动脉、椎动脉两侧波幅不对称,颈动脉相差40%(右侧低),椎动脉相差50%(左侧低)。舌红苔薄黄,脉弦涩而数。

辨证:证属风热上扰,久病入络,经脉瘀阻,风热兼瘀。

治则:治以疏风散热,化浊祛瘀。

处方:方用清上蠲痛汤加减。羌活15g,防风15g,川芎15g,白芷12g,细辛10g,当归

10g,蔓荆子 10g,菊花 15g,黄芩 12g,蝉蜕 10g,僵蚕 12g,蜈蚣 1 条,生姜 12g,甘草 5g。

二诊:10 剂后痛止。继续用 5 剂,诸症消失,视力增加,脑血流图检查,恢复正常。随访 1 年未复发。——(《中华名医顽症绝症秘方大全》)

案 15. 垂体瘤案

许某,女,46 岁。初诊日期:1986 年 9 月 2 日。

现病史:自诉 1978 年开始出现间歇性头痛,渐致左眼视力减弱、视蒙。1985 年省人民医院头颅 CT 检查示"垂体瘤",同年 4 月 25 日做"垂体瘤切除术",术后诊断为"垂体嫌色细胞腺瘤"。术后伤口愈合良好,左眼视力稍改善,但仍觉头痛、视蒙。1986 年 1 月及 6 月分别做 CT 复查,见鞍内鞍上池有大小为 1.5cm×2.09cm 高密度肿块,CT 值为 66Hn,意见为"垂体瘤术后复发,从鞍内向上生长穿入鞍上池"。初诊时头痛,视蒙,经闭,唇紫,舌暗红、舌下瘀紫,脉弦。证属气滞血瘀,清窍不通;治以活血化瘀通窍。用血府逐瘀汤加减。处方:丹参、生石决明各 15g,当归、生地、钩藤各 12g,桃仁、红花、枳壳、赤芍、牛膝、穿山甲、蕤仁肉各 9g,川芎、石菖蒲各 6g。2 剂。清水 3 碗,煎成 1 碗,日服 1 剂。

9 月 4 日二诊:服上方后,诸症变化不明显,再予清上蠲痛汤加减。处方:当归、川芎、白芷、羌活、防风、独活、蔓荆子、麦冬、黄芩、细辛各 3g,杭菊花、甘草各 2g,生姜 2 片,草决明、蕤仁肉各 9g。清水 2 碗,煎成大半碗。本方与上方隔天交替服用,每天 1 剂。

11 月 17 日三诊:服药 2 个月来,视蒙、头痛均减轻,现仅在潮湿天气时见头痛,嘱其将 9 月 4 日、9 月 2 日二方按 2∶1 交替服用。

1987 年 3 月 2 日四诊:依上法连服 4 个月,头痛、视蒙大为减轻,但近觉胃纳差。遂停用 9 月 2 日方,易异功散加味:党参、茯苓各 12g,白术 9g,陈皮、甘草各 6g,谷芽、麦芽各 15g。清水 2 碗,煎成大半碗。与 9 月 4 日方隔天交替服用,每天 1 剂。

上方除略作加减外,谨守上法,隔天交替服用,继续治疗半年后,已能胜任繁忙工作,后继续如法调理。1989 年 4 月 9 日复诊,患者精神良好,视力转佳,头痛已除,胃纳亦佳,能坚持正常工作,并经省人民医院 CT 复查结果显示垂体瘤缩小。1991 年随访,临床症状消失,正常上班工作。——(《中西医结合治验三十种癌症》)

案 16. 垂体瘤案

谢某,女,39 岁。初诊日期:1991 年 1 月 22 日。

现病史:自诉间歇性头痛,视物不清,伴月经量少,溢乳 2 年。1990 年 2 月 7 日中山医科大学附属肿瘤医院头颅 CT 检查示垂体前叶部位有一圆形小低密区,约 0.5cm×0.67cm,初步印象"疑垂体微腺瘤"。初诊时头痛头重,视蒙,疲倦思睡,月经量少,溢乳,胁痛,胃脘饱胀,口苦,大便烂,舌红,舌下瘀紫,苔黄,脉弦。平素有"慢性胆囊炎""慢性胃炎"等病史。

辨证:头痛(气滞血瘀,凝滞脑海);胁痛(肝胆湿热,肝胃不和)。

方①:用清上蠲痛汤加减。处方:川芎、白芷、黄芩、麦冬、独活、羌活、防风、细辛、当归、杭菊花、陈皮、甘草各 3g,白芍 6g,蕤仁肉、草决明各 9g。清水 2 碗,煎成大半碗。

方②:疏肝和胃汤加味。处方:柴胡、陈皮、广木香、龙胆各 6g,白芍 12g,枳壳、香附、茵陈各 9g,川芎、砂仁、甘草各 3g。清水 3 碗,煎成 1 碗。与方①隔天交替服用。

1 月 29 日二诊:服上二方后感觉良好,精神好转。但前 2 天因进食午餐肉煎蛋,胆囊炎复发,经急诊处理今已缓解。仍以二方隔天交替服用,方②加郁金 9g。

2 月 26 日三诊:从 1 月 29 日到 2 月 26 日如法治疗近 1 月,头痛头重减轻,但近日经期将至,且工作劳累,疲倦思睡梦多较明显,拟配合疏肝调经。方③以逍遥散加味。处方:柴胡、当归、陈皮、甘草各6g,白芍、茯苓、白术、枳壳各9g,川芎3g。清水2碗,煎成大半碗。与方①隔天交替服用。

4月2日复诊,从2月26日以方①、方③交替调治近2个月,月经量增多,经色转红。近觉胃脘不适,泛酸,头痛,疲倦思睡,拟配合健脾和胃制酸。方④以陈夏六君丸合乌贝散加味。处方:党参12g,白术、茯苓、草决明各9g,法半夏、陈皮、海螵蛸、浙贝母各6g,甘草3g。清水3碗,煎成1碗。与方①隔天交替服用。随后治疗仍以方①为基础,根据兼证表现灵活选用方②、方③、方④与方①交替配合,并随症略为加减,连续治疗半年。

10月23日四诊:症状明显改善,头痛头重消失,精神转佳,经期较准,经量较多,视蒙消失,视力好转(右眼视力治疗前1.2,治疗后1.5),兼证好转。仍继续如法调治,以资巩固。——(《中西医结合治验三十种癌症》)

案17. 矢数道明治疗头痛案

佐某,46岁,女。1983年3月3日初诊。体格中等,稍有发胖倾向。主诉自1981年9月起感觉头重,血压曾达170/90mmHg,故服过降压药,结果反而引起左侧偏头痛及耳鸣,且不断加重,由早到晚耳中如有蝉鸣不止,造成精神负担,十分苦恼。生过2胎,其后月经不调,经妇科检查被告知子宫有一小肌瘤。初诊时血压140/85mmHg,腹诊所见脐左右有抵抗,压痛,下腹部未触及肿块。食欲普通,大便2日1次。按血症所致头痛而投给了清上蠲痛汤加味。连续用药1周后,由鼻中排出许多浅绿色脓汁,其量令人惊奇,且持续约1周,随着脓汁的排净,长达2年的头痛及耳鸣竟彻底消失。其后继续服药2个月,症状基本消除,血压正常。——(《汉方临床治验精粹》)

案18. 俞慎治疗偏头痛案

陈某,男,42岁。初诊日期:1990年10月15日。

现病史:偏头痛5年余,时痛在左侧,时痛在右侧,常于情绪不佳时发作。伴有头晕腰酸,胸闷不舒,口干寐差,舌质暗红苔薄白,脉弦数。

辨证:肝经风火头痛。

治则:平肝祛风佐以清热法。

处方:川芎、羌活、白芷各5g,麦冬10g,黄芩5g,防风、当归各6g,蔓荆子10g,甘菊花6g,细辛2g,钩藤12g,葛根、柴胡各6g,甘草3g。

服5剂后,头痛明显减轻,但夜寐欠佳,前方加交藤、合欢皮各12g。又服10剂后,头痛消失。

按:《张氏医通》云:"偏头风者,其平素先有痰湿,加以风邪袭之,久而郁热为火,总属少阳厥阴二经。"本方乃龚廷贤清上蠲痛汤去辛热温燥之苍术、干姜,加入柴胡、葛根、钩藤。方中集中了治少阳、阳明、太阳经头痛的川芎、白芷、羌活;配以祛风散邪的防风、细辛、独活、葛根;又用菊花、钩藤、蔓荆子、黄芩清热平肝,清利头目;柴胡疏肝解郁;麦冬养阴生津;甘草和中。全方具有平肝、清热、祛风、解郁的综合作用。故用于治疗肝经郁火或风邪久滞化火的慢性偏头痛确有较好疗效。——(《偏头痛诊治大成》)

参考文献

[1] 呼延东,杨志琴.清上蠲痛汤治疗头痛62例[J].陕西中医,2016,(7):818-819.

[2] 杨文刚,刘爱宁.清上蠲痛汤治疗偏头痛性眩晕[J].吉林中医药,2014,(6):588-590.

[3] 邹迎春.加味清上蠲痛汤治疗三叉神经痛40例[J].四川中医,2007,25(8):74.

[4] 邵家佑.清上蠲痛汤治疗风热头痛3则[J].河北中医,2004,26(6):443-444.
[5] 范济平.清上蠲痛汤治疗神经性头痛130例小结[J].甘肃中医,2003,16(7):11.
[6] 张凤华.清上蠲痛汤治疗囊虫病头痛150例[J].中国中医急症,2002,11(5):412.
[7] 高建寰.清上蠲痛汤治疗顽固性头痛32例[J].四川中医,2001,19(4):30.
[8] 夏荃.加减清上蠲痛汤治疗头痛50例[J].时珍国医国药,1999,10(7):538.
[9] 罗尊宇.清上蠲痛汤治疗慢性顽固性头痛100例[J].河北中医,1998,20(2):85.
[10] 黄元和,周忠华,邓永起,等.清上蠲痛汤治疗头痛[J].山东中医杂志,1998,17(1):40.
[11] 王燕.清上蠲痛汤的临床应用[J].甘肃中医,1997,10(1):24.
[12] 高新记.清上蠲痛汤加味治疗头痛320例[J].陕西中医,1996,17(3):111.
[13] 王志成.清上蠲痛汤治疗血管紧张性头痛68例疗效观察[J].河北中医,1993,15(2):10-11.
[14] 常世安.古方今鉴[M].西安:陕西科学技术出版社,1983.

67 清 肺 汤

【方源】“治一切咳嗽，上焦痰盛。”（明·龚廷贤《万病回春》）

【组成】黄芩去朽心，一钱半（4.5g）　桔梗去芦　茯苓去皮　陈皮去白　贝母去心　桑白皮各一钱（3g）　当归　天门冬去心　山栀　杏仁去皮尖　麦门冬去心，各七分（2.1g）　五味子七粒（6g）　甘草三分（0.9g）

【用法】上锉，生姜、枣子煎，食后服。（现代用法：水煎服）

【功用】清热润肺化痰。

【主治】咳嗽，肺热壅盛证。肺上有热，咳嗽剧烈，痰多而黏稠难咳，咯血量多，血色鲜红或夹有黄痰，或脓痰腥臭，心烦口渴。舌红苔黄腻，脉滑数。

【方解】本方以天门冬、麦门冬和五味子 3 味药润肺，清肺热，使干痰得润而易于咳出，再加贝母、杏仁、桑白皮、桔梗、陈皮、茯苓更增强本方的祛痰作用，黄芩、山栀去胸中之热，当归、甘草润血、止逆气，诸药合用，以清热润肺止咳。

【临床应用】本方主治肺热壅盛，体力中等或稍许低下，长期咳嗽、咳痰的患者，以及灼伤血络所致的咯血，以咳嗽喘急，口干，苔黄舌红，脉数为辨证要点。现代临床可用于治疗呼吸系统疾病如慢性支气管炎、肺炎、肺结核、肺气肿、支气管哮喘、小儿喘咳、慢性气管炎、慢性咽喉炎、支气管扩张症等。

【药理研究】本方具有消炎、抗菌、镇咳、祛痰、解热、镇静、滋养强壮、利尿、促进消化吸收等效果。

动物实验已证实，清肺汤具有抑制呼吸道黏膜的炎症作用，对肺泡巨噬细胞及白三烯 B_4 具有明显抑制作用。在治疗哮喘型急性支气管炎时不但症状得以改善，而且能使异常亢进的活性氧恢复正常。在进一步观察清肺汤对试管内人白细胞的活性氧及致敏土拨鼠肺释放 SRS-A（过敏症慢反应物质）的抑制作用实验中显示，清肺汤抑制由于调理素化酵母多糖受刺激而出现的白细胞活性氧的化学发光，并随清肺汤用量的不同而不同，由致敏土拨鼠肺抗原激发所致的 SRS-A 游离，因提前给予清肺汤而被抑制，并随用量的不同而表现不同程度的抑制。近年来研究已阐明，SRS-A 是白三烯 C_4、D_4、E_4 的混合物。因而清肺汤可以抑制花生四烯酸代谢，特别是白三烯的生成，证明了清肺汤通过抑制白三烯产生，抑制活性氧以及 SRS-A 的释放，使呼吸道症状缓解，并具有防止炎症时活性氧对机体产生不良影响的作用。

【名医用方心得】

今·曹炳章：龚云林此方来自王布政杂著，治咳嗽之杏仁五味子汤也，加以桑白清利肺气，贝母清肺痰，黄芩、山栀清肺火，天、麦二冬清肺燥，乃当归之苦辛者，辛以散其咳，苦以下其逆。咳散，逆下，而肺清矣。其余六品即杂著之方也。王氏曰：“咳嗽归重于肺，盖肺主气而声出也。治法须分新、久、虚、实，新病风寒，则散之，火热则清之，湿热则渗之。久病便属虚，属郁气，虚则补气，血虚则补血，兼郁则开郁。滋之，润之，敛之，降之，乃治虚之法也。”夫王节斋者，长于抑阳滋阴者也。今于治痰嗽之法亦分虚、实、新、久，及方后加减，有用参、芪、白术者三焉。龚云林善学节斋者也，奈何不既其蕴于《万病回春》，以此一方治一切咳嗽、上焦痰盛之症乎？至于方前论云：痰嗽者，嗽动便有痰声，痰出嗽止也。又云：肺胀嗽者，嗽则喘满气急也。又云：久嗽不止，成劳怯，若久嗽声哑，或喉生疮者，是火伤肺金也。继之曰：已上三条俱宜清肺汤。以愚言之，清肺一方果能治三症乎？云林立言不察先圣妙义，而只迁就后人之糟粕故也。观其书者，当具明眼，不然则有盲人骑瞎马、半夜过溪滩之嘲矣。——(《中国医学大成终集》)

日·土佐翁(长泽道寿)：陈皮、茯苓、桔梗、贝母、桑白皮、杏仁皆为祛痰之品，而天门冬、麦门冬以其甘苦寒来清肺金，五味子以其酸温而收敛肺气，黄芩、山栀清热退痰火，当归、甘草调血脉，和逆气，此乃治痰嗽之要剂也。本方对久咳不止，虚劳成损者适用，面对肺胀喘满气急者则需加苏子、沉香、竹沥、姜汁。——(《医方口诀集》

日·浅田宗伯：本方乃治痰火咳嗽之药，属虚火之方。痰火属实脉滑数者，可用瓜蒌枳实汤。本方特别适用于咳嗽日久而有肺热者，故选用小青龙汤加石膏汤不会奏效，宜用于劳损咳嗽者。方后按曰：应着眼于久咳不止，虚劳成损的患者。——(《方函口诀》)

今·曹炳章：陈皮、茯苓、桔梗、贝母、桑白皮、杏仁皆却痰之品也。天、麦苦甘寒，以清肺金；五味子酸温，以收肺气；黄芩、山栀清上热，退痰火；当归、甘草调血脉，和逆气。此治痰嗽之要剂也，久嗽不止成劳怯者亦可。肺胀，喘满气急者，加苏子、沉香、竹沥、姜汁。小子问云：前瓜蒌枳实汤用当归，斯方亦有当归，皆言调和血脉，然则于痰咳无所关乎？予云：王海藏曰："当归血药，如何治胸中欬逆上气，盖当归味辛散，乃血中气药也。"况咳逆上气有阴虚阳无所附者，故用血药补阴，则血和而气降矣。此所以用之也。——(《中国医学大成终集》)

【名医验案选录】

案 1. 矢数道明治疗支气管喘息案

男性，57 岁。

现病史：7 年前咳嗽、呼吸困难，被诊断为支气管喘息，经多方治疗不见好转。3 年前病情更加恶化，经 X 线透视确认有结核病灶。虽经化学疗法的治疗，但顽固的咳嗽及呼吸困难仍不见丝毫减轻。患者的病症经过诊断，认为不仅是支气管喘息，还有肺气肿和结核而致的支气管扩张症。因此除一般治疗而外，还接受了背部肺俞穴(肩胛骨内侧)的泻血疗法、穴位挑刺特别疗法以及某诊疗所的费用昂贵的注射疗法，等等。但是病情依然一点不见好转，身体衰弱、肋骨隆起、面色苍白呈污秽状。与其年龄相较显得过早地衰老。

初诊时，患者由家至作者医院乘车前往，途中还休息了 10 次之多。上楼梯也要中途休息，走一点路就得歇息，好不容易才来到作者医院。听诊发现，两侧肺部均有哮鸣音和啰音，叩诊其声如鼓。咳痰色青而黏，咳嗽一阵便显得痛苦不堪，然后便咳出一个很大的痰块。吸气非常困难，没有食欲，双足总是冰冷的，兼伴有腰痛。血压 130/90mmHg。脉象略浮、不数，腹部相当有力，心下部略膨满。遂认为是支气管喘息、肺气肿及支气管扩张的并发症。因此考虑，是取紫苏子汤加杏仁桑白皮，还是取苏子降气汤或清肺汤。最后根据患者咳嗽的剧烈程度，咳痰的不爽及浓痰和内热等情况，决定投予清肺汤 10 剂。10 天后，患者诸症好转，第 1 次体会到药物的效果。

二诊：来院时在火车站，爬楼梯竟能一口气爬上去，上去后略作休息即可。

三诊：上次来院中途休息了 10 次，这次只休息了 3 次，并不感到有什么痛苦。

四诊：1 个月以后，他第 4 次来院时称，中途竟一次也没有休息，心里感到非常高兴。发病以来 7 年时间，从来没有过像这样的心情舒畅。——(《汉方治疗百话摘编》)

案 2. 矢数道明治疗老年性肺气肿和慢性支气管炎

患者 65 岁，妇女。

现病史：身体肥胖，面色苍白。素来体格健壮，没怎么得过病。3 年前突然觉得心动悸和严重的呼吸困难，咳嗽难忍，咳痰不止，早起吐黄色浓黏痰，下午吐白痰。咳嗽剧烈时感到腹部肌肉疼痛，而且出现面部浮肿。3 年来一直被诊断为心脏性喘息。严重呼吸困难时，就静脉注射有利于心脏的药物，由于体胖，静脉血管注射十分困难，连续 10 天两条胳膊就肿胀起来，且呈紫色。这种静脉注射非常难以忍受。收缩血压通常在 130mmHg 左右，稍有增高便有眩晕症状，并伴有手足心烦热。继续应用前药，患者便心情不佳，且没有效果。患者脉象沉紧，心脏肥大，心音极弱。然未发现有明显瓣膜病变。胸部未闻及水泡音和哮鸣音。心下部左右两侧胁下有痞塞不适感，且坚硬如石，恰属心下痞满证。此次检查血压竟意外高达 170/110mmHg。食欲及大便情况一般。

根据上述症状，首先考虑为《金匮·痰饮咳嗽》篇的木防己汤证。基本上与“隔间支饮、其人喘满、心下痞坚、面色黧黑、其脉沉紧者……木防己汤主之”的条文相符合。很多情况下对咳嗽者常用木防己汤加桑白皮、苏子、生姜。但是本患者咳嗽、咳痰的情形总给人以老年性慢性支气管炎或是支气管扩张症的印象。患者病历上记载所用处方乃增损木防己汤。患者说：“我过去吃过各种各样的中药，但一直不见效果。特别是配有桂枝的药，哪怕只有一点，服后立刻恶化，这次希望一定配以没有桂枝的处方。”于是决定首先按肺气肿和慢性支气管炎二者兼有的证候投予《万病回春》的清肺汤。作者曾于《汉方临床》杂志第 9 卷 2 号上发表过《关于清肺汤的运用》的文章。当时所报告的是以本方用于慢性支气管炎、交气管喘息、支气管扩张、肺结核等症的病例，其适应证为少阳病的虚弱症状，咳喘严重，吐黏痰不止，胸胁苦满不明显，胸部可明显闻及哮鸣音，等等。而将本方应用于心脏性喘息患者这是第一次。首先试投清肺汤加柴胡。

处方：茯苓、当归、麦门冬各 3g，黄芩、桔梗、陈皮、桑白、贝母、杏仁、栀子、天门冬、大枣、竹茹各 2g，五味子、生姜、甘草各 1g，柴胡 3g。

二诊：第 2 次患者来院称，服药 3 天后，从第 4 天开始自觉非常舒畅。吐痰爽利不黏，咳嗽和咳痰都很轻微。剧烈的咳嗽不再发作，其后又连服 40 日，使手足烦热感亦完全消失，血压变为 150/90mmHg。诸症悉退。——(《汉方治疗百话》)

案 3. 矢数道明治疗老年咳嗽案

患者是一位 77 岁的老人。平常就有痰，感冒后咳嗽咳痰更甚，且咳痰不利，呼吸困难。1 个月前又患感冒，故而勾起了咳嗽的老毛病。老人营养一般，面色黑而脏，皮肤干燥。脉象紧而有力，腹部柔软。舌有明显的白苔。乃属肺热燥痰证，遂投予清肺汤。服药 10 日，咳嗽好转八成，20 天基本治愈。这也是一个比一般患者治愈迅速的病例。——(《汉方治疗百话摘编》)

案 4. 矢数道明治疗老年肺炎案

患者 85 岁，老人。2 年前患肺炎，相当严重，但由于素来体格健壮，经治疗竟得痊愈。但后来出现了咳痰和咳嗽的情况。今年(1965)11 月初来到作者医院，恰于 1 个月之前得了感冒，随后出现微热和咳嗽不止的情况。此患者体格正常，面色红黑，皮肤干燥，咳痰困难，直到一口痰吐出，咳嗽方止。心下部痞，有胸胁苦满之征。作为肺热燥痰之证，投给清肺汤加柴胡。患者本来担心这次要不成了，但服药 1 个月后竟然完全好转，又可以延长一些寿命，因此心里十分高兴。——(《汉方治疗百话摘编》)

案5. 矢数道明治疗支气管扩张案

患者53岁,妇女。此人8年前咳痰严重,咳出的都是黄色黏痰。经X线透视发现有结核。医院认为是支气管扩张症,遂采取化学疗法治疗。1个月前咳嗽加剧,后来又出现右侧胸痛,声音嘶哑,讲话吃力。咳嗽以晨起为剧,连续咳嗽直至痰出。受到香烟的烟雾刺激则更加厉害。此外,患者还诉有肩凝和全身倦怠感。患者消瘦,面色不佳,脉象微浮略数,心下部稍紧张。有37℃左右的低热,舌根部有白苔,前部红赤如剥脱状,两侧肺部可听到小水泡音和哮鸣音。投给清肺汤10剂,服后使咳嗽显著减轻。20天后患者已基本上不感到有什么痛苦,虽然不能断言说已完全治愈,但毕竟是把患者从剧烈咳嗽的痛苦中解脱了出来。——(《汉方治疗百话摘编》)

案6. 张树元治疗痤疮案

陈某,男,22岁。初诊日期:2000年3月26日。

现病史:患者于6年前面部开始起皮疹,出油多,时轻时重。曾外用三九皮炎平软膏、粉刺净等效不显。皮疹逐渐增多,色红,部分融合,有时可挤出白色豆腐渣样分泌物,在某医院诊为"痤疮继发感染",内服红霉素2周,效果不显来诊。刻下见症:自觉皮疹处痛痒兼作,口渴喜冷饮,纳可,便干,尿黄,舌尖红、舌苔黄厚腻,脉弦滑。查:前额、双颊为主散在米粒至高粱粒大小的丘疹、脓疱,并有数处蚕豆大小硬性结节,部分触之有波动,可挤出白色豆腐渣样分泌物,皮损中掺杂有黑头粉刺,面部皮肤油腻。

西医诊断:囊肿性痤疮。

中医诊断:粉刺聚疖。

辨证:肺胃湿热蕴结、风热上攻。

治则:清泻肺胃为主,兼以祛风散结。

处方:桑白皮、黄芩、浙贝、赤芍、栀子、苦参、连翘、荆芥各9g,银花、蒲公英、紫地丁各15g,川芎、白芷、黄连、酒大黄、生甘草各6g。水煎服,7剂。以第三煎熏洗患处。

二诊:部分炎性丘疹开始消退,脓疱开始吸收,结节囊肿缩小,大便已不干,舌苔变薄。予上方去酒大黄,7剂。

三诊:皮损大部分变平,未起新疹,油性分泌物减少,囊肿继续缩小,舌质暗红、苔薄白,脉弦滑。依前方,去银花、公英、地丁,加夏枯草、丹参各15g,14剂。

四诊:皮损基本消退,仅留有色素沉着及少数浅在性瘢痕,达临床治愈。

随访1年,未见复发。

按:本病中医称之为"肺风粉刺",是一种毛囊、皮脂腺的慢性炎症,多发于青春期男女。内分泌因素、皮脂分泌过多及毛囊内微生物是其发病的主要因素。中医认为,其病因主要是肺胃蕴热、风热上攻而致。所用《回春》清肺汤中,桑白皮、黄芩清肺热;黄连、栀子清胃热;且栀子善清三焦实火而利小便,使蕴热从小便而出,又能凉血解毒以治疮疡热毒;苦参清热燥湿、杀虫止痒且利小便,使湿热从小便而出;连翘具清热解毒、消肿散结之功,而《医学衷中参西录》云"连翘具升浮宣散之力,流通气血,治十二经血凝气聚,为疮家圣药。能透肌解表,清热逐风,又为治风热要药,且性能托毒外出,又为发表疹瘾要药";荆芥,《本草纲目》谓"散风热,清头目,利咽喉,消疮肿",对本病可起到疏散血中风热、透邪外出的作用;白芷辛温,入肺、脾、胃三经,排脓消肿,加入方中清泻剂中,以引经为义;川芎辛温,入肝、胆经,行气开郁,祛风燥湿,活血止痛,《本草正义》说"川芎其性善散,又走肝经,气中之血药……破瘀蓄,通血脉,解结气,逐疼痛,排脓消肿,逐血通经",融入方中可使内蕴之热速清而无阴凝黏滞之弊；浙贝可清热化痰，开郁散结，《纲目拾遗》认为"凡肺家夹风火有痰者宜此"；甘草调和诸药。综观全方，具有清泻肺胃，疏风祛邪之功。另，第三煎药液趁热熏洗乃借其温暖氤氲之气，温通经络，畅达气血，疏启汗孔，使药力得以渗透，从而达到治愈疾病的目的。总之，本方用于痤疮，药证合拍，且内服外洗兼施，故能取得满意疗效。——[张树元.回春清肺汤内服外洗治疗痤疮108例[J].浙江中医杂志，2007(2)：91-92.]

参考文献

[1] 郭子光.日本汉方医学精华[M].成都：四川科学技术出版社，1990.
[2] 王钢.自由基与中医中药[M].南京：南京大学出版社，1993.

68 养胃汤

【方源】“治外感风寒，内伤生冷，憎寒壮热，头目昏疼，不问风寒二证，夹食停痰，俱能治之。但感风邪，以微汗为好。”（明·王肯堂《证治准绳》）

【组成】半夏汤洗七次　厚朴去粗皮、姜汁炒　苍术米泔浸一宿，洗切，炒，各一两（各 30g）　橘红七钱半（22.5g）　藿香叶洗去土　草果去皮膜　茯苓去黑皮　人参去芦，各半两（各 15g）　炙甘草二钱半（7.5g）

【用法】上㕮咀，每服四钱，水一盏半，姜七片，乌梅一个，煎六分，热服。（现代用法：水煎服）

【功用】温中理气，燥湿和胃。

【主治】外感风寒，内伤生冷及饮冷伤脾，发为疟疾；或中脘虚寒，恶心呕吐。

【方解】方中藿香、厚朴、草果、苍术、半夏芳香化浊，燥湿理气，辟秽和中；人参、茯苓、甘草健脾益气，扶正祛邪；橘红理气化痰；乌梅生津敛阴，防诸药燥香太过。诸药合用，共奏温中解表、辟秽和中之功。

【临床应用】本方主治脾胃虚寒，寒湿阻滞，清浊相乱，胃失和降，中焦寒湿阻滞之证。现代临床可用于治疗消化系统疾病如消化不良、急性胃炎、腹泻等。

【药理研究】暂未发现。

【名医用方心得】

明·戴思恭：大凡得之太阳而呕者，必是合病，呕乃病渐入内，非正太阳也。曾记有人初得病，太阳证，有呕吐不住，药投暖剂，莫能治之。知太阳已汗解，固当用冷剂。是太阳见呕，非合阳明，则合少阳，其呕为热，用暖剂非矣。又记有人初病具太阳证而呕，一家少长，患状悉类，与养胃汤入服，无不立效。——（《秘传证治要诀及类方》）

宋·郑公显：养胃汤兼治时行瘟疫及痎疟。草果、半夏、厚朴、苍术、橘红、藿香、茯苓、人参、甘草、姜七片，乌梅一个，煎热服。如寒多，加附子。胎前伤风，盖因冬时严寒，人体虚，寒邪成病，为伤寒。轻者，淅淅恶寒，翕翕发热，微咳，鼻塞，数日乃止；重者，头疼体痛，先寒后热，久而不愈，则伤胎。凡妊妇伤寒，仲景无治法，用药有避忌，不可与寻常妇人一概治之也。如两感重者，十神、五积皆可，轻者，养胃汤治之。——（《郑氏女科六书校注》）

【名医验案选录】

陈霞山治疗妇产后伤食案

一妇产后伤食，致胃虚不纳谷 40 余日，闻谷气药气俱呕，以参、苓、白术、炒曲各 1 钱，陈皮、藿香各 5 分，炙甘草 3 分，砂仁 5 分，陈米一合，用沸汤二碗，泡伏龙肝末澄清汁煎服而安。——（《妇科医籍辑要》）

参考文献

解发良，杨慧明. 中国古今奇效良方[M]. 长沙：湖南科学技术出版社，2009.

69 清骨散

【方源】“专退骨蒸劳热。”(明·王肯堂《证治准绳》)

【组成】银柴胡一钱五分(4.5g) 胡黄连 秦艽 鳖甲醋炙 地骨皮 青蒿 知母各一钱(各3g) 甘草五分(1.5g)

【用法】水二盅,煎八分,食远服。(现代用法:水煎服)

【功用】清虚热,退骨蒸。

【主治】肝肾阴虚,虚火内扰证。骨蒸潮热,或低热日久不退,形体消瘦,唇红颧赤,困倦盗汗,或口渴心烦,舌红少苔,脉细数。

【方解】方中银柴胡甘苦微寒,直入阴分而清热凉血,善退虚劳骨蒸之热,且无苦燥之弊,为君药。知母泻火滋阴以退虚热;胡黄连入血分而清虚热;地骨皮凉血而退有汗之骨蒸,三药俱入阴退虚火,以助银柴胡清骨蒸劳热,共为臣药。秦艽、青蒿皆辛散透热之品,清虚热并透伏热以外解;鳖甲咸寒,即滋阴潜阳,又引药入阴分,为治虚热之常用药,同为佐药。使以甘草,调和诸药,并防苦寒药物损伤胃气。

【临床应用】本方为治疗骨蒸劳热之常用方。以骨蒸潮热,形瘦盗汗,舌红少苔,脉细数为辨证要点。原方后注“血虚甚加当归、芍药、生地;咳多加阿胶、麦冬、五味子”可资临床参佐。现代临床常用于肺结核、白血病、骨结核、淋巴结核、再生障碍性贫血、夏季热等疾病的治疗。

【药理研究】具有解热、抗菌、抗炎、抗结核、抗自由基、增强机体免疫力、调节内分泌等作用。

【名医用方心得】

清·张畹香:曾经失经至年余,现在寒热往来,口苦,胸胀欲呕,咳嗽,诊脉弦细,舌净,是属肝病。当用清骨散法。青蒿梗一钱半,炙鳖甲五钱,生地五钱,当归三钱,冬桑叶一钱,生牡蛎五钱,真降香一钱,川郁金一钱半,炒丹皮三钱,生白芍三钱,陈皮八分,荷叶一角。——(《张畹香医案》)

清·汪昂:此足少阳、厥阴药也。地骨皮、黄连、知母之苦寒,能除阴分之热而平之于内;柴胡、青蒿、秦艽之辛寒,能除肝胆之热而散之于表;鳖,阴类,而甲属骨,能引诸药入骨而补阴;甘草甘平,能和诸药而退虚热也。——(《医方集解》)

清·张秉成:以银柴、青蒿、秦艽之苦寒直入阴分者,宣热邪而出之于表;胡黄连、鳖甲、地骨、知母苦寒、甘寒之性,从阴分以清伏热于里;用炙甘草者,缓其中而和其内外,使邪去正安之意耳。——(《成方便读》)

清·汪绂:治骨蒸劳热。骨蒸劳热者,其热在骨,蒸蒸然也,不必见他症。惟常觉蒸热,而血气日惫,肌肉日消,四肢日以无力,精神日以倦怠,故曰“劳”也。此相火独炎,真水枯涸,肾阴欲尽,故其热在骨。此凡七情以耗其血,房劳以竭其精,昏醉以消其液,皆足有以致之。东垣曰:昼热夜静,阳气旺于阳分;昼静夜热,阳气下陷阴中;昼夜皆热,重阳无阴。当急泻其

阳，峻补其阴，昼病在气，夜病在血。——（《医林纂要探源》）

【名医验案选录】

顾伯华治皮肤瘙痒案

刘某，男，45岁。全身皮肤瘙痒，搔抓后皮肤触之有灼热感，每于午后及晚间痒剧，自觉发热，但测体温基本正常，已3个月余。其间经用葡萄糖、葡萄糖酸钙、地塞米松、维生素C、硫代硫酸钠、苯海拉明等注射，服息斯敏、盐酸西替利嗪、赛庚啶疗效不著。查见患者周身有不规则条状抓痕，点状血痂及色素沉着。述其手足心热，口干咽燥，骨蒸潮热，舌质红，少苔，脉细数。

中医诊为痒风，相当于现代医学的皮肤瘙痒症。证属阴津不足，虚热内生，蒸灼肌肤致痒。治以滋阴清虚热止痒。

以清骨散加减：银柴胡10g，胡黄连10g，秦艽9g，鳖甲12g，生地黄30g，玄参30g，知母12g，青蒿10g，地骨皮15g，石斛12g，麦冬15g，白鲜皮12g，蛇床子10g，地肤子10g。水煎服，日1剂。

二诊：服药7剂后，痒感大减，即使搔抓后灼热感明显减轻，身上发热症状消失，口咽干燥，手足心热症状俱轻。上方生地黄、玄参易为20g，知母、石斛易为10g。续服7剂后，痒感消失，肌肤如常。

按：本例除周身痒剧外，并有肌肤灼热，条状抓痕，手足心热，口咽干燥，骨蒸潮热，舌质红，少苔，脉细数等症状，审因辨证为阴液不足，虚热内生，蒸灼肌肤所致瘙痒。方中银柴胡、秦艽清退虚热；胡黄连清热退蒸；鳖甲补阴退热；生地黄、玄参滋阴清热降火；知母、石斛、麦冬滋阴养阴，清热退蒸；地骨皮凉血除蒸；白鲜皮、蛇床子、地肤子止痒。因药证相符，而收较好疗效。——（《顾伯华外科经验选》）

参考文献

[1] 万嘉洋，田彦芳，万海同，等.麻黄汤有效组分配伍在发热大鼠体内的药动学研究[J].中国中药杂志，2019，44(10)：2149-2155.

[2] 曾令先，陈润林.清骨散加减配合针刺治疗中风阴虚盗汗疗效观察[J].实用中医药杂志，2018，34(7)：758-759.

[3] 闻彬，蒋霁鹏.清骨散加减治疗癌性发热的疗效观察[J].临床医药文献电子杂志，2018，5(52)：65-66.

[4] 马建国.清骨散加味解痒风[N].中国中医药报，2014-03-24(04).

[5] 周晓艳.清骨散加减治疗癌性发热疗效观察[J].光明中医，2013，28(4)：713-714.

[6] 李引刚，刘艳平，王妮.清骨散治疗术后发热举隅[J].四川中医，2011，29(6)：98-100.

[7] 马建国.清骨散皮肤科新用[J].山东中医杂志，2006，25(7)：496-497.

70 石决明散

【方源】“石决明散,治风毒气攻入头系眼昏暗,及头目不利。”(明·朱橚《普济方》)

【组成】石决明　羌活去芦头　草决明　菊花各一两(各30g)　甘草炙,锉,半两(15g)

【用法】上为散,每服二钱。以水一盏,煎六分,和滓,食后、临卧温服。(现代用法:水煎服)

【功用】清肝明目退翳。

【主治】主治肝热上亢所致圆翳内障。症见头痛目涩,眵泪,口苦咽干,脉弦而数。

【方解】本方重用石决明、草决明为主药,清热平肝,明目退翳;青葙子、木贼助其明目退翳;山栀、赤芍、大黄助其清泻肝火,通过大黄泻下作用,更能导热下行,为热邪寻求去路;佐少量荆芥、羌活疏风散邪,舒展黑睛表面之膜,数药合用,能呈祛风清热、明目退翳之效。

【临床应用】用于因肝热所致的黑睛生翳、瞳神疾患、眼部外伤等各种目病,兼见面红目赤,舌红少苔,脉弦细。现代临床可用于治疗眼科疾病如病毒性角膜炎、病毒性角膜内皮炎、丝状角膜炎、角膜基质炎、单纯疱疹性角膜炎、流行性角结膜炎、老年性白内障、白内障术后大疱性角膜病变、青光眼-睫状体炎综合征等疾病。

【药理研究】

1. 抗菌抗病毒　石决明散是退翳明目的眼科常用方。现代药理研究表明,具有清热解表作用的退翳明目药大多能够直接抑制细菌、真菌和病毒生长,有抗菌、抗病毒的作用。

2. 缓解炎症的作用　此类药物还可以对机体进行调整,达到消除和缓解炎症的目的,减轻炎性反应,降低炎症时血管的通透性,减少炎性渗透造成的水肿,减少肉芽的形成,促进炎症的吸收。

3. 促进新陈代谢、祛除自由基　现代药理研究表明,石决明能够促进新陈代谢,增强机体清除自由基。

【名医用方心得】

今·陈达夫:凡目刺伤、撞伤、炸伤损破风轮者,均以石决明散(石决明、草决明、青葙子、赤芍、木贼、荆芥、栀子、麦冬、羌活、大黄)治之。因为病因虽外来,但已成内创,用药内清,内创自宁,所以,还是能服药。至于三种病变,虽有不同,而其受伤则是一理。盖风轮受伤,则肝胆经络未有不生热者,肝胆生热,则当从内清外。石决明散具有清热平肝、祛风退翳的作用,为陈师常用治疗肝经积热的主方。——(《中医眼科六经法要》)

今·魏长春:名医魏长春先生将本方主要用于白内障证属肝热上扰者,症见头痛目涩,眵多目昏,心烦易怒,口苦咽干,脉弦。——(《名医祖传秘方验方集》)

今·李传课:闭角型青光眼经手术治疗后,大多数眼压已下降,临床症状也应随之消失,但也有眼压虽降至正常范围,却仍有轻微眼胀不适者。此种情况,笔者多从阴虚阳亢论治,用平肝潜阳之法。取《普济方》石决明散加减(石决明、钩藤、蒺藜、菊花、茯苓、车前子、白

芍、麦冬、牛膝)。——(《李传课眼科诊疗心得集》)

今·马宏杰:中医认为,葡萄膜炎基本病机是“火热为标,肝胆为枢,五脏为本”。“肝性失柔,火热上炎”是葡萄膜炎的关键病机,故中医治疗以清肝泻火为主,辅以滋阴、柔肝、散瘀之法。石决明散加减方是中医眼科经典方剂,方以清肝明目为治则,方中用石决明、决明子、青葙子、菊花以清泻肝热而明目,栀子、黄芩、车前子以清热利湿明目,配柴胡、生地黄、赤芍以疏肝柔肝、凉血散瘀退赤,共筑清肝明目之效。我们在临床治疗中,使用眼局部常规治疗配合中药汤剂石决明散加减方口服发现可以缩短病程,减少激素的使用,提高疗效,减少复发。尤其是辨证分型结合个人特点遣方选药,能明显改善患者预后,但其作用机制尚待进一步研究。——[马宏杰,曹双胜,杨志敏.石决明散加减方治疗肝经积热型前葡萄膜炎的临床研究[J].光明中医,2017,32(4):518-519.]

今·阙冬梅:丝状角膜炎属中医学聚星障范畴,其病因为风热毒邪侵犯黑睛,或肝热内蕴上攻于目,或湿热蕴积复感风热毒邪。发病前多有外感或发热史,或因过度疲劳或角膜外伤而发病,且有反复发作史。《素问·金匮真言论》:“东方青色,入通于肝,开窍于目,藏精于肝。”由此可知眼病与肝关系密切。石决明散中石决明、决明子、青葙子入肝经,具有清肝、平肝、退翳明目之作用,为主药;栀子、赤芍药、大黄入肝经,有清热凉血作用;木贼、荆芥、羌活驱风散邪,退翳明目;麦门冬养阴清热。诸药合用,共奏清热平肝、散邪明目之功。本病常反复发作,尤其好发于体质虚弱之人,故加强锻炼、增强体质也是预防复发的重要方法。临床实践证明,石决明散治疗丝状角膜炎效果好,疗程短,痛苦小,值得临床推广应用。——[阙冬梅.石决明散加减治疗丝状角膜炎30例临床观察[J].河北中医,2009,31(4):595-596.]

【名医验案选录】

案1. 陈达夫治疗滤泡性结膜炎案

王某,女,11岁。

现病史:眨眼皱鼻歪嘴月余,曾经西医检查,诊断为:滤泡性结膜炎。点氯霉素、新霉素、利福平等眼液均无效。检查:上下穹窿部结膜均有圆形滤泡隆起,以下穹窿部最多,结膜轻充血,视力正常,余无阳性发现。

辨证:脾虚肝旺。

治法:平肝清热,健脾杀虫。

方药:石决明散加减。石决明25g,草决明25g,荆芥10g,木贼10g,青葙子18g,赤芍15g,麦冬10g,栀子10g,百部10g,鹤虱15g,炒谷芽30g,炒麦芽30g。

结果:服上方14剂,诸症悉愈。——(《陈达夫中医眼科临床经验》)

案2. 陈达夫治疗青睫综合征案

周某,男,42岁。

现病史:左眼反复胀痛,虹视已3年。经某医院检查,诊断为青睫综合征,初用可的松点眼,服醋氮酰胺有效,后每至劳累之时或睡眠不好均复发,且次数愈来愈频。近来几乎每月都发,加服强的松后,感心累心跳,睡眠不好,故来我院服中药。检查:视力右眼1.5、左眼0.8,左眼微充血,羊脂状角膜后沉着物7~8个,瞳孔略大,眼压17.30mmHg(右眼)、42.12mmHg(左眼),眼底正常。脉弦细,舌质正常,苔薄黄。

诊断:少阳厥阴风热目病。

处方:石决明散加减。石决明25g,草决明25g,青葙子18g,赤芍15g,荆芥10g,栀子

10g，麦冬 15g，木贼 15g，麻黄 6g，蛇蜕 6g，防风 15g，钩藤 15g，玄参 10g。

服上方 6 剂后，眼胀、虹视现象消失，羊脂状角膜后沉着物 3～4 个，眼压降至 24.38mmHg。服药期间，大便次数增多，一日 2～3 次，故于原方中去栀子，加菊花 10g、蒲公英 25g，服 10 剂，羊脂状角膜后沉着物全部消失，眼压 15.88mmHg，乃停药观察。3 个多月后，由于赶任务，熬夜工作，左眼又感微胀及轻度虹视，眼压 28.97mmHg，出现羊脂状角膜后沉着物 4～5 个，重服上方 5 剂后，以上症状迅速消失。此后，未再复发。——(《陈达夫中医眼科临床经验》)

案 3. 陈达夫治疗热目病案

方某，女，38 岁。

现病史：右眼胀痛，虹视，视力模糊 3 天。近年来，常失眠、心烦、易怒，月经前及月经期以上症状尤其明显。脉细数，舌尖红，苔薄黄。眼部检查：视力右眼 0.5、左眼 1.5，右结膜不充血，羊脂状角膜后沉着物 5～6 个，眼压 38.80mmHg，前房深度正常，瞳孔正常，间质及眼底均正常。

诊断：少阳厥阴风热目病。

治则：平肝清热，养阴息风。

处方：石决明散加减。石决明 25g，草决明 25g，青葙子 18g，赤芍 15g，栀子 10g，麦冬 15g，蛇蜕 6g，防风 15g，生地 15g，刺蒺藜 15g。

服 6 剂后，视力恢复至 1.2，羊脂状角膜后沉着物消失，眼压 17.30mmHg，以上诸症明显好转。再服 4 剂，视力 1.5，自觉症状全消失。以后曾有 3 次复发，症状大致与初发时同，均用同样方药治疗而愈，此后未再复发。——(《陈达夫中医眼科临床经验》)

案 4. 魏承朴治疗单纯疱疹性角膜炎(聚星障)案

肖某，女，37 岁，干部。

现病史：右眼红痛、视物模糊半年，近 1 个月来情志不舒又复发。右眼远视力 0.1，球结膜混合充血，角膜中央 5mm×4mm，灰白色浸润，1%荧光素染之着色，角膜知觉减退，kp(－)，房闪(－)。兼见胸胁满闷，头晕目眩，性急易怒，舌淡红苔薄黄，脉弦数。

西医诊断：右眼单纯疱疹性角膜炎。

中医证属：右眼聚星障，肝经风热型。

治宜：疏肝清热，祛风明目退翳。

方用：石决明散加龙胆草 12g、柴胡 10g、大青叶 30g。

服 15 剂后，诸症减轻，角膜清亮，染色(－)，远视力 0.2。上方去胆草，加乌贼骨 12g，又服 15 剂，诸症悉除，远视力 0.6，矫正视力 1.0，随访 1 年未见复发。——[魏承朴.石决明散在眼科的临床应用[J].陕西中医，1990，11(2)：79.]

案 5. 魏承朴治疗春季结膜炎(时复症)案

王某，女，49 岁，干部。

现病史：双眼奇痒 10 余年，春季加重，素有药物过敏史。远视力右眼 0.9，左眼 1.0。双眼上睑结膜内外眦部充血颗粒，球结膜无充血，免疫功能检查：IgG 19.5mg，IgA 2.3mg，IgM 1.14mg。兼见胸胁满闷，口苦纳呆，口干不欲饮，月经不调。舌淡暗、苔白腻，脉弦细。

西医诊断：双眼春季结膜炎。

中医诊断：时复症。

治法：祛风清热，除湿止痒。

处方:石决明散加苍术、苡仁、蔓荆子各 12g。

3 剂后眼痒减轻,口干加重,改服石决明散加沙参、生地、茯苓、白术各 12g,又服 6 剂诸症消失,追踪 3 年未见复发。——[魏承朴.石决明散在眼科的临床应用[J].陕西中医,1990,11(2):79.]

案 6. 魏承朴治疗泪溢(无时泪下)案

马某,女,50 岁,会计。

现病史:左眼流泪 10 天,情志不舒所致。双眼远视力 1.0,双眼上睑结膜内外眦部充血乳头颗粒,压泪囊未见分泌物从泪小点溢出,冲洗泪道畅通。兼见心烦易怒,头昏目鸣,腰膝酸软,舌质暗红、少苔,脉细。

西医诊断:泪溢。

中医诊断:无时泪下。

治法:养肝益肾,固摄敛泪。

处方:石决明散加枸杞 15g,菊花、肉苁蓉各 12g。

3 剂后泪溢减轻。又服 3 剂,诸症消除,追踪 1 年未见复发。——[魏承朴.石决明散在眼科的临床应用[J].陕西中医,1990,11(2):79.]

案 7. 魏承朴治疗角膜实质炎(混睛障)案

陈某,男,14 岁,农民。

现病史:双眼红疼视物模糊年余。双眼远视力 0.8,近视力右眼 0.5/30cm,左眼 0.6/30cm。角膜混浊呈毛玻璃状,1%荧光素染之不着色,球结膜充血(++),房闪(+),其余不能检查。兼见头痛眼痛,舌红苔、薄黄,脉弦。

西医诊断:双眼角膜实质炎。

中医诊断:双眼混睛障,肝经风热型。

治法:清肝祛风,退翳明目。

处方:石决明散加防风 6g,白芷、前胡各 12g,丹参、茺蔚子各 15g。

服 15 剂后角膜清亮,球结膜充血减轻,1%荧光素染之仍不着色,双眼远视力 0.9。又服 15 剂诸症悉除,双眼视力 1.0,角膜清亮。随访 2 年未见复发。——[魏承朴.石决明散在眼科的临床应用[J].陕西中医,1990,11(2):79.]

案 8. 戴书悦治疗过敏性结膜炎案

李某,男,20 岁。初诊日期:1986 年 9 月 12 日。

现病史:双眼红肿疼痛伴干涩不舒已 10 天。曾用某西药,症状加剧。检查:双视力 1.2。双睑缘潮红,球结膜水肿、充血明显,角膜(-)。兼见腹胀,溲赤便结,时干咳。舌质红,苔薄黄,脉细数。

辨证:肝肺热盛。

治法:清肝泻肺。

处方:石决明散加减。石决明 30g,草决明 10g,赤芍 5g,羌活 8g,炒山栀 10g,生大黄 8g,荆芥 10g,防风 10g,桑白皮 15g,炒黄芩 25g,生地 10g,知母 10g,生甘草 5g。

服 3 剂后,双睑缘皮肤潮红消退,球结膜轻度水肿,已不充血。腹亦不胀,溲清,大便次数略多。舌脉同前。原方加减共服 7 剂,临床症状消失。——[戴书悦.石决明散加减在眼科临床应用举隅[J].新疆中医药,1988(3):56-57.]

案 9. 戴书悦治疗双眼春季结膜炎案

金某，男，17 岁。初诊日期：1986 年 9 月 20 日。

现病史：双眼奇痒，红赤，怕光，流泪，眵呈黏液状，反复发作 5 年。检查：视力双 1.0。双睑结膜扁平，肥大，乳头增生，球结膜充血，色暗。双角膜缘下方胶状隆起。舌尖红，苔薄黄，脉弦细稍数。

辨证：肝经郁热，复感时邪。

治法：清热泻火，祛风止痒。

处方：石决明 30g，草决明 10g，赤芍 15g，炒栀子 10g，羌活 8g，炒黄芩 15g，生大黄 5g，荆芥 10g，生地 10g，生牡蛎 30g，乌贼骨 10g，蝉衣 10g。上方服 10 剂后，双眼已不发痒，结膜微现黄浊。舌淡红，苔薄黄稍腻，脉濡细略数。原方减生大黄、炒黄芩，加生苡仁 30g、白茯苓 10g 继服。共服 30 余剂后诸症消除。——[戴书悦.石决明散加减在眼科临床应用举隅[J].新疆中医药，1988(3)：56-57.]

案 10. 戴书悦治疗单纯疱疹性角膜炎案

陈某，男，36 岁。初诊日期：1986 年 8 月 20 日。

现病史：右眼红肿、畏光、流泪、疼痛，视力下降 4 天。以前曾有类似病史，每感冒即发。检查：视力右 0.02。右眼眼睑水肿，球结膜充血，角膜不均匀混浊水肿，中央及颞下方有两条横向树枝状浸润，荧光素染色阳性。舌尖红，舌边有齿痕，苔黄腻，脉弦数。

辨证：肝胆风热兼挟湿浊。

治法：泻肝清热，健脾燥湿。

处方：石决明 30g，青葙子 10g，草决明 10g，赤芍 15g，炒山栀 10g，生大黄 3g，羌活 8g，防风 10g，木贼草 15g，炒黄芩 15g，绵茵陈 15g，焦白术 10g，炒苍术 6g。

服 5 剂后检查：视力右 0.1。眼睑水肿消退，球结膜充血减轻。上方茵陈加至 30g。服 10 剂后视力右 0.4，球结膜充血基本消退。但颞下方近角膜缘处仍可见条状混浊。舌质淡红，苔白腻，脉濡缓。上方去赤芍、炒黄芩，加藿香 10g、生苡仁 30g、白茯苓 10g。又服 5 剂，视力右 1.0，荧光素染色(-)。——[戴书悦.石决明散加减在眼科临床应用举隅[J].新疆中医药，1988(3)：56-57.]

案 11. 戴书悦治疗外伤性前房出血案

吴某，男，21 岁。初诊日期：1956 年 12 月 10 日。

现病史：右眼被足球撞伤 2 小时。检查：视力右 0.1，左 1.0。右眼眼睑青紫，球结膜混合性充血(++)，角膜水肿，上皮条状剥脱，前房下方积血，瞳孔轻度散大，眼底不能窥入。舌质正常，苔薄黄，脉弦数。

治法：清肝泻火，除风益损。

处方：石决明 30g，决明子 10g，荆芥炭 10g，羌活 8g，赤芍 10g，炒黄芩 15g，炒栀子 10g，生大黄 8g，全当归 12g，生地 10g，生甘草 6g。

服 2 剂后检查：视力右 0.4，球结膜充血(+)。原方生大黄减为 5g，加青葙子 10g、防风 10g 继服。10 余剂：视力右 0.7，角膜透明，前房出血吸收，眼底未见异常。——[戴书悦.石决明散加减在眼科临床应用举隅[J].新疆中医药，1988(3)：56-57.]

案 12. 赵峪治疗病毒性角膜炎案

陈某，男，32 岁，工人，已婚。初诊时间：1995 年 11 月 7 日。

现病史：左眼发红、畏光、流泪 1 周。患者既往体检，半月前曾感冒，服用银翘解毒片后好转。近1周来左眼怕光、流泪,自点抗生素眼药水效果不佳,遂来我院就诊。查视力右1.2、左0.2,右眼未见异常。左眼混合性充血,鼻上方尤甚,角膜知觉减退,荧光素染色(+++),余(-)。全身可见面部发红,心烦,便干。舌淡红,苔白,脉数。

诊断:聚星障(中),左眼病毒性角膜炎(西)。

辨证:肝火亢盛型。

治法:清肝泻火、退翳明目。

处方:石决明散加减。

二诊:服药1周后,自觉左眼畏光流泪减轻,全身症状好转。查视力右1.2、左0.6,左眼充血减轻,角膜清,荧光素染色(+)。继以原方去栀子、羌活,加乌贼骨、蝉衣,退翳明目,再次服药1周。

结果:左眼症状消失,视力1.0,角膜清,荧光素染色(-),角膜知觉恢复。嘱其避风寒、调情志、忌辛辣刺激之品,以防复发。——[赵峪.石决明散临床应用举隅[J].中成药,1996(10):52.]

案13. 李怀善治疗单纯疱疹性角膜炎案

某男,34岁。初诊日期:1987年2月5日。

现病史:右眼痛,羞明流泪,视物模糊已3个月。无眼眵,伴口苦咽干,大便干燥。曾在西安市某医院诊治,诊断为右眼单纯疱疹性角膜炎。口服病毒灵、维生素B_2、维生素C,结膜下注射干扰素,无环鸟苷滴眼液滴眼,效果不显。入我院。眼科检查:右眼视力4.0(不能矫正),睫状充血,角膜表面稍偏下方可见约2mm×3mm灰白色不规则地图状溃疡,溃疡边缘浸润,荧光素染色(+),舌质红、苔薄黄,脉弦数。

西医诊断:右眼单纯疱疹性角膜炎。

中医诊断:右眼凝脂翳。

辨证:证属肝火炽盛。

治法:治宜清肝泻火。

处方:石决明散加蒲公英,再加黄芩10g、龙胆草10g。水煎服,日服2次,每日1剂。外用药同前所述。每剂水煎2次,早晚各熏洗并热敷患眼1次。

结果:连续用药1周,眼刺激症状明显减轻,继续用药1周,症状完全消失。查:右眼视力5.0,角膜表面混浊区边缘清楚,表面光滑,在灯光下始能发现薄翳,荧光素染色(-),余无明显异常。——(《头面疾病古今效方》)

参考文献

[1] 武文忠,黄爱国.石决明散在眼科临床中的应用体会[J].中国中医基础医学杂志,2014,20(11):1579.

[2] 秦虹,王婷,郝进,等.石决明散加减联合西药治疗病毒性角膜内皮炎[J].中国中医眼科杂志,2012,22(3):198-201.

[3] 鄢小维,黄江丽,罗建平.石决明散结合西药治疗流行性角结膜炎36例[J].陕西中医,2010,31(11):1490-1491.

[4] 粟少初.石决明散治疗角膜病82例[J].山东中医杂志,2010,29(8):568.

[5] 阙冬梅.石决明散加减治疗丝状角膜炎30例临床观察[J].河北中医,2009,31(4):595-596.

[6] 马跃兵.石决明散合息风汤治疗青光眼-睫状体炎综合征12例[J].中医杂志,2002,43(4):281.

[7] 张娣.中西结合治疗浅层单纯疱疹性角膜炎的临床观察[J].成都中医药大学学报,1999,22(4):56-57.

[8] 唐吕兵.石决明散在眼科临床应用举隅[J].甘肃中医,1999,12(4):26-27.

[9] 温暖荣.石决明散在眼科应用举隅[J].中西医结合眼科杂志,1997,15(1):59.
[10] 赵峪.石决明散临床应用举隅[J].中成药,1996,18(10):52.
[11] 徐盈.石决明散治疗角膜炎102例报告[J].浙江中医学院学报,1992,16(6):17-18.
[12] 邬开阳.石决明散加减治疗聚星障32例[J].陕西中医,1990,11(3):118.
[13] 孙丰雷,鲁缘青,张兴彩.实用中医验方[M].北京:中医古籍出版社,2008.

71 保元汤

【方源】“治元气虚弱，精神倦怠，肌肉柔慢，饮食少进，面青皖白，睡卧宁静……及有杂证，皆属虚弱，宜服。”（明·孙志宏《简明医彀》）

【组成】人参一钱(3g)　黄芪二钱(6g)　甘草五分(1.5g)　肉桂二分(0.6g)

【用法】上加生姜一片，水煎服。（现代用法：水煎服）

【功用】滋养益气，扶弱补虚。

【主治】主治元气虚弱，精神倦怠，肌肉柔慢，饮食少进，面青皖白，睡卧宁静，痘顶不起，浆不足，及有杂证。亦可治疗气血不足，婴儿怯弱，痘毒内陷，面色苍白，气陷久泻，肢体无力，肺脾虚弱，恶寒自汗等症。

【方解】方中黄芪、人参甘温大补元气，为主药；肉桂辛热纯阳，温阳散寒，为辅药；生姜温中和胃止呕，为佐药；甘草补气，调和诸药，兼为使药。全方合用，共达益气温阳之效。

【临床应用】临床常用于声低气弱、卫表不固、肢倦怠惰、神疲乏力、畏寒怕冷等症，治疗中气不足、阳气衰弱、脾胃气虚、肺气不足等。对于白细胞减少的免疫力低下或慢性肾炎等疾病均有较好的治疗作用。

【药理研究】现代药理学研究发现，本方具有增强机体免疫功能、抗休克、改善外周循环、促进造血干细胞增殖等作用。

1. 增强机体免疫功能　该方具有激活巨噬细胞的作用，在诱导实验性内毒素血症研究中，观察到该方能促进巨噬细胞的功能，增强巨噬细胞的吞噬能力和杀伤作用。该方还能抑制自身免疫反应。在实验性自身免疫性肝病的研究中，发现保元汤有抑制免疫反应对肝脏的炎性损害作用，能抑制肝细胞产生特异性抗体，防止肝损害。该方还可增强细胞免疫，能使 T 细胞亚群分布恢复平衡，拮抗血清免疫抑制因子，提高 T 细胞的增殖分化能力，增强细胞免疫功能。

2. 改善心血管系统功能　现代研究发现，该方对急性心肌梗死犬的每搏和每分钟冠状动脉灌注流量有稳定的提高作用。本药能显著改善冠心病患者的心泵功能，在心率不变的情况下，使心脏每搏射血分数显著增加，这在心肌梗死及内毒素性休克的救治中很重要。另有实验表明，本药在增加心脏泵血功能的同时，并不增加心肌耗氧量，这是该药的一个显著优势。

3. 改善血液系统功能　在保元汤调节凝血和纤溶相对于平衡的研究中，发现保元汤能减少凝血因子的消耗及继发性纤溶亢进，显著减少全身性 Shwartzman 反应。对再生障碍性贫血患者，保元汤有促进造血干细胞增殖的作用。

4. 抗休克　本方有较好的抗休克作用，对大肠杆菌内毒素所致的大鼠休克死亡有明显防治效果。对内毒素所致的体温下降，本方有很好的保护作用。另外，本药对内毒素所致的心电图改变也有明显保护作用，可以减轻心肌线粒体的损害，保护其氧化磷酸化的能力，提供足够的心肌 ATP 的来源，以保证心脏泵功能不受损害。

5. 增强红细胞 Na^+-K^+-ATP 酶活性　有研究表明，肾衰竭患者红细胞膜 Na^+-K^+-ATP 酶活性降低，该方能提高这种酶的活性，对膜运转有调节作用。方中人参含有 ATP 酶活性和对各种组织有酶激活作用，从而间接地改善 Na^+-K^+-ATP 酶活性。

【名医用方心得】

明·魏直：人参益内，甘草和中，实表宜用黄芪，助阳须凭官桂。前三味得三才之道体，后一味扶一命之巅危。——(《博爱心鉴》)

清·柯琴：昔东垣以此三味能泻火、补金、培土，为除烦热之圣药，镇小儿之惊，效如桴鼓。魏桂岩得之，以治痘家阳虚顶陷，血虚浆清，皮薄发痒，难灌难敛者，始终用之。以为血脱须补气，阳生则阴长，有起死回生之功，故名之为保元也。又少佐肉桂，分四时之气而增损之，谓桂能治血以推展其毒，扶阳益气以充达周身。血内泣，引之出表，则气从内托；血外散，引之归根，则气从外护。参、芪非桂引导，不能独树其功。桂不得甘草和平气血，亦不能绪其条理，要非寡闻浅见者能窥其万一也。四君中不用白术，避其燥；不用茯苓，恐其渗也。用桂而不用四物者，以芎之辛散，归之湿润，芍之酸寒，地黄之泥滞故耳。如宜升则加升、柴，宜燥加苓、术，宜润加当归，宜利气加陈皮，宜收加芍，宜散加芎。又表实去芪，里实去参，中满忌甘，内热除桂，斯又当理会矣。——(《医宗金鉴》)

清·吴谦：元气者，太虚之气也。人得之则藏乎肾，为先天之气，即所谓生气之原，肾间动气者是也。生化于脾，为后天之气，即所谓水谷入胃，其精气行于脉中之营气，其悍气行于脉外之卫气者是也。若夫合先后而言，即大气之积于胸中，司呼吸、通内外，周流一身，顷刻无间之宗气者是也。总之，诸气随所在而得名，实一元气也。保元者，保守此元气之谓。是方用黄芪，保在外一切之气，甘草保在中一切之气，人参保上、中、下、内、外一切之气，诸气治而元气足矣。然此汤补后天水谷之气则有余，生先天命门之气则不足，加肉桂以鼓肾间动气，斯为备耳。——(《医宗金鉴》)

【名医验案选录】

案1. 赵希明治虚羸案

刘某，女，65岁，农民。素体虚弱羸瘦，精神萎靡，倦怠乏力，面色㿠白，气短喘促，心悸不安，四肢不温，腰膝酸软，动则汗出，头目眩晕，夜寐不安，口淡纳差，脘满痞满，小便失禁，大便溏薄，舌淡、苔白，脉沉细弱。胃X线钡餐透视，诊断为"胃黏膜脱垂"。遂按中气虚弱，清阳下陷论治。方拟补中益气汤加减。服5剂后，症无转机，又行辨证仍感方证合拍，嘱原方继进服5剂后，前症仍存，且觉气短喘促加重，自汗、便溏增剧，脉象尤显细弱。自觉辨证施治无误，何以投药中病不能效。不明其故，转请其父诊治。脉证合参，告曰：此属虚劳怯之证，系由元气损伤所致。服保元汤30余剂见效，元气渐充，体亦健康。

按：本例系脾、肺、肾三经之气损伤，内兼虚寒之疾，故以人参、甘草补中益气，配以肉桂温下焦元阳，两顾脾肾兼以保肺。病者素体虚久，痼疾陷深，功非一日可图，是以成方小量缓而图之，以补中益气汤不能奏效，在于方证未能丝丝入扣也！补中益气汤治疗气虚下陷引起的诸如胃黏膜脱垂、子宫脱垂、脱肛、久泻等一切阳虚下陷之证，临床实践证明确有较好疗效。但是，针对证候不同、体质有异等具体情况，应具体分析，不可拘泥一法一方统而治之。——(《国家级名老中医验案·胃肠病》)

案2. 高荣林治呼吸衰竭案

患者，男，71岁，铁道部干部，2000年12月15日会诊。病人患慢性阻塞性肺疾病、肺心病、呼吸衰竭、心力衰竭，气管切开，机械维持呼吸已达23天，住北京某三甲医院ICU病房，经治疗心力衰竭纠正,呼吸功能好转,病情稳定,曾2次试图撤呼吸机,因不能恢复自主呼吸而放弃,请求会诊。病人面色萎黄,形体消瘦,口唇暗紫,气管切开,机械维持呼吸,自汗出,手足冷,舌红绛而干,少苔,脉细弱小数。

中医诊断:肺胀气衰。

辨证:宗气衰竭,阴液亏虚,痰热未尽。

治法:大补元气,滋养阴液,清肺化痰。

处方:保元汤、生脉散合苇茎汤加减。

黄芪30g,西洋参10g(另煎兑入),桂枝10g,麦冬15g,山萸肉15g,五味子10g,芦茅根各30g,桃杏仁各9g,生薏仁30g,冬瓜子15g,丹参15g,穿山龙15g,炙甘草10g。

水煎浓缩至150ml,鼻饲,每日3次。

病人服至第11剂,第3次试撤呼吸机,自主呼吸恢复。

按:呼吸是肺脏的本能,肺主治节,司呼吸。肺脏虚损,宗气衰竭,则呼吸不能自主。本例病人患肺胀,呼吸不能自主,治以大补元气滋养阴液,清肺化痰。方用保元汤、生脉散合千金苇茎汤加减。方中黄芪、西洋参、桂枝、炙甘草大补元气,山萸肉、麦冬、五味子于阴中求阳,芦茅根、桃杏仁、生薏仁、冬瓜子、丹参、穿山龙清肺化痰,疏通肺络,以利气机。全方共奏大补元气、滋养阴液、清肺化痰之功,药后自主呼吸恢复。苇茎汤出自《备急千金要方》,由芦根、薏苡仁、冬瓜仁、桃仁组成,功能为清肺化痰,逐瘀排脓,主治肺痈。高老认为本方清化利通,药味平和,施用稳妥,故治疗老年肺病之病情复杂、正虚邪实者,常选用本方。——(《名中医特需门诊·疑难杂症》)

参考文献

[1] 冯锦,张瑛.真武汤合保元汤辅助西药治疗2型心肾综合征疗效及对ET-1、NO、炎性细胞因子水平的影响[J].中国中医急症,2019,28(1):119-122.

[2] 张秀荣,薛一涛.真武汤合保元汤对2型心肾综合征阳气亏虚证兼血瘀证心肾功能的影响[J].中国实验方剂学杂志,2018,24(9):202-207.

[3] 万彦军,廖理曦,刘瑜琦,等.保元汤心肌保护作用靶点群的鉴定与功能分析[J].中国中药杂志,2017,42(19):3650-3655.

[4] 赵雷,刘真如,苏鑫.保元汤对博来霉素所致大鼠肺纤维化形成的干预作用[J].吉林中医药,2016,36(11):1151-1153.

[5] 刘超,潘晓艳,朱慧娟,等.加味保元汤对束缚应激大鼠海马CA3区神经元损伤的影响[J].大连大学学报,2014,35(3):94-97.

[6] 王嗣,沈敏鹤.保元汤合真武汤对慢性心力衰竭患者NT-proBNP水平的影响[J].浙江中西医结合杂志,2013,23(8):616-618.

[7] 谌洪俊,欧江琴,刘良丽.清肺保元汤联合西医治疗对重症肺炎患者血清IL-2,IL-6,IFN-γ的影响[J].中华中医药杂志,2012,27(11):3000-3003.

[8] 杨清华,邢俊娥,李瑜欣.加味保元汤对慢性心力衰竭患者血管紧张素Ⅱ、肿瘤坏死因子水平的影响[J].中国老年学杂志,2012,32(2):271-272.

72 达 原 饮

【方源】“瘟疫初起先憎寒而后发热，日后但热而无憎寒也，初起二三日，其脉不浮不沉而数，昼夜发热，日晡益甚，头疼身痛，其时邪在伏脊之前，肠胃之后。虽有头疼身痛，此邪热浮越于经，不可认为伤寒表证，辄用麻黄、桂枝之类强发其汗。此邪不在经，汗之徒伤表气，热亦不减。又不可下，此邪不在里，下之徒伤胃气，其渴愈甚。宜达原饮。”（明·吴又可《瘟疫论》）

【组成】槟榔二钱(6g) 厚朴一钱(3g) 草果仁五分(1.5g) 知母一钱(3g) 芍药一钱(3g) 黄芩一钱(3g) 甘草五分(1.5g)

【用法】上用水一盅，煎八分，午后温服。（现代用法：水煎温服，一日2次或一日1次）

【功用】开达膜原，辟秽化浊。

【主治】瘟疫或疟疾，邪伏膜原证。憎寒壮热，或一日3次，或一日1次，发无定时，胸闷呕恶，头痛烦躁，脉数，舌边深红，舌苔垢腻，或苔白厚如积粉。

【方解】方中槟榔为君药，破滞气，消痰癖；厚朴芳香化浊，理气祛湿；草果辛香化浊，辟秽止呕，共为臣药。以上三药气味辛烈，可直达膜原，逐邪外出。凡瘟疫毒邪，最易化火伤阴，故用白芍、知母清热滋阴，并可防诸辛燥药之耗散阴津；黄芩苦寒，清热燥湿，共为佐药。配以甘草生用为使，即能清热解毒，又可调和诸药。全方合用，可使秽浊得化，热毒得清，则邪气溃散，速离膜原，故以“达原饮”名之，为治瘟疫秽浊毒邪伏于膜原证之主方。

【临床应用】本方为治疗瘟疫初起或疟疾，邪伏膜原之代表方。以憎寒壮热，舌红、苔垢腻积粉为辨证要点。现代主要用于疟疾、肠炎、斑疹伤寒、胶原病、流感以及其他发热病症。

【药理研究】本方对各种类型的发热都有很好的疗效，特别是对感染型发热和湿热型发热具有更重要的作用。本方能够降低促炎因子、上调抑炎因子含量，降低血清中补体水平。本方能够降低脑脊液的PGE_2含量，从而减少了对体温中枢的兴奋性刺激而减轻发热。现代研究发现，本方不仅对内毒素所致的体温升高有明显对抗作用，且对正常体温也有一定的降低作用。

【名医用方心得】

明·吴有性：槟榔能消能磨，除伏邪，为疏利之药，又除岭南瘴气；厚朴破戾气所结；草果辛烈气雄，除伏邪盘踞。三味协力，直达其巢穴，使邪气溃败，速离膜原，是以为达原也。热伤津液，加知母以滋阴；热伤营气，加白芍以和血；黄芩清燥热之余；甘草为和中之用。以后四味，不过调和之剂，如渴与饮，非拔病之药也。凡疫邪游溢诸经，当随经引用，以助升泄，如胁痛、耳聋、寒热、呕而口苦，此邪热溢于少阳经也，本方加柴胡一钱。如腰背项痛，此邪热溢于太阳经也，本方加羌活一钱；如目痛、眉棱骨痛、眼眶痛、鼻干不眠，此邪热溢于阳明经也，本方加干葛一钱。（《温疫论》）

清·贾邦秀：凡疫邪游溢诸经，当随经引用，以助升泄。如头项疼，腰脊强，发热，无汗，恶寒，脉浮紧而疾者，此邪溢于太阳经也，本方加羌活二钱。如眼胀，头疼，鼻干，心烦不得眠者，脉必洪大，此邪溢于阳明经也，加葛根二钱。如寒热往来，呕而口苦，耳聋胁疼，脉来弦者，此邪溢于少阳经也，加柴胡二钱。如三阳证俱现，表里俱急者，加大黄二钱半（酒洗），名三消败毒饮。——（《思济堂方书》）

清·王子接：疟发间日者，《内经》言：邪气内薄五脏，横连募原，其道远，其气深。稽古无疟邪犯膜原之方，唯吴又可治疫初犯膜原，以达原饮为主方。余因博采《圣济》常山饮、《简易》七宝饮，参互考订，增改三味，以治间疟。盖疟邪内薄，则邪不在表，非但随经上下，其必横连于膜，深入于原矣。膜谓膈间之膜，原谓膈肓之原，亦冲脉也。《灵枢经》云：肓之原出于脖胦，止一穴在脐下同身寸之一寸半。《经》又言：邪气客于肠胃之间、膜原之下，则膜原又有属于肠胃者。治以常山涤膈膜之痰，槟榔达肓原之气，草果、厚朴温除肠胃之浊邪，黄芩、知母清理肠胃之热邪，复以菖蒲透膜，青皮达下，甘草和中，而疟自解。——（《绛雪园古方选注》）

清·张秉成：吴氏以此方治瘟疫初起，邪伏膜原，尚未传变之证。夫疫乃天地之疠气，中之者必从口鼻而入，最易传染，最易传变，属温者居多，属寒者间有，似与伏邪不同。伏邪者，乃四时之正邪，如冬伤于寒，春必病温之类。凡正邪皆可伏而后发，发则自内而至外，初起尚未化热，每见胸痞恶心、舌白、口渴不欲引饮、脉数、溺黄等象。此时未见表里形证，表里之药均不可用，当与宣疏一法，化其伏邪，然后随证治之。此方以槟榔、厚朴能消能磨、疏利宣散之品，以破其伏邪，使其速化；更以草果辛烈气雄之物，直达伏邪盘结之处而搜逐之；然邪既盛于里，内必郁而成热，故以黄芩清上焦，芍药清中焦，知母清下焦，且能预保津液于未伤之时；加甘草者，以济前三味之猛，以缓后三味之寒也。合观此方，以之治伏邪初起者甚宜，似觉治瘟疫为未当耳。——（《成方便读》）

【名医验案选录】

案 1. 顽固性背心发热案

陈某，男，65 岁，1989 年 11 月 20 日诊。患者 3 年前感受外邪，恶寒发热，咳喘，月余始愈。病后渐至出现背心发热之症。

每夜背心发烫如火灼，背部不能盖被，患者素有咳喘症，每因背热加重而致咳喘反复发作不愈，半夜则需坐着入睡，将背部靠在床头以散其热，冬季披衣而坐，亦不盖被于背部。中西药均无效。

现胃脘胀闷，食少纳呆，咳嗽痰多，口苦溲黄，大便不爽。患者体温不高，唯背部肌肤夜间发热，舌边红，苔白厚腻，脉弦数。

诊为痰浊壅闭，邪阻膜原。以达原饮加茯苓、半夏各 12g，地骨皮 20g。

服 3 剂背热大减，半夜不再坐睡，续服 3 剂，背热若失。遂改以他药化痰平喘而治。

按语：膜原位于“夹脊之前，肠胃之后”，痰浊壅闭膜原，伏而化热，不得透发，蒸于脊前胃后，故见背部灼热、胃胀纳呆之候。唯用达原饮开达膜原，辟浊化痰，透邪外达，则其热可愈。——[乐启华.达原饮的临床应用体会[J].四川中医，1997，15(9)：54-55.]

案 2. 张士卿治小儿发热案 1

杜某，男，6 岁 6 月，2013 年 6 月 6 日初诊。患儿扁桃体发炎，发热 2 天。本月已发热 3 次。舌淡红、苔黄厚。

诊断：发热。证属风热袭表、湿浊内蕴、表里同病。

治宜疏风透热、行气化湿，兼以清热。

处方：草果 6g，黄芩 10g，知母 10g，川厚朴 6g，槟榔 6g，赤芍 10g，桔梗 6g，牛蒡子 10g，僵蚕 6g,蝉蜕 6g,薄荷(后下)6g,生石膏(先煎)30g,白芷 6g,射干 6g,牡丹皮 10g,板蓝根 15g,浙贝母 10g,玄参 10g,甘草 6g,焦三仙各 10g。4 剂,1 日 1 剂,水煎分服。

二诊时患儿发热已退,扁桃体肿大减轻,舌苔略厚,原方继服 3 剂以巩固疗效。

按语:患儿 1 个月内已发热 3 次,扁桃体发炎,可知有外邪袭表。时在初夏,苔黄多考虑风热之邪,舌苔厚,提示湿浊内蕴。总体辨证为风热袭表,兼夹湿浊内蕴。正因湿浊内蕴,黏滞难去,所以反复发热。故选达原饮辟秽化浊、清透热毒,加僵蚕、蝉蜕、薄荷、生石膏、白芷、板蓝根、牡丹皮等加强疏风清热解毒之力,牛蒡子、桔梗、射干、浙贝母、玄参等清热利咽,焦三仙消食化积以助脾运。药证合拍,故取效甚捷。复诊原方续服,清余邪而除根。——[王小荣,张弢,刘光炜,等.张士卿教授运用达原饮治疗小儿发热验案举隅[J].中医儿科杂志,2015,11(5):6-8.]

案 3. 张士卿治小儿发热案 2

罗某,男,5 岁 6 月,2013 年 6 月 6 日初诊。患儿发热 2 天,经输液治疗后体温下降,第 4 天夜间体温又升至 38℃,偶尔咳嗽 1~2 声,舌尖红、苔黄白厚。

诊断:发热,证属风热外袭、湿浊内蕴,兼夹食积。

治宜疏风透热、行气化湿,兼以消食。

处方:草果 6g,黄芩 10g,知母 10g,川厚朴 6g,槟榔 6g,赤芍 10g,桔梗 6g,牛蒡子 10g,僵蚕 6g,蝉蜕 6g,薄荷(后下)6g,生石膏(先煎)30g,白芷 6g,红藤 15g,鸡内金 10g,焦三仙各 10g,陈皮 6g,炙甘草 6g。4 剂,1 日 1 剂,水煎分服。二诊时患儿体温已正常,咳嗽未再闻及。原方减石膏,继进 3 剂以巩固疗效。

按语:患儿发热经输液治疗后又复发,偶咳,舌尖红,提示风热袭表,肺卫郁遏。舌苔黄厚提示脾运失司,湿蕴食积。据证处以达原饮加减,以除湿清热。加桔梗、牛蒡子、僵蚕、蝉蜕、薄荷、生石膏等增强疏风透热之力;白芷、陈皮等芳香行气、醒脾化湿;鸡内金、焦三仙消食化积、助脾健运。诸药合用,疏风散热、行气化湿、消食祛浊,效果明显。——[王小荣,张弢,刘光炜,等.张士卿教授运用达原饮治疗小儿发热验案举隅[J].中医儿科杂志,2015,11(5):6-8.]

参考文献

[1] 李昌勤,刘瑜新,康文艺.达原饮的临床应用概述[J].中成药,2010,32(3):470-473.
[2] 任慧玲.达原饮对脂多糖诱导的小鼠急性肺损伤的治疗作用[D].苏州:苏州大学,2016.
[3] 安潇.新方达原饮抗病毒性发热的实验研究[D].济南:山东中医药大学,2002.

73 升陷汤

【方源】"治胸中大气下陷,气短不足以息。"(清·张锡纯《医学衷中参西录》)

【组成】生黄芪六钱(18g) 知母三钱(9g) 柴胡一钱五分(4.5g) 桔梗一钱五分(4.5g) 升麻一钱(3g)

【用法】水煎服。(现代用法:水煎服)

【功用】补益肺气,举陷升提。

【主治】主治胸中大气下陷,气短不足以息,或满闷怔忡,脉沉迟微弱。

【方解】方中黄芪为主,补气升提,惟其稍热,故以知母之凉润以济之;柴胡为少阳之药,能引大气之陷者自左上升;升麻为阳明之药,能引大气之陷者自右上升;桔梗为药中之舟楫,能载诸药之力上达胸中以为向导。

【临床应用】临床应用于胸痹、喘证、中气下陷、脾胃气虚等证。现代临床主要用于治疗病态窦房结综合征、慢性疲劳综合征、胃下垂、冠心病、腹泻等病症。

【药理研究】现代药理学研究表明,本方可能具有提高胃、肠、子宫平滑肌张力,抗菌、抗炎镇痛、提高免疫力等作用。

【名医用方心得】

清·张锡纯:升陷汤,以黄芪为主者,因黄芪既善补气,又善升气,且其质轻松,中含氧气,与胸中大气有同气相求之妙用,惟其性稍热,故以知母之凉润者济之;柴胡为少阳之药,能引大气之陷者自左上升;升麻为阳明之药,能引大气之陷者自右上升;桔梗为药中之舟楫,能载诸药之力上达胸中,故用之为向导也。至其气分虚极者,酌加人参,所以培气之本也;或更加萸肉,所以防气之涣也。至若少腹下坠或更作疼,其人之大气直陷至九渊,必需升麻之大力者,以升提之,故又加升麻五分或倍作二钱也。方中之用意如此,至随时活泼加减,尤在临证者之善变通耳。——(《医学衷中参西录》)

今·何庆勇:升陷汤是笔者临床常用的方剂,也是疗效较显著的方剂。笔者认为升陷汤临床运用关键有三点:一是明确升陷汤的方证,笔者临床体会到升陷汤的主要方证是气短,喜长出气或努力呼吸,全身乏力。二是要擅长遵循张师(张锡纯)的加减法,气虚极者可酌加人参(或党参),以培气之本也,或更加山茱萸,以防气涣。三是应学会用升陷汤类方,如理郁升陷汤、回阳升陷汤、醒脾升陷汤。——(《医学衷中参西录方药心悟》)

【名医验案选录】

案1. 张锡纯治胸闷短气案

有兄弟二人,其兄年近六旬,弟五十余。冬日畏寒,共处一小室中,炽其煤火,复严其户牖。至春初,二人皆觉胸中满闷,呼吸短气。盖因户牖不通外气,屋中氧气全被煤火着尽,胸中大气既乏氧气之助,又兼受碳气之伤,日久必然虚陷,所以呼吸短气也。因自觉满闷,医者不知病因,竟投以开破之药。迨开破益觉满闷,转以为药力未到,而益开破之。数剂之后,其兄因误治,竟至不起。其弟服药亦增剧,而犹可支持,遂延愚诊视。其脉微弱而迟,右部尤甚,自言心中发凉,小腹下坠作疼,呼吸甚觉努力。知其胸中大气下陷已剧,遂投以升陷汤,升麻改用二钱,去知母,加干姜三钱。两剂,少腹即不下坠,呼吸亦顺。将方中升麻、柴胡、桔梗,皆改用一钱,连服数剂而愈。

其处塾中教员黄鑫生,沧州博雅士也。闻愚论大气下陷之理,以为闻所未闻。遂将所用之方,录十余纸,详加诠解,遍寄其处之业医者。或曰:室中有炉火,亦冬日卫生之道,据此案观之,炉火不可令旺乎?答曰:非也。按化学之理,炉火旺,则所出之气为氧二分碳一分,于人无损。若不旺,则所出之气为碳氧参半,转有损于人。是屋中炉火之热,固不可过度,然不可不旺也。特是火非氧气不着,人之呼吸,亦须臾不能离氧气。惟户牖能通外气,俾屋中之氧气,足供炉火与人呼吸之用而有余,人处其间,始能无病。不但此也,西人讲卫生者,恒移置病人于空气最佳之处。且细审其地点之空气,俾与所受之病,各有所宜,则病人居之,自易调治。吾中华卫生之道不讲,一有疾病,恐体弱不能禁风,必先致慎户牖。稍冷更炽其炉火,厚其帷幕。遇有急证险证,眷属戚友,更多卫侍看护,致令一室之中,皆碳气熏蒸,无病者且将有病,有病者何以能愈?是以愚生平临证,见病人之室安置失宜,必恳切告之。至无论有病无病,睡时喜以被蒙头,尤非所宜。试观中碳气者,其人恒昏不知人,气息欲无,急移置当风之处,得呼吸新鲜之空气,即渐苏醒。不可悟卫生之理乎。——(《医学衷中参西录》)

案 2. 张锡纯治大气下陷案

一人,年二十余。因力田劳苦过度,致胸中大气下陷。四肢懒动,饮食减少,自言胸中满闷。其实非满闷,乃短气也。粗人不善述病情,往往如此。医者不能自审病因,投以开胸理气之剂,服后增重。又改用半补半破之剂,两剂后,病又见重。又延他医,投以桔梗、当归、木香各数钱,病大见愈,盖全赖桔梗,升提气分之力也。医者不知病愈之由,再服时,竟将桔梗易为苏梗,升降异性,病骤反复。自此不敢服药,迟延二十余日,病势垂危,喘不能卧,昼夜倚壁而坐,假寐片时,气息即停,心下突然胀起,急呼醒之,连连喘息数口,始觉气息稍续,倦极偶卧片时,觉腹中重千斤,不能转侧,且不敢仰卧。延愚诊视,其脉乍有乍无,寸关尺三部,或一部独见,或两部同见,又皆一再动而止,此病之危,已至极点。因确知其为大气下陷,遂放胆投以生箭芪一两,柴胡、升麻、萸肉(去净核)各二钱。煎服片时,腹中大响一阵,有似昏愦苏息,须臾恍然醒悟,自此呼吸复常,可以安卧,转侧轻松。其六脉皆见,仍有雀啄之象。自言百病皆除,惟觉胸中烦热。遂将方中升麻、柴胡,皆改用钱半,又加知母、玄参各六钱,服后脉遂复常,惟左关参伍不调,知其气分之根柢犹未实也。遂改用野台参一两,玄参、天冬、麦冬(带心)各三钱,两剂痊愈。

或问:喘者皆系气上逆,而不能下达。此证系胸中大气下陷,何以亦作喘乎?答曰:人之胸中大气,实司肺脏之呼吸,此证因大气下陷过甚,呼吸之机关将停,遂勉强鼓舞肺脏,努力呼吸以自救,其迫促之形,有似乎喘,而实与气逆之喘,有天渊之分。观此证假寐之时,肺脏不能努力呼吸,气息即无,其病情可想也。设以治气逆作喘者治此证,以治此证之喘者治气逆作喘,皆凶危立见。临证者当细审之。——(《医学衷中参西录》)

案 3. 张锡纯治喘病案

一人,年四十八。素有喘病,薄受外感即发,每岁反复二三次。医者投以小青龙加石膏汤辄效。一日反复甚剧,大喘昼夜不止。医者投以从前方两剂,分毫无效。延愚诊视,其脉数至六至,兼有沉濡之象。疑其阴虚不能纳气,故气上逆而作喘也。因其脉兼沉濡,不敢用降气之品。遂用熟地黄、生山药、枸杞、玄参大滋真阴之品,大剂煎汤,送服人参小块二钱。

连服三剂，喘虽见轻，仍不能止。复诊视时，见令人为其捶背，言背常发紧，捶之则稍轻，呼吸亦稍舒畅。此时，其脉已不数，仍然沉濡。因细询此次反复之由，言曾努力搬运重物，当时即觉气分不舒，迟二三日遂发喘。乃恍悟，此证因阴虚不能纳气，故难于吸。因用力太过，大气下陷，故难于呼。其呼吸皆须努力，故呼吸倍形迫促。但用纳气法治之，只治其病因之半，是以其喘亦止愈其半也。遂改用升陷汤，方中升麻、柴胡、桔梗，皆不敢用，以桂枝尖三钱代之。又将知母加倍，再加玄参四钱，连服数剂全愈。

按：此证虽大气下陷，而初则实兼不纳气也。升麻、柴胡、桔梗虽能升气，实与不纳气之证有碍，用之恐其证仍反复。惟桂枝性本条达，能引脏腑之真气上行，而又善降逆气。仲景苓桂术甘汤，用之以治短气，取其能升真气也。桂枝加桂汤，用之以治奔豚，取其能降逆气也。且治咳逆上气吐吸（喘也），《本经》原有明文。既善升陷，又善降逆，用于此证之中，固有一无二之良药也。

或问：桂枝一物耳，何以既能升陷又能降逆？答曰：其能升陷者，以其为树之枝，原在上，桂之枝，又直上而不下垂，且色赤属火，而性又温也；其能降逆者，以其味辛，且华于秋，得金气而善平肝木，凡逆气之缘肝而上者（逆气上升者多由于肝），桂枝皆能镇之。大抵最良之药，其妙用恒令人不测。拙拟参赭镇气汤后，有单用桂枝治一奇病之案，且详论药性之妙用，可以参观。——（《医学衷中参西录》）

案4. 张锡纯治喘嗽案

一人，年二十余。动则作喘，时或咳嗽。医治数年，病转增剧。皆以为劳疾不可治。其脉非微细，而指下若不觉其动。知其大气下陷，不能鼓脉外出，以成起伏之势也。投以升陷汤，加人参、天冬各三钱，连服数剂而愈。其父喜曰："族人向有患此证者，四年而亡。今此子病已三年，得遇先生而愈，是果何处得此神方，而能挽回人命也？"因其病久，俾于原方中减去升麻，为末炼蜜作丸药，徐服月余，以善其后。——（《医学衷中参西录》）

案5. 杨世勇治疗消渴

徐某，65岁，2013年诊断为胃癌，行化疗。2015年12月19日初诊，症见：乏力、气短、胸闷、心慌、食少纳呆、嗳气、胃脘部胀满、眠差，大便稍溏，小便无力，尿频。舌淡暗、苔白，脉细弱。诊为胃痛（气陷痰湿型），治以益气升陷、活血止痛。予升陷汤加减：丹参20g，桑寄生30g，生黄芪100g，升麻5g，柴胡5g，知母10g，清半夏15g，夏枯草30g，黄连15g，肉桂30g，酸枣仁40g，合欢皮30g，夜交藤30g，甘草10g，蝉蜕20g，大血藤40g，茯神30g，太子参25g。上方7剂，1剂/d，水煎，分早晚2次温服。禁食寒凉。

2015年12月26日2诊，患者自觉气短减轻，纳呆、嗳气、胃胀减轻，偶觉背部发凉，舌脉如前，上方去知母、黄连，加白术30g，7剂。2016年1月4日4诊，患者气短明显减轻，可步行上至2楼，胃部觉舒，喜热，睡眠好转，尿频。舌淡白，苔白厚，脉弱、左寸尤短。前方加桂枝15g，继服15剂。2016年2月3日3诊，患者偶有乏力，胃胀，余症明显好转，继二诊方服7剂。

按：本案虽为胃癌患者，但主要症状为乏力、胸闷、气短，均为大气下陷的证候表现。故杨老拟升陷汤为主方。夫大气者，内气也。呼吸之气，外气也。人觉有呼吸之外气与内气不相接续者，即大气虚而欲陷，不能紧紧包举肺外也。此患者病久，脾气亏虚，气血不足，脾失运化，胃纳腐熟失调，培养大气之后天水谷之气亏虚则大气虚损。此方黄芪补气升气，升麻、柴胡升气，可使气虚得补，气陷得升。另大气初陷之时，阳气郁而不畅则作寒，故见身冷、小便频，加桂枝以温阳通气。因患者素体气虚去知母、黄连。诸药并用，使大气充盛，气血得养,则诸症得解。——[孙伟娟,杨世勇.杨世勇应用升陷汤治疗消渴临证经验[J].吉林中医药,2018,38(6):641-643.]

案6. 岳仁宋治疗糖尿病

任某,男,因发现血糖升高1个月就诊。随机血糖11.97mmol/L,糖化血红蛋白6.4%。自诉血糖波动大,易发低血糖,身倦困乏,头部昏沉感,口渴明显,饮水量多,心烦,二便可,食欲旺盛,饥饿感强烈,睡眠时差。舌红苔薄黄,脉数。辨证:消渴病(气阴两虚,兼有郁热)。予以患者升陷汤合升降散加减健脾升阳,清热散火。具体方药如下:僵蚕20g蝉蜕15g,姜黄10g,熟大黄2.5g,天花粉50g,牡蛎(另包先煎1小时)50g,知母40g,大枣60g,生黄芪60g,柴胡5g,桔梗10g,升麻5g。复诊患者症状好转,10余剂后患者查空腹血糖5.7mmol/L,不适症状基本得到缓解。

按语:岳仁宋等认为2型糖尿病血糖波动当从脾论治。本例中以升陷汤为基础,升降散中僵蚕能清热解郁,用之"以清化而升阳",蝉蜕涤热解毒,用之"以清虚而散火",二药相伍,清热散火解毒,又"升阳中之清阳"。大黄使上下通行,全方使三焦气机升降得复。天花粉、牡蛎生津止渴。较大剂量的甘味药(大枣60g)可满中,控制患者食欲、生津止渴。——[杜梦梦,岳仁宋.升陷汤治疗内分泌疾病经验举隅[J].光明中医,2017,32(21):3168-3169.]

案7. 李敬孝治气虚型胸痹

王某,女,78岁。2016年4月27日初诊。胸闷、气短3个月,近1周上述症状加重并伴有胸前区刺痛,乏力,易外感,手足冷,舌暗红,脉细涩。西医诊断:冠心病。中医诊断:胸痹,气虚夹瘀型。治宜升举气机,活血化瘀。方用升陷汤合丹参饮。药物组成:黄芪50g,人参10g,柴胡10g,升麻10g,知母15g,桔梗30g,丹参20g,砂仁10g,降香5g,檀香3g,炙甘草10g。7剂。日1剂,水煎取汁300mL,分早、晚2次服用。

2016年5月4日二诊,心前区刺痛未发作,劳累后偶发胸闷、气短,手足冷改善。原方加香附15g、川芎15g。7剂,服法同上。2016年5月11日三诊,服药后,胸闷气短未发作,偶有乏力。在上方的基础上加仙鹤草35g,去香附、川芎。7剂,服法同上。2016年5月18日四诊,服药后手足冷症状改善,偶乏力。上方加麦冬15g、五味子5g。7剂,服法同上。2016年5月25日五诊,症状消失,患者痊愈。

按:本例因胸中大气下陷,故胸闷、气短;气虚卫外不固,故易外感;气虚不能推动血液运行而致血瘀,故出现胸前区刺痛。处方以升陷汤为主,升举下陷之气机,配合丹参饮活血化瘀,标本兼治。在后续诊疗过程中,患者症状明显改善,根据中医效不更方的原则,治疗原则不变,根据患者新发的一些症状适当调整用药,这体现中医对疾病个体特殊性的准确把握。李教授在临证过程中常用大量黄芪补气。在中医医籍中有大剂量使用黄芪的记载。例如张仲景在《金匮要略》中,黄芪桂枝五物汤中黄芪三两,《医林改错》补阳还五汤中用四两黄芪,《验方新编·腿部门》四神煎中黄芪的用量更是达到相当于现在的240g。这些流传至今的名方,经过一代代中医人在验证,证明确实有效。——[杜盼盼,张茗.李敬孝教授应用升陷汤治疗气虚型胸痹经验[J].河北中医,2017,39(7):976-979.]

参考文献

[1] 张明燕,刘翠玲.升陷汤加减治疗剖宫产术后恶露不净的疗效观察[J].中国医院用药评价与分析,2017,17(12):1621-1623.

[2] 杜梦梦,岳仁宋.升陷汤治疗内分泌疾病经验举隅[J].光明中医,2017,32(21):3168-3169.

[3] 朱洁,程杨,许骏尧,等.升陷汤对实验性自身免疫性重症肌无力大鼠免疫机制研究[J].中华中医药学刊,2017,35(3):717-720.

[4] 许骏尧,朱洁,程杨,等.升陷汤治疗实验性自身免疫性重症肌无力大鼠免疫机制研究[J].中国免疫学杂志,2016,32(10):1462-1466.

[5] 赵连梅,孙佳玮,颜晰,等.中药升陷汤抑制肺癌 A549 细胞增殖和侵袭转移作用研究[J].中华中医药杂志,2011,26(9):2147-2150.

[6] 郝伟欣,董振华.升陷汤加味治疗结缔组织病合并肺间质纤维化体会[J].中华中医药杂志,2008,23(8):707-709.

74 三甲复脉汤

【方源】"①下焦温病，热深厥甚，脉细促，心中憺憺大动，甚则心中痛者，三甲复脉汤主之。②燥久伤及肝肾之阴，上盛下虚，昼凉夜热，或干咳，或不咳，甚则痉厥者，三甲复脉汤主之。"（清·吴瑭《温病条辨》）

【组成】炙甘草六钱(18g)　干地黄六钱(18g)　生白芍六钱(18g)　麦冬五钱，不去心(15g)　阿胶三钱(9g)　麻仁三钱(9g)　生牡蛎五钱(15g)　生鳖甲八钱(24g)　生龟板一两(30g)

【用法】水八杯，煮取八分三杯，分三次服。(现代用法：水煎服)

【功用】滋阴复脉，潜阳息风。

【主治】温病热邪久羁下焦，热深厥甚。脉细促，心中憺憺大动，甚或心胸疼痛，脉象细促者，或手足蠕动者。

【方解】本方证乃温病后期，邪热久羁，灼伤真阴；或因误汗、妄攻，重伤阴液所致。肝为风木之脏，阴液大亏，水不涵木，虚风内动，故手足瘈疭；真阴欲竭，故见形瘦神倦，舌绛少苔，脉气虚弱，有时时欲脱之势。此时邪热已去八九，真阴仅存一二。治当滋阴养液，以填补欲竭之真阴，平息内动之虚风。方中鸡子黄、阿胶为血肉有情之品，滋阴养液以息虚风，共为君药。又重用生白芍、干地黄、麦冬壮水涵木，滋阴柔肝，为臣药。阴虚则阳浮，故以龟甲、鳖甲、牡蛎介类潜镇之品，以滋阴潜阳，重镇息风；麻仁养阴润燥；五味子酸收，与滋阴药相伍，而能收敛真阴；与生白芍、甘草相配，又具酸甘化阴之功。以上诸药，协助君、臣药加强滋阴息风之效，均为佐药。炙甘草调和诸药，为使药。本方配伍，以大队滋阴养液药为主，配以介类潜阳之品，寓息风于滋养之中，使真阴得复，浮阳得潜，则虚风自息。

【临床应用】可用于治疗中暑、流行性脑脊髓膜炎、流行性乙型脑炎等所引起的肢体抽搐，高血压引起的眩晕、心悸，糖尿病并发虚脱，小儿多动症及低血钙手足搐搦等病症。

【药理研究】本方除对人体有直接补益作用外，尚可增加血钙，如牡蛎、龟甲、鳖甲均含大量钙质，口服阿胶又可促进钙的吸收，使血钙浓度显著地增高，这不仅可纠正人体钙质的平衡，且能抑制横纹肌的兴奋性及降低血管壁的通透性。另外，芍药、甘草对肌肉，特别是平滑肌有解痉作用。

现代药理研究表明，地黄具有降压、降脂、抗血小板聚集、利尿、抗溃疡、抗氧化、促进骨髓多能干细胞增殖分化、增强免疫力等作用。阿胶可增加血小板数目、促进凝血、降低毛细血管通透性、提高红细胞和血红蛋白含量、增加白细胞数目、增强免疫力、提高耐缺氧、耐疲劳能力。麦冬具有增强免疫功能、抗衰老、抗炎抗菌、抗血栓形成、改善血液流态等作用。白芍能够抑制炎性水肿、解痉镇痛、抗应激、抗病原、抗菌、扩血管、利尿、保肝、降低转氨酶等。牡蛎具有降低血脂、抗凝血、抗血栓、降压、抗动脉粥样硬化、改善心力衰竭等作用。龟甲能够改善阴虚证病理动物功能状态，使之恢复正常，提升白细胞、增强免疫功能、抗凝血、增加冠脉流量和提高耐缺氧能力等。龟甲有促进神经干细胞增殖的功能，且能促进骨髓间充质干细胞向神经分化。鳖甲能够提高血红蛋白含量、促进造血功能、增强免疫功能等。

【名医用方心得】

清·吴瑭：二甲复脉，防痉厥之渐，即痉厥已作，亦可以二甲复脉止厥。兹又加龟板名之三甲者，以心中大动，甚则痛而然也。心中动者，火以水为体，肝风鸱张，立刻有吸尽西江之势，肾水本虚，不能济肝而后发痉，既痉而水难猝补，心之本体欲失，故憺憺然大动也。甚则痛者，阴维为病主心痛，此证热久伤阴，八脉丽于肝肾，肝肾虚而累及阴维，故心痛，非如寒气客于心胸之痛可用温通，故以镇肾气、补任脉、通阴维之龟板止心痛，合入肝搜邪之二甲，相济成功也。——(《温病条辨》)

【名医验案选录】

案 1. 印会河治昏睡案

邱某，男，80 岁。初诊：1992 年 1 月 16 日。

主诉：家属代诉，昏沉嗜睡月余。病史：终日卧床，昏沉嗜眠，语言不利，肢体枯瘦如柴，咳嗽痰黏不易咳出，纳谷甚少，大便干燥，数日 1 次，小便不畅。检查：呼之能应，意识尚清，心脏听诊无异常，两肺可闻及痰鸣音，舌干红，舌苔黄褐色，如积粉。脉弦劲有力。

辨证：肝肾不足，津亏液枯。

治法：滋阴潜阳。

处方：生牡蛎 30g(先煎)，龟甲 30g(先煎)，鳖甲 30g(先煎)，生地 15g，麻仁 10g，白芍 24g，阿胶珠 10g，生甘草 10g，川贝母 10g，元参 15g，麦冬 12g，五味子 10g。

7 剂，每日 1 剂，水煎服。

二诊：1992 年 1 月 23 日。服药后全身干缩状态减轻，水津未复，舌上津回，大便已调，排尿流畅，咳嗽亦减轻。舌红，舌苔灰褐色，脉弦劲有力。病有转机，继服原方 7 剂，密切观案。

按：该患者年高已八旬，肝肾俱衰，津亏液枯，肢体不荣，全身干缩，肺热燥咳，肠燥便秘。故以三甲复脉汤之三甲(生牡蛎、龟甲、鳖甲)滋阴潜阳，使虚火潜降，以复脉汤养阴生津，滋荣润燥，填补真阴，以救亡阴失水危证。加麦冬、五味子加强滋补肺肾之阴液，以疗肺热之燥咳。该方含消瘰丸(元参、川贝母、生牡蛎)，能消散结滞，舒通障碍，以促进阴液循环，荣养肢体，以利康复。——(《名医印会河教授抓主症经验集萃》)

案 2. 王琪琪等治阵发性心房颤动案

患者，男，67 岁，2016 年 5 月 10 日初诊。患者心悸不宁，胸闷气短，心烦易躁，时作时止，平均每天发作 1~2 次，每次持续 10 分钟至 1 小时不等，无明显发作诱因，发时自觉心律不齐，心前区震颤，伴乏力，时有盗汗，口干欲饮，纳眠可，二便调，舌暗红，苔少，脉弦细。血压 116/66mmHg(1mmHg=0.133kPa)，脉搏 59 次/min。既往 2 型糖尿病病史 1 年余，肝硬化病史 5 年。辅助检查：24 小时动态心电图示：窦性心律，偶发房性早搏，偶发室性早搏，阵发性心房颤动。西医诊断：①心律失常，阵发性心房颤动；②2 型糖尿病；③肝硬化。中医诊断：心悸(阴虚阳浮，瘀血内阻证)。予三甲复脉汤加味。组方：生地 12g，麦冬 20g，白芍 30g，阿胶 11g，火麻仁 18g，炙甘草 6g，龟甲 6g，鳖甲 6g，牡蛎 30g，丹参 10g，仙鹤草 18g，生山楂 12g。7 剂，水煎服，早晚餐后 30 分钟温服。5 月 17 日复诊：自述近 1 周心房颤动发作 2 次，持续时间约 10~20 分钟，乏力盗汗较前减轻，仍有胸闷不舒，情绪不畅时明显，遇事易心烦，于上方加柴胡 12g、香附 12g、栀子 12g、淡豆豉 12g。继服 7 剂。5 月 24 日三诊：患者自述近 1 周未发作心房颤动，胸闷气短较前明显减轻，心烦感较前明显缓解。上方继服 1 个月巩固疗效。后随访患者半年，述近半年发作 1 次心房颤动，持续时间约 10 分钟，余无不适。

按语：心悸病因颇多，其基本病机为本虚标实，气血阴阳亏虚，心失所养，或邪扰心神，心神不宁。本案患者心悸不宁，胸闷气短，心烦易躁，时作时止，发时自觉心律不齐，心前区震颤，伴乏力，时有盗汗，口干欲饮，纳眠可，二便调，舌暗红，苔少，脉弦细。笔者认为，通过综合脉证分析其发病属阴虚阳浮，瘀血内阻所致，故以三甲复脉汤加味活血化瘀之品。方中生地黄、麦冬、白芍滋阴养液；阿胶、火麻仁养阴润燥；龟甲、鳖甲、牡蛎滋阴潜阳；甘草调和诸药。诸药合用，以大队滋阴药配伍潜阳之品，使真阴得复，虚阳内潜，使阴平阳秘，阴阳续接，体现了治病求本的原则。并结合病情随证变通，加用丹参、仙鹤草、生山楂活血化瘀；柴胡、香附疏肝理气；栀子、淡豆豉清热除烦。——[王琪琪，张蕴慧.三甲复脉汤治疗阵发性心房颤动验案举隅[J].中国民族民间医药，2017，26(18)：77-78.]

案 3. 孙丰雷治面肌痉挛案

黄某，男，51 岁，2016 年 3 月 25 日就诊。主诉：右脸颊跳动 3 个月余。现病史：患者自诉 3 个月前无明显诱因出现右脸颊肌肉跳动，口服中药治疗效可。现症见：右脸颊肌肉跳动，情绪波动后加重，头昏沉，头晕，右耳偶有 1 次刺痛，几分钟后自行缓解，纳眠可，大便稍稀、不成形、1 日 2~3 次，小便调，舌红苔薄，脉细。西医诊断：面肌痉挛；中医诊断：气血不足，血虚生风。治法：益气补血，滋阴复脉，潜阳息风。处方：生地 15g，桑叶 9g，菊花 9g，天麻 30g，醋鳖甲 30g，醋龟甲 15g，炒酸枣仁 30g，知母 9g，蝉蜕 9g，全蝎 6g，煅牡蛎 30g，柴胡 9g，炒白芍 30g。当归 9g，黄芪 30g，天冬 9g，麦冬 15g，桂枝 6g，甘草 6g。7 剂，水煎服，每日 1 剂，分早晚 2 次温服，并嘱患者避风寒，慎起居，调情志。

二诊(2016 年 4 月 1 日)：服药后症状有所缓解，初诊处方加三七粉 3g 化瘀、补虚强壮。《本草新编》中亦有记载："三七根，一味用亦效，加入补血补气药之中则更神。盖此药得补而无沸腾之患，补药得此而有安静之休也。"加用此药正取此用。

三诊(2016 年 4 月 8 日)：患者服二诊处方 7 剂后，面肌痉挛症状明显改善，患者近期感受风寒，症状再次加重，并伴有鼻塞，流涕，咳嗽，有少量痰，口干多饮，下午 5 点左右脸颊肌肉跳动，打哈欠后易牵扯颈部肌肉，纳眠可，大便稀，每日 1~2 次，小便调，舌红苔少，脉细。在二诊方基础上将黄芪改为 45g，并加用黄连、金银花各 15g 以清热解毒，疏散风热。并嘱患者避风寒。

四诊(2016 年 4 月 15 日)：患者咳嗽、咳痰症状明显减轻，面部痉挛症状明显改善。调整处方：桂枝 3g，全蝎 3g，醋鳖甲 15g，醋龟甲 12g，并加龙胆 9g 泻肝胆实火、除下焦湿热，炒白术 45g 补气健脾止泻，合欢皮 9g 解郁、和血、宁心，木瓜 15g 舒筋活络、和胃化湿，川牛膝 15g 逐瘀通经，且可调补肝肾，引血下行，取自《神农本草经》："寒湿痿痹，四肢拘挛，膝痛不可屈伸，逐血气，伤热火烂，堕胎，久服轻身耐老。"桑枝 15g 清热祛湿通络，配合桂枝，以增温经之功。

五诊(2016 年 4 月 22 日)：患者面肌痉挛症状基本消失，嘱继服上方巩固治疗。并嘱避风寒，调情志，适饮食。——[单文玉，孙丰雷.孙丰雷教授论治面肌痉挛经验[J].亚太传统医药，2016，12(21)：97-98.]

案 4. 刘臣等治甲亢案

患者，女，54 岁，2005 年 1 月 25 日初诊。1 个月前因郁怒后出现颈前肿大，伴烦躁易怒、胸闷、手抖、眩晕、失眠、常自汗出，心悸作而不宁，未经诊治，近日乏力明显，口干，手足心热，目干涩，视物易疲劳，大便溏 2~3 次/d。经查游离 T_3 27.2pmol/L，游离 T_4 64.89pmo/L，高灵敏促甲状腺素 0.1mU/L，诊为甲状腺功能亢进症。脉搏 102 次/min，血压 150/90mmHg，眼球略外突，甲状腺呈Ⅱ度肿大，质中等硬度，双侧肱动脉处可闻及动脉枪击音，双手平伸有震颤，舌质紫苔白腻，脉弦细数。中医诊断：瘿病（气阴两虚，痰瘀互结）；西医诊断：甲状腺功能亢进症。治法：养阴散结，益气祛瘀化痰。方剂：三甲复脉汤加减。药物：生牡蛎（先煎）30g，醋鳖甲（先煎）20g，生龟甲（先煎）20g，白芍 20g，麦门冬 20g，百合 30g，夏枯草 30g，浙贝母 30g，黄芪 30g，丹参 20g，合欢皮 30g，夜交藤 30g，水煎服。2005 年 5 月 23 日复诊，无明显不适，已于 4 月底停用药物，查游离 T_3 8.82pmol/L，游离 T_4 17.88pmol/L，高灵敏促甲状腺素 0.5mU/A，均在正常范围。

按语：该患者因郁怒而致肝疏泄失常，肝郁气滞，气滞不能运行津液，津液凝聚成痰，痰气搏结日久，气血运行受阻，气滞血瘀，痰瘀互结，而成瘿肿目突。肝郁日久化热、耗伤气阴，并有动风之象。三甲复脉汤既可滋阴潜阳息风，又有软坚散结之功，加夏枯草、浙贝母、丹参、合欢皮化痰活血散结，黄芪益气，百合、夜交藤养心安神。曾以此方加减治疗多例甲亢患者，均获显效，且见效快，复发率明显减少。——[刘臣，张立侠，包洪.三甲复脉汤临床应用[J].天津中医药，2006，23（4）：340.]

参考文献

[1] 杜少辉，杨卓欣，陈东风，等.通瘀开窍与滋阴潜阳法对局灶性脑缺血再灌注后神经上皮干细胞巢蛋白表达的影响[J].中医杂志，2004，45（7）：539-542.

[2] 陈东风，杜少辉，李伊为，等.龟板含药血清体外诱导成年大鼠骨髓间充质干细胞分化为神经元[J].广州中医药大学学报，2003，20（3）：224-226.

[3] 王本祥.现代中药药理与临床[M].天津：天津科技翻译出版公司，2004.

[4] 沈丕安.中药药理与临床应用[M].北京：人民卫生出版社，2006.

[5] 沈映君.中药药理学[M].2 版.北京：人民卫生出版社，2011.

[6] 梅全喜.现代中药药理与临床应用手册[M].北京：中国中医药出版社，2008.

[7] 吴贻谷，宋立人.中华本草[M].上海科学技术出版社，1998.

75 沙参麦冬汤

【方源】“燥伤肺胃阴分,或热或咳者,沙参麦冬汤主之。”(清·吴瑭《温病条辨》)

【组成】沙参三钱(9g) 玉竹二钱(6g) 生甘草一钱(3g) 冬桑叶一钱五分(4.5g) 麦冬三钱(9g) 生扁豆一钱五分(4.5g) 花粉一钱五分(4.5g)

【用法】水五杯,煮取二杯,日再服。(现代用法:水煎服)

【功用】清养肺胃,生津润燥。

【主治】燥伤肺胃阴分证。症见咽干口燥,或身热,或干咳,舌红少苔,脉细数。

【方解】本方证的病机为燥热伤津,肺胃受损,故治当清养肺胃,甘寒生津。方用沙参、麦冬与桑叶共为君药,其中沙参味甘微苦而性寒,有养阴清肺之功,麦冬亦系甘寒之品,入肺胃经,可滋养肺胃津液,和沙参则生津液而清燥热之功益彰。然燥热为病,终属外邪,故又用桑叶专清燥热,并辛凉宣散以祛之。如此,沙参、麦冬与桑叶相伍,则扶正与祛邪兼顾,用药十分周到。玉竹、天花粉为臣,玉竹平甘,养阴润燥,滋而不腻,天花粉清热生津,此两药相配可加强君药养阴润燥之功。胃液既耗,运化必受影响,而且养阴清热药物亦有滋腻损伤脾胃之弊,故又用生扁豆健脾胃而助运化,同时又寓培土生金之义,是为佐药。生甘草清热和中,调和诸药,用作使药。诸药相配,共成清养肺胃、育阴生津之效。

本方在配伍特点上,是以甘寒养阴药为主,配伍辛凉清润和甘平培土药品。全方药性平和,清不过寒,润不呆滞,而清养肺胃之功甚宏,真乃王道之制。

【临床应用】现代用于慢性萎缩性胃炎、银屑病、肺癌、肺结核、糖尿病、小儿迁延性肺炎、小儿口疮等。

【药理研究】药理研究表明,本方保护对乙醇及消炎痛引起的胃黏膜损伤具有明显保护作用,能明显促进胃黏膜分泌功能,使胃壁结合黏液量增加。能够抑制胃酸、胃蛋白酶活性,减弱攻击因子对胃黏膜的损伤。本方治疗恶性肿瘤时有一定的抑瘤、提高化疗耐受力、降低骨髓抑制的化疗毒副反应,改善临床症状的作用。沙参麦冬汤可以调节体内 SIgA 和 IL-6 水平,对呼吸系统有一定的保护作用,对氧自由基损伤有一定程度的干预作用。

【名医用方心得】

近·陈良夫:六气之伤人也,惟燥与火为最烈。燥得秋气,火得夏气,二者最易劫损津液。治之之法,与风温、湿温大有区别,未可以汗下清三法,拘为绳墨也。据述初起微恶风寒,继转体子灼热,经旬日而未见退凉,亦不壮热,并无汗泄,唇燥口干引饮,肌肤时有刺痛,溲赤短涩,纳食式微,苔黄糙,舌尖起刺,脉象细滑而数,左手兼弦。凭证因以参苔脉,当属秋令燥气,郁结肺卫,津液受其劫损,显然可知。其耳鸣欠聪,兼有咳呛,头痛脘痞等,亦为燥气伤人之见证。古云:燥与火为同气,燥从火化,火盛则伤津动风。今燥热不退,肺胃之津液受其劫损,所幸内风未动,尚少变态,若迁延日久,恐非佳兆。拙拟清泄燥热,润养阴液主治,得热退津回,庶无风动之变。——(《近代名医学术经验选编——陈良夫专辑》)

【名医验案选录】

案 1. 吴鞠通治咳嗽案

吴,二十岁。甲子四月二十四日,六脉弦劲,有阴无阳,但嗽无痰,且清上焦气分。

桑叶三钱,生扁豆三钱,玉竹三钱,冰糖三钱,麦冬三钱,沙参三钱,杏仁三钱,连翘钱半,茶菊三钱。四帖。

二十六日,于前方内,去连翘,加:丹皮二钱,地骨皮三钱。——(《吴鞠通医案》)

案 2. 吴鞠通治吐血案

罗,三十二岁。右脉浮洪,咳痰吐血,唇绛,治在上焦气分。

桑叶二钱,生苡仁五钱,杏仁三钱,茯苓块五钱,沙参三钱,连翘八分,生扁豆五钱。三帖。

初三日,血后咳不止,进食不香,右脉不浮而仍洪,兼与养阳明之阴。

桑叶钱半,茯苓块三钱,百合二钱,生扁豆三钱,生苡仁三钱,玉竹二钱,麦冬二钱(连心),沙参三钱,甜杏仁二钱

初五日,诸症俱退,惟进食不旺,右脉大垂尺泽,先与甘寒养胃阴。

大麦冬六钱(连心),桑叶一钱,生扁豆三钱,玉竹三钱,炒甜杏仁三钱,细生地三钱,秋梨汁一酒杯(冲),沙参三钱

初九日,甘润养阴。

麦冬六钱(连心),桑叶一钱,生扁豆三钱,甜杏仁二钱,大生地三钱,玉竹二钱,炒沙参三钱,柏子霜二钱,火麻仁二钱,白芍三钱,冰糖三钱。四帖。——(《吴鞠通医案》)

案 3. 吴鞠通治风温案

陈氏,七十岁。

风温,咳嗽黏痰,脉弦数,曾吐血丝、血沫,此风温而误以治风寒之辛温法治之也。当用辛凉甘润。

桑叶二钱,生甘草一钱,白扁豆皮三钱,沙参三钱,杏仁二钱,桔梗二钱,茶菊二钱,麦冬二钱,梨皮五钱。——(《吴鞠通医案》)

案 4. 孟澍江治萎缩性胃炎案

周某,女,43 岁,1985 年 4 月 18 日初诊。胃脘疼痛隐隐,时作胀满,嘈杂不适,已历 5 年。每于劳累时尤甚,口干唇燥,大便干结,倦怠无力,形体消瘦,脉弦细,苔薄舌红。证属胃阴亏乏,气机失畅。治以滋养胃阴,疏通气机。

处方:北沙参 10g,大麦冬 9g,玉竹 9g,白芍 9g,炒川楝子 9g,天花粉 10g,炒延胡索 8g,川朴花 4g,生麦芽 15g,生甘草 3g,姜汁少许。

本例经胃镜检查确诊为萎缩性胃炎,曾治以补中益气、疏肝理气等法,服药后口干益甚,胃痛不减。孟氏认为,本例辨证属胃阴不足兼气机失畅,前治误辨为气虚、气滞而多用温燥、香窜之品,更易耗伤胃阴,故主拟沙参麦冬汤,取其清养不滞之特长,但因伴有气机不畅,一味投用阴柔之品亦非所宜,故佐以通利气机药物。服孟氏方 5 剂后,患者胃痛即解,大便畅快,口干亦减。后继以此法调理 3 个月,自觉症状均已消失,5 个月后行胃镜检查无异常发现。——(《当代中医名家经验集要》)

案 5. 董建华治温热病案

某患,男,35 岁。1983 年 1 月 20 日初诊。发热 3 天已退,头晕身痛,咽干,口渴,咳嗽,不思饮食,舌红苔白,脉濡细。辨证为肺胃阴伤,治宜滋润肺胃。

芦根 20g，沙参 10g，麦冬 10g，白芍 10g，杏仁 10g，桔梗 5g，甘草 3g，枇杷叶 10g，桑叶 5g，桑枝 10g，川贝母 5g，焦三仙各 10g。服 6 剂病愈。——[季秀芬.董建华教授治疗温热病医案七则[J].河北中医，1992，14(5)：18-19.]

案 6. 林钦廉治疗小儿咳嗽案

林钦廉总结治疗小儿咳嗽四法：宣、肃、润、温，其中对于咳嗽时久或反复发作的患儿法立润肺止咳。认为小儿肺体娇弱，稚阴稚阳之体，气阴俱易耗伤。咳嗽迁延反复，干咳少痰或痰滞不爽，咽红充血，手心灼热，舌红苔薄，脉象细弦或细数。根据肺喜润恶燥的特点，以沙参麦冬汤为基础，自拟百部润肺汤，用药九味。方中百部是润肺良药，治咳颇有效，但其味苦，小儿较难接受，估计量一般不超过 6g。南北沙参、麦冬、玉竹益气养阴，桑白皮、地骨皮为泻白散，和瓜蒌皮清肺热、润肺燥，甘草止咳，调和诸药。本方润肺肃肺，化痰宁嗽，对于肺之气阴两虚的小儿，常能收到良好效果。并举验案如下：

叶某，女，2 岁。肺气虚弱，卫表不固，屡受外感，反复咳嗽，迁延日久。近半月来咳嗽增多，早晚咳甚，咽红充血，舌红苔薄，脉象细弦。治拟养阴润肺宁嗽。蒸百部 6g，南沙参 10g，北沙参 10g，甜杏仁 10g，桑白皮 10g，地骨皮 10g，麦冬 10g，佛耳草 10g，炒冬花 8g，炒白前 8g，生甘草 5g。服 4 剂，咳嗽减退，咽红亦退，苔转薄腻，脉象小滑。治守原法，去甜杏仁，易蒸紫菀 6g，续服 5 剂。咳嗽告平。——(《古今名医临证金鉴》)

参考文献

[1] 侯树平.儿科临床方剂学[M].北京：中国中医药出版社，2015.

[2] 杨进，吴成.孟澍江中医学术集萃[M].北京：北京科学技术出版社，2000.

[3] 龙致贤.北京中医药大学中医学家专集[M].北京：人民卫生出版社，1996.

[4] 单书健，陈子华.古今名医临证金鉴[M].北京：中国中医药出版社，1999.

[5] 曹西华，侯家玉.沙参麦冬汤对大鼠胃粘膜损伤的保护作用[J].北京中医药大学学报，1994，17(4)：50.

[6] 肖寒，方乃青，申小苏.加减沙参麦冬汤联合化疗治疗Ⅲ、Ⅳ期非小细胞肺癌[J].中国实验方剂学杂志，2011，17(24)：203-207.

[7] 韩燕鸿，揭珂，张荷，等.沙参麦冬汤加减联合化疗治疗非小细胞肺癌的 Meta 分析[J].中国实验方剂学杂志，2016，22(7)：218-222.

[8] 洪素兰，陈玉龙，邵雷，等.沙参麦冬汤对肺阴虚型慢性支气管炎模型大鼠 SIgA 与 IL-1、IL-6、TNF-α 的影响[J].中国中医基础医学杂志，2009，15(12)：948-949.

76 新加香薷饮

【方源】“手太阴暑温,如上条证,但汗不出者,新加香薷饮主之。”(清·吴瑭《温病条辨》)

【组成】香薷二钱(6g)　银花三钱(9g)　鲜扁豆花三钱(9g)　厚朴二钱(6g)　连翘二钱(6g)

【用法】水五杯,煮取二杯,先服一杯,得汗止后服,不汗再服,服尽不汗,再作服。(现代用法:水煎服)

【功用】祛暑解表,清热化湿。

【主治】暑温夹湿,复感外寒证。症见发热头痛,恶寒无汗,口渴面赤,胸闷不舒,舌苔白腻,脉浮而数。手太阴暑温,形如伤寒,右脉洪大,左手反小,面赤口渴,但汗不出者。

【方解】本方治证由夏月感受湿热暑邪,方中香薷辛温芳香,解表散寒,祛暑化湿,以祛在表之寒湿,是夏月解表之要药,为君药。厚朴辛香温燥,行气化湿而解胸闷,去苔腻,为臣药。金银花、鲜扁豆花、连翘,则药性偏凉,兼能内清暑热,为佐药。加扁豆花、金银花、连翘等辛凉轻清之品,药性偏凉,以清热解暑见长,为辛温复辛凉之剂,主治夏季感寒,暑湿内蕴,寒清暑重之证。

【临床应用】本方主治证为夏月受暑感寒,肌表闭塞所致,以发热、恶寒、无汗或少汗、苔白腻、脉浮为使用要点。夏令感冒、夏季热、胃肠炎等属本方证者,均可加减运用。

【药理研究】抗病毒:新加香薷饮对小鼠流感病毒性肺炎有抑制作用,减少感染小鼠死亡,降低流感病毒血凝滴度。

【名医用方心得】

清·薛生白:用其香薷辛温以散阴邪而发越阳气,厚朴之苦温以除湿邪,而通行滞气,扁豆甘淡,利水和中,倘无寒热之表证,即无取香薷之辛温走窜矣。无腹痛吐利之里证,亦无取厚朴、扁豆之疏滞和中矣。——(《温热经纬》)

清·吴鞠通:香薷辛温芳香,能由肺之经而达其络。鲜扁豆花,凡花皆散,取其芳香而散,且保肺液,以花易豆者,恶其呆滞也。夏日所生之物,多能解暑,惟扁豆花为最,如无花时,用鲜扁豆皮,若再无此,用生扁豆皮。厚朴苦温,能泻实满。厚朴,皮也,虽走中焦,究系肺主皮毛,以皮从皮,不为治上犯中。若黄连、甘草,纯然里药,暑病初起,且不必用,恐引邪深入,故易以连翘、银花,取其辛凉达肺经之表,纯从外走,不必走中也。温病最忌辛温,暑病不忌者,以暑必兼湿,湿为阴邪,非温不解,故此方香薷、厚朴用辛温,而余则佐以辛凉云。——(《温病条辨》)

清·张秉成:夫夏月暑热炎蒸,人在气交之中,似乎得风则爽,何得有暑风之证?然风有虚邪贼风,从克贼之方来者,皆能致病,故感之者,即见发热无汗之表证。香薷辛温芳香,能由肺之经而达其络,以解外感之风邪。鲜扁豆花产于夏月,凡夏月所生之物,均能解暑,又凡花皆散,且轻清入肺,又能保液存阴。连翘、银花,辛凉解散,以清上焦之暑热。厚朴辛温苦降,能散能宣,燥湿而除满,以暑必兼湿,故治暑方中,每加厚朴,相须佐使,用其廓清胸中之

湿,使暑热自离而易解耳,决无治上犯中、治热用温之害也。——(《成方便读》)

清·雷丰:香薷辛温香散,宜于阴暑而不宜于阳暑也。盖阴暑无汗,用香薷以发之;阳暑发汗,用之能无害乎?李时珍曰:香薷乃夏月解表之药,犹冬月之麻黄,由是论之,其发表之功可见矣。今人不别阴阳,一概用之则误甚。——(《时病论》)

今·曹炳章:但汗不出者,宜吴氏新加香薷饮。服香薷饮后得微汗,不可再服,重伤其表。因暑热伤气,最忌表虚,虽有余证,知在何经,依法治之。——(《暑病证治要略》)

今·冉先德:本方名"新加"者,此即香薷散加银花、连翘,改扁豆为鲜扁豆花组成,与香薷散相比,香薷散治暑令之寒湿,本方则治暑兼清湿热。方中银花、连翘、扁豆花辛凉透表,祛暑清热;香薷、厚朴祛暑化湿,且香薷能增强银花、连翘之发汗解表之力,五药合用,辛凉透达,涤暑清热,共成治暑兼清湿热之剂。——(《历代名医良方注释》)

今·李飞:本方是从《局方》香薷散加味化裁而来,为治疗暑温初起,复感于寒,以致暑温形似伤寒的有效方剂。由于外感于寒,恶寒无汗,仍以香薷发汗解表,祛暑化湿为君;因为内湿不重,暑热内蕴,发热、面赤、口渴,故以鲜扁豆花之清解暑热,化湿和中之扁豆,并加银花、连翘辛凉芳香之品,清透暑热为臣;厚朴化湿除满为佐。全方合用,共奏祛暑解表,清热化湿之功。《局方》香薷散与本方证相比较,外感于寒的病机相同,然前者内伤偏于寒湿,后者偏于暑热,故吴氏称此方为辛温复辛凉法,以示两方的区别。至于方中仍保留厚朴辛温化湿,吴氏自释:温病最忌辛温,暑病不忌者,以暑必兼湿,湿为阴邪,非温不解。张秉成总结:治暑方中每加厚朴,相须佐使,用其廓清胸中之湿,使暑热自离而易解耳,决无治上犯中、治热用温之害也。说明厚朴在方中有重要的配伍意义。——(《中医历代方论选》)

【名医验案选录】

案 1. 病毒性感染案

张某,女,72 岁。

病史:发热 3 天,始觉形寒,继则发热,日渐加重,周身酸楚,神识蒙胧。经用西药治疗,热势不降。

检查:体温 39.8℃,白细胞总数 4 500,中性 20%,淋巴 28%,嗜酸球 2%,疟原虫(-),肥达氏反应(-)。胸透:心肺正常。尿常规:蛋白极微,脓细胞 0~2。

诊断:病毒性感染。

辨证施治:病起三月,壮热少汗,形寒未罢,神志迷蒙嗜睡,午后为著,头昏、胸闷、纳呆,微有咳嗽痰少,口干苦而黏,但不欲饮,大便 4 日未行,小便黄少,舌苔白厚腻,两边有黏沫,中黄,脉象濡数。证属暑湿郁遏肌表,壅阻中焦,挟痰浊内蒙神机。治拟清暑化湿,方选新加香薷饮、藿朴夏苓汤。

处方:香薷一钱,双花、连翘、杏仁、苡仁、茯苓、藿香、佩兰各三钱,豆豉、鸡苏散各四钱,川朴、蔻仁各一钱,姜川连五分,法半夏二钱,陈皮一钱五分。

上药服 2 帖,药后得汗,翌晨体温 38℃,肌肤灼热已减,神志转清,胸痞渐开,惟大便 5 天不行,苔腻不化,热势虽挫,湿滞不清。

原方去香薷、双花、连翘、鸡苏散,加苍术、郁金各二钱,全瓜蒌五钱,枳壳、枳实各一钱五分,焦山楂、六一散各四钱以化湿导滞。日进 2 剂,大便得通,第三日晨热平,午后体温回升至 38℃,原方加香薷一钱,再服。入夜热势递降,晨间测温恢复正常,乃续予芳化醒胃之剂善后。——(《中医内科学》)

案 2. 蒲辅周治暑湿挟风(流行性乙型脑炎)案

韩某,男,6 岁。因两天来发热,头痛,嗜睡,抽风 2 次,于 1964 年 8 月 18 日住某医院。

住院检查摘要:体温 40℃,脉搏 128 次/min,呼吸 28 次/min,发育正常,营养中等,心肺腹均阴性,神倦嗜睡,偶有烦躁。神经系统检查:颈项部有抵抗,克氏征(-),布氏征(±),巴氏征(+),腹壁、提睾、膝反射俱为(+)。脑脊液检查:外观薄毛玻璃样,蛋白(+),糖 1~5,管(+),细胞数 602/mm^3,中性 81%,单核 19%。血化验:白细胞 24 900/mm^3,中性 83%,淋巴 16%,单核 1%。咽拭子培养:有甲类链球菌、奈瑟氏球菌属。临床诊断:流行性乙型脑炎(重型)。

病程与治疗:入院前 2 天开始发热,头痛头晕,嗜睡,食欲不振,入院前 10 小时内抽风 2 次,曾用解热剂无效,病情逐渐转重,体温升高达 40℃,嗜睡明显,入院后即用西药治疗,仍不见大效。

8 月 19 日请蒲老会诊:证见高热无汗,面潮红,嗜睡明显,偶有烦躁,舌质红,苔白中挟黄,脉浮弦数,此为暑湿挟风,表里两闭之象,治宜清暑去风,表里两解。

处方:香薷一钱五分,扁豆花二钱,川厚朴一钱五分,金银花二钱,淡豆豉四钱,炒僵蚕二钱,淡竹叶二钱,杏仁二钱,连翘一钱五分,葱白三寸(后下),六一散四钱(纱布包煎),紫雪丹一钱(分五次冲服)。

8 月 20 日始服前方,8 月 21 日复诊:体温基本正常,偶有低热,能坐起食饭,大小便转正常,除颈部尚有轻度抵抗外,余症皆消失,前方续服 1 剂,不再用紫雪,服后诸证皆平,食、眠、便俱正常,停药观察以至痊愈出院。

按语:吴氏此方,乃香薷饮加减之法。去扁豆者,虑其壅中,加扁豆花、金银花者,取其气味清芬,芳香散邪,轻清涤暑,以夏月生长之物,皆能解暑也;连翘轻苦微辛,轻宣肺气,轻清暑热,亦为解暑热之上品也。——(《蒲辅周医案》)

参考文献

[1] 李秋露,郑珂,逄蓬,等.新加香薷饮对湿热型流感小鼠的疗效机制研究[J].山东中医药大学学报,2017,41(5):471-475.

[2] 谢佳佳,孙耀志,高松,等.新加香薷饮标准汤剂的 HPLC 指纹图谱[J].国际药学研究杂志,2017,44(3):288-291.

[3] 邓力,聂娇,逄蓬,等.新加香薷饮对湿热环境下流感病毒性肺炎小鼠治疗作用的比较研究[J].新中医,2016,48(2):235-238.

[4] 冯劲立,汪德龙,张奉学.新加香薷饮及其组方药物抗甲 1 型流感病毒作用的比较研究[J].湖南中医药大学学报,2010,30(1):31-33.

[5] 廖永清,陈玉兴,孙兰.新加香薷饮分煎与合煎药理作用对比研究[J].实用医学杂志,1999,15(11):935-936.

77 桑杏汤

【方源】“秋感燥气，右脉数大，伤手太阴气分者，桑杏汤主之。”（清·吴瑭《温病条辨》）

【组成】桑叶一钱(3g)　杏仁一钱五分(4.5g)　沙参二钱(6g)　象贝一钱(3g)　香豉一钱(3g)　栀皮一钱(3g)　梨皮一钱(3g)

【用法】水二杯，煮取一杯，顿服之，重者再作服。（现代用法：水煎服）

【功用】清宣温燥，润肺止咳。

【主治】外感温燥证。头痛，身热不甚，微恶风寒，口渴，咽干鼻燥，干咳无痰，或痰少而黏，舌红，苔薄白而干，脉浮数而右脉大。

【方解】方中桑叶轻清宣散，长于疏散风热，宣肺清热；杏仁苦温润降，功善肃降肺气而止咳，共为君药。淡豆豉辛凉透散，以助桑叶轻宣发表；象贝清化痰热，合而为臣。沙参养阴生津，润肺止咳；梨皮益阴降火，生津润肺；栀子皮质轻而寒，入上焦清泄肺热，共为佐药。诸药合用，共奏清宣温燥、润肺止咳之功。

【临床应用】本方主治温燥外袭，肺津受灼之轻证。症见身热不甚、咽干鼻燥、干咳无痰，或痰少而黏，舌红，苔薄白而干，脉浮数而右脉大等。现代临床可用于治疗呼吸系统疾病如肺炎、支气管炎、喉源性咳嗽、上气道咳嗽综合征、咳嗽变异性哮喘、呼吸道感染后咳嗽、难治性咳嗽、早期肺间质纤维化、支气管扩张症咳血等；内分泌系统疾病如亚急性甲状腺炎等；消化系统疾病如便秘等；儿科疾病如小儿支原体肺炎、百日咳等。

【药理研究】

1. 减轻肺损伤，保护肺组织　实验研究发现，桑杏汤能够显著降低PM2.5致大鼠肺损伤组织中高迁移率蛋白(HMGB1)、肿瘤坏死因子-α(TNF-α)、白介素-6(IL-6)的表达水平，抑制大鼠肺损伤组织中的炎症反应，对肺组织具有一定的保护作用。

2. 改善气道损伤，湿润及保护气道　实验研究发现，桑杏汤能够减少气管上皮化生与纤毛缺损、促进黏膜腺体浆液腺上皮黏液腺化生、减轻呼吸膜水肿、刺激气道液分泌和Ⅱ型肺泡细胞合成表面活性物质以湿润气道和濡泽呼吸膜局部微环境，抑制炎性细胞因子如中性粒细胞弹性蛋白酶(NE)、血小板活化因子(PAF)的级联反应以改善气道病理损伤，上调水通道蛋白5(AQP5)基因表达以调节肺泡液细胞间转运功能，共奏改善肺津输布、濡润气道、减轻呼吸膜与气道炎性病理之良效；桑杏汤水提取液可增加抗体如IgG-R水平、减轻气道上皮炎症与腺体肿胀。

3. 抗病原微生物作用　实验研究发现，桑杏汤对革兰氏阳性细菌如金黄色葡萄球菌和革兰氏阴性细菌如铜绿假单胞菌具有良好抑菌作用，且对革兰氏阳性菌的抑制作用强于革兰氏阴性菌。

4. 改善呼吸系统功能，减少不良反应　现有临床研究证据表明桑杏汤(散)及其加减方在治疗呼吸系统疾病方面存在一定的优势，未见明显不良反应；桑杏汤能有效改善咳嗽变异性哮喘患儿临床症状和肺功能支气管舒张试验；加减桑杏汤治疗西药疗效不佳的顽固性干咳、感冒后引起的喉源性咳嗽及早期肺间质纤维化常获佳效。

【名医用方心得】

清·张秉成：此因燥邪伤上，肺之津液素亏，故见右脉数大之象，而辛苦温散之法，似又不可用矣，止宜轻扬解外，凉润清金耳。桑乃箕星之精，箕好风，故善搜风，其叶轻扬，其纹象络，其味辛苦而平，故能轻解上焦脉络之邪；杏仁苦辛温润，外解风寒，内降肺气；但微寒骤束，胸中必为不舒，或痰或滞，壅于上焦，久而化热，故以香豉散肌表之客邪，宣胸中之陈腐；象贝化痰，栀皮清热，沙参、梨皮养阴降火，两者兼之，使邪去而津液不伤，乃为合法耳。——(《成方便读》)

清·邵兰荪：凉燥者，燥之胜气也，治以温润，杏苏散主之。温燥者，燥之复气也，治以清润，清燥救肺汤主之。上燥治气，吴氏桑杏汤主之。下燥治血，滋燥养营汤主之。——(《邵兰荪医案》)

今·刘树农：一年初秋，里中曾发生具有发热、有汗、咳嗽、鼻血等症状的一种流行病，蔓延颇广。当时医者多从新感引发伏暑论治，但未能愈病。我在碰到这种病人时，据其数脉且右大于左的脉象，认为是《温病条辨·上焦篇》所说的“秋燥”病，分别予以桑杏汤或沙参麦冬汤等方加减，辄应手取效。——(《名老中医之路》)

今·祝谌予：久咳不已，耗气伤津，燥咳无痰，甚则伤及血络而见痰带血丝，咽喉干痛，便干尿赤，胸胁刺痛，舌红，脉细数。宜用润法，滋肺胃之津液，清肺肝之邪火。常用沙参麦冬汤、桑杏汤、清燥救肺汤等随证情轻重投之。可加川贝母、枇杷叶、黛蛤散等润燥化痰之品。——(《名老中医祝谌予经验集》)

今·焦树德：桑杏汤也用于肺燥咳嗽。但桑杏汤轻宣解表之力偏大，润肺降气之力偏小，且无补肺救肺之力，适用于燥邪伤肺，初起表证重而燥邪较轻者。——(《方剂心得十讲》)

【名医验案选录】

邹孟城治疗温燥感冒案

干部王某，年过半百，形体魁梧，肥胖而多病，肝痛、头疼常作不辍。1976 年秋，患感冒牙痛，匝月不愈。凡中成药及诸西医感冒药，几已尝遍，似有小效而病终不解，因来余处就诊。视其脉细而带滑，问其症则头痛而不甚，微有恶寒，稍加衣则又觉轰热，不时咳嗽数声，绝无痰浊，苔薄白而燥。此乃感受秋令燥气，并非感冒风寒风热之症，故治感冒之成药不效也。然燥症分温燥、凉燥，今患者所病，乃温燥耳。

治法：凉润清解，拟用桑杏汤化裁。

处方：桑叶 9g，豆豉 4.5g，荆芥 4.5g，南沙参 9g，炒山栀 6g，麦冬 9g，杏仁 9g，炙草 1.5g，玉竹 9g。2 帖。

结果：患者急于求成，是夜连服二煎，睡至半夜醒来，即觉浑身舒适，翌日晨起诸证顿解。余药 1 帖，则弃置不服矣。——(《邹孟城三十年临证经验集》)

参考文献

[1] 姜瑞雪，牛志尊，黄密，等.杏苏散、桑杏汤对 PM 2.5 染毒大鼠肺组织中 HMGB1、TNF-α、IL-6 表达的影响[J].环境卫生学杂志，2015，5(4)：317-320.

[2] 丁建中，倪圣，张六通，等.桑杏汤对温燥模型小鼠肺呼吸膜超微结构、表面活性物质及炎性细胞因子的影响[J].中医杂志，2016，57(12)：1057-1060.

[3] 丁建中,张六通,龚权,等.桑杏汤对温燥小鼠气管纤毛运动与呼吸道液及免疫功能的影响[J].中药药理与临床,2006(5):4-5.

[4] 倪圣,丁建中,黄江荣,等.桑杏汤对两种细菌的最低抑菌浓度测定及意义[J].长江大学学报(自科版),2014,11(30):1-2,13,4.

[5] 闫晓云.自拟桑杏汤加减治疗咳嗽变异性哮喘 56 例临床观察[J].四川中医,2012,30(8):94-95.

[6] 赵勤,汪海飚,高振,等.桑杏汤(散)及其加减方治疗呼吸系统疾病疗效的系统评价[J].中国实验方剂学杂志,2011,17(17):254-258.

[7] 邢大庆,王象礼.加减桑杏汤治疗顽固性干咳[J].山西中医,2008,24(3):34.

[8] 丁建中,龚权,张六通,等.桑杏汤对温燥小鼠血清与呼吸道抗体的影响[J].时珍国医国药,2006,17(6):905-906.

[9] 戚建明.桑杏汤加减治疗喉源性咳嗽 54 例[J].四川中医,2004,22(9):86.

[10] 金鸿斌,何春娥.中药治疗肺间质纤维化[J].河南中医,2001,21(2):50-51.

78 益 胃 汤

【方源】“阳明温病,下后汗出,当复其阴,益胃汤主之。”(清·吴瑭《温病条辨》)

【组成】沙参三钱(9g) 麦冬五钱(15g) 冰糖一钱(3g) 细生地五钱(15g) 玉竹一钱五分,炒香(4.5g)

【用法】水五杯,煮取二杯,分二次服,渣再煮一杯服。(现代用法:水煎服)

【功用】益胃养阴。

【主治】胃阴损伤证。胃脘灼热隐痛,饥不欲食,口干咽燥,大便干结,或干呕、呃逆,舌红少津,脉细数者。

【方解】胃阳为土,喜润恶燥,主受纳,其气将为顺。若热病消灼阴津,或过用吐、下之剂,或胃病迁延不愈,每致胃阴耗损,虚热内生。胃阴不足,脉络失养,则见胃脘隐痛;若阴虚有热,可见胃脘隐隐灼痛;胃阴亏虚则受纳失司,故饥不欲食;胃之阴津不足,上不能滋润口咽则口燥咽干,下不能濡润大肠则便结;胃失濡润,气机上逆,则见干呕、呃逆;舌红少津,脉象细数为阴虚内热之象。胃为水谷之海,十二经皆禀气于胃,胃阴复则气降能食。治宜甘凉生津,养阴益胃为法。方中重用生地、麦冬,味甘性寒,功能养阴清热,生津润燥,为甘凉益胃之上品,共为君药。配伍北沙参、玉竹为臣,养阴生津,以加强生地、麦冬益胃养阴之力。冰糖濡养肺胃,调和诸药,为佐药。全方甘凉清润,清而不寒,润而不腻,药简力专,共奏养阴益胃之效。

【临床应用】本方常用于慢性胃炎、糖尿病、小儿厌食等属胃阴亏虚者。

【药理研究】

1. 修复溃疡 益胃汤能显著提高胃溃疡大鼠胃黏膜组织 EGFR 的表达及调节 bFGF 的表达来加速溃疡黏膜再生和黏膜下组织结构重建。

2. 延缓卵巢功能衰老 有研究表明,益胃汤具有增加卵巢抑制素的分泌的作用。这可能是延缓卵巢功能衰老的机制之一。

【名医用方心得】

清·吴瑭:温热本伤阴之病,下后邪解汗出,汗亦津液之化,阴液受伤,不待言矣,故云当复其阴。此阴指胃阴而言,盖十二经皆禀气于胃,胃阴复而气降得食,则十二经之阴皆可复矣。欲复其阴,非甘凉不可。汤名益胃者,胃体阳用阴,取益胃用之义也。——(《温病条辨》)

清·华岫云:若脾阳不足,胃有寒湿,一脏一腑,皆宜于温燥升运者,自当遵东垣之法;若脾阳不亏,胃有燥火,则当遵叶氏养胃阴之法……凡遇禀质木火之体,患燥热之症,或病后热伤肺胃津液,以致虚痞不食,舌绛咽干,烦渴不寐,肌燥熇热,便不通爽,此九窍不和,都属胃病也……先生必用降胃之法,所谓胃宜降则和者,非用辛开苦降,亦非苦寒下夺,以损胃气,不过甘平,或甘凉濡润,以养胃阴,则津液来复,使之通降而已矣。——(《临证指南医案》)

清·张秉成:治阳明温病,汗、下后病已解,当复其阴,此汤主之。夫伤寒传入阳明,首虑亡津液,而况温病传入阳明,更加汗、下后者乎!故虽邪解,胃中之津液枯槁已盛,若不急复其阴,恐将来液亏燥起、干咳身热等证,有自来矣。阳明主津液,胃者,五脏六腑之海,凡人之常气皆禀于胃,胃中津液一枯,则脏腑皆失其润泽。故以一派甘寒润泽之品,使之饮入胃中以复其阴,自然输精于脾,脾气散精,上输于肺,通调水道,下输膀胱,五经并行,津自生而形自复耳。(《成方便读》)

【名医验案选录】

案1. 泄泻案

庞某,女,38岁。因爱美减肥服用减肥茶,开始时大便次数稍多,日行2~3次,近1周来,大便次数明显增多,每日5~6行,甚或10多次,大便后又泻出棕褐色油脂,时多时少,偶或矢气,往往同油脂并出。肛门灼热,有下坠感。舌红苔黄,脉弦大。

药用:麦冬18g,沙参10g,玉竹10g,生山药24g,生石膏12g,白芍18g,乌梅3g,黄连3g。服5剂而病证减半,大便调而油脂减少,继续用上方进退10余剂而安。

按:此例患者虽胃阴不足,但不仅大便不干,反而泻下日三四次以上,且泻出油脂,考虑胃阴亏虚,肝胃之火逼迫阴液下泻,用益胃汤去甘苦寒兼润下作用的生地,加乌梅、白芍酸收敛肝,加黄连、生石膏清泻胃火,仿叶氏手法加山药建中助运化。——[张艳,顾炳歧.顾炳歧对益胃汤的临床应用经验[J].辽宁中医药大学学报,2011,13(3):121-122.]

案2. 痿证案

杨某,女,28岁。患者四肢与后背呈现游走性疼痛,按之不可得,两手掌鱼际肌肉已萎缩,并有麻木感。饮食日减,并且口咽发干,不欲多饮,二便尚可。舌质红,苔薄黄,脉大而软不任按。

治以滋养胃液,柔肝息风为法。药用:玉竹30g,石斛30g,白芍12g,生地12g,麦冬12g,胡麻10g,甘草6g,钩藤10g,石决明30g,何首乌10g。此方前后共服30余剂,而胃开能食,疼痛减轻,手掌鱼际肌肉未进一步萎缩,诸证皆安。

按:此例证属痿证大病,此证由胃液不足,而使胃气失调,故饮食日减,口咽发干。由于饮食少,津液亏,则不能化生营血。营血一虚则不能养肝,而使风阳发动。风阳走于肢体,消灼津液,则肌肉萎缩而游走作痛。用益胃汤加石斛、白芍、胡麻、何首乌等滋养阴血,另加钩藤、石决明平肝息风,遵肺热叶焦,则生痿证,治痿独取阳明之旨。——[张艳,顾炳歧.顾炳歧对益胃汤的临床应用经验[J].辽宁中医药大学学报,2011,13(3):121-122.]

案3. 厌食症案

刘某,男,1岁,1998年6月22日初诊。其母代述:患儿5日前患感冒,高热4天,体温持续在39℃左右,经治疗热势已退,但不思饮食,曾用"胰酶"治疗,效不显。患儿现厌食不乳,伴有烦躁、口干、盗汗、手足心发热、大便干小便黄,舌质红苔薄,指纹紫显于气关。

辨证为热病高热伤及阴分,胃阴不足之厌食症,治宜养阴清热,健脾消食。

益胃汤加味:沙参10g,生地10g,麦冬10g,玉竹10g,陈皮6g,胡黄连6g,炒莱菔子10g,炒三仙各6g,甘草3g,冰糖为引。2剂,水煎服。

6月24日二诊:药进2剂后,食欲大增,诸证减轻,原方续进2剂。后追访患儿已愈。——[刘清贞.益胃汤加减治疗小儿厌食症的体会[J].山东中医杂志,1987,6(5):20-21.]

案4. 淋证案

杨某,男,51岁。2006年6月3日初诊。小便淋涩疼痛年余,加重20天。患者于1年前无明显诱因出现小便淋沥涩痛,曾先后就诊于当地多家医院及中医门诊,给予八正散、五苓散等中药汤剂口服，并配合多种抗生素（具体用药不详）治疗后均无效。20天前患者劳累汗出后，症状加重。刻诊：形体消瘦，面色苍黄，神疲乏力，小便如米泔，困涩难排伴灼痛，素有胃脘隐痛，纳呆，大便质硬。舌质淡红，无苔，舌面有裂纹，脉虚细无力。慢性浅表性胃炎病史15年。时查血、尿常规及泌尿系统B超均未见异常。

中医诊断：淋证（膏淋）。治宜益胃健脾，养阴清热通淋。方用益胃汤加味。

药物组成：沙参15g，麦门冬12g，生地黄12g，玉竹12g，芦根30g，生麦芽、生谷芽各10g，党参10g，生姜2片，大枣5枚。日1剂，水煎取汁300ml，早、晚2次温服。

2006年6月6日二诊：精神好转，小便质转清，淋涩疼痛明显减轻，胃脘隐痛缓解，纳可，大便仍质硬。舌质淡红，无苔，舌面有裂纹，脉细弱。效不更方，服法同前。再服15剂后症状殆尽。随访6个月未复发。

按：患者素有纳差，胃脘隐痛，舌质淡红有裂纹，脉虚细无力。病机当属胃阴虚而导致脾胃之升清降浊功能失调，津液失于正常的途径输布周身以供养机体，反而夹热下注膀胱影响其气化功能，致小便淋涩疼痛，尿如米泔。淋证发病以胃阴亏虚为本，湿热下注为标。《素问·阴阳应象大论》曰："治病必求于本。"故治宜养胃阴，调脾胃。益胃汤方中沙参、麦门冬、生地黄、玉竹养胃阴，清虚热而不腻；芦根通利小便且清热生津；生麦芽、生谷芽、党参、生姜、大枣滋养胃气。诸药合用，使清气得升，浊气得降，津液有摄，膀胱气化有司而愈，此即《素问·至真要大论》所谓"反治法"中之"塞因塞用"法。反观诸医治而不效之因只在治标而不思求本，见小便淋涩不畅伴疼痛，便言不通则痛而妄用清利湿热之法，盲目投以八正散、五苓散之属，却不知苦寒之品更伤脾胃，利湿之剂更伤阴液，反而加重病情。——［李润生．益胃汤加味治疗淋证1例［J］．河北中医，2010，32（4）：610．］

参考文献

［1］谢斌，郑林华，楚瑞阁．益胃汤对胃溃疡大鼠EGFR及bFGF的影响［J］．江西中医学院学报，2008，20（5）：66-68．

［2］李燕，郭蓉晓，周淑芳，等．益胃汤对初老大鼠卵巢抑制素α亚基的影响［J］．山东中医杂志，2008，27（9）：612-614．

79 蠲痹汤

【方源】“通治风、寒、湿三气，合而成痹。”（清·程国彭《医学心悟》）

【组成】羌活　独活各一钱（各15g）　桂心五分（7g）　秦艽一钱（15g）　当归三钱（45g）　川芎七分（10g）　甘草五分，炙（7g）　海风藤二钱（30g）　桑枝三钱（45g）　乳香　木香各八分（各12g）

【用法】水煎服。（现代用法：水煎服）

【功用】祛风散寒除湿。

【主治】肢体关节疼痛或沉重麻木，得热则痛减，遇阴雨寒冷则加剧之。

【方解】本证病机为营卫两虚，风寒湿之气乘袭，痹着于肌肉、经络。由于营卫两虚不能实表御邪，风寒湿邪乘虚侵入机体，滞于肌肉，阻于经脉，与气血相搏，以致气血运行不畅，肌肉、经脉不荣，故肩臂肘痛，举动艰难，手足麻痹，故方中独活、羌活、秦艽、海风藤、桑枝祛风除湿；桂心温散寒邪，通利血脉；当归、川芎养血调营；乳香、木香和血止痛；甘草益气补中。诸药合用，共奏祛风除湿、蠲痹止痛的作用。

【临床应用】临床主要用于治疗类风湿关节炎、膝骨关节炎、强直性脊柱炎、颈椎病等病症。

【药理研究】药理研究主要表明，蠲痹汤有抗炎作用，可通过抑制炎性细胞因子TNF-α、IL-1β的表达，促进抗炎细胞因子IL-10的分泌，减轻软骨及骨质破坏，从而降低类风湿关节炎患者临床症状。

【名医用方心得】

清·汪昂：此足太阳、厥阴药也。辛能散寒，风能胜湿，防风、羌活除湿而疏风；气通则血活，血活则风散，黄芪、炙草补气而实卫；当归、赤芍活血而和营，姜黄理血中之气，能入手足而祛寒湿也。——（《医方集解·祛风之剂》）

清·王子接：蠲，去之疾速也；痹，湿病也，又言痛也。痹分三气杂至：风胜为行痹，寒胜为痛痹，湿胜为着痹。余谓三者兼内外因而言，非独言外因也。盖有肝虚生风，肾虚生寒，脾虚生湿，抑或有诸内因而兼外邪为痹，即《经》言邪之所凑，其气必虚耳。蠲痹汤为治痹祖方，黄芪实卫，防风祛风，当归和营，羌活散寒，赤芍通脉络之痹，片子姜黄通经隧之痹，甘草和药性，姜、枣和营卫。其义从营虚则不仁、卫虚则不用立法，岂非痹属内外因也乎？——（《绛雪园古方选注》）

清·张秉成：夫风痹一证，有痹于筋骨、肌肉、经络、营卫种种之不同。其痹于筋骨者，另已论之矣。然邪之所入，无不先自营卫、经络、肌肉而及于筋骨也。故当乘其初入之时，和营卫，通经络，散风启闭，则痹着之邪自可涣然解释矣。此方用黄芪益卫气，而以防风、羌活之善走者辅之，使之补而不滞，行而不泄，且两功并建，相得益彰。归、芍和营血，而以片子姜黄之走血行气、能除寒而燥湿者佐之，然后三气之邪自无留着之处。甘草和诸药而缓中补虚，姜、枣通营卫而生津达腠。故此方之治痹，非关肝肾虚筋骨为病者服之，效如桴鼓。立方之

意,真所谓尽美耳。——(《成方便读》)

【名医验案选录】

案 1. 全身麻痹案

张某,五旬外。左臂素患肿痛,因涉江受风,一夜,全身麻痹,脉虚濡,此真气虚而风湿为病,乃痱中根萌也。经曰:营虚则不仁,卫虚则不用。营卫失调,邪气乘虚袭入经络,蠲痹汤主之。数服而效。按语:此痹脉乃因素有痹疾,使营卫虚损;又"涉江受风",致风湿之邪痹阻经络。故用蠲痹汤祛风除湿,益气和营。——(《类证治裁》)

案 2. 治颈椎病案

王某,女,60 岁,农民。1993 年 5 月 10 日初诊。颈部不适 5 年,两肩酸痛沉重,两上肢麻木,夜间加重,伴头晕恶心,失眠多梦,精神烦躁,舌质暗,苔薄白,脉沉涩。X 线摄片示颈椎 4、5 椎体边缘骨质增生,椎间隙变窄,生理曲度变直。

诊断颈椎病(神经根型)。证属气虚血瘀,风湿痹阻。治以益气活血,祛风除湿。

处方:羌活 18g,当归 12g,防风 15g,黄芪 45g,赤芍 15g,姜黄 15g,甘草 6g,葛根 15g,全蝎 10g。水煎服每日 1 剂。

服药 35 剂后,诸病消失临床治愈。

按:颈椎病现代医学一般认为是一种骨质退行性改变,是相应组织细胞通过分裂进行繁殖而出现的增生性改变,随年龄的增长而增加。中医认为颈椎病的形成与风寒湿邪的侵袭关系密切,使局部血运失常,血气凝结,失于濡养,日久乃成。如《灵枢·贼风》云:"寒湿不时,腠理闭而不通,其开而遇风寒,则血气凝结。"故治以益气活血,祛风除湿。方用蠲痹汤加葛根、全虫以增通经活络之功,药证相合而收效。——[赵学东,曹爱梅.蠲痹汤的临床应用[J].黑龙江中医药,1995(6):23-24.]

参考文献

牛小雪,陈培柱,杜玉芝,等.程氏蠲痹汤的抗炎镇痛作用[J].安徽中医药大学学报,2018,37(4):71-75.

80 二冬汤

【方源】“治上消者，宜润其肺，兼清其胃，二冬汤主之。”（清·程国彭《医学心悟》）

【组成】天冬二钱，去心（6g） 麦冬三钱，去心（9g） 花粉一钱（3g） 黄芩一钱（3g） 知母一钱（3g） 甘草五分（1.5g） 人参五分（1.5g） 荷叶一钱（3g）

【用法】水煎服。（现代用法：水煎服）

【功用】养阴清热，生津止渴。

【主治】上消，渴而多饮；肺热咳嗽，痰少等症。

【方解】方中麦冬、天冬、花粉养阴清肺，生津润燥；黄芩、知母、荷叶清除肺热；人参、甘草补益肺气。全方扶正祛邪并举，共奏养阴清热、生津止渴之效。

【临床应用】临床应用于消渴病位在上焦、燥邪犯肺或热邪壅肺、肺胃阴伤等证。临床主要用于治疗糖尿病合并甲亢、甲状腺功能亢进症、糖尿病前期等病症。

【药理研究】

1. 促进新陈代谢、提升免疫功能　二冬汤可以提高正常大鼠体内某些内源性物质的含量，可以促进机体的新陈代谢，并有利于各种免疫球蛋白和抗体的产生，能够启动机体的免疫系统，增强机体的免疫功能。

2. 抑制癌细胞转移，抗菌、抗病毒　二冬汤通过增强机体免疫功能可以达到抑制肿瘤细胞增殖的效果。二冬汤通过提高正常大鼠体内内源性物质的含量，能够防止癌细胞黏附于内皮细胞，并抑制癌症细胞转移，促进癌细胞正常分化而达到抑制癌前病变的目的，同时二冬汤还具有较强的抗菌、抗病毒作用，并有利于机体内有害物质的排泄。

3. 降血糖作用　现代研究发现，本方对糖尿病合并甲亢患者具有一定的降糖作用，能改善症状，升高胰岛素敏感指数，使心率减慢，血管杂音减轻，甲状腺肿缩小，血清 FT_3、FT_4、TSH 水平基本正常。现代动物实验研究表明，二冬汤可以使 β 细胞功能增加，通过增加胰岛素敏感性，改善糖尿病早期糖调节受损，有效治疗糖尿病前期病变。

4. 治疗甲状腺功能亢进作用　现代研究发现，本方可下调甲状腺功能亢进症患者 FT_3、FT_4、TT_3、TT_4 水平，上调 TSH 水平，症状较治疗前有改善。

此外，本方还具有降低血黏度，抑制血小板聚集，扩张脑血管，缓解脑动脉痉挛，调节血脂、血压，营养脑神经细胞，以及减轻脑神经细胞因缺血、缺氧造成的损伤等作用。

【名医用方心得】

清·汪汝麟：人参、甘、麦大甘以复胃津；天冬、花粉苦甘以清肺热；黄芩、知母苦降以泄肺胃之火。——（《证因方论集要》）

今·刘渡舟：消渴证古文献多从上、中、下“三消”论治，现据其病情演变多认为早期为脾气虚痰湿内生，方以补气运脾汤加减；中期以胃肾阴虚为主，治疗以二冬汤加减；晚期以脾肾阳虚为主。——（《刘渡舟临证验案精选》）

今·陈川、范仲泽：二冬汤润肺清胃，其中由人参、甘草、麦冬甘甜以复胃津；花粉、天门

冬苦甘以清肺热；黄芩、知母苦降以泄肺胃之火。诸药合用共奏滋阴降火，清热生津之功效。——（《中医名方临床集验》）

今·高思华：（本方）养阴润肺，清热止渴。适用于热盛津伤，肺热较盛，口渴多饮，小便色黄的糖尿病患者。天冬、麦冬、花粉可以润肺养阴，益胃生津；知母、荷叶清肺胃之热；甘草、人参则健脾补气生津。——（《糖尿病防治手册之中医生活地图》）

【名医验案选录】

案1. 熊继柏治糖尿病案

李某，男，55岁，长沙市某单位汽车司机。门诊病例。

初诊（2007-07-10）：诉近半年来身体逐渐明显消瘦，精神疲乏，遂去省级医院检查，发现血糖过高，确诊为糖尿病。诊见形体消瘦，疲乏，气短，口渴多饮，小便略多而黄，手足心热，舌红，苔薄少而黄，脉细数。

辨证：阴虚肺热。治法：益气滋阴清热。主方：二冬汤。

西洋参片10g，麦冬30g，天冬15g，花粉15g，黄芩10g，知母10g，五味子5g，甘草6g。10剂，水煎服

二诊（2007-07-20）：服药后精神转佳，口渴减轻，但手足心热较显，舌红苔少而黄，脉细数。拟原方加地骨皮10g，再进15剂。

三诊（2007-08-15）：诉服药后诸症渐平，取效明显，于是自将原方多服10剂。察其舌红，苔薄黄，脉细略数，再以原方治之。

西洋参片10g，麦冬30g，天冬15g，花粉15g，知母1g，黄芩6g，生地10g，地骨皮10g，甘草6g。30剂，水煎服。

四诊（2007-09-20）：诉诸症已愈，并去医院检查2次，血糖、尿糖均趋正常，不仅精神转佳，且形体消瘦已明显改善，舌脉亦已正常。嘱服消渴丸善后。

按：中医辨治消渴，当分上、中、下三消，上消病在肺，中消病在胃，下消病在肾。此案患者以烦渴多饮、疲乏气短为主要表现，故以上消论治。——（《一名真正的名中医·熊继柏临证医案实录》）

案2. 乔成林治尿毒症透析后持续发热案

李某，男，49岁，2014年7月15日初诊。

主诉：持续高热不退2天。现病史：患者血液透析结束后测体温升高，T 38.5℃，血压170/90mmHg，急查血细菌培养及药敏、肾功电解质，并予地塞米松注射液5mg肌内注射，补充液体量，并嘱患者多饮水后体温不降，测T 39.7℃，伴有寒战，予氨林巴比妥（安痛定）注射液肌内注射，头孢噻肟钠、左氧氟沙星抗感染，持续物理降温处理后患者仍无汗出。测T 39.9℃，血压130/86mmHg，患者出现间断呃逆，予攒竹穴位针刺、口服利多卡因止呃，患者呃逆缓解。但体温仍维持在39.7~39.9℃，给予两路输液，加大补液量，尼美舒利分散片口服，持续物理降温，仍体温不降。患者诉周身乏困，胸闷气短，平卧后加重，口干，纳差，腹泻，量中，便中夹微量出血，伴肛门灼热疼痛，小便量少。

既往史：既往体健，否认有高血压、糖尿病及冠心病等疾病史，否认接触肝炎、结核等急慢性传染病史，否认外伤及输血史。体格检查：BP 150/80mmHg，P 86次/min，神志清楚，精神差，形体肥胖，面色晦暗，慢性肾病面容，贫血貌，全身皮肤可见散在片状红疹，颜面及眼睑浮肿，睑结膜色淡，咽红，扁桃体不大，双肺叩诊呈清音，听诊双肺呼吸音粗，右上肺可闻及干啰音，余肺未闻及干湿性啰音，叩诊心界向左扩大，心率86次/min，律尚齐，心音可，$A_2>P_2$，

二尖瓣听诊区可闻及3/6级收缩期吹风样杂音,余瓣膜听诊区未闻及病理性杂音,双下肢轻度压陷性水肿。舌红,苔白,脉数。

中医诊断:发热;证候诊断:气分热盛。

西医诊断:慢性肾衰,红皮病。

治法:清热益气,养阴生津凉血。

处方:生石膏40g(先煎),知母10g,天冬10g,麦冬10g,人参6g(先煎),甘草8g,焦地榆15g。5剂,水煎服,每日1剂,分早晚温服。

复诊:上方服药2剂后,体温好转,嘱患者继续口服上方,上述症状均减轻。

按语:胃为多气多血之腑,外邪入里,正气抗邪,正邪剧争,可见壮热。由于阳明属胃,病邪已经离表,故不可以发汗;本症虽有大热,但尚未形成腑实便秘,故又不可下之;《素问·至真要大论》"热者寒之"的治疗原则,应当选用大清里热之品;但是由于热盛伤津,若用苦寒之品,则更伤其津化燥。所以,本方选用甘寒滋润,清热生津之法较为适宜。患者久病必然正虚,加之热盛必耗气伤津,有言:壮火可以食气,热盛可以伤津。阳明气分热盛合并气虚津伤,治法当以清热益气生津,选用白虎加人参汤。方中重用石膏,辛甘大寒,既可清热泻火,又可生津止渴,以制阳明之热。本药重在清泄肺胃,除烦渴,可谓一举三得,为方中主药;知母虽然苦寒,但其质润,清肺胃气分之实热,则津液不耗而阴液暗长,功专清热养阴,既助石膏清热,又治热邪已伤之阴,为臣药;甘草和胃护津,又可缓石膏、知母大寒伤中之偏,并可使药气留连于胃,使诸药更好地发挥作用。考虑伤阴明显,加二冬汤;大便出血,加焦地榆养阴凉血止血。全方合用,共奏清热益气养阴、生津凉血止血功效。——(《乔成林临证精华》)

参考文献

[1] 袁新国,谢梦洲,杨英,等.二冬汤和有氧运动对2型糖尿病大鼠糖代谢和脂代谢的影响[J].重庆医学,2018,47(28):3610-3613.

[2] 师美凤.二冬汤对糖尿病前期患者胰腺β细胞功能的影响[J].云南中医中药杂志,2016,37(5):39-40.

[3] 田锦鹰,马祖等,陈国姿,等.二冬汤对糖尿病前期胰腺β细胞功能的影响[J].河北中医,2014,36(5):694-696.

[4] 谢振东.二冬汤加减方对阴虚质糖耐量异常糖脂代谢指标的影响[J].新中医,2014,46(1):117-119.

[5] 赵益,张启云,李冰涛,等.二冬汤对大鼠尿液代谢产物的影响[J].中药新药与临床药理,2013,24(2):173-176.

[6] 田锦鹰,马祖等,陈国姿.二冬汤对糖尿病前期胰岛素敏感性的影响[J].中国中医急症,2013,22(3):386-387.

[7] 赵益,罗蓉,尚广彬,等.二冬汤含药血清对肺癌细胞A549的作用研究[J].新中医,2012,44(9):113-115.

81 半夏白术天麻汤

【方源】“眩，谓眼黑；晕者，头旋也……有湿痰壅遏者，书云，头旋眼花，非天麻、半夏不除是也，半夏白术天麻汤主之。”（清·程国彭《医学心悟》）

【组成】半夏一钱五分(4.5g)　天麻　茯苓　橘红各一钱(各3g)　白术三钱(9g)　甘草五分(1.5g)

【用法】生姜一片，大枣二枚，水煎服。（现代用法：水煎服）

【功用】化痰息风，健脾祛湿。

【主治】风痰上扰证。眩晕头疼，胸膈痞满，恶心呕吐，舌苔白腻，脉弦滑。

【方解】其病源于脾湿生痰，痰阻清阳，加之肝风内动，风痰上扰清空。风性主动，肝风内起，则头眩物摇；复因湿痰上犯，浊阴上逆，故眩晕之甚，自觉天旋地转，遂作呕吐呃逆。治宜化痰息风之法。方中以半夏燥湿化痰，降逆止呕；天麻平肝息风，而止头眩，两者合用，为治风痰眩晕头痛之要药，故本方以此两味为君药。以白术为臣，健脾燥湿，与半夏、天麻配伍，祛湿化痰、止眩之功益佳。佐以茯苓健脾渗湿，与白术相伍，尤能治生痰之本；橘红理气化痰，以使气顺则痰消。使以甘草调药和中，煎加姜枣以调和脾胃。诸药合用，共奏化痰息风之效，俾风息痰消，眩晕自愈。

【临床应用】本方常用于梅尼埃病、高血压、神经性眩晕、癫痫、神经性瘫痪等属于风痰上扰者。

【药理研究】

1. 对神经、内分泌系统功能的影响　该方剂含凝集素能易化神经末梢的乙酰胆碱释放；对肾上腺皮质功能有轻度刺激作用，可使血中皮质酮水平升高。天麻素能明显降低谷氨酸造成的神经细胞死亡率，减少乳酸脱氢酶的漏出，并拮抗兴奋性氨基酸的毒性，维持缺血再灌注脑神经细胞膜的流动性，降低LPO生成，显著减少神经元的损伤，对神经细胞起到保护作用。

2. 其他　本方还可能有抗炎、抗氧化损伤、调节免疫、抑菌、抑制肿瘤等作用。

【名医用方心得】

日·浅田宗伯：此方以痰饮头痛为目的，其人脾胃虚弱，浊阴上逆，常头苦痛，此方主之。若阴天风雨，每发头痛，或1个月发2~3次严重头痛呕吐，绝食者应兼用半硫丸。——（《勿误方函口诀》）

今·南京中医学院：本方即二陈汤加白术、天麻而成。方中夏、苓、橘、草善治痰证头眩心悸，加白术运脾化湿，天麻平熄肝风，对于风痰眩晕、头痛等证确有卓效。《脾胃论》：“足太阴痰厥头痛，非半夏不能疗；眼黑头旋，虚风内作，非天麻不能除。”《医学心悟》眩晕门亦说：“有湿痰壅遏者，书云头旋眼花，非天麻半夏不能除是也。”由此可知半夏和天麻二药，善于祛痰熄风，故历代医家常用为眩晕头痛的要药。如头痛甚者，可加蔓荆子；气虚者，可加人参、黄芪。——（《中医方剂学讲义》）

今·湖北中医学院方剂教研室：本方主治风痰上扰所致的眩晕头痛证。盖平素恣食肥甘，劳倦太过之人，伤于脾胃，健运失司，水谷不化精微，聚湿生痰，痰湿中阻，则清阳不升。浊阴不降，发为眩晕，故前人有“无痰不作眩”之说。治之之法，当化痰熄风，兼以健脾祛湿。本方是二陈汤加白术、天麻而成。方用半夏燥湿化痰，天麻平熄内风，白术、茯苓健脾祛湿，以治生痰之源。痰阻则气滞，治痰必先理气，故用陈皮以理气化痰。甘草、生姜、大枣调理脾胃。诸药合用，共奏化痰熄风、健脾祛湿之功。——(《古今名方发微》)

【名医验案选录】

案1. 刘嗣佐治呕吐案

沈某，男，44岁。患者夜间突发呕吐，每月数次，已历年余。诊断为神经性呕吐，曾用中西药物及针灸治疗难以根治。近因情绪波动，连续五晚都发生1次呕吐。白天常感头胀肢重，口淡纳少，苔白腻舌淡，脉弦滑。查血压18.5/12kPa(138/90mmHg)，消化系统无明显器质性病变。辨证为痰浊中阻，胃气上逆，入夜阴气盛而引痰致吐。治用《医学心悟》方祛风痰，止呕吐。处方：姜半夏12g，焦白术15g，明天麻10g，陈皮10g，茯苓20g，甘草3g，蔓荆子10g，生姜5片，红枣10枚。服3剂，药后呕吐止，睡眠安，效不更方，原方再服10剂以巩固疗效，余证亦平，至今未见复发。

按：本案例是由痰饮内停而至胃气上逆引起呕吐，病情较特殊，日久不愈，实中见虚，用药应辨之确切。仲景有“病痰饮者，当以温药和之”之说。今治以《医学心悟》的半夏白术天麻汤祛风痰，止呕吐，为之切合。方中姜半夏、陈皮、生姜温胃化痰饮，降逆止呕，白术、茯苓、甘草、红枣健脾调中止吐，天麻、蔓荆子祛风痰，安神醒脑，药证相合，其症悉平。——[刘嗣佐.半夏白术天麻汤(两方)的临床应用[J].宁波医学，1994(4)：41-46.]

案2. 邬乔治癫痫案

陈某，男，17岁，2015年6月6日初诊。病苦癫痫反复发作，无奈休学医治已1年，久服苯妥英钠，苯巴比妥等药，仍兼旬发作1次，发则猝扑倒地，昏不知人，双目上视，两手握拳，口噤流延，少顷乃苏，逐来求医。

症见：情怀抑郁，胸闷，呕吐痰涎，头晕乏力，心烦失眠，舌苔厚腻，脉滑。脑电图示额部散在尖波。

诊断：癫痫。中医辨证：风痰上扰，蒙蔽心窍。治宜豁痰开窍，息风定痫。

方用半夏白术天麻汤加减：半夏10g，白术10g，天麻13g，云苓20g，石菖蒲10g，僵蚕10g，郁金10g，琥珀(粉)3g(冲)，甘草6g，地龙10g，蜈蚣2条。水煎服，日1剂。

服药5剂，头晕减轻，再服5剂，腻苔渐化，脉趋和缓，其间发作1次，继服10剂，未见复发。原方加川芎10g，继续调养10余天，发作控制，脑电图正常。

按：癫痫一证，病因繁杂，痰浊者居其七八。如《医学纲目·癫痫》曰：“癫痫者，痰邪逆上也。”又如《三因极一病证方论·癫痫叙论》说：“夫癫痫病皆由惊动，使脏气不平，郁而生涎，闭塞诸经，厥而乃成。”《丹溪心法·痫》篇中也指出了本证之发生“非无痰涎壅塞，迷闷孔窍”。方用半夏白术天麻汤加减意在豁痰开窍，息风定痫；加入地龙、僵蚕、蜈蚣等虫类药物，一则息风解痉镇痫，二则还可以提高临床疗效，使痰浊豁开，风息定痫则诸证缓解。——[邬乔.半夏白术天麻汤的临床新用[J].世界最新医学信息文摘，2018，18(40)：164.]

案3. 孙捷治泄泻案

王某，女，53岁。2000年10月5日诊。

主诉：大便溏泄，腹痛肠鸣2年余。曾先后经中西医治疗，并做内镜检查，排除肠道器质性病变，按“慢性肠炎”给抗感染，对症等治疗，均无明显好转。又改为中医治疗，服用健脾利湿、理气之品20余剂，诸症未减。详询病史，2年前因进食生冷瓜果后腹泻，大便如稀水样，经治疗后好转。但此后经常出现大便溏泻，每日5~6次，泻前或泻中伴有腹痛，肠鸣有声，大便中夹有多量淡黄色风泡，身困乏力，食欲不振，脘闷腹胀，矢气，舌苔白腻而滑，脉弦滑。

属脾失健运，痰湿内阻，风邪内扰之证。治当健脾，化痰，祛风。遂改用半夏白术天麻汤加味治疗：

半夏、白术、茯苓各12g，陈皮、天麻、柴胡、白芍各10g，生姜、大枣、甘草各6g。

先服5剂，腹胀肠鸣减轻，大便中风泡减少。再进5剂，腹泻明显减轻，食欲渐增。效不更方，原方再进5剂。四诊时腹泻已止，大便成形，每日1次，唯觉脘闷、身困。为巩固疗效，原方去柴胡、白芍，再进3剂，诸症悉除。随访1年未复发。

按：泄泻之病机，无不与湿盛与脾虚相关，故《内经》中曾指出“湿胜则濡泄”。然临证之时，脾虚与湿盛往往互为转化，而痰湿郁久，势必生风，故临证中出现便中夹有风泡，腹胀肠鸣，此为本例之特点。故治疗不可完全拘泥于健脾与利湿之法，则当灵活运用之。本例有鉴于前医屡用健脾利湿理气之法不效时，而改用半夏白术天麻汤加柴胡、白芍，健脾化湿，祛风化痰而奏效。——[孙捷.半夏白术天麻汤的临床应用[J].陕西中医，2008(5)：610-611.]

案4. 高华治耳鸣案

患者，男，47岁，2007年10月24日就诊。

主诉：突然耳鸣，伴头晕2天。2天前低头干活时突然耳鸣，视物旋转，恶心欲吐，出汗，五官科检查诊断为梅尼埃病。患者要求中药治疗，诊见舌淡略胖、边有齿痕，苔白滑，脉滑。辨证：风痰壅盛，上蒙清窍。

半夏白术天麻汤加减：半夏12g，炒白术12g，茯苓10g，陈皮12g，天麻10g，竹茹6g，生姜6g，泽泻12g，甘草6g。

服1剂后症状减轻；3剂后耳鸣大减，眩晕消失。服1周后诸症消失。

按：梅尼埃病，现代医学认为系迷路小动脉痉挛，引起膜迷路积水所致。本病患者属痰浊挟风上阻，内闭耳窍，治疗用半夏白术天麻汤运脾和中，除痰化湿，辅以平肝息风，加竹茹助姜和胃止呕，泽泻以助利水渗湿而获救。——[高华.半夏白术天麻汤临床新用[J].内蒙古中医药，2010，29(13)：104.]

82 藿朴夏苓汤

【方源】“湿之化气，为阴中之阳，氤氲浊腻，故兼证最多，变迁最幻，愈期最缓。其见证也，面色混浊如油腻，口气浊腻不知味，或生甜水，舌苔白腻，膜原邪重则舌苔满布，厚如积粉，板贴不松，脉息模糊不清，或沉细似伏，断续不匀，神多沉困嗜睡。斯时也，邪在气分，即当分别湿多热多。”（清·古寿棠《医原》）

【组成】杜藿香二钱(6g)　真川朴一钱(3g)　姜半夏钱半(4.5g)　赤苓三钱(9g)　光杏仁三钱(9g)　生薏仁四钱(12g)　白蔻末六分(1.8g)　猪苓钱半(4.5g)　淡香豉三钱(9g)　建泽泻钱半(4.5g)

【用法】选用丝通草三钱(9g)，或五钱(15g)煎汤代水，煎上药服。（现代用法：水煎服）

【功用】理气化湿，疏表和中。

【主治】治湿温初起，恶寒无汗，身热不扬，肢体困倦，肌肉烦疼，面色垢腻，口不渴或渴不欲饮，胸次痞闷，大便溏而不爽，舌苔白滑或腻，脉濡缓或沉细似伏。

【方解】方中藿香芳化透泄，豆豉解表宣郁，透发中焦陈腐之气从表外泄，二者合为方中主药；杏仁肃降肺，调畅气机，通调水道；半夏、蔻仁、厚朴辛开苦降，行气燥湿；，生薏苡仁、赤苓、猪苓淡渗利湿。全方芳香、苦温、淡渗并用，共奏芳化宣透之功，实为表里同治之法。可用于湿温病遏卫犯气，表里同病，而湿邪偏重者。

【临床应用】临床用于湿温初起，湿重于热之证，以湿温初起、胸闷口腻、肢体倦怠、舌苔白滑为辨证要点。临床尚见治疗胆囊切除术后综合征、小儿秋季腹泻、小儿迁延腹泻、艾滋病相关性腹泻、非酒精性脂肪肝、甲状腺功能亢进、糖尿病肾病、消化性溃疡、脾胃湿热型慢性浅表性胃炎、湿热口疮、肠易激综合征、胆结石术后、不明原因发热、高热不退、腹胀、胃脘痛、头痛、胸痹、呃逆之验案报道。

【药理研究】方中藿香具有抗菌、抗病毒、助消化、解痉、镇痛、镇吐等作用，还能抑制胃肠推进运动，促进胃肠功能正常化，抑制锌异常所致的肠道损害；杏仁、半夏、白蔻仁等具有平喘、镇咳、化痰等作用；厚朴、半夏、白蔻仁等还有助消化作用；茯苓、泽泻、猪苓、苡仁等具有较强的利尿作用；淡豆豉具有一定的降温作用。

【名医用方心得】

近代·何廉臣：湿温之为病，有湿遏热伏者，有湿重热轻者，有湿轻热重者，有湿热并重者，有湿热俱轻者。且有挟痰、挟水、挟食、挟气、挟瘀者。临证之时，首要辩明湿与热之孰轻孰重，有无兼挟，然后对证发药，随机策应，庶可用药当而确收成效焉……湿胜于热者，藿朴胃苓汤加减；热盛于湿者，苍术白虎汤增损。此方芳淡温化，以治暑湿之滞于脾经者也。故用藿、朴、橘、术为君，芳香开泄，温运脾阳以化湿；臣以五苓去白术，辛淡通阳，以去湿滞，佐以滑石，使以茵陈，淡渗清芬，以利其湿中无形之暑气而已。——（《重订广温热论》）

今·颜德馨：本方用藿香、豆豉芳香宣透，以化肌表之湿；杏仁开肺利气，气化则湿亦易化；厚朴、半夏、蔻仁苦温燥湿，芳香化浊；二苓、泽泻、苡仁淡渗利湿，俾湿邪从小便而出。诸药配合,集芳香化湿、苦温燥湿、淡渗利湿于一方,以使表里之湿内外分解。本方源自《医原》卷下,但书中既无方名,又无用量用法,只在“湿气论”中云:湿气内蕴,氤氲浊腻,面色浑浊如油,口气浊腻不知味,或生甜水,舌苔白腻,以及膜原邪重,舌苔满布,厚如积粉,板贴不松,脉息模糊不清,或沉细似伏,断续不匀,神多沉困嗜睡者,治法总以轻开肺气为主,药宜体轻而味辛淡,辛如杏仁、白豆蔻、半夏、厚朴、藿梗,淡如薏苡仁、通草、茯苓、猪苓、泽泻之类启上闸,开支河,导湿下行以为出路。后《温病时疫治疗法》引之,始冠名曰“藿朴夏苓汤”,并加上了用量及用法。本方系三仁汤(杏仁、蔻仁、苡仁、厚朴、通草、滑石、竹叶、制半夏)减去滑石、通草、竹叶,加入藿香、豆豉、二苓、泽泻而成。两方同属芳香淡渗宣化之剂,同治湿热邪在气分而湿邪偏重之证,但三仁汤清利之功较胜,用于湿中蕴热者较宜;本方芳化淡渗之力较优,用于表湿里湿俱盛者最为合拍。近代医学家何廉臣先生治湿热诸证常用本方,随证加减,莫不应手而效。——(《颜德馨方药心解》)

【名医验案选录】

案1. 赵绍琴治湿温案

华某,男,30岁。

初诊:身热6~7日,体温39℃,头晕而沉,面色淡白,胸中满闷不舒,周身酸楚乏力,大便略溏,小溲短黄,腰脊酸沉,夜寐不安。经中医治疗,先服银翘解毒丸,后又服汤剂,甘寒清气热,以生地、玄参、知母、沙参等为主。药后大便溏泄,身热加重,周身乏力,舌白滑润,根部厚腻,两脉沉濡,按之无力,近似迟缓,小溲短少,口淡无味。

辨证:湿邪偏盛,气机受阻,三焦不利。

治疗:芳香宣化,疏调气机。忌食甜黏及有渣滓食物。

淡豆豉12g,炒山栀3g,藿香叶(后下)10g,陈香薷(后下)15g,焦苍术4.5g,厚朴4.5g,白蔻仁3g,杏仁泥10g,川连2g,半夏10g,陈皮4.5g,鲜煨姜3g,冬瓜皮20g。日1剂,分2次服。

服药后身热渐退,头晕沉重渐解,胸闷渐轻,胸部头额略见小汗。再继续宗此法调理而愈。

按:本案为湿温误用寒凉滋腻的典型。该患者本为感受湿热之候,而前医误为热邪炽盛,损伤阴津,用甘寒之品养阴清热,导致湿邪更甚,气机阻滞,病情加重。故本方在藿朴夏苓汤的基础上加减,虽有炒山栀、川连等清热之品,但用量极轻,加香薷、苍术、陈皮行气化湿,冬瓜皮淡渗利湿。服药后气机通行,邪气外透,固有汗出,此后数诊宗此法而愈。湿温虽禁发汗,然必得汗出,乃得邪解。——(《赵绍琴临证验案精选》)

案2. 白锋治疗副伤寒案

李某,男,22岁。起病迄今已10天,始觉怕冷,继则发热,体温40℃左右,用抗疟药无效。某医院诊断为副伤寒,予以合霉素、链霉素,发热未退,来诊入院。诊见身热不扬,体温38℃,汗出不多,周身酸楚,头昏面黄,胸闷不饥,小便黄,大便干,日行1次。舌苔白而微腻,脉濡。检查:白细胞计数4.6×10^9/L,淋巴细胞0.3。肥达反应“H”1∶16,“O”1∶160。

证属湿热郁遏气分,湿阻中焦,湿盛于热之候。治拟芳化宣中、淡渗利湿法,仿藿朴夏苓汤意。

处方:藿香、佩兰、青蒿、杏仁、薏苡仁各9g,川朴、通草各3g,蔻仁(后下)2.5g,法半夏6g,陈皮、炒枳壳各4.5g,茯苓、大豆黄卷、滑石各12g。药后,翌晨热平,午后回升至39.5℃,继进1帖,热降不复再生,唯头昏身倦,纳少,舌苔薄,脉细。原方再投1日,诸证均瘥。转以芳化和中,运醒脾胃。调治数日,痊愈出院。

按:本案患者身热不扬,周身酸楚,头昏面黄,胸闷不饥,舌苔白而微腻,脉濡为湿热郁遏气分,湿阻中焦,湿盛于热,宜用藿朴夏苓汤加减,芳化宣中,淡渗利湿法,用杏仁、蔻仁、薏仁宣上、畅中、渗下,用行气化湿之药陈皮、枳壳、厚朴等,用佩兰、通草、茯苓加强化湿利湿之效,用青蒿、滑石退热利湿,各药相互配合,共同作用。——(《温病学方论与临床》)

案 3. 李洁华治疗呕吐案

陈某,女,47 岁。1999 年 11 月右乳腺癌根治术后接受放化疗,因出现频繁呕吐,肌内注射甲氧氯普胺(胃复安)、昂丹司琼(枢复宁)等药无效,遂请中医科会诊。症见神疲乏力,头晕耳鸣,自觉胸中憋闷,频频呕吐痰涎清水,动则心悸不宁,纳呆,便溏,其舌苔白厚,脉沉细滑。

辨证属痰饮内停。治宜芳香化湿,和胃止呕。拟藿朴夏苓汤合小半夏汤加减。

处方:姜半夏、藿香、杏仁、泽泻、丁香各 10g,白术、茯苓、薏苡仁各 15g,陈皮、厚朴、白蔻仁(后下)各 6g,生姜 3 片。

服药 5 剂后,呕吐痰涎有所减少,纳食好转,但觉手足不温,大便溏薄,时吐清水。上方去泽泻、丁香、薏苡仁,加党参 15g,桂枝、炙甘草各 6g,取其通阳化饮之意。再进 5 剂,上症瘥。因其脾胃虚弱,建议长期口服香砂六君丸固护脾胃。

随访 1 年,患者一般情况尚好,能接受一系列放化疗,未再出现剧烈呕吐。

按:本例呕吐属外邪客体,侵犯脾胃诸脏腑,使脾失健运,停痰留饮,痰饮中阻,气机不畅,胃失和降,胃气上逆而呕吐。选用藿朴夏苓汤与小半夏汤合法,以祛湿为主,芳香化湿、利水渗湿融为一体,兼和胃降逆,使湿去脾复,呕吐自止。——[李洁华.藿朴夏苓汤临床新用举隅[J].陕西中医,2002,23(5):464-465.]

参考文献

[1] 谢梅娟,徐国良,朱翠英,等.藿朴夏苓汤加减联合四联疗法治疗幽门螺杆菌相关性胃炎脾胃湿热证效果及根除率评价[J].中国现代药物应用,2018,12(23):213-214.

[2] 蔡巍巍,王婷,魏睦新.藿朴夏苓汤辅助 PPI 四联疗法治疗慢性萎缩性胃炎伴幽门螺杆菌感染的临床研究[J].云南中医学院学报,2018,41(2):38-40.

[3] 钟艳花,林重,钟映芹,等.藿朴夏苓汤对 HBZY-1 细胞及 DN 大鼠 NF-κB 炎症通路的影响[J].中药新药与临床药理,2018,29(4):381-386.

[4] 王智勇,钟艳花.藿朴夏苓汤对葡聚糖硫酸钠诱导的小鼠炎症性肠病的作用及机制[J].中药新药与临床药理,2018,29(3):291-297.

[5] 陈燕.丙基硫氧嘧啶联合藿朴夏苓汤治疗甲状腺功能亢进症疗效及对血清 TT_3、TSH 水平的影响[J].慢性病学杂志,2017,18(10):1154-1155,1158.

[6] 梁嘉恺,李华锋,张洁,等.藿朴夏苓汤对脾胃湿热证 Th1/Th2 平衡的影响[J].中外医疗,2016,35(34):172-174.

[7] 张冬英,吴耀南.藿朴夏苓汤加减联合四联疗法治疗幽门螺杆菌相关性胃炎脾胃湿热证临床研究[J].实用中西医结合临床,2016,16(7):7-9.

[8] 阙铁生,李曙光,吕军影,等.温病湿热证大鼠 IL-17 的变化及加味藿朴夏苓汤干预对其的影响[J].广西医科大学学报,2014,31(6):912-916.

[9] 何雪萍,吕军影,阙铁生,等.清热祛湿法对温病湿热证大鼠舌及胃组织 AQP-1 表达的影响[J].时珍国医国药,2014,25(6):1515-1519.

83 丁香柿蒂散

【方源】“治久病呃逆，因下寒者。”（清·杨栗山《伤寒瘟疫条辨》）

【组成】丁香　柿蒂各二钱（各6g）　人参一钱（3g）　生姜三钱（9g）

【用法】水煎温服。（现代用法：水煎服）

【功用】温中益气，降逆止呃。

【主治】虚寒呃逆。呃逆不已，胸脘痞闷，舌淡苔白，脉沉迟。

【方解】本方所治呃逆是由胃气虚寒，胃失和降所致。根据虚者补之、寒者温之、逆者降之的治疗原则，治当温中益气，降逆止呃。方中丁香辛温，温胃散寒，降逆止呃，是治疗胃寒呃逆之要药；柿蒂苦平，降逆止呃，专治呃逆，两药相配，温胃散寒，降逆止呃，共为君药。生姜辛温，为呕家圣药，与丁香、柿蒂合用，增强温胃降逆之功；因其胃虚，更配人参甘温益气补其虚，皆为臣药。四药合用，共奏温中益气、降逆止呃之功，使胃虚寒散，胃虚复，气逆平，则呃逆胸痞自除。

【临床应用】本方主治胃气虚寒，气逆不降之呃逆。以舌淡，苔白，脉沉迟为证治要点。胃热呃逆者不宜使用。神经性呃逆、膈肌痉挛等属胃中虚寒者，可加减使用。

【药理研究】

1. 促进胃动力、保护胃肠道　君药丁香水提取物能使胃液分泌增加、胃蛋白酶活力升高，从而促进消化功能，丁香挥发油和丁香酚可显著使胃黏液分泌增加，而不增加胃液酸度而保护胃黏膜损伤；丁香水煎剂能抑制肠管收缩，并能对抗多种物质对肠管的兴奋作用。柿蒂能抑制膈肌收缩，是治疗呃逆的专用药，对胃平滑肌呈双相作用，既有兴奋作用，又有抑制作用。人参所含人参多糖对多种实验性胃溃疡均有抑制作用。臣药生姜能促进消化液分泌，增进食欲，是止吐之圣药。生姜煎剂可促进胃黏膜合成和释放具有黏膜保护作用的物质。

2. 影响神经、内分泌系统功能　君药丁香对膈肌痉挛有显著的抑制作用。柿蒂也有镇静作用，可增强和延长睡眠时间，拮抗吗啡的兴奋作用。臣药人参对高级神经活动的兴奋和抑制过程均有增强作用，能使紧张紊乱的神经活动得以恢复正常，能增强神经活动过程中的灵活性，提高脑力劳动功能，同时能促进胰岛素分泌，促进甲状腺功能，促进多种神经、内分泌功能，而这种药理活性依机体功能状态不同而呈双相调节作用，增加脑供血、供氧，改善脑代谢，促进大脑更合理地摄取、利用葡萄糖氧化产能，减轻脑缺血再灌注脑水肿的形成。生姜有中枢性镇痛、镇静、解热、抗惊厥作用，并能兴奋呼吸、血管运动中枢。

该方可直接抑制膈神经，抑制膈肌痉挛，同时通过人参对中枢神经系统的抑制和兴奋功能进行调节，特别是人参能使体内皮质激素增加，除抗炎、解热等作用外，可协调全身其他神经、内分泌激素发挥作用，使机体神经、内分泌调节恢复平衡。

3. 影响心脏、血管、血液流变学　君药丁香水提取物可延长血浆凝血酶原时间，能明显抑制血小板聚集；丁香酚具有抗血栓形成作用。柿蒂提取液能对抗心律失常。臣药人参对心脏能增强其收缩力,增大其搏出量,扩张冠状动脉,增加冠脉血流,对抗心律失常,抗心肌缺氧和保护心肌;其所含人参皂苷能抑制纤维蛋白原转化为纤维蛋白,抑制血小板聚集,因而具有抗血栓形成、抗动脉硬化的作用。使药生姜能兴奋血管运动中枢,升高血压,兴奋心脏。生姜多种有效成分均为强心剂,使心肌收缩力增强。总之,该方能改善心脏功能及血液流变学状态。

4. 抗炎、抗氧化损伤作用　君药丁香所含丁香酚可抑制羟自由基,抑制脂质过氧化反应,保护细胞膜脂质免受氧化;丁香酚还能清除自由基,抑制环氧化酶和脂氧化酶活性,抑制超氧化物阴离子的生成,同时还能抑制白细胞游走和趋化性,因此具有很强的抗炎作用,对炎症的渗出、水肿等各不同阶段都可产生抑制作用。臣药人参具有很强的抗氧化作用,其所含多种成分均具有抗氧化活性,如麦芽醇、水杨酸、香草酸等,其中麦芽醇能捕捉自由基,降低膜蛋白分子中巯基的外露,稳定膜蛋白的结构;人参乙炔类化合物能抑制过氧化物反应,人参根及茎叶皂苷能增强血清 SOD 和过氧化氢酶的活性,并能降低脂质过氧化物的含量;兴奋垂体-肾上腺皮质系统,使皮质激素大量释放,糖皮质激素具有强大的抗炎作用,因此具有强大的间接抗炎作用。使药生姜具有抗炎消肿作用,同时能清除超氧阴离子及羟自由基,抑制脂质过氧化反应。

5. 杀菌、抗病毒作用　君药丁香具有强大而广谱的抗病原微生物作用,丁香水煎剂、丁香酚、丁香油对多种致病菌均有抑制作用;丁香提取物对幽门螺杆菌有抑制作用,对口腔厌氧菌也有抑制作用;丁香中的鞣花单宁具有抗单纯疱疹的作用;丁香煎剂可抑制人巨细胞病毒(HCMV)及丙型肝炎病毒;同时丁香水煎剂、丁香酚、丁香挥发油对许兰黄癣菌等多种霉菌均有显著的抑制作用,丁香还有抑杀蛔虫、阴道滴虫的作用。使药生姜对伤寒杆菌、沙门菌、葡萄球菌、肺炎球菌、铜绿假单胞杆菌、痢疾杆菌、链球菌、霍乱弧菌、堇色毛癣菌、阴道滴虫均有不同程度的抑杀作用,加上人参强大的免疫调节和促进功能,也可间接抗病原微生物,因此该方剂具有广谱抗病原微生物的作用。

【名医用方心得】

元·危亦林:治吐利及病后胃中虚寒,咳逆,至七八声相连,收气不回者,难治……每服三钱,水一盏煎,乘热顿服。或用此调苏合香丸,亦妙。——(《危亦林医学全书》)

清·汪昂:此足阳明少阴药也。丁香泄肺温胃而暖肾,生姜去痰开郁而散寒,柿蒂苦涩而降气,人参所以辅真气使得展布也。火呃亦可用者,盖从治之法也。——(《医方集解》)

清·费伯雄:呃逆之证非一端,若肾气不收,厥逆而上,头汗微喘,当用大剂参附以收摄真阳。此治连珠发呃之要法,非丁香柿蒂所能胜任也。若因寒犯胃,气郁而呃者,则此方为宜。丹溪乃以相火上冲之呃为辞,岂呃逆之症但有火呃,竟无寒呃乎?是又过些之谈矣。——(《医方论》)

清·张秉成:方中以丁香温胃祛寒,补火生土;柿蒂苦温降气;生姜散逆疏邪,二味皆胃经之药。用人参者,以祛邪必先补正,然后邪退正安。且人参入胃,镇守于中。于是前三味之功,益臻效验耳。——(《成方便读》)

今·焦树德:老人久病、或大病后,突然发生呃逆,连连不止。中医认为,这是脾气欲败的一种危险症状,需要抓紧救治。对于这种情况,我常用丁香柿蒂汤合《金匮》橘皮竹茹汤,重用人参(20~30g)来进行抢救,屡屡取效。急性脑血管病患者,也时常在经过抢救后,病情渐渐稳定时又出现频频呃逆(膈肌痉挛)的表现。我在这时常常用旋覆代赭汤合丁香柿蒂汤随证加减[生赭石 30g(先煎),旋覆花、半夏各 10g,人参 8g,竹茹 6g,公丁香 4g,柿蒂 6 个,生姜3片]，以此为基础，再结合辨证论治的精神，加减药物，常可取得理想效果。我多次用此方加桃仁、红花、槟榔，治疗脑手术后，频频呃逆不止者，皆收疗效。——(《日名老中(汉)医临床遣方心得荟萃》)

今·沈仲圭：丁香柿蒂汤主症是呃逆，主药是苦寒、收涩的柿蒂。方为：丁香(6g)，柿蒂(9g)，人参(3g)，生姜(6g)，水煎服。功能温中益气，降逆止呃。主治胃气虚寒。呃逆不已，胸痞脉迟症。病为胃肾阳气衰，非逆气直逆，不用重镇而用温中暖胃、降气理气，此方之谓也。——(《名医名家方剂心得汇讲·内科卷》)

今·王绵之：丁香温胃行气，兼能温肾，有时也和温肾下气的乌药配合应用，乌药顺气下行，也能温肾，不用乌药而用丁香，因丁香温胃、调气、温肾，加上了收涩的柿蒂，温胃顺气的柿蒂，就能导气下行归肾。还有人参、生姜，也就是益气温胃以散寒止呃。由于久病，或老年人胃气虚寒而呃逆不已，有的加人参，有的不加人参，甚至还有的没生姜，这个就是要看证的轻重、气虚的微甚以及呃逆的程度了。——(《名医名家方剂心得汇讲·内科卷》)

【名医验案选录】

案1. 袁建芬治虚寒型呃逆案

王某，男，42岁，教师。2006年12月就诊。患者2个月前过量饮用冰镇啤酒后出现呃逆，经治效果不显。诊见：精神苦闷，呃声沉缓有力，不能自制，伴胃纳减少，胃脘部胀闷不舒，遇热减轻，舌苔白润，脉沉缓。

证属寒邪阻郁，胃气上逆。治以温中散寒，理气降逆。方以丁香柿蒂散合旋覆代赭汤加减。

处方：公丁香、柿蒂、姜半夏各12g，炒党参、旋覆花各10g，生姜9g，代赭石30g，槟榔15g，炙甘草6g。5剂。每日1剂，水煎服。药毕诸症悉愈。

按：《素问·宣明五气》曰："胃为气逆为哕。"《灵枢·口问》说："谷入于胃，胃气上注入肺，今有故寒气与新谷气俱还入胃，新故相乱，真邪相攻，气并相逆，复出于胃，故为哕。"由此可知呃逆与中上二焦及寒气有关。本病呃逆为寒呃，由胃中虚冷，气逆上冲所致，临床比较常见。胃为阳明燥土，主受纳、腐熟水谷，以和降为顺，寒邪侵袭，胃气失和，而浊气上逆，呃逆遂作，故治疗多用温燥之品。刘河间论治寒呃亦善用丁香柿蒂散，认为丁香可去胃寒，理元气，柿蒂苦温入胃，专能温中下气止呃逆。本例合用旋覆代赭汤加减，旋覆花下气消痰涎，代赭石体重而沉降，善镇冲逆，生姜助丁香温中散寒，党参补中气，半夏化痰湿，槟榔下气，诸药合用，共奏温中祛寒止呃之功效。——[袁建芬.顽固性呃逆辨治举隅[J].浙江中医杂志，2009，44(9)：632.]

案2. 王敏淑治疗呃逆案

患者，男，76岁。

主诉：呃逆、呕吐、吞酸15日左右。家人代述：患者近半月来不明原因出现频频打嗝，并伴有嗳气吞酸，嗝声低沉，食欲减退，睡眠欠佳。患者形体消瘦，面色暗淡，无光泽，倦怠乏力，行动迟缓，语声低微，双耳听力下降，口干，舌苔白腐，脉弦滑数。

中医诊断：呃逆。证候属年老体虚，胃失和降。当以理气和胃、降逆止呃为法。

处方：煅瓦楞子15g，煅乌贼骨12g，旋覆花10g，代赭石10g，清半夏10g，丁香3g，柿蒂10g，苏子10g，苏梗10g，莱菔子12g，生黄芪20g，白茅根15g，竹茹10g，茯苓20g，白豆蔻5g，川厚朴10g，三七粉、白及粉(冲)各2g。共7剂，日服1剂，水煎服。

复诊：家人述服药1剂呃逆即止，诸症减轻，食欲好转，但下肢仍乏力，遂改原方去丁香、柿蒂、白茅根、竹茹,加香橼 6g、佛手 6g、党参 10g、桑寄生 15g、川续断 15g、仙茅 10g。共 7 剂,日服 1 剂,水煎服。

方义:原方本由丁香柿蒂散和旋覆代赭汤加减而成,旋覆花、清半夏、代赭石、丁香、柿蒂温中降逆止呃;苏子、苏梗、莱菔子、川厚朴降气化痰止逆;白茅根止呕逆兼顾护胃阴;黄芪、茯苓、白豆蔻、竹茹益气健脾,化痰利湿;煅瓦楞子、煅乌贼骨制酸止痛;三七粉、白及粉化瘀生新并修复胃黏膜。

按:此医案为年高气虚、胃失和降之呃逆证。《素问·宣明五气》云:"胃为气逆,为哕。"《灵枢·口问》云:"谷入于胃,胃气上注于肺,今有故寒气与新谷气,俱还入于胃,新故相乱,真邪相攻,气并相逆,复出于胃,故为哕。"王敏淑老师治呃逆考虑老年人多气虚、阳虚,故用丁香柿蒂散温降;胃气虚呃逆用旋覆代赭汤和胃降逆止呃。兼有痰湿加半夏、竹茹、茯苓以化痰利湿。复诊呃逆止,老师健脾不忘疏肝,肝主疏泄,胃主降浊,调和肝脾,呃逆可除。老师用药经验:煅瓦楞子、煅乌贼骨配合制酸止痛,治疗胃痛吐酸恶心;苏梗与苏子、莱菔子配伍降气化痰,治疗腹胀呃逆嗳气疗效显著;川厚朴、茯苓、白豆蔻、半夏化湿和胃,治疗舌苔白腐腻、呃逆。——[杨万川,王敏淑.王敏淑治疗呃逆经验[J].中国民间疗法,2014,22(10):10-11.]

案 3. 杨经远治呃逆案

钟某,女,51 岁,1978 年 12 月就诊。主诉:气道上冲喉间,呃逆连声,声短而频,反息发作 8 年,或时呃逆频作 2~3 小时,周身汗出,面色苍白,急速前往医院求治,经中、西药治疗仍未见效,而来本科医治,症见胃脘不舒,逆气上升,呃逆连声,频频发作,难以自制,得温食稍安,口淡、唇白,脉缓。即以自拟之丁香柿蒂散治之,每次 1.5g。每日 3 次,饭后开水送服。服 3 天后,呃逆次数减少;连服 30 天后,呃逆若失,再服 30 天,以巩固疗效,随访 3 年,未见复发。

讨论:《灵枢·口问》说:"谷入于胃,胃气上注于肺……气并相逆于胃,而胃腑不受,复出于胃,故呃逆也。"本方所治的呃逆仍属胃气虚寒,胃失和降,气逆于上所致。方中丁香温胃散寒,下气止呃;柿蒂性温而苦涩,专止呃逆;两药相配,专治胃寒之呃逆为主药,用生姜、草蔻、砂仁、白豆蔻、吴茱温中散寒和胃,以助止呃;乌药、川朴、枳实、姜夏具行气、化痰消滞之功。诸药相得,能使胃寒去,逆气平,胃气复,则呃逆自止,胸痞可除。——[杨经远.丁香柿蒂散治疗呃逆[J].汕头大学学报(自然科学版),1994,21(2):104.]

参考文献

[1] 李婷婷,李衍滨.加味丁香柿蒂散穴位贴敷配合针刺治疗中风后呃逆 29 例[J].中医外治杂志,2014,23(6):21.

[2] 马卫平.旋覆代赭汤合丁香柿蒂散加减治疗呃逆 54 例[J].实用中医内科杂志,2006(1):57.

84 一贯煎

【方源】“一贯煎(柳洲)主肝血衰少,脘痛,胁疼。”(清·钱敏捷《医方絜度》)

【组成】北沙参　麦冬　当归各一钱五分(各9g)　枸杞　生地各三钱(各9~18g)　川楝子二钱(4.5g)

【用法】水煎服。(现代用法:水煎服)

【功用】滋阴疏肝。

【主治】肝肾阴虚,肝气郁滞证。胸脘胁痛,吞酸吐苦,咽干口燥,舌红津少,脉细弱或虚。亦治疝气瘕聚。

【方解】肝藏血,主疏泄,体阴而用阳,喜条达而恶抑郁。肝肾阴血亏虚,肝体所养,则疏泄失常,肝气郁滞,进而横逆犯胃,故胸脘胁痛,吞酸吐苦。阴虚液耗,津不上承,故咽干口燥,舌红少津。肝气不舒,肝脉郁滞,久则结为疝气瘕聚。治宜滋阴养血为主,柔肝舒郁。方中重用生地黄为君,滋阴养血,补益肝肾。北沙参、麦冬、当归身、枸杞子为臣,益阴养血而柔肝,配合君药以补肝体,育阴而涵阳。佐以少量川楝子,疏肝泄热,理气止痛,疏肝木条达之性,该药性虽苦寒,但与大量甘寒滋阴养血药配伍,则无苦燥伤阴之弊。诸药合用,使肝体得以濡养,肝气得以调畅,则胸脘胁痛等症可解。

【临床应用】本方常用于治疗慢性肝炎、慢性胃炎、胃十二指肠溃疡、肋间神经痛、神经症等阴虚肝郁者。

【药理研究】

1. 抗肝纤维化、护肝作用　现代研究表明,一贯煎具有一定的抑制肝纤维化的作用。一贯煎可提高肝组织抗氧化应激相关蛋白的表达,使大鼠肝功能、肝组织羟脯氨酸含量均明显改善,提示其可显著抑制进展期肝纤维化向肝硬化的发展。实验表明,一贯煎能够有效减轻炎症反应,达到保肝、降酶的目的。

2. 逆转肝细胞脂肪变　一贯煎加味可显著降低血浆中的TC、TG,并减少脂肪变的细胞数量,改善脂肪肝细胞的超微结构,从而逆转肝细胞脂肪变。

3. 抗癌作用　一贯煎可抑制小鼠肝癌细胞侵袭转移,抑制肝癌细胞增殖,促进肝癌细胞凋亡。

4. 治疗糖尿病　在应用常规降糖西药的基础上,应用加减一贯煎治疗2型糖尿病伴焦虑抑郁情绪,不仅有助于改善糖尿病患者血糖水平,且能显著改善抑郁、焦虑情绪。

5. 改善骨质疏松　一贯煎的煎液中含有多种氨基酸和多种人体生命活动所必需的微量元素。经药理研究证实,具有调节中枢神经递质分泌、缓解应激性疲劳、增加骨矿含量和骨影面积、提高血清雌二醇水平、调节 Ca^{2+} 平衡的作用,从而改善骨质疏松。

【名医用方心得】

近·张山雷:独加一味川楝子,以调肝木之横逆,能顺其条达之性,是为涵养肝阴无上良方。——(《女科辑要笺正》)

今·王付:方中重用生地黄滋阴养血,补益肝阴;北沙参养肝阴;麦冬滋肝阴,清虚热;枸杞子滋养肾阴而涵肝木;当归身补肝血而化阴;川楝子既能疏肝解郁,又能兼防滋补药壅滞气机,还能清泻肝中郁热。——(《王付方剂学用速记》)

今·张国梁等:本方出自《续名医类案》,为魏之琇所创著名方剂,从人参固本丸、集灵膏脱化而来。由北沙参、麦冬、当归身,生地黄、枸杞子、川楝子6味合制而成。功效滋阴疏肝。此方虽与人参固本丸、集灵膏同出一源,皆可补肝肾之阴,然则独加一味川楝,使肝气调达,无后两方滋腻碍胃遏制气机之虞。适用于阴虚肝郁所致胸胁脘腹疼痛,尤善肝阴虚所致肝胃不和、吞酸吐苦诸证。

肝藏血,主疏泄,丹溪有云"司疏泄者,肝也"。肝气郁结不舒,上犯胃脘,横逆胁痛,下聚小腹,因此胁痛、吞酸、吐苦、疝气、瘕聚诸症皆由此而来,而以胁痛为最重要的症状。《素问·至真要大论》曰:"诸逆冲上,皆属于火。"但徐经世先生认为,一贯煎所治胁痛吞酸不同于左金丸,左金丸所治胁痛吞酸为肝火旺盛所致,此为实火,以辛开苦降为主,而一贯煎所主为阴虚,以养阴行气、柔肝解郁为要,临床运用自当明辨虚实。此方以"一贯"为名,围绕肝为核心,针对肝阴不足证,采取滋水涵木、佐金制木、培土益木三法调补肝阴。大队养阴药配少量行气药,既体用并调,又补而不滞。用川楝子既能够清肝,清肝郁所化之火,又能够行气,还能止痛,防止滋腻碍胃。所以既是佐助药,又是佐制药,可谓点睛之笔。——(《国医大师徐经世》)

【名医验案选录】

案1. 糖尿病案

李某,男,59岁。主诉:双目红赤干涩半年余,口干欲饮水伴双胁部胀痛,心烦易怒,疲乏无力,饮食可,二便正常。查:精神不佳,舌质红少津,脉弦细。既往:2型糖尿病病史6年,空腹血糖8~10mmol/L,服亚莫利等降糖药,血糖仍控制不佳。诊断:消渴(肝肾阴虚)。由于肝郁气滞,故双胁部胀痛,心烦易怒;日久阴津不足不能濡养目舌,故目赤干涩,口干,阴伤耗气故疲乏无力,舌质红少津,脉弦细俱为肝肾阴虚之象。

治宜滋补肝肾,养血清热。药用:当归15g,熟地25g,沙参25g,枸杞子25g,麦冬25g,川楝子15g,黄芪40g,太子参20g,石斛15g,玉竹15g,菊花20g。7剂,水煎服。嘱控制血糖达标,注意饮食运动。

复诊:前症大减,仍口干,加天花粉15g,山药30g,继服,7剂。

三诊:前症基本消失,血糖基本控制在正常范围,继服7剂以巩固疗效。

按:2型糖尿病属中医"消渴"范畴。其兼证表现各异,多以肝肾阴虚为本,燥热为标,病程反复难愈,治疗甚为棘手。《景岳全书·三消干渴》曰:"若由真水不足,则悉数阴虚,无论上中下,即宜治肾,必使阴气渐充精血渐复,则病必自愈。若但知清火,则阴无以生,而日渐消败,益以困矣。"本案患者为阴虚燥热伤津之象,故以一贯煎佐以菊花、天花粉、石斛、玉竹养阴清热生津,乃为治病求本,亦可润疏肝药之辛燥;黄芪、太子参、山药健脾益气,药证相符,共同奏效。——[祁跃,李小娟.马智教授一贯煎加减中医临床应用[J].实用中医内科杂志,2012,26(4):18-19.]

案2. 灼口综合征

患者,女,55岁,已绝经5年,于2014年11月26日初诊。无明显诱因出现舌体灼热、干燥感,甚则刺痛两月余。曾在口腔医院、外院内分泌科进行相关检查,未见明显异常,诊断为"灼口综合征",予华素片、维生素B、营养神经药物、漱口液及清热解毒中药煎剂治疗无显效。现症舌体灼热、干燥不适感以夜间为著,常以口中含水以缓解,影响饮食,二便畅,寐欠安,舌淡红少苔而干,有裂纹,舌下络脉青紫暗粗张,脉弦细。

治以滋阴生津、活血清虚热,药用一贯煎加减。

处方:生地黄 15g,麦冬 15g,升麻 6g,牛膝 10g,丹参 20g,栀子 10g,牡丹皮 10g,知母 10g,地骨皮 20g。7 剂,水煎服,日 1 剂,分 2 次服用。嘱清淡饮食,避免情志刺激。

二诊:患者舌体灼热、干燥感及刺痛均较前缓解,进食可,二便畅,寐好转,舌淡红少苔而干,裂纹较前减少、变浅,舌下络脉紫暗较前变浅、粗张稍减轻,脉弦细。效不更方,前方 7 剂继服。

按语:中医认为此病属"舌痛"范畴。《灵枢·经脉》说:"主脾所生病者,舌本痛","心开窍于舌"。又心肾同属少阴,生理上水火既济,故本病多涉及心脾肾三脏,因年过半百,肝肾之阴渐亏,阴虚火热之邪循心经上炎而发病。加之阴虚脉道不畅,虚火灼热,血行不畅而瘀血内生。该患者舌体灼热、刺痛,以夜间为甚,舌淡红少苔而干,有裂纹,舌下络脉青紫暗粗张,脉弦细乃阴虚火旺兼瘀血之明证,治当滋阴清虚火,佐以活血化瘀。方以一贯煎加减。该方源自《柳州医话》,为滋阴疏肝所设,现药用生地黄合沙参滋阴养血生津,知母、地骨皮、栀子、牡丹皮凉血泻虚火,丹参活血化瘀,更以升麻配牛膝随火邪之性而治之。《本草新编》:"升麻……夫火性炎上,引其上升者易于散,任其下行者难于解,此所以必须多用。"《医学衷中参西录》:"……皆因其气血随火热上升所致,重用牛膝引其气血下行,并能引其浮越之火下行,是以能愈也。"本方对已生之火以升麻散之,对未成之火以牛膝引而消之,故能效如桴鼓。[李晋宏.一贯煎加减治疗灼口综合征验案 1 则[J].内蒙古中医药,2016,35(4):54.]

参考文献

申定珠,陶庆,都金星,等.基于差异蛋白质组学解析一贯煎对大鼠肝硬化形成的影响[J].中西医结合学报,2010,8(2):158-167.

85 易黄汤

【方源】“妇人有带下而色黄者，宛如黄茶浓汁，其气腥秽，所谓黄带是也……法宜补任脉之虚，而清肾火之炎，则庶几矣。方用易黄汤。”（清·傅山《傅青主女科》）

【组成】山药一两，炒（12g）　芡实一两，炒（12g）　黄柏二钱，盐水炒（6g）　车前子一钱，酒炒（6g）　白果十枚，碎（6g）

【用法】水煎服。（现代用法：水煎服）

【功用】固肾止带，清热祛湿。

【主治】肾虚湿热带下。带下黏稠量多，色黄如茶，其气腥秽，舌红，苔黄腻。

【方解】肾与任脉相通，肾虚有热，损及任脉，气不化津，津液反化为湿，循经下注于前阴，故带下色黄、黏稠量多、其气腥秽。治宜固肾止带，清热祛湿。方中重用炒山药、炒芡实补脾益肾，固涩止带，《本草求真》曰：“山药之补，本有过于芡实，而芡实之涩，更有胜于山药”，故共为君药。白果收涩止带，为臣药。用少量黄柏苦寒入肾，清热燥湿；车前子甘寒，清热利湿，均为佐药。诸药相合，重在补涩，辅以清利，使肾虚得复，热清湿祛，带下自愈。

【药理研究】现代药理研究表明，本方具有增强免疫功能，利尿、收敛、抗菌作用。

【名医用方心得】

清·傅山：盖山药、芡实专补任脉之虚，又能利水，加白果引入任脉之中，更为便捷，所以奏功之速也，肾与任脉相通以相济，解肾中之火，即解任脉之热矣。若湿久生热，必得清肾火而湿始有去路，方用黄柏、车前子妙。山药、芡实尤能清热生津。——（《傅青主女科》）

【名医验案选录】

案 1. 刘春生治蛋白尿案

张某，女，29 岁。1980 年 7 月 31 日诊。

1 年来经常浮肿、腰痛、小便短少，经用补肾药后，浮肿渐消，尿蛋白仍时有出现。尿检：蛋白（+）。肢困乏力，面色少华，除目胞晨起微肿外，并无明显浮肿，纳谷不香。苔腻微黄，脉弦缓。此乃脾肾两虚，湿热内蕴，精微下渗。治以健脾补肾，利湿清热。

用易黄汤加味：山药 10g，黄柏 10g，芡实 20g，车前（布包）20g，白果（去壳）10 枚，山萸肉 10g，茯苓 10g。

服药 12 剂，查尿蛋白（+），腰痛减，饮食增加。又按原方继服 10 剂，复查尿蛋白阴性。后以六味地黄丸调理以巩固。——［刘春生.《傅青主女科》医方集解系列（Ⅳ）·黄带下［J］.中国中医药现代远程教育，2017，15（4）：63-65.］

案 2. 刘薇等治带下病案

李某，女，23 岁，无业。2006 年 11 月 18 日初诊。

主诉：带下量多反复发作半年，加重 1 周。带下色黄，味臭，曾在他院内服加外用阴塞消炎药物，但病情未能控制。追问病史，知其不注意经期卫生，致生殖系统感染，遂致带下。近 1 周来带下量多，色黄绿如脓，质稠味臭，伴小腹胀痛，腰骶酸痛，口干苦，心烦易怒，小便色黄。舌红苔黄,脉滑数。妇科检查见阴道黏膜充血、触痛。阴道分泌物涂片检测可找到线索细胞。

证属湿热毒邪损伤冲任。治以清热解毒,除湿止带,兼以调补冲任。

用基本方:生山药30g,生苡仁30g,土茯苓30g,蒲公英30g,椿根皮30g,芡实20g,白花蛇舌草20g,银花20g,黄柏10g,柴胡10g,白果10g,车前子15g(包煎)。水煎,口服并外洗。

7剂后,带下转为淡黄,量少,无腹痛,腰轻酸痛。妇科检查:阴道黏膜无充血、触痛;阴道分泌物涂片检测:阴性。上方去柴胡、黄柏,加乌贼骨、炒杜仲、桑寄生各12g,继用7剂,来年未见复发。——[刘薇,王翠玉.加味易黄汤内服外用治疗黄带100例[J].四川中医,2010,28(10):95-96.]

案3. 林天东治慢性前列腺炎案

黄某,35岁,海南文昌人,于2016年6月15日因"尿频、尿急1年"就诊。

初诊症见:尿频,10次/d,尿急、排尿不顺畅,偶小便刺痛及尿道口灼热,色黄,时有尿不尽,夜尿2次,会阴部及双侧腹股沟稍不适,小腹时有胀闷不适,阴囊潮湿,有异味,易出汗,易滑精。近期出现性欲下降,勃起硬度较前减退,纳眠一般,食欲较差,易有饱闷感,大便稀溏,3次/d,舌红苔黄腻,脉滑数。

林老诊后认为,此乃明显的肾虚湿热蕴结之证,治以清热祛湿,固肾止浊。方用易黄汤加减。

处方:山药15g,芡实15g,黄柏15g,车前子(包煎)15g,白果10g,生薏苡仁15g,炒厚朴10g,石榴皮10g,酸枣仁10g。7剂,水煎服,1天/剂,3次/d,每次100ml。并嘱患者放松身心,清淡饮食。

6月22日二:诉尿频、尿急改善,小便刺痛及灼热感消失,会阴部及阴囊潮湿缓解,小腹胀闷感减轻,大便次数较前减少,但仍有勃起功能不佳。舌红苔黄稍腻,脉滑数。续前方,去炒厚朴,加仙茅10g、阳起石10g,7剂,煎服法同前。

6月29日三诊:患者诉尿频、尿急症状明显改善,勃起硬度较前好转。纳眠可,大便调,舌红苔薄黄,脉滑。续前方,薏苡仁减至10g,加炒麦芽20g、淫羊藿15g,7剂,煎服法同前。

7月6日四诊:患者诉不适症状消失,性欲好转,勃起硬度恢复较好,余未不适,纳眠可,二便调,舌红苔薄白,脉滑缓。续前方不变,14剂,巩固疗效。

按:林老认为,该患者为典型的慢性前列腺炎,肾虚湿热之证明显,方选易黄汤加减。方中重用山药、芡实补脾益肾,为君药;白果收涩止浊,兼除湿热,为臣药;黄柏、车前子清热祛肾火,使湿邪有出路,为佐药。加薏苡仁,增强化湿之力。诸药合用,共奏清热祛湿、固肾止浊之效。——[邢益涛,张明强,王定国,等.林天东主任运用易黄汤治疗慢性前列腺炎经验[J].云南中医中药杂志,2018,39(2):3-4.]

案4. 乳糜尿案

许某,男,49岁。1983年5月26日诊。

患乳糜尿半年余,近因劳累发作。曾用八正散等方,未见好转。症见小便混浊不清,白如米泔,甚则尿下浊块,上有浮油,尿道灼痛,伴有头目昏眩,面黄肢倦。舌苔黄腻,脉象细缓。查乳糜试验阳性反应,血检未找到微丝蚴。胸透:肺清晰。此病久脾虚,湿热之邪留恋下焦,清浊互混,脂液外流。治以益气健脾,清热除湿。

方用易黄汤加味:山药10g,芡实15g,黄柏10g,车前子(包煎)20g,白果(去壳)12枚,苡仁15g,太子参10g,川萆薢10g,茯苓10g。

上药连服 12 剂,小便乳白减少。服至 24 剂,小便转清,头昏、肢倦消失,复查乳糜试验阴性,病遂告愈。

按:乳糜尿归属中医“青淋”范畴,临床殊少良法。本例以易黄汤健脾利湿,加入萆薢、苡仁等品,分清化浊。此方既有利湿清热之功,又有益气健脾去浊之能,相辅相成,使湿浊去而脾气固,故诸恙悉退。——[宋凤庭.易黄汤的临床新用[J].江苏中医,1995(7):34.]

案 5. 尿道炎案

张某,女,37 岁。1978 年 7 月 25 日诊。

患尿道炎 4 个月余,近因受凉而诱发。诊见小便频数,溲时不爽,尿道涩痛,小腹胀满时痛,伴有带下,腰酸腿软,纳少乏力,小便黄,大便干。舌苔腻微黄,脉象濡数。查尿常规:蛋白(+),脓细胞(++),红细胞(+)。此乃脾肾两虚,湿热下注膀胱,气化失司,水道不利。治以清热利湿,通淋。

方用易黄汤加味:山药 10g,黄柏 10g,芡实 10g,甘草梢 10g,石韦 10g,车前子(包煎)15g,萹蓄 15g,生地黄 15g,白果(去壳)10 枚,生大黄(后入)8g。

服药 3 剂,尿频、尿痛好转,小便通利。守方进治,服 12 剂后,诸证消失,查尿常规正常。

按:本例系由膀胱湿热所致,投用易黄汤清热除湿,酌加通淋之品,双管齐下,而收佳效。——[宋凤庭.易黄汤的临床新用[J].江苏中医,1995,16(7):34.]

案 6. 宋凤庭治盆腔炎案

唐某,女,45 岁。1979 年 7 月 24 日诊。

3 周来带下淋漓,色白灰黄,质稠黏滞,量多气腥,外阴瘙痒。经常头晕腰酸,身倦乏力,纳谷不香。舌淡苔白,脉来缓弱。妇科检查诊为慢性盆腔炎。此乃脾肾虚损,湿热内蕴,流注下焦,带脉失约。治以健脾补肾,利湿止带。

方用易黄汤:山药 10g,黄柏 10g,芡实 20g,车前子(包煎)20g,白果(去壳)10 枚。另配外洗方:黄柏 10g,槟榔 10g,苦参 15g,枯矾 10g。每日煎水熏洗 2 次。用药 9 天后病愈。

按:盆腔炎依其症状表现,有的可归属中医“带下”范畴。带下的产生,多与肝、脾、肾三脏有关,关键是脾虚。脾虚生湿,湿郁化热,湿热累伤任带二脉,固约无权,而致带下。本例属本虚标实,以脾虚为本,湿热为标,故投用易黄汤,标本同治。方中山药、芡实健脾益肾固本;黄柏、车前清热化湿解毒;白果固任止带,补中寓通。——[宋凤庭.易黄汤的临床新用[J].江苏中医,1995(7):34.]

86 宣郁通经汤

【方源】"妇人有经前腹疼数日，而后经水行者，其经来多是紫黑块，人以为寒极而然也，谁知是热极而火不化乎！……治法似宜大泄肝中之火，然泄肝之火，而不解肝之郁，则热之标可去，而热之本未除也，其何能益！方用宣郁通经汤。"（清·傅山《傅青主女科》）

【组成】白芍五钱，酒炒（15g） 当归五钱，酒洗（15g） 丹皮五钱（15g） 山栀子三钱，炒（9g） 白芥子二钱，炒研（6g） 柴胡一钱（3g） 香附一钱，酒炒（3g） 川郁金一钱，醋炒（3g） 黄芩一钱，酒炒（3g） 生甘草一钱（3g）

【用法】水煎服。（现代用法：水煎服）

【功用】疏肝泻火，理气调经。

【主治】妇女经前腹痛，少腹为甚，经来多紫黑瘀块者。

【方解】方中重用当归、白芍养血柔肝，柴胡与郁金疏肝解郁，畅通血行；制香附透气入营，理气活血止痛，丹皮性寒，入血分以清血热，栀子、黄芩和白芥子合用，苦寒以清泻里热，佐生甘草清热解毒，并调和诸药。诸药合用，共奏开郁清热、化瘀止痛之功，使郁开热退瘀除则痛止。

【临床应用】本方主要是治疗肝经郁火，血瘀胞络而致的痛经病。不论是单纯的，或是兼证较复杂的肝经郁火所致的痛经病，只要具备痛经、量少、舌红、口苦、脉数这几个主要证候，都可以使用此方，再根据临床上的具体表现，加减出入，就能获得良好疗效。此方临床应用甚广，乳腺小叶增生、赤带、继发性不孕、功能性不射精、痤疮、乳泣乳衄、乙肝后胁痛等均可运用，临床辨证时注意对病因的问诊，情绪抑郁化火乃是重要病机。

【药理研究】

1. 镇痛作用 现代中药药理学研究发现，白芍的有效成分白芍总皂苷具有多途径抑制自身免疫反应及抗炎、止痛作用，对子宫平滑肌也有一定抑制作用；当归的有效成分当归多糖对特异性免疫和非特异性免疫均有较强的促进作用，当归挥发油有较强的抗子宫平滑肌痉挛作用；延胡索的有效成分延胡索乙素、延胡索甲素、延胡索丑素均有镇痛作用，其中延胡索乙素镇痛作用最强；吴茱萸的有效成分吴茱萸次碱有镇痛作用；白芥子具有较强的抗炎镇痛作用。

2. 抗炎作用 柴胡的有效成分柴胡皂苷有显著的抗炎作用，柴胡多糖和柴胡皂苷具有免疫调节作用；香附的有效成分香附酮可抑制未怀孕的大鼠的离体子宫肌的自发性收缩，并可抑制由缩宫素引起的离体子宫肌的收缩，并有解热镇痛抗炎作用；牡丹皮的有效成分牡丹酚具有抗炎、增强免疫力等多种药理作用；栀子的有效成分栀子苷不仅可抑制炎症早期水肿和渗出，而且可抑制炎症晚期的组织增生和肉芽组织生成，并有一定的镇静作用；郁金的有效成分姜黄素具有抗炎、免疫抑制作用，郁金挥发油具有抗炎、活血化瘀的作用；延胡索的有效成分去氢延胡索碱及延胡索乙素均具有抗炎作用；黄芩的有效成分黄芩素具有抑制新生血管形成的作用，黄芩水提物对 PG 生物合成有抑制作用；吴茱萸可抑制 PGD_2、PGE_2 的产生,并有一定的抗炎作用;甘草的有效成分甘草酸能够降低PG的合成释放,甘草多糖有调节免疫功效,甘草次酸亦具有良好的抗炎效用。

综上可知,从现代药理学角度,本方可通过抗炎、调节免疫、抑制新生血管形成等方面改善妇科疾病,且本方中多味药物均具有较好的镇痛及抗子宫平滑肌痉挛作用,并可抑制PG的合成,故对痛经症状有明显改善作用。

【名医用方心得】

今·程门雪:凡经行腹中胀痛,必痛二三日而后经来,其经多是紫黑块,俗名痛经,月月如此,室女少妇极多此症。月月如此,可知非受寒而然,纵初起受寒,日久寒亦化热,块之紫黑可征也;又痛经多病于少妇室女,年事正强之体,可知非虚也。此方治经行先痛,经行色黑有块,可见是火热郁痛无疑。以苦寒止痛,大有眼光。非泥古之士所能解也。丹皮、山栀清肝,当归、白芍柔肝,用量均较重,各五钱,配合柴胡、川郁金、香附疏肝,黄芩降火而助清肝之力,白芥子散结助疏肝之功,则宣郁而通经。本方治痛经甚效,以其补肝血,解肝郁,利肝气,面面俱到,故妙,余意清气火既有丹皮、山栀,则黄芩、生草二味似可去也。——(《书种室歌诀二种》)

今·冉雪峰:此方乃养血清血,解郁宣气,半调半疏之方。归芍养血,丹栀清血,香附解气分之郁,郁金解血分之郁,芥子柴胡,和表以达外,黄芩甘草,和中以清内。青主长于女科,故其调经方制井然有条。调经药多温通,此则清通。昔贤谓此方补肝之血,以解肝之郁,利肝之气,以降肝之火,故奏效甚捷,洵非虚誉。愚意芥子可易泽兰和荆芥,盖开内闭于泽兰,舒表郁利于荆芥,经云,二阳之病发于心脾,有不得隐曲,女子不月,是女科之经事不调,多由情怀郁滞所生,无论气郁血郁,五志过极皆火,终必化热,热灼液伤,故其传为风消息贲。此方育血之源,濡血之燥,外疏以达之,内清以安之,与大小温经汤,为一清一温之对待。学者择可适应而善用之,妇科无难调之经矣。——(《历代名医良方注释》)

【名医验案选录】

案1. 陈大堃治痛经案

患者,女,25岁,1989年8月12日初诊。主诉:经行少腹急胀剧痛5年余。已婚4年未育。症状:月经常推迟1~2周,经前烦躁易怒,乳房胀痛,经行少腹急胀剧痛,经量多色紫有块,舌尖红、苔薄黄,脉象弦大数。诊断:肝郁气滞,阴亏火旺。治法:疏肝解郁,滋水涵木。

方予傅青主宣郁通经汤合二地汤加减:小茴香、北柴胡各3g,炒当归、炒白芍、炒牡丹皮、郁金、制香附、炒延胡索、生地黄、地骨皮、炒黄芩、栀子炭各10g,夏枯草15g,炙甘草6g。至此月经行时,诸症均减。二诊时,上方去地骨皮、夏枯草,加制乳香、没药、益母草各10g,续服6剂。第3个月经周期已准,期前乳胀、烦躁亦除,临期少腹胀痛明显减轻,经色紫红,量减少,原方去黄芩、栀子炭,加枸杞子、山萸肉各10g,治疗2个月后妊娠。——[陈学奇,葛蓓芬.陈大堃治疗月经病用药特点[J].中医杂志,2014,55(13):1096-1099.]

案2. 石效龙治不完全流产案

艾某,女,33岁,农民。以往月经正常,现停经已3个月,经做妊娠乳胶试验阳性,已确诊为早孕。10日前,不慎扭伤,阴道流血不止伴有血块,腰腹阵痛,神疲乏力。舌质淡红,苔薄白,脉细滑。妇科检查:宫口已开。

证属瘀血内阻,气机不畅。治以活血逐瘀,解郁行气。方以宣郁通经汤加减。

处方:丹皮10g,栀子3g,郁金6g,香附15g,柴胡10g,当归10g,赤芍10g,桃仁10g,红花6g,黄芪15g,白芥子3g。水煎服。4剂。

二诊：服药后，从阴道内流出一鸡蛋大小的血块，血遂止，继以圣愈汤3剂善后。——［石效龙，张丰强.宣郁通经汤妇科新用［J］.山东中医杂志，1991，10(2)：33-34.］

案3. 李淑君治不孕症案

金某，女，26岁。婚后3年同居未孕，头晕胸闷，心烦易怒，月经先后不定期，量时多时少，色暗有块。舌质淡红隐青，苔薄黄，脉弦细。妇科查：外阴未产式，阴道宫颈正常，宫体前位正常大，附件未触及，分泌物白色，黏稠，少量。

此症由于婚久不孕，情志不畅，久之肝气郁结，疏泄失常，气血不和，冲任不能相资而致。治宜疏肝理气，和血调经。拟宣郁通经汤加减。

处方：白芍25g，柴胡15g，丹皮25g，香附15g，郁金15g，黄芩10g，生地20g。6剂，水煎服。

二诊：服药后诸症减轻，月经如期来潮，经净3日行输卵管通水术，双侧输卵管通畅，基础体温呈双相型。守原方，加菟丝子30g、女贞子20g、旱莲草40g、仙灵脾20g，继服6剂。

三诊：药后自诉心情舒畅，投逍遥丸1日2次，每次1丸以巩固疗效。2个月后因停经45日来诊，已孕。——［李淑君，翟玉净.宣郁通经汤临床应用体会［J］.吉林中医药，1990，12(4)：30.］

参考文献

［1］刘智衡.宣郁通经汤治疗痛经疗效观察［J］.实用中医药杂志，2016，32(11)：1064-1065.

［2］林韵.宣郁通经汤加减治疗子宫内膜异位症痛经的临床疗效观察［D］.北京：北京中医药大学，2016.

［3］王慧君.宣郁通经汤在临床妇科病中的应用［J］.内蒙古中医药，2014，33(35)：5.

［4］孙严洁.宣郁通经汤加减治疗肝郁气滞型月经后期的临床观察［D］.长春：长春中医药大学，2014.

［5］郝娟.宣郁通经汤在内科的运用［J］.中国民族民间医药，2013，22(1)：48.

［6］张莉莉，夏阳.宣郁通经汤加味治疗肝郁血热型痛经60例［J］.四川中医，2010，28(2)：91-92.

［7］张淑萍，李旺.宣郁通经汤治疗原发性痛经52例［J］.时珍国医国药，2007，18(6)：1487.

87 完带汤

【方源】“妇人有终年累月下流白物，如涕如唾，不能禁止，甚则臭秽者，所谓白带也。……治法宜大补脾胃之气，稍佐以舒肝之品，使风木不闭塞于地中，则地气自升腾于天上，脾气健而湿气消，自无白带之患矣。方用完带汤。”（清·傅山《傅青主女科》）

【组成】白术一两，土炒（30g）　山药一两，炒（30g）　人参二钱（6g）　白芍五钱，酒炒（15g）　车前子三钱，酒炒（9g）　苍术三钱，制（9g）　甘草一钱（3g）　陈皮五分（2g）　黑芥穗五分（2g）　柴胡六分（2g）

【用法】水煎服。（现代用法：水煎服）

【功用】补脾疏肝，化湿止带。

【主治】肝郁脾虚，湿浊带下。带下色白，清稀如涕，面色㿠白，倦怠便溏，舌淡苔白，脉缓或濡弱。

【方解】本方为治疗白带的主要方剂，其病乃由肝脾不和，带脉失约，湿浊下注所致。治宜补脾解郁，化湿止带之法。方中以白术、山药为君，重在补脾祛湿，使脾气健运，湿浊得消；山药还能补肾以固带脉，使带脉约束有权，带下可止。臣以人参补中益气，以资君药补脾之力；苍术燥湿运脾，以增祛湿化浊之功；白芍柔肝理脾，使木达而脾土自强；车前子利湿清热，令湿浊从小便而利。佐以陈皮之理气，既可使君药补而不滞，又可行气以化湿；柴胡、芥穗之辛散，得白术则升发脾胃清阳，配白芍则疏肝解郁。使以甘草调药和中。诸药相伍，寓补于散之中，寄消于升之内，培土抑木，祛湿化浊，使脾气健旺，肝气条达，清阳得升，湿浊得化，则带下自止。

【临床应用】本方可用于阴道炎、宫颈糜烂等证属肝脾不和、湿浊下注者。

【药理研究】

1. 对病原微生物的影响　君药白术水浸剂对絮状表皮癣菌、星形奴卡菌、金黄色葡萄球菌、溶血性链球菌、脑膜炎双球菌、枯草杆菌等有抑制作用。臣药苍术水煎剂有明显抗菌作用，对 HIV-1 病毒重组蛋白酶有轻微抑制作用；茅苍术中的果聚糖酸对白色酵母菌感染有预防作用。白芍抗菌作用强，抗菌谱广，除对上述所有细菌有抗菌作用外，对黄色毛癣菌、同心性毛癣菌、许兰黄癣菌等 10 多种皮肤致病性真菌有不同程度的抑制作用，还有直接抗病毒作用。车前子水煎剂除对上述大部分细菌、真菌有抑制作用外，还对钩端螺旋体有杀灭作用。佐药陈皮有一定抗菌、抗病毒能力。柴胡对流感杆菌、肺炎双球菌、痢疾杆菌、铜绿假单胞杆菌等常见致病菌均有较强的抑制作用。荆芥穗煎浸剂对上述绝大部分细菌均有抑制作用，同时还对白喉杆菌、麻疹病毒、流感病毒、结核杆菌有抑制作用。使药甘草醇提取物及黄酮类化合物对上述大部分细菌、真菌均有抑制作用。

由此可见该方剂有 8 味中药对病原微生物有一定抑杀作用，且抗菌力强，抗菌谱广，特别是对常见病毒、寄生虫感染有很强的抑杀作用，这对于阴道炎、宫颈炎的治疗是很重要的。

2. 抗炎、抗氧化损伤作用　该方剂可清除超氧阴离子及羟基，抑制脂质过氧化过程，具有显著抗氧化作用。通过刺激肾上腺、促肾上腺皮质功能而具有显著的抗炎作用,对炎症的毛细血管通透性增高、炎症介质释放、白细胞游走渗出、水肿及肉芽组织增生均有显著的抑制作用,降低毛细血管通透性,抑制结缔组织增生,提高 SOD 活力,降低 LPO 含量,增强抗缺氧能力。

3. 对免疫功能的影响　该方剂可显著增加抗体产生能力,提高血清 IgA、IgG、IgM 水平,增强淋巴细胞转化率,增强巨噬细胞的吞噬功能,促进骨髓细胞增殖反应及 IL-1、IL-2 的分泌,提高外周血白细胞数量,增加脾脏和胸腺的重量;对 T 细胞也有增殖作用,使免疫抑制物 TH 细胞数明显增加,提高 TH/TS 比值,增加 T 细胞 IL-2R 的表达,使 IL-2 分泌显著增加。

4. 对消化系统功能的影响　该方剂具有保肝作用,能减轻肝细胞坏死,促进肝细胞再生,同时增加胆汁分泌,促进胃黏膜细胞增殖,对小肠黏膜也有修复作用,对胃肠肌电紊乱有一定调节作用,可显著促进胃排空及肠推进,具有生肌及抗溃疡作用。其中人参所含人参皂苷及齐墩果酸对急性肝损伤有抑制作用,人参皂苷可使肝细胞核 RNA 合成速率明显增加;人参多糖能明显抑制小鼠胃黏膜损伤,对多种实验性胃溃疡有抑制作用。苍术及其所含苍术醇能抑制甾体激素释放,减轻其对胃酸分泌的刺激作用。

5. 对心脏、血管、血液流变学的影响　该方剂能促进儿茶酚胺释放及抑制心肌细胞膜 Na^+-K^+-ATP 酶活性,使细胞内 Na^+增加,促进 Na^+、Ca^{2+}交换,使 Ca^{2+}内流增加,从而使心肌收缩力增加,通过改善垂体后叶素所致的心肌缺血,增加心肌营养性血流,同时可减轻血小板血栓湿重,对抗花生四烯酸及 ADP 诱导的血小板集聚,因而具有抗血栓作用。

6. 对神经、内分泌功能的影响　该方剂通过促进脑内神经递质 ACh 合成和释放,提高脑内 DA 和 NA 的含量,能促进神经细胞发育,增加大脑重量及大脑皮质厚度,增加海马 CA3 区锥体细胞上层的突触数目,提高海马神经元功能;保护神经细胞,延长其存活时间,降低其死亡率,增加脑供血供氧,改善脑能量代谢,因而具有促进学习和记忆功能的作用。同时可兴奋下丘脑-垂体-肾上腺皮质内分泌轴,增强糖皮质激素的作用。

7. 对子宫及生殖系统功能的影响　君药白术醇和石油醚提取物对小鼠子宫的自发性收缩及兴奋均呈显著抑制作用,其醇提取物还能完全对抗催产素对豚鼠子宫的紧张性收缩。臣药陈皮煎剂对小鼠子宫有抑制作用,高浓度使其完全松弛。使药甘草提取液可拮抗去甲肾上腺素、乙酰胆碱、组胺引起的输精管收缩,其水提取物可抑制子宫活动及子宫收缩,甘草煎剂对痛经有镇痛作用,甘草酸单胺可促进苯酚性输卵管炎模型大鼠的免疫功能。

【名医用方心得】

清·傅山:此方脾、胃、肝三经同治之法,寓补于散之中,寄消于升之内,开提肝木之气,则肝血不燥,何至下克脾土;补益脾土之元,则脾气不湿,何难分消水气。至于补脾而兼以补胃者,由里以及表也。脾非胃气之强,则脾之弱不能旺,是补胃正所以补脾耳。——(《傅青主女科》)

【名医验案选录】

案 1. 功能失调性子宫出血案

曹某,女,35 岁,2009 年 3 月 26 日初诊。

反复阴道不规则下血半年余,加重 2 个月。妇科检查未发现器质性等病变,诊断为功能失调性子宫出血。前来中医就治。刻诊:形体略胖,性格郁郁寡欢。本次月经 20 余天未净,初时量较多,继而淋漓不尽,经色浅淡,伴短气力,脘胁胀闷,泛吐清涎,纳呆,舌质略淡,舌苔薄,中心略厚,脉弦细。

病属中医经漏。辨证：脾胃气虚，肝郁湿阻，经血失统。治法：益气健脾，疏肝化湿，升清摄血。方以完带汤加减予之。

处方：党参、仙鹤草各 30g，白术、苍术、怀山药各 15g，柴胡、白芍、陈皮、炒荆芥各 10g，甘草 3g。水煎分 3 次服，日 1 剂。

上药服 3 剂后，经血止，诸症减，继略事增损，调服半月余，第 2 次月经按期行净，无不适而停药。

按：脾虚则统摄无权，血失所摄；肝郁则气机不畅，气血失调；湿阻则中焦纳运失常，气之化源不足，清阳不升，从而导致胞脉不约，经血淋漓不尽。遣是方，以党参、白术、甘草、怀山药益气健脾；柴胡、白芍疏肝解郁；苍术、陈皮化湿运脾；炒荆芥、仙鹤草收涩止血。药合用，脾气旺，肝郁疏，湿郁化，清阳升，血得摄，经漏自然告愈。——[刘卫东.刘耀三教授中医学术思想探讨[J].四川中医，2011，29(10)：19-20.]

案 2. 肠易激综合征案

吕某，女，56 岁，2009 年 9 月 18 日初诊。

反复腹泻、腹痛、腹胀不适 2 年，每因饮食不节，情绪波动或劳累后加重或复发。曾于院内外多次检查，均无与现病相关的器质性病变及相关疾病。刻诊：腹部胀痛、肠鸣，腹泻水样便，有时兼见黏液便，3~5 次/d。精神紧张，情绪低落，心悸少寐，苔薄白，脉弦细。

西医：肠易激综合征。中医：泄泻。辨证：肝脾失和，传导失常。

处方：党参、薏苡仁 30g，白术、苍术、怀山药、白芍、芡实各 15g，柴胡、陈皮、葛根各 10g，甘草 3g。水煎分 3 次服，日 1 剂。

上药服 10 剂后，诸症大减。继守方略事加减，续服 20 余剂，病愈停药。随访 3 个月未见复发。

按：本案现代医学认为是一种肠功能紊乱性疾病，属中医学泄泻、腹痛等范畴。脾胃气虚，肝脾不调，肠道“化物”“传导”功能失常是导致其发病的主要机理。故方中以党参、白术、甘草益气健脾；陈皮、苍术、薏苡仁行气化湿；柴胡、白芍解郁柔肝，缓急止痛；以葛根配柴胡升清阳之气；怀山药、芡实补脾涩精止泻。诸药合用，使脾气健，湿邪化，肝气条达，肠道“化物”“传导”功能正常，病症自然向愈。——[刘卫东.刘耀三教授中医学术思想探讨[J].四川中医，2011，29(10)：19-20.]

案 3. 经行前后诸证案

孙某，女，18 岁，学生。经期前 1 周出现头痛、目眩，严重时影响正常生活。症状：心悸气短、神疲体倦、肢冷、腰酸腿软、面色晦暗，苔薄脉弱。

辨证：脾肾阳虚，治以补脾益肾、治中止痛。

方药：苍白术各 9g，陈皮 10g，人参 15g，甘草 6g，山药 15g，车前子 10g，柴胡 6g，白芍 15g，芥穗 10g，白芷 10g，蔓荆炭 10g，白蒺藜 10g。于经前 5 天服用。

连续服用 4 个月经周期，获愈。——[王佳晶.浅析完带汤的临床应用[J].中国民族民间医药，2011，20(19)：18.]

案 4. 鼻鼽案

刘某，女，22 岁，2014 年 4 月 10 日就诊。5 年前开始每遇到冷空气、大风时出现鼻部不适、喷嚏频作、流清涕等症状，确诊为过敏性鼻炎，常用激素、抗过敏药物治疗，效果不佳，反复发作。2 天前因天气变化鼻炎发作，鼻塞不通、鼻痒、喷嚏频作、流清涕，伴有头部昏蒙不清，疲倦乏力，少气懒言，胸闷，腹胀纳少，便溏。察其舌体胖大，舌质淡，苔白腻，脉沉弱。

此脾虚湿盛、清阳不升之证。治宜益气升清、健脾祛湿,兼宣肺通窍。

处方以完带汤加味:炒白术 15g,炒山药 15g,红参 10g,白芍 10g,车前子 10g,苍术 10g,柴胡 10g,陈皮 10g,荆芥穗 10g,甘草 3g,桔梗 10g,白芷 10g,辛夷 10g,生薏苡仁 30g,厚朴 10g。水煎服,每日 1 剂。

服药 7 剂后,诸症减轻,效不更方,继服 7 剂,诸症消失。又继服参苓白术散 1 个月以巩固疗效。随访至今,未再复发。

按:素体脾虚,健运失职,痰湿内生,致使清阳不升,浊阴不降,肺气失于宣降,不能正常输布津液,津液停聚,则水湿之邪从鼻窍而出。故以完带汤益气升清,健脾祛湿,加生薏苡仁、厚朴增强祛湿功效,加桔梗、白芷、辛夷以宣肺通窍。——[马东.完带汤的异病同治体会[J].中国民族民间医药,2015,24(17):45.]

案 5. 嗜睡案

患者,女,35 岁。淋雨之后,发热身痛,经治疗热退痛减,但觉昏沉嗜睡。症见困倦嗜睡,头身困重,纳食减少,口淡不渴,大便溏软,小便清长,带下清稀,舌质淡,苔薄白,脉濡缓。

辨证为脾胃虚弱,湿困脾阳。治宜补中健脾,化湿通阳。

方用完带汤加味:炒白术 30g,炒山药 30g,党参 15g,苍术 12g,柴胡 4g,陈皮 6g,车前子 12g,桂枝 8g,防风 6g,茯苓 12g,石菖蒲 6g。3 剂,水煎服。

药后诸症减轻,精神转佳,继服 3 剂,症状消除而告愈。——[陈锐.完带汤临床新用[J].中国社区医师,2012,28(38):13.]

88 清 经 散

【方源】“妇人有先期经来者，其经甚多，人以为血热之极也，谁知是肾中水火太旺乎。……治之法但少清其热，不必泄其水也。方用清经散。”（清·傅山《傅青主女科》）

【组成】丹皮三钱(9g)　地骨皮五钱(15g)　白芍三钱，酒炒(9g)　大熟地三钱，九蒸(9g)　青蒿二钱(6g)　白茯苓一钱(3g)　黄柏五分，盐水浸，炒(1.5g)

【用法】水煎服。（现代用法：水煎服）

【功用】养阴清热，凉血调经。

【主治】可治疗肾中水亏火旺，阳盛血热，经行先期量多者。经期提前，量多，色紫红，质稠，伴有心胸烦闷，渴喜冷饮，大便燥结，小便短赤，面色红赤，舌红，苔黄脉滑数者。

【方解】方用熟地黄、白芍滋液养阴，壮水之主，以制阳光；地骨皮清热养阴，青蒿善清虚火，丹皮清热凉血，三药清而不烈，无伤正过用之虑；黄柏苦寒直折，善清肾火，虑其苦燥伤阴，仅用五分；茯苓健脾行水，以防阴药凝滞。全方滋阴降火为主，清热凉血为辅，壮水以制火，使热去血安而经自调。

【临床应用】可用治急慢性盆腔炎、阴道炎、功能失调性子宫出血属血热阴亏者。

【药理研究】

1. 对黄体功能的影响　本方可以促进黄体毛细血管生成，增加大鼠体质量和子宫、卵巢系数，升高 E_2、P 水平，降低过高的 PRL 水平，增加成熟卵泡数、新生黄体数，起到治疗黄体功能不全的作用。本方能提高患者黄体期的 E_2、P 水平，黄体期和月经周期延长。

2. 对子宫的作用　现代药理研究发现，地骨皮煎剂有降低血清胆固醇及兴奋子宫的作用；芍药苷是白芍的主要成分，对子宫平滑肌的收缩活动有调节作用；墨旱莲水提取物和低极性溶剂提取物均有止血作用，其酸性多糖苷制剂有显著抗凝血活性。

【名医用方心得】

清·傅山：妇人有先期经来者，其经甚多，人以为血热之极也，谁知是肾中水火太旺乎！夫火太旺则血热，水太旺则血多，此有余之病，非不足之症也，似宜不药有喜。但过于有余，则子宫太热，亦难受孕，更恐有烁干男精之虑，过者损之，谓非既济之道乎！然而火不可任其有余，而水断不可使之不足。治之法但少清其热，不必泄其水也。方用清经散。又：此方虽是清火之品，然仍是滋水之味，火泄而水不与俱泄，损而益也。又云：盖妇人之经最难调……先期者火气之冲，多寡者水气之验，故先期而来多者，火热而水有余者。——(《傅青主女科》)

近代·程门雪：先期量多，火旺而血热，可用清经散，重用青蒿、地骨皮、丹皮、黄柏清热凉血，泻有余之火；茯苓渗泄，导下焦之热；熟地、白芍滋阴敛阴，火不可任其有余，而水不可使其不足。——(《书种室歌诀二种》)

今·黄绳武：清经汤“清热而不伤水，重在少少清火而水不伤，略略滋肾而火不亢，诚为清火良方、调经妙法”。——(黄绳武《傅青主女科评注》)

今·陈啸山:月经先期要辨明虚实,色深红或紫暗质浓量多者,为肾中火旺而水有余,清经汤效果甚佳,若一月再潮色紫暗而质稠黏者,此血热太过,似用先期汤为妥,但我只用清经汤加黄芩、黄连、知母、阿胶,也取得良好效果。若经期超前,色质如上,而量甚少者,此肾火旺肾水亏虚,为火有余而水不足,两地汤补肾水而泻肾火,亦理想之方剂。经量多少应与经期先后相参考。大抵月经过多虚实参半,必以期、色、质为依据。若先期有定时,色红或紫,质浓而稠黏者属实。为肾中火旺而血热,量多则肾水有余,按月经先期处理,宜清经汤、先期汤。至月经过少,则虚多实少,月经先期而量极少者,宜两地汤。——(《陈啸山妇科经验》)

今·秦继章:妇人以血为主,经乃血之余,而肝藏血,为妇人之先天,脾统血,乃气血生化之源,故妇科诸病多与肝脾有关。然人之气血,相互依附,气血调和,气盛脉通,月事以时下,经血正常。若气壅滞,血与气并,经水乃变,诸症蜂起。论调经,每气血并重,肝脾同治,取效甚捷。治疗月经先期,偏于血热者较多,其主证为:骨蒸发热,心烦急躁,口干少津,经色深红或黑紫,舌红,苔微黄,脉滑数或沉细稍数。治疗以自拟养阴清经汤:熟地、生地、地骨皮各15g,白芍、丹皮、麦冬各10g,黄柏6g水煎服。经净后7天连服6剂,观察疗效。如伴有胸闷不适,经前乳房胀痛,脉弦者,可加柴胡、醋香附各10g,薄荷3g以疏肝解郁。腹痛挟血块者,可加丹参15g,炒蒲黄6g以活血化瘀。——(《秦继章妇科医论集》)

今·李新华:傅青主设清经散治经水先期量多,据云此由"肾中水火两旺,火旺则血热,水旺则血多"所致。故选用丹皮、地骨皮、白芍、熟地、茯苓、青蒿、黄柏七药,清热而不泄水。傅氏谓:"火不可任其有余,而水断不可使之不足。"故稍清其热而经自调,屡试不爽。临床尚有病属肾阴虚,水不制火,火旺而水亏,乃至经水不调,量多,甚或成崩成漏,或围绝经期经来量多,或经断复来者。此时,若单用清经散多有不适,故李教授以清经散化裁,加川断、怀山补肾养阴,党参益气摄血,名曰加味清经汤。且在药物分量方面稍有斟酌,其中熟地、山药各30g,川断、云苓各15g,青蒿、丹皮、川柏、白芍、地骨皮各10g,党参则视患者体质强弱而定,如经量特多加驴胶滋阴止血;血压高者加杜仲、寄生补肾养肝。用之临床疗效颇佳。——[唐同秀.李新华老师治崩漏的经验总结[J].湖南中医学院学报,1993,14(2):34-35.]

【名医验案选录】

案1. 朱名宸治疗月经过多案

王某,女,36岁,2011年10月5日初诊。

主诉:月经量多半年。曾做阴道彩超检查提示:子宫及附件未见明显异常。已排除内分泌腺疾患。曾服用宫血宁、安络血、血平胶囊等药物治疗,疗效欠佳。

刻下:月经周期第6天量仍多,色暗红质黏稠,有小血块,小腹胀痛,面红,烦热口渴,大便秘结,小溲短黄,舌质红,苔黄,脉滑数。

诊断为月经过多,属血热型。以清经散为主方,清热凉血固经。

随证加减服用3剂后症状好转,经量减少,于第8天经净。后于月经周期第14天又续服3剂,持续调理4个月经周期,诸症消失,月经量、色、质随访至今均正常。

按语:月经过多的患者,临床总以血热的病因占绝大多数。正如《万全妇人秘科》云:"经水来太多者,不问肥瘦皆属热也。"阳盛则热,热伏冲任,迫血妄行,血溢不守,因而月经过多。《证治准绳·女科》云:"若阳气乘阴,则血流散溢,经所谓天暑地热,经水沸溢,故令乍多。"证见经来量多如注,色深红质黏稠,口干烦渴喜冷饮,便秘溲黄,舌质红苔黄,脉数。热扰冲任,血内蕴热,治宜清热、凉血、固冲。遵《傅青主女科》之清经散以祛热而不伤阴。《傅青主女科·调经》曰:“盖妇人之经最难调……先期者火气之冲,多寡者水气之验,故先期而来多者,火热而水有余者。”——[夏启芝.朱名宸运用清经散加味治疗月经过多的临床观察[J].湖北中医杂志,2014,3(36):26-27.]

案2. 罗运淑治月经先期案

邹某,女,17岁。因月经1个月两至1年,于2011年1月27日前来就诊。患者14岁月经初潮,开始月经尚正常,16岁上高中后月经周期逐渐缩短,甚至1个月两至。外院诊断为多囊卵巢综合征,其母拒绝使用西药激素治疗,在外院服用数10剂中药,疗效欠佳。现月经仍1个月两至,经量中等,色红,无血块,7天干净。平素喜食辛辣刺激食物,纳寐尚可,二便正常。舌质红苔薄白,脉弦细略数。

中医诊断:月经先期。证属阴虚内热型。治宜养阴清热,补肾调经。

处方以清经汤化裁:地骨皮10g,生熟地黄各12g,白芍10g,黄芩10g,旱莲草12g,续断10g,煅牡蛎15g,乌贼骨12g,山药15g,丹皮10g。每日1剂,水煎服。

患者服用上方20余剂,月经周期延长至26天一潮。嘱服安坤胶囊以巩固疗效,随访3个月未见复发。

按语:本病例患者因过食辛热之品耗液伤阴,加之月经过于频繁,久病阴血亏虚,以致虚热内生,热伏冲任,血海不宁,则月经先期而下,甚至一月两至。治疗处方以清经汤化裁,滋阴清热、补肾调经。方中地骨皮、生熟地、旱莲草清虚热、滋肾水;黄芩、丹皮清热泻火凉血;白芍养血敛阴;再伍以山药、续断补肾气、固冲任;煅牡蛎、乌贼骨收敛固摄以止血。待周期调整后,续配合安坤胶囊滋阴清热、健脾养血,以巩固善后。——[柳芳.罗运淑治疗月经失调验案举隅[J].湖北中医杂志,2012,12(34):22-23.]

案3. 何瑞华治崩漏案

阮某,46岁,已婚。1996年10月5日诊。患者月经量多,淋漓难尽,周期紊乱已半年,此次经行第2天,量多如崩。观其经色鲜红,质黏稠,但无腹痛,兼有腰酸,头晕耳鸣,体倦无力,心烦潮热。舌质偏红,脉来细数。

证属肾阴不足,热扰冲任,迫血妄行。

治用清经散合两地汤加减:丹皮炭20g,地骨皮、生地炭、蒲黄炒阿胶、牛角鳃各15g,炒白芍12g,炒黄柏、玄参炭、炒麦冬、墓头回、地榆炭各10g,炒桑叶5g,青蒿梗6g,三七粉(分吞)3g。每日1剂,分3次煎服。

3剂后,月经量显著减少,又进3剂而净。

血去阴更伤,故经净后用左归丸合两地汤以补肾引火调理。下届期近,又以原法伸展,如此调理4个月,崩漏愈。——[何瑞华.清经散合两地汤妇科治验举隅[J].浙江中医杂志,1998,33(8):359-360.]

案4. 何瑞华治经行鼻衄案

陈某,22岁,未婚。1996年6月10日诊。患者自14岁初潮后,间断发现经行时有鼻衄,经净后逐渐停止。近1年来,经期提前,每次经行均伴鼻衄,量多色鲜,需用止血针及加压止血方可。曾去五官科检查为鼻黏膜有出血点,用硝酸银点灼后,鼻衄量减少,但每逢经行仍作,随经净而止。

诊时适值经行第2天,鼻衄色鲜红,量多,伴头晕耳鸣,心烦潮热,咽干口渴,微咳无痰,口苦尿赤。苔薄微黄、质红,脉小数。

证属病久肺肾阴虚,虚火上灼肺络,血不循经,故随经行而鼻衄。

治用清经散合两地汤加减：丹皮、焦山栀、玄参、黄芩炭、白芍、北沙参各10g，地骨皮20g，鲜生地、白茅根各30g，蛤粉炒阿胶15g，牛膝12g。每日1剂，分2次煎服。

3剂后，鼻衄止，上方去黄柏、阿胶，加川贝母10g，又进7剂，余恙亦除。随访至今，未见复作。——[何瑞华.清经散合两地汤妇科治验举隅[J].浙江中医杂志，1998，33(8)：359-360.]

案5. 何瑞华治赤带案

寿某，41岁，已婚。1995年9月14日就诊。患者带下绵绵已数月，赤白相间，质稍稠，无臭味，阴部灼热，平时月经先期，量多色红。伴形体消瘦，面颊潮红，失眠多梦，五心烦热，便艰尿黄，腰酸膝软。舌红苔薄，脉细数。妇检为宫颈糜烂。

证属肾水亏虚，相火偏旺，损伤血络，任带失固。

治用清经散合两地汤加减：炒黄柏、鸡苏散(包煎)、蒲黄(炒)、阿胶各15g，炒丹皮、地骨皮、炒白芍、青蒿、墓头回、玄参、槐花炭各10g，砂仁1.5g，拌炒熟地12g，茯苓、椿根皮各12g。每日1剂，分3次煎服。

5剂后复诊，赤带已止，白带亦减少。上方去熟地、玄参，加鸡冠花、车前子各10g，服至经行，赤带亦愈。——[何瑞华.清经散合两地汤妇科治验举隅[J].浙江中医杂志，1998，33(8)：359-360.]

案6. 李新华治阴道异常出血案

李某，61岁，工人。1977年3月某日就诊。绝经10年，忽阴道流血，持续数日不止，量少，色暗淡，质清，平日白带不多。妇科内诊及阴道镜检查均无异常发现。某院宫颈病检：慢性宫颈炎，灶性糜烂，灶基底细胞增生活跃，未见癌。血压154/104mmHg，面白无华，唇舌淡红，脉弱。

患者经断复来，系气血两虚，肾阴不足，肾火旺而阴水亏，火迫血行所致。投加味清经汤滋水清火，益气止血。其中党参用至24g。服药8剂后血止，血压136/88mmHg，追踪至今，情况良好。——[唐同秀.李新华老师治崩漏的经验总结[J].湖南中医学院学报，1993，14(2)：34-35.]

案7. 李新华治子宫内膜炎案

陈某，37岁，工人。1980年8月某日就诊。经汛提前2~6天，量色正常，质稠，常行7日左右。然经止之后，白带中夹血10天以上。伴小腹牵痛不适，腰酸背楚。经期更甚。平素带下亦多，熟藕粉状，在某医院诊断为“子宫内膜炎、宫颈炎”，病已半年，医治无效。初诊时，正值经行第4天。观面色不荣，肌肤消瘦，唇舌暗红，脉弦重按乏力。

拟加味清经汤滋水清火以涵木，加香附6g，理气解郁，服药5剂。

再诊时诉：小腹痛有好转。经水止后，带下仍多，但无夹血。现唇舌色已正常，脉缓而小。遂循舒肝解郁、健脾利湿之法，兼顾滋肾治疗，下月经行，基本正常，带下极少，拟柴芍六君子汤善其后。——[唐同秀.李新华老师治崩漏的经验总结[J].湖南中医学院学报，1993，14(2)：34-35.]

案8. 郭廷赞治疗血灌瞳仁案

任某，女，56岁，农民。于1986年6月初诊。

主诉：左眼视力下降3个月，加重1个月。

患者平素性情暴烈，4个月前突发双目赤痛，左眼视物昏蒙。在当地医疗室给予利福平眼药水滴眼，赤痛好转，然左眼视力大减，眼前红光，不见物体。曾肌注氨肽碘、眼宁，内服安络血、丹参片、维生素C、芦丁等药月余乏效，要求中医药治疗。

证见：眼外观轮廓端好，隐隐透见金井深处呈一点殷红。视力检查：右 0.8，左指数/眼前 20cm。裂隙灯显微镜检查：玻璃体团状混浊，颞侧网膜有火焰状出血。自觉眼前黑花渐生，视物如隔绢纱烟雾。舌红，苔黄，脉弦数。

证属肝胆火炽，肝火上炎、热入营血、灼伤目中脉络，致血不循经、溢于络外，注入睛内，而致血溢金井。治宜清热凉血，降逆止血。

处以清经散改汤加味：丹皮、地骨皮各 15g，白芍、生地、青蒿、黄柏各 12g、茯苓、血余炭、茜草、生蒲黄、胆草、牛膝各 10g，藕节 6 段为引。5 剂，日服 1 剂，水煎分早晚服。

二诊：上药尽剂后，视力：右 0.8，左提高到 0.1。自觉眼前黑花减少，光感增强。裂隙灯检查：玻璃体团状凝血渐散，网膜出血已止，余证亦减，病情稳定，药证合拍，守方继服两地汤 5 剂，服法如上。

三诊：视力右 0.8，左增至 0.3+1，自觉光亮大增。裂隙灯检查：玻璃体团块状混浊物已变成棕黄色颗粒状，网膜出血斑迹已缩小变薄。凉血之剂久服必留痕，为防微杜渐，上方加入香附 12g，再服 5 剂。

四诊：视力：右 0.8，左 0.5+2。自觉症状消失。裂隙灯检查：玻璃体积血大部吸收，网膜出血斑减少。上方再增鸡内金 10g、三七 3g(另包冲服)，以达软坚散结、去瘀生新之意。服 5 剂，并要求患者汤剂尽后，改服补中益气丸 1 个月，以善其后。

五诊：1 个月后查视力：右 0.8，左 0.7+2。裂隙灯检查：玻璃体积血全部吸收，网膜残留白色斑痕，病告痊愈，随访 4 年，未见复发。——[郭廷赞.清经散新用举隅[J].北京中医杂志，1991，10(6)：44-45.]

案 9. 郭廷赞治鼻衄案

程某，女，39 岁，干部。1986 年 9 月 26 日初诊。

主诉：鼻出血不止 2 天。自 1984 年 10 月始出现鼻孔流血，此后，时断时续，不时举发，且每遇情绪激动则出血量增多，长达 2 年之余。1985 年 6 月曾在地区医院诊为“鼻小动脉出血”，给予多种止血剂未能收效，后以云南白药塞鼻始止。2 天前旧病再发，出血亦多，遂到地区医院就诊。建议其行“颈外动脉结扎术”。患者畏惧，转请中医治疗。

证见：鼻出血量多，血色鲜红，头痛头晕，口苦咽干，胸胁苦满，舌质红，苔黄，脉弦数。

证属肝火上炽，火迫血溢所致。治宜清热降逆，凉血止血。

处以清经散加味：丹皮、地骨皮、生地各 10g，青蒿、黄柏各 12g，茯苓、怀牛膝、仙鹤草各 15g，香附、胆草各 9g。5 剂，日 1 剂，水煎早晚饭后服。

二诊：上药尽剂后，鼻出血量明显减少，头痛头晕转轻，余证均有所改善。药已中病，原方继服 5 剂，服法如上。

三诊：鼻出血止，诸恙已瘥。当以缓调善后，予以逍遥丸调治月余，4 年宿疾告愈。随访至今，未见反复。

按语：“鼻衄”“血灌瞳仁”二病与清经散主治“经行先期”一病，虽然三病出血部位各异，但同属血证范畴。同具有阳、实、热的临床症状，诸如出血量多，头痛头晕，胸胁苦满，口苦咽干，舌质红，苔黄，脉弦数。其病机皆为肝火内炽，迫血妄行。然肝之性最急，宜顺而不宜逆，顺则气安，逆则气动，血随气为行止，气安则血安，气动则血动。倘若肝火循经上冲，血随火升，灼伤络脉，热迫血涌，注入睛内则为血灌瞳仁，溢于鼻窍则为衄血。热邪下行，扰动冲任，经血失守，流溢失常，致经血先期而量多。细究清经散之义，丹皮、青蒿、黄柏清热泄火；生地、地骨皮清热凉血；白芍和营敛阴；茯苓善理脾胃以助摄血之力；熟地易生地则为补肾阴之不足，泻肝火之有余。诸药相合，共奏清热泄火、养阴凉血之效，使热去阴不伤，血安病自愈。药证合拍，切中病机，故以清经散化裁治疗，每取佳效，此乃"异病同治"之法。——[郭廷赞.清经散新用举隅[J].北京中医杂志，1991，10(6)：44-45.]

案10. 钱伯煊治月经不调案

江某，女，15岁，未婚。1954年11月23日初诊。

主诉：月经淋沥20余日未尽。病史：患者13岁初潮，近1年经期延长至7~15天，周期缩短至20~28日，甚或一月两行。量少，色暗红转鲜红，无血块，无痛经。LMP 11月3日，月经淋沥至今未尽，量少，色鲜红，无血块，无痛经。平素喜食烧烤，手足心灼热，夜间为甚，盗汗，腰部酸痛，小便频数，色黄，大便秘结难解，舌尖红，苔薄黄，脉细数。

诊断：崩漏。辨证：阴虚血热。治法：滋阴清热，益肾止血。

处方：干地黄15g，丹皮9g，丹参9g，赤芍9g，白芍9g，白薇9g，黄柏9g，女贞子12g，墨旱莲12g，枸杞子12g，炒当归9g，仙鹤草9g，茜草6g，藕节炭12g。

按：本案中患者初潮后2年尚未建立规律的月经周期，月经量少色鲜红。手足心热，夜间盗汗，腰酸痛，乃是肾脏真阴亏虚之象。肾为封藏之本，精之处焉，精不足则肾阴虚，阴虚则血热妄行，故经行淋沥20余日未尽。治以清经凉血、滋补肾阴。方以自制清经方合左归饮加减。该病证如兼有虚阳上亢，再加生龙骨以潜亢阳；如兼肝阴虚，可加枸杞子、菊花以补肝阴；如相火盛，可加黄柏、知母以泻相火；如津液不足，可加麦冬、五味子以益气生津。——(《全国中医妇科流派名方精粹》)

89 清肝止淋汤

【方源】"妇人有带下而色红者，似血非血，淋沥不断，所谓赤带也。……治法须清肝火而扶脾气，则庶几可愈。方用清肝止淋汤。"(清·傅山《傅青主女科》)

【组成】白芍一两，醋炒(30g)　当归一两，酒洗(30g)　生地五钱，酒炒(15g)　阿胶三钱，白面炒(9g)　粉丹皮三钱(9g)　黄柏二钱(6g)　牛膝二钱(6g)　香附一钱，酒炒(3g)　红枣十个　小黑豆一两(30g)

【用法】水煎服。(现代用法：水煎服)

【功用】滋补肝肾，养血清热，平肝理气。

【主治】妇人血虚火旺，带下色红，似血非血，淋沥不断。肝肾亏虚、阴血不足、气滞血瘀所致赤带下。症见：带下而色红者，似血非血，淋沥不断，可伴见疲乏无力，腰酸膝软，心烦眠差，面色黄白少华，舌淡苔白或舌红苔少，脉细弱或浮弦。

【方解】方中白芍、当归、阿胶、小黑豆养血补肝；生地、丹皮凉血清肝；黄柏、牛膝清利湿热；香附理气调血。配合同用，使血旺而火自抑，火退则赤带自愈。此方但主补肝之血，全不利脾之湿者，以赤带之为病，火重而湿轻也。失火之所以旺者，由于血之衰，补血即足以制火。且水与血合而成赤带之症，竟不能辨其是湿非湿，则湿亦尽化而为血矣，所以治血则湿亦除，又何必利湿之多事哉！此方之妙，妙在纯于治血，少加清火之味，故奏功独奇。倘一利其湿，反引火下行，转难速效矣。或问曰：先生前言助其脾土之气，今但补其肝木之血何也？不知用芍药以平肝，则肝气行得舒，肝气舒自不克土，脾不受克，则脾土自旺，是平肝正所以扶脾耳，又何必加人参、白术之品，以致累事哉！

【临床应用】本方临床用于宫颈糜烂接触性出血、经间期出血、排卵期出血、慢性盆腔炎、子宫内膜炎等妇科病症。症见带下色赤，似血非血，或白带中带血丝，淋漓不断，伴有口苦咽干，心烦易怒，身有低热，手足心发热，纳呆便溏，舌质红苔少，脉弦细而数者，效果甚佳。

【药理研究】本方具有清热、镇静、镇痛、保肝、利尿、降压，促进红细胞和血红蛋白生成等作用。

【名医用方心得】

清·傅山："夫赤带亦湿病，湿是土之气，宜见黄白之色，今不见黄白而见赤者，火热故也。"傅氏指出："赤带亦湿病，带脉通于肾，而肾气通于肝。妇人忧思伤脾，又加郁怒伤肝，于是肝经之郁火内炽，下克脾土，脾土不能运化，致湿热之气蕴于带脉之间；而肝不藏血，亦渗于带脉之内，皆由脾气受伤，运化无力，湿热之气，随气下陷，同血俱下，所以似血非血之形象，现于其色也"，认为赤带亦属湿热之病，赤带一证，多与肝、脾、肾密切相关。患者或素体抑郁多怒伤肝，肝郁化火，心肝之火下注任带二脉，带脉失和；或肝旺脾弱，肝郁化热，脾虚湿阻，湿热交阻，蕴于任带，伤及血络而致病。傅氏述明"世人以赤带属心火之误"，提出病在肝脾，而且侧重肝经。病因肝郁克脾，致肝失收藏，脾失运化，肝血不足而火炽，脾不健运而湿聚，湿从火化，湿热之气蕴于带脉之间，随血而下，发为赤带。治法须"清肝火而扶脾气"，治法以清泄肝火、降火散郁为主,方用清肝止淋汤。通过补肝以达到去湿的目的。正如傅青主所说:“此方但主补肝之血……妙在纯于治血,少加清火之味。”使血生而火自平,肝舒而土自旺,则赤带自消。方中丹皮直入肝经,清肝之郁火,使肝火调而脾健,脾健则湿热无生化之源,为治病之本。且书中丹皮用量最大,傅氏言“血海太热血崩”即致“妇人有每行人道,经水即来,一如如血”,病因是“子宫血海因太热而不固”。“血海者,冲脉也,冲脉太热而血即沸”“有人道之感,君火动,以热招热血海泛滥”。大剂量使用丹皮以清血热,与白芍配伍以养肝血。——(《傅青主女科》)

近代·孔伯华:妇科疾病的主要病机是肝热脾湿。“肝热”是由于“近今之人,不知持满养精,不知克制心神,一味损耗真阴,阴虚则阳亢;人生主阴之脏为肾,与肾同源之脏是肝,肾肝均寄有相火,其系上属于心,君火一动,相火随之,相火动则肝肾之阴即伤,阴虚则阳亢,凡此势必皆足以造成阳常有余、阴常不足,此自然之理也。夫阳常有余,火也;阴常不足,热也;只不过有其虚实耳。更加之意淫于外、五志之动皆为火,于是形成热火相加之体而生热火相加之病”。对于“脾湿”为病,孔老认为:“饮食不节,劳倦,皆伤于脾;木气太过,肝气过亢,克伤于脾;甘虽生之,过反伤脾;忧愁不解,亦足伤脾;脾伤则病遂乘之……尤于土败木贼,湿气留滞,七情内伤,六淫外,饮食失节,房劳致虚,脾土之阴受伤,转运之官失序,遂致胃虽纳谷,脾不运化,阳自升而阴自降,乃成天地不交之否,于是清浊相混,隧道塞壅,气留血滞,郁而不行,胀满遂作,湿气内停。至如饮食过饱,脾为之伤,脾伤则气馁,气馁则湿停,湿停则痰生。”先生在书中还明确指出:“十数年来临证中,湿家兼热致病者十有八九……盖湿热之由来,乃木旺土衰,木气乘于土败而贼之所致也……当今医者不可不察。”——(《孔伯华医籍》)

今·蒲辅周:赤带:似血非血,淋漓不断,乃湿热兼肝火,宜用清肝止淋汤。处方:白芍五钱(醋炒),当归五钱(酒洗),生地五钱(酒炒),阿胶三钱(白面炒),粉丹皮三钱,黄柏一钱半,牛膝二钱,香附二钱(酒炒),红枣十个,黑豆五钱。——(《现代中医名家妇科经验集二》)

今·冉青珍:此方非纯补肝血,实际上清肝经之热与湿亦有。在临床中凡有口苦咽干,心烦,急躁易怒,乳房胀痛,小便黄,有灼热感,大便干,舌质红,苔黄,脉弦数或弦滑,证属肝经湿热所致的妇科异常出血性疾病,皆可以随症加减治疗。——[何才燕,冉青珍.冉青珍主任医师清肝止淋汤治疗妇科出血性疾病验案举隅[J].光明中医,2017,32(24):3542-3543.]

今·任光荣:本方临床用于宫颈糜烂接触性出血、经间期出血等妇科病证,症见带下色赤,似血非血,或白带中带血丝,淋漓不断,伴有口苦咽干,心烦易怒,身有低热,手足心发热,纳呆便溏,舌质红苔少,脉弦细而数者,效果甚佳,治愈病例较多;应用本方时,如患者带下色赤如血,量多者,可加黑荆芥穗、生地榆等引血归经而止赤带;接触性出血,白带中常有血丝者,可加山药、黄柏(加至三钱)、茯苓、黑荆芥穗等补脾肾,泻阴火,止赤带;低热,手脚心热者,可加知母(盐水浸)、地骨皮、炒栀子等滋阴清热除烦;心烦,睡眠不安者,可加炒酸枣仁、茯神、远志等安神养心。——[任光荣.《傅青主女科》带下五方的学习应用体会[J].甘肃中医,2008,20(11):2-4.]

今·刘云鹏:妇女素体血虚,又加郁怒伤肝,肝经湿热内炽,下乘脾土,临床常见赤白带交替而下,气味极为腥臭,妇科检查多为晚期子宫颈癌或子宫体癌。此种疾病以老年妇女为多,治宜“清肝火而扶脾气”,再加解毒药味,方用清肝止淋汤加减。此病目前虽无特效方药,若按本法治疗,可冀缓解症状、延长生命。方药组成:酒当归30g,炒白芍30g,生地15g,黄柏6g,阿胶9g(烊化),牛膝6g,丹皮9g,沙参30g,黑小豆30g,红枣10枚,制香附3g。——(《中

国百年百名中医临床家丛书:刘云鹏》)

【名医验案选录】

案 1. 冉青珍治崩漏案

马某,女,23 岁,已婚未育,广东人。2014 年 1 月 18 日初诊。

主诉:阴道出血伴下腹隐痛 10 余天。平素月经周期 30 天,经行 5 天,血量中等,无痛经、血块。末次月经为 2013 年 12 月 25 日。曾于 1 月 3 日口服紧急避孕药,1 月 5 日开始少量阴道出血,淋漓不尽,持续至今。

刻见:下腹隐痛,阴道出血,需用普通日用卫生巾,已湿 1/4,心烦易怒,口苦咽干,大便干结,尿黄,舌质淡红、苔薄黄、脉弦数。消毒下妇检:外阴已婚型,阴道见少量血污,宫颈光滑,子宫前位,宫体大小正常,质中,活动可,无压痛,双侧附件未及增厚、包块、压痛。查尿妊娠试验阴性。

诊断为崩漏。证属肝经湿热型。

处方:酒白芍 15g,当归 15g,香附 10g,牡丹皮 10g,酒川牛膝 10g,生地黄 10g,阿胶(烊服)10g,红枣 10g,海螵蛸 10g,金樱子 10g,侧柏炭 10g,炒黄柏 5g。嘱每剂以 10 粒黑豆入药,共 3 剂,水煎服。

2014 年 1 月 25 日(二诊):服药 1 天后血止,诸证皆有显著改善,现月经未来潮。刻见:头痛,以太阳穴为主,口干口苦,带下量多,黄白相间,质黏,无异味,舌淡红、苔薄黄、脉细。调方为小柴胡汤加减。

处方:柴胡 15g,党参 15g,炒薏苡仁 15g,茯苓 15g,黄芩 10g,法半夏 10g,浙贝母 10g,天花粉 10g,防风 10g,陈皮 5g,枳壳 5g,紫苏梗 5g。共 4 剂,水煎服。

按语:崩漏,首见于《素问·阴阳别论》,是指经血非时暴下不止或淋漓不尽,前者谓之崩中,后者谓之漏下。崩与漏出血情况虽然不同,但两者常交替出现,故概称崩漏。本病相当于现代医学上的功能失调性子宫出血。此病多发生于青春期和围绝经期妇女,既是妇科常见病、多发病,又是妇科常见难治疾病之一。患者为青年女性,久居岭南湿热之地,湿热困阻肝经,且肝藏血及主疏泄的功能主导着月经的规则来潮,肝疏泄失职,经血不能如期行止,则发为崩漏。子病及母,肾为冲任、气血、月经之本,肝经湿热传肾,迫血妄行。热胜于湿,津液受伤,故见口干、大便干、尿黄。《黄帝内经》曰:“肝足厥阴之脉……循股阴,入毛中,过阴器,抵小腹。”下腹为肝经循行之处,肝经湿热,经络不通,不通则痛,故见下腹隐痛。方中白芍、生地黄、当归养血柔肝,阿胶滋阴养血,并引血归经,牡丹皮清肝泻火,香附疏肝解郁,茯苓利水渗湿,川牛膝引药下行,山药健脾补肾,红枣益脾养血,黄柏清热燥湿,黑豆入肾,为引,与黄柏相伍,兼清肾之湿热;金樱子、海螵蛸、侧柏炭补肾固涩,凉血止血。诸药合用可清肝经之湿热,同时顾护脾肾而不伤本,使阴长血旺,热不化火,出血自止。患者已有津伤的症状,清肝利湿不可太过,需严格把握度,中病即止。然而湿性缠绵,热易去而湿难除,湿性缠绵,易阻滞肝经而化热。患者服药后仍有口干口苦,知肝经之湿热尚未尽除,此时为湿重于热,不可更用清肝止淋汤,治宜疏肝理气,祛风胜湿,兼养阴。冉主任结合路老“调脾为主”及“治湿”之法——温、燥、化、宣、通、渗,拟小柴胡汤加减。方中以柴胡疏肝,黄芩清热燥湿,二药相合,防止肝经湿郁化热;茯苓、炒薏苡仁健脾、淡渗利湿,法半夏燥湿,党参、浙贝母、天花粉养阴生津,陈皮、紫苏梗健脾、理气、化湿,枳壳疏肝行气;防风,入肝经,祛风,兼宣通肝经之气以除湿。湿不宜迅去,否则更伤津液,宜缓图之。冉主任考虑患者已有津伤在先,不可一味祛湿,故在祛湿的同时酌加养阴生津之品。——[何才燕,冉青珍.冉青珍主任医师清肝

止淋汤治疗妇科出血性疾病验案举隅[J].光明中医,2017,32(24):3542-3543.]

案2. 冉青珍治经期延长案

曾某,女,32岁,已婚育(1996年剖宫产一孩),广东人。2014年10月29日初诊。

主诉:经行10余天干净。平素月经28~33天,经行9~12天,血量中等,第1~4天少量黑褐色出血,后量增多,夹少许血块,经行第1~2天下腹坠胀疼痛,经前1周及经期乳房胀痛。LMP 2014年9月27日,10天干净。

刻见:乳房胀痛,口苦无口干,纳一般,舌暗红,苔黄厚腻,脉弦滑。

诊断为经期延长,证属肝经湿热型。

处方:当归15g,白芍15g,益母草15g,炒黄柏10g,酒川牛膝10g,生地黄10g,香附10g,牡丹皮10g,红枣10g,苍术10 g,炒薏苡仁30g,刘寄奴10g,阿胶(烊化)5g。嘱每剂以10粒黑豆入药,共5剂,水煎服。嘱患者经期继续服药直至服尽5剂以待月经干净后复诊。

2014年11月12日二诊:服药后于10月30日月经来潮,经行7天,月经量中等,经期腹痛有所减轻,余诸证皆改善。

按语:经期延长始见于《诸病源候论》,是指月经周期正常,经期超过7天以上,甚至2周方净,一般归于西医有排卵性功能失调性子宫出血范畴。中医认为本病的常见病因有虚、热。然而冉主任在临证中发现,肝经湿热也是常见证型。方拟清肝止淋汤加减。方中当归、白芍、阿胶、生地黄补血养血以柔肝;香附疏肝经之气;牡丹皮凉血止血;黄柏炒用,去其寒凉之性,取其入下焦,清下焦之湿热;牛膝酒制,逐瘀通经,与黑豆同为引药,并引诸药下行,刘寄奴、益母草通经化瘀以止血,止血而不留瘀;薏苡仁健脾化湿,炒用化湿之力更强;苍术健脾燥湿;红枣调和诸药。本例患者湿重于热,兼有血瘀之象。冉主任认为,湿性黏滞,易趋下焦,致气机不利,气血运行不畅,需辨清湿热的偏重,用药勿过于寒凉,祛湿勿忘化瘀。——[何才燕,冉青珍.冉青珍主任医师清肝止淋汤治疗妇科出血性疾病验案举隅[J].光明中医,2017,32(24):3542-3543.]

案3. 冉青珍治产后恶露不绝案

范某,女,31岁,已婚育(2014年6月顺产一孩),广东人。2014年9月2日初诊。

主诉:顺产后2个月恶露未干净。现哺乳期。诉顺产后恶露未净,断断续续,2周前自感血量增多如经量,后血净5天,昨日又出现少量阴道出血,暗红色,需用卫生巾。消毒下妇检:外阴已婚型,阴道见少量血污,宫颈口闭合,宫颈中度炎症,子宫前位,宫体增大如孕40天,质软,活动可,无压痛,双侧附件未及增厚、包块、压痛。查尿妊娠试验阴性。

刻见:阴道少量褐色出血,心烦易怒,腰酸,口干,纳一般,大便干,小便黄,舌红,苔黄,脉弦细。

诊断为恶露不绝,证属肝经湿热型。

处方:当归15g,酒白芍15g,阿胶(烊化)10g,生地黄10g,红枣10g,香附10g,牡丹皮10g,酒川牛膝10g,金樱子10g,茜草10g,炒黄柏5g,五味子5g。嘱每剂以10粒黑豆入药,共3剂,水煎服。随访已治愈。

按语:产后恶露不绝首载于《金匮要略》。恶露是指新产后有余血浊液从子宫通过阴道排出,可分为血性露、浆液性恶露、白色恶露。在正常情况下,产后恶露一般在20天内便完全排尽,若持续3周以上仍淋漓不断者,称产后恶露不绝。历代医家治疗产后恶露不绝多从虚论治。《景岳全书·妇人规》云:"产后气血俱去,诚多虚证。"冉主任临证时发现,产后恶露不绝亦可从肝经湿热论治,指出此证多虚实夹杂,慎不可单作诸虚不足治之,需攻补兼施,避免滞留之邪伤正困脾。本例患者辨证为肝经湿热，方中当归、阿胶、生地黄补血养血柔肝；白芍酒制，入肝，敛肝阴，柔肝以养血；香附疏肝；牡丹皮凉血止血；酒川牛膝补肾，活血化瘀，与黑豆同为引药，引药入肾；黄柏，入下焦，炒用，去其苦寒之性，燥湿之力更强；五味子收敛固涩，益气生津；金樱子补肾固涩止血，茜草凉血止血，两者合用止血而不留瘀；红枣调和诸药。冉主任认为：产后虚证不可忽视，患者表现一派热象，遣方用药却不可过用寒凉，亦不可燥湿太过，清肝经湿热的同时，需固涩养阴。——[何才燕，冉青珍.冉青珍主任医师清肝止淋汤治疗妇科出血性疾病验案举隅[J].光明中医，2017，32(24)：3542-3543.]

案 4. 刘春生治经间期出血(排卵期出血)案

赵某，女，42 岁，干部。1995 年 7 月 12 日初诊。患者 5 个月前，值经间期与人发生口角，后出现阴道出血，量较少，色鲜红，持续 1 天。以后每逢经间期出血，且血量渐多，持续 2~3 天，并伴有少腹坠胀疼痛、腰酸、口渴、急躁易怒、纳呆。此次出血量多，伴随症加重，月经量多色红，夹杂少量血块，经前乳胀，少腹痛，白带多、无臭味，孕 4 产 2，末次月经 6 月 29 日，查：舌质淡红微暗、苔薄黄，脉弦滑。

证属肾虚肝郁，冲任失和。治以滋肾清肝，调和冲任。方用清肝止淋汤加味。

药用：香附 10g，白芍 15g，生地黄 12g，续断 12g，菟丝子 15g，香附 10g，阿胶 9g(烊化)，怀牛膝 12g，牡丹皮 15g，黄柏 10g，黑豆 15g，大枣 6 枚。每日 1 剂，水煎服。

服药 1 剂后，血少，2 剂尽血止，4 剂后伴随症状消失。嘱每次经净后服药 4 剂，注意调节情绪，随访 5 年未复发。

按语：经间期是女性肾气充足，气血调和，阴阳平衡时期。本例患者由于平素经量较多，导致血虚不足，加之情绪波动，肝失条达，气郁化火下扰冲任则经间期出血。“腰为肾之府”，肾虚不足，则腰酸腿困，肝火上炎则口渴，急躁易怒；肝郁犯脾，脾运不健则纳呆；带脉不固则带下量多；气滞湿阻于少腹，经脉不通则少腹坠胀疼痛。故治以当归、白芍、生地黄、阿胶养血填精；黄柏、牡丹皮清肝凉血；香附理气解郁，活血祛瘀止痛；怀牛膝、续断、菟丝子、黑豆益肾固本，调和冲任；全方标本兼顾，使其郁火除，气血和，精血充足而诸症除。——[刘春生.赤带下《傅青主女科》医方集解系列(Ⅵ)[J].中国中医药现代远程教育，2017，15(6)：54-55.]

案 5. 刘春生治赤带案

赵某，女，33 岁。1990 年 3 月 20 日初诊。患赤带 4 年余，水血杂下，淋漓不绝，每当小便时并下红津。月经基本正常，某院查为宫颈糜烂Ⅱ度。除时有恶心外，饮食、二便调，舌边红，苔薄燥少津，脉细数而关弦。

属肝经郁热，湿从火化，水血并下，合而为赤带之证。

先拟丹栀逍遥散去术，加生地黄、橘皮、竹茹水煎服。

二诊：症情小有改善，改用傅氏清肝止淋汤原剂进服。服此方后，赤带减少，思其久治不愈，盖因阴络受损，瘀滞不清之故，随加丝瓜络、桑叶、竹茹轻泄通络之品，10 剂而愈。

案 6. 刘春生治崩漏案

李某，女，35 岁。1990 年 10 月 25 日初诊。产后月经失调 3 年，8 个月来出血加重，周期紊乱，量多如注，色鲜红或有块，伴腹痛头晕，口渴心悸，纳食及二便尚好。B 超查宫腔未见异常。查血小板及凝血机制正常，血红蛋白 70~85g/L。舌色淡无苔，脉细数。诊为功能失调性子宫出血，曾用调整周期疗法，未获效，而来诊。

辨证为肝血不足而火炽，血热妄行致崩。

拟清肝止淋汤去牛膝，加地榆、茜草炭、续断。

服4剂出血明显减轻，继用4剂而血止。予清海丸善后调理而病愈。——［刘春生.赤带下《傅青主女科》医方集解系列（Ⅵ）［J］.中国中医药现代远程教育，2017，15（6）：54-55.］

案7. 刘春生治经间期出血案

许某，女，24岁，已婚半年。1990年3月20日初诊。患者素体消瘦，婚前月经基本正常，自结婚以来，月经过后12天左右，即见少腹、乳房憋胀，烦热，阴道有少量血流出，色深红，持续三四天即止，伴头晕口苦，烦热善怒，就诊时正值经期刚过。患者曾在别处就诊，持已服过的处方，系《医学衷中参西录》的"安冲汤"，效果不佳。

查：颜面潮红，时欲太息，舌质赤，苔白略黄，脉弦略数，右关稍细。

诊断：经间期出血（阴虚肝热、脾虚气陷）。

治疗原则：滋阴清肝，健脾止血。

处方：清肝止淋汤加减。白芍药30g，当归15g，生地黄20g，牡丹皮10g，黄柏10g，肾形小黑豆30g，阿胶10g（烊化），旱莲草15g，女贞子15g，焦荆芥穗10g，大小蓟各10g，大枣9枚。水煎服，1日1剂。

在行经后期，连服8剂停药，未见经间期出血，且下次月经未至，于月经尽后56天尿妊娠试验（+）。——［刘春生.赤带下《傅青主女科》医方集解系列（Ⅵ）［J］.中国中医药现代远程教育，2017，15（6）：54-55.］

案8. 刘春生治经期延长案

刘某，女，22岁，未婚。1959年8月20日初诊。该患者素体娇弱，因情志不遂，致经期延长半月。色深红量中等。伴胸闷口苦，五心烦热，眠差梦多，乳房憋胀，胃纳不香。查：颜面潮红，表情抑郁，时见太息，舌赤、苔薄黄，脉弦略细，右关较弱。

诊断：经期延长（肝热脾虚）。

治法：清肝健脾，养血止血。

处方：清肝止淋汤加减。当归15g，白芍30g，生地黄15g，阿胶10g（烊化），牡丹皮10g，黄柏8g，香附5g，肾形小黑豆30g，红枣10枚，女贞子15g，旱莲草15g，焦荆芥穗10g，海螵蛸15g。水煎服，1日1剂。

服2剂后已无血，嘱下次行经第5天再服2剂。以后经至转为正常。——［刘春生.赤带下《傅青主女科》医方集解系列（Ⅵ）［J］.中国中医药现代远程教育，2017，15（6）：54-55.］

案9. 经间期出血案

张某，女，41岁。1999年3月24日初诊。半年来，每遇月经周期第12天又见红，苔黄腻，脉弦细。

辨证：湿热熏蒸，扰动血室。

治法：清利湿热。

处方：清肝止淋汤。当归15g，白芍15g，生地25g，丹皮12g，黄柏12g，地榆25g，香附15g，白茅根15g，车前草30g。3剂，水煎服，日1剂。

二诊：出血止，日1剂。

三诊：白带量多，加白果10g。3剂，除湿止带。——（陈蓉《月经带下病》）

案10. 刘云鹏治宫颈癌案

魏某，女，63岁，已婚，住沙市市中山路人民银行。1979年1月7日初诊。

患者绝经15年，1977年1月阴道出血，开始量不多，至9月出血量增多，在武汉市确诊为"宫颈癌"。来我院服加味"清肝止淋汤"后阴道出血减少,腹坠胀减轻,纳食增加。血止后,白带多,解大便时阴道仍出血,但量不多,口干欲饮,小便频数,右脉沉弦软,左脉沉弦,舌质淡红略暗,舌苔薄黄。

诊断:崩漏。证属肝血不足,湿热毒邪下注。

治则:养血清肝,解毒止带。

清肝止淋汤加减:甘草 3g,白芍 30g,熟地 15g,女贞子 15g,黄柏 9g,牛膝 6g,旱莲草 15g,当归 30g,香附 6g,丹皮 9g,沙参 30g,小黑豆 30g,阿胶(兑)12g,大枣 9g,白花蛇舌草 30g。5 剂。

二诊:1979 年 1 月 24 日。患者服上方共 15 剂,大便时阴道已不出血,近日觉小腹膨胀,纳食后尤甚,面部微肿,白带仍多,大便 3 天 1 次,干结。脉沉弦软,舌质淡红,舌苔黄。继续清肝活血,解毒止带,佐以理气消肿。

方用清肝止淋汤加减:当归 9g,白芍 18g,香附 9g,小黑豆 30g,丹皮 12g,牛膝 9g,黄柏 9g,大腹皮 9g,甘草 3g,木香 6g,槟榔 15g,五加皮 9g,陈皮 9g,茯苓皮 9g。3 剂。

三诊:1979 年 2 月 5 日。患者 1 个月来阴道未出血,但白带仍多,小腹胀,现感口干,喜冷饮,恶心呕吐,面部仍肿,纳食无味。脉沉弦软,舌质淡红,舌苔薄黄,舌边有齿印。

证属脾虚湿肿,胃失和降。治宜健脾和胃,利水消肿。

方用六君子汤合五皮饮加减:党参 12g,白术 9g,陈皮 9g,茯苓皮 15g,沙参 30g,甘草 3g,砂仁 3g,女贞子 12g,半夏 9g,山药 30g,生姜皮 9g,桑白皮 9g,大腹皮 9g,旱莲草 12g,白花蛇舌草 30g。5 剂。

随访:1 年后访问,患者云服上方后症状减轻,停药后病状加重,乃于症状加重时又服上方,延续至现在。

按语:子宫颈癌、子宫内膜癌为妇女生殖器最常见之恶性肿瘤,其中晚期均以出血、排液、腹痛为主症,属中医之阴疮、癥瘕、五色带范畴。多由七情郁结,气滞血瘀,外因湿热,毒邪内侵,积聚胞中而成。《医宗必读》谓:"积之成毒,正气不足,而后邪气踞之。"患者为 63 岁老年妇女,确诊为子宫颈癌,阴道出血达 2 年之久,并表现出肝血不足,热毒下侵等候。刘老以加味清肝止淋汤中之当归、白芍、生地、丹皮养血凉血平肝;阿胶、沙参、二至丸养阴止血;黑豆、黄柏、甘草、白花蛇舌草清热解毒;牛膝引药下行直达病所,而且活血;香附舒理肝气使全方补而不滞;大枣、沙参、甘草益气祛邪而扶正。药后肝火渐清,毒邪得挫,出血得止。而中虚气滞之象显露,在继续清肝解毒的同时,施以理气之药,逐步过渡到以调理脾胃为主,扶正祛邪以巩固效果。清肝止淋汤乃傅青主治赤带之方,傅氏谓"此方之妙,妙在纯于治血,少加清火之味,故奏功独奇"。刘老在此方养血清肝的基础上加入沙参 30g、白花蛇舌草 30g,以加强养阴解毒之功,名为加味清肝止淋汤,用于妇科恶性肿瘤,可收止血止带、缓解症状之功。——(《中国百年百名中医临床家丛书:刘云鹏》)

案 11. 高维岱治赤带案

粟某,女,25 岁,住子洲县马镇乡袁家坝。1960 年 4 月 12 日初诊。每次月经过后,阴道流红色似血非血之黏稠物,淋漓不断,伴少腹坠痛,发热心烦,乏无力。脉浮滑而数。

病属肝脾不和,湿热下注之赤带。治宜清肝扶脾。

方药:傅氏清肝止淋汤。当归一两(30g),白芍五钱(15g),牛膝二钱(6g),生地四钱(12g),阿胶三钱(9g),丹皮三钱(9g),黄柏二钱(6g),香附二钱(6g),小黑豆一两(30g),大枣 10 枚为引。水煎服,3 剂。

二诊:药后阴道所下之物渐止,少腹坠痛减轻。再服2剂。

三诊:带止痛停,唯觉发热,口干,心烦,不思饮食,疲倦。脉浮重按无力。此乃脾虚气阴不足。继用生黄芪一两(30g),生山药一两(30g),生地一两(30g),五味子三钱(9g),水煎服,2剂。

四诊:药后诸症消失,饮食增加,更令服"新美乐"5盒以善其后。

按语:本案辨为赤带。肝郁化火,下克脾土,脾土失运,湿热下注为其主要病机。清肝扶脾,立法确当。凡此,傅氏主张但补肝之血,而不利脾湿。并释之曰:"不知芍药以平肝,则肝气得舒,肝气舒自不克土,脾不受克,则脾土自旺,是平肝正所以扶脾耳。"投以清肝止淋汤,选方亦巧,显见颇得傅氏薪传。——(《榆林百年医粹》)

90 两 地 汤

【方源】"又有先期经来只一二点者，人以为血热之极也，谁知肾中火旺而阴水亏乎。……治之法不必泄火，只专补水，水既足而火自消矣，亦既济之道也。方用两地汤。"(清·傅山《傅青主女科》)

【组成】大生地一两，酒炒(30g) 元参一两(30g) 白芍药五钱，酒炒(15g) 麦冬肉五钱(15g) 地骨皮三钱(9g) 阿胶三钱(9g)

【用法】水煎服。(现代用法：药煎好后，阿胶入药汁中烊化)

【功用】滋阴补液，壮水制火。

【主治】

1. 月经先期用于虚热证，可见经来先期，量少或量多，色红，质稠，或伴两颧潮红，手足心热，舌红，苔少，脉细数。

2. 经期延长用于阴虚血热证，可见月经持续八九日至10余日，量少，色红，质稠，咽干口燥，或有颧红，潮热，或见手心灼热，舌质红少津，苔少或无苔，脉细数。

3. 月经过多用于肾虚血热证，可见经来量多，色红，质黏稠，常伴心烦口渴，尿黄，便结，舌质红，苔少脉细数。

4. 经间期出血用于肾阴虚证，可见经间期出血量少，或稍多，色红，无血块，腹不痛，头昏腰酸，夜寐不熟，便艰，尿黄，舌红，脉细弦略数。

5. 崩漏用于虚热证，可见经乱无期，出血淋漓不尽或量多，色鲜红，质稍稠，头晕耳鸣，心烦潮热，或小便黄少，或大便干结，舌质红，苔薄黄，脉细数。

6. 产后发热用于阴虚火旺证，可见产后午后潮热，颧红口渴，头晕腰酸，入夜盗汗，大便干燥，舌红苔少，脉细数。

7. 不寐用于阴虚火旺证，可见心烦不寐，心悸不安，头晕，耳鸣，健忘，腰酸梦遗，五心烦热，口干津少，舌红，脉细数。

8. 盗汗或自汗用于阴虚火旺证，可见夜寐盗汗，或有自汗，五心烦热，或兼午后潮热，两颧色红，口渴，舌红少苔，脉细数。

【方解】此方之用地骨、生地，能清骨中之热。骨中之热，由于肾宫之热，清其骨髓，则肾气自寒，而又不损伤胃气，此治之巧也。况所用诸药，又纯是补水之味，水盛而火自平理也。方中生地、玄参、麦冬养阴滋液，凉血清热，地骨皮泻肾火，除骨蒸；阿胶、白芍养血益阴。配合成方，共奏滋阴补血，凉血清热之功。

【临床应用】

1. 青春期功能失调性子宫出血　用于虚热证，可见少女反复出现不规则子宫出血，量多如注或量少淋漓难净，血色鲜红，伴有头晕，心烦，或有手足心热，口干，舌质红，脉细数。

2. 精液不液化　用于阴虚火旺证，可见不育，手足心热，可兼有腰酸乏力，目涩耳鸣，多梦遗精，头晕健忘，面易烘热，舌质红，脉细数。精液检查示精液液化时间超过1小时。

3. 精液量少　用于阴虚火旺证，可见精液量少，乏力，口干，心烦失眠，舌质红，苔薄白，脉细数。

4. 黄体功能不全　用于虚热证，可见月经先期，经色鲜红，量少，潮热颧红，口干，舌红少津，脉细数。基础体温示双相型，黄体期较短。

【药理研究】

1. 对生殖、内分泌系统的作用　两地汤煎剂可有效降低模型大鼠血清中的促性腺激素FSH、LH、RPL水平，增高其血清 E_2 水平；并能明显增加其子宫质量、阴道上皮细胞角化程度；还可降低其升高的肛温；表明两地汤煎剂对拟围绝经期阴虚内热大鼠紊乱的生殖、内分泌系统具有明显正向调节作用，可有效缓解阴虚内热症状。

2. 对血液系统的影响　该方具有抗血小板聚集、抗血栓形成，即活血的作用，还可抑制纤溶酶及纤溶酶原活性，可缩短阴虚血热型月经先期患者的凝血酶原时间、部分活化凝血酶原时间，能增加其血小板计数，可改变血液流变性，具有补血以及止血作用。

3. 抗炎　该方能抑制毛细血管通透性增高、组织水肿及慢性炎性损伤。

4. 对神经内分泌的作用　该方可以调节下丘脑-垂体-卵巢轴的功能，改善生殖内分泌，调节神经递质，提高机体的免疫能力，改善血脂及骨代谢等，从而从整体上调整神经内分泌免疫网络。该方还可促使雌激素分泌水平升高，成熟卵泡发育，改善卵巢、黄体功能，促使下丘脑-垂体-卵巢轴恢复正常调节人体内分泌的功能。

5. 对中枢神经系统的作用　该方能调节中枢神经系统，具有解热、镇痛、降温等作用，有效缓解伴随症状。

【名医用方心得】

清·傅山：又有先期经来，只一二点者，人以为血热之极也，谁知肾中火旺而阴水亏乎。夫同是先期之来，何以分虚实之异……先期者，火气之冲；多寡者，火气之验。故先期而来多者，火热而水有余也；先期而来少者，火热而水不足也。倘一见先期之来，似以为有余之热但泄火而不补水，或水火两泄之，有不更增其病者乎？治之法不必泄火，只专补水，水既足，而火自消矣，亦既济之道也。此方之用地骨、生地，能清骨中之热。骨中之热由于肾经之热，清其骨髓则肾气自清，而又不损伤胃气，此治之巧也。况所用诸药，又纯是补水之味，水盛而火自平理也。

世人一见血崩，经常用止涩之品，虽亦能取效于一时，但不用补阴之药，则虚火易于冲击，恐随止随发，以致经年累月不能痊愈。盖血崩者，阴血妄行，气随血脱，虚火上浮，气血两虚，冲任受损。此时若用止涩之品，已虚之阴血不能复，已浮之火不能收，虽然止涩一时，然虚火易于迫血妄行，再度血崩。不只补血，更重补气。方妙在不只止血而惟补血，又不只补血而更补气。益血崩者、血尽去，妇人以血为本，故宜补血，而此时气仅存一线之机，若补血而遗气。恐有形之血不能速生，而无形之气易散。——(《傅青主女科》)

近代·程门雪：经行先期量少，火热而水不足也，用《傅青主女科》两地汤。方用大生地一两，酒炒配地骨皮清热而又养阴；麦冬、阿胶、白芍、玄参，均为滋阴之味，阴盛水旺则火自平，壮水之主以制阳光法也。——(《书种室歌诀二种》)

今·黄可佳：月经病主要责之为肾虚，月经先期是月经病的一种，其基本病机为肾虚冲任不固。肾虚分为肾气虚、肾阴虚和肾阳虚。冲任之本在肾，肾气不足，封藏失司，冲任不固，月经提前；若女子肾阴虚日久，阴虚生内热，热扰冲任，冲任不固，经血妄行，月经提前；认为月经先期的病机主要是肾虚，但临床上单一病机出现较少，临证应注意辨证及舌脉相参，往往同一患者有两种或多种病机同时存在,出现虚实夹杂。他认为肾阴虚则阴虚生内热,热伏冲任,伤及胞宫,血海不宁,迫血妄行,发为月经先期。主要证候:月经周期提前,量多或量少,色红,质稠;伴形体消瘦,两颧潮红,咽干口燥,手足心热,腰膝酸软;舌质红,少苔,脉细数。治法:补肾固冲、养阴清热调经。方用两地汤加味治疗。——[温雯.黄可佳教授运用补肾法治疗月经先期的经验总结[D].沈阳:辽宁中医药大学,2012.]

今·张志远:以之验诸临床,详究细审,识见日深。提出本方适应的病因病机是,素有内热,或过食辛辣,或久处高温环境而感受热邪,或大怒伤肝、郁而化火,或突由寒冷地区新迁炎热地区,或误服温补肾阳暖宫种子或辛香走窜之药,损伤冲任二脉,导致血热妄行。与之相应的病证,则有月经周期超前、经量过多、功能失调性子宫出血、产后子宫感染、恶露不绝等。若加贯众、鸡冠花、地榆、黄芩等味,则效果尤佳,以其能清热解毒、凉血止血之功,特别适于下焦血热之疾患;若加青蒿、丹皮,以其清热退蒸之功,适于骨蒸潮热者。此确为经验之谈。——[刘桂荣.张志远教授妇科方药摭拾[J].中医函授通讯,1993,12(3):28-29.]

今·张晓丹:肾为先天之本,主藏精,随着肾中精气不断充盛,肾中真阴不断充实,天癸产生,促使任脉之气通,冲脉之血盛,气血相资灌注于胞宫而化为月经。《校注妇人良方》:"肾气全盛……经血即盈,应时而下。"只有肾阴充实,精血旺盛,月经才能潮之有期。因此在治疗阴虚血热型月经先期时,多选用滋阴清热调经方药调理月经,常选用清经散、青蒿鳖甲汤等方药,其中清经散、两地汤为常选。清经散、两地汤均为清代名医傅青主治疗血热型月经先期的专用方,前者具有清热凉血、滋肾养阴、调经止血之功,而后者偏于滋阴清热,用于肾水不足,虚热内炽,量少色红,质黏稠,伴有潮热、盗汗,咽干口燥,舌红苔少,脉细数无力之月经先期者。临床中,以两地汤为基础方进行加减,经过数十年的治疗经验总结,形成了效果显著的独特方药:加味两地汤。——[范道艳,张晓丹.张晓丹教授运用两地汤治疗月经先期量少的临床经验[J].中医临床研究,2014,6(23):89-90.]

今·戴德英:肾为人体真阴真阳之根,肾与冲任月经的关系最为密切,所以阴虚血热的月经先期往往伴随肾阴虚的症状,如腰酸、头晕等,故凡是由于长期的慢性消耗性疾病和慢性失血而引起的阴血亏虚、虚热内生、肾阴不足、阴虚火旺等出现的月经先期、量少,均可以用两地汤进行加减治疗。临床上辨证要点是月经先期量少,色绛红,舌红苔少,脉细数无力等。若午后及夜间潮热、颧红、手足心热等症出现的,应在原方基础上加白薇、鳖甲、牡丹皮等以增加滋阴清虚热的作用;若见肾阴亏虚腰酸的宜加桑寄生、菟丝子、枸杞子等以补肾强腰;若夹经行腹痛的加金铃子散以理气行血止痛;若有纳食减退的加神曲、谷麦芽、山药以健运脾胃;若出血量多的可加黄芩炭、茜草炭、生蒲黄等以凉血;夜寐欠佳的加夜交藤、合欢皮以安神;气血可分不可离,关系最为密切,故可加制香附、川楝子等以理气调经;益母草、月季花、泽兰叶以活血调经,祛瘀生新。因为是阴血亏虚,故还应在经后适当加用养血滋阴之品,以巩固疗效。临床上依此加减灵活运用。

(1)临床上阴虚血热型月经先期较为多见,凡先期,量少,色绛红,舌红苔少,伴五心烦热为主的患者均用两地汤加减治疗,效果理想。但在治疗时必须注意,此方是滋阴补水为主,清热作用甚弱,若为实热型,治拟清热凉血,方用清化饮,如用两地汤则效果不佳。

(2)本方应用后,一定要连服3个周期,并且第二次服药最好在经前来复诊,这样第一次可以推迟早来。再者等其来经时中药完全生效,能发挥益水之源、以制阳光的作用,阴血互化。虽方中以补阴水为主,但亦是补血之意,阴血充足,血海平静,经亦自调。

(3)在服此方时,若见效后,第二次来经时,最好还以此方为主,不要改变主要药味,一般除非夹有其他疾病，均应坚持依此方加减治疗 2~3 个周期，平时可以不服药，或用些补血养阴之品，能增加其效果，但仍可加减应用。——(《戴德英妇科临证经验集》)

今·夏桂成：治疗月经先期之阴虚火旺。主张治疗阴虚火旺一般有 3 种方法：一种是凉血清热、泻火坚阴的方法，如先期汤；一种是滋阴清火合用，既滋阴养血，又组合凉血清热，如保阴煎、大补阴丸等；另一种是壮水之主，以制阳光的方法，即专补其阴水，不必泄火，两地汤属此类。——(《妇科病名方》)

【名医验案选录】

案 1. 张晓丹治月经先期案

患者，女，39 岁，孕 1 产 1。2013 年 8 月 13 日初诊。

主诉：月经先期量少 1 年。患者平素月经规律，近 1 年月经提前 7~10 天，经期规律，量少，色暗红，伴有手足心热，眠差。末次月经：2013 年 8 月 1 日。前次月经：2013 年 7 月 10 日。患者咽干口燥，心烦失眠，两颧潮红，二便可，舌质红，苔少，脉细数。妇科检查未见异常，B 超提示未见异常。

中医诊断：月经先期量少。证型：阴虚血热型。治法：养阴清热调经。

处方：生地黄 15g，地骨皮 10g，玄参 15g，麦冬 30g，白芍 20g，女贞子 30g，墨旱莲 15g，山茱萸 20g，黄芩 10g，黄柏 10g，茯神 30 g，夜交藤 30g。7 剂，水煎服，1 天 1 剂。

8 月 21 日二诊：患者自诉睡眠症状得到改善。处方：生地黄 15g，地骨皮 10g，玄参 15g，麦冬 30g，白芍 20g，茯神 30g，夜交藤 30g。7 剂，水煎服，1 天 1 剂。

8 月 29 日三诊：月经第 1 天，服桃红四物汤加减。处方：桃仁 12g，红花 15g，当归 15g，川芎 15g，鸡血藤 15g，广木香 6g，香附 10g，丹参 10g，赤芍 20g，川牛膝 12g，甘草 3g。4 剂，水煎服，1 天 1 剂。

9 月 3 日四诊：患者诉现月经已净，此次月经周期为 28 天，月经量比之前稍增多。遂处方：生地黄 15g，地骨皮 10g，玄参 15g，麦冬 30g，白芍 20g，女贞子 30g，墨旱莲 15g，山萸肉 20g。服 15 剂。下次月经第 1~4 天服用桃红四物汤加减，经净后予 15 剂两地汤加减。

治疗 6 个月，后随访 3 个月，患者月经 25~28 天一潮，月经量基本恢复正常。——[范道艳，张晓丹.张晓丹教授运用两地汤治疗月经先期量少的临床经验[J].中医临床研究，2014，6(23)：89-90.]

案 2. 陈晓霞治过早绝经案

某女，34 岁，农民。2001 年 12 月 2 日初诊。患者 22 岁，产一女。1998 年初取环后，月经开始紊乱，或先期半个月或迟行半个月，逐渐稀发至闭经，最长闭经半年。曾去多家医院诊治，诊断为卵巢功能早衰，过早绝经，继发不孕。

刻诊：停经近 3 个月，自觉烘热出汗，心烦少寐，腰酸膝软，毛发易脱，阴道干涩。舌淡红、苔少，脉细弦。血促卵泡激素(FSH)86.9mU/ml，促黄体生成激素(LH)75.2mU/ml，雌二醇(E_2)56pmol/L，孕酮(P)0.17nmol/L。B 超：子宫内膜 2mm，两侧卵巢偏小。

证属肝肾不足，冲任亏虚。治拟滋肾养肝，调补冲任。

两地汤合五子衍宗汤加味：大生地黄、玄参、覆盆子、枸杞子、菟丝子、炒白芍、鹿角霜、龟甲、阿胶(烊入)各 15g，山楂、丹参各 30g，鸡内金 20g，车前子、麦冬、地骨皮、陈皮各 10g，五味子、紫河车(另吞)、炙甘草各 6g。

服药 3 个月后，诸症明显改善。2002 年 3 月 8 日月经来潮，量明显增多，挟小血块。复查血性激素：FSH 8.8mU/ml，LH 5.6mU/ml，E_2 215pmol/L。继续上述治疗，6 月 5 日确诊为宫内妊娠2个月。后产一男孩，母子平安。

按语：过早绝经是指女性40岁以前，由于卵巢功能衰退而出现的闭经、性器官萎缩和不孕。本病属中医闭经、不孕等范畴。多系肾精匮乏、肾气不足，故治疗上应以益肾填精、调补冲任为主。投五子衍宗汤合两地汤滋肾益肝、调冲填精、养血种子，再加上入冲、任、督三经的鹿角、龟甲、河车血肉有情之品，佐以丹参、山楂、陈皮理气活血，动静结合，故取佳效。——[陈晓霞.两地汤妇科临床应用举例[J].浙江中医杂志，2009，44(10)：759.]

案3. 陈晓霞治青春期功能性出血案

某女，12岁，学生。2008年6月3日初诊。患者2007年2月月经初潮，同年5月经期时参加学校运动会，致经量时多时少，淋漓不绝月余。经某医院检查诊为青春期功能性出血，激素治疗7个月余无效。

刻诊：阴道出血1年，量或多或少，淋漓不净，色暗红，时而挟瘀块，伴心烦易怒，头昏乏力，失眠健忘，口干咽燥，面色少华，纳食不馨，大便干结。舌质红、苔黄，脉细数。B超：子宫内膜8mm，回声欠均，两侧卵巢大小正常。血红蛋白9g/L。

证属肾阴亏虚，虚火扰动，冲任失固。治拟滋阴降火，固冲止血。

两地汤合自拟涩宫止血方：生地炭、女贞子各20g，地骨皮、玄参、阿胶珠(烊入)各15g，炒白芍50g，麦冬、五味子、焦山栀、蒲黄炭(包)各10g，桑寄生、萸肉、海螵蛸、马齿苋、墨旱莲、炒麦芽各30g。

3剂后漏下已止，余症明显改善。上方去蒲黄炭，白芍减至30g，萸肉减至10g，加红枣6枚，再服5剂巩固。随访10个月未复发。

按语：本例乃肾气未充，加上多种因素损伤冲任二脉，冲任失调，经血蓄溢无以制约发为崩漏。且病久又致气血两亏。故用两地汤滋阴壮水，自拟涩宫止血方涩宫固肾、凉血止血。笔者常用此两方加减治疗妇科非时出血，或月经过多，或经期延长，无不取效。——[陈晓霞.两地汤妇科临床应用举例[J].浙江中医杂志，2009，44(10)：759.]

案4. 陈晓霞治经前期失眠案

某女，28岁，干部。2007年10月5日初诊。近半年来，每逢经前7~10天，莫名难以入睡，易惊醒，且乱梦纷纭，晚上仅睡4~5小时，月经来潮2~3天后自行缓解。伴月经先期，经量减少，心烦易怒，头痛头晕，健忘消瘦，口干口苦，大便干结，精神不振，近2天来竟彻夜不寐。舌边尖红、边有齿印，脉弦细小数。末次月经9月12日。

证属肾水不足，心肾不交，扰动心神。治拟滋阴养心，降火安神。

两地汤合甘麦大枣汤加味：大生地、酸枣仁、何首乌、阿胶(烊入)各15g，玄参、白芍各30g，麦冬、山栀、地骨皮各10g，炙甘草6g，大枣10枚，浮小麦60g，黄连5g。

药后当夜睡眠即好转，3剂后能睡七八个小时，乱梦减少，精神好转。10月9日月经来潮，经量有所增加，但觉头晕，胃纳欠佳。守原方10剂而愈。随访半年未复发。

按语：本例患者之失眠多责之阴血不足，心脾两虚，故血不养心，神失所养。两地汤甘润滋养、平燥缓急，合甘麦大枣汤养心气而安心神，佐以首乌、枣仁补肾宁心；黄连、山栀泻火清心，共奏奇效。——[陈晓霞.两地汤妇科临床应用举例[J].浙江中医杂志，2009，44(10)：759.]

案5. 黄可佳治月经先期案

某女，16岁。2011年3月10日以“月经期提前10天持续半年”为主诉初诊。

该患半年前无诱因出现月经提前10天，量少，色红，质稠，伴两颧潮红，盗汗，口咽干燥，手足心热，小便黄，大便秘结。饮食、睡眠正常。既往健康。月经量中，色红，质稠，偶有血块，无腹痛。末次月经2011年3月1日。婚育史：未婚（否认性生活）。查体：舌红，苔少，脉细数。妇科检查：未查。辅助检查：彩超示子宫及双附件未见明显异常。

诊断为月经先期。辨证属阴虚血热。治以补肾固冲，清热凉血调经。

处方：女贞子15g，旱莲草15g，生地20g，地骨皮15g，玄参20g，白芍20g，麦冬20g，阿胶15g，丹皮15g，山药20g，枸杞子20g，桑叶15g，五味子15g，黄柏20g，黄芩15g。水煎服，每日2次。

服药1个月经周期后复诊，两颧潮红、盗汗、口咽干燥、手足心热症状好转，月经提前8天来潮；继续服药1个月经周期后再诊，月经正常来潮，其他症状缓解。

按语：四诊合参，该患者证属青春期女子天癸初至，肾阴常不足，阴虚日久化火所致阴虚血热。阴虚火旺，虚热内扰冲任，血海不宁而致月经提前。阴虚血少，故月经量少；虚热灼经血，故经血红而质稠；阴虚不能维阳，则虚阳上浮，故两颧潮红；阴虚火旺，逼津外泄，故盗汗；阴虚血热，热耗阴津，故小便黄，大便秘结；舌红，苔少，脉细数为阴虚内热之征。治以补肾固冲，清热凉血调经。方中女贞子、旱莲草补肾养阴；生地、地骨皮清骨中之热而滋肾阴为主；佐玄参壮肾水；麦冬润肺清心，以滋水之上源而降心火；阿胶、白芍养血柔阴；山药补益脾肾之气，又能滋养脾肾之阴，为气阴双补药；枸杞子滋肝肾之阴；丹皮有清热凉血止血之功，入血分，善于清透阴分伏热；桑叶有滋燥、凉血止血的作用；五味子收敛固摄、益气生津、补肾宁心；黄芩、黄柏清热泻火。全方“壮水之主，以制阳光”，使阴津盛而火自平，阴生阳秘而经自调。——[温雯.黄可佳教授运用补肾法治疗月经先期的经验总结[D].沈阳：辽宁中医药大学，2012.]

案6. 朱春红治高血压所致鼻衄案

李某，男，56岁。2001年10月14日初诊。

主诉：左侧鼻衄周余。多则如泉注，少则点滴而出，血色鲜红，鼻窍燥涩难受，口干饮少，倦怠无力，头部昏胀，心烦易怒，形体较丰。有高血压、糖尿病病史数年。脉弦，苔少舌红。

此乃阴虚肝旺，阳络损伤，血上溢也。治法：滋肾育阴，平肝泄热。拟用两地汤加味。

处方：生地黄12g，地骨皮6g，玄参10g，白芍10g，麦冬6g，阿胶6g，代赭石（先煎）15g，侧柏叶12g，石斛6g，景天三七15g。5剂。

10月20日二诊：鼻衄渐止，鼻干减轻，头胀口干，面部升火，脉弦，苔薄黄舌质红。处方：原方去景天三七，加牡丹皮5g，5剂。此后复诊已愈。

按语：患者素有高血压、糖尿病病史，平素阴虚肝旺，热从内生，迫扰上窍，损伤阳络。选用两地汤滋肾育阴，壮水制火。侧柏叶、景天三七泄热凉血安营；石斛、代赭石平肝镇逆，从而达到阴复热清、络宁衄止的目的。——[朱春红.两地汤验案2则[J].河南中医，2007，27(1)：66-67.]

案7. 朱春红治自主神经功能紊乱之汗症案

刘某，女，50岁。2002年5月8日初诊。

主诉：频频出汗2个月余。时常汗出涔涔，周身皆然，但以头面颈胸及掌心为多，尤以夜间明显，口干咽燥，常以水润漱，心中烦然，胃纳不衰，大便坚硬，头昏耳鸣，遇事善虑。舌质深红苔少，脉虚弦且数。西医诊断为“自主神经功能紊乱”，予当归六黄汤、谷维素、玉屏风散治疗月余乏效。

此乃心肾水火不济，阴阳调节失宜，内热迫津外泄而熏蒸为汗。

方用两地汤加减，以滋肾养阴，清心泄热，调整阴阳，敛津止汗。

处方：地骨皮 10g，生地黄 12g，玄参 10g，天麦冬 10g，白芍 10g，生甘草 4g，煅牡蛎（先煎）15g，莲子心 2 g，柏子仁 10g，景天三七 15g。

服药 5 剂，汗出减而未敛，寐中惊惕。原方去柏子仁、莲子心，加磁石（先煎）20g、淮小麦 30g、红枣 7 枚，5 剂。

服后汗出再减，汗后恶风，肢倦乏力，口干舌燥，舌红苔薄，脉数转静。自汗日久，气随汗泄，阴虚及阳。方用：生熟地黄各 10g，地骨皮 5g，玄参 6g，麦冬 5g，白芍 10g，黄芪 15g，淮小麦 30g，生炙甘草各 3g，山药 15g，黑芝麻 10g。5 剂。服后汗出已敛。

按语：汗出之症，每以自汗、盗汗而分阳虚、阴虚。本例虽属自汗而有阴津不足，内热侵扰之症，故以滋阴清热敛汗为大法。前用当归六黄未效者，恐方中苦寒泄热有余，甘寒生津不足，改投两地汤以滋肾生津，凉血泄热。此例在治疗过程中，黄芪一味虽曾用过，但初时阴虚内热明显，早投甘温固表，反使邪热禁锢，贼留城中。而三诊用黄芪，乃汗随气泄，阴虚及阳之象显露，投之实卫益气，助源固堤，气阴双顾，遂合其意。——［朱春红.两地汤验案 2 则［J］.河南中医，2007，27（1）：66-67.］

案 8. 王庆侠治月经先期案

张某，女，26 岁，工人，已婚。1979 年 10 月 20 日初诊。近 4 个月来，月经每月提前 9~15 天，经血鲜红、量少，经行手足心热，两颧潮红，入睡后时有噩梦，亦常汗出，二便如常，舌红苔干，脉弦细数。

诊为肝肾不足，阴虚内热。治以养阴清热调经。

方用两地汤加减：生地 20g，玄参 10g，麦冬 10g，白芍 10g，阿胶（烊化冲）10g，地骨皮 10g，远志 10g，酸枣仁 6g，生龙骨 15g，生牡蛎 15g。5 剂，水煎服。嘱其每次月经前 1 周服药，3 个周期后来告，月经已恢复正常。——［王庆侠.两地汤异病同治举隅［J］.长春中医学院学报，1998，14（3）：30-31.］

案 9. 王庆侠治经期延长案

吴某，女，32 岁，教师，已婚。1983 年 4 月 9 日初诊。经期延长已半年，每次行经持续 10 余天，淋漓不净，量少，色红，面色潮红，夜寐不安，口唇干裂，纳食尚可，大便偏干，舌尖红，苔薄而干，脉细滑数。

诊断为阴虚内热，经期延长。治以滋阴清热，凉血固冲。

方用两地汤加减：生地 20g，玄参 10g，麦冬 10g，白芍 10g，阿胶（烊化冲）15g，女贞子 15g，旱莲草 10g，柏子仁 10g，龟甲 15g。5 剂，水煎服。嘱于下次月经前 1 周服药。2 个月经周期后来告，月经已正常。再服六味地黄丸 20 丸。每日早晚各 1 丸，以巩固疗效。——［王庆侠.两地汤异病同治举隅［J］.长春中医学院学报，1998，14（3）：30-31.］

案 10. 王庆侠治经间期出血案

黄某，女，29 岁，职员，未婚。1985 年 8 月 26 日初诊。2 年来每于月经过后 10 天左右，阴道即见少量出血，持续 4 天左右，量少、色红，伴带下量多，腰酸乏力，纳食尚可，少寐多梦，二便如常，舌红少苔，脉细滑略数。

诊断为肾阴不足，虚热内扰。治以滋阴清热止血。

方用两地汤加减：生地 15g，玄参 15g，麦冬 12g，白芍 15g，阿胶（烊化冲）10g，女贞子 10g，旱莲草 15g，栀子 10g，地榆 12g，炒槐花 10g。7 剂，水煎服。

每月发病时服药 7 剂，连服 2 个月，经间期出血停止。效后以原方配丸剂，每于月经后服药1周,调理4个月,未再见经间期出血,月经亦正常。——[王庆侠.两地汤异病同治举隅[J].长春中医学院学报,1998,14(3):30-31.]

案11. 王庆侠治月经先期案

刘某,女,49岁,工人,已婚。1988年3月4日初诊。近8个月来经常头晕胀痛,耳鸣,五心烦热,阵发潮热汗出,腰膝酸痛,心悸不宁,月经提前,偶有月经2次,劳累后则行经期延长,甚则长达19天。(血压23.94~21.28/14.63~13.3kPa,血红蛋白91g/L)。舌红少苔,脉细弦数。

诊断为阴虚肝旺(西医诊断:围绝经期综合征)。治以滋肾养阴,清热平肝。

方用两地汤加减:生地20g,玄参15g,麦冬12g,白芍15g,阿胶(烊化冲)10g,地骨皮15g,女贞子15g,旱莲草20g,炙首乌15g,龟甲25g,天麻10g,钩藤15g,石决明20g,怀牛膝10g,7剂,水煎服。服上方7剂后诸症减轻;效不更方,服药1个月,血压15.96~14.63/11.97kPa,血红蛋白110g/L。上方配成丸药继服1个月,以巩固疗效。——[王庆侠.两地汤异病同治举隅[J].长春中医学院学报,1998,14(3):30-31.]

案12. 班秀文治胎漏案

赵某,女,28岁。结婚半年,现受孕2个月余,阴道少量出血,点滴而下,色淡红。夜能寐而多梦,腰腿酸软,大便干结,3日1次。小便正常。脉细数,苔少,舌尖红。受孕2月余而见红,显系胎漏之兆。

属心火有余、肾水不足而导致的肾失封藏,冲任不固。拟用滋阴济火之法治之。

仿两地汤加味:生地黄20g,玄参20g,杭白芍10g,麦门冬15g,地骨皮10g,阿胶珠(烊化)10g,柏子仁10g,鲜荷叶15g。每日1剂,水煎服。

3剂后,阴道出血停止,再以《医学衷中参西录》之寿胎丸加川杜仲、覆盆子、川栀子治之。连服6剂,疗效巩固,足月顺产。

按语:本案患者妊娠后下血、腰腿酸软,当属胎漏。然观其舌苔、脉象,舌红苔少,脉细数,乃典型之阴虚证。心属火,心火下降于肾,以温肾水,使肾水不寒;肾属水,肾水上腾于心,以制心火,使心火不亢,两脏相互制约。肾阴虚使心火独亢,以致心肾不交。本患者即属于此证,治当壮水之主以制火,生地、麦冬养阴滋液;地骨皮清虚热,泻肾火;阿胶滋阴补血;白芍养血敛阴;柏子仁养心安神,治失眠;荷叶性凉入心经,清泻心火。全方既能滋养肾之阴,又能降泄心之火从而达到心肾同治,使心肾水火相济的目的。——[班秀文.试论心与妇科的关系[J].浙江中医学院学报,1985,9(2):2.]

案13. 杨俏田治经间期出血案

赵某,女,33岁,已婚。2011年3月12日初诊。

病史及检查:月经周期或提前四五天,或推迟三五天,经期七八天才完全干净,有血块。干净后三五天或10天左右又见出血,量不多,颜色为咖啡色,需四五天才能干净。曾在当地医院检查,诊为排卵期出血。现症见经间期出血已2天,量少或稍多,色红,无血块,腹不痛,夜寐不宁,大便难,尿黄,舌红,脉细弦。

辨证:肾阴不足,虚火迫血妄行。

治则:益肾滋阴,固冲止血。

方药:两地汤合二至丸加减。生地黄15g,玄参15g,麦冬10g,地骨皮10g,炒白芍12g,阿胶10g,熟地10g,女贞子15g,旱莲草15g,地榆15g,藕节炭12g,煅牡蛎30g。上方5剂,每日1剂,水煎服。

二诊：服药5剂后，出血止，伴随症状减轻，再服5剂后停药，观察下次月经情况。

三诊：末次月经按时而至，经间期未见出血，伴随症状虽已减轻，但未尽除。拟上方去地榆、藕节炭，滋阴补肾以固本。

按语：经间期出血归属西医功血范畴，本病最常见的证型肾阴不足型，最常用方是两地汤，治疗目的是调节雌激素波动。由于此期(经间期)阴精已亏，当在补肾阴的基础上加滋阴止血药旱莲草以标本兼治。

辨证体会：

(1)辨病要排除不适宜中医治疗的病种与病期。本病的临床特征是经间期出血，自行停止。临床上应与月经先期、经漏、赤带、宫颈息肉、盆腔炎等相鉴别。

(2)辨证因药。本病最常见的证型是肾阴不足型，最常用方是两地汤。如属气滞血瘀，见经间期出血量少或多，色紫黑或有血块，少腹两侧胀痛或刺痛，胸闷烦躁，舌有紫点，脉弦涩，可用行气化瘀止血，方用逐瘀止血汤。如属脾气亏虚，见经间期出血量少，色淡，质稀，神疲乏力，气短懒言，食少腹胀，舌淡，苔薄，脉缓弱，可用健脾益气止血法，方用归脾汤加减。

(3)女性月经有时受精神因素的影响，故经间期子宫出血患者应避免精神刺激，心态要平和。饮食当以素淡为主，避免辛辣、酒类、冷食等有刺激性的食品。此期间要保持外阴清洁，出血期间要禁止性生活，以防并发症。——(《名医杨俏田临证思路与方法》)

91 四妙勇安汤

【方源】"此症生手、足各指,或生指头,或生指节、指缝。初生或白色痛极,或如粟米起一黄泡。其皮或如煮熟红枣,黑色不退,久则溃烂,节节脱落,延至手足背腐烂黑陷,痛不可忍。……宜用顶大甘草,研极细末,用香麻油调敷。……再用金银花、元参各三两,当归二两,甘草一两,水煎服。"(清・鲍相璈《验方新编》)

【组成】金银花　元参各三两(各 90g)　当归二两(60g)　甘草一两(30g)

【用法】水煎服。(现代用法:水煎服)

【功用】清热解毒,活血止痛。

【主治】热毒炽盛之脱疽。患肢暗红微肿灼热,疼痛剧烈,久则溃烂腐臭,甚则脚趾节节脱落,延及足背,烦热口渴,舌红,脉数。

【方解】方中金银花味甘性寒,尤善清热解毒而治痈疽,故重用为君药。玄参长于清热凉血,泻火解毒,并能散结软坚,与君药合用,既清气分之邪热,又解血分之热毒,则清热解毒之力尤著;当归性味甘辛而温润,养血活血,既可行气血、化瘀通脉而止痛,又合玄参养血滋阴而生新,共为臣药。甘草生用,既清热解毒,又调和诸药,为之佐使。四药共奏清热解毒、活血止痛之功。

【临床应用】本方主治热毒炽盛之脱疽。症见患肢疼痛剧烈,暗红微肿灼热,严重者则溃烂腐臭,甚至脚趾节节脱落,烦渴,舌红,脉数等。现代临床用于治疗周围血管疾病如血栓性脉管炎、糖尿病足等;循环系统疾病如腹主动脉瘤、冠心病等;风湿免疫系统疾病如多发性硬化、急性痛风性关节炎等。

【药理研究】

1. 抗炎作用　实验研究发现,四妙勇安汤能够降低炎症因子含量,增加一氧化氮(NO)含量,具有抗炎作用;四妙勇安汤含药血清对下游肿瘤坏死因子-α(TNF-α)及白介素-6(IL-6)等炎症因子具有明显抑制作用,能够有效抑制巨噬细胞炎症反应;加味四妙勇安汤能显著下调Ⅱ型胶原诱导性关节炎(CIA)大鼠体内某些类风湿关节炎(RA)发病机制中的关键细胞因子,而抑制炎性细胞因子网络的活跃状态,从而减轻自身免疫反应,以达到缓解 RA 症状,改善病理损伤的目的。

2. 抗氧化作用　实验研究发现,四妙勇安汤对内皮细胞具有保护作用,可能与加快细胞周期进程、降低细胞凋亡率、降低血管紧张素转化酶(ACE)和内皮素(ET)的含量、增加内皮型一氧化氮合酶(eNOS)的活性有关;加味四妙勇安汤能够通过调节蝮蛇咬伤患者血清肌酸激酶(CK)、超氧化物歧化酶(SOD)、丙二醛(MDA)水平,减轻肌肉损伤,增强机体抗氧化作用。

3. 抗粥样硬化作用　实验研究发现,四妙勇安汤可通过抑制炎症反应、干预氧化应激状态、保护血管内皮、促进血管新生等作用稳定动脉粥样硬化(AS)斑块;能够调节信号通路,抑制滋养血管新生,抑制斑块内血管新生。

4. 抗凝作用　实验研究发现,四妙勇安汤能抑制中性粒细胞、内皮细胞的黏附;可以改善患者的纤维蛋白原和凝血酶原时间,促进患者的早日康复。

5. 促血管内皮细胞增殖和创面恢复作用　实验研究发现,四妙勇安汤能够促进大鼠损伤血管处血管内皮细胞增殖,加快血管修复,预防吻合口再狭窄的发生;具有对创面的促愈作用。

6. 改善血脂和血液流变学作用　实验研究发现,四妙勇安汤能促进脑内血红素的排出,降低脑内游离血红素和铁离子含量;能够显著降低血栓闭塞性脉管炎(TAO)模型大鼠血浆总胆固醇(TC)、甘油三酯(TG)、氧化低密度脂蛋白(ox-LDL),升高高密度脂蛋白(HDL),改善 TAO 大鼠血脂水平和血液流变学,对 TAO 具有一定的防治作用;四妙勇安汤活性部位具有降低高血压、改善血管重构作用。

7. 保肝作用　实验研究发现,四妙勇安汤对四氯化碳、强的松龙引起的血清谷丙转氨酶升高均有明显降低作用,对四氯化碳损害和正常小鼠戊巴比妥钠睡眠时间明显缩短以及扑热息痛引起的小鼠死亡具有非常显著的保护作用。

【名医用方心得】

今·焦树德:金银花重用(90g),加玄参 90g、当归 60g、甘草 30g,水煎分 2~3 次服,连服 10 剂,不可减量,减则不效,名四妙勇安汤。专治火毒内蕴,血行不畅而发生的脱疽。患处皮色暗红,微热微肿,疼痛剧烈,烦热口渴,或患处溃烂,脓血淋漓,多发于肢体远程处,舌红脉数。近代多用于血栓闭塞性脉管炎、动脉栓塞性坏疽属于火毒蕴结证候者。——(《方剂心得十讲》)

今·方和谦:四妙勇安汤出自《验方新编》,方中以金银花为主药,以清热解毒;用元参为辅药,以滋阴清热;佐以当归活血和营;使以甘草和中解毒,全方共奏清热解毒,活血止痛之功效。药味虽简,但用药量大,力量专一,对热毒壅盛、瘀血伤络疾患最为适宜。四妙勇安汤系为治疗脱疽证的代表方。脱疽证多因寒湿侵犯,气血凝滞,阻于经脉,以致肢体缺乏气血濡养所造成。若延治、误治、失治,寒湿化热,热毒偏盛,可致患肢红肿热痛,甚至热盛肉腐,化而为脓,穿破溃烂,痛如汤泼火燃,并见身有寒热等症。脱疽证的临床症状一般以四肢,特别以下肢末端紫暗冰冷疼痛,后期足背和胫后动脉搏动消失,患肢末端坏死脱落为特征。所言之症状与现代医学的血栓闭塞性脉管炎相近似。内有毒热蕴积,病程绵长,耗伤阴血,以局部疼痛为主要特征,所以在治疗上首要是清热解毒,再者是活血化瘀止痛,缺一不可。但应注意,如果寒凝之象显著,不适宜用本方。以上所治病例,虽属下肢静脉炎,但具有局部皮肤表面紫暗,自觉疼痛之血脉不畅之象,且病程已 2 年,定有耗损阴血之况,且无寒凝之象,故拟此方化裁颇为合适,此即有是证则用是方,不必拘泥其是否是脱疽证;且即使是脱疽证,亦未必能用此方。——(《国医大师时方之运用》)

今·任继学:四妙勇安汤组成:金银花 30g,玄参 20g,当归 10g,甘草 6g。方中金银花甘寒入心,善于清热解毒,故重用为主药;当归活血散瘀,玄参泻火解毒,甘草清解百毒,用量亦不轻,共为辅佐。四药合用,活络行瘀,清心解毒。主治真心痛,症见猝然心前区刺痛,或左胸背、肩胛部闷痛,气短,脘腹痞痛或恶心,呕吐清涎或酸涎,恐惧不安,汗出,颧红,四肢厥冷,口唇暗红,舌赤,苔白,脉多数疾或三五不调。用法:每日 1 剂,水煎,分 2 次服。——(《国医大师专科专病用方经验》)

今·禤国维:治疗皮肤病,使用四妙勇安汤要点是局部或全身具有红、肿、热、痛或溃烂、腐臭特点。临床可加减使用,如湿热重者,加黄柏、苍术、萆薢、泽泻;血瘀明显者,加桃仁、红花、丹参；气血两虚者，加党参、炙黄芪、生地、白术、鸡血藤。亦可合方使用，如合四妙丸、桃红四物汤、当归四逆汤等。关于用量，应灵活变化，应视病情、年龄、胖瘦、体质强弱而量之。常规用量银花、元参30g，当归10~15g，甘草10~20g。热毒较重者银花、元参可适当加大量，但很少用至50g以上，量大效果不一定就会大，反而伤人正气，且不经济。对于脾胃虚弱者要顾护胃气。——（《国医大师禤国维》）

【名医验案选录】

案1. 薛伯寿治疗带状疱疹案

刘某，男，61岁，2001年10月18日初诊。

现病史：患者右侧大腿内侧皮肤焮红，见丘疱疹和疱壁紧张的小水疱，灼热刺痛，伴有口干口苦，溲赤便秘，舌红苔薄黄，脉弦数。既往有高血压病史。

治法：凉血解毒，清肝泻火。

处方：金银花18g，玄参15g，当归10g，丹皮8g，栀子10g，生甘草10g，生地黄15g，黄柏10g，赤芍10g，木瓜10g，土茯苓15g，丹参12g，全蝎4g。

结果：服药7剂后，带状疱疹疼痛明显减轻，口干、口苦消失，大便通畅。守方又服7剂后，疼痛基本消失，疱疹大部分已结痂。为预防后遗神经痛，前方加白芷、穿山甲、延胡索，又服7剂而愈。

按：带状疱疹一般常规用清泻肝胆实火、湿热之龙胆泻肝汤治疗。此患者薛老认为肝胆毒火较甚，故应用四妙勇安汤加清泻肝火之栀子、丹皮；利湿解毒之木瓜、土茯苓以及活血搜风通络止痛之全蝎，故收良效。——[曾海菊.薛伯寿应用四妙勇安汤治验4则[J].甘肃中医，2008(5)：8.]

案2. 方和谦治疗下肢静脉炎案

老年女性患者。

现病史：患有左下肢静脉炎已2年余，左小腿以下肤色紫暗，自觉疼痛。

治法：清热解毒，活血化瘀。

处方：防风6g，当归10g，玄参10g，金银花10g，生地黄、熟地黄各10g，怀牛膝10g，炙甘草10g，川芎5g，薄荷（后下）5g，白芷6g，陈皮5g，天花粉6g，8剂。——（《国医大师方和谦经验良方赏析》）

案3. 冯兴华治疗白塞病案

王某，男，46岁，2010年12月6日初诊。

主诉：口腔溃疡反复发作3年余。

现病史：患者平素嗜食辛辣，3年来口腔溃疡反复发作，每月发作3次左右，时伴眼炎、痤疮，针刺反应阳性，西医建议激素、沙利多胺治疗，患者因惧怕不良反应，拒绝服用。刻下症：舌尖部可见一直径2mm左右圆形溃疡，中央色白，周围黏膜充血，疼痛难忍，背部痤疮样皮疹，肛周潮闷感，纳食不香，眠安，二便调，舌红、苔黄厚腻，脉滑。

中医诊断：狐惑病，证属热毒瘀阻夹湿。

西医诊断：白塞病。

处方：金银花30g，玄参10g，当归10g，甘草9g，黄连10g，黄芩9g，苍术9g，厚朴9g，陈皮9g，半夏9g，连翘15g，蒲公英15g，防风9g，淡竹叶9g，40剂，水煎服。嘱忌食辛辣、油腻、煎炸之品。

二诊：患者服药后口腔溃疡及背部痤疮样皮疹消失，服药期间无新发溃疡，肛周稍感潮闷,予原方加黄柏 10g,服用 30 剂。

结果:肛周无不适感,随访 3 个月,患者无新发口腔溃疡。

按:白塞病是一种原因不明的以血管炎为病理基础的慢性疾病。该患者平素喜食辛辣之品,火热之毒内生,火性炎上,上灼口腔,故出现口腔溃疡、疼痛;热搏血成瘀,瘀热互结,故出现痤疮;嗜食辛辣,日久伤脾,影响其运化水液的功能,致水湿内停,湿热互结,且湿为阴邪,易袭阴位,故可见肛周潮闷感;湿浊阻于中焦,故见纳食不香;舌红、苔黄厚腻,脉滑亦是热毒瘀阻夹湿之征。方用四妙勇安汤以清热解毒、活血凉血,兼滋瘀热损伤之阴血;另配合芩连平胃散清上焦郁热,兼燥湿和胃;加防风以祛风胜湿,兼疏散郁热,所谓"火郁发之";加连翘、蒲公英以清热解毒;加淡竹叶以淡渗利湿,兼能清热除烦,引湿热从小便而解;后加黄柏以清下焦湿热。全方共奏清热解毒、凉血活血、燥湿和胃之功。——[何夏秀,杨瑾,冯兴华.冯兴华运用四妙勇安汤治疗风湿病验案 4 则[J].中医杂志,2012,53(9):735-737.]

案 4. 邹菊生治疗暴盲案

郑某,男,53 岁。右眼突然看不见 2 天,于 1993 年 5 月 13 日住入本院。

现病史:患者于 1 个月前眼前出现黑影,就诊于某院,予止血药、维生素、氨肽碘等治疗,未见好转。有高血压病史 18 年。入院检查:右眼视力指数 30cm,右眼玻璃体混浊,呈棕黄色、灰白色颗粒,眼底窥不见,指测眼压不高。舌偏红,苔薄,脉细弦。入院 BP 16/12kPa。

中医诊断:右眼暴盲,脉络阻塞型。西医诊断:右眼玻璃体积血。

治法:清热和营软坚。

处方:银花 12g,玄参 12g,当归 12g,生地 12g,昆布 12g,海藻 12g,蒲公英 30g,淡黄芩 9g,平地木 30g,仙鹤草 30g,赤芍 12g,丹皮 15g,生甘草 6g。

结果:服药 7 帖,右眼视力 0.02,眼底检查:上方可见红光。原方加五灵脂(包)9g,再服 14 帖后检查:右眼视力 0.3,右眼底可见,颞下方见片状出血,累及黄斑。续服原方 7 帖,于 6 月 18 日检查:右眼视力 0.4,眼底可见机化,出血大部分吸收,苔薄脉细。予原方加党参、黄芪等益气之品,眼症稳定,2 周后出院。

按:邹师对眼底出血患者治疗首选四妙勇安汤,然后据病情发展,加减化裁。本例证属心火亢盛,灼津成瘀,脉络阻塞,血不循经溢于脉外;病程迁延反复,则见痰浊夹瘀,神膏混浊,神光被遮。对本例辨证着重痰浊夹瘀,故方取四妙勇安汤加昆、藻清热软坚,同时加仙鹤草止血,并针对病因清热凉血,加淡黄芩、平地木、赤芍、丹皮等清热和营软坚,收效甚捷。——[张殷建.四妙勇安汤与眼病治疗——邹菊生验案举要[J].上海中医药杂志,1997(8):38-40.]

参考文献

[1] 李娜,曲晓波,蔺爽,等.四妙勇安汤对大鼠血栓闭塞性脉管炎的抗炎作用及其机制[J].吉林大学学报(医学版),2013,39(2):264-267,428.

[2] 于红红,吴玛莉,张智伟,等.四妙勇安汤含药血清对巨噬细胞 TLR4/MyD88 信号通路及其下游炎症因子的影响[J].免疫学杂志,2016,32(6):519-522.

[3] 马卫国,孟凤仙,张继胜,等.加味四妙勇安汤对 CIA 大鼠关节炎性病理损伤的作用研究[J].天津中医药,2017,34(1):43-47.

[4] 李娜,曲晓波,叶豆丹,等.四妙勇安汤对 H_2O_2 致内皮细胞 ECV304 损伤的保护作用[J].中国老年学杂志,2014,34(19):5510-5511.

[5] 李晓新,石文远.加味四妙勇安汤干预蝮蛇咬伤患者血清 CK、SOD、MDA 的临床研究[J].中国中医急

症,2014,23(7):1341-1342.

[6] 丁义,彭立,吕仕超,等.AS易损斑块研究现状与四妙勇安汤疗效探讨[J].中国中西医结合杂志,2012,32(9):1287-1289.

[7] 李萌,张军平,朱科,等.四妙勇安汤调控滋养血管网重建稳定ApoE(-/-)小鼠动脉粥样硬化易损斑块的实验研究[J].世界科学技术:中医药现代化,2017,19(12):1989-1997.

[8] 李光辉,张军平,丁义,等.四妙勇安汤抑制中性粒细胞-内皮细胞黏附的实验研究[J].中国实验方剂学杂志,2013,19(24):193-196.

[9] 李光辉,张军平,丁义,等.四妙勇安汤抑制血管内皮细胞P-选择素、NF-κB表达的实验研究[J].中华中医药学刊,2017,35(8):2058-2060.

[10] 王筠,袁卓,张军平.四妙勇安汤对人脐静脉血管内皮细胞ECV304的增殖作用[J].中华中医药学刊,2007,25(9):1818-1820.

[11] 刘鑫,雷儒萌,欧梁.四妙勇安汤对大鼠尾动脉血管吻合术后吻合口再狭窄及VEGF蛋白的影响[J].中国中医急症,2018,27(4):637-639,643.

[12] 赵亚男,刘明,张玥,等.四妙勇安汤对糖尿病溃疡大鼠Wnt/β-catenin信号通路表达的影响[J].中国中西医结合杂志,2017,37(1):79-85.

[13] 蒋士生,韩育明,王红梅,等.四妙勇安汤对大鼠脑出血后脑内游离血红素和铁含量的降低作用及其机制研究[J].中华中医药杂志,2017,32(3):1044-1049.

[14] 李娜,曲晓波,蔺爽,等.四妙勇安汤对血栓闭塞性脉管炎大鼠的保护作用[J].中国实验方剂学杂志,2013,19(8):225-227.

[15] 侯彦宏,沈晓旭,宫媛媛,等.四妙勇安汤活性部位对一氧化氮合成酶抑制剂诱导的高血压大鼠血管重构的作用[J].中国实验方剂学杂志,2017,23(4):112-117.

[16] 瞿融,马世平,赵丽敏,等.四妙勇安汤对实验性肝损伤的保护作用[J].中药药理与临床,1995,11(4):3-5.

92 身痛逐瘀汤

【方源】“凡肩痛、臂痛、腰痛、腿痛,或周身疼痛,总名曰痹症。明知受风寒,用温热发散药不愈;明知有湿热,用利湿降火药无功;久而肌肉消瘦,议论阴亏,随用滋阴药,又不效。至此便云:病在皮脉,易于为功;病在筋骨,实难见效。因不思风寒湿热入皮肤,何处作痛。入于气管,痛必流走;入于血管,痛不移处。如论虚弱,是因病而致虚,非因虚而致病。……古方颇多,如古方治之不效,用身痛逐瘀汤。”(清·王清任《医林改错》)

【组成】秦艽一钱(3g) 川芎二钱(6g) 桃仁三钱(9g) 红花三钱(9g) 甘草二钱(6g) 羌活一钱(3g) 没药二钱(6g) 当归三钱(9g) 灵脂二钱,炒(6g) 香附一钱(3g) 牛膝三钱(9g) 地龙二钱,去土(6g)

【用法】水煎服。(现代用法:水煎服)

【功用】活血祛瘀,祛风除湿,通痹止痛。

【主治】瘀血挟风湿,经络痹阻。肩痛、臂痛、腰腿痛,或周身疼痛,经久不愈,舌紫暗,或有瘀斑,脉涩弦。

【方解】本方以川芎、当归、桃仁、红花活血祛瘀,为君药。没药、五灵脂,破瘀活血止痛,利于气血周流;牛膝、地龙行血舒络,通痹止痛,且牛膝益肝肾,引血下行;秦艽、羌活祛风除湿,以期标本兼顾,有制有节,为臣药。香附理气活血止痛,为佐药。甘草调和诸药,为使药。诸药配伍,共奏活血祛瘀,祛风除湿,蠲痹止痛之功。方从桃红四物脱胎,取养血活血之义,所谓“治风先治血,血行风自灭”。去地黄、白芍者,以其阴柔壅滞,恐加重气血之壅滞,且不利风湿之邪外出。

【临床应用】本方主治瘀血痹阻经络,气血不能营养四肢百骸,风湿来客之痛证。症见肩臂疼痛、腰腿疼痛、周身疼痛,经久不愈,舌紫暗,或有瘀斑,脉涩弦等。现代临床可用于治疗精神神经系统疾病如多发性神经炎、急性脊髓炎、重症肌无力、周围性瘫痪、进行性肌营养不良、肌萎缩侧索硬化、自主神经功能紊乱、中枢神经系统感染并发瘫痪后遗症、脊髓颅脑损伤、老年期痴呆、脑血管性痴呆、混合性痴呆、带状疱疹后遗神经痛等;循环系统疾病如冠心病心绞痛、心肌梗死及其合并症、各种原因引起的心律失常如心动过速、心动过缓、期前收缩、心房颤动或扑动及心功能不全、神经症,原发性血小板减少性紫癜、过敏性紫癜及其他出血性疾病所引起的皮肤、黏膜和内脏出血等;呼吸系统疾病如结核病等;消化系统疾病如肝病、黄疸等;内分泌系统疾病如甲状腺功能亢进、低血糖、糖尿病等;风湿免疫系统疾病如风湿热、类风湿关节炎、强直性脊柱炎、纤维肌痛综合征等;运动系统疾病如延迟性肌肉酸痛症等;骨伤科疾病如骨折术后、各部位软组织损伤、脊髓损伤、肩关节周围炎、冈上肌腱炎、肩峰下滑囊炎、颈椎病、腰椎间盘突出症、腰椎椎管狭窄、腰肌劳损、化脓性骨髓炎、骨脓肿、化脓性关节炎、骨性关节炎、股骨头坏死、骨骺坏死、梨状肌损伤、坐骨神经痛、骨结核、骨肿瘤等;外科疾病如结节性红斑、带状疱疹、银屑病、血栓性浅静脉炎、股外侧皮神经炎等;妇产科疾病如痛经、经前紧张综合征、产后身痛等;男科疾病如阴茎疼痛等;传染病如布鲁氏菌病等。

【药理研究】

1. 抗炎作用　实验研究发现,身痛逐瘀汤能够抑制巨噬细胞诱导的炎症反应;能够显著降低机体的炎性因子白介素-1β(IL-1β)的水平;能够降低C-反应蛋白、血沉水平;能够提高细胞供能水平及减轻免疫炎性反应,从而降低微血管的舒张功能、骨骼肌通透性及应激反应,缓解肌纤维细胞损伤引发的炎症;能够有效抑制DOMS大鼠炎症因子的释放。

2. 镇痛作用　实验研究发现,身痛逐瘀汤能够显著延长骨癌痛大鼠机械痛觉缩足阈值、热痛觉缩足潜伏期并减轻自发痛评分;能够抑制星形胶质细胞的激活,阻断由此引起的痛觉敏化而起到抗癌痛作用;能够明显提高热痛阈值和机械痛阈值,减轻痛敏反应,降低运动功能评分,显著改善运动功能,降低脊髓神经炎症反应;对小鼠热板法、醋酸所致扭体以及热水甩尾均有明显镇痛效果。

3. 抑制凋亡,延缓椎间盘退变　实验研究发现,身痛逐瘀汤能够调控大鼠椎间盘髓核细胞内凋亡相关因子的表达,抑制细胞凋亡,延缓椎间盘退变。

4. 改善血液循环　实验研究发现,身痛逐瘀汤能够明显降低凝血酶原时间(PT)及高、低切全血黏度及血液黏度,可有效提高抗凝、溶栓效果,可有效缩短凝血酶原时间、延缓术后血栓形成,有效降低全血黏度、改善血液高凝状态;能够促进神经根周围的血液循环,改善组织氧供及局部水肿和缺血状态,消除神经根水肿;能够促使伤处周围软组织的炎症水肿吸收,消除局部肿胀,有效促进血肿吸收及成骨细胞的生成。

5. 提高康复水平,预防后遗症　实验研究发现,身痛逐瘀汤能够改善视觉模拟评分法(VAS)评分、日常生活能力(ADL)评分以及骨密度值,促进骨量增加,防止骨质疏松症的发展;加味身痛逐瘀汤能够使腰椎间盘突出术后患者血清肿瘤坏死因子-α(TNF-α)水平降低,预防FBSS(腰椎术后综合征)的发生。

【名医用方心得】

清·何廉臣:至于专门消瘀,当分部位:消一身经络之瘀,羌防行痹汤、身痛逐瘀汤二方最灵。消上焦血府之瘀,血府逐瘀汤、加味桂枝红花汤二方最验。消中焦膈下之瘀,膈下逐瘀汤、鞠通桃仁承气汤、拔萃犀角地黄汤加琥珀、五灵脂、虫、蒲黄等,奏功皆捷。消下焦少腹之瘀,少腹逐瘀汤、叶氏加减小柴胡汤、舒氏增损小柴胡汤、沈氏和血逐邪汤四方选用。——(《重订广温热论》)

今·孙允中:我曾研究了引经药,重视它们在方剂中不可低估的地位。血府逐瘀汤中柴、半、桔、枳的上下升降,通窍活血汤中葱、姜、麝香的升散开窍,少腹逐瘀汤中茴、姜、肉桂的温通下焦,身痛逐瘀汤中艽、龙、灵脂的祛风通络,膈下逐瘀汤中乌、枳、香附的疏肝理脾,补阳还五汤中黄芪、地龙的补气息风,引经药都起着重要作用。方中活血药可以更替,而此等药不能偏废。否则一方可代六方,就没有区分血府、通窍、少腹、身痛、膈下和补阳还五的必要了。——(《名老中医之路》)

今·颜德馨:身痛逐瘀汤以桃、红、归活血化瘀,五灵脂、地龙通络,川芎、没药、香附理气活血,羌活、秦艽祛风湿,牛膝壮筋骨,全方共奏行气活血化瘀、疏通经络之功。以没药与莪术同用,此种配伍,化瘀之力可增。——(《颜德馨经验荟萃》)

今·谢海洲:临床依瘀血部位不同,分别选用不同方药。头部常用通窍活血汤或自拟“脑震荡后遗症方”,胸膈以上及两胁用血府逐瘀汤、复元活血汤及旋覆花汤等,腹中用膈下逐瘀汤,脐下用少腹逐瘀汤或当归芍药散,半身用补阳还五汤,关节痹痛用身痛逐瘀汤等。——(《名老中医之路》)

【名医验案选录】

案 1. 董廷瑶治疗小儿惊痫案

齐某,女,4 岁。1986 年 5 月 9 日一诊。

现病史:患儿自今年 3 月起惊痫时发,日作一二十次不等,发时目瞪神呆,角弓反张,手足抽搐,现面色带青,喉中痰鸣,胸痛闷胀,夜烦不安,两脉滑数,舌苔薄腻。

辨证:痰痫。治法:豁痰攻逐。

处方:钩藤 6g,竹沥 30g(姜汁 3 滴兑入),胆星 3g,干菖蒲 6g,龙齿 15g(先入),茯神 9g,琥珀 2g,白附子、天竺黄、远志各 6g,另保赤散 0.3g,分 2 次化服,4 剂。药后下痰甚多,症势稍缓;原方加抱龙丸一粒,连服 10 剂,症情大减,痰少眠安,即以金箔镇心丸 1 料治本。

11 月 5 日复诊:据诉服上药后曾有 3 个月不发,但 8 月中因突遭异常雷响,极度震惊后痫症复作,搐掣连发,日夜数十次。为此又服金箔镇心丸 1 料,竟未见效。现肢搐阵作,发时神清,未闻痰鸣,复卧身颤,肢体诉痛。舌红无苔,脉弦而涩。盖突受雷惊,震动心肝,使气滞而筋失濡养,致风动而搐,改予王氏身痛逐瘀法活血行滞,养筋定搐。赤芍、桃仁各 6g,红花 4.5g、当归、醋炒五灵脂、怀牛膝、丹参、党参各 9g,枳壳、生甘草各 3g。5 剂。

结果:以后又连服 5 剂,痫定不发;随访知其症已平。

按:本例之治,分前后两个阶段,初时主因为痰,故用豁痰逐下之法,痰去而渐安。嗣后因突遭雷惊,痫搐且身痛也。身痛逐瘀汤方原治痹证身痛,现减去风药,增入丹参、党参扶神和血,使血行筋濡,其搐即定。——(《名老中医董廷瑶经验集》)

案 2. 邢月朋治疗冠心病案

郭某,男,79 岁。2012 年 2 月 12 日就诊。

现病史:患者 7 年前患冠心病。2 周来无原因胸部、脊背正后心持续性疼痛,曾认为是感受风寒,自行拔罐治疗,疼痛不减,喜暖恶寒,食欲欠佳,口干,舌暗红,苔白厚,脉弦缓。

诊断:胸痹。证属风寒阻络、气血痹阻。

病因病机分析:患者年事已高,正气渐亏,藩篱不固,风寒之邪乘虚外侵,阻滞经络,气血运行不畅,不通则疼痛,故出现胸背及脊背疼痛。本病病位在血脉,属本虚标实。

治法:祛风散寒,活血通络。

处方:羌活、秦艽、炒香附、当归各 10g,川芎 12g,黄芪 30g,苍术 10g,五灵脂 12g,炒桃仁、红花、没药各 10g,焦三仙 30g,鸡内金、川牛膝各 12g,地龙 10g,甘草 6g。

结果:水煎服 7 剂,后胸、脊背正后心疼痛明显减轻,大便偏干,时有小腿抽筋。舌红,苔薄黄,脉缓。上方加木瓜、白芍、牡蛎柔肝息风通络。7 剂水煎服,胸、脊背正后心已无疼痛,小腿抽筋减少。诸症进一步好转,继续目前治疗以巩固疗效。

按:身痛逐瘀汤载于《医林改错》,主要用于治疗气血痹阻不通而致周身疼痛的痹证。邢师临床注重方证对应,异病同治,对于肩痛、背痛、肢体疼痛、周身疼痛者临床常用此方化裁治疗。方中秦艽、羌活、苍术祛风寒除湿通络止痛;桃仁、红花、当归、川芎、五灵脂、没药活血化瘀、通络止痛;牛膝、地龙通利关节;香附理气;焦三仙、鸡内金消导健胃、顾护胃气;黄芪益气固表、宣通气血;甘草调和诸药。全方祛风散寒除湿、宣畅气血、通络止痛。——[于慧卿,晏青.邢月朋分型辨治冠心病的临床经验举隅[J].河北中医药学报,2013,28(1):30-31.]

参考文献

[1] 王健楠,阮洪生,崔玉东,等.身痛逐瘀汤通过调控 P38 MAPK 信号通路抑制 LPS 诱导的 RAW264.7 巨

噬细胞一氧化氮的分泌[J].黑龙江八一农垦大学学报,2015,27(3):75-78,87.
[2] 李继超,赵娟,张延杰,等.身痛逐瘀汤对痰瘀互结型膝骨关节炎患者血清IL-1β的调节作用[J].中医药学报,2018,46(2):90-93.
[3] 王瑛,李绍旦,张印,等.身痛逐瘀汤对一次性力竭运动DOMS大鼠模型血清CK-MM、IL-6的影响[J].成都中医药大学学报,2016,39(4):18-22.
[4] 冯宇,杨明会,窦永起,等.身痛逐瘀汤对DOMS模型大鼠骨骼肌微损伤和炎症因子的影响[J].环球中医药,2017,10(4):416-418.
[5] 董昌盛,焦丽静,王菊勇,等.身痛逐瘀汤对骨癌痛大鼠痛觉行为学的影响[J].世界中西医结合杂志,2016,11(1):24-28.
[6] 任炳旭,马正良,靳艳卿,等.身痛逐瘀汤对骨癌痛小鼠痛行为及脊髓星形胶质细胞活化的影响[J].中国中西医结合杂志,2011,31(3):381-385.
[7] 王志福,俞向梅,龚德贵,等.身痛逐瘀汤对大鼠神经病理性疼痛及脊髓p38MAPK蛋白表达的影响[J].江西中医药大学学报,2015,27(2):87-90.
[8] 陈靖,吴成举.身痛逐瘀汤镇痛作用实验研究[J].实用中医药杂志,2013,29(6):422.
[9] 杨冬.身痛逐瘀汤对大鼠腰椎间盘髓核细胞凋亡相关因子的作用[J].实用中医内科杂志,2010,24(6):35-36.
[10] 常有军,邱恒,马天洪.身痛逐瘀汤对大鼠变性腰椎间盘内TNF-α、IL-1α、IL-6、MMP-3的影响[J].西部医学,2017,29(8):1046-1050.
[11] 陈莎,王诗忠,邓德万.身痛逐瘀汤对腰椎退变模型大鼠纤维环细胞p38MAPK信号通路的影响[J].康复学报,2015,25(4):22-26.
[12] 张惠珍,王诗忠.身痛逐瘀汤治疗椎间盘退行性下腰痛的机制研究[J].湖南中医杂志,2014,30(10):122-123.
[13] 沈源彬,关宏刚,曹正霖,等.加味身痛逐瘀汤预防腰椎术后综合征发生及对血清TNF-α水平的影响[J].中国中西医结合杂志,2014,34(7):800-803.

93 除湿胃苓汤

【方源】"此证俗名蛇串疮,有干湿不同,红黄之异,皆如累累珠形。……湿者色黄白,水疱大小不等,作烂流水,较干者多疼,此属脾肺二经湿热,治宜除湿胃苓汤。"(清·吴谦《医宗金鉴》)

【组成】苍术炒　厚朴姜炒　陈皮　猪苓　泽泻　赤茯苓　白术土炒　滑石　防风　山栀子生,研　木通各一钱(各3g)　肉桂　甘草生,各三分(各1g)

【用法】水二盅,灯心五十寸(1.5m),煎八分,食前服。(现代用法:水煎服)

【功用】清热燥湿,健脾燥湿,和中利水。

【主治】本方主治因饮食失调,脾失健运,湿浊内停,郁而化热,外蒸肌肤所致的皮肤红斑,水疱、渗液等症。治疗脾虚湿蕴,气滞的蛇串疮,以局部颜色较淡,疱壁松弛,伴饮食少腹胀,大便时溏,舌质淡,苔白腻,脉沉缓或滑为主。

【方解】本方即《丹溪心法》之胃苓汤加栀子、木通、滑石、防风而成。方中以平胃散(苍术、厚朴、陈皮、甘草)燥湿运脾、行气和胃;以五苓散(白术、泽泻、茯苓、猪苓、肉桂)健脾助阳、化气利水渗湿;加栀子、木通、滑石清热利湿少佐防风散肝舒脾,祛风胜湿。诸药配伍,共奏清热除湿、健脾利水之功。

【临床应用】湿疹、银屑病、带状疱疹、神经性皮炎、皮肤瘙痒症以及其他疱疹性和渗出性皮肤病等属脾胃湿盛者。证见:口干欲饮,腹胀便稀,脉濡或滑而少力,舌质胖淡,舌苔薄白稍腻,可有皮肤瘙痒。皮损可有水疱、肿胀、糜烂、渗出,或红斑、丘疹、鳞屑、抓痕等。

【药理研究】

1. 免疫调节功能　本方具有调节细胞因子间的动态平衡作用,从而能够调节免疫功能。方中茯苓为多孔菌科真菌。研究表明,茯苓中的多糖部分具有明显增强机体免疫力的作用。猪苓中主要有效成分是猪苓多糖,具有免疫调节及有一定的消炎作用。

2. 抗菌、消炎、镇痛　方中健脾利湿药能减轻炎性渗出,加快水疱吸收,清热解毒类药能消除致炎因子,抗菌消炎;通络活血止痛类药扩血管促使血液循环,减轻毛细血管通透性,阻止炎性物质释放,抗炎止痛消肿。苍术主要活性成分为桉叶醇、苍术醇、苍术酮,有缺氧及杀菌消毒功效,而所含挥发油味苦有祛风健胃和促进食欲的作用。厚朴中所含新木脂素具有明显抑制病毒及抗溃疡作用。研究还表明,厚朴中乙醇提取物具有较好的抗炎和镇痛作用。栀子有效成分为苷类,如栀子苷、去羟栀子苷,具有解热、抗炎、轻泻作用;而成分中含有机酸脂具有显著的抗炎活性。陈皮中有效成分川陈皮素、甲基陈皮等能显著收缩毛细血管具有抗炎、抗过敏作用。泽泻主要含有泽泻萜醇等,具有抗炎消肿作用,对急慢性炎症治疗明显。现代研究证实,防风具有镇静、抗炎、抗过敏及解热功效。木通的乙醇提取物对酪氨酸酶活性有一定的抑制作用,还具有抗炎、利尿、抗菌作用。滑石粉有抗菌且对皮肤、黏膜的保护作用。甘草主要成分为甘草甜素、新甘草苷、甘草苷元、异甘草苷等,有抗溃疡、抗炎、抗变态反应、解毒镇痛等作用。

【名医用方心得】

明·吴崑:湿淫于内,脾胃不能克制,有积饮痞膈中满者,此方主之。苍术味甘而燥,甘则入脾,燥则胜湿;厚朴味温而苦,温则益脾,苦则燥湿,故二物可以平敦阜之土。陈皮能泄气,甘草能健脾,气泄则无湿郁之患,脾强则有制湿之能,一补一泄,又用药之则也。——(《医方考》)

明·张景岳:酒质伤脏,致生泄泻不已,若气强力壮者,惟五苓散、胃苓汤之类,皆可除湿止泻。——(《景岳全书》)

清·吴谦:是方也,乃太阳邪热入府,水气不化,膀胱表里药也。一治水逆,水入即吐;一治消渴,水入则消……二证皆小便不利,故均得而主之。君泽泻之咸寒,咸走水府,寒胜热邪。佐以二苓之淡渗,通调水道,下输膀胱,并泻水热也。用白术之燥湿,健脾助土,为之堤防以制水也。用桂之辛温,宣通阳气,蒸化三焦以行水也。泽泻得二苓下降,利水之功倍,小便利而水不蓄矣。白术须桂上升,通阳之效捷,气腾津化渴自止也。——(《医宗金鉴》)

今·赵炳南:湿疹形于外而实发于内,多由饮食伤脾,外受湿热之邪所致。饮食入胃,由脾所运化,如果食辛辣、腥发、肥甘厚味,则使湿热内生,脾不能运化湿热,内在的湿热与外在的湿热邪气相搏结,此为本病的实质。夹风者,皮疹游走不定,疹痒明显,弥漫散发;湿热化火者,皮疹鲜红肿胀流水。在辨证治疗上,将湿疹分为热盛和湿盛两大类型,两种类型密不可分,互相关联,互相转化,临床上根据病人的具体表现,权衡其在各阶段热与湿的比重则为辨证治疗的核心问题。湿盛型湿疹治疗原则应以健脾利湿、佐以清热为主;热盛型湿疹则应重视清热利湿、并适当佐以凉血。另外还要根据皮损的特点同时配合中药湿敷、中药膏外擦等外用治疗。

把湿疹统称为"湿疡"。从性质上又细分为风湿疡(急性湿疹)、湿毒疡(亚急性,伴有感染的湿疹)和顽湿疡(慢性湿疹)。在病邪方面高度重视六淫邪气致病,认为皮肤病的致病因素,以湿、热、风、燥、虚五个方面为主,特别是"湿邪"尤为突出。在治疗中有代表方剂及习惯用药。方剂有除湿胃苓汤、健脾除湿汤、除湿健脾汤以及清热除湿汤(湿疹一号)、除湿止痒汤(湿疹二号)、健脾润肤汤(湿疹三号)、除湿丸等。除湿胃苓汤临证还选用车前子、川萆薢、防己、木通、生薏苡仁、茵陈、赤小豆、金钱草、灯心草及"三仁汤"(薏苡仁、杏仁、蔻仁)等加强利水渗湿之功。水湿停滞或寒湿者用白茯苓,有湿热者用赤茯苓。五苓散(茯苓、猪苓、泽泻、白术、桂枝)中,前四味已选用,桂枝是通阳之品,一般在此较少选用。猪苓以淡渗利水为主,其利水渗湿之功大于茯苓,但健脾功能又远不如白茯苓,而泽泻除利湿外又偏于祛湿热。故茯苓、白术、猪苓、泽泻四味在处方时,应注意准确选择以利疗效。而车前子性寒有较强的利湿清热功效,清热而不伤阴,若与白术、茯苓等配伍尚有实脾作用,车前子是用于清热利湿时最常用,常将车前子与车前草同用,以利于车前草发挥清热解毒之功效,在急性湿疹的治疗中极为多见。八正散中的木通、车前子、栀子、大黄、滑石、甘草六味经常选用,意在通利膀胱湿热。——(《赵炳南临床经验集》)

今·朱仁康:湿疹病因无外风、湿、热三邪,且三邪均有内、外之分。内因系脏腑气血功能失调所生,为发病的基础。内风多责之于肝,内湿多责之于脾,内热多责之于心。外风、外湿、外热属外感六淫邪气,为致病的条件。内外因素相互搏结,壅集体表肌肤,发为湿疹。湿疹分为四种类型,湿热型、脾湿型、血热型、阴伤型。湿热型多用清热凉血、除湿止痒为法;脾湿型多用健脾温中、除湿化浊为法;血热型多用清营凉血、透热转气为法;阴伤型多用滋阴除湿为法。在辨证治疗的基础上,根据皮损具体情况同时使用湿敷、药膏、粉剂等外治法。脾湿型:由于脾运失健,湿从内生,浸淫成疮。多见于亚急性湿疹或泛发性湿疹,具有下述各证者。证见:皮肤起水窠,色暗淡不红,搔痒出水。或有胃脘疼,饮食不多,面色萎黄,腿脚浮肿,大便溏,尿微黄等。舌淡,苔白或腻,脉缓。治宜:健脾除湿。以除湿胃苓汤加减,方用:苍术9g,陈皮9g,川朴9g,猪茯苓(各)9g,泽泻9g,六一散9g(包),白鲜皮9g,地肤子9g,如胃纳不馨加藿香9g、佩兰9g,芳香化湿。——(《朱仁康临床经验集·皮肤外科》)

【名医验案选录】

案1. 赵炳南治湿疹案

王某,男,40岁,煤矿工人。2年来下肢躯干阴囊瘙痒,1个月来,皮肤流水糜烂渗液,久治不愈,食欲不振,食后腹胀。检查:双下肢足背及阴囊糜烂、渗水、结痂、瘙痒。舌淡红,苔黄腻,脉沉细乏力。

诊断:湿疹。

辨证:脾胃虚弱,脾运失常。

治则:醒脾化湿,健脾利湿。

方药:白豆蔻4g,砂仁6g,黄连3g,土炒白术10g,茵陈30g,炒扁豆10g,芡实10g,薏米10g,萆薢10g,木通6g,车前子10g,枳壳10g,炒柏子仁10g,冬瓜子(包)10g。14剂。

每日1剂,水煎服,早晚分服。外用25%氧化锌油,2周后,皮损渗液减少,糜烂不明显,瘙痒明显减轻,腹胀减轻,食欲明显增加。

2周后复查,病情明显减轻,继续原方加减,2个月后病情基本控制。出院5年追踪,病情未复发。——(陈学荣.加减除湿胃苓汤在皮肤科的应用[C]//中华中医药学会.中华中医药学会皮肤科分会第六次学术年会暨赵炳南学术思想研讨会论文集.北京:中华中医药学会,2009:184-185.)

案2. 赵炳南治外阴瘙痒案

某女性,30岁,山西人,记者。7年来外阴瘙痒,影响生活和睡眠,先后曾找多家医院诊治,未见效果。患者为记者,生活不规律,有胃部不适。2008年来我院门诊,检查舌淡红,苔白,脉沉细弱。

诊断:外阴瘙痒症。

辨证:脾虚胃弱,脾运失常。

法以健脾和胃,化湿止痒。

方:白豆蔻4g,砂仁6g,黄连10g,茵陈30g,土炒白术10g,炒扁豆10g,芡实10g,薏米15g,萆薢10g,通草6g,车前子10g,枳壳10g,蛇床子10g,柏子仁10g。水煎服,每日1剂。

先后用药1/2月,同时外用0.1%他克莫司软膏,经3个月复查,病情已痊愈,追踪1年未复发。——(陈学荣.加减除湿胃苓汤在皮肤科的应用[C]//中华中医药学会.中华中医药学会皮肤科分会第六次学术年会暨赵炳南学术思想研讨会论文集.北京:中华中医药学会,2009:184-185.)

案3. 李德龙治湿疹案

陈某,女,26岁。2003年7月2日初诊。双耳后折缝处潮红,糜烂,流滋,少许水疱,反复发作3年。1个月前因野餐食鱼虾而复发,曾在外院诊断为湿疹,口服比特立、强的松,外用皮炎平软膏,虽有缓解,但未痊愈。刻诊:胃纳欠佳,食少,面色萎黄,大便溏,小便少,神疲倦怠,苔白腻,脉濡滑。

证属脾失健运,湿邪内生,蕴积肌肤。治以健脾除湿利水。方选除湿胃苓汤加减。

药用：苍术、猪苓、枳壳、车前子(包)、佩兰各10g，厚朴、陈皮各12g，滑石、炒白术、茯苓各20g，泽泻6g，黄柏9g。每日1剂，水煎服。连服15剂，诸症已愈。随访1年未复发。

按语：湿疹是一种常见的过敏性炎性皮肤病，其皮疹特点为多形性，易于渗出，自觉瘙痒，常对称分布，反复发作。《医宗金鉴·外科心法》浸淫疮记载："此证初生如疥，瘙痒无时，蔓延不止，抓津黄水，浸淫成片。"该病常因饮食失节或过食腥发动风之品，伤及脾胃，脾失健运，造成脾为湿困，复感风湿之邪，内外两邪相搏，充于腠理，浸淫肌肤而发病。治以除湿胃苓汤健脾燥湿和中利水，加佩兰芳香化湿，车前子利水除湿而愈。——[李德龙，耿春梅.除湿胃苓汤治验3例[J].山西中医，2006，22(3)：35.]

案4. 李德龙治荨麻疹案

王某，男，21岁。2004年5月6日初诊。半月前无明显原因遍体泛发风团，每于外出则发，骤起骤消，瘙痒剧烈，发则腹痛，曾在外院诊为肠胃型荨麻疹，经治无效。诊见：全身泛发红色风团，痒剧，伴脘闷纳呆，恶心呕吐，神疲乏力，腹痛便泄，口不作渴，舌淡、苔白，脉沉细缓。

证属脾运失健，气滞于里，复受外风而发病。治以健脾祛风，理气止痛。方用除湿胃苓汤加减。

药用：苍术9g，厚朴、泽泻、滑石、枳壳、猪苓各10g，陈皮、防风各12g，茯苓、乌药各20g，炒白术15g，肉桂2g。每日1剂，连服20剂而愈。

按语：荨麻疹是一种常见的过敏性皮肤病，以发无定处，忽起忽退，来去迅速，瘙痒无度，消退后不留痕迹为其特点，与祖国文献中记载的瘾疹相类似。《医宗金鉴·外科心法》记载："此证俗名鬼饭疙瘩，由汗出受风，或露卧乘凉，风邪多中表虚之人，初起皮肤作痒，次发扁疙瘩，形如豆瓣，堆累成片。"饮食失节，脾胃失调，复感风邪，郁于皮毛肌腠之间，是其发病原因一。该病例证属脾胃气机失调，复感外邪，治以除湿胃苓汤加减，健脾除湿，祛风止痒，理气止痛，加肉桂、乌药温中理气，防风祛风止痒。——[李德龙，耿春梅.除湿胃苓汤治验3例[J].山西中医，2006，22(3)：35.]

案5. 李德龙治带状疱疹案

张某，男，42岁。2005年1月7日初诊。右胁肋部散在暗红斑片，上有簇集样水疱，疱液混浊，伴疼痛，活动受限，发病5天。刻诊：皮损颜色暗淡，疱壁松弛，口渴不欲饮，神疲纳呆，食后腹胀，大便溏，舌胖、苔白腻，脉濡缓滑。

证属脾失健运，蕴湿化热，湿热搏结，并感毒邪而发。治以健脾利湿，佐以清热止痛。方选除湿胃苓汤加减。

药用：苍术、厚朴、陈皮、猪苓、泽泻、车前子(包)各10g，炒白术15g，防风、元胡各12g，山栀9g，茯苓20g，板蓝根30g。每日1剂，连服10剂而愈。

按语：带状疱疹是由病毒感染所引起的一种急性疱疹性皮肤病，与祖国医学文献记载的缠腰火丹、蛇窜疮相类似。《医宗金鉴·外科心法·缠腰火丹》记载："此证俗名蛇串疮，有干湿不同，红黄之异，皆如累累珠形。干者色红赤，形如云片，上起风粟，作痒发热，此属肝心二经风火，治宜龙胆泻肝汤；湿者色黄白，水疱大小不等，作烂流水，较干者多疼，此属脾肺二经湿热，治宜除湿胃苓汤。"该病例乃因脾运失调，湿热搏结，并感毒邪而发，治宜健脾利湿，清热止痛。予除湿胃苓汤加减，加山栀、板蓝根、元胡以清热理气止痛。——[李德龙，耿春梅.除湿胃苓汤治验3例[J].山西中医，2006，22(3)：35.]

案6. 朱仁康治泛发性湿疹案

柴某,男,38岁。初诊:1970年9月2日。

主诉:全身泛发性湿诊,反复不愈已3年。

患者3年前冬季开始在两小腿起两小片集簇之丘疮疹,发痒,抓破后渗水,久治不愈,范围越见扩大。1969年冬渐播散至两前臂,一般入冬尤甚。今年秋季皮损已渐播散至胸、腹、背部。平时胃脘疼痛,不思饮食,食后腹胀,大便日解1~2次,完谷不化,溏薄。平时不敢食生冷水果。检查胸、腹及后背、四肢可见成片红斑、丘疹及集簇之丘疱疹,渗水糜烂,抓痕结痂,部分呈暗褐色。瘙痒无度。舌质淡,苔薄白腻,脉缓滑。

证属脾阳不振,水湿内生,走窜肌肤,浸淫成疱。治宜温阳健脾,芳香化湿。

处方:苍术9g,陈皮9g,藿香9g,仙灵脾9g,猪苓9g,桂枝9g,茯苓9g,泽泻9g,六一散9g(包),蛇床子9g。10剂,水煎服。

外用:①生地榆30g,水煎后,湿敷患处。②皮湿膏,外敷。

复诊:药后皮损减轻,渗水减少,瘙痒不甚,大便溏,胃纳仍差,遂宗前法,加健脾醒胃之药,10剂。

三诊:皮损继续减轻,大便成形,胃纳见馨,继从前法,健脾理湿之药。

处方:苍术9g,炒白术9g,陈皮9g,藿香9g,茯苓9g,泽泻9g,车前子9g(包),扁豆衣9g,炒薏苡仁9g。

如此调理,前后共服药40余剂,皮疹消退而愈。1975年随访,自称几年来未再复发。

按语:本例系泛发性湿疹,缠绵3年,其突出证候为脾阳不振,运化失健,水湿停滞,外串浸淫肌肤而发浸淫疮,且每逢冬季症状加重,这说明阳气虚弱之故。朱老在治疗上抓住主要环节,采用温阳健脾、芳香化湿之剂,药症相符。病程3年,服药40余剂,不仅脾胃症状消失,泛发性皮损亦告痊愈。——(《朱仁康临床经验集》)

案7. 朱仁康治婴儿湿疹案

郭某,男,1岁半。初诊日期:1972年5月11日。

代诉:其父称患儿湿疹已1年多。

现病史:患儿出生后2个月脸面即起红斑、丘疹,经常消化不良,喂奶期间大便溏泻,长大后食量大,但食后不久即便出,完谷不化,常哭闹不安。检查:身体消瘦,面色皖白,头皮、脸面可见成片丘疱疹,正常皮色,不红,腹部及两腿亦起同样皮疹,呈淡褐色,渗出不多,舌苔薄白。

中医诊断:胎瘢疮。西医诊断:婴儿湿疹。

证属:胃强脾弱,运化不健,水湿内生,浸淫肌肤。

治则:健脾理湿。

方药:苍术、陈皮、茯苓、泽泻各4.5g,六一散(包)6g,炒麦芽9g。5剂,水煎服,每次煎100ml,2~3次分服。

外用:收湿粉香油调敷。

二诊(1972年5月16日):药后大便稍稀,皮疹渐消,痒轻,晚睡渐安,继服前方5剂。

三诊(5月23日):1周后复诊,皮疹基本消退,未见新起之损害。大便成形。嘱服"健脾片"以资巩固。——(《朱仁康临床经验集》)

案8. 欧阳恒治掌跖脓疱病案

王某,女,44岁。2005年2月6日初诊。

主诉：双手、足心水疱、脓疱反复发生1年，经治未愈。

病史：1年前无明显诱因出现掌跖部对称的皮损，掌部皮损初发于大小鱼际，以后逐渐扩展到掌心、跖中部及内侧。鳞屑下反复出现成群新疱，皮疹时轻时重，经久不愈；伴有不同程度瘙痒。患者纳可，寐安，二便调，舌淡胖，苔白，脉濡滑。实验室检查未见异常。

专科检查：掌跖部对称性红斑上成群淡黄色针头至粟粒大小脓疱及水疱，不易破裂，脓疱干涸后结痂、脱屑。

诊断：掌跖脓疱病。

辨证：脾虚湿盛。

治法：清热燥湿，理气和中。

方药：除湿胃苓汤加减。苍术15g，厚朴10g，陈皮10g，生甘草10g，茯苓10g，猪苓10g，泽泻10g，白术10g，滑石10g，茵陈20g。7剂。

外洗中药处方：枯矾30g，白矾30g，土茯苓30g，黄柏15g，白鲜皮15g，地骨皮15g，五倍子10g，苦参20g，苍术20g。将手浸泡30~40分钟，每日1次熏洗后并外涂冰黄肤乐软膏封包，每日1次。

2005年2月13日二诊：患者症状有所缓解，但仍反复出现脓疱及水疱，瘙痒，继用上方14剂，煎服法同前。

2005年2月28日三诊：水疱、脓疱明显减轻，皮疹不红，皮肤干燥，微痒。原方去苍术、滑石、茵陈，加玉竹10g，以养阴润燥，14剂，煎服法同前。

2005年3月15日四诊：仅见少数水疱、脓疱，以干燥、少许脱屑为主症，不痒，在三诊基础上加党参20g，以益气养血，14剂，煎服法同前。坚持治疗2个月疗效较好，后痊愈。

按语：掌跖脓疱病又称局限性脓疱型银屑病，是一种慢性复发性疾病，以红斑基础上周期性发生深在无菌性小脓疱，伴角化、脱屑、皲裂为特征。中医称之为“镟指钳”。正如《医宗金鉴·外科心法要诀》曰：“此证生于指掌之中，形如茱萸，两手相对而生亦有成攒者，起黄色白脓疱，痒痛无时，破津黄汁水，时好时发，极其疲顽，由风湿客于肌腠而成。”本案例诊为脾虚湿蕴证，治以清热燥湿、理气和中之除湿胃苓汤为主方，配合冰黄肤乐软膏封包，为时仅两个月，临床体征明显好转，或可进一步观察。除湿胃苓汤由燥湿运脾、行气和胃之平胃散及利水渗湿、通阳化气之五苓散加减而来。足底部的角质层较厚，外用药剂要考虑渗透性强、吸收到位者，方可提高疗效。——(《当代中医皮肤科临床家丛书·欧阳恒》)

94 枇杷清肺饮

【方源】“此证由肺经血热而成。每发于面鼻，起碎疙瘩，形如黍屑，色赤肿痛，破出白粉汁，日久皆成白屑，形如黍米白屑。宜内服枇杷清肺饮。”（清·吴谦《医宗金鉴》）

【组成】人参三分（1g）　枇杷叶二钱，刷去毛，蜜炙（6g）　甘草三分，生（1g）　黄连一钱（3g）　桑白皮二钱，鲜者佳（6g）　黄柏一钱（3g）

【用法】水一盅半，煎七分，食远服。（现代用法：水煎服）

【功用】清泄肺胃，清热除湿化痰。

【主治】治肺风酒刺。

【方解】方中枇杷叶味苦，微寒，入肺、胃二经，味苦能降，性寒能清，肃降肺气，有清热化痰止咳之功，又能清胃热降胃气而有止呕吐、呃逆之功；桑白皮甘寒，归肺经，能泻肺火兼泻肺中水气，还能清降肺气，通调水道，“肺中有水气及肺火有余者宜之”（《本草纲目》）。黄连苦寒，归心、肝、胃、大肠经，清热燥湿，泻火解毒，长于清中焦湿火郁结，用于湿热中阻，气机不畅，脘腹痞满，恶心呕吐，又泻火解毒，尤善清心经实火及清胃火，还能疗湿疮，疗毒；黄柏苦寒，归肾、膀胱、大肠经，清热燥湿，泻火解毒，长于清下焦湿热，用于湿热带下，湿疹湿疮；人参甘、微苦，微温，归心、肺、脾经，大补元气，补脾益肺，生津，能补益肺气，补益脾气，益气生津，补气安神益智；甘草甘，平，归心、肺、脾、胃经，益气补中，清热解毒，祛痰止咳，调和药性。纵观全方，清热解毒，除湿化痰，补益脾肺之气，对肺热、肠胃湿热、痰湿之粉刺有专攻。

【临床应用】本方是治疗肺胃湿热的常用方药，以“皮疹以红色丘疹为主，面色红且油脂较多，可自觉瘙痒，伴大便干燥，舌质红，苔白或黄腻，脉弦滑”为使用标准；一般无明显全身症状，可有轻微瘙痒或疼痛。可用于肺经风热夹湿所致头皮脂溢性皮炎、痤疮、粉刺、毛囊炎、酒渣鼻等。

【药理研究】

1. 抑菌作用　方剂中的多种中药成分均具有抑制细菌生长作用。本方中多种药物均能抗痤疮相关的病原微生物，如黄芩、丹参、制大黄、白花蛇舌草等，从而减轻由于痤疮丙酸杆菌、金黄色葡萄球菌等微生物感染造成的炎症性痤疮。

2. 对内分泌系统的作用　本方能调节内分泌抗雄激素，调整内分泌系统的紊乱，产生雌激素样作用，从而减少由于雄激素异常增高导致的皮脂腺的增生、腺管角化和皮脂腺分泌。

3. 对皮脂腺的作用　本方可直接抑制皮脂腺分泌，减少面部的油脂分泌，使得毛囊口不易被油脂堵塞，也不易引起微生物的留存感染。

4. 抗炎、抗变态反应，调节免疫功能　方中很多药物都有抗炎、抗变态反应、调节免疫的作用，由此能减轻炎症及变态反应对皮肤组织造成的损伤，对皮肤起到保护和修复损伤的作用。本方可使痤疮的皮肤角化程度明显改善，减轻痤疮的炎症反应；可以抑制小鼠痤疮的炎症反应，通过干预痤疮炎症免疫应答反应的信号通路来实现抗炎作用。

【名医用方心得】

今·张志礼：痤疮的生成与肺胃湿热关系密切，治疗上抓住“湿盛热重，日久则气血瘀滞”这一病机主线，给予清肺胃湿热的桑白皮、黄芩、地骨皮、生栀子，同时针对各证不同的临床特点对证用药。张老将痤疮辨证论治分为不同证型，其中肺胃湿热型（皮疹主要为红色丘疹）治以清肺胃热，除湿解毒，方用加减枇杷清肺饮。——（《张志礼医话验案精选》）

今·朱仁康：将痤疮分为两型：肺风型，因摄入肥甘厚味过多，化热于脾胃积聚，又循经而上熏蒸于肺，又加之风邪袭肺。治法清肺胃积热为主，以枇杷清肺饮为基础方加减，再以大黄䗪虫丸或栀子金花丸配合服用；而痰瘀型多由于痰瘀交结，治法消痰祛瘀为主，用化瘀散结丸为基础方，亦可外用颠倒散、去斑膏。肺风型临床表现为面起红丘疹挤之有粉渣，舌质红，苔薄黄或薄白，脉滑细。病因病机为过食油腻，脾胃积热，上熏于肺，外受于风。治宜清理肺胃积热。方选用枇杷清肺饮加减。药用生地、丹皮、赤芍、枇杷叶、桑白皮、知母、黄芩、生石膏、生甘草。加减：大便干燥加大黄、大青叶，或配合服用栀子金花丸（黄连、知母、天花粉、黄柏、大黄、栀子、黄芩各研细末，水泛为丸）或大黄䗪虫丸。——（《朱仁康临床经验集》）

今·陈彤云：将痤疮主要分为三型论治：一是肺胃热盛型，以枇杷清肺饮加减治疗，方中大量运用清肺胃热的药物，如桑白皮、炙枇杷叶、黄芩、黄连、栀子、双花、连翘等；二是脾湿内蕴型，以健脾除湿汤加减，方中多用薏苡仁、生扁豆、茯苓、白术、芡实、萆薢、枳壳、黄柏等健脾除湿药；三是痰湿聚结型，以内消瘰疬丸加减，方中多用活血软坚散结之药物，如当归、海藻、玄参、贝母、夏枯草、大黄等随症加减用药。——（《陈彤云治疗痤疮经验》）

今·徐宜厚：归纳诊疗痤疮的经验“四辨”“十法”。四辨：①辨部位；②辨皮损；③辨体质；④辨兼症。十法：冲任调理、清解疏肝、清泻肺胃、散结解毒、除痤湿敷、洁肤面膜、散瘀活血、耳针、毫针、挑刺。其中冲任调理以二仙汤合姜益母胜金丹为基础方，清热疏肝以丹栀逍遥散为基础方，清泻肺胃以枇杷清肺饮合白虎汤为基础方，散瘀活血以桃红四物汤为基础方加减。——（《中国现代百名中医临床家·徐宜厚》）

今·艾儒棣：治疗痤疮需注意以下几点：一是治病求本，充分重视肺的虚和郁在本病发病过程中的关键作用；二是分期论治，针对疾病不同的时期调整用药剂量，加减化裁不同的药物，有是证用是药；三是重视基本病机所导致的病理变化过程，肝的经脉上布于肺；肺主治节，调节心血的运行；心与肾水火既济，水火既济才能使肾水不寒、心火不亢；肺为水之上源，脾为生痰之源，肺清宣肃降使水液疏化正常；肺与大肠相表里，肺气得畅，腑气得通。所以本病病位在肺，但常与他脏相关，需加减药物，临证轻重缓急。虽然痤疮临床兼症复杂，但总以“阳郁”为病本。治疗时以“消散”为治疗大法，使气血开阖有序，使当升之气升，当降之浊降。四是古人有“女子以肝为先天”的认识，女子的经、孕、产、乳无不与肝疏泄、藏血关系密切。陈自明有“凡医妇人，必先调经”的经验论述，故在临床应用上，女性患者除了调肝血、疏肝郁、清肝火、燥脾湿之外，更应注重养肝血、调月经，使月经通调，气血和顺，以提高临床疗效。在临床应用上，若舌苔黄腻者，为胃肠有湿热，可加茵陈、藿香、佩兰等或合用二术煎，以清热除湿；大便干结者，为肺胃气机不通，可加瓜蒌仁、火麻仁、草决明、生大黄等以通腑泻热；有脓疱者为热已化毒，可加金银花、连翘、野菊花、紫花地丁、蒲公英、蚤休等清热解毒；若有结节、囊肿者为痰湿阻滞，可加郁金、夏枯草、皂角刺、丹参、山慈菇、白芥子等行气化痰散结；皮损瘙痒者为兼夹风邪，宜加地肤子、白鲜皮、紫荆皮等祛风止痒；面部油脂分泌较多者，可加生山楂、槐花等减少油脂分泌；有失眠者为血虚肝旺，加酸枣仁、柏子仁、夜交藤、合欢皮、龙齿、珍珠母等养血安神，此为随症加减。若见脾虚者可加异功散；肝肾阴虚，冲任不调，可加二至丸、制首乌、刺蒺藜等；气血亏虚，月经不调，可加圣愈汤或八珍汤等；痛经加焦艾、延胡索、制乳香、制没药等；月经夹块，舌边有瘀点等血瘀症状者加丹参、益母草、红花、鸡血藤等；月经提前者可加丹皮、山栀子、生地、白芍、当归、川芎等。此为因证施药。——[李莹.艾儒棣教授自拟枇杷清肺饮治疗痤疮经验点滴[J].四川中医，2016，3(5)：21-23.]

今·喻文球：原方由枇杷叶、桑白皮、黄连、黄柏、人参、甘草 6 味药物组成，喻教授分析认为，今昔对比去人参主要基于以下两点：一是痤疮多发于青年人，人参乃大补元气之药，年轻人正值生机勃勃之时，何来气虚？二是痤疮的病因病机多与热相关，“气有余则为火”，但在临床上也见到不少痤疮反复发作的患者，也有虚证的表现，因久病所致，或是长期服用抗生素及苦寒中药太过所致。不过人参的确有强大的增强人体非特异性免疫力及抗炎功效，但用于痤疮的治疗，还缺乏足够的认识和研究，值得日后临床关注。——(《当代中医皮肤科临床家丛书·喻文球》)

今·许润三：经前面部粉刺，每届经前面部起碎疙瘩，高出皮肤，经后即隐退者，称为经前面部粉刺，亦称“经前面部痤疮”，多发生于青春期。

常见肝经湿热粉刺：经前面部起碎疙瘩，少数有痒痛，可挤出乳白色液体，甚则化脓成疖。或月经先期，或黄带绵绵，或脘闷纳少，或口干作腻。苔正常或薄黄，脉濡细或细滑。

肝经郁火粉刺：经前面部出现丘疹或黄白色小脓疱。伴乳房胀痛，情绪急躁，大便干结，或经行不畅，舌质偏红，脉弦数。

肺热粉刺：经前面部出现毛囊性小丘疹，甚则色赤肿痛，破出白粉汁，伴干咳无痰，咽痛口干，或两颧潮红。舌质红，苔薄白少津，脉细数。

肝经湿热粉刺与肝经郁火粉刺，皆为肝经热证，只是前者有湿邪兼夹的情况，患者多由素喜糖类、辛辣、肉食之品，肝热脾湿相并，搏于血分而发生粉刺。后者系由肝气郁结，郁久化热生毒，熏蒸肌肤所致。临床特点是：肝经湿热证除上述局部症状外，可见黄带绵绵，或月经先期，或胸闷纳少等肝脾湿热症状，治宜清热利湿，方用龙胆泻肝汤加减。肝经郁火证，除上述局部症状外，常兼见乳房胀痛、情绪急躁、大便干结、脉弦数等肝郁化火症状，治宜清火解郁，方用丹栀逍遥散加减。

肺热粉刺：《医宗金鉴·外科心法》肺风粉刺记载：“此证由肺经血热而成，每发于面鼻，起碎疙瘩，形如黍屑，色赤肿痛，破出白粉汁，日久皆成白屑，形如黍米白屑。”其临床证候，除上述局部症状外，每伴有干咳无痰，或两颧潮红，或大便干燥等肺热津伤之证。治宜清泄肺热，佐以解毒，方用枇杷清肺饮去人参加当归、赤芍、生苡仁、野菊花，并外敷颠倒散。本症的辨证，除局部症状外，必须结合全身伴有的见症，才能分别出证候的病位与性质。——(《名医名家方剂心得汇讲·妇科卷》)

今·张镜人：方出《医宗金鉴·外科心法要诀》卷六十五。人参、甘草各三分，枇杷叶(蜜炙)、桑白皮(鲜者佳)各二钱，黄连、黄柏各一钱。水煎，食远服。治肺风粉刺，症见面鼻起碎疙瘩，色赤肿痛，破出白粉汁，日久结成白屑，形如黍米白屑。产后粉刺，可

用本方合大黄，配十味败毒饮、温清饮或加味逍遥散予之。——(《名医名家方剂心得汇讲·妇科卷》)

今·刘复兴：酒渣鼻的发生与肺胃蕴热、血热血瘀有关。治疗红斑期酒渣鼻时，用清宣肺胃蕴热、凉血活血的枇杷清肺饮加减。用药有清肺胃热的药物生枇杷叶、生桑白皮；也有凉血活血清热的药物炒黄芩、川连、生地；还有理气活血、化瘀的药物丹皮、生山楂。刘老使用蜈蚣，开瘀解毒，认为"凡疮疡诸毒皆能消之"。因蜈蚣有消炎解毒之效，对疮疡痈毒、肿瘤、久治不愈之皮肤病，刘老都善用之，并提出"皮疾起沉疴，必用蜈蚣"。同时寒热并用，以蜈蚣辛温走窜之性佐制诸药寒凉之性，以防过用寒凉损伤脾胃。——[《当代中医皮肤科临床家丛书(第2辑)·刘复兴》]

【名医验案选录】

案1. 周宝宽治疗痤疮案

周某，男，27岁。2009年6月17日初诊。

主诉及现病史：面颈部起结节及囊肿性丘疹5年。患者5年前开始起丘疹，能挤出白色分泌物，时起时落，渐渐出现结节及囊肿，疼痛，有的含有脓汁。经常口服及外用药物，未得到控制。诊见：颜面及颈部均可见结节及囊肿，暗红色，有的结节触之有波动感，疼痛，纳呆。舌质暗红，苔黄腻，脉弦滑。

西医诊断：痤疮。中医诊断：肺风粉刺。

辨证：痰湿瘀滞。

治法：清热化痰，活血散结。

方药：枇杷清肺饮合桃红四物汤加减。

药用：蜜炙枇杷叶10g，桑白皮10g，连翘10g，栀子10g，夏枯草10g，陈皮10g，半夏10g，桃仁10g，红花10g，川芎10g，当归10g，赤芍10g，生甘草10g。口服及外敷。

二诊：上方用14剂，结节有所消散，脓肿吸收，疼痛减轻，食饮正常。上方去半夏，继续口服及外敷。

三诊：上方又用21剂，丘疹平软，无疼痛，无脓肿，无新起丘疹，食欲增，二便通畅。上方去栀子，继续口服及外敷。

四诊：上方又用21剂，面颈部只留有凹陷性瘢痕及暗红色印迹。——(《疑难杂症一扫光》)

案2. 周宝宽治痤疮案

汪某，女，23岁。2009年9月2日初诊。

主诉及现病史：面部起丘疹伴胁胀，月经减少2年。2年来，面部反复起丘疹，月经来时加重，月经量少，乳房胀痛，心烦。时常使用治疗痤疮药或调经药，未收显效。诊见：面部散在红色丘疹，能挤出白色分泌物，前额重，已留有轻微凹陷性瘢痕，心烦，乳房胀痛，月经量少，经期痤疮加重；舌质红，苔薄黄，脉细数。

西医诊断：痤疮。中医诊断：肺风粉刺。

辨证：冲任不调。

治法：养血清热，调理冲任。

方药：枇杷清肺饮合逍遥散加减。

药用：蜜炙枇杷叶10g，桑白皮10g，白芍10g，当归10g，鸡血藤10g，益母草10g，柴胡10g，郁金10g，蒲公英10g，生甘草10g，口服及湿敷。

二诊：上方用14剂，丘疹减轻，乳房胀痛减轻，二便通调。上方继续口服及湿敷。

三诊：上方又用21剂，面部已无新起丘疹，原有丘疹平软，乳房胀痛消失，月经量渐多，经前未加重。上方去鸡血藤，继续口服21剂，巩固疗效。

按语：枇杷清肺饮源自《医宗金鉴》。由人参、枇杷叶（去毛，蜜炙）、桑白皮、黄连、黄柏、生甘草组成。功效：清热解毒，除湿化痰。主治：肺风粉刺。纵观全方，清热解毒，除湿化痰，补益脾肺之气，对肺热、肠胃湿热、痰湿之粉刺有专攻。案1为湿热瘀滞型，方用枇杷清肺饮合桃红四物汤加减，在清热解毒、除湿化瘀基础上又增加补血、养血、活血之功；案2为冲任不调型，方用枇杷清肺饮合逍遥散加减，增加疏肝解郁、健脾和营之功而调节冲任。——（《疑难杂症一扫光》）

案3. 艾儒棣治痤疮案

曾某，男，24岁。2014年7月17日就诊。主诉：面部起皮疹5年余。

现病史：患者于5年前开始面部起红色丘疹，有时出脓疱，时轻时重。有时可挤出白色粉刺。曾在某医院皮肤科诊断为痤疮，给予"米诺环素""维胺脂胶囊"，外用"维A酸软膏"等治疗近20天，效果不明。现症见面部起红色丘疹、脓疱，皮肤出油多，口干喜冷饮，小便短赤，大便秘结。专科检查：额部、双颊部散在米粒至高粱米大小的红色丘疹，部分皮损表现为黑头粉刺，有散在的脓疱。舌质红，苔黄腻，脉弦滑。

西医诊断：痤疮（Ⅱ度）。

中医辨证：肺胃湿热，毒湿蕴结证。

治法：清泄肺胃，除湿解毒。

方药：枇杷叶15g，黄芩15g，桑白皮15g，山栀子15g，薏苡仁30g，白花蛇舌草30g，连翘15g，茵陈20g，瓜蒌仁30g，决明子30g。水煎服，1日1剂，14剂。

二诊：红色丘疹减少，脓疱消失，面部油脂减少，二便如常，舌尖红，苔薄白，脉弦。后随症加用生山楂、珍珠母等药物，共治疗1个月，皮损基本消失，临床治愈。——［李莹.艾儒棣教授自拟枇杷清肺饮治疗痤疮经验点滴［J］.四川中医，2016，34（5）：21-23.］

案4. 艾儒棣治痤疮案

刘某，女，21岁，学生。2013年4月14日因面部反复出现丘疹、脓疱2年就诊。

患者2年前无明显诱因出现面部小结节，继而出现丘疹、脓疱，可挤出黄白色稠厚脓液，瘙痒不明显，面部油脂多，部分皮损深在呈实性结节，色红，质硬，面部毛孔粗大，自行外用多种祛痘产品后无好转。现面部可见色素沉着及瘢痕形成。患者纳眠可，大便时干时稀，小便正常。

初诊：面部可见丘疹、脓疱，色红、肿胀，部分丘疹及脓疱顶部可见黄白色脓头，瘙痒不明显，面部油脂多，部分皮损深在呈实性结节，色红，质硬，三角区毛孔粗大，可见陈旧皮损色素沉着及瘢痕形成，纳眠可，大便时干时稀，小便正常。舌质常，舌苔薄黄腻，脉弦滑。

西医诊断：痤疮（Ⅲ度）。辨证：肺经风热证。

治则：宣肺清热，软坚散结。

处方：枇杷清肺饮合消瘰丸加减。

药物：枇杷叶15g，黄芩15g，栀子15g，薏苡仁30g，白花蛇舌草20g，漏芦30g，重楼20g，生山楂20g，决明子30g，玄参20g，浙贝母30g，牡蛎20g，丹参20g，生甘草6g。水煎服，1日1剂，一日3次，每次150ml，饭后半小时温服。共7剂。嘱患者以清水洗净面部即可，不可使用洗面奶及化妆品，忌食辛辣、上火之物。

二诊：患者服药后面皮损新发少，油脂分泌仍多，二便正常，舌苔薄黄腻、质常，脉弦。上方加夏枯草 20g，又进 7 剂。

三诊：患者服药后面部皮疹无新发，面部油脂仍多，部分皮损处色红，二便正常，舌苔薄黄，质常，脉弦。守方加减，于前方减玄参 20g、浙贝母 30g、牡蛎 20g，又进 7 剂。

四诊：患者服药后面部无新发，面部油脂较前减少，面部可见陈旧色素沉着及瘢痕形成，二便正常。舌苔薄黄、质常，脉弦。守方加减，于前方加忍冬藤 30g，又进 7 剂。病愈。——［李莹.艾儒棣教授自拟枇杷清肺饮治疗痤疮经验点滴［J］.四川中医，2016，34(5)：21-23.］

案 5. 沈绍功治痤疮案

韩右，18 岁，初诊节气，立夏。2 个月前颜面潮红，有散在丘疹。1 周来变成黑头丘疹，挤压后可见白色粉质物，日渐扩散，甚至有脓疮，病友介绍来院门诊。刻见丘疹色红，散在黑头，多发脓疮。口渴喜饮，小便短赤，大便秘结。苔薄黄，舌质红，脉弦数。

诊为"肺风粉刺"。《医宗金鉴·外科心法》认为"此证由肺经血热而成"。证属热毒壅肺，又称痤疮。设"枇杷清肺饮"加减。

炙杷叶 10g，桑白皮 10g，桔梗 10g，云苓 10g，陈皮 10g，黄柏 10g，蒲公英 10g，制军 10g，丹皮 10g，赤芍 10g，野菊花 10g，丹参 30g，草决明 30g，泽兰 10g，败酱草 30g。上方每日 1 剂，水煎分 2 次服，连服 7 剂。

丘疹渐浅，脓疮已除，尿清、口渴除，便仍不爽。加全瓜蒌 30g、桃仁 10g，通腑清肺，再服 1 个月，皮损逐渐恢复，腑行已畅。苔薄黄，脉弦细。蕴肺热毒渐轻，改为每晚服 1 汁。1 个月后复诊，皮损复常，诸证皆除，嘱如有反复仍服上方，未再复诊。——(《沈绍功经验集》)

案 6. 刘渡舟治面部痤疮案

邓某，女，27 岁。1995 年 9 月 6 日初诊。面部发生痤疮一月有余，外涂药膏，内服维生素等药，痤疮有增无减。因在某大公司任"公关"之职，外观不雅甚为痛苦。除小便色黄外，余无明显异常。问其饮食，言素日喜食辛辣与鱼虾之品。视其舌红，苔则薄黄，脉弦细略数。辨为肺胃蕴热，循经上蒸于面，伤及气血，故当清泄肺胃之热。

处方：枇杷叶 16g，连翘 10g，栀子 10g，板蓝根 15g，桑皮 10g，黄芩 10g，玄参 15g，丹皮 10g。医嘱：禁食荤腥，清淡为宜。

二诊：连服上方 7 剂，1 周内痤疮未见发出，但原有的痤疮无明显改变，诉其手足心经常灼热。上方再加紫花地丁 10g、地骨皮 10g，以增强清热解毒凉血之力。共服 30 余剂，面部逐渐光亮，结痂消除。现症偶有睡眠多梦，左胁不舒，另以丹栀逍遥散清泄肝经郁热，巩固疗效。

按语：《素问·生气通天论》云"寒薄为皶，郁乃痤"，说明皶(即粉刺)、痤之疾可由风寒郁而化热所发。风热外薄，每易犯肺。《医宗金鉴·外科心法要诀》曰："此证由肺经血热而成。"本案患者素嗜辛辣鱼虾食品，经云"鱼者使人热中"，故日久则热毒内生，蕴积阳明，阳明经行于面部，若积热循经上攻，则发为痤疮。总之，本证总为肺胃蕴热所致，治当清泄肺胃为法。刘老所用方药系《医宗金鉴》"枇杷清肺饮"(主治肺风粉刺)加减而成。用枇杷叶、桑白皮、黄芩，清泄肺胃之火；连翘、板蓝根散经络之火毒；栀子通泄三焦，引火屈曲下行。因其舌红、脉细数，有热盛伤阴之象，故用丹皮、玄参以清热凉血，解毒养阴。——(《刘渡舟临床经验集》)

案7. 席建元治痤疮案

叶某,男,20岁。初诊:2010年2月4日。主诉:面部起丘疹、黑头月余。现病史:患者诉1个月前吃夜宵后面部皮肤起红色小丘疹,可挤出白色碎米样粉汁,微痒痛,未予以任何治疗,今来我院门诊就诊。现症见:颜面部皮肤潮红,可见大量散在分布的红色小丘疹,部分脓疱,可见鼻尖有黑头,轻微痒痛,口渴,小便黄,大便干。舌红,苔薄黄,脉细数。

西医诊断:痤疮。中医诊断:粉刺。

治法:疏风宣肺,清热解毒。

方药:枇杷清肺饮加减。枇杷叶、桑叶、野菊花、银花、桑白皮、石膏、丹皮、栀子、山楂、大黄、甘草。7剂。嘱患者少食辛辣刺激油腻之品。

二诊:患者颜面部部分丘疹消退,无瘙痒疼痛,余一般情况可。

方药:枇杷清肺饮加减。枇杷叶、野菊花、桑白皮、生地、赤芍、丹皮、银花、栀子、甘草。7剂。

三诊:患者皮疹全部消退,面部皮肤可见色素沉着斑,余可。

按语:面鼻属肺所主,丘疹色红,为肺热熏蒸,血热蕴阻肌肤而致;或过食辛辣油腻之品,生湿生热,结于肠内,循经上熏,上壅于面,阻于肌肤而成;或脾气不健,运化失调,水湿内停,日久成痰,湿郁化热,湿热夹痰,凝滞肌肤所致。本例患者阳刚之气偏盛,加之过食辛辣肥厚之物,致使肺胃蕴热,循经上扰头面而发。故予以枇杷清肺饮疏风宣肺,清热解毒,大便干,加大黄通腑泄热,加石膏、栀子、丹皮等清热之功。二诊患者病情好转,在原方基础上加生地、丹皮、赤芍等加强清热凉血之效。——[《湖湘当代名医医案精华(第二辑)》]

案8. 傅佩骏治痤疮案

蔡某,女,25岁。2004年6月17日初诊。因皮疹反复5年,加剧2个月就诊。患者5年前面部开始发疹,时轻时重,近2个月来皮疹明显增多,局部痒痛不舒,面部易出油。平素喜食辛辣,大便秘结,经行量少腹痛。检查:前额、面颊、下颏米粒至绿豆大小毛囊性炎性丘疹,夹杂少量脓疱,面部皮肤油腻。舌质红,苔薄,脉细。

西医诊断:寻常型痤疮。中医诊断:粉刺。

辨证:肺经风热证。治宜疏风清热宣肺。

药用:枇杷叶、桑白皮、地骨皮、金银花各12g,黄芩9g,黄连6g,山栀9g,蒲公英、白花蛇舌草、丹参各30g,生山楂12g,香附、益母草各9g,龙葵30g,生甘草3g。忌食牛、羊肉及辛辣酒类。

服药14剂,面部皮疹几无新发,原皮疹有减轻,大便通畅,面部多油,上方去龙葵,加生侧柏叶12g。服药14剂,面部皮疹部分消退,经行腹痛有所改善,上方去香附,加野菊花12g,清热解毒。

服药14剂,面部皮疹全部消退,留有红色瘢痕,上方去野菊花,加白菊花12g、白鲜皮15g。服药14剂,面部皮疹色素渐退。——[傅佩骏.枇杷清肺饮加减治疗痤疮疗效观察[J].辽宁中医杂志,2005,32(7):79.]

案9. 刘复兴治脂溢性皮炎案

关某,女,27岁。2004年12月28日初诊。主诉:面部起红斑、脱屑、瘙痒1年,加重1周。

病史：患者1年前更换护肤品后，面部开始出现红斑、脱屑，灼热瘙痒不适，遂至当地皮肤科就诊，诊断为“化妆品皮炎”，给予外搽“丁酸氢化可的松乳膏”，口服抗过敏药后，症状缓解。过后每于日晒及饮食辛辣之物后，病情复发。1周前患者面部再次出现潮红、脱屑，伴有紧绷、灼热及瘙痒不适，为求中医治疗，今日来诊。面部红斑。伴瘙痒，皮肤紧绷、灼热感，口干思饮，纳眠可，小便黄，长期便秘。专科检查：面部弥漫性红斑，上有糠皮状鳞屑，皮温较高。舌质红，苔白腻，脉滑数。

西医诊断：脂溢性皮炎。中医诊断：面油风。

中医辨证：肺胃火热证。治法：清泄肺胃。凉血祛风。

方药：

①内服方：枇杷清肺饮加减。生枇杷叶15g，生桑白皮30g，生地30g，丹皮15g，黄芩15g，黄连10g，槐花30g，土茯苓30g，苦参15g，防风30g，炒枳壳15g，生首乌45g，生大黄10g。3剂，煎水内服，一日2次，一剂2日。

②外用方：皮外1号加减。白头翁30g，龙胆草30g，苦参30g，仙鹤草30g，黄芩30g，杏仁（冲）30g，桃仁（冲）30g，千里光30g。3剂，煎水冷敷，日2次。外搽院内黄金万红膏（紫草、黄连、黄芩、虎杖、生地榆等）。嘱病人避免日光照射，忌食辛辣，不可滥用化妆品。

二诊：2005年1月5日。患者服药后面部红斑色变淡，脱屑减少，灼热、瘙痒、紧绷感减轻，口干思饮好转，纳眠可，大便已通。舌质红，苔白，脉滑数。继续予以枇杷清肺饮加减，去大黄，续服3剂；外洗予皮外2号加减[藿香30g，香薷30g，茵陈30g，透骨草30g，杏仁（冲）30g，桃仁（冲）30g]，3剂，外用黄金万红膏。

三诊：2005年1月11日。服药后，症状缓解，灼热、瘙痒明显改善，红斑变淡，逐渐消退，此时正值经期，舌淡红，苔薄白，脉弦细。仍守前法，前方去苦参、生首乌、槐花、炒枳壳，加益母草、制香附、丹参以疏肝理气、凉血活血，以善其后。

按语：本例均表现为面部的红斑、鳞屑，根据皮损特点及舌脉等，考虑为热证。辨证为肺胃火热证，治当清泄肺胃，凉血祛风，以枇杷清肺饮加减。本方中用性味苦寒的黄芩、黄连为君药以泻火解毒、清热燥湿，泻肺心之火；用既能泻降肺热、又可清降胃热的生枇杷叶、生桑白皮为臣药，以协助和加强君药的功效。佐以滋阴清热、凉血散瘀的生地、丹皮，二药可减缓君药伤阴之弊。佐以槐花加强清热凉血，土茯苓、苦参以清热利湿，防风祛风止痒，炒枳壳、生首乌、生大黄行气通便泄热。——[《当代中医皮肤科临床家丛书（第2辑）·刘复兴》]

案10. 刘复兴治酒皶鼻案

何某，女，33岁。2001年11月16日初诊。主诉：鼻部潮红、起丘疹3年，加重1个月。

患者平素喜食香燥、油腻之品，3年前无明显诱因鼻部及面颊部皮肤出现轻度潮红，进食辛辣刺激食物及饮酒后加重。未予重视，未进行治疗。1个月前因食烧烤后鼻部出现红斑、丘疹、脓疱，伴有痒痛。遂到当地医院就诊，诊断为“酒渣鼻”，给“四环素”口服，外搽“甲硝唑凝胶”，病情无明显变化，为求中医治疗今日来诊。

证候：鼻部及面颊部皮肤潮红，轻度肿胀，并伴红色丘疹、脓疱，自觉微痒，心烦易怒，口干口苦喜冷饮，月经先期，大便干，数日一行，小便黄。诊查：鼻部、双面下额部潮红，有红色丘疹及小脓疱，伴毛细血管扩张，皮肤油腻，毛囊口扩张。舌红苔白，脉弦滑。

西医诊断：酒皶鼻。中医诊断：鼻皶。

中医辨证:肺胃蕴热,血热郁结。治法:清肺胃热,凉血活血。

方药:自拟枇杷清肺饮(皮内1号)方加减。桑白皮30g,生枇杷叶15g,黄芩15g,黄连10g,玫瑰花15g,丹皮15g,丹参30g,忍冬藤30g,生地30g,酒大黄10g,连翘30g,土茯苓30g,蜈蚣2条。3剂,水煎服,日服2次,2日1剂。配合我院痤疮膏(院内制剂)外用,每日取适量敷于患处,每日2次,每次20分钟。

二诊:2001年11月23日。服药3剂,患者诉红色丘疹及小脓疱渐消,潮红减轻,瘙痒消失。口干口苦好转明显,大便已通,纳可,眠可。舌红苔白,脉弦滑。考虑患者热邪已除大半,月经将至,故上方去忍冬藤、连翘、酒大黄,加女贞子30g、益母草30g调经养颜。6剂,内服。继续外用痤疮膏。

三诊:2001年12月7日。患者诉面部潮红减退明显,月经正常,月经量正常,口干、口苦消失,大便可,舌红苔白,脉弦滑。中病即止,上方去蜈蚣,续服3剂以巩固疗效。

按语:酒皶鼻好发于中年妇女,根据病情发展,可分为红斑期、丘疹脓疱期、鼻赘期。本例患者即属丘疹脓疱期。患者中年女性,素体火热偏盛,平素喜食辛辣刺激食物,日久损伤肺胃,运化失常;脾主运化水湿,肺主通调水道,水液运化不利则湿邪积于肺胃,感受外界酒食热邪,热邪与湿邪相合。肺开窍于鼻、脾开窍于口,肺主皮毛,故见鼻部、口周出现红斑、丘疹。湿为阴邪,其性重浊,故病情缠绵不愈,心烦易怒,口干口苦,小便黄,大便干为肺胃蕴热,血热郁结之征。方中以桑白皮、生枇杷叶、黄芩、黄连清肺胃热。生地、酒大黄通腑泄热,使邪去而热无所依,为釜底抽薪之法,忍冬藤、连翘、土茯苓清热利湿解毒。丹皮、丹参、玫瑰花活血理气,引药上行,蜈蚣解毒祛风。全方配伍精巧,且内外合治,故而收效明显。《内经》中"劳汗当风,寒薄为皶""肺与大肠相表里"都指明了本病的病因病机,论治当遵经旨则验。——[《当代中医皮肤科临床家丛书(第2辑)·刘复兴》]

案11. 刘复兴治酒皶鼻案

赵某,女,27岁。2003年5月13日初诊。主诉:鼻部红斑、痒1个月

患者诉1个月前,因过食辛辣香燥食物,自觉鼻头部皮肤瘙痒、灼热不适,自服"清火栀麦片"后,症稍减。此后此症常反复发作,并出现红斑,外搽"红霉素乳膏",无缓解。现为求进一步中医治疗,今日来诊。刻下症见:鼻部皮肤油腻、发红,伴瘙痒、灼热,口干苦,纳、眠可,二便调。专科检查:面油脂,鼻准部皮肤弥漫性发红,少许皮屑,无萎缩及毛囊口扩张。舌红,苔薄白,脉浮数。

西医诊断:酒皶鼻。中医诊断:鼻皶。

中医证属:肺经风热。治法:清热泻肺,疏风止痒。

方药:枇杷清肺饮加减。生枇杷叶15g,生桑白皮30g,炒黄芩15g,川连10g,生地30g,丹皮15g,泽泻30g,生山楂15g,白花蛇舌草15g,麦冬15g,蜈蚣2条。3剂内服,以痤疮膏外用,每日1次,每次20分钟。

二诊:经上述治疗后,鼻部瘙痒、灼热症状改善,红斑变淡,皮肤油腻减少,纳、眠可,二便调,舌红,苔薄白,脉浮数。治疗有效,效不更方,继续服用上方3剂。

按语:刘老认为,酒渣鼻的发生与肺胃蕴热、血热血瘀有关。他在治疗红斑期酒皶鼻时,用清宣肺胃蕴热、凉血活血的枇杷清肺饮加减。本案患者素喜辛辣、香甜食物,日久热毒内生,疏泄不畅,伏于肺经;外受风邪,内外相杂,疏泄不畅,而"肺开窍于鼻",故见鼻部发红,伴瘙痒、灼热;水湿运化不畅,泛滥肌肤,故见皮肤油腻;舌红,苔薄白,脉浮数,为肺经风热之象。方药中既有清肺胃热的药物生枇杷叶、生桑白皮;也有凉血活血清热的药物

炒黄芩、川连、生地；还有理气活血、化瘀的药物丹皮、生山楂。刘老使用蜈蚣，开瘀解毒，认为“凡疮疡诸毒皆能消之”。因蜈蚣有消炎解毒之效，对疮疡痈毒、肿瘤、久治不愈之皮肤病，刘老都善用之，并提出“皮疾起沉疴，必用蜈蚣”。同时寒热并用，以蜈蚣辛温走窜之性佐制诸药寒凉之性，以防过用寒凉损伤脾胃。——[《当代中医皮肤科临床家丛书（第2辑）·刘复兴》]

95 黄连膏

【方源】“此证生于鼻窍内，初觉干燥疼痛，状如粟粒，甚则鼻外色红微肿，痛似火炙。由肺经壅热，上攻鼻窍，聚而不散，致成此疮。内宜黄芩汤清之，外用油纸捻粘辰砂定痛散，送入鼻孔内。若干燥者，黄连膏抹之立效。”（清·吴谦《医宗金鉴》）

【组成】黄连三钱(9g)　当归尾五钱(15g)　生地一两(30g)　黄柏三钱(9g)　姜黄三钱(9g)

【用法】香油十二两(360g)，将药炸枯，捞去渣；下黄蜡四两(120g)溶化尽，用夏布将油滤净，倾入磁碗内，以柳枝不时搅之，候凝为度。（现代用法：摊纱布上，敷疮面；也可直接涂抹患处）

【功用】化湿，清热，和血。

【主治】肺经壅热证。热壅肺经，上攻鼻窍，聚而不散，致生鼻疮，干燥肿痛，皮肤湿疹，红肿热疮，水火烫伤，乳头碎痛。

【方解】方中黄连、黄柏均为苦寒药物，清热解毒，泻火燥湿，共为君药；当归尾活血补血、托毒消肿，生地黄能够凉血止血，共为臣；姜黄活血化瘀、消肿止痛，黄蜡收涩、敛疮、生肌镇痛，共为佐使。诸药相合，共奏清热解毒、养血润燥、消肿止痛之功。

【临床应用】本方主治热毒壅滞体表经脉之证。症见如皮肤肿痛干燥、鼻头红肿生疮，舌红苔黄或起刺等。现代临床可用于治疗脓疱疮、湿疹、乳痈、带状疱疹、痈疽疖肿、剥脱性唇炎等。

【药理研究】临床研究发现，黄连膏能够降低毛细血管的通透性，减少炎性渗出，消除肿胀，在外涂后创面与外环境相隔离，能够保护创面、减少创面的渗出与水分蒸发，具有抗感染止痛、促进组织再生、减少瘢痕形成的功效。黄连膏可以促进创面肉芽组织生长，减少分泌物渗出，降低患者疼痛程度。

【名医用方心得】暂未发现。

【名医验案选录】

案 1. 干祖望治疗化脓性耳郭软骨膜炎案

刘男，40 岁。1983 年 4 月 5 日初诊。5 天前右耳不慎被铁器擦伤，因出血不多而未治。近来皮破处溃烂流脓，耳郭灼痛，牵掣颞侧头部，日益加剧，发热烦躁，渴饮难眠，体温 37.8℃，右耳郭肿胀红紫，触之剧痛，有灼热感，耳轮上有黄豆大溃孔，脓微黄，量不多，右耳下 3 个淋巴结肿如蚕豆大，扪之疼痛，舌苔薄黄，脉弦数。血常规检查：白细胞计数 8.8×10^9/L，中性粒细胞 82%，淋巴细胞 16%。

证系肝胆火热上灼，治以清肝泻火，消肿止痛。

羚羊角粉 3g，每天冲服 lg；龙胆 6g，黄芩、山栀子、夏枯草、苦丁茶、蚤休、生地黄、泽泻各 10g，甘中黄 3g。外用九一丹少许掺于溃处，覆以黄连膏纱布，每日换药 1 次。

3 剂药后耳郭灼痛减轻，体温 37℃，耳郭肿势稍减，溃处如前，仍治宜前法，停用羚羊角粉，原方加金银花 10g 续用，外治法如前。上方连服 13 剂后，耳郭肿消痛缓，溃烂处有收敛趋势，局部不红。邪去八九，气血已受伐。

治宜扶正祛邪：金银花 30g，生黄芪、当归各 15g，甘中黄 4g。外用生肌散加黄连膏纱布。10 天后，疮口收敛而愈。

原按：《疡医准绳》卷三称本病为“耳发疽”，“六七日渐肿如胡桃，或如蜂房之状，或赤或紫，热如火，痛彻心”，认为属手少阳经风热所致。刘男耳痛牵掣颞侧头部，苔黄，脉弦，现一派肝胆火热之象，故取龙胆泻肝汤苦寒直折其烈焰。羚羊角本是清热平肝息风之品，惟《本草纲目》谓：“疮肿瘰疬……羚羊角能散之，相火寄于肝胆，在气为怒……羚羊角能降之。”干老治肝火亢盛，每取之与清肝泻火药并用，收效甚捷。治本病尚须分辨病期，初、中期均以清肝泻火为主，随症加减。内服龙胆泻肝汤，外敷青黛散。溃后用九一丹、黄连膏。后期内服四圣饮（黄芪、当归、金银花、甘草），外用生肌散。既益气养血以扶正气，又清热解毒以扫残邪。本病后期应用，尤为合适。

评述：化脓性耳郭软骨膜炎可见耳郭溃烂，或如蚕食般缺损畸形，甚者整个耳郭烂断无存。《诸病源候论》称为断耳疮。此病常因外伤、冻疮、耳郭肌肤受损，感火毒而致；亦有因耳针或穿耳环时消毒不严所致。临床上以耳郭红肿热痛、腐烂化脓、全身发热为特征。干老认为，此病证属肝胆火热上炎者最多，治疗时需内外结合。本案即以龙胆泻肝汤去辛温之当归、有毒的木通及能滑肠致泻的车前子，加入清热解毒力量颇强的蚤休，故获效较快。苦丁茶为冬青科植物枸骨和大叶冬青的叶，苦甘大寒，入肝、肺、胃，功可散风热，清头目，除烦渴。主治头痛、齿痛、目赤、聤耳、热病烦渴、痢疾等。《中国医学大辞典》言其“凉子宫”，亦有将其研制成女性避孕药，故欲生育之妇女慎用为宜。甘中黄又名人中黄、甘草黄，为甘草末置竹筒内，于人粪坑中浸渍后的制成品，甘、寒，入心、肾经，功主清热解毒，治伤寒热病，高热烦渴，热毒斑疹，咽喉肿痛，丹毒。——（《名家教你读医案》第 6 辑）

案 2. 张志礼治疗播散型盘状红斑狼疮案

董某，男，37 岁。3 年前面部双颊起红色斑块，日晒后加重。曾做病理检查诊为“盘状红斑狼疮”。给口服强的松，能缓解症状，停药又复发。发病后无发热，关节疼痛病史。诊见：面部双颊、双颞、耳郭可见数片暗红色斑块、浸润，部分皮损表面固着性鳞屑，舌质淡红，苔白，脉缓。

西医诊为：播散型盘状红斑狼疮。中医诊为：鬼脸疮。

辨证：经络阻隔，气血瘀滞。

治法：活血化瘀，软坚散结，解毒通络。

方药：丹参 15g，红花 10g，莪术 10g，薏苡仁 30g，夏枯草 15g，生地黄 30g，牡丹皮 15g，赤芍 10g，鸡冠花 10g，野菊花 10g，青蒿 30g，茵陈蒿 30g，秦艽 15g，乌蛇 6g，蚤休 15g，白花蛇舌草 30g。外用黄连膏。

二诊：服上药 14 剂，皮损明显变暗、作痒，舌质淡红，苔白，脉缓。去茵陈蒿、生地黄、赤芍、秦艽、乌蛇，加白术 10g、茯苓 15g、女贞子 30g、旱莲草 15g、黄花 10g。

三诊：服上方 21 剂，皮损消退，临床治愈。——（《张志礼皮肤病医案选萃》）

案 3. 施维智治疗开放骨折骨坏死案

1983 年 1 月 27 日，左中指被冲床压伤，外院骨伤科诊断为左中指开放性骨折，伴伸指肌腱断裂，做清创缝合术，克氏针内固定。2 月 2 日换药时发现伤口感染，经抗生素及伤口多次换药仍不见好转，遂建议截指，因患者不愿接受，于 2 月 17 日来门诊治疗。

检查：左中指中节掌、背侧伤口腐脓板滞，指骨暴露，脓水淋漓，色黄带红，腥秽不堪，肿延及肘,手背尤甚。X线片示左中指近、中、远节指骨骨折,中节远端骨节缺损,克氏针内固定。脓液培养:金黄色葡萄球菌(凝固酶阳性)。苔黄腻、质红,脉细数。

处方:大生地黄9g,京赤芍9g,全当归9g,荆芥穗9g,净连翘9g,金银花9g,天花粉9g,蒲公英9g,象贝母9g,广陈皮5g,云茯苓9g,生甘草3g。

功效:清热化湿,解毒消肿。

主治:开放骨折,伤口感染,湿热阻滞,郁而化腐,阴血耗伤,毒火炽盛。

制用法:水煎服,日1剂,分2次服用。

外治法:伤口贴黄连膏。肿胀处用吊伤膏40%、金黄散30%、芙蓉叶末30%,和匀,蜜水调敷,每日换药。

2月22日二诊:上方药连投5天后,左中指伤口腐肉已脱,脓水亦少,创面红活,肘臂肿势退净,手背肿胀亦减,但按之有脓液从伤口流出。脉弦细、苔薄白、质红。湿热已化,气血两亏,阴液耗伤。再拟养阴清热、益气养血,佐以解毒。

处方:潞党参9g,绵黄芪9g,全当归9g,京赤芍9g,大生地黄9g,天花粉9g,蒲公英9g,象贝母9g,净连翘9g,金银花9g,香白芷5g,广陈皮5g,赤苓9g,生甘草3g。

功效:养阴清热、益气养血,佐以解毒。

主治:气血两亏,阴液耗伤。

用法:水煎服,日1剂,分2次服用。

外治法:伤口掺金枪十宝丹,贴玉红膏。

4月6日三诊:经内外兼治,新肉虽生,未能结痂,手背因引流不畅,红肿高凸,遂切开排脓,敷海马散,药线引流,手指创口仍用二诊方法。

4月18日四诊:手背伤口愈合,手指创口范围缩小,暴露之指骨色黑,死骨已成,断端无法连接。X线摄片复查示左中指无骨痂生长。遂拔去克氏针,摘除死骨,继续换药,内服十全大补汤加减。

5月18日创口愈合。1983年8月随访,左中指缩短,掌指关节活动正常。左中指指间关节强直,对指尚可,能持物。——(《骨伤病症》)

案4. 许履和治疗闭塞性动脉硬化案

徐某,女,69岁。初诊,左大趾疼痛色紫已4年,1年前破溃,至今不愈。曾在某医院诊断为闭塞性动脉硬化。现在左大趾肿痛糜烂,肿势上连足背,其色红紫,足背动脉消失,其痛难忍,彻夜不寐,舌红质有裂纹。

辨证:多年精血不足,络脉瘀滞,复感毒邪,而成脱疽。

治法:清热解毒,扶正活血。

方药:顾步汤治之。

①黄连膏油布,盖贴溃烂处,一日换1次。

②赤芍9g,党参9g,生黄芪9g,川石斛12g,金银花15g,甘菊6g,牛膝9g,当归9g,蒲公英15g,生甘草5g。6帖。

二诊:症状同上,未见动静。

①药同上。

②当归30g,红花4.5g,怀牛膝9g,赤白芍各9g,银花15g,桃仁9g,生甘草6g,炙乳没各4.5g。共服27帖。

三诊:创口已愈合,但患趾仍疼痛发冷,皮色紫暗。原方9帖。

四诊:前阶段病情稳定,最近创面痂盖脱落,患趾又形肿痛糜烂,红肿连及足背,此又感染毒气。高年尚此,有趾脱之变。

①药同上。

②太子参 9g,川石斛 12g,银花 15g,蒲公英 15g,半边莲 15g,紫花地丁 15g,牛膝 9g,当归 5g,生甘草 4.5g。5 帖。

五诊:患足红肿已好转,但痛不止,口中干。原方去半边莲、地丁,加甘菊 6g、花粉 9g。10 帖。

六诊:患足肿痛已减,创口未敛,腹中又感隐痛。

太子参 9g,川石斛 12g,牛膝 9g,当归 9g,金银花 12g,广木香 3g,生甘草 3g,白芍 9g,制香附 9g,紫苏梗 4.5g,青陈皮各 4.5g。

七诊:创口愈合良好,但患足尚感疼痛怕冷。

太子参 9g,生黄芪 9g,白术 4.5g,当归 9g,白芍 6g,炒枳壳 4.5g,茯苓 9g,陈皮 4.5g,广木香 3g。共服 25 帖,其病遂愈。

1976 年 6 月 21 日随访,治疗以后,病情稳定,未再复发。

按:顾步汤为治疗血栓闭塞性脉管炎之良方。今用于闭塞性动脉硬化引起之溃疡,亦同样有效。可知古人所说的脱疽,范围甚广,不仅指血栓闭塞性脉管炎一病而言。此方扶正化毒,适用于正虚毒滞之症,尤其溃疡期更为相宜。——(《外科专病中医临床诊治》)

案 5. 刘弼臣治疗先天梅毒案

高某,女,4 岁。初诊日期:1962 年 3 月 18 日。经常身发红疹,上下遍布,色红而成片,按之皮肤发热,瘙痒异常,有时阴户红肿,小便赤黄,近日胃纳不香,欲喜凉饮,苔色薄白,脉细而弦,其父母年少时有冶游史。

证系幼儿湿热久郁,搏结营血已深,治当清热凉血,以解梅毒。

方药:土茯苓 30g,野菊花 6g,银花 6g,连翘 6g,蛇蜕 3g,蝉衣 3g,炙僵蚕 6g,黄柏 5g,生地黄 10g,全蝎 1g,蜈蚣 1 条,赤芍 5g。

另:黄连膏 30g,轻粉 1.5g,和匀,外用。并用化毒散 3 瓶,1 日 2 次,每次半瓶,加糖少许,开水调送。——(《国医大家刘弼臣学术经验集成》)

参考文献

谢龙炜,顾在秋,蔡良.黄连膏治疗早期烧伤 41 例[J].河南中医,2014,24(12):2487-2488.

96 五味消毒饮

【方源】“夫疔疮者，乃火证也。……初起俱宜服蟾酥丸汗之；毒势不尽，憎寒壮热仍作者，宜服五味消毒饮汗之。”（清·吴谦《医宗金鉴》）

【组成】金银花三钱（30g）　野菊花　蒲公英　紫花地丁　紫背天葵子各一钱二分（各12g）

【用法】水二盅，煎八分，加无灰酒半钟，再滚二三沸时，热服。渣，如法再煎服，被盖出汗为度。（现代用法：水煎，加酒一二匙和服。药渣捣烂可敷患部）

【功用】清热解毒，消散疔疮。

【主治】火毒结聚之疔疮。疔疮初起，发热恶寒，疮形似粟，坚硬根深，状如铁钉，以及痈疡疮疖，局部红肿热痛，舌红苔黄，脉数。

【方解】方中金银花既清热解毒，又消散痈疮，为治痈之要药，故重用为君。蒲公英长于清热解毒，兼能消散痈结，《本草正义》言其“治一切疔疮痈疡红肿热痛诸证”；紫花地丁清热解毒，凉血消痈。二者相配，增强清热解毒、消散痈肿之力，共为臣药。佐以野菊花、紫背天葵清热解毒而治痈疮疔毒，其中野菊花尤专于治“痈肿疔毒，瘰疬眼瘜”（《本草纲目》），而紫背天葵则能“散诸疮肿，攻痈疽，排脓定痛”（《滇南本草》）。五药同用，力专效宏，清解之力尤强，并能凉血散结以消痈肿。加酒少量同煎，煎后热服，服后盖被，是借酒以助药势，宣通血脉，且微微汗出，以利于透邪外出，消散疔疮，为佐使之用。全方药仅五味，但药力专一，共奏清热解毒、消散疔疮之效，为疗疔毒之良方。

【临床应用】本方主治火毒结聚之疔疮。症见疔疮初起，发热恶寒，疮形似粟，坚硬根深，状如铁钉，以及痈疡疮疖，局部红肿热痛，舌红苔黄，脉数。现代临床可用于治疗耳鼻喉科疾病如急性扁桃体炎、眼部脓肿、口腔黏膜血泡、严重外耳道疖肿、耳后骨膜下脓肿、大疱性鼓膜炎、鼻疖、鼻窦炎等；眼科疾病如睑腺炎（麦粒肿）、单纯疱疹性角膜炎、色素膜炎等；外科疾病如体表化脓性疾病、颌面部蜂窝织炎、痤疮、化妆品过敏、颈深部脓肿等；呼吸系统疾病如大叶性肺炎等；循环系统疾病如亚急性心内膜炎、病毒性心肌炎、传染性单核细胞增多症等；泌尿生殖系统疾病如慢性盆腔炎、淋菌性阴道炎、巴氏腺囊肿、疥疮感染性肾炎、急性肾小球肾炎、急性泌尿道感染、肾周感染等；内分泌系统疾病如糖尿病Ⅱ型胰岛素抵抗等。

【药理研究】

1. 抑菌作用　实验研究发现，五味消毒饮对变形杆菌、白念珠菌均有不同程度的抑制能力；对大肠杆菌、金黄色葡萄球菌、铜绿假单胞菌有不同程度的抑制作用，浓度越高抑菌效果越强；五味消毒饮30%乙醇洗脱液对金黄色葡萄球菌和志贺氏痢疾杆菌的抑制效果最好，而水洗液对肺炎链球杆菌的抑制效果最佳；不仅能直接抑制、杀伤金黄色葡萄球菌，还能明显减弱其残余株的致病力；能在一定程度上抑制甲氧西林耐药金黄色葡萄球菌（MRSA）细菌生物膜的形成，并通过改变细菌细胞膜通透性而影响细菌对抗菌药物的敏感性；

2. 消炎作用　实验研究发现，加味五味消毒饮提取物对小鼠血清前炎症因子（IL-6）和肿瘤坏死因子-α（TNF-α）水平均有抑制作用，具有抗非细菌性炎症反应的作用。

3. 增强免疫功能　实验研究发现，五味消毒饮可明显增加溶血空斑均值、淋转率、巨噬细胞吞噬率和吞噬指数，提高巨噬细胞和肠道菌群菌数，能增强免疫功能。

4. 其他作用　实验研究发现，五味消毒饮能明显降低兔耳痤疮形成强度、耳痤疮反应强度，且能降低丙酸杆菌所致的大鼠耳郭肿胀度，具有明显的抗痤疮作用；能抑制人皮肤鳞状细胞癌 A431 细胞增殖，促进 A431 细胞凋亡，控制或抑制人皮肤鳞状细胞癌的发生、发展。

【名医用方心得】

今·颜德馨：用于局部红肿疼痛，高热烦躁，舌红脉数等热毒型周围血管病，如急性血管炎以及病程日久，肢体出现溃烂继发感染者，在具体应用时应根据热毒轻重和体质不同使用清热解毒、清热凉血、养阴清热等方法，常用方剂如五味消毒饮等。——(《颜德馨经验荟萃》)

今·李仲愚：对尿血(或血尿)不止者，每加茅根、琥珀、赤芍、桃仁、生蒲黄以通淋止血，佐五味消毒饮以清热解毒而泻浊，或加前仁、木通利尿(利湿)而不伤阴。——(《名老中医李仲愚临床经验》)

今·焦树德：在临床上用五味消毒饮时，常将用量加大，参考方如下：金银花 15~25g，野菊花 10g，蒲公英 15~25g，紫背天葵 9g，紫花地丁 15~25g，水煎服。——(《方剂心得十讲》)

今·李明富：癌症热毒炽盛证：症见发热，口干咽燥，喜凉恶热，便干尿赤，或头痛，鼻流脓涕或血，或痰黏稠，或咳吐脓血痰，或带下呈米泔色，有恶臭味，少腹作胀，舌质红或暗，或有瘀点瘀斑，舌苔黄而干，脉弦或滑数。本证型多提示邪气亢盛，病情发展快而险恶。另外，放射治疗的病人，受放射线的影响也常有本证的表现。治宜清热解毒，活血化瘀。常用五味消毒饮、普济消毒饮等方。常用药物如银花、连翘、蒲公英、野菊花、大青叶、板蓝根、半枝莲、白花蛇舌草、龙葵、黄连、黄柏、黄芩。热毒伤阴时，宜加养阴清热药；热毒郁结而致瘀血内阻者，加活血化瘀药。——(《名老中医李明富临床经验》)

今·石恩骏：用此方时必加甜酒水 5~6 匙约 80ml，更加蜂蜜 1 匙约 15ml 同煎，即可行血脉而助药势，且解毒消炎之力亦得增强。如仅以水煎服之则疗效大减，故烧酒或甜酒水及蜂蜜于此方之疗效大有关系，甚为重要，不可不知……此方内药若有一二味为新鲜者，其效大增，若均为新鲜者，则解毒之力尤强，故如遇热毒之重症，尽量寻求新鲜之药材，每有意外之良效。——(《石恩骏临床经验集》)

【名医验案选录】

案 1. 岳美中治疗败血症案

王某，男，20 岁，农民。

现病史：患者因发高热不退而入院，检查体温高达 40℃，血细菌培养见金黄色葡萄球菌、铜绿假单胞杆菌生长，诊断为败血症。用各种抗生素未效，数日间高热持续在 40℃不降。因约余会诊。抚按患者皮肤烙手，形销骨立，脉数疾，舌干口红。

辨证：毒热炽盛。

处方：金银花 15g，蒲公英 9g，紫花地丁 9g，野菊花 9g，天葵子 9g，酒引、水煎热服，取微汗。

二诊：服药 5 剂后，体温减至 39℃上下，细菌培养未见控制，脉仍数，舌红略减。考虑前方虽对症而病重药轻，加入重楼 9g、半枝莲 9g，以增益解毒清热之力。再进 5 剂。

三诊：高热下降到 38℃以下，细菌培养(-)。

四诊：高热基本消失，脉微数，舌质接近正常，为疏清养之剂，以善其后。——(《国医圣

手岳美中经验良方赏析》)

案 2. 蓝青强治疗痤疮案

陈某,男,26 岁,市某工人,2011 年 6 月 10 日初诊。

主诉:面部痤疮反复发作 3 个月余。

现病史:患者自述于 3 个月前面部出现痤疮,红肿热痛,瘙痒难忍,抓破后有黄水流出,黄水所到之处均形成痤疮,伴有心烦易怒,口苦口干,夜寐欠安。曾请某中医师看过,服用桑菊饮加味 5 剂,其效不明显。刻诊:脸面水肿,痤疮满布,舌质红,苔黄腻,脉弦滑。

处方:金银花 15g,野菊花 10g,蒲公英 15g,紫花地丁 10g,天葵子 10g,栀子 10g,柴胡 10g,黄芩 15g。3 剂,每天 1 剂,水煎服。

二诊:服上方 3 剂后,痤疮消除大半,红肿热痛、瘙痒等症皆好转,唯觉胃纳差,舌质红,苔微黄,脉弦。拟清热解毒,佐以护胃善后。方用五味消毒饮、四君子汤化裁。

处方:金银花 15g,野菊花 10g,蒲公英 10g,紫花地丁 6g,天葵子 6g,党参 15g,白术 20g,茯苓 20g,甘草 6g。5 剂,每天 1 剂,水煎服。

诊治心得:此案病例从脉症来看系热毒蕴肤致面部痤疮,前医治用桑菊饮疏散风热,其效不明显,是因为未考虑到热毒已盛这个根本,治用五味消毒饮清热解毒,加柴胡、黄芩解少阳经热,故疗效颇捷。——(《全国名老中医蓝青强临床用方选辑》)

案 3. 石恩骏治疗病毒性心肌炎案

文某,女,24 岁,护士。

现病史:患者诉半个月前因感冒后渐感胸闷,心悸,心烦,气短,经心电图、心肌酶谱检查,确诊为病毒性心肌炎,经西医治疗,诸证未解。舌尖红,舌下瘀紫,苔黄,脉细数。

辨证:心火内蕴,痰瘀交阻,气阴两伤之证。

治法:清心解毒,化痰祛瘀,益气养阴。

处方:金银花 30g,野菊花 15g,紫花地丁 30g,紫背天葵 12g,蒲公英 30g,麦冬 15g,泡参 30g,五味子 15g,丹参 15g,石菖蒲 15g,远志 15g,炙甘草 10g。

结果:服药 7 剂,上证好转,遂以上方稍事加减,继服 30 余剂,病即痊愈。——(《石恩骏临床经验集》)

案 4. 冯志荣治疗慢性肾盂肾炎急性发作案

患者,女,45 岁。

现病史:有尿路感染反复发作史 3 年、肾功能轻度异常史 1 年,突然再次发作尿频、尿急、尿痛伴发热(体温 38.9℃),腰痛 4 天,于 2010 年 10 月就诊。尿检:白细胞 1976/μl,白细胞酯酶(+++)。血常规白细胞及中性粒细胞升高。左肾区叩痛明显,时寒战,尿培养提示大肠埃希菌感染。舌红、苔黄腻,脉滑数。因患者青霉素类、头孢类过敏,予盐酸左氧氟沙星静脉给药。3 天后上述症状未明显缓解,仍发热。请冯老给予会诊。

治法:清热解毒,利湿通淋。

处方:金银花 20g,紫花地丁、蒲公英各 30g,野菊花 20g,紫背天葵 15g,车前仁 20g,大黄 5g,瞿麦 30g,白茅根 30g,淡竹叶 15g,甘草 10g,山药 30g。加水煎熬取汁反复 3 次,每次煎熬 15 分钟,3 次药液混合后作为分 3 次服用的剂量,1 剂/d。

结果:服药 2 剂,体温下降,尿路刺激症状减轻,继服 3 剂诸症消失,尿常规未见异常。随后以八正散加活血化瘀之川芎、牛膝、红花、泽兰及补肾之山药、菟丝子继续服用 7 剂而愈,3 次复查尿培养均为阴性。

按语:此患者系慢性肾盂肾炎急性发作,属于中医淋证,辨证为肾虚湿热。《诸病源候论》云:“诸淋者,皆肾虚而膀胱生热也。”这一病机特点尤为适用于慢性肾盂肾炎患者。肾虚是劳淋反复发作的主要原因。同时,由于湿热屡犯,或湿热流连不解,耗伤肾阴,病初多为肾阴虚兼夹湿热,病久则肾气亦虚。故肾虚有偏肾阴虚与肾气虚之不同。湿热也有微甚之殊,病初则湿热盛,病久则湿热微。虽然普遍用药如此,但是冯老认为慢性肾盂肾炎急性发作时当力争尽快控制感染,尽快恢复尿路通畅,则预后较好。如果延误治疗,可能导致双侧肾脏受损严重,病情恶化。故在急性发作期给予五味消毒饮清热解毒,加用清利湿热之品控制炎症,后期在清热除湿基础上活血化瘀补肾扶正。正因为分期而治,用药切中病机,起到了良好的治疗效果。——[汪明,谢席胜.冯志荣应用五味消毒饮验案举隅[J].中医药导报,2016,22(3):22-24.]

参考文献

[1] 杨宏静,李小山,杨志波.五味消毒饮的体外抑菌实验研究[J].卫生职业教育,2014,32(10):81-82.

[2] 张晓青,陈伶利,李斌,等.应用压电微生物传感仪研究五味消毒饮抑菌作用的量效关系[J].中草药,2013,44(18):2569-2572.

[3] 张晓青,惠华英,李斌,等.五味消毒饮中大孔树脂分离部位的体外抗菌活性研究[J].湖南中医药大学学报,2018,38(8):858-861.

[4] 邹文,周明,侯慧铭,等.清热解毒法体外抑菌作用的实验研究[J].中国中医药现代远程教育,2018,16(12):97-99.

[5] 董艳,白雪峰,石学魁,等.五味消毒饮对金黄色葡萄球菌凝固酶活性的影响[J].时珍国医国药,2001,12(9):790-791.

[6] 李忠新,张春雷,曾学辉,等.五味消毒饮对 MRSA 临床株抗菌活性影响的实验研究[J].国际检验医学杂志,2013,34(12):1613-1615.

[7] 蒋丽瑶,陶玉.五味消毒饮保留灌肠对急性盆腔炎患者 PCT 和 hs-CRP 的影响[J].浙江中医杂志,2015,50(5):334-335.

[8] 向敏,王建梅,顾瑶华,等.加味五味消毒饮提取物对小鼠角叉莱胶炎症模型的作用[J].中国现代医学杂志,2011,21(12):1462-1465.

[9] 王志龙.五味消毒饮对小鼠免疫功能的影响[J].牡丹江医学院学报,2010,31(3):57-59.

[10] 陈略,陈志明.五味消毒饮治疗痤疮的实验研究[J].新医学,2013,44(10):676-680.

[11] 谭文英.五味消毒饮抑制人皮肤鳞状细胞癌 A431 细胞增殖及促凋亡作用研究[J].中医学报,2018,33(1):5-9,14.

97 桃红四物汤

【方源】"血多有块,色紫稠粘者,有瘀停也,桃红四物汤随其流以逐之。"(清·柴得华《妇科冰鉴》)

【组成】生地三钱,酒洗(9g)　当归四钱,酒洗(12g)　白芍一钱五分,酒炒(4.5g)　川芎一钱(3g)　桃仁十四粒,去皮尖研泥(6g)　红花一钱,酒洗(3g)

【用法】水煎温服。(现代用法:水煎服)

【功用】养血活血。

【主治】血虚兼血瘀证。症见妇女经期超前,量多有块,色紫黏稠,腹痛。亦治瘀血腰痛。

【方解】方中生地味甘性寒,长于滋阴;当归辛香而润,补血养肝,活血调经,二药相配,补血活血,为君药。桃仁助当归活血化瘀;白芍敛阴柔肝,缓急止痛,助生地滋阴敛阴,为臣药。川芎行气活血,红花活血行瘀,二药助君臣化瘀调经,为佐使。全方配伍得当,使瘀血祛、新血生、气机畅,化瘀生新是该方的显著特点。

【临床应用】本方主治血虚兼血瘀所致之月经不调、痛经之证。症见妇女月经超前,血多有块,色紫稠黏,小腹疼痛不适,兼见面色、唇爪无华,舌淡,脉细或细涩。现代临床可用于治疗妇科疾病如原发性痛经、崩漏、闭经、不孕症、卵巢囊肿、子宫内膜息肉、药物流产后阴道持续出血、慢性附件炎性包块、多囊卵巢综合征、宫腔粘连等;骨伤科疾病如骨折术后下肢静脉血栓及微循环障碍、股骨头缺血性坏死、膝关节慢性创伤性滑膜炎等;精神神经血管疾病如血管性头痛、椎-基底动脉供血不足、脑卒中、脑卒中后抑郁、脑外伤后综合征、视网膜静脉阻塞、冠心病心绞痛等;内分泌系统疾病如糖尿病、糖尿病周围神经病变、糖尿病足等;呼吸系统疾病如慢性阻塞性肺疾病等;消化系统疾病如亚急性重症肝炎等;泌尿系统疾病如慢性肾小球肾炎等。

【药理研究】

1. 抗凝及促血管生成　实验研究发现,桃红四物汤能够抑制血小板聚集,调节血小板释放血管内皮生长因子和内皮抑素;能够上调血管吻合区血管新生相关因子受体的表达,促进血管内皮细胞的增殖,从而促进血管的成活,促进血管新生;能够显著增加药物流产后大鼠子宫的血管微密度,显著升高血清中促血管生成素1(Ang-1)、促血管生成素2(Ang-2)的含量,有明显促进不完全流产早孕大鼠子宫血管新生作用;能够改善血液黏度,对胫骨闭合性骨折具有很好的祛瘀生新作用。

2. 抗氧化及保护细胞　实验研究发现,桃红四物汤能够显著提高超氧化物歧化酶(SOD)活力、降低丙二醛(MDA)和乳酸脱氢酶(LDH)含量,并抑制半胱氨酸天冬氨酸蛋白酶-3(Caspase-3)表达,能降低过氧化氢(H_2O_2)诱导的细胞凋亡,对H_2O_2诱导的人脐静脉内皮细胞(HUVEC)损伤有显著保护作用;能够保护血管内皮细胞,改善血管内皮细胞的分泌功能;桃红四物汤含药血清能够使内皮细胞增殖活性和细胞结构的损伤明显改善,内皮素

(ET)、一氧化氮(NO)及转化生长因子-β_1(TGF-β_1)水平下降,ET/NO比例趋于正常;桃红四物汤能够通过促进脑源性神经营养因子(BDNF)的表达而保护神经细胞。

3. 调节炎症因子和血液因子　实验研究发现,桃红四物汤能够显著改善上肢闭合性骨折早期血液流变学,对炎症因子肿瘤坏死因子-α(TNF-α)、白介素-1(IL-1)、白介素-6(IL-6)有良好的调节作用;加味桃红四物汤可降低血清糖化血红蛋白(HbA1c)水平,提高血清脂联素(APN)水平,治疗2型糖尿病(T2DM)疗效显著。

4. 修复和愈合作用　实验研究发现,桃红四物汤含药血清能促进激素性股骨头坏死中骨的修复,能够使成骨细胞大量增生及活化,而破骨细胞则受到抑制,改善老年骨质疏松性股骨粗隆间骨折患者骨代谢水平,可以通过调节血管生成,趋化及诱导多组织细胞活化,减弱机体炎症反应等方式为骨折愈合提供合适的微环境,加速骨折愈合。

5. 抗肿瘤作用　实验研究发现,加味桃红四物汤可明显降低基质金属蛋白酶-9(MMP-9)阳性率,使癌变肿块明显减小,疗效显著。

【名医用方心得】

清·吴谦:经水先期而至,属热而实者,用四物汤加黄芩、黄连清之,名芩连四物汤。属热而虚者,用四物汤加地骨皮、丹皮凉之,名地骨皮饮。血多无热者,用四物汤加阿胶、艾叶止之,名胶艾四物汤。血多因热者,用四物汤加黄芩、白术和之,名芩术四物汤。若血多有块,色紫稠粘,乃内有瘀血,用四物汤加桃仁、红花破之,名桃红四物汤。——(《医宗金鉴》)

清·刘仕廉:过期不行,因血凝胀痛,桃红四物,加香附、莪术、木通、木香、肉桂、甘草。并不胀痛,十全去芎,加陈皮。经来色紫,桃红四物汤,或生地四物,用归尾、赤芍,加香附、丹皮、黄连、甘草。——(《医学集成》)

今·李玉奇:治女性尿路结石宜补肾、活血、清利法合用,并在月经来潮时开始服用,以趁月经来潮时冲任脉通、气血骤盛而迅速外排之势使药力因势利导,促使输尿管蠕动排石。方以桃红四物汤加牛膝、益母草、金钱草为主方,一般1~5剂即可排石。运用此法排石要具备的条件是:①月经周期正常。因月经按期而潮说明肾气盛、冲任脉通,气血充盈,可助药力排石。②月经来潮时应有腰酸疼痛难忍、经血色暗量小、兼挟瘀块等瘀血症状,以免活血药物的服用使月经量超常增加,使妇女气血亏虚。借势之力、借船出海之用药法,是李氏之独到矣。——(《国医大师时方之运用》)

今·祝谌予:部分哮喘病人经西医确诊为肺气肿、肺心病、肺间质纤维化或心功能不全,病程日久可见唇甲青紫、面色晦暗、舌质暗红或有瘀斑,属气虚血瘀之候,盖因肺主气,助心脏以行血脉,肺病日久,气虚无力以畅血行则致血脉瘀阻,考虑宜从活血化瘀治疗,常随证加当归、川芎、丹参三药,用川芎走上、当归行下、丹参活一身之血,或用桃红四物汤为主活血祛瘀治标,辅以益气补肺治本。——(《名老中医祝谌予经验集》)

今·颜德馨:瘀血是导致老年性痴呆的主要病因,瘀血不去,盲目进补,必然反招气血壅滞,加重其害,治当疏通脉道,祛除瘀血,俾气血畅通,脑得其养,故对证属肾虚精亏或气血不足者,每在辨证论治基础上,加入川芎、红花、赤芍、桃仁等,以畅通脉道涩滞,祛逐瘀血隐患,并能消除补药黏腻,为补剂发挥效能扫清障碍;而对瘀血症状明显者,辄取桃红四物汤、通窍活血汤、癫狂梦醒汤等化裁。——(《颜德馨经验荟萃》)

今·焦树德:治疗女子月经过期不来,经闭数月甚或1年多不来潮而成痨者,常用桃红四物汤加茜草30g、乌贼骨10g、香附10g、牛膝10g,另加服大黄䗪虫丸,每次1丸,每日2次,常取良效。——(《方剂心得十讲》)

今·陈可冀:《医宗金鉴》中的桃红四物汤是十分完好的通补兼施方剂,遇胸脘不舒,苔腻者,可以合瓜蒌薤白半夏汤及温胆汤进退。——(《名老中医陈可冀临床经验》)

【名医验案选录】

案1. 董廷瑶治疗小儿五软案

朱某,男,6岁。初诊日期:1991年2月21日。

现病史:生后手足痿软,不能握物,步履不稳,经常抽搐,时时摇头,尚能自觉预知,语言正常,舌红苔薄而腻,脉细带滑。头部CT检查示左顶叶脑血管畸形。

诊断:先天疾患,"五软"之症,血运失常,瘀阻脑窍,兼夹痰浊,筋纵不收。

治法:活血行瘀,涤痰通络,息风安脑。

处方:桃红四物汤去熟地,加半夏、陈皮、天浆壳、天麻、全蝎、钩藤。

结果:加减化裁,服用1个月,摇头肢搐均停,神志已清。尚诉头昏,右手握力较振,足软步行转稳,苔化薄净,口渴喜饮。瘀痰渐化,肾精本亏,虚风内动,次用六味丸加杜仲、川断、天麻、杭菊滋水涵木,补肾强脊。最后以三甲复脉汤增损,滋养阴血,通脉填髓补脑,调治10个月,症情全面向愈,手足活动自如,常觉软弱少力。——(《名老中医董廷瑶经验集》)

案2. 裘笑梅治疗闭经神志不清案

有女青年,18岁,淳安人,值经来之时,外出遇雨淋,回家又遭父斥责,乍经闭病起,在当地治疗月余,耗去数百元,病却日重一日,不得已而来杭州投亲,设法救治。病人用门板抬来,口吐白沫,神志不清,气息奄奄。诊断患者系瘀阻迷闷,肝气郁结,投以桃红四物汤加失笑、花蕊石散,先服1剂,嘱当晚即煎服,明天复诊。翌晨,病人家属来院,说服药后,早上已来月经,量不多。遂增删原方,继服2剂,病人神志渐清,化险为夷。——(《名老中医之路》)

案3. 颜德馨治疗偏头痛案

刘某,女,42岁。初诊日期:1991年8月6日。

现病史:患偏头痛18年,每于气候变化或劳累时诱发,月经前后加剧,一月数次,甚为痛苦。曾做脑电图、脑血流图、X线摄片检查均正常,迭用药物及针灸医治,虽稍能缓解,但仍时常发作。诊时适值经期,头痛剧作,右侧颞部跳痛,痛连目眶,痛如针刺,遇冷更甚。患者精神疲乏,面色暗滞,经来不畅,色暗夹块,伴有腹痛。舌紫苔薄白,脉沉涩。

辨证:此邪风久羁入络,血瘀阻于清窍,不通则痛。

治法:祛风活血。

处方:生地9g,赤芍9g,川芎18g,红花9g,桃仁9g,羌活9g,当归9g。

二诊:5剂后经来见畅,色亦较鲜,旋即腹痛减轻,头痛小安,唯脉沉涩未起,舌紫未退。宿瘀久伏之证,故于上方加蜂房9g,乌梢蛇9g,石楠叶9g,全蝎粉(吞)1.5g,蜈蚣粉(吞)1.5g。

结果:再服1周,头痛止,脉沉涩亦起,舌紫见淡。乃改用川芎茶调散4.5g,每晨服1次;益母八珍丸9g,每晚服1次。调理2月,病告痊愈。随访多年,痛未复发。

按:高巅之上,唯风可至。故头痛之疾,多责之于风。颜老认为:"治风之法,初得之祛风可也;及其久者,即当活血,乃祛风先治血之意。"本例头痛年久,经期加剧,证属风邪入络,潜窍为瘀,以致血气不通,当以散风化瘀调经并进。先取桃红四物汤活血调经,重用川芎,旨在祛血中之风,配以羌活散风止痛,引药上行头目;二诊加入蜂房、乌梢蛇、全蝎、蜈蚣搜剔经脉宿瘀,再佐石楠叶疏散风邪,专治头痛。李时珍谓其能"治头风",验之临床,确有佳效。痛缓则用川芎茶调散合益母八珍丸善后,扶正达邪,固本清源。全案分段论治,层层剥茧,使10余载顽疾得以根治。——[颜乾珍.颜德馨运用桃红四物汤治疗难治性疾病的经验[J].江苏中医,1997,18(7):3-4.]

案4. 施杞治疗髁关节急性骨萎缩案

王某,女,52岁。首诊日期:1997年8月21日。

主诉:左踝关节外伤后内踝骨折4个月。

现病史:左踝内踝骨折4个月,局部仍肿胀疼痛,步行不利,曾于伤后2个月,摄片示两踝及踝跖部呈萎缩性骨炎,骨折线模糊。经带已净,胃纳夜寐二便均可。面色少华。苔薄质红脉濡细。检查:左内踝肿胀、压痛(++),行走困难。

辨证:气血不和,经脉失隧,脾胃虚弱,瘀滞难消。

诊断:左踝骨折后急性骨萎缩。

治则:益气和营,健脾利湿。

处方:生黄芪30g,党参、丹参各12g,赤芍、白芍各12g,猪苓、茯苓各12g,生地、熟地各9g,大川芎12g,单桃仁9g,杜红花9g,川牛膝12g,鸡血藤12g,汉防己12g,炒白术9g,青皮、陈皮各5g,炙甘草5g。28剂。

二诊:1997年9月18日。诸恙均缓,再28剂巩固疗效。

按:该例为桃红四物汤为主,治疗髁关节急性骨萎缩(骨折后)收效的典作。——(《施杞医案》)

参考文献

[1] 尹登科,杨晔,尹娟娟,等.桃红四物汤对蛋白酶激活受体激活诱导血小板释放VEGF和Endostatin的影响[J].中成药,2012,34(9):1631-1635.

[2] 彭志飞,孙绍裘,李益亮,等.桃红四物汤对鼠血管吻合模型Notch3受体及VEC增殖影响的研究[J].中国中医骨伤科杂志,2018,26(3):1-4,9.

[3] 林念慈,孙绍裘,李益亮,等.桃红四物汤对兔自体皮片移植模型Delta-like4表达的影响[J].中医正骨,2015,27(11):1-7.

[4] 梁杰,尹登科,李白坤,等.桃红四物汤对药物致不完全流产早孕大鼠的血管生成及Ang-1、Ang-2、Tie-2表达的影响[J].中国中药杂志,2013,38(21):3731-3735.

[5] 季兆洁,韩岚,彭代银,等.桃红四物汤对早期闭合性骨折祛瘀生新作用的初步探讨[J].中国实验方剂学杂志,2015,21(3):125-129.

[6] 刘竹青,尹登科,韩岚,等.桃红四物汤含药血清对过氧化氢损伤的人脐静脉内皮细胞的保护作用[J].中国中药杂志,2013,38(3):402-406.

[7] 李润生,李大勇,陈文娜,等.桃红四物汤调节血管内皮细胞功能及治疗动脉硬化闭塞症的实验研究[J].中国中西医结合杂志,2014,34(2):191-196.

[8] 李鑫,李大勇,陈文娜,等.ASO血瘀证血清对血管内皮细胞损伤的影响及桃红四物汤的调节作用[J].中国中西医结合杂志,2015,35(11):1373-1377.

[9] 吴欢茹,韩岚,彭代银,等.脑缺血再灌注大鼠海马区神经营养因子的表达及桃红四物汤的干预[J].安徽中医药大学学报,2017,36(5):56-61.

[10] 王威,廖苏平,危蕾.桃红四物汤对上肢闭合性骨折早期血液流变学和炎症因子水平的影响[J].中药材,2014,37(2):361-362.

[11] 张桂青.加味桃红四物汤对2型糖尿病患者血清HbA1c、APN水平变化的影响[J].北方药学,2018,15(4):40-41.

[12] 陈鹏,方斌,易浪,等.桃红四物汤含药血清对巨噬细胞的影响[J].中国药理学通报,2013,29(4):582-584.

[13] 李盼祥,刘晓峰,蒋亮,等.桃红四物汤对老年骨质疏松性股骨粗隆间骨折患者 PFNA 术后血清 RANKL、骨保护素水平及转化生长因子-β_1 表达水平的影响[J].中国老年学杂志,2018,38(2):408-410.

[14] 吴箐箐,林义,林雅,等.加味桃红四物汤对乳腺癌临床疗效及 MMP-9 表达的影响[J].浙江中医杂志,2017,52(11):798-799.

98 散偏汤

【方源】“人有患半边头风者，或痛在右，或痛在左，大约痛于左者为多，百药治之罔效，人不知其故。此病得之郁气不宣，又加风邪袭之于少阳之经，遂致半边头痛也。其病有时重有时轻，大约遇顺境则痛轻，遇逆境则痛重，遇拂抑之事而更加之风寒之天，则大痛而不能出户。痛至岁久，则眼必缩小，十年之后，必至坏目，而不可救药矣。治法急宜解其肝胆之郁气。虽风入于少阳之胆，似乎解郁宜解其胆，然而胆与肝为表里，治胆者必须治肝。况郁气先伤肝而后伤胆，肝舒而胆亦舒也。方用散偏汤。”（清·陈士铎《辨证录》）

【组成】白芍五钱(15g)　川芎一两(30g)　郁李仁一钱(3g)　柴胡一钱(3g)　白芥子三钱(9g)　香附二钱(6g)　甘草一钱(3g)　白芷五分(1.5g)

【用法】水煎服。（现代用法：水煎服）

【功用】祛风止痛，疏肝解郁。

【主治】郁气不宣，又加风邪袭于少阳经，遂致半边头风，或痛在右，或痛在左，其痛时轻时重，遇顺境则痛轻，遇逆境则痛重，遇拂抑之事而更加。风寒之天，则大痛而不能出户。

【方解】本方中川芎祛风止痛，善治少阳、厥阴经头痛（头顶痛或两侧头痛），为君药。配以白芷、郁李仁助川芎散风，止痛；柴胡、香附疏肝解郁；白芥子以化痰；白芍、甘草酸甘化阴，缓急止痛。诸药配伍，共奏疏肝解郁、祛风止痛之功。

【临床应用】本方以偏头痛、时重时轻、随情绪变化而增减为辨证要点。现代常用于治疗血管性头痛。如肝火偏盛，加丹皮、黄芩、栀子；久痛入络，加桃仁、丹参、红花；便溏者，去郁李仁。

【药理研究】

1. 对血管的作用　临床研究发现，清热散偏汤治疗偏头痛的治疗效果确切，且能改善患者颅内血管的功能状态。加味散偏汤治疗 4 周后观察组病人血清 5-HT 表达水平明显高于对照组，ET-1 表达水平明显降低。

2. 镇痛作用　散偏汤能明显减轻头痛的程度，减少头痛的持续时间，提高治愈率，降低复发率，改善患者生活质量。实验研究发现，加味散偏汤对硝酸甘油致偏头痛大鼠具有明显的镇痛作用，可降低偏头痛发作时血浆中血管活性物质 NO、NOS、CGRP 水平，且三叉神经脊束核中 NOS1、CGRP 阳性细胞数显著下降。

【名医用方心得】

清·陈士铎：夫川芎止头痛者也，然而川芎不单止头痛，同白芍用之，尤能平肝之气，以生肝之血。肝之血生，而胆汁亦生，无干燥之苦，而后郁李仁、白芷用之，自能上助川芎以散头风矣。况又益之柴胡、香附以开郁，白芥子以消痰，甘草以调和滞气，则肝胆尽舒而风于何藏？故头痛顿除也。惟是一二剂之后，不可多用者，头痛既久，不独肝胆血虚，而五脏六腑之阴阳尽虚也。若单治胆肝以舒郁，未免消烁真阴，风虽出于骨髓之外，未必不因劳、因感而风又入于骨髓之中。故以前方奏功之后，必须改用补气补血之剂，加八珍汤者治之，以为善后之策也。——（《辨证录》）

今·彭坚:其一,大剂量用川芎需配地龙。川芎为活血止痛要药、辛温燥烈,具有上行之性,煎剂一般用量为5~10g。而散偏汤中,川芎剂量多达30g,非如此大量,无以达到止痛效果。但每治疗一个病例,患者均反映服第一次药,头痛更甚,于是我在方中加地龙30g,取其咸寒下行之性,削弱川芎燥烈之弊,以柔克刚,发挥了很好作用。其二,郁李仁配白芥子为破痰瘀对药。白芥子可以化痰止痛,众所周知,该药陈士铎用得最多。但对于郁李仁,以前只了解其润肠通便作用,散偏汤中为何要用此品?一直无法理解。后来发现长期患有偏头痛病人,多数脉涩,大便秘结,因其长期头痛之人,气血奔集于上而不下行,故导致便秘;痰瘀交阻,故见脉象艰涩或模糊。郁李仁既可通便,又能止痛,集破血、润燥、利水之功于一身,与白芥子为对,有很好消痰、化瘀、止痛作用。——(《我是铁杆中医》)

【名医验案选录】

案1. 王为兰治疗偏头痛案

苏某,女,37岁。1986年5月13日初诊。

主诉:偏头痛3年余。每因情绪波动而失眠,劳累后引起病情反复发作,经多方治疗效果不显,特请王为兰教授诊治,王老用散偏汤加龙胆10g,服5剂。患者自服5剂后,头痛病未发作,追访至今未复发。——(《疼痛妙方绝技精粹》)

案2. 彭坚治产后偏头痛案

杨某,女,41岁,已婚,生育两胎,1975年5月15日初诊。

产后患偏头痛,长达17年,每月疼痛时间多至20天以上。每天发作时,左眼先有金光闪动,接着左半边头痛,痛如刀割,如针刺,然后扩散至整个头部变为胀痛。完全靠服用止痛片缓解痛苦,每天需服10~15片。患者面色皖白、眼圈暗黑,舌淡微青、口不渴,大便秘结,脉象模糊,似有似无。此为痰瘀交阻,当疏肝、活血、化瘀。

处方以散偏汤加减:川芎30g,白芷1.5g,柴胡3g,白芍15g,甘草3g,香附6g,郁李仁3g,白芥子9g。5剂,水煎服。

5月21日第二诊:患者反映,服完第一剂药时,疼痛程度超过以往任何一次,忍痛半小时以后,头脑格外清醒,逐渐将5剂药服完。这5天中,疼痛大为减轻,仅仅服过两次去痛片。面色已比初诊时面色红润,精神振作了许多,脉缓,舌淡,大便通畅,原方不变,续服15剂。

30年后,患者女儿在“百草堂”见到彭坚教授,告之其母亲服药30多剂后,头痛痊愈,至今30年未发作。——(《疼痛妙方绝技精粹》)

案3. 朱建贵治疗头痛案

马某,男,46岁,2003年6月24日初诊。

主诉:左侧头痛,伴眼胀1周。

病史:患者素有偏头痛病史,5年前曾发作1次,经中药及针灸后缓解。1周前头痛又作。现患者头痛以左侧为重,呈走窜、跳痛,伴眼发胀,每次发作持续约1小时后可自行缓解,但每日可反复发作4~5次,面色紫黑,双眼充血,口干口苦,饮食睡眠尚可,舌质暗红,苔薄黄,脉弦。

中医诊断:偏头痛。辨证属肝阳亢盛,经络阻滞。

西医诊断:头痛。

治法:镇肝息风,活血通络止痛。

处方:散偏汤。川芎30g,细辛3g,全蝎5g,生石膏30g,白芷10g,黄连6g,吴茱萸1g,白芍30g,菊花10g,决明子15g,炒栀子10g,炒枣仁18g。7剂,每日1剂,水煎服。

二诊:7 月 1 日。药后患者头痛明显减轻,每日只发作 1~2 次。痛势减轻,已无走窜或跳痛,面色由晦暗转润明,精神较前明显好转,双眼充血减轻,口微干不苦,舌质红苔薄白,脉弦细。宜乘势搜其络毒。

处方:川芎 30g,细辛 3g,露蜂房 6g,生石膏 30g,白芷 10g,黄连 6g,吴茱萸 1g,白芍 10g,菊花 10g,决明子 15g,炒栀子 10g,炒枣仁 18g,蜈蚣 1 条。7 剂,每日 1 剂,水煎服。

三诊:7 月 15 日。患者头痛已止,停药 1 周,头痛 2~3 日发作 1 次,隐痛,纳增,眠可,二便调。舌质红,苔白稍黄,脉细弦。病势已基本控制,辨证治法同前。

处方:全蝎 4g,川芎 30g,细辛 3g,白芷 10g,白芍 18g,黄连 6g,吴茱萸 1g,炒栀子 10g,炒枣仁 18g,甘草 10g,菊花 10g,决明子 15g。7 剂,每天 1 剂,水煎服。

四诊:7 月 22 日。患者头痛已愈,眠佳,纳香,二便调。嘱其将上方川芎减为 10g,续服 1 周,以资巩固。

按:偏头痛为临床难治之病,该患者病史绵长,发病较重。金元时期,东垣将其化分为内伤、外感头痛,采用分经用药方法,对后世影响很大。《兰室秘藏·头痛门》中云:"太阳头痛,恶风脉紧,川芎、羌活、麻黄之类为主;少阳头痛,柴胡为主;厥阴头顶痛。或吐痰沫厥冷,其脉浮缓,吴茱萸汤主之。""血虚头痛,当归、川芎为主;气虚头痛,人参、黄芪为主。"气血俱虚头痛,调中益气汤加川芎、蔓荆子、细辛,其效知神。其后,叶天士发明搜络治法,使顽固性头痛治法渐臻完备。医者尊师而不泥古,匠心独运,1 剂散偏汤病去大半,方用生石膏清热泻火;菊花散风清热;川芎、细辛、白芷祛风止痛,"火郁发之";炒栀子清热除烦;白芍、枣仁柔肝养肝;全蝎、蜈蚣息风搜络;黄连、吴茱萸、决明子引火下行。——(《中国中医研究院广安门医院专家医案精选》)

案 4. 蔡有敬治偏头痛案

张某,男,30 岁。1973 年 3 月 16 日初诊。

主诉:偏头痛数年,每年三四月间左侧头痛即发,痛时甚剧不能起床,痛处固定不移,发时大便秘结。诊查:现发作数天,同时尚伴眩晕、夜寐不安、肌肉抖动。苔薄黄,脉弦数有力。

辨证:风邪郁于少阳之经,气血运行受阻。

治法:祛风行血、和解少阳。

方药:散偏汤加减。大川芎、香白芷各 20g,北柴胡、郁李仁、淡黄芩、嫩双钩各 10g,秦羌活、北防风、生甘草各 4.5g,炒白芍 15g。

二诊:3 月 30 日。服 3 剂后,左偏头痛已减轻,睡眠亦佳,大便通和。苔薄黄,舌质稍红,脉弦。再拟前法加减。大川芎、香白芷各 20g,北柴胡、淡黄芩、京蔓荆、嫩双钩、大熟地各 10g,秦羌活 8g,炒白芍 15g。

三诊:4 月 4 日。服 5 剂后,左偏头痛已除,但失眠眩晕尚存。苔黄舌质红,脉弦细数。乃少阳邪郁已达,肝阳上亢之象。再拟养肝降火。生白芍、大川芎、野百合各 15g,柏子仁、北五味、淡黄芩、酸枣仁、肥知母各 10g,生甘草 3g。

服上方药 3 剂后,失眠、眩晕均除,但偏头痛又发作 1 次,较前轻微。再服散偏汤加减,服 2 剂后即痊愈。随访半年未见发作。

按:蔡老在临床上运用"散偏汤"加减,治疗偏头痛收效甚佳。以本例而论,患者自诉患偏头痛已数年,每年三四月间即发作,剧痛卧床不起,影响工作,蔡老认为是风邪客于少阳之经,气血运行受阻,当祛风行血、和解少阳,故使数年行疾得到治愈之效。——(《中国现代名中医医案精粹》)

参考文献

[1] 虢周科,曹更生,陈安莉.清热散偏汤治偏头痛的疗效观察及其对颅内血管机能状态的影响[J].陕西中医学院学报,2000,23(5):31-32.

[2] 冯苗,张会凯,安俊岐.加味散偏汤对偏头痛病人血清 5-HT、ET-1 水平的影响[J].中西医结合心脑血管杂志,2017,15(2):150-152.

[3] 范文涛,王倩.化瘀散偏汤治疗偏头痛 51 例临床研究[J].江苏中医药,2009,41(5):27-28.

[4] 黄琳,崔应麟,陈亚奇,等.加味散偏汤对硝酸甘油致偏头痛大鼠行为学症状、血浆 NO,NOS,CGRP 及三叉神经脊束核 NOS1、CGRP 含量的影响[J].时珍国医国药,2016,27(12):2890-2892.

99 清燥救肺汤

【方源】“治诸气膹郁，诸痿喘呕。”（清·喻嘉言《医门法律》）

【组成】桑叶三钱，去枝梗（9g） 石膏二钱五分，煅（7.5g） 甘草一钱（3g） 人参七分（2g） 胡麻仁一钱，炒，研（3g） 真阿胶八分（2.5g） 麦门冬一钱二分，去心（3.5g） 杏仁七分，泡，去皮尖，炒黄（2g） 枇杷叶一片，刷去毛，蜜涂炙黄（3g）

【用法】水一碗，煎六分，频频二三次滚热服。（现代用法：水煎服）

【功用】清燥润肺，益气养阴。

【主治】温燥伤肺证。身热头痛，干咳无痰，气逆而喘，咽喉干燥，鼻燥，胸满胁痛，心烦口渴，舌干少苔，脉虚大而数。

【方解】方中重用霜桑叶为君，取其质轻寒润入肺，清透宣泄燥热，清肺止咳。石膏辛甘大寒，善清肺热而兼能生津止渴；与甘寒养阴生津之麦门冬相伍，可助桑叶清除温燥，并兼顾损伤之津液，共为臣药。肺为娇脏，清肺不可过于寒凉，故石膏煅用。《素问·脏气法时论》曰：“肺苦气上逆，急食苦以泄之。”用少量杏仁、枇杷叶苦降肺气，止咳平喘；阿胶、胡麻仁以助麦门冬养阴润燥。《难经·十四难》云：“损其肺者，益其气。”而土为金之母，故用人参、甘草益气补中，培土生金，以上均为佐药。甘草调和药性，兼为使药。诸药合用，使燥热得清，气阴得复，肺金濡润，肺逆得降，诸症自除。

【临床应用】本方主治燥热伤肺、气阴两伤之温燥重证。症见身热、干咳少痰、气逆而喘、舌红少苔、脉虚大而数等。现代临床可用于治疗呼吸系统疾病如急慢性支气管炎、支气管扩张症、支气管哮喘、咳嗽变异性哮喘、顽固性咳嗽、转化酶抑制剂或依那普利所致咳嗽、急性呼吸道感染、间质性肺炎、肺结核、特发性肺纤维化、肺气肿、肺不张、不明原因的肺内结节、硅沉着病（矽肺）、肺癌、放射性肺损伤、渗出性胸膜炎等；耳鼻喉科疾病如干燥性鼻炎、萎缩性鼻炎、鼻出血、鼻后滴流综合征、急慢性咽炎、喉炎、扁桃体炎、急性分泌性中耳炎、失声症等；眼科疾病如干眼症、结膜干燥症等；口腔科疾病如慢性唇炎等；皮肤科疾病如银屑病、湿疹、寻常痤疮、皮下斑疹、酒渣鼻、斑秃、单纯性皮肤瘙痒症、老年性皮肤瘙痒症、日光性皮炎等；消化系统疾病如老年性便秘、结肠癌等；泌尿系统疾病如小便失禁等；风湿免疫系统疾病如干燥综合征等；内分泌系统疾病如糖尿病等；运动系统疾病如急性多发性神经根炎、瘫痪、重症肌无力等；妇科疾病如妊娠恶阻等；儿科疾病如百日咳、小儿支气管肺炎等。

【药理研究】

1. 减轻和预防肺损伤作用　实验研究发现，清燥救肺汤能够抑制放射治疗后血浆肿瘤坏死因子-α（TNF-α）和内皮素（ET）的过度表达，防止一氧化碳弥散量（DLCO）的下降，降低放射治疗后肺弥散功能的恶化；能够抑制放射治疗后血浆结缔组织生长因子（CTGF）和血小板源生长因子（PDGF）的过度释放；清燥救肺汤加黄芪能够抑制放射治疗后血浆转化生长因子-β_1（TGF-β_1）和白介素-1（IL-1）的过度表达。

2. 抑制肿瘤细胞增殖作用　实验研究发现，清燥救肺汤能够降低结肠癌增殖侵袭相关蛋白的表达，从而抑制结肠癌细胞的增殖侵袭；能够显著降低瘤体质量，抑制结肠癌细胞的生长，促进结肠癌细胞凋亡，显著抑制肺癌细胞增殖；能使原癌基因蛋白（C-myc）表达下调，减少肺癌细胞糖酵解乳酸的生成。

3. 消炎、抗感染作用　实验研究发现，清燥救肺汤能够减少肺组织中免疫细胞的浸润，可减轻炎症反应、减少肺组织出血及瘀血；能够改善肺部炎症，减少促炎因子的释放，发挥抗支原体（MP）感染的作用，控制支原体感染后肺部炎症。

4. 调节免疫功能作用　实验研究发现，清燥救肺汤能够增加免疫球蛋白 sIgA 和 IgG 含量，下调 $CD8^+$、白介素-4（IL-4）水平，从而调节支原体感染后的免疫功能。

【名医用方心得】

清·柯琴：古方用香燥之品以治气郁，不获奏效者，以火就燥也。惟缪仲淳知之，故用甘凉滋润之品，以清金保肺立法。喻氏宗其旨，集诸润剂而制清燥救肺汤，用意深，取药当，无遗蕴矣。石膏、麦冬禀西方之色，多液而甘寒，培肺金主气之源，而气可不郁；土为金母，子病则母虚，用甘草调补中宫生气之源，而金有所恃；金燥则水无以食气而相生，母令子虚矣，取阿胶、胡麻黑色通肾者，滋其阴以上通生水之源，而金始不孤；西方虚，则东实矣，木实金平之，二叶禀东方之色，入通于肝，枇杷叶外应毫毛，固肝家之肺药，而经霜之桑叶，非肺家之肝药乎？损其肺者益其气，人参之甘以补气；气有余便是火，故佐杏仁之苦以降气，气降火亦降，而治节有权，气行则不郁，诸痿喘呕自除矣。要知诸气膹郁，则肺气必大虚。若泥于肺热伤肺之说，而不用人参，必郁不开而火愈炽，皮聚毛落，喘而不休。此名之救肺，凉而能补之谓也。若谓实火可泻，而久服芩、连，反从火化，亡可立待耳！——（《古今名医方论》）

清·王子接：石膏之辛，麦门之甘，杏仁之苦，肃清肺经之气，人参、甘草生津补土，培肺之母气，桑叶入肺走肾，枇杷叶入肝走肺，清西方之燥，泻东方之实。阿胶、胡麻色黑入肾，壮生水之源，虽亢火害金，水得承而制之，则肺之清气肃而治节行，尚何有喘呕痿厥之患哉？——（《绛雪园古方选注》）

清·陈修园：古人以辛香之品解郁，固非燥症所宜，即用芩、连泻火之品，而苦先入心，反从火化，又非所宜也。喻氏宗缪仲醇甘凉滋润之法，制出此方，名曰清燥，实以滋水，即《易》所谓润万物者，莫润乎水是也。名曰救肺，实以补胃，以胃土为肺金之母也。最妙是人参一味，仲景于咳嗽症去之者，以其不宜于风寒水饮之咳嗽也。昔医不读本草经，疑仲景之法而试用之，用之增剧，遂有肺热还伤肺之说，以人参为肺热之禁药，不知人参为肺寒之禁药，为肺热肺燥之良药也。扁鹊云：损其肺者益其气。舍人参之甘寒何以泻壮火、而益气哉？——（《时方歌括》）

清·吴谦：经云：损其肺者益其气。肺主诸气故也。然火与元气不两立，故用人参、甘草甘温而补气，气壮火自消，是用少火生气之法也。若夫火燥膹郁于肺，非佐甘寒多液之品，不足以滋肺燥，而肺气反为壮火所食，益助其燥矣。故佐以石膏、麦冬、桑叶、阿胶、胡麻仁辈，使清肃令行，而壮火亦从气化也。经曰：肺苦气上逆，急食苦以降之。故又佐以杏仁、枇杷叶之苦以降气。气降火亦降，而制节有权；气行则不郁，诸痿喘呕自除矣。要知诸膹郁，则肺气必大虚，若泥于肺热伤肺之说而不用人参，郁必不开，而火愈炽，皮聚毛落，喘咳不休而死矣。——（《医宗金鉴》）

清·张秉成：此必六淫火邪，外伤于肺，而肺之津液素亏，为火刑逼，是以见诸气膹郁、诸痿喘呕之象。然外来之火，非徒用清降可愈，《经》有"火郁发之"之说。故以桑叶之轻宣肌表者，以解外来之邪；且此物得金气而柔润不凋，取之为君。石膏甘寒色白，直清肺部之火，禀西方清肃之气，以治其主病。肺与大肠为表里，火逼津枯，肺燥则大肠亦燥。故以杏仁、麻仁降肺而润肠，阿胶、麦冬以保肺之津液，人参、甘草以补肺之母气，枇杷叶苦平降气，除热消痰，使金令得以下行，则膹郁喘呕之证，皆可痊矣。——(《成方便读》)

清·方星岩：顿嗽之证，大都肺燥津伤，故咳剧痰不易出，宜仿清燥救肺汤大意。其中妙在枇杷叶清肺降气，气下则火降痰顺，而逆者不逆，斯咳渐平矣。此所谓肺苦气上逆，急食苦以降之，杏仁又在所必需也。——(《医述》)

今·焦树德：以上为喻嘉言氏原方剂量折算而成，用药量很轻，盖因上焦如羽，若药量太重，则失去轻清入上焦之意。但近代因人的体质关系和药品关系等等原因，对本方的用量，大多医家皆在学习喻氏制方精神的原则上有所加重，皆能取得良好效果。今把近代医家所用的一般用量介绍如下，以资参考。近人很少用煅石膏，故改生者。桑叶9g，生石膏15~25g(先煎)，麦冬6~9g，阿胶9g(烊化)，火麻仁9g，杏仁9g，枇杷叶9g，人参3~5g，炙甘草5g，水煎服……我还常用清燥救肺汤加百部9g，生藕节30g，白及6~9g，炒苏子9g，川贝母6~9g，苓贝秋梨膏2匙(分冲)。治疗肺结核咳嗽久久不愈，干咳少痰，痰中带血丝者。如有低热，可在原方基础上加秦艽10~18g，地骨皮9~12g，白薇9g，百部9g。盗汗严重者可再加煅龙牡各30g(先煎)。——(《方剂心得十讲》)

【名医验案选录】

案1. 袁焯治疗吐血案

杨某，年近三旬，素有吐血病，遇劳则发。今年五月因劳役愤怒血症又作，吐血成碗，发热咳嗽，延医服药，始尚小效，继则大吐不止，服药不效。其戚王姓延予治。问其情形，每日上午四句钟时即大吐血，咳嗽有痰，心烦口渴，欲饮冷水，自觉胸部烧热，心胸间喜以冷水浸手巾覆之，知饥能食，舌苔薄腻微黄，两手脉数不大，形容消瘦。予谓此暑热伏于肺胃，热迫血而妄行。欲止其血，当先降其热，热降则血安于其位，不治而自止矣。

以玉女煎合清燥救肺汤为剂。生石膏四钱，桑叶一钱，干地黄四钱，阿胶三钱，贝母、麦冬、沙参各二钱，杏仁一钱，枇杷叶一片。服后觉凉爽异常，腹中雷鸣，心内空虚，身热亦稍平，上午四时未吐，至午后始吐，咳嗽痰多。仍以原方加竹叶三钱，栝蒌根二钱，枣仁、柏子仁各四钱。接服两剂，血几全止矣，惟精神疲惫，时出冷汗，脉息耎大无力，舌上无苔，乃热退而元气虚也，况吐血多日，亡血已多，安有不虚之理。易方用生脉散加黄芪、熟地、枸杞、枣仁、阿胶。接服两剂，汗渐少，能进粥两大碗，惟咳嗽痰中带血，嗽甚则亦或吐一二口，但迥非从前之汹涌耳。乃以百合固金汤合千金苇茎汤出入调治。数日后能起床行走，饮食亦大进矣，遂以饮食滋补，兼服琼玉膏而瘳。——(《丛桂草堂医案》)

案2. 王孟英治疗伏暑案

范蔚然，八月患感旬余，诸医束手。孟英治之，见其气促音微，呃忒自汗，饮水下咽，随即倾吐无余。曰：伏暑在肺，必由温散以致剧也。盖肺气受病，治节不行，一身之气皆失其顺降之机，即水精四布亦赖清肃之权以主之，气既逆而上奔，水亦泛而上溢矣。但清其肺，则诸恙自安。阅前服诸方，始则柴葛羌防以升提之，火借风威，吐逆不已，犹谓其胃中有寒，改用桂枝干姜以温燥之，火上添油，肺津欲绝，自然气促音微，疑其虚阳将脱也，径予参归蛤蚧柿蒂丁香以补而纳之，愈补愈逆，邪愈不出，欲其愈也难矣。亟屏前药，以泻白散合清燥救肺汤，数服而平。论证尽于原案。生桑白皮三钱，地骨皮四钱，生甘草三钱，去粳米，加姜炒川连八分，北沙参八钱，花麦冬三钱，冬桑叶四钱，苦杏泥一钱五分，鲜枇杷叶三钱(刷包)，清阿胶二钱(炖)和服。——(《王氏医案绎注》)

案3. 许辛木自疗鼻衄案

许辛木部曹之室人，自幼患鼻衄，于归后，无岁不发，甚者耳目口鼻俱溢出，至淡黄色始止，凡外治内治之法，无不历试。每发必先额上发热，鼻中气亦甚热。近二十年来，每觉鼻热，辛木以喻嘉言清燥救肺汤投之，二三剂后，即觉鼻中热退不衄，或投之少迟，亦不过略见微红。盖此方最清肺胃之热，惟人参改用西洋参，或加鲜生地，势已定，则用干生地。喻氏此方自言不用一苦药，恐苦从火化也，此制方妙处，医者不可妄加也。——（《冷庐医话》）

案4. 丁甘仁治疗风温重证案

患者雷某，身热一候，有汗不解，咳嗽气逆，但欲寐，谵语郑声，口渴不知饮，舌光红干涸无津，脉细小而数，右寸微浮而滑。此风温伏邪，始在肺胃，继则传入少阴，阴液已伤，津乏上承，热灼津液为痰，痰热弥漫心包，灵机堵塞，肺炎叶枯，有化源告竭之虞，势已入危险一途。勉拟黄连阿胶汤合清燥救肺汤加减，滋化源以清温，清神明而涤痰。蛤粉炒阿胶三钱，天花粉三钱，鲜生地三钱，天竺黄二钱，川雅连五分，冬桑叶三钱，鲜石斛三钱，光杏仁三钱，川贝三钱，淡竹沥（冲）五钱，冬瓜子三钱，芦根（去节）一两，银花露一两，枇杷叶露（煎药）二两。另饮去油清鸭汤，佐生阴液。

二诊：昨进黄连阿胶汤合清燥救肺汤之剂，津液有来复之渐。舌干涸转有润色，神色较清，迷睡亦减，而里热依然，咳嗽气逆，咳痰艰出，口干欲饮，脉息如昨，数象较和。伏温燥痰，互阻肺胃，如胶似漆，肺金无以施化，小溲不通，职是故也。昨法既见效机，仍守原意出入。

蛤粉炒阿胶三钱，桑叶三钱，鲜生地三钱，鲜石斛三钱，川贝三钱，光杏仁三钱，天花粉三钱，天竺黄二钱，生甘草五分，活芦根（去节）一两，冬瓜子三钱，知母一钱五分，竹沥（冲）五钱，银花露一两，枇杷叶露（煎药）二两。

三诊：投药两剂，神识已清，舌转光红，身热较退，咳痰艰出，口干欲饮，脉细滑带数。阴液伤而难复，肝火旺而易升，木叩金鸣，火烁津液为痰，所以痰稠如胶，而咳逆难平也。仍拟生津清温，润肺化痰，俾能精胜邪却，自可渐入坦途。

原方去知母、天竺黄，加青蒿梗三钱、嫩白薇三钱。——（《丁甘仁医案》）

案5. 萧伯章治疗白喉兼泄泻案

光绪丙申秋杪，伯章研究医学已十年矣，恒兢业不敢为人举方。舍弟璋如患白喉，又兼泄泻，猝难延医。适章自馆归，诊之，身无寒热，口不渴，舌苔淡白而薄，底面微露鲜红色，小便时清时浊，脉浮涩满指。审由燥气所发，因兼泄泻，始尚犹豫，继乃恍然大悟曰：此肺移热于大肠，病邪自寻去路也。即疏喻氏清燥救肺汤，一剂知，再剂已。——（《遯园医案》）

案6. 刘云鹏治疗妊娠恶阻案

患者，女，27岁。初诊日期：2008年5月19日。

现病史：患者以“孕6月$^{+}$，间断呕吐4个月余”入院。入院时频繁呕吐胃内容物，不欲进食，食入即吐，烦躁，四肢乏力，周身酸痛，无发热，无汗出等症，二便尚调。既往多次因“妊娠恶阻”在外院住院治疗，疗效不佳。查：T 36.3℃，心率96次/min，呼吸23次/min，BP 100/70mmHg，心肺未见明显异常。神清，精神差，面色苍白，表情痛苦，腹部膨隆。舌红，苔薄黄，脉沉数。

诊断：妊娠恶阻。

治法：滋阴润肺，降逆止呕，兼补胃气。

处方：南沙参15g，北沙参15g，甘草6g，黑芝麻20g，生石膏30g，阿胶9g，麦冬9g，炙枇杷叶9g，桑叶9g，竹茹9g，川贝母9g，黄芩9g，杏仁9g。5剂，每日1剂，水煎频服。

结果：患者服完第1剂，呕吐减轻，欲进食；第3日早上呕吐明显减轻，面色转红润，四肢乏力好转;5 剂服完后仅晨起轻微恶心,饮食可。

按:本案患者以频繁呕吐、食入即吐为主症。患者平素体弱,何况妊娠以来纳食差,水谷精微生化乏源,致使身体更加虚弱。兼之呕吐日久,阴液大伤,"吐下之余,定无完气"(《金匮要略方论》),气随液脱,导致气阴两伤,阴伤日久,郁热内生。患者体虚,妊娠后冲脉气盛,冲气上逆,胃气不降,上冲咽喉,发为呕吐;呕吐日久,气阴两虚,则呕吐更重。以清燥救肺汤加减,滋阴润肺,降逆止呕,兼以益气。肺为气之主,肺阴得滋,肺气肃降,则一身之气机调畅,胃气得降而呕自止。待患者呕止,饮食转佳,水谷生化有源,体虚之症自可缓解,毋需大剂补益。——[冯新玲,杨立娜,刘云鹏.刘云鹏运用清燥救肺汤治疗妊娠恶阻经验[J].中国中医药信息杂志,2010,17(1):86.]

案 7. 焦树德治疗喉痒干咳案

邓某,女,24 岁。

现病史:秋季无雨,天气燥热,贪凉而感冒,自购治感冒成药,服 3 天后,体温已正常,自认为感冒已痊愈。但此后喉痒干咳,鼻干唇燥,口渴思冷饮,声音发嗄,胸闷气憋,略感气短而喘,食纳减少,大便干涩不爽,小便微黄。有时因咽部干痒似有痰而用力咳嗽,不但无痰咳出,而且咳至声嗄干呕,仍胸中不爽,已 20 多天,虽服多种止咳药,均未见效,特来就诊。观其舌微红少苔,脉象数而少力。

诊断:肺燥咳嗽。

治法:润肺降气。

处方:桑叶 9g,生石膏 24g(先煎),党参 9g,南沙参 6g,麦冬 6g,杏仁 9g,火麻仁 9g,炙甘草 5g,蜜紫菀 12g,蜜枇杷叶 10g,全瓜蒌 25g,炒苏子 9g,鸭梨皮 1 个。水煎服 6 剂。

结果:咳嗽胸闷,口鼻干燥明显减轻,自云病愈 2/3。二诊据其尚有声嗄、少食,上方去南沙参、火麻仁,又加炒莱菔子 9g,金果榄 9g,玄参 9g,生麦芽 12g,进 6 剂而痊愈。——(《方剂心得十讲》)

参考文献

[1] 奚蕾,夏德洪,沈伟生,等.清燥救肺汤对放射性肺损伤干预作用及对 TNF-α、ET 表达影响的研究[J].中药药理与临床,2010,26(1):70-73.

[2] 沈伟生,夏德洪,奚蕾,等.清燥救肺汤对放射性肺损伤干预作用及对细胞生长因子——CTGF、PDGF 影响的研究[J].中国实验方剂学杂志,2009,15(11):95-98.

[3] 夏德洪,奚蕾,沈伟生,等.清燥救肺汤加黄芪对放射性肺损伤干预作用及对 TGF-β_1、IL-1 表达的影响[J].中国实验方剂学杂志,2010,16(6):240-243.

[4] 谢斌,谢雄,朱卫丰,等.清燥救肺汤对结肠癌增殖侵袭相关蛋白 c-myc、EGF、ICAM-1、MMP2、TGF-α 表达的影响[J].广州中医药大学学报,2017,34(1):86-90.

[5] 谢斌,谢雄,余功,等.清燥救肺汤对结肠癌侵袭转移相关蛋白 NF-κB、VEGF、VEGFR-1、MMP-9 表达的影响[J].中国实验方剂学杂志,2017,23(17):110-114.

[6] 谢斌,谢雄,饶斌,等.清燥救肺汤对结肠癌小鼠凋亡相关蛋白表达的影响[J].广州中医药大学学报,2016,33(6):835-840.

[7] 谢雄,谢斌,饶斌,等.清燥救肺汤对 Lewis 肺癌小鼠 EGFR、NF-κB、ICAM-1 表达及 JAK1、STAT1 蛋白磷酸化的影响[J].中国实验方剂学杂志,2016,22(24):140-144.

[8] 陈江涛,徐彬智,余功,等.清燥救肺汤对荷 Lewis 小鼠肺癌细胞增殖相关糖酵解乳酸生成的影响[J].中国实验方剂学杂志,2018,24(15):120-124.

[9] 卢红蓉.清燥救肺汤对流感病毒 FM1 感染小鼠肺组织匀浆液中 TNF-α、MCP-1 和 NO 含量的影响[J].世界中医药,2007,2(4):238-240.
[10] 王元耕,刘明慧,李宪东,等.清燥救肺汤对被动吸烟小鼠呼吸系统的保护作用[J].山东中医药大学学报,2015,39(4):365-367.
[11] 吴振起,刘光华,岳志军,等.清燥救肺汤抗肺炎支原体感染大鼠作用的实验研究[J].中国中西医结合儿科学,2013,5(1):1-4,97.
[12] 吴振起,贾晓儒,敏娜,等.清燥救肺汤及其分解剂对肺炎支原体感染小鼠 TLR-2/NF-κB 信号通路的影响[J].中国中西医结合儿科学,2017,9(6):466-471,553.
[13] 吴振起,敏娜,岳志军,等.清燥救肺汤及其分解剂对肺炎支原体感染小鼠肺部炎症相关因子的影响[J].中国实验动物学报,2018,26(1):120-127.
[14] 吴振起,高畅,严峰,等.清燥救肺汤及其分解剂对肺炎支原体感染小鼠免疫功能影响[J].辽宁中医药大学学报,2018,20(2):5-8.

100 凉血地黄汤

【方源】"治痔肿痛出血。"(清・祁坤《外科大成》)

【组成】归尾一钱五分(4.5g)　生地二钱(6g)　赤芍一钱(3g)　黄连炒,二钱(6g)　枳壳一钱(3g)　黄芩一钱,炒黑(3g)　槐角三钱,炒黑(9g)　地榆二钱,炒黑(6g)　荆芥一钱,炒黑(3g)　升麻五分(1.5g)　天花粉八分(2.4g)　甘草五分(1.5g)

【用法】上一剂。加生侧柏二钱,用水二大盅,煎一盅,空心服三四剂,则痛止肿消,更外兼熏洗。(现代用法:水煎服)

【功用】清热燥湿,养血凉荣。

【主治】湿热下注,肠澼下血。

【方解】方中生地、赤芍清热凉血,为君药。地榆、槐角凉血止血。地榆又能解毒敛疮;黄芩、黄连清热燥湿,泻火解毒;天花粉清热解毒消痈,为臣药。佐以当归尾活血化瘀。枳壳行气宽肠,升麻升举清阳,荆芥疏风消疮。使以甘草解毒,调和诸药。诸药协同,共奏清热解毒、凉血止血之功。

【临床应用】临床常用于治疗阳痿、早泄、月经不调、痔疮、肛隐窝炎、肛门周围脓肿、脱肛等热毒下迫者。

【药理研究】

1. 该方增强白细胞吞噬功能,促进血液循环及局部炎症吸收。

2. 该方杀菌,控制感染,改善局部血液循环。

3. 对多种致病细菌均有抑制作用,能增强巨噬细胞的吞噬能力;能降低毛细血管的通透性,缩短凝血时间,并有解热、抗炎、镇静、降压等作用。

【名医用方心得】

今・潘文昭:凉血地黄汤治疗初期痔疮,药物加减法:气虚加党参、黄芪;大便硬结难解者加麻仁、郁李仁;痔疮疼痛较甚者加乳香、没药各一两半;大便下血较甚者重用生地、槐花,其中槐花可用至一两;脱肛者加党参、黄芪、五倍子,升麻可用至二两;口渴甚者天花粉可加至五钱。本方适用于痔疮初起不超过一年者,服药可获痊愈。一年以上者效果较差,但服药后均有良好止血效果。年老体弱者,效果较差,孕妇及患有哮喘病者慎用。——[潘文昭.凉血地黄汤治疗初期痔疮[J].中级医刊,1966(4):242.]

今・邓建平:白疕由营血亏损、化燥生风、肌肤失于濡养而成。清《医宗金鉴》说:"白疕之形如疹疥,色白而痒多不快,固有风邪客肌肤,亦由血燥难荣外。"如外邪袭表,营卫失和,阻于肌表而生;或湿热郁久化火,兼感毒邪,湿热火毒,外不能宣泄,内不能利导,溢于肌肤;或风寒湿邪,合而为痹,阻于肌肤经络,日久流注关节所致;或由调治不当,毒邪入里,热毒炽盛,内侵脏腑而致;或血虚风燥,血循受阻,阻于肌表;或先天禀赋不足,兼之病久,肝肾亏虚,营血亏损,以致失调而发。依据白疕的病因病机,根据辨证施治的原则,采用凉血润燥止痒为基本治疗方法,以凉血地黄汤为主,随证临床加减。方中生地凉血清热、养阴润燥,配归尾、地榆、槐角凉血清热；赤芍既凉血又活血，凉血使血热得解，风邪外出，活血而行血，血行风自灭。体表肌肤之毒邪既已外出，血行流畅，则皮肤正常功能得以恢复，肌表脱屑症状得到消除，痒感也随之消失。天花粉清热生津，配生地滋阴凉血，升麻疏散，荆芥祛风解表，加强清解邪热之功，同时滋阴润燥止痒，使皮肤得以光滑柔嫩，恢复如新。若关节疼痛畸形，则加重除湿活络之品，如羌活、独活、寄生等；如皮疹与月经、妊娠有关，则调理冲任经血，加重生地、赤芍之量；若出现红斑、渗液，则提示体内湿重，则去天花粉、生地等敛湿之药，加萆薢、薏苡仁等除湿之品；若痒感明显，则加重祛风之品，如防风、蝉蜕、大力等。——[邓建平.中药治疗白疕 59 例临床分析[J].现代医药卫生，2012，28(4)：618-619.]

今·孙江：风伤肠络型混合痔病机为：风善行而数变，且多挟热邪，热伤肠络，血不循经，故而肛门筋脉松弛曲张形成混合痔。凉血地黄汤具有清热燥湿、凉血止血之功效，主治湿热侵入直肠，血络损伤，痔疮肿痛出血。根据风伤肠络型混合痔的病机特点对凉血地黄汤进行化裁，减去方中黄连、黄苏等苦寒燥湿之药，加入大黄以通肠腑。本方以生地黄为君，治以清热凉血；赤芍增强生地黄清热凉血之功，当归尾活血祛瘀，枳壳行气止血，生大黄通肠腑邪热，四药共为臣药；佐以天花粉以清热生津，地榆炭、荆芥炭以增强止血之功；甘草为使药，调和诸药。该方经临床验证疗效显著。——[孙江.凉血地黄汤加减治疗风伤肠络型混合痔 43 例[J].甘肃中医学院学报，2011，28(3)：32.]

【名医验案选录】

案 1. 舒大进治痔疮案

曾某，男，63 岁，德江县粮食局干部。1987 年 3 月 3 日来门诊初诊。

患病 10 余年，经常复发，间断性痔疮出血，每次大便时出血量达 20~30ml，肛门红肿疼痛难忍。体查：肛门截石位在 3 点处肿物突起，肿物约 1.5cm×2cm，表面紫红色，诊其脉数实，舌苔厚腻，面黄。

证属热结下焦。拟以凉血地黄汤加减 2 剂。嘱每日服 1 剂，水煎服，每日 3 次，禁酒、辛辣之品。

1987 年 3 月 6 日复诊：经服上方药后，疼痛减轻，出血停止，给以原方 2 剂治愈，随访至今未复发。——[舒大进.凉血地黄汤加减治疗痔疮[J].贵阳中医学院学报，1990(2)：35.]

案 2. 曾露萌治痔疮案

卢某，女，55 岁。1999 年 10 月 16 日初诊。患者诉 10 多年来反复便鲜血，伴便溏，面色无华，倦怠无力。近 10 天因家务繁忙，便血症状加剧，中夹大量鲜红血块，3 天前排便时因出血多发生晕厥，意识丧失约 5 分钟，曾在院外给予止血输液，口服安络血等药物治疗，便血症状未能缓解，求治于本科。

症见：便溏伴鲜血，血色淡红中夹大量清稀血块，每日排便约 4~5 次，面色无华，倦怠无力，少气懒言，肛门灼热重坠，舌淡苔黄厚，脉细数。体检：神疲，贫血貌，营养较差，发育正常，自动体位，配合体检，皮肤黏膜无黄染，表浅淋巴结无肿大，心肺(-)，腹软，无压痛及反跳痛，肝脾未触及肿大；神经系统(-)。肛检：肛门外观正常，稍松弛，3 点、7 点、11 点内痔核充血，触之易出血。诊为内痔出血。

辨为气血虚弱，脾经有热。

处方：生地黄 10g，当归 10g，地榆 15g，槐花 10g，川连 4g，升麻 15g，白术 10g，炙黄芪 30g，黄芩 10g。

服药 1 剂，患者便血减轻，排便次数减少，效不更方，上方续服 2 剂，便血停止，排便恢复正常，再服3剂以巩固疗效。——[曾露萌，黄宝英.凉血地黄汤加减治疗内痔出血206例[J].中国临床医生，2000，28(12)：35-36.]

案3. 唐忠明治疗痔疮

赵某，男，55岁。1998年2月20日初诊。患者每年正月因过食辛辣、厚味后必发大便时出血，肛周肿痛，起、坐、行走疼痛加重，经某医院检查为内痔，血栓性外痔，肛周7点处有手指头大小充血水肿凸起，医用手术剥离血栓，敷以药膏，口服抗生素7天，症状逐渐缓解。次年复发，仍用上述方法治疗后，症状缓解。至第3次发病时，患者不愿再遭手术之苦，欲用中药治疗。

辨证为肠道积热，热伤阴络，气血瘀阻。用凉血地黄汤、止痛如神汤合方以清热凉血、活血止血、消肿止痛。

药用：生地30g，当归15g，赤芍15g，地榆15g，槐花12g，黄芩15g，黄连10g，枳壳15g，花粉20g，升麻12g，荆芥12g，大黄15g，桃仁15g，苍术15g，秦艽15g，黄柏15g，皂角子15g，槟榔15g，三七10g，泽泻15g。水煎服，2日1剂，连服3剂。

服完第1剂，便血即止，肛周肿痛缓解。服完第3剂，肛周肿块已消，症状消失。为巩固疗效，续服3剂。随访10年未丙复发，病告痊愈。——[唐忠明.凉血地黄汤加味治疗肛肠疾病85例[J].四川中医，2012，30(3)：100-101.]

案4. 唐忠明治结肠炎案

张某，女，67岁。2008年7月10初诊。患者左下腹胀痛，自觉腹内阵阵发烧，有时大便干燥，有时解黏液便，排除困难。经某医院肠镜检查：降结肠、乙状结肠呈片状充血、水肿。予灌肠法治疗，药物不详，用药则缓解，停药即发，历时7个月，深以为苦，特来求治。查舌质暗红，苔黄厚而燥，根部尤甚，左下腹有压痛。

辨证：饮食不节，积热内生，热伏肠道，气血瘀滞。

治法：清热凉血化瘀，佐以通腑排毒。

方用凉血地黄汤加味：生地30g，当归15g，地榆15g，槐花12g，黄连10g，黄芩15g，花粉15g，升麻12g，赤芍15g，枳壳15g，荆芥12g，甘草6g，火麻仁30g，大黄15g，白头翁20g，丹皮15g，红藤30g。3剂，2日1剂，水煎服。

7天后复诊：患者服完3剂后，腹内阵阵发烧减轻，大便通畅，每日1次，

遂用原方加大用量，为丸。服用丸药1个月，临床症状消失。嘱其注意饮食宜忌，观察1年，病未再发。——[唐忠明.凉血地黄汤加味治疗肛肠疾病85例[J].四川中医，2012，30(3)：100-101.]

案5. 李春亮治内痔出血案

患者，男，70岁。1992年11月25日初诊。痔血时作时止，大便时痔核脱出肛外，便后自行回复。迄今已有10年，近日便血甚多就诊。肛门检查：肛缘四周轻度皮垂。指检肛内未触肿物。镜检：左侧卧位2点、6点、10点处，有蚕豆大小痔核各1颗，6点处痔核表面有明显出血点。脉细弱，舌淡白苔黄。

证属蕴热在肠，热久伤络，络血下注。治以清热解毒，凉血止血。

凉血地黄汤加减：当归10g，芍药10g，黄芩10g，荆芥炭10g，生地10g，泽泻10g，防风10g，枳壳12g，黄连6g，地榆炭12g，槐角炭12g，升麻5g。5剂，水煎服。

熏洗方加槐角、侧柏叶、血竭，3剂。服5剂后，便血止。鉴于患者年老病久，上方中酌加扶正之品，太子参12g、蜜炙黄芪10g，改地榆炭、槐角炭为生用。继服7剂以巩固疗效。

按语:内痔常以风多加热盛迫血妄行,热伤肠络,血不循经而下溢即成便血。常用本方配合熏洗可以加强清热祛瘀、消肿止痛、止血之功。——[李春亮,卢广平,张爽.凉血地黄汤配合熏洗治疗肛肠病举隅[J].张家口医学院学报,2001,18(6):17-18.]

案6. 李春亮治内痔脱出案

患者,男,62岁。1992年1月8日初诊。痔疾10余年,大便或劳累或久蹲时痔核脱出肛外,已手术3次未效。来诊时面色少华,头晕多梦,神疲乏力,脉沉细无力,舌质淡,苔薄白。肛门检查:有皮垂围绕肛门四周。指检肛周括约肌收缩功能差。镜检:左侧卧位2点、6点、10点处有杨梅大小内痔核各1颗,色暗红。

辨证:标本互病,气虚下陷为本,湿热下注为标。

处方:凉血地黄汤合补中益气汤加减。当归10g,生地10g,赤芍10g,地榆炭12g,升麻12g,柴胡12g,槐角炭12g,党参15g,炒枳壳18g,炙黄芪12g,荆芥炭12g。5剂,水煎服。熏洗方加枯矾30g、荆芥12g、石榴皮12g。

服5剂后,痔核脱出改善,仍宗前方出入继服15剂,痔核已消。

按语:《外科正宗》述:"内痔出血登厕,脱肛而难止收者,当以健脾,升举中气。"本例以培补后天,升提中气为主。脾主健运,生化有源,脏腑皆得其养,诸症霍然而退。——[李春亮,卢广平,张爽.凉血地黄汤配合熏洗治疗肛肠病举隅[J].张家口医学院学报,2001,18(6):17-18.]

案7. 李春亮治血栓外痔案

患者,男,21岁。1993年8月1日初诊。平素大便干硬难解,嗜酒豪饮。前日起突然肛门疼痛,未见出血,不能平坐,步履艰难,脉弦数,舌红苔黄。肛门检查:在胸膝位9点处有蚕豆大肿物,表面呈青紫色,触之疼痛。

辨证:饮酒过度,湿热内燔。治法:活血祛瘀,清热解毒。

处方:生地12g,当归12g,赤芍12g,丹皮12g,牛膝10g,黄芩10g,枳壳10g,麻仁10g,地榆15g,槐角15g,黄连5g,桃仁5g,大黄粉6g。5剂,水煎服。

熏洗方加冰片1g、薄荷10g(后下),3剂,并外敷活血逐瘀散(自配方,由乳香、没药、血竭、辰砂、川芎、红花等组成),每日便后换药。

经5天治疗,痛减肿退,继服5剂痊愈。

按语:血栓外痔好发于夏秋季节,多由内热燥结或便时努责,或用力负重等,以致气血功能逆乱,血络破裂或血痕不畅,产生结块,栓塞血肿而成。其治疗以清热活血化瘀为大法,配以活血逐瘀散,以增强活血散瘀止痛作用。——[李春亮,卢广平,张爽.凉血地黄汤配合熏洗治疗肛肠病举隅[J].张家口医学院学报,2001,18(6):17-18.]

案8. 井辉明治寻常型银屑病案

李某,男,40岁。2006年4月10日初诊。2个月前曾上呼吸道感染,咽痛,伴低热,经治疗好转,但仍咽干、咽痒,有时干咳。继而全身泛发红色丘疹,以面部为甚,瘙痒,抓之脱白屑,近1周加重,在外院诊断为"牛皮癣",服西药及外用药疗效不佳。现皮肤可见泛发红疹如绿豆、黄豆大小,色鲜红,表而覆有少许银白色鳞屑,刮之易脱落并见点状出血。舌质红、苔薄黄,脉弦滑。

西医诊断:银屑病(进行期)。中医诊断:白疕(血热型)

证属内有蕴热,郁于血分。治宜调理脏腑,凉血活血。

予穴位埋线,每2周操作1次,共治疗5次。

中药取生地、天花粉、鸡血藤各 30g，地榆、赤芍、刺蒺藜、野菊花各 15g，槐角、当归、黄连、枳壳、黄芩、荆芥、升麻、莪术各 10g，生甘草 6g。每天 1 剂，水煎，分 2 次服，7 剂为 1 个疗程。疗程间隔 3 天，共服用 21 剂，皮损大部消退。随症加减巩固治疗 1 个月，皮疹全消，临床治愈。随访 2 年未复发。——[井辉明，孙秀萍.穴位埋线配合凉血地黄汤治疗进行期寻常型银屑病 56 例[J].四川中医，2011，28(11)：124-125.]

参考文献

李英民，李贵兴，褚秀玲.中西医方剂诠解[M].济南：山东科学技术出版社，2015.

56检